全国中医药行业高等教育"十三五"规划教材

全国高等中医药院校规划教材（第十版）

中医护理学基础

（新世纪第三版）

（供护理学专业用）

主　编

徐桂华（南京中医药大学）　　　　胡　慧（湖北中医药大学）

副主编（以姓氏笔画为序）

田淑霞（天津中医药大学）　　　　刘　伟（山东中医药大学）

闫　力（长春中医药大学）　　　　杨　柳（福建中医药大学）

李艳琳（北京中医药大学）

编　委（以姓氏笔画为序）

王　波（甘肃中医药大学）　　　　王云翠（湖北中医药大学）

王进进（云南中医学院）　　　　　王萍丽（陕西中医药大学）

江　虹（江西中医药大学）　　　　李　芳（黑龙江中医药大学）

何　静（贵阳中医学院）　　　　　陈　华（南京中医药大学）

陈秀荣（河北中医学院）　　　　　赵　勇（山西中医学院）

施　慧（安徽中医药大学）　　　　薛海燕（上海中医药大学）

学术秘书

姜荣荣（南京中医药大学）

中国中医药出版社

·北　京·

图书在版编目（CIP）数据

中医护理学基础 / 徐桂华，胡慧主编 . —3 版 . —北京：中国中医药出版社，2016.8（2019.12重印）

全国中医药行业高等教育"十三五"规划教材

ISBN 978-7-5132-3443-6

Ⅰ . ①中…　Ⅱ . ①徐…　②胡…　Ⅲ . ①中医学—护理学—中医药院校—教材

Ⅳ . ① R248

中国版本图书馆 CIP 数据核字 (2016) 第 114690 号

请到"医开讲 & 医教在线"（网址：www.e-lesson.cn）
注册登录后，刮开封底"序列号"激活本教材数字化内容。

中国中医药出版社出版

北京经济技术开发区科创十三街 31 号院二区 8 号楼
邮政编码　100176
传真　010 64405750
廊坊市祥丰印刷有限公司印刷
各地新华书店经销

开本 850×1168　1/16　印张 36　字数 888 千字
2016 年 8 月第 3 版　2019 年 12 月第 6 次印刷
书号　ISBN 978 – 7 – 5132 – 3443 – 6

定价　106.00 元
网址　www.cptcm.com

如有印装质量问题请与本社出版部调换 （010-64405510）
版权专有　侵权必究

社长热线　010 64405720
购书热线　010 64065415　010 64065413
微信服务号　zgzyycbs

书店网址　csln.net/qksd/
官方微博　http：//e.weibo.com/cptcm

淘宝天猫网址　http：//zgzyycbs.tmall.com

全国中医药行业高等教育"十三五"规划教材

全国高等中医药院校规划教材（第十版）

专家指导委员会

名誉主任委员

王国强（国家卫生计生委副主任　国家中医药管理局局长）

主　任　委　员

王志勇（国家中医药管理局副局长）

副主任委员

王永炎（中国中医科学院名誉院长　中国工程院院士）

张伯礼（教育部高等学校中医学类专业教学指导委员会主任委员
　　　　天津中医药大学校长）

卢国慧（国家中医药管理局人事教育司司长）

委　　　　员（以姓氏笔画为序）

王省良（广州中医药大学校长）

王振宇（国家中医药管理局中医师资格认证中心主任）

方剑乔（浙江中医药大学校长）

左铮云（江西中医药大学校长）

石　岩（辽宁中医药大学校长）

石学敏（天津中医药大学教授　中国工程院院士）

卢国慧（全国中医药高等教育学会理事长）

匡海学（教育部高等学校中药学类专业教学指导委员会主任委员
　　　　黑龙江中医药大学教授）

吕文亮（湖北中医药大学校长）

刘　星（山西中医药大学校长）

刘兴德（贵州中医药大学校长）

刘振民（全国中医药高等教育学会顾问　北京中医药大学教授）

安冬青（新疆医科大学副校长）

许二平（河南中医药大学校长）

孙忠人（黑龙江中医药大学校长）

孙振霖（陕西中医药大学校长）

严世芸（上海中医药大学教授）

李灿东（福建中医药大学校长）

李金田（甘肃中医药大学校长）

余曙光（成都中医药大学校长）

宋柏林（长春中医药大学校长）

张欣霞（国家中医药管理局人事教育司师承继教处处长）

陈可冀（中国中医科学院研究员　中国科学院院士　国医大师）

范吉平（中国中医药出版社社长）

周仲瑛（南京中医药大学教授　国医大师）

周景玉（国家中医药管理局人事教育司综合协调处处长）

胡　刚（南京中医药大学校长）

徐安龙（北京中医药大学校长）

徐建光（上海中医药大学校长）

高树中（山东中医药大学校长）

高维娟（河北中医学院院长）

唐　农（广西中医药大学校长）

彭代银（安徽中医药大学校长）

路志正（中国中医科学院研究员　国医大师）

熊　磊（云南中医药大学校长）

戴爱国（湖南中医药大学校长）

秘　书　长

王　键（安徽中医药大学教授）

卢国慧（国家中医药管理局人事教育司司长）

范吉平（中国中医药出版社社长）

办公室主任

周景玉（国家中医药管理局人事教育司综合协调处处长）

李秀明（中国中医药出版社副社长）

李占永（中国中医药出版社副总编辑）

全国中医药行业高等教育"十三五"规划教材

编审专家组

组　长

王国强（国家卫生计生委副主任　国家中医药管理局局长）

副组长

张伯礼（中国工程院院士　天津中医药大学教授）

王志勇（国家中医药管理局副局长）

组　员

卢国慧（国家中医药管理局人事教育司司长）

严世芸（上海中医药大学教授）

吴勉华（南京中医药大学教授）

王之虹（长春中医药大学教授）

匡海学（黑龙江中医药大学教授）

王　键（安徽中医药大学教授）

刘红宁（江西中医药大学教授）

翟双庆（北京中医药大学教授）

胡鸿毅（上海中医药大学教授）

余曙光（成都中医药大学教授）

周桂桐（天津中医药大学教授）

石　岩（辽宁中医药大学教授）

黄必胜（湖北中医药大学教授）

前　言

为落实《国家中长期教育改革和发展规划纲要（2010-2020 年）》《关于医教协同深化临床医学人才培养改革的意见》，适应新形势下我国中医药行业高等教育教学改革和中医药人才培养的需要，国家中医药管理局教材建设工作委员会办公室（以下简称"教材办"）、中国中医药出版社在国家中医药管理局领导下，在全国中医药行业高等教育规划教材专家指导委员会指导下，总结全国中医药行业历版教材特别是新世纪以来全国高等中医药院校规划教材建设的经验，制定了"'十三五'中医药教材改革工作方案"和"'十三五'中医药行业本科规划教材建设工作总体方案"，全面组织和规划了全国中医药行业高等教育"十三五"规划教材。鉴于由全国中医药行业主管部门主持编写的全国高等中医药院校规划教材目前已出版九版，为体现其系统性和传承性，本套教材在中国中医药教育史上称为第十版。

本套教材规划过程中，教材办认真听取了教育部中医学、中药学等专业教学指导委员会相关专家的意见，结合中医药教育教学一线教师的反馈意见，加强顶层设计和组织管理，在新世纪以来三版优秀教材的基础上，进一步明确了"正本清源，突出中医药特色，弘扬中医药优势，优化知识结构，做好基础课程和专业核心课程衔接"的建设目标，旨在适应新时期中医药教育事业发展和教学手段变革的需要，彰显现代中医药教育理念，在继承中创新，在发展中提高，打造符合中医药教育教学规律的经典教材。

本套教材建设过程中，教材办还聘请中医学、中药学、针灸推拿学三个专业德高望重的专家组成编审专家组，请他们参与主编确定，列席编写会议和定稿会议，对编写过程中遇到的问题提出指导性意见，参加教材间内容统筹、审读稿件等。

本套教材具有以下特点：

1. 加强顶层设计，强化中医经典地位

针对中医药人才成长的规律，正本清源，突出中医思维方式，体现中医药学科的人文特色和"读经典，做临床"的实践特点，突出中医理论在中医药教育教学和实践工作中的核心地位，与执业中医（药）师资格考试、中医住院医师规范化培训等工作对接，更具有针对性和实践性。

2. 精选编写队伍，汇集权威专家智慧

主编遴选严格按照程序进行，经过院校推荐、国家中医药管理局教材建设专家指导委员会专家评审、编审专家组认可后确定，确保公开、公平、公正。编委优先吸纳教学名师、学科带头人和一线优秀教师，集中了全国范围内各高等中医药院校的权威专家，确保了编写队伍的水平，体现了中医药行业规划教材的整体优势。

3. 突出精品意识，完善学科知识体系

结合教学实践环节的反馈意见，精心组织编写队伍进行编写大纲和样稿的讨论，要求每门教材立足专业需求，在保持内容稳定性、先进性、适用性的基础上，根据其在整个中医知识体系中的地位、学生知识结构和课程开设时间，突出本学科的教学重点，努力处理好继承与创新、理论与实践、基础与临床的关系。

4. 尝试形式创新，注重实践技能培养

为提升对学生实践技能的培养，配合高等中医药院校数字化教学的发展，更好地服务于中医药教学改革，本套教材在传承历版教材基本知识、基本理论、基本技能主体框架的基础上，将数字化作为重点建设目标，在中医药行业教育云平台的总体构架下，借助网络信息技术，为广大师生提供了丰富的教学资源和广阔的互动空间。

本套教材的建设，得到国家中医药管理局领导的指导与大力支持，凝聚了全国中医药行业高等教育工作者的集体智慧，体现了全国中医药行业齐心协力、求真务实的工作作风，代表了全国中医药行业为"十三五"期间中医药事业发展和人才培养所做的共同努力，谨向有关单位和个人致以衷心的感谢！希望本套教材的出版，能够对全国中医药行业高等教育教学的发展和中医药人才的培养产生积极的推动作用。

需要说明的是，尽管所有组织者与编写者竭尽心智，精益求精，本套教材仍有一定的提升空间，敬请各高等中医药院校广大师生提出宝贵意见和建议，以便今后修订和提高。

国家中医药管理局教材建设工作委员会办公室

中国中医药出版社

2016 年 6 月

编写说明

　　本教材是根据国务院《中医药健康服务发展规划（2015—2020 年)》《教育部等六部门关于医教协同深化临床医学人才培养改革的意见》（教研〔2014〕2 号）的精神，在国家中医药管理局教材建设工作委员会宏观指导下，以全面提高中医药人才的培养质量、积极与医疗卫生实践接轨、为临床服务为目标，依据中医药行业人才培养规律和实际需求，由国家中医药管理局教材建设工作委员会办公室组织建设的，旨在正本清源，突出中医思维方式，体现中医药学科的人文特色和"读经典，做临床"的实践特点。

　　中医护理学基础是在中医学基本理论指导下，阐述中医护理基本知识、基本内容和基本技能的一门专业基础课程。本教材不仅涵盖了中医基础理论、中医诊断学、中药学、方剂学、经络腧穴学、推拿学中的中医护理基础知识，介绍了一般护理、常用中医护理技术等中医护理的基本内容及技能，还增加了辨证施护内容。通过学习，学生能够系统掌握中医护理的基本知识和技能，为中医临床护理和临证思维奠定基础。

　　本教材紧扣护理学专业特点，力求做到内容全面，应用面广，实用性强，立足传承与创新，体现以下特点：

　　1. 体系完整，体现前沿　考虑到各学校课程设置的不同，本教材统筹兼顾，体系完整，内容全面，包含了中医护理的基本知识、基本内容和基本技能，分为中医基础理论、四诊、辨证、体制、方药基础知识、经络腧穴概要、推拿概要、常用中医护理技术、一般护理、辨证施护 10 章。本教材对中医护理学的内涵和外延、整体观念和辨证施护的具体内容进行了详细的阐述，对中医护理面临的机遇和挑战做了分析，提出中医护理学科的未来发展思路。同时，本教材参考了国家中医药管理局出台的相关中医护理规范要求，将最新中医护理操作项目和规范编入教材中，使教学与临床紧密结合。

　　2. 知识模块，重组完善　在上一版教材的基础上，本教材将内容进行调整、增加和删减，使得各个板块的内容更加集中与完善。如辨证部分的内容中增加病性辨证，培养学生病位结合病性辨证的思维方式，增强辨证能力；方药部分增加中药和方剂的使用注意事项；经络腧穴部分增加图片，使得腧穴的定位更加直观。

　　3. 化繁为简，图文并茂　本教材延续上一版教材图文并茂的特点，将深奥的中医护理理论及中医护理技术用图表的形式呈现，使教师好教，学生好学，临床好用。

　　4. 数字化教材，配套上线　本教材数字化工作是在国家中医药管理局中医药教育教学改革研究项目的支持下，由中国中医药出版社资助展开的。该项目〔编号：GJYJS16083)由陈华、徐桂华负责，全体编委会成员共同参与完成。包含图片、知识链接、视频、PPT、选择题、病案分析题，有助于学生的拓展学习。

本教材是一部内容较为全面的中医护理学基础教材，适合医学院校护理学专业学生使用，同时，对中医临床护理的开展有一定的指导价值。

本教材的编写分工：绪论由徐桂华编写；中医基础理论由何静、刘伟、王萍丽、王波、赵勇编写；四诊由施慧、赵勇编写；辨证由田淑霞、王进进编写；体质由王进进编写；方药基础知识由徐桂华编写；经络腧穴概要由姜荣荣、陈华编写；推拿概要由闫力、王云翠编写；常用中医护理技术由陈秀荣、杨柳、李芳、薛海燕编写；一般护理由胡慧、江虹编写；辨证施护由陈华、李艳琳编写。

本教材在修改审定过程中，得到了各参编院校的大力支持，以及南京中医药大学护理学院严姝霞、叶然、王秋琴、鹿竟文、卞尧尧、徒文静老师的大力协助，在此表示衷心感谢。

本教材若有疏漏和不足之处，恳请各校师生与同道提出宝贵意见，以便再版时修订提高。

《中医护理学基础》编委会

2016 年 7 月

目　录

第一章　绪　论

　　中医学有数千年的历史，是中华民族在长期的生产与生活实践中认识生命、维护健康、战胜疾病的宝贵经验总结，是我国优秀的民族文化遗产的一个重要组成部分。中医学在长期的医疗实践中积累了丰富的防治疾病的经验。它具有独特的理论体系、丰富的临床经验和科学的思维方法、是以自然科学为主体并与社会科学相交融的科学知识体系。

　　中医护理学是中医学的重要组成部分，是在中医理论指导下，应用整体观念的理念、辨证施护的方法、传统的护理技术，指导临床护理、预防、养生、保健和康复的一门学科。

　　中医护理学内涵丰富，体系完整，包含了理念、方法、技术和功能四个层面。其理念上，紧紧把握整体观念，将人体自身的整体性和人与自然、人与社会环境的统一性紧紧联系在一起。在护理工作中要充分考虑以人的健康为中心，不仅仅关注疾病本身，更要关注人的心理、社会、精神、文化、环境等多方面因素对人的影响，给予全方位的整体护理。其方法上，采用辨证施护，这是中医护理的精髓，有别于西医护理。西医护理主要是对"病"的护理，对"症"的护理，而中医护理在对"病""症"护理的同时，主要体现的是辨"证"护理，根据不同的证候给予相应的护理。其技术上，传统的中医护理技术，如艾灸、拔罐、刮痧、熏洗、药熨、穴位贴敷、穴位按摩、耳穴埋籽等，具有简、便、验、廉的特点，逐步向临床、社区、家庭延伸，在养生康复保健等方面发挥独特的功效。其功能上，主要体现在临床护理、预防、养生、保健和康复等方面。

　　中医护理学外延广阔，服务对象包括病人和健康人，服务过程涉及从人出生到死亡的全过程；服务范围包括疾病护理、病后调摄与康复，以及人群的养生保健与"治未病"；服务场所包括医院、家庭和社区；服务领域包括临床各专科护理、社区卫生服务和健康教育；其学科交叉涉及自然科学和社会科学，如中医学、临床医学、心理学、伦理学、管理学、教育学等；其学科任务既包括临床护理，还包括社区护理、护理管理、护理教育、护理科研等。

第一节　中医护理学发展概况

　　中医护理学与中医学同步经历了起源、形成、发展等各个阶段。然而几千年来，中医治病医、护不分，中医护理始终未能形成独立专业，但作为一种存在形式，有关护理方面的记载散见于浩瀚的历代中医文献之中。它的职责一般由医者、医者的助手及患者的家属所分担，呈现出医中有护、医护合一的明显特征。中医历来主张"三分治，七分养"，养即护理。诸如将护、调护、调理、调摄、抚养、侍候等具有护理含义的词汇就散见于大量的中医文献之中。

一、古代中医护理学的发展

（一）萌芽时期（远古—前 21 世纪）

早在远古时代，我们的祖先在与大自然做斗争的过程中逐步积累了很多的护理知识。人类用树叶和兽皮做衣遮体可避寒邪，形成了早期的生活起居护理。如《韩非子·五蠹》曰："妇人不织，禽兽之皮足衣也。"《礼记·礼运》曰："昔者……未有麻丝，衣其羽皮……冬则居营窟，夏则居橧巢。"记载了衣、食、住、行等方面的内容。在劳动中受伤后，人们学会用树枝干固定骨折、用清澈的溪水冲洗伤口等，这些成为骨折小夹板固定、伤口消毒处理的雏形。《淮南子·修务训》载："神农……尝百草之滋味，水泉之甘苦，令民知所避就。当此之时，一日而遇七十毒。"表明人们开始懂得如何减少误食和中毒。由于火的使用，在取暖过程中，发现因受寒湿而引起的疼痛减轻，这就是原始热疗法。原始人在用火过程中，偶然烧灼了皮肤表层，开始感到表面的灼痛，随之发现局部烧灼会减轻某些疾病的症状，从而形成了原始灸法等。

（二）夏—春秋时期（前 21 世纪—前 475）

夏—春秋时期，建立了最早的医学制度。周代就有食医、疾医、疡医、兽医的医学分科，并开始除虫、灭鼠、改善环境卫生等防病调护活动。如《周礼·天官》中记述医师下设有士、府、史、徒等专职人员，"徒"就兼有护理职能，负责看护病人。"喜、怒、哀、乐、爱、恶、欲之情，过则有伤"，说明对情志护理已有所认识。"凡疗疡，以五毒攻之，五气养之，五药疗之，五味节之"，表明已认识到外科疮疡用药护理和饮食护理的重要性。《礼记》记载的"炮生为熟，令人无腹疾"，为食物的消毒灭菌提供了资料。"五日则燂汤请浴，三日具沐""头有疮则沐，身有疡则浴"，为个人卫生提供了借鉴。"鸡初鸣，咸盥漱"成为口腔护理的最早记载。《诗经》"洒扫穹室""洒扫庭内"，《管子》"当春三月……抒井易水，所以去兹毒也"，记载了环境护理的内容。《枕中记·导引》所述"常以两手拭面，令人面有光泽，斑皱不生"，成为养颜美容的重要记载。

（三）战国—东汉时期（前 475—220）

战国初期，我国现存最早的古医书《五十二病方》中记载了对伤口的冲洗消毒，如"犬所啮，令毋痛及易疗方：令啮者卧，而令以酒财沃其伤"。这是酒精处理伤口的最早记录。

战国—东汉时期，《黄帝内经》《伤寒杂病论》《神农本草经》等医药典籍的相继问世，标志着中医护理的初步形成，为中医护理确立了基本原则。

1.《黄帝内经》奠定中医护理学的理论基础　《黄帝内经》（简称《内经》）是我国现存最早、比较完整的一部中医古典医学巨著，包括《素问》和《灵枢》两部分，各 81 篇。它系统论述了人体的结构、生理、病理，以及疾病的诊断、防治，在护理方面涉及生活起居护理、饮食护理、情志护理、用药护理、病情观察及部分护理技术等内容。该书奠定了中医护理学的理论基础。

（1）《内经》与生活起居护理　《内经》从"人与天地相应也"指出了人和自然界的统一性。这与我们现在说的整体观念是一致的。"四时阴阳者，万物之根本也，所以圣人春夏养阳，秋冬养阴，以从其根，故与万物沉浮于生长之门"，提醒人们顺应四时气候，做好生活起居护理，避免疾病的发生。《灵枢·五癃津液别》曰："天暑衣厚则腠理开，故汗出……天寒则腠理闭，气涩不行，水下流于膀胱，则为溺为气。"指出夏天腠理开泄，汗出而保持正常的体温，来适应外界的天暑地热；冬天膜理闭密，保津蓄温，来适应外界的天寒地冻。

（2）《内经》与饮食护理　如《素问·生气通天论》说："膏粱之变，足生大丁，受如持虚……因而饱食，筋脉横解，肠澼为痔。"说明饮食调养要注意忌饱食及肥甘厚味之品。《素问·玉机真脏论》说："浆粥入胃，泄注止，则虚者活；身汗得后利，则实者活。"指出食粥养胃、止泻，啜热稀粥发汗促使邪气外泄，增强人体正气。"毒药攻邪，五谷为养，五果为助，五畜为益，五菜为充，气味合而服之，以补益精气""诸治热病，以饮之寒水""病热少愈，食肉则复，多食则遗，此其禁也"等记载，提出了疾病恢复期，不可大补，否则"虚不受补"，为饮食护理提供了依据。

（3）《内经》与情志护理　《内经》中包含着丰富的情志护理内容，强调情志活动与脏腑功能密切相关，认为情志失调会导致气机紊乱，脏腑功能紊乱，会诱发或加重病情。如"怒伤肝、喜伤心、忧伤肺、思伤脾、恐伤肾""精神不进，志意不治，故病不可愈"。此外，《内经》中还记载了情志相胜法、说理开导法等情志调护的方法。如"悲胜怒，恐胜喜，怒胜思，喜胜忧，思胜恐"。这是根据五行之间相生相克关系的原理，用相互克制的情志来转移和干扰对机体有害的情绪，以达到调和情志的目的，此乃中医情志调护的一大特色，为历代医家广泛使用。"告之以其败，语之以其善，导之以其所便，开之以其所苦"，此种开导法对现代心理护理有重要的指导意义。调护者对患者做耐心细致的思想工作，晓以利害，使其遵守医嘱，配合治疗护理。重视心理调护，调动患者的主观能动性，使其积极配合治疗和护理，是中医护理的一大特点。

（4）《内经》与用药护理　如《素问·脏气法时论》指出："肝苦急，急食甘以缓之……心苦缓，急食酸以收之……脾苦湿，急食苦以燥之……肺苦气上逆，急食苦以泄之……肾苦燥，急食辛以润之，开膜理，致津液，通气也。"以五行生克理论为依据，阐述五脏疾病用药护理。《灵枢·四时气》有关于水肿病用药护理的记载："方饮无食，方食无饮，无食他食，百三十五日。"阐明水肿患者在服利尿药期间的注意事项，同时强调了水肿的饮食禁忌。

（5）《内经》与病情观察　《素问·脉要精微论》载："中盛脏满，气盛伤恐者，声如从室中言，是中气之湿也。言而微，终日乃复言者，此夺气也。"通过观察呼吸频率和声音来判断中气的虚实，指出了病情观察的要点。《素问·五脏生成》云："五脏之气，故色见青如草兹者死，黄如枳实者死，黑如焰者死，赤如衃血者死，白如枯骨者死，此五色之见死也。青如翠羽者生，赤如鸡冠者生，黄如蟹腹者生，白如豕膏者生，黑如乌羽者生，此五色之见生也。"指出望色的要领以滋润光滑、颜色鲜明而含蓄为有生气，若色枯槁不泽、晦暗无神则为败象，以此判断疾病的轻重和预后的凶吉。

（6）《内经》与护理技术　《内经》记载的中医护理技术有针刺、灸法、推拿、刮痧、敷贴、热熨等。《素问·举痛论》云："寒气客于背俞之脉，则脉泣，脉泣则血虚，血虚则痛。其俞注于心，故相引而痛。按之则热气至，热气至则痛止矣。"指出对寒邪侵袭所致的疼痛可通过按摩推拿来缓解。《素问·骨空论》曰："失枕，在肩上横骨间，折，使揄臂，齐肘正，灸脊中。"介绍落枕患者灸治时取穴方法。《素问·玉机真脏论》曰："今风寒客于人……或痹不仁肿痛，当是之时，可汤熨及火灸刺而去之。"指出风寒侵入经络，发生麻痹或肿痛等症状时，可用汤熨及火罐、艾灸、针刺等方法以散邪。

2.《伤寒杂病论》开创辨证施护先河　《伤寒杂病论》为东汉末年张仲景所著。该书问世

NOTE

不久，因战乱而散佚，后经王叔和搜集整理而成现今的《伤寒论》与《金匮要略》。前者以六经辨伤寒，后者以脏腑论杂病。在形成中医辨证论治理论体系的同时，也为中医护理的辨证施护开创了先河。该书在生活起居护理、饮食护理、情志护理、用药护理、临证护理及中医护理技术操作等方面，都有了较大的进展，起到了承上启下、继往开来的作用。

（1）《伤寒杂病论》与护理技术　该书有关护理技术的记载十分丰富。

①首创灌肠法：《伤寒论·辨阳明病脉证并治》曰："阳明病……当须自欲大便，宜蜜煎导而通之。若土瓜根及大猪胆汁，皆可为导。""又大猪胆一枚，泻汁，和少许汁醋，以灌谷道内，如一食顷，当大便出宿食恶物，甚效。"这是灌肠法的最早记载。

②最早开展复苏术：《金匮要略·杂疗方》曰："徐徐抱解，不得截绳，中下安被卧之；一人以脚踏其两肩，手少挽其发，常弦弦勿纵之；一人以手按据胸上，数动之；一人摩捋臂胫屈伸之；若已僵，但渐渐强屈之，并按其腹；如此一炊顷，气从口出，呼吸眼开，而犹引按莫置，亦勿苦劳之。"这段文字记载了自缢的抢救复苏过程，呈现人工呼吸、胸外心脏按压的雏形。这是迄今世界上最早关于心肺复苏抢救技术的记载。

③其他护理技术：该书记载了熏洗法、坐浴法、舌含法、热熨法、艾灸法、搐鼻法等。如用百合煎汁洗，治心肺阴虚之证候；狐惑病蚀于下者，用苦参汤外洗等。《金匮要略·杂疗方》还记载有抢救"尸厥""卒死"等昏迷垂危患者，用"捣薤汁灌耳中""雄鸡冠割取血，管吹内鼻中""吹皂荚末鼻中"及"菖蒲屑内鼻两孔吹之"等法。

（2）《伤寒杂病论》与用药护理　该书记载了大量方药的用药法，如汤药的煎煮法，服药的温度、时间、次数，药后的观察，服药的注意事项及饮食宜忌等，并确立了辨证施护原则。如服桂枝汤后，所载"服已须臾，啜热稀粥一升余，以助药力，温覆令一时许，遍身漐漐）微似有汗者益佳""凡服汤发汗，中病即止，不必尽剂也"，为日后的服药护理及药后观察提供了依据。

（3）《伤寒杂病论》与饮食护理　该书重视饮食调护，强调饮食的禁忌原则，并有专篇论述禽兽鱼虫禁忌和果实菜谷禁忌。如《金匮要略·痰饮咳嗽病脉证并治》曰："得快下后，糜粥自养。"指出对腹泻的患者，应先给予清淡饮食，待胃肠功能恢复后再逐渐恢复正常的饮食。

3.《神农本草经》详细阐述用药护理　该书是我国现存最早的药物学专著。书中载药365种，并根据药物毒性的大小分为上、中、下三品，并将药物分为寒、凉、温、热四性，酸、苦、甘、辛、咸五味，明确了"治寒以热药，治热以寒药"的用药原则，为后世中药的理论体系奠定了基础。此书指出临床用药中要注意密切观察和记录药物的增效与减效、有毒与无毒的各种临床变化。对有毒性作用的药物，则要特别谨慎，强调必须从小剂量开始，逐渐增加剂量，以免造成药物中毒的严重后果。"若用毒药疗病，先起如黍粟，病去即止。不去倍之，不去十之，取去为度。"此外，对服药时间和方法也相当重视。"病在胸膈以上者，先食后服药；病在心腹以下者，先服药而后食；病在四肢血脉者，宜空腹而在旦；病在骨髓者，宜饱满而在夜。"表明服药的时间和方法将直接影响药物效果的发挥。因此，该书对护理人员掌握用药的剂量、毒副作用及用药后效果观察等具有非常重要的意义。

4.华佗创编保健体操　华佗是我国东汉时期的名医，精通内、外、妇、儿诸科及针灸等，以擅长外科著称，首创酒服麻沸散作为外科手术的麻醉剂。华佗在古代气功导引的基础上，模仿虎、鹿、猿、熊、鸟五种动物的活动姿态，创编了一套保健体操，名叫"五禽戏"，使头、身、腰、四肢等各个关节都得到活动，认为"人体欲得劳动，但不当使极耳，动摇则谷气得消，血脉流通，病不得生，譬如户枢，终不朽也"。五禽戏一直流传至今，已成为人们强身健体的保健操，丰富了我国保健体育的内容，在养生康复及中国体育史的发展上都有重大意义。

（四）魏晋南北朝时期（220—581）

魏晋南北朝，历隋唐至五代，前后七百余年。这一时期政治、经济、文化的发展有了新的提高，出现了众多名医名著，推动了中医护理学理论体系的发展。

1.《肘后备急方》集中医护理各科之大成　晋代葛洪所著《肘后备急方》是集中医急救、传染病、内科、外科、妇科、五官科、精神科、伤科等的总论述。书中关于治疗疟疾有这样一段记载："青蒿一握，以水二升，绞取汁，尽服之。"正是这寥寥数语给了屠呦呦教授灵感，发现了青蒿素，挽救了全球无数人的性命，成为中国首位获得诺贝尔奖项的科学家，为中医药走向世界指明了方向。书中还广泛涉及护理内容，记载了烧灼止血法，并首创以口对口吹气法抢救猝死患者的复苏术；记载了腹水的饮食护理："勿食盐，常食小豆饭，饮小豆汁，鲤鱼佳也"；记载了用海藻治瘿病，与后人揭示的甲状腺肿大与缺碘有关相一致。还提出了用狗脑敷治疯狗咬伤，开创了用免疫法治疗狂犬病的先河。

2.《刘涓子鬼遗方》发展中医外科护理　南北朝时期龚庆宣所著《刘涓子鬼遗方》是我国现存最早的一部外科专著。该书记载了许多外科病症的护理，如对腹部外伤肠管脱出者，还纳时要注意保持环境清洁、安静，还应注意外敷药的干湿，干后即当更换。该书更强调饮食护理，如纳肠入腹后要"十日之内不可饮食，频食而宜少，勿便病人惊，惊则煞人"。这些护理原则和要求对中医外科护理的发展起到了很大的作用。

（五）隋唐五代时期（581—960）

隋唐五代时期是封建社会发展的繁荣阶段，隋唐统治者直接参与医学事业的领导和组织工作，采取了一些促进医学发展的重大政策和措施，如设置太医署教授学生，开始医学分科，规定了经考试录用医生，及政府主持编修医书等。由于临床医学专科化的发展，中医护理学得到进一步充实和提高，总结出许多专科护理的经验。

1.《诸病源候论》论述了各种疾病护理　隋·巢元方编撰的《诸病源候论》是我国第一部病因病机证候学专著，对1729种病候的病因、病机、症状、诊断进行了详尽的论述，同时也论述了各种疾病的护理。在外科方面，十分重视术后护理。如外科肠吻合术后的饮食护理："当作研米粥饮之，二十余日，稍作强糜食之，百日后，乃可进饭耳。饱食者，令人肠痛决漏"，此与现代护理手术后从流质、半流质过渡至软饭的饮食护理原则不谋而合。在妇科方面，"妇人妊娠病诸候"记录了北齐徐之才的"十月养胎法"，强调妇女妊娠期间当注意饮食起居及情志调养，这对保护产妇和胎儿的身心健康，防止流产，具有积极的作用。还介绍了乳痈的护理方法，"手助捻去其汁，并令旁人助嗍引"，以使淤积的乳汁排出，而使乳痈消散。这一护理方法一直沿用至今。在儿科方面，书中首列"养小儿候"，提出"小儿始生，肌肤未成，不可暖衣，暖衣则令筋骨缓弱，宜时见风日，若不见风日，则令肌肤脆软"。主张在风和日丽的时候，抱小儿于阳光下嬉戏，不可穿着太暖，可使小儿耐受风寒，不易得病。此外，该书对中风、淋证、温热病的病情观察记录很详细，如"凡皮肤热甚，脉盛躁者，病温也"，提倡以脉象来对温热病进行病情观察，记录也较详细。

2.《千金要方》专论医德，首创导尿术　唐代孙思邈编撰的《千金要方》以"人命至重，

NOTE

有贵千金，一方济之，德逾于此"而得书名。该书阐述了医德规范要求和所要达到的境界，更详细地论述了临床各科的护理、食疗及养生等内容。

（1）专论医德　孙思邈的《大医习业》和《大医精诚》两篇专论医德，其中阐述的医德规范要求和所要达到的境界至今为中医学生入门必学。"凡大医治病，必当安神定志，无欲无求，先发大慈恻隐之心，誓愿普救含灵之苦。若有疾厄来求救者，不得问其贵贱贫富，长幼妍媸，怨亲善友，华夷愚智，普同一等，皆如至亲之想……如此，可为苍生大医，反此则是含灵巨贼。"此论可谓开中国医德规范之先河。他强调对患者要不分贫富贵贱，一视同仁；告诫医护人员不可将医术作为获取钱财的手段；对危急患者要急患者所急，想患者所想；在医疗作风上要有德有体，有高度的社会责任感。孙思邈高尚的医德一直流传后世，成为从医人员学习的典范。

（2）首创葱管导尿术　书中详细记载了用葱管导尿解除尿潴留的过程："以葱叶除尖头，纳阴茎孔中深三寸，微用口吹之，胞胀，津液大通即愈。"葱管导尿术的出现标志着护理技术渐臻成熟。这一方法比 1860 年法国人发明的橡皮管导尿术要早 1200 多年，充分体现了古代中国人的智慧。

（3）儿科护理　孙思邈收集和总结唐代以前对小儿保健防病的经验，为儿科临证护理做出巨大的贡献。对初生婴儿，指出"先以绵裹指，拭儿口中及舌上青泥恶血……若不急拭，啼声一发，即入腹成百病也"，此与现代护理首先要保持新生儿呼吸道通畅不谋而合。皮肤护理记载，小儿沐浴后，腋窝和阴部要扑上细粉干燥，以防湿疹。在母乳喂养方面，有更丰富完整的护理内容：首先要求喂奶的次数和量有一定的限制；乳母在喂奶时，先要把宿乳挤掉；强调乳母的饮食、精神状态、健康状况与婴儿的身心发育关系密切，故在乳母的选择上，指出狐臭、瘿瘘、疥疮、耳聋、鼻渊、癫痫等患者皆不宜。随着婴儿年龄的增长，强调要适当增加辅助食品等。以上充分体现了孙思邈对小儿护理的重视。

（4）妇产科护理　孙思邈对妇人怀孕养胎、分娩乃至产褥期的护理都做了详细的叙述。如妊娠妇女应"居处简静"，禁酒及冰浆；在临产护理时，不能让不洁者进产房；对产后护理指出"妇人产后百日以来，极须殷勤，忧畏勿纵心犯触及即便行房"等。这些护理方法对现代妇产科护理仍有指导意义。

（5）养生保健　孙思邈提倡"预防为主"，对饮食、起居、衣着等亦有具体论述，如"食毕当行步踌躇……则食易消""饮食即卧，乃生百病""湿衣及汗衣皆不可久着""饥忌浴，饱忌沐""浴沐后不得触风冷"。此为养生保健提供了借鉴。消渴病所慎有三，"一饮酒，二房事，三咸食及面"，且强调"能慎此者，虽不服药而自可无他，不知此者，纵有金丹亦不可救"，至今对糖尿病的养生护理仍有重要的借鉴作用。

3. 《外台秘要》记载实验观察法　唐代王焘的《外台秘要》对于临证护理中的病情观察很有创见。如对黄疸病的观察曾指出："每夜小便里浸少许帛，各书记日，色渐退白则瘥。"即用白帛每夜浸在病者的小便里以染色，然后按日期顺序记录下来，对比每日帛上黄色之深浅，以此来判断病情的发展趋势，如果黄色渐退为白，则表示病愈。这一记载，可谓是世界上最早的实验观察法，也说明我国早在唐代就开始有了简单的护理记录。另外，还注意到消渴病患者的尿是甜的，并对消渴病治疗采取饮食疗法和生活起居调护。该书最为突出的贡献是对传染病的论述，如对伤寒、肺结核、疟疾、天花、霍乱等病情观察方面均有较详尽的记载。对传染病的护理提出了禁止带菌人进入产房和"不得令家有死丧或污秽之人来探"等护理探视制度。

（六）宋金元时期（960—1368）

宋金元时期是我国科学技术发展较快、成果较多的时期。随着中医学理论的不断完善和临床治疗的发展，中医护理取得长足的进步。如北宋政府主持编撰的《圣济总录》《太平圣惠方》等，除了对当时有效的医方、验方做了一次系统的集结，还广泛收集了内、外、妇、儿、五官等各科的护理经验。其他如钱乙的《小儿药证直诀》、陈直的《寿亲养老新书》、陈自明的《妇人大全良方》也分别论述了小儿、老人及妇女的护理方法和特点。

1. 用药护理 煮药、服药讲究方式方法，体现了中医护理的特色。这方面的内容在宋代医籍中已有较详细论述。《太平圣惠方》载："凡煮汤……常令文火小沸，令药味出。煮之调和，必须用意。然则利汤欲生，水少而多取；补汤欲熟，多水而少取。用新布绞之。服汤宁小热，即易消下，若冷，则令人呕逆。"并在指出"服饵之法"时，认为"少长殊途，强羸各异，或宜补宜泻，或可汤可丸，加减不失其宜，药病相投必愈"。服药方法应根据患者情况灵活变通，不可千篇一律。《圣济总录》谈到清利药和补益药的不同服用方法："凡服利汤，贵在侵早，仍欲稍热，若冷则令人吐呕。又须澄清，若浊则令人心闷。大约分为三服，初与一服，宜在最多，乘病患谷气尚强故也。次与渐少，又次最少。若其疏数之节，当问病患，前药稍散乃可再服。""凡服补益丸散者，自非衰损之人，皆可先服利汤，泻去胸腹中壅积痰实，然后可服补药。"此外，服药的多少，要与患者血气相适应。因人有体质不同，病有新久之分，故须辨证用药。

2. 饮食护理 中医历来强调饮食护理的重要性，到了宋金元时期，随着医药经验、生活经验的丰富，一些论著做了进一步阐述。李杲的《脾胃论》详细论述了脾胃内伤病的精神调养、饮食起居调理及用药宜忌等问题，强调不论有病还是无病之时，都应注意调理饮食，不宜过食大咸、大辛之味。提出日常摄养"宜温暖，避风寒，省语，少劳役"，要"安于淡泊，少思寡欲，省语以养气，不妄作劳以养形，虚心以维神"。如此，方能使"血气自然谐和，邪无所容"。《太平圣惠方》在介绍"服诸药忌"时指出：服药不可多食生胡荽及蒜杂生菜，不可多食肥猪、犬肉、油腻肥羹及鱼脍腥臊，也不可食诸滑物果实等。当中风患者出现失音、闷乱、口眼㖞斜等症状时，张子和强调严禁进食"鸡、猪、鱼、兔、酒、醋、荞面动风引痰之物"。《格致余论》谈到老年人"饮食尤当谨节"，需注意"物性之热者，炭火制作者，气之香辣者，味之甘腻者"，皆不可食。《寿亲养老新书》认为老人饮食"大抵宜其温热熟软，忌其黏硬生冷""食饱，不宜急行""腹空，即需索食，不宜忍饥"。对于小儿的饮食护理，《小儿药证直诀》中提到："乳母无知，但欲速得长大，更无时度，或儿睡着而更衔乳，岂有厌足？受病之源，自此渐至日深，导其胃气之虚，慢惊自此而得，可不慎乎！此候但令节乳为上，甚则宜令断乳。"另外，对麻疹、风疹、斑疹等小儿常见疾病的饮食禁忌，亦颇多论述。

3. 生活起居护理 宋元以后有较全面记载生活护理的专著，如陶谷的《清异录》、蒲虔贯的《保生要录》及钱襄的《侍疾要语》等。《保生要录》可谓我国较早也较全面的生活护理专著，其中指出衣服厚薄欲得随时合度，是以暑时不可全薄，寒时不可极温，盛暑不可露卧，并倡用药枕以健身防病。《寿亲养老新书》则记载了较多老年人的生活护理内容："栖息之室，必常雅洁，夏则虚敞，冬则温密。其寝寐床榻，不须高广，比常之制三分减一，低则易于升降，狭则不容漫风。褥浓藉务在软平。三面设屏，以防风冷。其枕宜用夹熟色帛为之，实以菊花。"

除了居住环境，还就老人穿衣提出了具体要求："其衣服制度，不须宽长，长则多有蹴绊，宽则衣不着身。""虽遇盛夏，亦不可令袒露。""春时，遇天气燠暖，不可顿减绵衣。"对小儿更强调衣着冷热寒温适宜。如《格致余论》谈到"童子不衣裘帛"，尤其是裤子不宜选用丝织品和毛皮制品，因为丝毛制品比布温暖，而下半身主阴，得寒凉之气而阴精易于生长，得温暖之气则阴精反而易致暗耗。

4. 专科护理　至宋代，专科护理的内容已趋完备。如认为小儿脐风与成人破伤风是同一种疾病，并发明"烙脐饼子"加以预防。《小儿卫生总微方论》载："儿初生，须当以时断脐……才断脐讫，须用烙脐饼子安脐带上，烧三壮，炷如麦大。若儿未啼，灸至五七壮……上用封脐散裹之。"所谓"烙脐饼子"，是指将药物制成大小如麦粒的药膏，置于脐带的创口上点火燃烧，以杀灭存留在伤口上的微生物。而封脐散则用以去腐生肌、消毒收敛。由于脐带无神经末梢，因此直接用高温火烙的灭菌方法，既简便易行，又安全可靠。再如鹅口疮（又称雪口），好发于哺乳期婴儿，据《圣济总录》记载，可用"以绵缠箸头"蘸药汁擦拭的方式护理患儿。惊风是儿科四大病证中最危急的证候，《儒门事亲》指出，当抽搐发作时，护理者千万不能用强力按止搐，否则可因"气血偏胜，必痹，其一臂，渐成细瘦，至老难治"。认为最好的护理方法是："置一竹簟铺之凉地，使小儿寝其上，待其搐，风力行遍经络，茂极自止，不至伤人。"

在妇产科护理方面也有较多论述。如《妇人大全良方》谓："若遇经行，最宜谨慎，否则与产后症相类。若被惊怒劳役，则血气错乱，经脉不行，多致劳瘵等疾。"言简意赅，揭示了经期护理的重要性。对孕妇的护理，指出妊娠期前五月之膳食可与常人无大差异；后五月因胎儿发育加快，宜调五味以增进食欲，但须有节，以免胎儿发育过快而致难产。书中还以"妊娠逐月服药将息（即护理）法""将护孕妇论"等为题，较详细地论述了妇女妊娠期在饮食、生活、情志等方面应注意的事项。对于产后护理，则强调产妇需充分休息，初产者可用手轻轻自上而下按摩腹部，以促进子宫复原，减少产后出血，防止产后血晕；饮食以易消化的半流质为宜，同时应避免足以影响产妇身心健康的语言、环境和精神刺激等。

随着护理经验的日益积累和丰富，宋金元时期的中医护理开始朝着专科专病的方向发展。

（七）明清时期（1368—1840）

明清时期，随着对医药认知程度的深入，医家对疾病的护理体会亦趋加深。尤其在疾病的治疗康复、妇婴保健及老年人的将养方面，一些综合性著作及内、外、妇、儿、老年养生等专著中均有丰富的记述。如陈实功《外科正宗》有"调理须知"一节。该书对痈疽的病源、诊断、调治及其他外科疾病的辨证施护的记述，条理清楚，内容翔实。如"疮愈之后，劳役太早，乃为羸症，入房太早，后必损寿，不避风寒，复生流毒""凡病虽在于用药调理，而又要关于杂禁之法，先要洒扫患房洁净……庶防苍蝇蜈蚣之属侵之"等。清代袁昌龄《养生三要》有"病家须知"。钱襄撰著的《侍疾要语》是现存古代中医文献中最早较全面论述中医护理的专书，历述了对患者的精神、生活、饮食、疾病、用药等方面的护理要点，强调情志护理对于患者康复的重要作用，并采用音乐消除患者烦躁的护理方法。该书在病室环境的设置、陪护制度、探视制度、夜班护理人员的职责、患者的卧位、人工喂养疗法及长期卧床患者预防压疮的具体措施等方面都有较详细的描述。值得注意的是，明·冷谦《修龄要旨》一书提出"养生十六宜"（发宜多梳、面宜多擦、目宜常运、耳宜常弹、舌宜抵腭、齿宜数叩、津宜数咽、浊宜常呵、背宜常暖、胸宜常护、腹宜常摩、谷道宜常撮、肢节宜常摇、足心宜常擦、皮肤宜常干沐浴、大小便宜闭口勿言），可谓养生术的经验之谈，至今对养生康复护理有着重要的指导价值。

明清时期，温病肆虐，促进了温病学的发展，无论在理法方药方面，还是在病情的观察和护理方面，都积累了丰富的经验。

明末吴又可所著的《温疫论》，在"论食""论饮""调理法"三篇专论中，详细论述了温疫病的护理措施。如"时疫有首尾能食者，此邪不传胃，切不可绝其饮食，但不宜过食耳"。"首尾后数日微热不思食者，此微邪在胃，正气衰弱，强与之，即为食复。有下后一日便思食，食之有味，当与之，先与米饭一小杯，加至茶瓯，渐进稀粥，不可尽意，饥则再与"。"大渴思饮冰水及冷饮，无论四时，皆可量与"，但"能饮一升，止与半升，宁使少顷再饮"。而对内热烦渴者，应给"梨汁、藕汁、蔗浆、西瓜"，用以清热止渴生津。温邪易伤津耗液，温病患者失液应予补充，上述描述与现代护理学体液疗法的观点是一致的。这一时期由于传染病的流行，在预防交叉感染、消毒灭菌和预防接种方面有了突破性的进展。如对传染病患者的衣服用蒸汽消毒法处理，用焚烧檀香、沉香之类的药物进行空气消毒，而且还可以驱除室内异味，使空气清香。

清代吴鞠通《温病条辨·中焦》对热病的口腔护理有所记载："以新布蘸新汲凉水，再蘸薄荷细末，频擦舌上。"另记载："胃液干燥，外感已净者，牛乳饮主之。"针对流行性热病的不同病程和病情，制订了十分具体而合理的饮食菜单。

清代名医叶天士的《温热论》系统阐明了温病发生、发展的规律，指出温病卫、气、营、血四个阶段辨证论治和施护的纲领，总结了温病察舌、验齿、辨斑疹等病情观察的方法，指出在观察舌象、判断病情、推测预后的同时还应做好口腔护理。这些都为中医护理学的病情观察增添了新的内容。叶天士在老年病的防护方面还强调颐养，指出"寒暄保暖摄生，尤当加意于药饵之先"，饮食当"薄味"，力戒"酒肉厚味"，"务宜怡悦开怀"，"戒嗔怒"。叶天士在《温热论》中指出，"舌白而薄者，外感风寒也……若白干薄者，肺津伤也"，"其热传营，舌色必绛"，"齿若光燥如石者，胃热盛也"等，对温病病情的观察、预后判断均有重要参考价值。

对传染病的防疫隔离措施，明清时期也有明确记载。陈耕道《疫痧草》指出："家有疫痧人，吸受病人之毒而发者为传染，兄发痧而使弟服药，盍若弟发痧而使兄他居之为妙乎！"清政府特设"查痘章京"一职，专查天花患者，并强令迁出四五十里以外居住，这些都是有效的隔离措施。明清时期已广泛而有效地应用人痘接种术预防天花。这种预防天花的措施实为人工免疫法的先驱。

二、近代中医护理学的发展（1840—1949）

1840年鸦片战争以后，我国逐步沦为半封建半殖民地社会，随着西方列强的侵入，西方医学在我国广泛流传和渗透，中西文化出现了大碰撞。中医学理论的发展呈现出新旧并存的趋势，一是继承收集和整理前人的学术成果，二是出现了中西汇通和中医学理论科学化的思潮。以唐宗海、朱沛文、恽铁樵、张锡纯为代表的中西汇通学派，认为中西医互有优劣，可以殊途同归。这一时期，也出现了部分中医临床病证治疗专著，如吴师机的《理瀹骈文》、张山雷的《疡科纲要》、何炳元的《新纂儿科诊断学》、严鸿志的《女科精华》《女科医案选萃》等，部分

NOTE

书籍中涉及中医调护,至今仍具有一定的学术价值。如《理瀹骈文》中创立了数十种中医外治法,如"水肿,捣葱一斤坐身下,水从小便出""治痢用平胃散炒热敷脐上,冷则易之,又治久痢人虚或血崩肿者,不要用升药,用补中益气汤坐熏"等,还专门讨论了中风后遗症的护理,如"中风口眼㖞斜乃经络之病,用生瓜蒌汁和大麦面为饼,炙热熨心头(熨贴胸部),此治本之法也"。这为中医护理提供了很多简便实用的操作技术。

在这一时期,中医办学得到了发展,如"京师同文馆""利济医学堂"等,可谓是最早的医学院。上海等地创办了中医院。随着医院的建立,护士队伍逐步形成。尽管当时没有中医护士,在中医院或中医诊所工作的护士在中医师的指导下,运用各种中医护理技能为患者解除病痛,成为发展中医护理的先驱。

三、现代中医护理学的发展(1949—)

(一)中医护理起步阶段

中华人民共和国成立后,全国大力开展了对中医药学的继承发扬和研究工作,各地相继成立了中医教学和研究机构、中医院和中医病房,为中医护理的发展和提高创造了良好的条件,中医护理专业相继设立,初步培养了一支中医护理专业队伍。1956年,南京中医学院附属卫校率先在全国开设了中医护理专业。1958年,由南京中医学院附属医院编著、江苏人民出版社出版的中国第一部中医护理专著《中医护病学》问世,供中医护士学校教学所用。后经两年护理教学实践,又积累了不少新经验,于是对《中医护病学》做了补充,于1960年撰写了《中医护理学概要》,为中医护理学成为一门独立的学科奠定了基础。

(二)中医护理发展阶段

随着国民经济的发展,人们生活水平的提高,社会对中医护理人才的需求日显突出。1979年,南京中医学院附属卫校在全国率先恢复了中医护理班的招生。20世纪80年代中期,南京、北京、湖北、黑龙江等中医学院纷纷开设了护理专业。至1990年,全国已有7所中医护士学校,培养了1531名中医护士。至2000年,已有南京、北京、黑龙江、广州、福建、广西、安徽、长春、浙江、山东、上海等11所高等中医院校开设了高等护理专业。至今所有中医院校都相继开办了护理本科专业。2003年南京中医药大学率先招收中西医结合护理学硕士研究生,2009年,又率先招收中西医结合护理博士研究生,在夯实西医护理的基础上,突出中医护理特色,开展相关研究,培养中西医结合高等护理人才。

在这一阶段,中医护理学术交流、科研、专著出版也取得了可喜的成绩。1984年6月在南京第一次召开了全国中医、中西医结合护理学术交流会,收到学术论文517篇,内容丰富,涉及面广,包括临床各科护理、基础护理、病房管理、护理科研、中医传统技术的临床应用、中医护理理论探讨及建设性意见等。会上还成立了中华护理学会中医护理学术委员会、中西医结合护理学术委员会。从此,中医护理学正式成为一门独立的学科。1985年卫生部(今卫生和计划生育委员会,简称卫计委)中医司下发了《中医护理常规和技术操作规程》,对中医护理工作提出了初步的规范和要求,实行了中医护理查房和书写中医护理病历制度。同年,应国际医学信息协会邀请,南京中医学院附属医院参加了"护理与计算机"国际会议,会上宣读了"中医肾系疾病计算机辅助辨证施护系统"论文,引起美国、日本、加拿大等19个国家与会代表的强烈反响,这也是中医护理第一次走向国际舞台,同时也是中医护理与信息化建设有机结合的重要标志。相继 1986 年在中美护理学术交流会及 1989 年国际护理学术交流会上，中医护理论文受到国际护理学术界的普遍关注和好评。

近年来，中医护理越来越受到国际护理学术界的认可，国际交流与合作日益加深。2013 年 11 月，世界中医药学会联合会护理专业委员会成立，来自美国、比利时、加拿大、葡萄牙、瑞士、智利、挪威、瑞典、爱尔兰、肯尼亚、西班牙、伊朗、委内瑞拉、坦桑尼亚、乌干达、尼泊尔、泰国、蒙古、韩国等 19 个国家与地区及境内 31 个省、市、自治区的 300 余名代表参加了成立大会，南京中医药大学护理学院成为会长单位，为搭建中医护理国际交流平台，为中医护理走向国际提供了契机。

"十二五"期间，《中国护理事业发展纲要》中明确提出"大力发展中医护理"，其目标和任务是：提高中医护理水平，发挥中医护理特色和优势，注重中医药技术在护理工作中的应用。国家中医药管理局制订并推广优势病种中医护理方案，开展中医护理人员的规范化培训，到 2015 年，培养中医护理骨干人才 2 万名。中医医疗机构和综合医院、专科医院的中医病房要按照《中医医院中医护理工作指南》《中医护理常规、技术操作规程》等要求，积极开展辨证施护和中医特色专科护理，加强中医护理在老年病、慢性病防治和养生康复中的作用，提供具有中医药特色的康复和健康指导，加强中西医护理技术的有机结合，促进中医护理的可持续发展。该《纲要》对中医护理临床、科研、教育提出了纲领性的指导意见，为中医护理的发展带来了新的契机。中医护理事业发展取得显著的成效，中医临床护理的学术研究蓬勃开展，如中医护理内涵界定和外延的研究、中医护理古代文献数据库建设、中医护理传统技术的规范化研究、中医护理质量标准体系的研究、专科专病中医护理研究、中医食疗在疾病护理中的应用、社区中医护理慢性病管理、运动养生等方面均取得了一定的成果。并逐渐形成中医护理理论研究、中医护理技术规范化研究、中医护理专科专病研究、中医护理社区慢性病管理研究等研究方向。中医护理高层次人才培养已初具规模，形成了本专科、硕士、博士多层次中医护理高层次人才培养体系。2015 年，国家中医药管理局举办了全国中医护理骨干护士培训班，为全国培养了近 600 名中医护理骨干护士，对临床中医护理人才队伍建设起到了推动作用。

在国家中医药管理局的指导下，全国各中医护理重点专科建设单位，开展了优势病种中医护理专科专病方案研究，目前已形成 30 余种优势病种中医护理专科专病方案，并在临床推广使用。

（三）中医护理学科发展与展望

1. 中医护理面临的机遇和挑战　2009 年，国家中医药管理局第一次将"中医护理学"列为重点学科建设项目，南京中医药大学、福建中医药大学成为首批建设单位。2010 年在中医医院管理年活动方案中，专门印发了"中医医院中医护理工作指南"，明确提出西医院校毕业的护理人员系统学习中医理论比例 ≥ 95%，每个中医医院开展中医护理操作至少 8 项（艾灸、拔火罐、刮痧、熏洗、药熨、穴位贴敷、穴位按摩、耳穴埋籽），每护理单元开展中医护理操作不少于 2 项。很多中医医院设立了中医护理专科门诊，中医护理技能在门诊和病房广泛使用，中医护理技能操作纳入收费标准，取得了良好的社会效益和经济效益。2011 年，国家中医药管理局在"十二五"重点专科建设项目中，又第一次将护理列入重点专科建设项目，为临床重点专科专病中医护理规范化研究提出了要求，为中医临床护理的发展指明了方向。

随着护理学（代码 1011）一级学科的确立，中医护理学（代码 101106）已被国务院学位办列为护理学二级学科进一步发展与完善。中医护理理论体系的形成，中医护理内涵的界定，中医护理外延的扩大，中医护理技术的规范，中医护理专科专病规范化建立，中医护理高级人才的培养，中医护理专科队伍的形成，将有力地推动中医护理学科的发展，也是中医护理未来的发展方向。

2. 中医护理学科发展与展望

（1）加强中医护理理论研究，挖掘与整理中医护理古代文献　系统挖掘中医护理古代文献，整理中医护理知识与技能，构建中医护理理论体系，建立中医护理数据库平台，规范中医护理名词和词汇。研究整体护理与整体观念理论相关性，辨证施护理论框架，情志护理与心理护理的关系等。

（2）明确中医护理定义、服务对象、服务内容和任务　进一步界定中医护理内涵和外延，明确中医护理的服务对象、服务内容和任务，拓展中医护理服务范畴，延伸至社区和家庭。

（3）明确中医护理技术范畴，进行中医护理技术规范化研究　明确中医护理技术范畴，选择属于护理职责范围的中医护理技术，开展临床研究和基础研究，规范中医护理技术，制订规范化标准，形成循证指南，进一步完善《中医医院中医护理工作指南》《中医护理常规、技术操作规程》，指导临床中医护理实践。

（4）进一步加强中医护理专科专病的研究，形成规范化路径　在第一批专科专病方案推广使用过程中，通过对临床效果的观察，不断完善专科专病方案，建设全国多中心研究合作基地，形成优势病种规范化护理路径，提高中医护理临床疗效。

（5）加强中医护理在老年病、慢性病防治和养生康复中的作用　随着人口老龄化的进程加速，健康养老已越来越引起关注，大力发展中医护理显得尤为重要。提高中医护理水平，发挥中医护理特色和优势，注重中医护理技术在社区和家庭护理工作中的应用及在社区慢性病管理中的作用，提供具有中医护理特色的康复和健康指导，提高人们生存质量，将是中医护理学科的发展方向。国务院印发的《中医药发展战略规划纲要（2016—2030 年）》提出，发展中医药健康养老服务。推动中医药与养老融合发展，促进中医医疗资源进入养老机构、社区和居民家庭。支持养老机构与中医医疗机构合作，建立快速就诊绿色通道，鼓励中医医疗机构面向老年人群开展上门诊视、健康查体、保健咨询等服务。鼓励中医医师在养老机构提供保健咨询和调理服务。鼓励社会资本新建以中医药健康养老为主的护理院、疗养院，探索设立中医药特色医养结合机构，建设一批医养结合示范基地。《纲要》为中医护理健康养老服务提供了广阔的平台和发展前景。

（6）推动"互联网＋中医护理"　大力发展中医护理远程服务、移动护理、智慧护理等新型护理服务模式。构建中医护理信息共享服务体系，逐步建立跨医院的中医护理数据共享交换标准体系。探索互联网延伸等网络中医护理服务应用。利用移动互联网等信息技术提供在线咨询、预约诊疗、候诊提醒、上门服务、药品配送等便捷服务。

（7）加强中西医结合护理研究　加强中西医护理研究，围绕中医护理、技术和专科专病研究拟定中医护理研究方向和内容，注重理论和技术的创新，与现代护理技术有机结合，形成中西医结合护理态势。设立重点研究专题，研究技术规范和护理路径，产生一批标志性科研成果。

（8）加强中医护理专科队伍的建设，开展中医护理人员的规范化培训

①明确中医护理人才培养模式，构建中医护理核心课程。组织全国中医院校及相关附属医院进行广泛调研，明确中医护理人才培养目标，制订中医护理人才培养模式，构建中医护理核心课程，编写中医护理特色教材，建设中医护理实践中心，训练中医护理特色技术，明确中医护理服务对象、内容和任务。

②加强临床中医护士继续教育，开展中医护理人员的规范化培训。每个医院制订临床护士中医护理知识与技能规范化培训大纲和指南，制订继续教育计划，开办中医护理培训班，进一步普及中医护理知识和技能，在临床广泛推广使用。

③建立中医护理专科护士培训基地。在培养中医护理骨干护士的基础上，借鉴国外专科护士培养模式，学校和医院共同建立中医护理专科护士培训基地，建立中医护理专科护士培训大纲和指南，培养一批中医护理专科型人才，建立一支梯队合理的中医护理人才队伍。同时设立中医护士岗位要求，建立中医护理职称晋升渠道，为中医护理发展提高保障，以推动中医护理更快更好地发展。

④加强中医护理学位点建设，培养高层次中医护理人才。在护理学一级学科的基础上，发展中医护理学二级学科，加强中医护理学科建设，探讨中医护理硕博士研究生培养方案，稳定研究方向，细化研究内容。将护理硕士专业学位与专科护士培养紧密结合，培养临床实用型高层次中医护理人才。

（9）重视人文护理内涵建设，传播中医护理文化　挖掘中医护理在人文护理内涵建设中的作用，其整体观念、天人合一、情志护理等理论和内容，无不体现了人文护理的内涵。加强护理人员人文素质的培养，构建人文护理素质要素，充分体现以人为本、以健康为中心的理念，传播中医护理文化，构建和谐的医院环境和医患关系。

（10）搭建国际交流平台，加强国际国内中医护理学术交流　举办国际国内中医护理学术交流会议，搭建中医护理学术交流平台，建立中医护理合作基地，开展中医护理跨国界、跨学科中医护理科学研究，传播中医护理知识与文化，使中医护理走向国际。

随着疾病谱变化和人口老龄化进程的加快，人类的健康需求日益多样化、多层次。国家"十二五"护理事业发展纲要强调应积极开展辨证施护和中医特色专科护理，促进中医护理的可持续发展，这为中医护理带来了新的机遇和挑战。展望新时期中医护理的发展，必须以人才培养为基础，科学研究为动力，继承传统为先导，思维创新为途径，借鉴现代科学的知识与方法，深入研究中医护理，不断探索新领域，促进人类健康。

第二节　中医护理的基本特点

中医护理的基本特点包括两个方面：一是整体观念，二是辨证施护。

一、整体观念

整体观念，是中医学关于人体自身的完整性及人与自然、社会环境的统一性的认识。整体观念认为，人体是一个由多层次结构构成的有机整体，脏腑、器官、经络、肌肉、皮毛、筋

NOTE

脉、四肢百骸、气血津液等，在结构上不可分割，功能上相互协调、相互为用，病理上相互影响。人生活在自然和社会环境中，人体的生理功能和病理变化，必然受到自然环境、社会条件的影响。人类在适应和改造自然及社会环境的过程中维持着机体的生命活动。所以，中医的整体观念主要体现在人体自身的整体性和人与自然、人与社会环境的统一性三个方面。

（一）人体是一个有机的整体

整体观念认为，人是一个有机的整体，以五脏为中心，通过经络的联系和沟通，将各脏腑、组织、器官及皮毛、筋肉、骨骼等联系成一个有机的整体，共同完成各项生理活动。如心与小肠相表里，主血脉和神志，其体合脉，其华在面，开窍于舌。心主血脉功能正常，则神清气爽，面色红润光泽，脉搏和缓有力。再如脾与胃相表里，主运化和肌肉、四肢，其体合肉，其华在唇，开窍于口。脾之运化功能正常，则为化生精、气、血等提供充足的养料，脏腑、经络、四肢百骸，以及筋肉皮毛等组织就能得到充足的营养而发挥正常的生理活动。五脏又分别与喜、怒、忧、思、恐等情志活动有关，各种不同的情志活动，可以对不同的脏腑产生影响。在护理上，可以通过各脏腑与器官、肌肉、皮毛、筋脉、四肢百骸之间的关系，观察病情变化，找出所属脏腑之间的关系，有的放矢地进行护理。通过情志护理，可以调畅脏腑气机，有助于发挥各自的生理功能。

这种整体性同时也表现在病理方面。人体是一个内外紧密联系的整体，因而，内脏有病，可反映于相应的形体官窍，即所谓"有诸内，必形诸外"。如肝（阴）血不足，则会导致两目干涩、视物不清等症，因"肝开窍于目"。如心火上炎，可出现口舌生疮或糜烂，因"心开窍于舌"。如肾虚可致听力下降，头发早白，牙齿松动，骨质疏松，因"肾开窍于耳""肾主骨，其华在发""齿为骨之余"。脏腑之间在病理上也相互影响，如肝的疏泄功能失常，不仅会出现本脏的病变，而且会影响到脾胃的功能，出现脘腹胀满、不思饮食、腹痛腹泻等症。因此，五脏之中，一脏有病，可影响到他脏。护理患者时不能孤立地只看局部病证，单纯地进行对症处理，而要根据脏腑与组织器官之间的关系全面整体地护理患者，如给予莲子心泡茶饮，清心泻火，缓解口舌糜烂；通过情志护理，使肝气调畅，有助于脾胃功能的发挥；通过补肾，可以缓解耳鸣耳聋、牙齿松动等症。

（二）人与自然环境的统一性

1. 人与自然统一　中医学历来十分重视人与自然环境的联系，包括人与季节、人与昼夜、人与环境的统一。对季节、昼夜、地理环境等对人体的影响论述尤多。如《灵枢·邪客》中说："人与天地相应也。"自然界的任何变化，如时令的交替，气象的变迁，地理环境和生活环境的改变等，均可使人体产生一定的生理和病理反应。人体为适应自然界的变化，在生理上必须做出适应性的调节。如一年间气候变化的规律是春温、夏热、秋凉、冬寒。在夏热之时，人体以出汗散热来适应，而天气寒冷时，人体为了保温，腠理就密闭而少汗。所以在护理上应注意，夏天人体腠理开泄，解表不可发汗太过，而冬令季节，要注意保暖。昼夜的变化，对疾病也有一定的影响。由于阳气在白昼偏盛且趋于表，夜间偏衰而趋于里，故疾病在一日内呈现"旦慧、昼安、夕加、夜甚"的规律，为护理上加强夜间病情观察提供了依据。

2. 人与环境和谐　地理环境是人类生存环境的要素之一，地域气候的差异，地理环境和生活习惯的不同，在一定程度上也影响着人体的生理活动和脏腑功能。一方水土养一方人，南方地区，地势低平，气候温暖而湿润，故要保持居室干燥通风，饮食有节，如成都人喜好吃麻辣火锅的饮食习惯，正是抵御潮湿侵袭的一种调节方法；北方地区，地势高而多山，气候寒冷干燥，人体的腠理多致密，故要多补水，多吃水果蔬菜，在起居护理方面要注意居住环境保持一定的温度和湿度。

（三）人与社会关系的统一性

人生活在纷纭复杂的社会环境中，其生命活动必然受到社会环境的影响。人与社会环境是统一的，相互联系的。一般来说，良好的心理状态，和谐的社会环境，有力的社会支持，融洽的人际关系，可使人精神振奋，勇于进取，有利于身心健康；而不利的社会环境，可使人精神压抑，或紧张、恐惧，从而影响身心功能，危害身心健康。如家庭纠纷，邻里不和，亲人亡故，同事之间或上下级之间的关系紧张等，可破坏人体原有的生理和心理的协调与稳定，不仅易引发某些身心疾病，而且常使某些疾病如冠心病、高血压、糖尿病、肿瘤的病情加重或恶化，甚至导致死亡。故《素问·玉机真脏论》说："忧恐悲喜怒，令不得以其次，故令人有大病矣。"所以，在护理工作中，不但要做好患者本身的护理，而且要在家庭、社区、社会等层面给予相应的护理指导，以创造一个和谐的社会环境。

二、辨证施护

（一）辨证施护的内涵

证，又称证候，它既不是症状，又不是病名，而是中医学特有的诊断学概念，是疾病过程中某一阶段或某一类型的病理概括。证候是病机的外在反映，病机是证候的内在本质。证候的内涵中包括了病变的部位、原因、性质和邪正盛衰的变化。如风寒感冒、肝阳上亢、心血亏虚、心脉瘀阻等都属证候的概念。

辨证施护是中医护理的精髓。所谓辨证，就是将四诊所收集的有关疾病的各种现象和体征加以分析、综合，概括、诊断为某种性质的证候。施护即是根据辨证的结果，遵循辨证的理论，确定相应的调护措施。辨证是决策护理的前提和依据，施护则是护理疾病的方法，同时也是检验辨证是否正确的手段。辨证施护的过程，就是认识和护理疾病的过程。辨证和施护在诊断护理疾病过程中，既相互联系又相互依赖，是理论和实践相结合的体现，是中医护理工作的基本法则。只有力求辨证准确，才能细致有效地做好护理工作。与西医护理的区别在于，西医护理主要是对"病"的护理，以及对"症"的护理，中医护理在对"病""症"护理的同时，更强调的是辨"证"护理。

（二）辨证施护的方法

辨证施护内容丰富，方法多样，主要包括了辨证施术、辨证施药、辨证施食（膳）、辨证施教、辨证施养等内容。

1. 辨证施术　施术即是根据辨证的结果，遵循辨证的理论，确定中医护理技术和方法。如耳穴埋籽缓解失眠一般取心、神门、交感、皮质下等耳穴。如心肾不交证失眠，可加肝、肾穴；如心脾两虚证失眠，可加脾和小肠穴；如心胆气虚失眠，可加肝、胆、三焦穴。再如脾胃虚寒证胃痛，可用艾灸、热熨等方法，胃热证忌用。气滞胃痛，穴位按摩中脘、足三里、合谷等穴，配合情志护理等方法进行辨证护理。所以在实施中医护理技术时，也要强调辨证施术。

2. 辨证施药　根据不同的证候，采取不同的给药方法。如解表药，宜武火快煎；补益药，宜久煎；风寒感冒，药要热服，可饮生姜红糖茶；风热感冒，药可温服。

3. 辨证施食（膳）　根据不同的证候，采取适当的饮食指导。如寒证胃痛，护理上要注意防寒保暖，饮食药物均宜偏热服，并给予羊肉、狗肉等助阳散寒之品，忌食生冷瓜果；气滞胃痛，指导用橘皮、郁金花等泡茶喝，穴位按摩中脘、足三里、合谷等穴，配合情志护理等方法进行辨证护理；食滞胃痛，饮食宜清淡，可食山楂等消食之品。热证患者起居要通风凉爽，饮食宜清淡、易消化之品，多给予水果、绿豆汤等清热生津之品。再如咳嗽要辨别肺热或阴虚等的不同证候，梨子生吃适用于肺热津伤，表现为发热、咳嗽、口渴的患者，可达到清热生津之功，而冰糖蒸梨则适用于干咳少痰肺阴虚的患者，以达养阴润肺之功。如舌苔厚腻，往往反映了脾运化水谷的功能失常，此时饮食宜清淡，不宜大补。

4. 辨证施教　根据不同的证候，采取合适的健康教育内容。包括饮食、起居、情志、用药、养生康复等内容。

5. 辨证施养　根据不同的证候，采取科学的养生保健方法。

第三节　中西医结合护理

随着社会经济的发展和科学技术的进步，世界各国都日益重视人的健康和生活质量，人们健康保健意识不断增强，提高健康保健水平已成为护理的重要功能之一。我国目前西医护理发展较为迅速，已逐步走向成熟，而中医护理有其自己的特色，如整体观念、辨证施护、养生康复与保健、中医营养与食疗、中医护理技能操作、传统保健体育等，都充分显示了中医护理的优势。所以，走中西医结合护理的道路将是我国护理改革发展之路。

中西医结合护理，不但继承我国中医护理的特色，还充分运用现代护理知识，使之有机结合，这样在临床护理中就能掌握两套护理技术，为患者服务，更能体现整体护理的优势。中医护理和西医护理是护理学科的两个分支，其理论体系、护理实践等方面相互联系、相互补充、相互渗透、相互完善，辨病、辨症与辨证护理相结合，有着共同的目标，都是为了解决患者的健康问题。

一、中西医护理发展历程相似，目标一致

中医护理学的发展与现代护理学的发展走过了相似的历程，在护理学尚未成为一门独立的学科以前，同样走过了自我护理和家庭护理阶段。护理学与医学原本是"混沌"一体的，具有医中有护、医护合一的特征。所不同的是现代护理学成为一门独立的学科始于19世纪的中叶，而中医护理学从医学中另立门户是在20世纪50年代。它们是护理学的两个分支，都是以解决人的健康问题为目标。

二、中西医护理理论基础相互补充

中医护理学的形成与发展经历了数千年漫长过程，是我国劳动人民在长期生活、实践中与疾病做斗争的经验总结，其理论是从长期临床实践经验中归纳、演绎、推理出来的，受古代哲学思想的影响，重视从整体、辨证的角度对疾病加以分析、护理。

现代护理学则较注重局部器官与功能的病理变化，从细胞、分子水平探讨疾病的发生、发

展规律，从而对疾病有一个全面的认识，系统理论、需要理论、压力与适应理论、自理理论等护理学理论为护理实践活动提供了总的方向和方法论指导。

中、西医学是两种不同的理论体系，中医学建立在整体、立体思维基础上，强调从宏观整体揭示人体生命活动规律，以辨证、宏观、定性、自然疗法为特点。西医学是建立在直观、线性思维基础上，注重探析人体微观结构和功能，以辨病、定位、定量、对抗性治疗为特点。所以，中医护理更侧重于以"证"为中心，西医护理则侧重于以"病"为重点。两者有机结合，护理发展将更趋完善。

三、中西医护理理念相互渗透

（一）整体观念与整体护理

中医学整体观念认为，人是一个有机的整体，是以五脏为中心，通过经络的联系和沟通，将各脏腑、组织、器官及皮毛、筋肉、骨骼等联系成一个有机的整体，共同完成各项生理活动。同时，整体观念还高度重视人与自然和社会的统一性。

现代护理学中"整体护理"的概念是在1955年美国护理学家Henderson提出的，该观念在20世纪90年代引入中国。其实质是：以人为中心，以现代护理观为指导，以护理程序为框架，对护理服务的对象实施包括生理、心理、社会、文化、精神等五个方面的护理。

从现代护理学中整体护理包含的五个方面来看，两者都关注到人的生理功能，中医更加体现整体，重点强调人的整体性中各脏腑生理功能之间的相互影响；心理护理方面，中医的情志护理早在2000多年前的《内经》中就有详述，与整体护理强调的心理护理不谋而合；整体护理强调要关注人的社会、文化、精神层面的护理，这与中医强调人与社会的统一性基本一致；中医强调的人与自然统一、"天人相应"观更是对整体护理的补充与完善。整体护理应该起源于中国。

护理学中以人为中心的整体护理概念与传统中医护理的整体观念是相通的，要求护理人员在开展整体护理的过程中，不要照搬国外的经验和模式，而应立足于本国，在继承中医学的基础上继续开拓创新，将中西医护理理念融会贯通，实施具有中国特色的整体护理。

（二）辨病、辨症与辨证护理

1. 辨病护理 中医学所认识的"病"，是指在病因的作用下，机体邪正交争，阴阳失调，出现具有一定发展规律的演变过程，具体表现出若干特定的症状和各阶段的相应证候。如"胁痛病"包括肝郁气滞、肝胆湿热、瘀血阻络、肝阴不足等证候。而西医对"病"的认识，则注重病因、病理形态和病理生理的改变，如肝炎、胆囊炎、冠心病、肺炎等。中医学的"病"常常要结合现代医学的"病"来进一步认识，如"胁痛病"相当于现代医学的急慢性肝炎、胆囊炎、胆石症等病。所以必须运用中医的四诊八纲和西医的诊断学对"病"有一个全面的认识，只有这样才能全面观察病情变化，给予有的放矢的护理。

2. 辨症护理 症状是患者主观感觉到不适或痛苦的异常感觉或病态改变。人患病后可以表现不同的症状，如肝炎患者会出现胁痛、纳差、乏力、恶心等。所以在护理工作中，我们要抓住患者的主要症状，找出护理问题，确定护理诊断，再根据中医"急则护其标，缓则护其本"等护治原则，制订护理计划，采取相应的护理措施。如高热、昏迷、便血、呕血、呕吐等症状，往往来势急，就应立即进行降温、输血等对症护理，待病情稳定，给予扶正固本、益气养血等缓则护本的护理措施。

3. 辨证护理　详见本章第二节中"辨证施护"相关内容。

4. 中西医结合护理是辨病、辨症与辨证护理的结合　要对患者实施中西医结合整体护理，必须将辨病护理、辨症护理和辨证护理有机结合。在护理患者时，首先要确定患者患了"什么病"，表现"什么症状"，以提出主要护理诊断，制订护理措施，这是西医护理常采取的步骤。中医护理还要在此基础上进行辨证分析，确定是"什么证候"。如中医的"胁痛病"，结合现代医学诊断为胆囊炎、胆石症，患者主要症状为胁痛、发热、纳差、便秘等，此时还要辨别是肝郁气滞、肝胆湿热、瘀血阻络、肝阴不足等证候中哪一种证候，如是肝郁气滞证，在重点做好情志护理的同时，饮食上给予丝瓜、橘皮等疏肝解郁、行气止痛之品。肝胆湿热证，首先要做好降温的护理，保持大便通畅，因"腑以通为用"，腑气通，则湿热解，饮食上给予苦瓜、冬瓜、绿豆、荸荠等清热除湿之品，可用金钱草煎水代茶饮，忌辛辣油腻之品，以免助湿生热。"辨证"着眼于整体，把人本身的阴阳失调和外部环境结合起来加以综合分析，强调因人、因时、因地护理，但对病的局部往往重视不够；而西医护理以现代解剖学、生理学等为基础，注重病因、病理形态和病理生理的改变，即对疾病发生发展的物质基础了解得较为深入、具体，但因注重局部病变而忽视整体。将两者结合起来，既明确了患的是什么病，出现什么症状，又了解了疾病在各阶段的本质表现。只有这样将"病、症、证"三者有机地结合，相互补充，相互完善，才能使中西医护理有机结合。

四、中西医护理实践相互完善

中医护理的手段非常丰富，包括起居、饮食、情志、用药、养生、康复及熏、蒸、淋、洗、针、敷等方法。如耳穴埋籽法可治疗失眠；五倍子粉外敷肚脐可缓解自汗、盗汗；艾条灸或隔姜灸中脘可减轻寒性胃痛；中药熏洗可减轻关节痛；推拿按摩可治疗小儿疳证；中药灌肠可治疗结肠炎；中药换药可治疗压疮；中药外敷可治疗伤筋；中医养生、康复、食疗等可促进康复，延年益寿。这些中医护理的手段大大丰富了西医护理的内容，更有效地解决了患者的健康问题。

五、中西医结合护理展望

（一）中西医结合护理成为一门独立学科

中西医结合医学已正式列入国家技术监督局于 1992 年 11 月发布、1993 年 1 月 1 日起实施的《中华人民共和国国家标准学科分类与代码》中，作为一门独立的学科在我国正式确立。2011 年，国务院学位办已将护理学列为一级学科，中医护理学、中西医结合护理学将成为护理学二级学科来发展，中西医结合护理将不断充实、完善和发展。

（二）确立人才培养模式

推进中西医结合护理的关键问题就是人才培养。南京中医药大学"夯实西医，突出中医，加强人文，注重整体"的教学理念和培养目标，为中西医结合护理人才的培养提供了重要参考。我们应紧紧围绕中西医结合护理人才的培养目标制订教学计划，改革课程设置，加强教材建设，完善实践教学。培养既能掌握现代护理知识和技能，又能掌握中医的辨证施护、整体护理，人文素养好、综合素质高、德智体全面发展、基础扎实、知识面宽、能力强、素质高、富有创新精神的从事护理临床、护理教育、护理科研和护理管理等工作的中西医结合高级护理人才。

（三）中西医结合护理研究

屠呦呦发现青蒿素的过程，充分显示了中西医结合的优势。科学研究是护理学科的薄弱环节，如能将中西医护理研究进行有机的结合，将会开辟一个新的天地。中西医结合护理研究主要是通过现代先进的科学技术对中医护理理论和临床护理实践的作用机理进行深入研究，使其标准化与客观化。如用高压灌肠器进行中药保留灌肠治疗尿毒症，可以从药液温度、灌肠速度、药量、保留时间、臀部高度等方面与传统灌肠器进行对比分析，找出最佳方法。如刮痧治疗腰椎间盘突出症，在总结临床疗效的基础上，探析其作用机制，制订一套规范化的刮痧方法。科学研究必将推动学科发展，随着护理事业的蓬勃发展，中西医结合护理研究将有广阔的发展前景。

（四）迎接 21 世纪护理功能多元化的挑战，逐步与国际护理接轨

随着中医学不断向西方国家传播，发达国家越来越重视中医中药的研究与开发，但在中医护理方面还刚刚起步。近年来，很多西方国家和地区对中医护理也开始有所认识，与我国联合办学，开展科研合作，发展中医护理。我国港澳台地区也越来越重视中医护理，计划开设中医护理专业。走中西医结合护理的道路，将是我国护理的特色之路，也是我国护理走向国际的一条出路，并逐步与国际护理接轨。

第二章　中医基础理论

中医基础理论主要是阐述中医学理论体系的结构框架、思维模式、生理、病理、病因病机及疾病防治等基本理论知识的课程。其内容主要包含阴阳学说、五行学说、藏象学说、精气血津液、病因病机、护治原则等。

第一节　阴阳学说

阴阳学说是我国古代人民创造的辨证唯物哲学思想，是研究阴阳概念及其运动规律，并用以解释宇宙万物和现象发生、发展和变化的哲学理论。阴阳学说渗透到中医学领域，成为中医学重要而独特的思维方法，对中医学理论的形成和发展有着深远的影响。阴阳学说以自然界运动变化的现象和规律来探讨人体的生理功能和病理的变化，从而说明人体的机能活动、组织结构及其相互关系，因此它是中医理论体系中不可或缺的重要组成部分，并且被广泛地运用于解释人体的生命活动，指导疾病的诊断和防治。中医学在运用阴阳学说时，对其内容进行了充实和发挥，借用大量的医学实例生动而详细地阐释了阴阳的相互交感，以及由此产生的相互制约、互根互用、相互消长、相互转化关系，使抽象的阴阳概念深化、细化和具体化。因此，中医学中阴阳学说的意义已经超过阴阳学说本身，而具有更丰富的内涵。

一、阴阳的基本概念

阴阳概念的起源可以追溯到夏商时期或更早，在殷商时期的甲骨文中，"阳日""晦月"等表述便是关于阴阳的描述。西周末期人们用阴阳来解释季节更替、地震等自然现象。阴阳作为哲学概念成熟于战国与秦汉之际，并且被运用到各学科领域。《内经》运用阴阳学说来阐述人体的生命活动，并用以指导临床诊断和疾病的防治，《素问·阴阳应象大论》中指出："阴阳者，天地之道也，万物之纲纪，变化之父母，生杀之本始，神明之府也。"

（一）阴阳的含义

阴阳的最初含义是朴素的，指日光的向背，向日为阳，背日为阴。古人对各种既相互关联又相互矛盾的事物或现象，如寒热、明暗、昼夜等，就以日光的向背加以引申：向日的地方光明，温暖；背日的地方黑暗、寒冷。因此，古人就以光明、黑暗、温暖、寒冷分阴阳。在此基础上，取象比类，把向日和背日所具有的种种现象与特征抽象出来，分别归属于阳和阴。于是天地、日月、昼夜、水火、上下、升降、内外、动静等相互关联又相互对立的事物和现象，都以阴阳来加以概括。阴阳是宇宙中相互关联的事物或现象对立双方属性的概括，也是同一事物内部相互对立的两个方面力量双方的概括。正如《类经·阴阳类》说："阴阳者，一分为二也。"

阴和阳，既可代表相互对立的事物，又可以代表同一事物内部所存在的相互对立的两个方面。

随着人们认识的不断深化，古人又把对阴阳的理解建立在物质的运动变化上，并用阴阳的变化来解释某些难以阐明的自然现象，如《素问·阴阳应象大论》曰："清阳为天，浊阴为地；地气上为云，天气下为雨。"至此，阴阳的概念便超出了朴素的理解，发展到认为阴阳本身实际代表着两种相反的物质力量，而且彼此之间发生着作用，从而导致了自然变化的产生；并且自然界的阴阳运动都有着一定的秩序和规律，当其规律发生紊乱，则自然界就会发生某些改变或灾害。

古代医学家们将阴阳学说引入中医学中，并用以阐明生命的起源和本质，人体的生理功能和病理变化，疾病的诊断、治疗和疾病预防的基本规律。因此，阴阳学说成为中医学理论体系的哲学基础和重要组成部分，贯穿于中医理论体系的始终。从古至今，阴阳学说一直有效地指导着中医学的理论与实践，它对中医学产生的影响深刻而久远。

（二）事物与现象阴阳属性的划分

事物或现象对立双方所具有的阴阳属性，是由该事物或现象的性质、位置、趋势等因素所决定的，有规律可循，既不能任意配属，也不可随便颠倒或置换。正如《素问·阴阳应象大论》说："天地者，万物之上下也；阴阳者，气血之男女也；左右者，阴阳之道路也；水火者，阴阳之征兆也；阴阳者，万物之能始也。"

阴阳学说认为，"阳"代表积极、进取、刚强等特性和具有这些特性的事物或现象；"阴"则代表消极、退守、柔弱等特性和具有这些特性的事物或现象。事物和现象相互对立的阴阳属性，是相比较而言的，是由其性质、位置、趋势等方面所决定的。一般来说，凡是运动的、外向的、上升的、温热的、无形的、明亮的、兴奋的、亢进的都属于阳；静止的、内守的、下降的、寒冷的、有形的、晦暗的、抑制的、衰退的都属于阴（表2-1）。

表 2-1　事物和现象的阴阳属性（举例）

属性	空间方位	时间	温度	湿度	季节	重量	亮度	事物的运动状态
阳	上 外 左 南 天	白天	温热	干燥	春夏	轻	光亮	上升、动、兴奋、亢进、化气
阴	下 内 右 北 地	黑夜	寒凉	湿润	秋冬	重	晦暗	下降、静、抑制、衰退、成形

（三）阴阳的特性

1. 阴阳的普遍性　自然界中各种相互对立又相互关联的事物和现象中普遍存在着阴阳，因此宇宙间所有相关的事物和现象都可以用阴阳加以概括。阳具有炎热、积极、向上、进取、刚强等特性，因此凡是具有这些特性的事物和现象都可以概括为阳；阴具有寒冷、消极、向下、退缩、阴柔等特性，因此凡是具有这些特性的事物和现象都可以概括为阴。由此可见，阴阳的属性并不局限于某一特定的事物，而是普遍存在于各种事物和现象中，代表着相互对立又联系的两个方面。

2. 阴阳的相关性　虽然我们可以用阴阳的属性来区别世间万物，但必须指出，用阴阳来概括或区分事物的属性，必须是相互关联的一对事物或现象，或是一个事物内部的两个方面，如水与火，天与地，男与女等。不相关的事物或现象由于彼此间缺乏比较的基本条件，因此无从划分阴阳，例如外与寒，昼与降都是不能分阴阳的。

3. 阴阳的相对性　事物或现象的阴阳属性，并不是绝对的，而是相对的。其阴阳属性的划分，取决于双方在性质、位置、趋势、强弱等方面的比较。当比较的对象、时间、范围等发生变化时，比较的结果也往往发生变化。因此，事物或现象的阴阳属性，具有显著的相对性。这

NOTE

种相对性表现在以下 3 个方面。

（1）阴阳的相互转化　是指事物或现象的阴阳属性，在一定的条件下，可以向其对立面转化，即阴可以转化为阳，阳也可转化为阴。正如寒证和热证可以发生相互转化，当病变的寒热性质发生改变时，证候的阴阳属性也随之而改变。阴阳之间的相互转化，一方面是因为事物的不断运动，双方已倚伏着相互转化的因素，这是转化的内在原因；另一方面，事物转化还必须具备一定的外部条件。

（2）阴阳的无限可分性　即阴阳之中可以再分阴阳，阴阳的无限可分性。宇宙间的任何事物都可以概括为阴阳两类属性，而任何一种事物的内部又可以分为对立的两个方面，即阴中有阴阳可分，阳中也有阴阳可分，如此分下去，以至无穷。这种阴阳中可以再分阴阳的特性，主要是源于阴阳的"互根互藏"关系，即阴阳双方中的任何一方都包含了另一方。宇宙间的万事万物都含有阴和阳两种不同属性的成分，比如就昼夜而言，昼为阳，夜为阴；而白昼中上午为阳中之阳，下午为阳中之阴；夜间前半夜为阴中之阴，后半夜为阴中之阳。所以《素问·阴阳离合论》说："阴阳者，数之可十，推之可百；数之可千，推之可万；万之大，不可胜数，然其要一也。"

中国古代的太极图（图 2-1），就充分展现了这一思想。

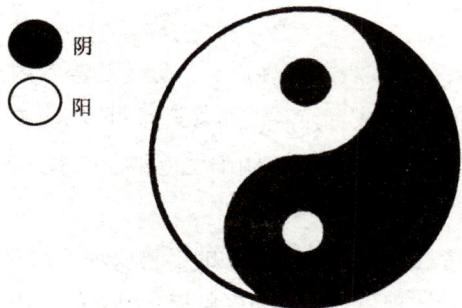

图 2-1　太极图

（3）比较中分阴阳　阴阳的属性是在比较中确定，并随着条件的变化而改变的。以脏腑而言，脏为阴，腑为阳；以五脏所在的位置而言，五脏中的心肺位于膈以上，属阳；肝脾肾居膈以下，属阴；四时气候中的春天若与冬天比较，则气候温暖的春天属阳，寒冷的冬天属阴；春天若与夏天比较则其气凉而属阴。可见，比较的对象发生了改变，事物的阴阳属性也可以发生改变。

阴阳的普遍性、相关性和相对性的特点对客观事物和现象的本质及其运动规律的揭示和总结，具有十分重要的指导意义。

二、阴阳学说的基本内容

阴阳学说的基本内容，包括阴阳的对立制约、互根互用、消长平衡和相互转化四个方面。

（一）阴阳对立制约

阴阳的对立制约，是指相互关联的阴阳双方存在相互斗争、抑制、排斥、约束的关系。

1. 阴阳对立　是指自然界中的一切事物和现象，都存在着相互对立、相互矛盾的阴阳两个方面。任何事物的运动变化，都处于阴阳的对立统一之中。

2. 阴阳制约　是指相互对立的阴阳双方之间存在着相互制约的特性，即阴阳双方相互制约、相互约束、相互掣肘，从而表现出复杂的动态联系。《类经附翼·医易》说："动极者镇之以静，阴亢者胜之以阳。"即是说动与静、阴与阳彼此之间存在着相互制约的关系。实际上阴阳相互制约的过程，也是相互斗争的过程，没有斗争就没有制约。正是有了阴与阳的相互制约、相互斗争，才能取得阴与阳的动态平衡。

阴阳对立的两个方面，并非一成不变的、互不相干的共处于一个统一体中，而是处于相互斗争、相互制约的运动变化之中，从而推动事物的发展和变化，并维持着事物发展的动态平衡。

人的正常生命活动，也是阴阳间相互制约、相互斗争取得动态平衡的结果。阴阳矛盾是生命现象的主要矛盾，是生命活动的动力，并贯穿于生命过程的始终。就机体的物质结构和功能活动而言，其生命物质为阴（精），生命机能则为阳（气），而其矛盾运动的过程即是阳化气、阴成形，即机体的气化运动过程，而气化的本质，也就是阴精和阳气、化气与成形的矛盾运动，亦即阴阳的对立、制约，进而达到统一的过程。

阴阳对立制约维持着人体物质及功能的动态平衡状态，即"阴平阳秘"。就五脏而言，肾主水，属阴；心主火，为阳；肾水必须上济于心，心火才能不亢，心火下降于肾，滲水才能不寒。这种"水火既济""心肾相交"的两脏间动态平衡，是人体内阴阳对立制约的结果。当某些原因的影响，使机体阴阳的对立斗争激化，制约失控，相对的动态平衡被打破，就可导致阴阳出现胜负失调，产生疾病，即"阴阳失调"。如若肾水不能上济于心，心火不能下降于肾，便会出现"水火不济""心肾不交"的病理状态。实际上，疾病的发生、发展、转化和痊愈的过程，就是正气（机体抗病能力）和邪气（致病因素）相互斗争、相互制约的过程和结果。"阳胜则阴病""阴胜则阳病"，正气与邪气之间始终存在着这种阴阳的对立制约关系。

（二）阴阳互根互用

1. 阴阳互根　是指一切事物或现象中相互对立着的阴阳两个方面，具有相互依存、互为根本的关系。如上为阳，下为阴，没有上也就无所谓下，没有阴无所谓阳。所以，阴阳的相互依存，说明阴和阳任何一方都不能脱离对方而单独存在，且任何一方都以另一方作为自己存在的条件或前提。阴阳之间的这种互相依存关系称为"互根"。正如清代徐大椿《医贯砭·阴阳论》中所谈道："阴阳又互为其根，阳根于阴，阴根于阳；无阳则阴无以生，无阴则阳无以化。"

2. 阴阳互用　是指阴阳双方具有相互资生、促进和助长的关系，即阳生阴，阴生阳。就自然界而言，天气、地气的升降和云雨的形成，就是阴阳相互资生、相互促进的过程。精与气是构成生命活动最基本的物质。精有形属阴，气无形属阳，精是气化生的根本，是化生能量的源泉，没有精则无以化生气；气则是精功能的体现，也是精化生的动力，没有气则难以生成精。所以张介宾在《质疑录》中说道："阴不可无阳，阳不可无阴。"

阴阳互根互用，是指阴阳双方具有相互依存、相互为用的关系，古人称之为阴阳"相成"。在中医理论体系中，阴阳在一个共同体中具有相互资生、相互资助的协调关系，正如《素问·阴阳应象大论》所说："阴在内，阳之守也，阳在外，阴之使也。"这就是阴阳在事物统一体中相互为用关系的体现。结合人体生理来说，阴指物质，阳指功能。物质居于体内，所以说"阴在内"；功能表现于外，所以说"阳在外"。在外的阳是内在物质运动的表现，所以说阳为"阴之使"；在内的阴是产生机能的物质基础，所以说阴为"阳之守"。如果阴阳双方失去了互为存在的条件，有阳无阴谓之"孤阳"，有阴无阳谓之"孤阴"。孤阴不生，孤阳不长，机体的生生不息之机也就遭到破坏，甚至"阴阳离决，精气乃绝"而死亡。阴阳互根互用理论，在中医学中可用来说明人体生理活动中的物质与物质、功能与功能、物质与功能之间相互依存、相互为用的关系。在病理上，阴阳互根互用的关系失调，就会产生"阴阳互损""阴阳离决"等的病理变化。

此外，阴阳的互根互用，又是阴阳转化的内在根据。这是由于阴和阳，是指相关事物的对立双方，或本是一个事物内部的对立双方，因而阴和阳可以在一定条件下，各自向自己的相反方向转化。如果阴和阳不存在互根互用的关系，那阴和阳便不是处在一个统一体中，阴阳的相

NOTE

互转化也就不可能发生。

（三）阴阳消长平衡

1. 阴阳的相互消长 阴阳的消长，是阴阳运动的基本形式之一。消，即减少；长，即增多。消长是指事物的盛衰变化。阴阳消长，是指事物或现象阴阳两个方面不是处于静止不变的状态，而是处于不断的运动变化之中。

阴阳对立双方，一消一长、一盛一衰，始终处于不断运动的状态。阴阳消长是阴阳运动变化的一种形式，是处于"阴消阳长"和"阳消阴长"的运动变化中。发生阴阳消长变化的根本原因主要是阴阳的对立制约和阴阳的互根互用。在阴阳对立制约的基础上，阴阳双方可产生此长彼消和此消彼长两种消长过程；而在阴阳互根互用的基础上，阴阳双方可产生此消彼消，此长彼长的消长过程。因此，阴阳消长运动的基本形式，可以表现为4种类型，即此长彼消（阴长阳消、阳长阴消）；此消彼长（阴消阳长、阳消阴长）；此长彼亦长（阴长阳长、阳长阴长）；此消彼亦消（阴消阳消、阳消阴消）（表2-2，图2-2）。

表2-2   阴阳消长的4种类型比较表

类型消长	消长变化机理	消长变化形式	临床意义举例
此长彼消	阴阳中的任何一方增长而强盛，制约对方太过，致使对方消减	阴长阳消 阳长阴消	阴胜则阳病 阳胜则阴病
此消彼长	阴阳中的任何一方衰减，制约对方力量减弱，导致对方增长	阴消阳长 阳消阴长	阴虚生内热 阳虚生外寒
此长彼长	阴阳双方相互依存和资助，一方旺盛，可促进另一方之增长	阴随阳长 阳随阴长	气旺生血 血盛助气
此消彼消	阴阳双方中的一方虚弱，无力资助对方，使对方随之消减	阴随阳消 阳随阴消	阳损及阴 阴损及阳

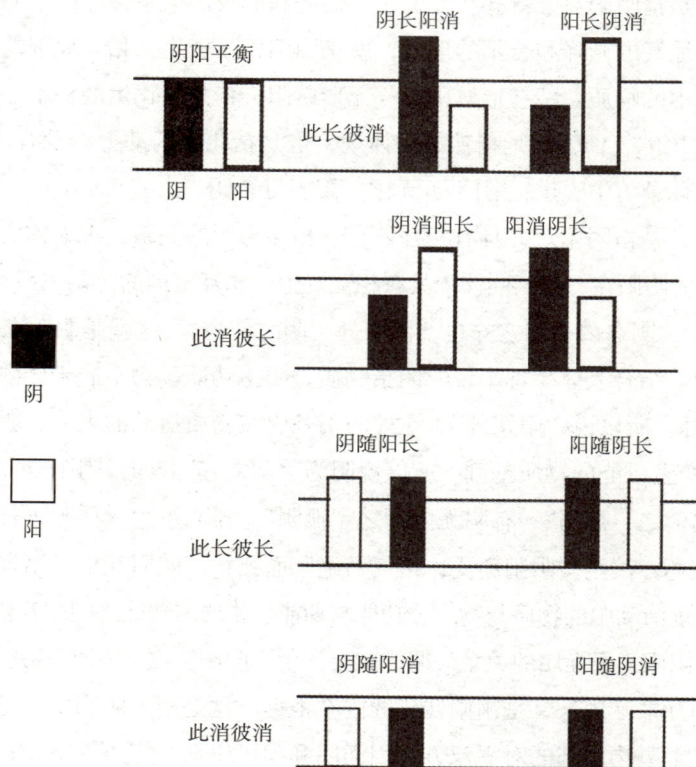

图2-2   阴阳消长示意图

（1）阴阳对立制约关系的彼此消长 由于阴或阳制约对方的力量加强或者减弱便导致了此类消长的产生。

①此长彼消：此长彼消是以制约太过的"长"为主要内容，包含阴长阳消和阳长阴消两个方面。阴阳中的任何一方增长而强盛，势必制约对方太过，从而使对方消减。以四时气候变化为例，从冬至春及夏，"阳长阴消"，气候由寒逐渐变热；从夏至秋及冬，"阴长阳消"，气候由热逐渐变寒。以人体病理变化为例，热盛则伤阴，寒盛则伤阳，即《素问·阴阳应象大论》所说："阴胜则阳病，阳胜则阴病。"

②此消彼长：此消彼长是以制约不足的"消"为主要内容的，包含阴消阳长和阳消阴长两个方面。阴和阳任何一方的衰减，制约对方的力量减弱，势必导致对方增长，甚至偏亢。以昼夜变化为例，中午至黄昏及夜半，为阳消阴长；夜半至清晨及中午，为阴消阳长。以人体病理变化为例，阴虚生内热，阳虚生内寒。临床上常见的阴虚火旺证和阳虚阴盛证，其发病机理就是阴消阳长和阳消阴长。

（2）阴阳互根互用关系的彼此消长 由于阴阳之间相互资生、相互促进、相互为用的作用增强或减退便导致了此类消长的产生。

①此长彼长：即阴随阳长，阳随阴长。阴阳双方相互依存和资助，若互用得当，一方旺盛，则可促进另一方亦随之增长。临床上气旺生血，血盛助气，故治疗时，补气以生血，补血以养气，皆以此为理论基础。

②此消彼消：即阴随阳消，阳随阴消。这是阴阳互根互用不及所造成的。阴阳双方中的任何一方虚弱，无力资生助长对方，结果对方亦随之消减而虚弱。临床上常见到的气虚引起血虚、津亏导致气虚、阳损及阴、阴损及阳皆属此类。

2. 阴阳的协调平衡 阴阳的消长平衡，是指阴、阳在不断消长运动中维持着相对的平衡状态。阴阳双方如果在一定范围、一定限度内消长，则事物在总体上呈现出相对稳定的状态，也就是所谓的阴阳协调平衡状态，我们称之为"阴阳自和"。正是有了阴阳的平衡协调，才保证了阴阳间一系列的主要过程和变化得以顺利进行，从而实现了人体的"阴平阳秘，精神乃治"（《素问·生气通天论》）。阴阳的消长必须保持在一定范围之内，只有这样，人体及人体与外界环境之间才能保持平衡状态。假如阴阳的消长超过了一定限度和范围，便会出现阴阳失调的状态。自然界阴阳失调，便会出现自然灾害，如暴雨、冰雹等。人体阴阳失调，则生命活动失常，如"阴胜则寒""阳胜则热""阴虚生热"、"阳虚生寒"等，都因阴阳消长超过正常调节范围所致。

（四）阴阳的相互转化

阴阳的相互转化，是指对立制约、互根互用的阴阳双方在一定条件下，可以向其各自相反的方向转化。阴可以转化为阳，阳也可以转化为阴。阴阳转化，一般都发生在事物变化的"物极"阶段，即"物极必反"。事物发展变化，不外乎量变和质变两个方面，量变是质变的开始，质变必须有量变的积累。如果说阴阳消长是一个量变的过程，那么阴阳转化就是在量变积累上的质变，阴阳转化是阴阳消长超过一定限度的必然结果。阴阳的转化既可以表现为突变的形式，也可表现为渐变的形式。炎热夏季突然雷电暴雨，气温骤降；急性热病患者高热体温突然下降，四肢厥冷等，即是突变的例子。一年四季之中的寒暑交替，一天之中的昼夜转化，慢性疾病由实转虚等，即是渐变的例子。

NOTE

阴阳双方之所以能够发生转化，是因为对立双方相互倚伏着向其对立面转化的因素。阴中寓阳，阴才有向阳转化的可能性；阳中藏阴，阳才有向阴转化的可能性。因此，阴阳对立斗争与互根互用是阴阳可能转化的内在根据，动而不已的阴阳消长是转化的前提与基础。《素问·六微旨大论》指出："成败倚伏生乎动，动而不已则变作矣。"

阴阳的转化，必须具备一定的条件方能发生。《素问·阴阳应象大论》说："重阴必阳，重阳必阴。""寒极生热，热极生寒。"《素问·六元正纪大论》亦说："动复则静，阳极反阴。"《灵枢·论疾诊尺》说："寒生热，热生寒，此阴阳之变也。"所谓的"重""甚""极"，均是事物内部阴阳相互转化的内在因素和必备条件。也就是说，阴阳有了"重"这个条件即可以相互转化，寒热到了"极"这个阶段即会互相转化。故《类经·阴阳类》中说："阴阳之理，极则必变。"

就四时气候变化来看，由春温发展到夏热之极点，即可逐渐向寒凉转化；而从秋凉发展到冬寒之极点，则亦会逐渐向温热转化。此即四季"阴阳转化"的规律。其他如昼夜的更迭、自然界云雨的变化等，亦是如此，正如《素问·六微旨大论》所说："升已而降，降者谓天，降已而升，升者谓地。天气下降，气流于地；地气上升，气腾于天。"即是从天地之气的升降来说明阴阳的转化。

就生理活动而言，其抑制和兴奋的过程亦是相互转化，抑制属阴，兴奋属阳，故也体现了阴阳转化的规律。又如机体物质与功能之间的新陈代谢过程，亦即是阴阳的转化过程。在此过程中，营养物质（阴）不断地转化为功能活动（阳），而功能活动（阳）又不断地转化为营养物质（阴）。实际上，在生命活动中，物质与功能之间的代谢过程，本身就是阴阳消长和转化的统一，即量变与质变的统一。只是在正常生理条件下，阴阳转化的条件不像反常情况下的"重"或"极"那样突然或明显。

在疾病的发生、发展过程中，由阳转阴或由阴转阳的证候变化则更为常见。例如某些急性热病，由于热毒极盛，持续高热，大量消耗机体正气，可突然出现体温下降、面色苍白、四肢厥冷、脉微欲绝等一派阴寒危象，这种病证变化即属于阳证转化为阴证。若抢救及时，治疗得当，患者可四肢转温，面色转红，脉象转和，阳气恢复，即由阴转阳。临床上还有各种原因引起的由实转虚，由虚转实，由表入里，由里出表等病证变化，都是阴阳转化的例证。应当指出，这些病证的转化，主要是由于机体抗病能力的强弱、病邪性质的差异、治疗方法正确与否，以及抢救及时与否等条件所决定的，因而导致病情的寒热、虚实、表里等发生转化。所以，阴阳的转化须以一定的条件为前提，不具备一定的条件，阴阳的属性就不会转化。可见，阴阳的消长（量变）和转化（质变）是事物发展变化全过程的两个阶段。阴阳的消长是阴阳转化的前提，而阴阳的转化则是阴阳消长运动的结果。

总而言之，阴阳之间既相互对立，又相互统一，阴阳在相互作用的运动变化中维持着动态平衡。

三、阴阳学说在中医护理学中的应用

阴阳学说既是中医学的指导思想，又是中医学之基本理论，它贯穿于中医学理论体系的各个方面，用来说明人体的组织结构、生理功能、病理变化，并指导着临床疾病的诊断、治疗、预防及护理等。

NOTE

（一）说明人体的组织结构

人体是一个有机整体，人体内部充满着阴阳对立统一的现象。《素问·宝命全形论》说："人生有形，不离阴阳。"人的一切组织结构，既有机联系，又可划分为相互对立的阴阳两部分。《素问·金匮真言论》中提出："夫言人之阴阳，则外为阳，内为阴。言人身之阴阳，则背为阳，腹为阴。言人身之脏腑中阴阳，则脏者为阴，腑者为阳。肝、心、脾、肺、肾五脏皆为阴，胆、胃、大肠、小肠、膀胱、三焦六腑皆为阳。"

人体脏腑组织结构的阴阳属性，就大体部位而言，上部为阳，下部为阴；体表为阳，体内为阴；背为阳，腹为阴；四肢外侧为阳，内侧为阴。以体内脏腑来说，六腑属阳，五脏属阴。五脏之中，上部的心肺属阳，下部的肝脾肾属阴。具体到每一脏腑，则又有阴阳之分，如心有心阴、心阳，肾有肾阴、肾阳；就十二经脉来说，循行于四肢外侧面的为阳经，循行于四肢内侧面的为阴经（表2-3）。

表 2-3　人体组织结构的阴阳属性归纳表

	人体部位				脏腑组织				
阳	上部	体外	背	四肢外侧	心肺	六腑	络脉	气	皮毛
阴	下部	体内	腹	四肢内侧	肝脾肾	五脏	经脉	血	筋骨

人体的上下、内外、表里、组织结构之间及每一组织器官本身，无不包含着阴阳的对立统一。而人体部位、组织、结构、器官的属阴、属阳，只是对其相对属性的一般归类而已。

（二）概括人体的生理功能

中医学认为，正是由于阴阳始终保持着对立统一并维持着动态平衡，人体才能够进行正常的生理活动，也即是说，阴阳平衡维持着人体的正常生理功能。人体内外广泛存在着对立统一的双方，存在着相互制约、相互依存的关系，所以能用阴阳的对立制约、互根互用、消长平衡、相互转化等内容解释说明人体正常的生命活动和生理功能。人体的生理功能是在阴阳的相互消长和相互转化的运动中，保持着对立统一的协调平衡关系。

人体正常的生命活动，是机体阴阳双方对立统一、协调平衡的结果。机体防御邪气侵袭的整体卫外机能、脏腑组织的功能活动及天人相应等人体的各种生理功能，均可用阴阳学说来加以概括和说明（表2-4）。

表 2-4　人体生理功能的阴阳属性归纳表

	生理活动				气机运动
阳	兴奋	亢进	温煦	功能活动	升、出
阴	抑制	衰退	滋润	营养物质	降、入

人体生理活动的基本规律可概括为阴（物质）和阳（功能）的运动。人体的生理活动是以物质为基础的，没有物质就不能产生生理功能，而生理活动的过程，又不断促进着物质的新陈代谢。人体功能与物质的关系，也就是阴阳相互依存、相互消长的关系。如果人体的阴阳相对平衡协调遭到破坏，则标志着人体处于疾病状态；若人体阴阳双方不能相互维系而分离，则人的生命活动也就终止了。正如《素问·生气通天论》所说："生之本，本于阴阳。""阴平阳秘，

精神乃治，阴阳离决，精气乃绝。"

在机体的防御功能方面，《素问·阴阳应象大论》说："阴在内，阳之守也；阳在外，阴之使也。"《素问·生气通天论》亦说："阴者，藏精而起亟也；阳者，卫外而为固也。"

天人相应，是指人体的脏腑经络功能活动与自然界四时气候的变化相互适应。中医学阐述的人与自然相应的理论，也是建立在人的阴阳消长与自然界的阴阳消长相互适应的基础之上的。

（三）说明人体的病理变化

"阴平阳秘"，即阴阳的平衡协调，是人体生理活动的基础，是人体健康的保证。这种平衡协调关系一旦受到破坏，阴阳失去平衡，便会发生疾病。因此，阴阳失调是疾病发生的基础。

疾病的发生发展取决于两方面的因素，一是邪气，二是正气。阳邪致病，可致阳偏盛而伤阴；阴邪致病，可致阴偏盛而伤阳。无论疾病的病理变化如何复杂，都不外乎阴阳的偏胜（盛）和偏衰（表 2-5）。《素问·阴阳应象大论》指出："阳胜则热，阴胜则寒。"《素问·调经论》亦说："阳虚则外寒，阴虚则内热；阳盛则外热，阴盛则内寒。"

表 2-5　阴阳说明人体病理变化归纳简表

阴阳胜衰	病理状态	病理	临床表现
阴偏胜	阴高于正常水平	阴胜则寒	恶寒、无汗、全身冷痛、脉紧
阳偏胜	阳高于正常水平	阳胜则热	发热、汗出、面赤、口渴、脉洪数
阴偏衰	阴低于正常水平	阴虚则内热	潮热、颧红、消瘦、五心烦热、盗汗、舌干少津、脉细数
阳偏衰	阳低于正常水平	阳虚则外寒	畏寒、自汗、形寒肢冷、面白、舌淡、脉沉迟无力

1. 阴阳偏胜　胜即盛，是亢盛、过胜之意。阴阳偏胜是指阴或阳任何一方高于正常水平，机体机能过于亢盛的病理状态，即阴胜或阳胜。

（1）阳胜则热，阳胜则阴病：阳邪亢盛，其性质为热，产热过剩，因而出现实热证；阳胜之下对阴产生过度制约，则阴之功能削弱，因而出现阳长则阴消，阳偏胜必然导致阴液的损伤（图 2-3）。

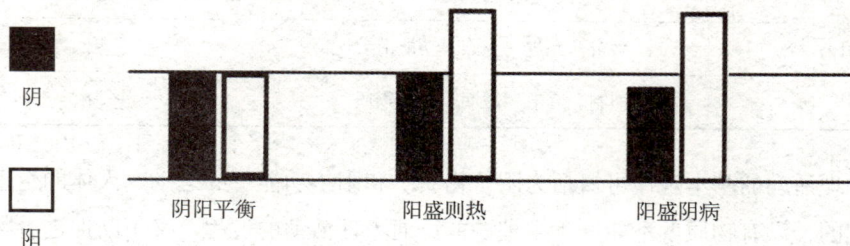

图 2-3　阳偏盛关系示意图

阴

阳

阴阳平衡　　　阳盛则热　　　阳盛阴病

（2）阴胜则寒，阴胜则阳病：阴邪亢盛，性质为寒，阻滞机体机能，因而出现实寒证；阴胜之下对阳产生过度抑制，则阳之功能减退，因而出现阴长则阳消，阴偏胜必然导致阳气的损伤（图2-4）。

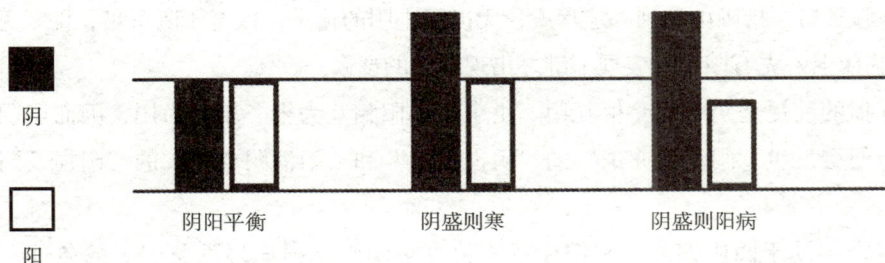

图 2-4　阴偏盛关系示意图

2.阴阳偏衰　衰是衰弱、不足之意。阴阳偏衰是指阴或阳任何一方低于正常水平，机体机能不足或衰弱的病理状态，即阴虚或阳虚（图2-5）。

（1）阳偏衰　是指体内的阳气不足，温煦、推动、化生等机能减退，阳对阴的制约能力降低，因而致阴的一方出现相对偏盛的病理现象。临床上常表现为虚性寒证，称之为"阳虚则外寒"。

（2）阴偏衰　是指体内阴气不足，滋润、抑制、下降等机能减退，甚至阴对阳的制约能力降低，因而致阳的一方出现相对偏盛的病理现象。临床上常表现为虚性热证，称之为"阴虚则内热"。

由于阴阳之间互根互用，所以阴阳任何一方虚损到一定程度时，必然导致另一方的不足。阳虚至一定程度时，因不能化生阴液，而同时出现阴虚的现象，称"阳损及阴"；阴虚至一定程度时，因不能资生阳气，而同时出现阳虚的现象，称"阴损及阳"；最终导致"阴阳两虚"，阴阳两虚是阴阳的对立双方均处在低水平的状态，是一种病理表现。

不论是阴阳偏胜还是偏衰，都因阴阳对立制约，彼此消长的关系失调所致。阴阳偏胜主要是阴或阳的绝对值增加，制约对方的力量太强，因而产生的不论是热证还是寒证都属于实证。阴阳偏衰主要是阴或阳的绝对值减少，制约对方的力量太弱，因而产生的不论是热证还是寒证都属于虚证。

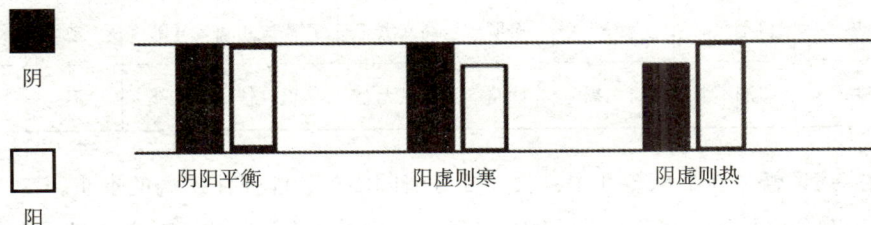

图 2-5　阴阳偏衰关系示意图

NOTE

3. 阴阳互损　阴阳互损是指阴或阳的任何一方虚损到一定程度，常导致对方的不足而产生的病理变化。包含阴损及阳和阳损及阴两方面，以至于最后阴阳俱损。

（1）阴损及阳　指阴虚弱到一定程度，无以滋养阳气，以至于阳气化生不足，即"无阴则阳无以生"。临床上常先有阴虚的表现，继之出现阳虚的证候。

（2）阳损及阴　指阳虚弱到一定程度，无以促进阴的化生，以至于阴不足，即"无阳则阴无以生"。临床上常先有阳虚的表现，继之出现阴虚的证候。

阴阳互损的前提是阴阳的互根互用。由于阴和阳相互为根、相互为用，因而当阴或阳虚损不足时，便会发生"阴消阳亦消"的"阴损及阳"和"阳消阴亦消"的"阳损及阴"病理变化。

阴阳互损不同于阴阳偏衰。阴偏衰或阳偏衰是阴阳互损病理现象产生的条件，是病理状态；而阴阳互损是在阴偏衰或阳偏衰的病理基础上进一步发展而成的，其最终结果为阴阳两衰。

4. 阴阳转化　临床上不同的病理状态，在一定条件下，可以向各自的相反方向发生转化。如阳热实证，症见高热、面赤、口渴喜冷饮、尿赤便干、舌红苔黄、脉洪数，由于失治或误治，则病情发生突变，体温迅速下降，四肢厥冷，脉微欲绝，此时阳热实证便转化为阴寒虚证。又如，感冒初起，患者表现为恶寒、发热、头痛，咳嗽痰白而清稀，流清涕，舌淡苔薄白，脉浮紧，此为表寒证，属阴；随着病情进展，则表现为发热、恶寒、咳嗽痰黄而黏稠，流浊涕，舌红苔薄黄，脉浮数，此时已为表热证，属阳。这便是寒证转化为了热证，即是阴阳的转化。

（四）用于疾病的诊断

由于疾病发生和发展的根本机制是阴阳失调，所以尽管疾病的临床表现错综复杂，千变万化，都可以用阴证或阳证加以概括。诊查疾病时，只有分清阴阳，才能抓住疾病的本质。《素问·阴阳应象大论》说："善诊者，察色按脉，先别阴阳。"阴阳学说用于疾病的诊断，包括分析望、闻、问、切四诊所收集的资料和概括各种证候的阴阳属性两个方面。

1. 分析四诊资料　在诊法方面，运用望、闻、问、切所收集的资料，以阴阳理论辨析其阴阳属性（表 2-6）。

表 2-6　症状体征分属阴阳（举例）

	问　诊		望　诊		闻　诊		脉　诊		
	寒热	渴	颜色	光泽	语音	呼吸	部位	至数	形势
阳	热	口干而渴	赤黄	鲜明	高亢洪亮	声高气粗	寸部	数	浮大洪滑
阴	寒	口润不渴	青白黑	晦暗	低微无力	声低气怯	尺部	迟	沉小细涩

2. 概括疾病证候　在临床辨证中，首先要分清阴阳，才能抓住疾病的本质。在八纲辨证中，以阴阳为辨证之总纲，将疾病分为阴证和阳证两大类，表证、热证、实证属阳；里证、寒证、虚证属阴。在诊查疾病时，根据阴阳学说来划分症状和体征的阴阳属性，便可以概括其疾病的基本性质。只有把握疾病的阴阳属性，才能对疾病进行更为深入的分析，抓住主要矛盾，从而弄清疾病的本质。

（五）用于确立疾病的护治原则

疾病发生发展的根本原因是阴阳失调。阴阳的偏盛或偏衰和阴阳互损是疾病的基本表现形式。治疗和护理的基本原则是调整阴阳，补其不足，泻其有余，恢复阴阳的相对平衡（表 2-7）。

表 2-7　阴阳学说用于疾病的治疗和护理

阴阳胜衰	病理	治疗原则	药性
阴胜	阴胜则寒	寒者热之	温热
阳胜	阳胜则热	热者寒之	寒凉
阴衰	阴虚则内热	滋阴抑阳	偏寒
阳衰	阳虚则外寒	扶阳抑阴	偏温

1. 根据阴阳偏盛的情况，确定治疗和护理原则　阴阳偏胜，是有余之证（邪气有余的实证），应损其有余。治疗时采用"泻其有余"（祛邪）的原则。治疗方面则"寒者热之""热者寒之"（《素问·至真要大论》），即对于"阴盛则寒"的实寒证，宜用温热药以制其阴，治寒以热，即"寒者热之"；对于"阳盛则热"的实热证，宜用寒凉药以制其阳，治热以寒，即"热者寒之"。在护理方面，阳胜发热患者，病室宜凉爽，给予清凉的饮料或冰敷、酒精擦浴等护理措施；阴胜畏寒患者，病室宜温暖向阳，给予温热性食物，做好添加衣被等防寒保暖措施。

2. 根据阴阳偏衰的情况，确定治疗和护理原则　阴阳偏衰，指阴或阳的一方不足，或为阴虚，或为阳虚；阴阳偏衰，是正气不足之证，治疗时采用"补其不足"（扶正）的原则。"阴虚则热"是阴虚不能制阳而致阳亢，属虚热证，一般不能直接使用寒凉药物直泻其热，须用"壮水之主，以制阳光"的方法，即用养阴药来治疗，以滋阴来抑阳。"阳虚则寒"是阳虚不能制阴而造成阴盛，属虚寒证，不宜用辛温发散药以散阴寒，须用"益火之源，以消阴翳"的方法，即用补阳药来治疗，以扶阳来抑阴。《素问·阴阳应象大论》说："阳病治阴，阴病治阳。"此处"阳病"理解为"虚热证"，"治阴"理解为"滋阴"；"阴病"理解为"虚寒证"，"治阴"理解为"补阳"。在护理方面，虚热证患者可给予银耳、莲子、甲鱼等滋阴之品；虚寒证患者可给予姜、椒、羊肉、狗肉等温性食物，并注意保暖。

在治疗原则方面，根据阴阳互根的原理，阳损及阴则治阳要顾阴，在充分扶阳的基础上滋阴；阴损及阳则治阴要顾阳，在充分滋阴的基础上扶阳；阴阳俱损则应阴阳双补，以纠正这种低水平的状态。

阴阳学说在疾病的治护方面具有重要的指导作用。首先，根据病证阴阳偏胜或偏衰情况，确定治疗和护理原则，再结合药物性能的阴阳属性，选择相应药物，以调整阴阳失调状态，从而达到治愈疾病的目的。

（六）归纳药物的性能

中药的性能，是指药物具有四气、五味、升降浮沉的特性。阴阳用于疾病的治疗，不仅用以确立治疗原则，还用来概括药物的性味功效，作为指导临床用药的依据。治疗疾病，不但要有正确的诊断和治疗方法，还必须熟练地掌握药物的性能。根据治疗方法，选用适宜药物，才能收到事半功倍的效果。

NOTE

1. 归纳药性　中药的四性（又称四气），有寒、热、温、凉四种，其中寒性、凉性的药物能减轻或消除热证，属阴；热性、温性的药物能减轻或消除寒证，属阳。

2. 分析五味　药物有酸、苦、甘、辛、咸五种滋味。实际上，药物的滋味不止五味，有的药物有涩味或淡味，但习惯上称为五味。五味之中，辛味能散、能行，甘味能益气，故辛、甘属阳，如桂枝、甘草等；酸味能收，苦味能泻下，咸味能软坚、润下，故酸、苦、咸属阴，如大黄、芍药、芒硝等。

3. 升降浮沉　升指上升，降即下降，浮是浮散，沉为重镇。按药物的升降浮沉特性来分，药物质轻，具有祛风散寒、升阳发表、涌吐、开窍等作用的药物属阳，如桑叶、菊花等；药物质重，具有清热泻下、重镇安神、息风潜阳、消积导滞、收敛止汗等作用的药物属阴，如龟板、代赭石、石膏、山楂、乌梅等（表2-8）。

表 2-8　药物性能的阴阳属性表

	四气	五味	升降浮沉
阳	温、热	辛、甘（淡）	升、浮
阴	凉、寒	酸、苦、咸	降、沉

治疗疾病，就是根据病情的阴阳偏胜或偏衰，确定治疗原则，再结合药物的阴阳属性和作用，依据证候的性质将药物的气与味综合考虑以处方，每种中药都具有气与味两个方面的特性，配方时主要根据证候的性质来决定是主用"气"或"味"，还是"气"和"味"皆用，从而达到调整疾病过程中的阴阳失调，使之向恢复平衡方向发展的治疗目的。

（七）用于指导养生防病

养生防病，首要的就是调理阴阳，以保持人体阴阳的相对平衡及人与自然界的协调统一。《内经》中提出了健康的标志："阴阳匀平，以充其形，九候若一，命曰平人。"《灵枢·终始》曰："平人者不病，不病者，寸口、人迎应四时也。上下相应，而俱往来也，六经之脉不结动也。本末之寒温之相守司也，形肉血气必相称也，是谓平人。"既然机体阴阳平衡标志着健康，那么平衡的破坏自然也就意味着疾病的发生，故养生保健就是要调理阴阳。《素问·至真要大论》说："谨察阴阳所在而调之，以平为期。"中医学十分重视对疾病的预防，不仅用阴阳学说来阐发摄生学说的理论，而且养生的具体方法也是以阴阳学说为依据的。

调理阴阳，不仅要保持人体内部的阴阳协调统一，更要保持人与自然界的协调统一，即天人相应。如《素问·四气调神大论》中提到调养四时阴阳的基本原则："圣人春夏养阳，秋冬养阴，以从其根，故与万物沉浮于生长之门。"故养生保健必须适应自然界的阴阳变化规律，并采取相应的护理措施，维持体内外环境的统一，达到防病健体、益寿延年的目的。此即"春夏养阳""秋冬养阴"之具体体现。

第二节 五行学说

五行学说是研究木、火、土、金、水五种物质的特性、内涵、归类方法及调节机制，并用之阐释自然界所有事物和现象的发生、发展、变化及事物间相互关系的一种古代哲学理论。五行学说认为，木、火、土、金、水五种物质构成了宇宙间的所有事物，正是这五种物质的不断运动变化和相互作用，才成就了自然界各种事物和现象的发展变化。五行学说是通过木、火、土、金、水五种物质的特性及其"相生"和"相克"规律来认识世界、解释世界和探索宇宙规律的一种世界观和方法论。因此，五行学说是中医学独特理论体系的重要组成部分，是古代人们用以认识世界、解释自然现象、探索大自然规律的一种认识论和方法学，是中医学认识人体生命活动的主要方法之一。

一、五行的基本概念

（一）五行的哲学含义

五行是中国古代哲学的基本范畴之一，是中国上古原始的科学思想。所谓的"五"是指木、火、土、金、水五种基本物质，"行"是指这五种物质的运动变化。五行，即木、火、土、金、水5种物质的运动变化。五行的概念，不是表示五种特殊的物质形态，而是代表五种功能属性，是自然界客观事物内部阴阳运动变化过程中五种状态的抽象，属于抽象的概念，也是中国古代朴素唯物主义哲学的重要范畴。古人在长期的生产和社会实践中，认识到木、火、土、金、水是不可缺少的最基本物质，五行最初的含义与"五材"有关，《左传》说："天生五材，民并用之，废一不可。"《尚书·洪范》记载："水火者，百姓之所饮食也；金木者，百姓之所兴作也；土者，万物之所资生也，是为人用。"这是我国古代朴素的唯物哲学的萌芽，认为木、火、土、金、水乃是五种物质元素，是构成世界上万事万物的物质来源。后来人们把这五种物质的属性加以抽象推演，用来说明整个物质世界。

（二）五行的中医学含义

中医学的五行，是中国古代哲学五行范畴与中医学相结合的产物，是中医学认识世界和生命运动的世界观和方法论。中医学对五行概念赋予了阴阳的含义，认为木、火、土、金、水乃至自然界的各种事物和现象都是阴阳的矛盾运动所产生。阴阳的运动变化可以通过在天之风、寒、暑、燥、湿、火（热）六气和在地之木、火、土、金、水五行反映出来。中医学的五行不仅仅是指五类事物及其属性，更重要的是它包含了五类事物内部的阴阳矛盾运动。

二、五行学说的主要内容

（一）五行的特性

"五行"的概念虽然来自木、火、土、金、水五种常见的物质，但其实际上已超越了五种具体事物的本身而具有抽象的特征和更广泛的含义。一般认为，《尚书·洪范》所说的"水曰润下，火曰炎上，木曰曲直，金曰从革，土爰稼穑"是对五行特性的经典概括（表2-9）。

表 2-9 五行的特性

五行	经典概括	特性概括	特性引申
木	木曰曲直	升发、条达	凡具有生长、升发、条达、舒畅等作用或性质的事物
火	火曰炎上	炎热、向上	凡具有温热、升腾作用或性质的事物
土	土爰稼穑	长养、化育	凡具有生化、养育、承载、受纳作用或性质的事物
金	金曰从革	清肃、敛降	凡具有清洁、肃降、收敛等作用或性质的事物
水	水曰润下	滋润、下走	凡具有寒凉、滋润、向下运行等作用或性质的事物

1. 木的特性 "木曰曲直"。曲,屈也;直,伸也。"曲直"是指树木主干挺直向上、枝条曲折向外舒展的生长势态,进而引申为凡具有升发、生长、条达、舒畅等作用或性质的事物和现象,均归属于木。

2. 火的特性 "火曰炎上"。炎,热也;上,向上。"炎上"是指火具有温热、上升、光明的特性,进而引申为凡具有温热、升腾、光明等作用或性质的事物和现象,均归属于火。

3. 土的特性 "土爰稼穑"。春种曰稼,秋收曰穑,"稼穑"是指庄稼的播种与收获。土有播种和收获庄稼、生长万物的作用,进而引申为凡具有受纳、承载、生化等作用或性质的事物和现象,均归属于土。故有"土载四行""万物土中生,万物土中灭"和"土为万物之母"之说。

4. 金的特性 "金曰从革"。从,由也,说明金的来源;革,革除、改革、变革。"从革"说明金是通过变革而产生的,金之质地沉重,具有肃杀、收敛、潜降的特性,进而引申为凡具有肃杀、沉降、收敛等作用或性质的事物和现象,均归属于金。

5. 水的特性 "水曰润下"。润,湿润;下,向下。"润下"是指水具有滋润、向下的特性,进而引申为凡具有寒凉、滋润、向下、闭藏等作用或性质的事物和现象,均归属于水。

由此可见,五行的特性虽然源于对木、火、土、金、水五种物质特性的直接观察,但古代哲学家已将其运用于对一切事物五行属性总的概括,它已经完全超出了其各自本身的意义,且具有更广泛、更丰富、更抽象的意义。

(二)事物属性的五行归类和推演

事物的五行属性是以五行的特性为依据进行归类的。古代哲学家将自然界万事万物归纳进木、火、土、金、水五行框架中,构成了五行系统,成为五行归类理论的构架。

五行归类采用两种方法进行,即取象比类和推演络绎两种方法。这两种方法根据事物的不同性质、作用与形态分别将其归属于木、火、土、金、水五行之中,借以阐述人体脏腑组织之间的复杂联系及其与外界环境之间的相互关系。

1. 取象比类法 又称直接归类法。"取象",是从事物的形象(形态、作用、性质)中找出能反映本质的特有征象;"比类",是以五行各自的抽象属性为基准,与某种事物所特有的征象相比较,以确定其五行归属。假如想要认知的事物征象与五行中某一行的特征类似或相同,就可将该事物归属于五行中的某一类。如一事物与木的特性相类似,则归属于木;与水的特性相类似,则归属于水;其他的以此类推。

2. 推演络绎法 又称间接推演法。即根据已知的某些事物的五行属性,推演归纳其他相关的事物,从而确定这些事物的五行归属的方法。

五行学说运用于医学领域，是以五行的特性来归类人体的组织结构、生理与病理现象，从而形成五行配五脏，以五脏为中心的人体内部各个层次的五行系统。自然界的大五行系统与人体内的小五行系统之间是相互联系的。以木为例，春季草木萌芽生长，呈现了蓬勃生气，并出现青的颜色，故用木来象征春。在生长化收藏的过程中，属于"生"的一环。春季多风，人体肝脏性喜条达舒畅，象征着木和春的情况。五脏中的肝和六腑中的胆是表里关系。肝又开窍于目，在五体主筋，故肝病多出现目病或抽筋（痉挛）的症状。肝木旺者多喜怒，而大怒又易伤肝，所以在五志中主怒。某些肝病，往往会出现青的颜色。把以上这些自然现象和生理与病理现象联系在一起，就可以把木、春、肝、胆、目、筋、怒、青等一系列的事物和现象，归属于木的一类之下，形成了一个系统。现将五行属性推演和归类列表如下（表2-10）。

表 2-10　事物五行属性归类表

自然界									五行	人体								
五音	五味	五色	五化	五气	五方	五季	五时	五谷		五华	五脏	五腑	五官	五体	五志	五声	变动	五液
角	酸	青	生	风	东	春	平旦	麦	木	爪	肝	胆	目	筋	怒	呼	握	泪
徵	苦	赤	长	暑	南	夏	日中	黍	火	面	心	小肠	舌	脉	喜	笑	忧	汗
宫	甘	黄	化	湿	中	长夏	日西	稷	土	唇	脾	胃	口	肉	思	歌	哕	涎
商	辛	白	收	燥	西	秋	日入	谷	金	毛	肺	大肠	鼻	皮	悲	哭	咳	涕
羽	咸	黑	藏	寒	北	冬	夜半	豆	水	发	肾	膀胱	耳	骨	恐	呻	栗	唾

从表2-10中可以看出，事物以五行的特性来分析，通过取象比类和推演络绎，把自然界千变万化的事物，归结为木、火、土、金、水的五行系统。对于人体来说，也将人体的各种组织和功能，归结为以五脏为中心的五个生理、病理系统，从而将人体的生命活动与自然界的事物或现象联系起来，形成了联系人体内外环境的五行结构系统，用以说明人体及人与自然环境的统一。

（三）五行的生克乘侮

1. 五行的生克制化　　五行的生克和制化是五行学说用以概括和说明事物之间相互联系和发展变化的基本观点。五行的相生、相克，是事物正常生化和发展必不可少的条件，五行的生克制化规律是五行结构系统在正常情况下的自动调节机制，五行间的相互资生和相互制约的关系，构成并促进着事物正常情况下的循环运动，并保持着相对的动态平衡。

（1）五行相生　　相生即互相资生、助长、促进之意。五行间相互资生、相互促进的关系，称之为五行的相生关系。

五行相生的次序是顺行相生，即木生火，火生土，土生金，金生水，水生木。在五行相生的关系中，任何一行都具有"生我"和"我生"两方面的关系。《难经》中比喻为母子关系："生我"者为母，"我生"者为子。以"金"为例，因土生金，金生水，故土为金之母（生我

NOTE

者），水为金之子（我生者）。土和金是母子关系，金和水也是母子关系（图 2-6）。

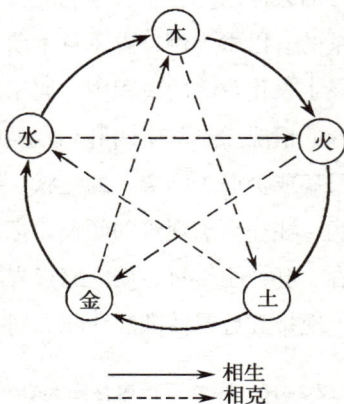

图 2-6　五行生克示意图

（2）五行相克　相克即相互制约、克制、抑制之意。五行之间相互制约的关系称之为五行的相克关系。

五行相克的次序是隔行相克，即木克土，土克水，水克火，火克金，金克木。这种关系也是往复无穷的。在五行相克关系中，任何一行都具有"克我"和"我克"两方面的关系。《内经》把相克关系称为"所不胜"和"所胜"关系。以"金"为例，因金克木，火克金，故木为金之"所胜"（我克），火为金之"所不胜"（克我）。

（3）五行制化　制，制约、克制。化，即化生、变化。是指五行间既相互资生，又相互制约，维持平衡协调，促进事物间有序变化和稳定发展。

五行制化，是五行生克关系的相互结合。五行生克是事物运动变化的正常规律。在五行的生克关系中，相生与相克是不可分割的两个方面，即木生火，火生土，而木又克土；火生土，土生金，而火又克金；土生金，金生水，而土又克水；金生水，水生木，而金又克木；水生木，木生火，而水又克火。任何一行皆有"生我""我生""克我""我克"四个方面的关系，如此循环往复。以木为例，"生我"者水，"我生"者火，"克我"者金，"我克"者土。没有生，就没有事物的发生和成长；没有克，事物的发展就会过分亢盛而为害。五行之间这种生中有制，制中有生，相互生化，相互制约的生克关系，维持和促进事物的相对平衡与协调发展。

五行的生克制化规律是五行系统在正常情况下的自动调节机制。它是从认识和分析事物的性质和机能变化而抽象出来的理性认识，成为一种阐释事物系统结构关系及其运动变化的理论方法，已经超越了五种事物的本体了。故《四圣心源》中说道："其相生相克，皆以气而不以质也，成质则不能生克矣。"

五行学说认为，五行之间的相生、相克关系，构成并促进着事物正常情况下的循环运动，并保持着相对的动态平衡。五行系统结构中的每一行都与其他四行发生一定的联系，五行中的每一行，由于既生别行，又被别行所生，既克别行，又被别行所克，在五行系统中的各部分之间不是孤立的，而是密切相关的，每一部分的变化，必然影响着其他部分的状态，同时又受着五行系统结构整体的影响和制约。任何部分之间，由于总是存在着不停的相生与相克变化，经常处于运动变化之中。然而就五行系统结构整体来看，其相生和相克则又都是在总和中表现出相对的动态平衡。

2. 五行的相乘相侮 五行的相乘相侮是探索事物间协调平衡被破坏后的相互影响，是五行系统关系在外界因素的作用影响下所产生的反常状态，是五行之间不正常的克制。对于人体而言，则是病理上的相互传变。

（1）五行相乘 乘，即乘虚侵袭的意思。相乘是指五行中某一行对其所胜一行的过度制约或克制。五行之间相乘的顺序与相克的顺序是一致的，即木乘土，土乘水，水乘火，火乘金，金乘木，只是相克是正常的、生理的现象，相乘为异常的、病理的现象（图2-7）。

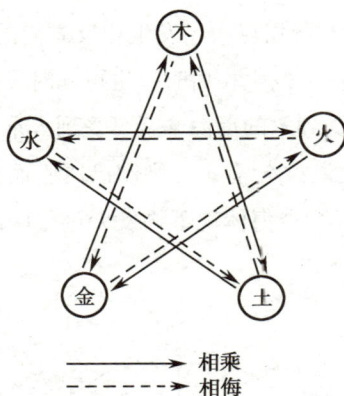

图 2-7 五行相乘相侮示意图

引起五行相乘原因有"太过"和"不及"两种情况。太过引起的相乘，是指五行中的某一行过于亢盛，对其所胜一行进行超过正常限度的克制，引起其所胜一行的虚弱，从而导致五行之间的协调关系失常。如水行过亢，则过度克制其所胜火行，导致火行虚弱不足，称为"水气有余"。不及引起的相乘，是指五行中某一行过于虚弱，难以抵御其所不胜一行正常限度的克制，使其本身更显虚弱，如土行虽然没有过亢，但水行已经过于虚弱不足，土对水来说属相对偏亢，故水行也受到土行的较强的克制而出现相乘，称为"水气不足"（图2-8）。

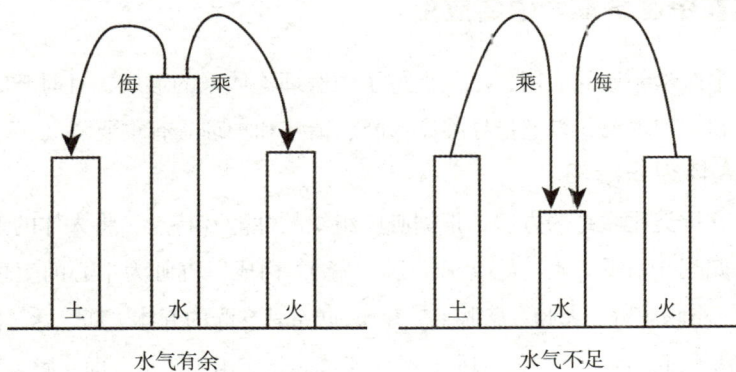

图 2-8 水气有余、水气不足示意图

（2）五行相侮 侮，即欺侮，有恃强凌弱之意。相侮是指五行中某一行对其所不胜一行的反克，是五行系统结构关系失调的另一种表现。五行相侮的次序与相克的顺序相反，即木侮金、金侮火、火侮水、水侮土、土侮木（图2-7）。

导致五行相侮的原因，亦有"太过"和"不及"两种情况。太过所致的相侮，是指五行中某一行过于强盛，使原来克制它的一行不仅不能克制它，反而受到它的反向克制。即被克者亢极，不受制约，反而欺侮克者。如土本克水，若水气有余，不受土制，反来侮土，即水侮土。又如金本克木，若木气亢极，不受金制，反来侮金，即为木（亢）侮金。不及所致的相侮，是指五行中某一行过于虚弱，不仅不能制约其所胜的一行，反而受到其"反克"。即克者本身衰弱，被克者因其衰而侮之。如水本克火，若水气不足，则火因其衰而侮水，即为火侮水。又如金本克木，若金气虚衰，则木因其衰而侮金，即为木侮金（衰）。

五行相乘和五行相侮，都是反常的相克现象，均因五行中的任何一行的太过或不及所引起，两者可同时发生，两者之间既有区别又有联系。其主要区别是：相乘是按五行的相克次序发生过强的克制现象；相侮是与五行相克次序发生相反方向的克制现象。两者之间的联系是：在发生相乘时，也可同时发生相侮；发生相侮时，也可同时发生相乘。如木过强时，既可以乘土，又可以侮金；金虚时，既可受到木的反侮，又可受到火乘，因而相乘与相侮之间存在着密切的联系。《素问·五运行大论》说："气有余，则制己所胜而侮所不胜；其不及，则己所不胜侮而乘之，己所胜轻而侮之。"五行乘侮体现事物发展过程中的反常变化，对人体而言则为病理现象（图2-9）。

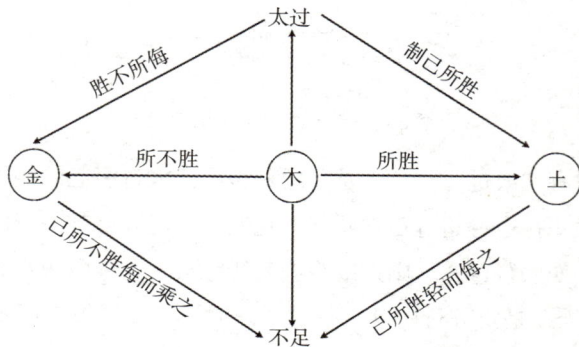

图 2-9　五行相乘与相侮之间的联系

三、五行学说在中医护理学中的应用

五行学说在中医学领域的应用，不仅促进了中医理论体系的形成，且对于阐释人体的组织结构、生理功能和病理现象，以及指导临床诊断、治疗和护理具有重要意义。

（一）解释人体组织结构

中医学运用五行类比联系的方法，根据脏腑组织的性能及特点，将人体的形体、官窍、精神、情志等分别归属于五脏（肝、心、脾、肺、肾），构成以五脏为中心的生理病理系统。五脏配合六腑（胆、小肠、胃、大肠、膀胱、三焦），联系其支配的五体（筋、脉、肉、皮毛、骨），开窍于所主的五官（目、舌、口、鼻、耳），外荣于体表特定组织（爪、面、唇、毛、发）等，从而形成了以五脏为中心的脏腑组织结构系统，为脏象学说的系统化奠定了基础（表2-11）。

表 2-11　五脏六腑五行表

五行	五脏	六腑	主	藏	充	华	开窍	色	味
木	肝	胆	疏泄	魂	筋	爪	目	青	酸
火	心	小肠	血气	神	脉	面	舌	红	苦

续表

五行	五脏	六腑	主	藏	充	华	开窍	色	味
土	脾	胃	运化	意	肌	唇	口	黄	甘
金	肺	大肠	宣降	魄	皮	毛	鼻	白	辛
水	肾	膀胱	精髓	志	骨	发	耳	黑	咸

　　事物属性的五行归类，除了将人体的脏腑组织结构分别归属于五行外，同时也将自然的有关事物和现象进行了归属。例如，人体的五脏、六腑、五体、五官等与自然界的五方、五季、五味、五色等相应，这样就把人与自然环境统一起来。这种归类方法，不仅说明了人体内在脏腑的整体统一，而且也反映出人体与外界的协调统一。故《素问·六节藏象论》认为，肝"通于春气"，心"通于夏气"，肺"通于秋气"，肾"通于冬气"。《素问·脏气法时论》则说："脾主长夏。"例如春应于东方，春天风气主令，气候温和，阳气生发，万物滋荣，人体之肝气与之相应，故肝气旺于春。所以，《素问·直解》说："随天之五气，地之五行，人之五脏，而应象者也，故为苍、为角、为呼、为握、为目、为酸、为怒，唯东方风木之肝为然耳。"如春应东方，风气主令，故气候温和，气主生发，万物滋生。人体肝气与之相应，肝气旺于春。这样就将人体肝系统和自然春木之气统一起来，从而反映出人体内外环境统一的整体观念。

（二）说明五脏的生理特点

　　五行学说将人体的内脏分别归属于五行，以五行的特性来说明五脏的部分生理功能。如木性可曲可直，条顺畅达，有生发的特性，故肝喜条达而恶抑郁，有疏泄的功能；火性温热，其性炎上，心属火，故心阳有温煦之功；土性敦厚，有生化万物的特性，脾属土，脾有消化水谷，运送精微，营养五脏、六腑、四肢百骸之功，为气血生化之源；金性清肃，收敛，肺属金，故肺具清肃之性，肺气有肃降之能；水性润下，有寒润、下行、闭藏的特性，肾属水，故肾主闭藏，有藏精、主水等功能。

（三）说明五脏间的生理联系

　　1. 以五行相生说明五脏之间的相互资生关系　五行学说以五行生克制化理论说明各脏生理功能的内在联系。如肝木藏血以济心，心火之热以温脾，脾土之谷以充肺，肺金清肃下行以助肾水，肾水之精以养肝，这就是五脏相互资生的关系（图 2-10）。

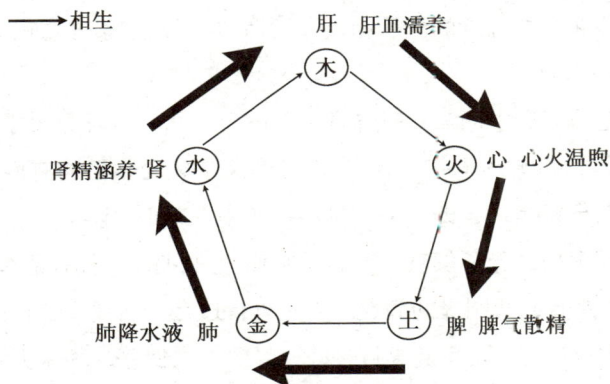

图 2-10　五脏相互资生关系示意图

NOTE

2. 以五行相克说明五脏之间的相互制约关系 以五行相克关系，来说明五脏之间在某些生理功能上的相互制约关系。如肝木的条达，可疏泄脾土的壅郁；脾土之运化，可制止肾水泛滥；肾水之滋润，可防止心火的亢烈；心火之阳热，可制约肺气清肃太过；肺气清肃下行，可抑制肝阳的上亢，这就是五脏相互制约的关系（图2-11）。

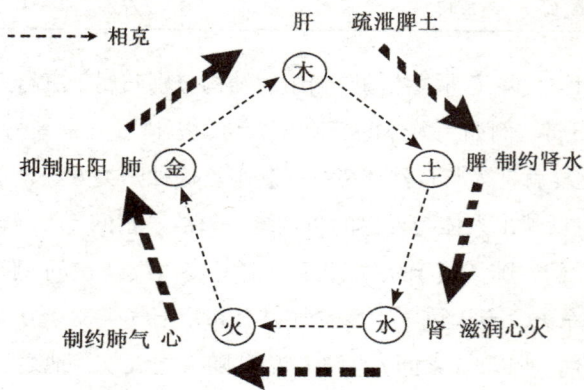

图 2-11 五脏相互制约关系示意图

（四）说明五脏病变的相互影响

脏腑病变的相互影响和传递，谓之传变，即本脏之病可以传至他脏，他脏之病亦可以传于本脏。从五行规律来说，病理上的传变主要体现于五行相生的母子关系及五行相克的乘侮关系（图2-12）。

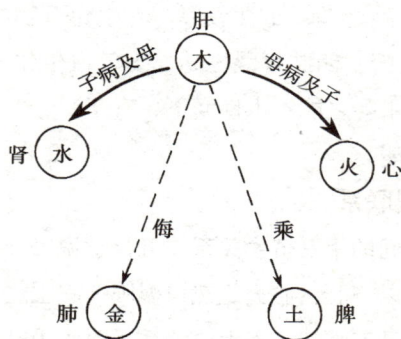

图 2-12 五脏病变传变规律示意图（以肝为例）

1. 按相生关系的传变 即五行的母子相及，所谓"及"，连累之意也。包括母病及子和子病及母两个方面。

（1）母病及子 是指五行中的某一行异常，影响至其子行，导致母子两行均异常的改变。即疾病的传变，母脏（先病）及子脏（后病）。母病及子较为常见的有两类：一是母行虚弱，累及子行，导致母子两行皆虚弱，即所谓"母能令子虚"。如水生木，若水虚不能滋木，引起木行亦不足，以致水竭木枯，母子俱衰。这就是临床上常见的"水不涵木"，肾精亏虚，精不化血，引起肝血不足，终致肝肾阴虚的病变。二是母行过亢，引起其子行亦盛，导致母子两行皆亢。如木生火，若木行过亢，可引起火行过旺，导致木火俱盛。临床上常见的肝火亢盛引致心火亦亢，出现心肝火旺的病变，即属此类。

（2）子病及母 是指五行中的某一行异常，影响至其母行，导致子母两行均异常的变化。

即疾病的传变，子脏（先病）及母脏（后病）。子病及母较为常见的有三类：一是子行亢盛，引起母行也偏亢，以致子母两行皆亢，所谓"子能令母实"，一般称为"子病犯母"。如临床上可见心火过亢，引起肝火亦旺，终致心肝火旺的病理变化。二是子行亢盛，劫夺母行，导致母行衰弱，一般称为"子盗母气"。如临床上可见肝火亢盛，下劫肾阴，终致肝肾之阴皆虚的病理变化。三是子行虚弱，上累母行，引起母行亦不足，故称其为"子不养母"。如临床上可见心血亏虚引起肝血亦不足，终致心肝两虚的病理变化。

2. 按相克关系传变　包括"相乘"和"相侮"传变两个方面。

（1）相乘　包括一脏太过之相乘和一脏不及之相乘两种情况。一脏太过，则乘"我克"之脏。如木行过亢，则过度克制其所胜土行，导致土行虚弱不足，称为"木旺乘土"。临床上常见的剧烈情志变化引起的脾胃功能失调，一般属此种情况，即肝气过旺，影响脾胃运化功能，称为"肝旺乘脾"（图2-13）。一脏不及，则受"克我"之脏所乘。如木行虽然没有过亢，但土行已经过于虚弱不足，木对土来说属相对偏亢，故土行也受到木行较强的克制而出现相乘，称为"土虚木乘"。临床上所见的慢性胃病因情绪变化而发作，多属此种情况，即脾胃虚弱，肝木偏旺而克伐太过，称为"脾虚肝乘"（图2-13）。

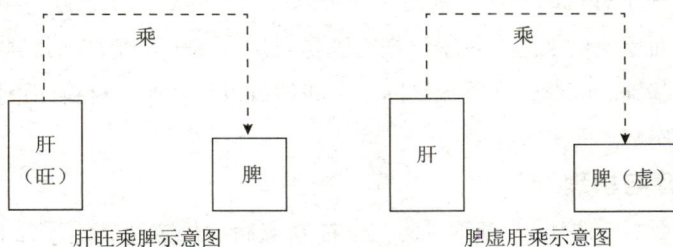

图 2-13　肝旺乘脾、脾虚肝乘示意图

（2）相侮　包括一脏太过之相侮和一脏不及之相侮两种情况。一脏太过，则侮"克我"之脏。如金本克木，若木气亢极，不受金制，反来侮金，称为"木火刑金"。临床上所见肝火亢盛，肺金不仅无力制肝，反受肝火反向克制，即为"肝旺侮肺"（图2-14）。一脏不及，被"我克之脏反克"。如金本克木，若金气虚衰，则木因其衰而侮金。临床上所见脾土虚衰，不能制约肾水，以致水湿泛溢，脾土受困，即"脾虚肾侮"（图2-14）。

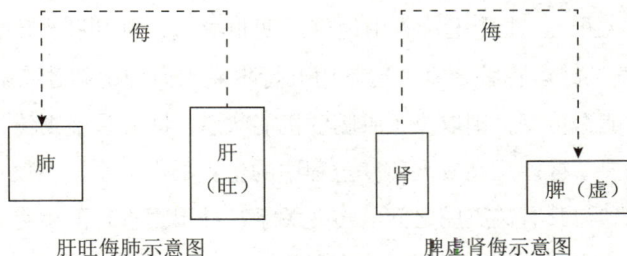

图 2-14　肝旺侮肺、脾虚肾侮示意图

综上所述，五脏病变的相互影响，可用五行的母子相及和乘侮规律来阐释。如肝脏有病，病传至心，为母病及子；病传至肾，为子病及母；病传至脾，为乘；病传至肺，为侮。其他四脏以此类推。

应当指出，所谓五行母子或乘侮关系之传变，在临床上并不是必定要发生的。此种传变发

NOTE

生与否，还与脏气虚实、病邪性质及护理治疗等多方面因素或条件有关。一般来讲，脏气虚则传，脏气不虚则不传或难以传变，对此应辨证看待。

（五）用于疾病的诊断

人体是一个有机整体，内脏有病可以反映到体表，"有诸内者，必形诸外"。《灵枢·本脏》曰："视其外应，以知其内脏，则知所病矣。"当内脏有病时，人体内脏功能活动及其相互关系的异常变化，可以反映到体表相应的组织器官，出现色泽、声音、形态、脉象等诸方面的异常变化。《素问·移精变气论》曰："上古使僦贷季，理色脉而通神明，合之金、木、水、火、土、四时、八风、六合，不离其常，变化相移，以观其妙。欲知其要，则色脉是矣。"因此，在临床诊断疾病时，就可以综合望、闻、问、切四诊所得的材料，根据五行的归属及其生克乘侮的变化规律来推断病情。《难经·六十一难》云："望而知之者，望见其五色，以知其病。闻而知之者，闻其五音，以别其病。问而知之者，问其所欲五味，以知其病所起所在也。切脉而知之者，诊其寸口，视其虚实，以知其病，病在何脏腑也。"如面见青色，喜食酸味，脉见弦象，可以诊断为肝病；面见赤色，口味苦，脉象洪，可以诊断为心火亢盛。脾虚患者，面见青色，为木来乘土；心病患者，面见黑色，为水来克火。

总之，人体是一个有机的整体，脏腑有病可以反映于体表，从色泽、声音、形态、口味、脉象、舌苔等多方面反映出来。五行学说把五脏与五色、五味等以五行分类归属联系起来，作为诊断疾病的理论基础。因此，在临床诊断上，我们可以综合四诊材料，根据五行所属及其生克乘侮规律来推断病情。

（六）用于治疗与护理

五行学说用于治疗和护理方面，主要在于控制疾病的传变和确定治疗和护理的原则两方面。运用五行生克乘侮关系可以推断和概括疾病的传变规律，并能确定预防性治疗原则和护理措施。

1. 控制疾病传变　疾病的传变，多为一脏受病，波及他脏而致疾病发生传变。因此，在治疗时，除对所病本脏进行处理外，还应根据五行的生克乘侮规律，来调整各脏之间的相互关系，如有太过者，泻之，不及者，补之，以控制其传变，有利于恢复正常的功能活动。如肝脏有病，可通过生克乘侮规律影响到心、脾、肺、肾，又可由心、脾、肺、肾的疾病影响至肝而得病。若肝气太过，木旺必克土，肝病传脾，此时应先健脾胃以防其传变，脾胃不伤，则病不传，易于痊愈。所以《难经·七十七难》中说道："见肝之病，则知肝当传之与脾，故先实其脾气。""实其脾气"，就是健运脾脏之意。这是用五行生克乘侮理论阐述疾病传变规律和确定预防性治疗措施。至于能否传变，则取决于脏腑的机能状态，即五脏虚则传，实则不传。

在临床工作中，要掌握疾病在发展传变过程中的生克乘侮关系，不仅对所病本脏病证进行适当处理，还应考虑到与其有关脏腑之间的传变关系，并根据五行的生克乘侮规律来调整太过或不及，以控制或防止疾病的传变，使机体恢复正常的功能状态。但更需注意根据具体情况辨证施护，切勿一成不变，机械套用。

2. 确定治疗和护理的原则和方法　在临床上主要是根据五行相生、相克规律来确定某些护理原则和治疗方法。

（1）根据五行相生规律确定护治原则　多用于母病及子或子病犯母等病证。基本原则是补母或泻子，即《难经》所述："虚则补其母，实则泻其子。"

①补母：主要适用于母子关系失调的虚证。如肺气虚弱发展到一定程度，可影响脾之健运，而致脾虚。脾土为母，肺金为子，土能生金，故可用健脾益肺方法进行治疗，此即"虚则补其母"之含义。

②泻子：主要适用于母子关系失调的实证。如肝火炽盛，有升无降，出现肝实证时，可采用清心泻火法进行治疗。肝木为母，心火为子，故泻心火则有助于泻肝火，此即"实则泻其子"之含义。

另外，运用相生规律来治疗脏腑疾病，除母病及子与子病及母外，尚有单纯的子病虚证，亦可运用母子相生关系，兼顾补母以加强其相生之力，从而有助于子脏虚证之恢复。

（2）根据五行相生规律确定护治方法　临床常用方法主要有以下几种。

①滋水涵木法：指通过滋养肾阴以养肝阴，从而涵敛肝阳的治疗方法，又称滋肾养肝法、滋补肝肾法。主要适用于肾阴亏损而致肝阴不足，甚则肝阳偏亢之病证。

②金水相生法：是滋补肺肾阴虚的一种治疗方法，又称补肺滋肾法、滋养肺肾法。主要适用于肺虚不能输布津液以滋肾，或肾阴不足，精气不能上荣于肺，以致肺肾阴虚病证。

③培土生金法：是指健脾益气而达到补益肺气的治疗方法。主要适用于脾虚胃弱不能滋养肺脏而致肺脾两虚之病证。

④益火补土法：是指温肾阳（命门之火）以补脾阳的治法。主要适用于肾阳衰微而致脾阳不振之证。

（3）根据五行相克规律确定护治原则　多用于临床上由于相克关系紊乱而出现的乘侮病证。其护治原则主要是抑强或扶弱，侧重于制其强盛，以使弱者易于恢复；亦可在其强盛之一方尚未发生相乘病变时，利用相克规律，预先加强其被克者力量，从而防止病情之发展。

①抑强：主要适用于五行相克太过引起的乘侮病证。如肝气横逆犯胃或乘脾，出现肝胃不和或肝脾不调之病证，称之为木亢乘土。治则应以疏肝、平肝为主。若由于脾胃壅滞，影响及肝，而致肝气失于条达疏泄，形成土郁病证，是为相侮（反克）病证，其治疗则应以运脾和胃为主。总之，抑强则被克者之功能自然易于恢复。

②扶弱：主要适用于相克之力不及，或因虚而被乘袭所产生的乘侮病证。如肝虚气郁，影响脾胃之健运，则称木不疏土，治宜补肝和肝为主，兼顾健脾之法。若因土虚木乘所致的肝脾不调或肝胃失和病证，则应以健脾和胃及疏肝理气为主。总之，扶弱则有助于恢复脏腑的正常功能。

（4）根据五行相克规律确定护治方法　临床常用方法主要有以下几种。

①扶土抑木法：是以健脾疏肝药物治疗脾虚肝气亢逆病证的一种方法，又称健脾疏肝法。主要适用于脾虚肝郁病证。

②培土制水法：是指用温运脾阳或健脾益气药物，以治疗水湿停聚病证的一种方法，又称健脾利水法。主要运用于脾虚不运，或脾阳虚损，水湿泛滥而致的水肿等病证。

③佐金平木法：指通过清肃肺气以抑制肝火亢盛病证的一种治疗方法，又称清肺泻肝法。主要适用于肝火亢逆，灼伤肺金，影响肺气清肃而致的"木火刑金"病证。

④泻南补北法：指通过泻心火，补肾水以交通心肾的一种治疗方法，又称泻火补肾法、滋阴降火法。主要适用于肾阴不足，心阳偏亢，水火失济，心肾不交病证。

3. 指导针灸取穴　运用五行学说理论指导针灸选穴，是根据腧穴的五行属性，运用五行生克理论进行选穴施治。在针灸疗法中，十二经脉四肢末端的穴位从四肢远心端向近心端，依次为井穴、荥穴、输穴、经穴、合穴，分属于木、火、土、金、水。临床上可根据不同病情，运用五行生克规律进行选穴针刺治疗。

4. 指导情志疾病的护理和治疗　五行学说，对于情志疗法亦有一定的指导意义。情志生于五脏，五脏之间存在着生克乘侮的关系，所以各种情志之间也存在这种关系。如《素问·阴阳应象大论》说："怒伤肝，悲胜怒……喜伤心，恐胜喜……思伤脾，怒胜思……忧伤肺，喜胜忧……恐伤肾，思胜恐。"悲为肺志，属金，怒为肝志，属木，金能克木，所以悲胜怒。恐为肾志，属水，喜为心志，属火，水能克火，所以恐胜喜。怒为肝志，属木，思为脾志，属土，木能克土，喜为心志，属火，忧为肺志，属金，火能克金，所以喜胜忧。思为脾志，属土，恐为肾志，属水，土能克水，所以思胜恐。临床上可以根据情志的相互制约关系来达到治疗和护理的目的，这就是情志疗法中的所谓"以情胜情"法或"情志相胜"法。

由此可见，临床上依据五行生克规律确定治疗护理方法，确有其一定的实用价值。但是，应当指出，并非所有的疾病都适合从五行生克这一规律来治疗护理。因此，在临床既要正确地掌握五行生克的规律，又要根据具体病情进行论治、施护。

四、阴阳学说和五行学说之间的联系

阴阳学说和五行学说，虽然各有特点，是两种学说，但两者之间是有关联的，在医学领域中是综合运用的。阴阳学说和五行学说，均以阴阳、五行的各自属性及其各自相互联系的法则为理论指导，以临床可见的各种生理、病理现象为客观指标，去分析、研究、探讨和阐释人体内在脏腑、经络等的生理功能和病理变化。所以说，阴阳学说和五行学说在医学领域中是综合运用的。

阴阳学说着重以"一分为二"的观点来说明相对事物或一个事物的两个方面存在着相互对立制约、互根互用、消长平衡和转化的关系。阴阳学说用以解释宇宙，则认为整个宇宙即是一个对立的统一体；用以解释人体，就把人体看作是由各种对立的组织结构、功能活动所组成的统一体；用以解释人和自然的关系，则就认为人和自然是一个对立着的统一体。

五行学说用以解释宇宙，则认为整个宇宙是由木、火、土、金、水五种基本物质的生克制化所组成的整体；用以解释人体，就以五行配属五脏、五官、五体、五志等来阐释其间相互生克制化的整体；用以解释人和自然的关系，则认为自然界的五运、六气、五方、五季、五化等都内应脏腑，人体脏腑的生理活动与自然环境之间同样存在着生克制化的相互关系，是一个整体。

《类经图翼》中谈道："五行即阴阳之质，阴阳即五行之气。气非质不立，质非气不行。行也者，所以行阴阳之气也。"这就充分说明了在实际运用中，论阴阳则往往联系到五行，言五行则必及阴阳。如在探讨脏腑功能时，不仅脏腑可以分阴阳，各脏都有阴阳，而且各脏生理功能之间，确也存在着相互生克制化的关系。反之，以五行的生克制化来探讨五脏之间相互关系时，又离不开五脏阴阳之间的相互联结和制约。因此，在分析研究和探讨脏腑生理活动和病理变化时，必须把阴阳和五行结合起来，才有利于正确认识脏腑之间的相互关系。

阴阳五行学说属于我国古代的辨证唯物观，但仍然存在着一定的局限性。因此，我们在研究人体生命活动、生理功能和病理变化时，不能停留于阴阳或五行的抽象概念，必须从实际出发，认真研究各种生理功能和病理变化，才能更实际、更具体地继承和发展中医学。

第三节 藏象学说

藏象学说，是研究藏象的概念、脏腑的形态结构与生理病理、脏腑之间，以及脏腑与形体官窍、精气血津液神、自然社会环境之间相互关系的学说。它是中医学特有的关于人体生理病理的系统理论，也是中医学理论体系的核心，对养生防病、疾病诊治、康复调护具有重要的指导意义。

一、藏象的基本概念

"藏象"一词，首载于《素问·六节藏象论》。"藏"，指藏于体内的脏腑。脏腑根据形态结构与生理功能特点分为脏、腑和奇恒之腑三类。脏，即心、肺、脾、肝、肾，合称为五脏（在经络学说中，心包络亦可作为脏，故又称"六脏"）；腑，即胆、胃、小肠、大肠、膀胱、三焦，合称为六腑；奇恒之腑，即脑、髓、骨、脉、胆、女子胞。"象"，是表现于外的生理病理现象及与外界相通应的事物或现象。如张介宾《类经·藏象类》注云："象，形象也。藏居于内，形见于外，故曰藏象。"藏象，近年来又写作"脏象"。

藏象学说采用"以象测藏"的方法，通过对人体外部生理和病理现象的观察来探求人体内部各脏腑组织的生理病理、相互关系，以及脏腑与体、华、窍、志、液，与自然社会环境之间的关系。古代解剖知识的认识、长期生活实践的观察、古代哲学思想的渗透、医疗实践经验的积累，为藏象学说的形成奠定了基础。

"藏"与"脏器"的概念不同，是中医学特有的概念。整体观察和"以象测藏"的认识方法，决定了"藏"的概念是在形态结构基础上赋予了某些功能性成分所形成的形态功能合一性结构。"藏"虽以形态学为形成基础，在形成后起主导作用的却是对人体整体功能的观察。因此，"藏"的概念，不仅仅是解剖学的概念，更重要的是生理病理学概念，是功能单位的概念。西医学的"脏器"是单纯的形态学概念，是指机体内外的器官，其结构以实体性器官为基础，而其功能是通过对器官的直接解剖分析而获得。因此，"藏"与"脏器"的名称虽大致相同，但其内涵却有很大差异（图2-15）。

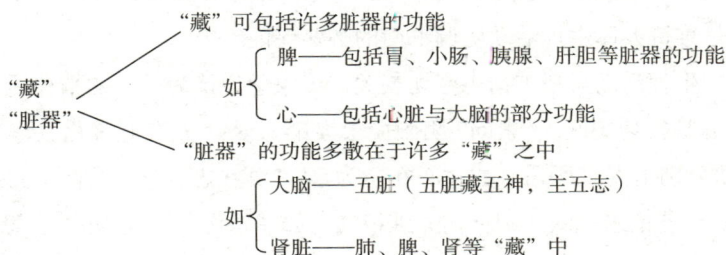

图2-15 "藏"与"脏器"的区别

五脏内部组织相对充实，共同的生理功能是化生和贮藏精气；六腑多是中空的囊状或管腔结构，共同的生理功能是受盛和传化水谷。《素问·五脏别论》说："所谓五脏者，藏精气而不泻也，故满而不能实；六腑者，传化物而不藏，故实而不能满也。"简明地概括了五脏、六腑各自的生理特点和主要区别。所谓"满而不实"，是强调五脏精气宜充满，然精气应流通布散；所谓"实而不满"，是指六腑水谷宜充实，然水谷应不断传输变化以保证虚实更替的状态。奇恒之腑功能上贮藏精气，与五脏相似，形态上中空有腔，与六腑相类，似脏非脏，似腑非腑，与五脏和六腑都有明显区别，故以"奇恒之腑"名之（表2-12）。

表2-12　五脏、六腑与奇恒之腑的生理特点

名　称		结构特点	生理功能	特　点
五脏	心、肺、脾、肝、肾	多实质性器官	化生、贮藏精气	满而不能实、藏精气而不泻
六腑	胆、胃、大肠、小肠、三焦、膀胱	多空腔性器官	受盛、传化水谷	实而不能满、传化物而不藏
奇恒之腑	脑、髓、骨、脉、胆、女子胞	结构类腑	功能似脏	藏而不泻

五脏六腑的生理特点，对临床治疗和护理具有重要指导意义。一般而言，病理上，"脏病多虚""腑病多实"；治疗和护理上，"五脏宜补""六腑宜泻"。

二、藏象学说的特点

藏象学说的主要特点是以五脏为中心的整体观，体现在以五脏为中心的人体自身的整体性及五脏与外界环境的统一性两个方面，是中医学理论体系整体观念的重要内容。

（一）以五脏为中心的人体自身的整体性

藏象学说认为，人体是一个极其复杂的有机整体，人体各组成部分之间，结构上不可分割，功能上相互为用，病理上相互影响。藏象学说以五脏为中心，通过经络系统"内属于腑脏，外络于肢节"，将六腑、五体、五官、九窍（七窍）、四肢百骸等全身脏腑形体官窍联系成一个有机整体。五脏代表人体的五个功能系统，人体所有的组织器官都可以包括在这五个系统之中。其具体联系的系统结构有心系统（心—小肠—脉—舌—面）、肺系统（肺—大肠—皮—鼻—毛）、脾系统（脾—胃—肉—口—唇）、肝系统（肝—胆—筋—目—爪）、肾系统（肾—膀胱—骨髓—耳、二阴—发）。五脏之中，又是以心为主导，心为五脏六腑之大主。这五个功能系统并非彼此孤立，而是通过经脉的络属沟通和气血的流贯密切联系的。五脏机能的协调共济、相互为用，是维持人体生理活动协调平衡的必要保证。

此外，五脏的生理活动与精神情志密切相关。藏象学说认为，人的精神活动作为生命机能的重要体现，与五脏密切关联。《素问·阴阳应象大论》说："人有五脏化五气，以生喜怒悲忧恐。"故情志活动分别由五脏所司，如"心在志为喜""肝在志为怒""脾在志为思""肺在志为忧""肾在志为恐"。若情志过激，则反伤五脏精气，如"怒伤肝""喜伤心""思伤脾""忧伤肺""恐伤肾"（《素问·阴阳应象大论》）。

（二）五脏与外界环境的统一性

五脏与外界环境的统一性包括与自然环境的统一及与社会环境的统一两个方面。

人是自然界进化到一定阶段的产物，人与自然万物有着共同的物质基础——气，因此，人与自然万物不但遵循着同样的规律，而且密切联系、相互影响。藏象学说将人与天地置于同一体系中进行考察，正是强调了人与自然环境的统一性。

藏象学说应用五行理论将自然界的五时、五方、五气、五化等与人体五大功能系统相联系，构成了人体内外环境相应的统一体。五脏之气的虚实强弱与四时气候变化有着密切的联系。例如，春季肝气旺，冬季肾气旺，故春季肝病多发，冬季肾病多发。因此，养生调摄、治疗用药也顺应四时，春季应利于肝气疏泄，冬季宜利于肾精闭藏。另一方面，根据五行学说，五脏之间存在着生克制化关系。例如，相对而言，肺气在春季较旺，夏季较弱，长夏转强，冬季也较旺，故病情预后转归也不同，如《素问·脏气法时论》说："病在肺，愈在冬，冬不愈，甚于夏，夏不死，持于长夏。"

就地方区域而言，藏象学说根据五行特性将五方与五脏相比类，如东方属木，主生发，与肝气相通应；南方属火，主生长，与心气相通应等。地域不同，气候、水土、饮食、居处及生活习惯等有差异，往往使人体脏腑强弱不同，体质和发病倾向也有一定区别。如江南多湿热，人体腠理多疏松；北方多燥寒，人体腠理多致密。

三、脏腑

藏象学说既通过解剖分析等直接观察方法认识脏腑的形态、功能，又运用哲学思维，以整体观察的方法把握宏观生命规律。因此，藏象学说中的脏腑，不仅仅是形态学结构的脏器，更主要的是在其形态学结构的基础上，赋予了某些特殊机能的生理病理系统。

（一）五脏

五脏，即心、肺、脾、肝、肾的合称。在经络学说中，心包络也作为脏，故又称为六脏。五脏的职能虽各有所司，但彼此协调，共同维持生命过程。五脏与自然环境及人的精神情志因素密切相关。

1. 心　心位于胸中，两肺之间，膈膜之上，外有心包卫护。其形圆而下尖，如未开之莲蕊。心在五行属火，为阳中之阳，与小肠相表里，与自然界夏气相通应。心的主要生理功能（表2-13）：主血脉，主藏神。心在体合脉，其华在面，在窍为舌，在志为喜，在液为汗。

（1）主血脉　心主血脉，指心气推动和调控血液在脉道中运行，流注全身，发挥营养和滋润作用。心主血脉，包括心主血和主脉两个方面。

①主血：心有总司一身血液运行及生成的作用。包括行血作用和生血作用。

心气推动血液运行，输送营养物质于全身脏腑形体官窍。血液的运行与五脏功能密切相关，其中心的搏动泵血作用尤为重要，而心脏的搏动，又主要依赖心气的推动和调控作用。心气充沛，心阴与心阳协调，心脏搏动有力，血液才能正常输布全身，发挥其濡养作用。

心主血的另一内涵是心的生血作用，即所谓"奉心化赤"。主要指饮食水谷经脾胃之气的运化，化为水谷之精，水谷之精再化为营气和津液，营气和津液入脉，须经心火（即心阳）的作用，化为赤色血液（图2-16）。

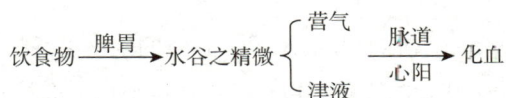

饮食物 —脾胃→ 水谷之精微 { 营气 / 津液 } —脉道 心阳→ 化血

图2-16　"奉心化赤"示意图

②主脉：心主脉，是指心气推动和调控心脏的搏动和脉管的舒缩，维持脉道通利，血流通畅。

"脉为血之府"，是容纳和运输血液的通道。心、脉、血三者密切相连，构成一个血液循环系统。血液能在脉中正常运行，发挥其濡养作用，必须以心气充沛、血液充盈、脉管通利为基本条件。其中心气充沛又起着主导作用，故说"心主身之血脉"（《素问·痿论》）（图2-17）。

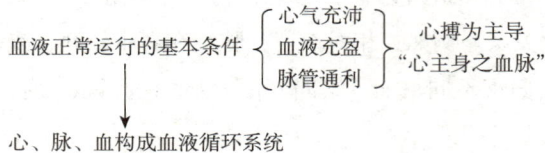

血液正常运行的基本条件 { 心气充沛 血液充盈 脉管通利 } 心搏为主导 "心主身之血脉"

↓

心、脉、血构成血液循环系统

图2-17　血液循环系统构成示意图

（2）主藏神　"神"有广义与狭义之分。广义之神，指整个人体生命活动的主宰和总体现；狭义之神，指人的精神、意识、思维活动等。心藏神，又称心主神志，指心有统帅人体生命活动和主宰精神、意识、思维、情志等活动的功能。故《素问·灵兰秘典论》说："心者，君主之官也，神明出焉。"

人体的脏腑、经络、形体、官窍，各有不同的生理功能，但它们都必须在心神的主宰和调节下分工合作，共同完成整体生命活动。心神正常，则各脏腑的功能互相协调，彼此合作，全身安泰，故称心为"五脏六腑之大主"（《灵枢·邪客》）。同时，心为神明之脏，主宰精神意识思维及情志活动，可接受外界客观事物和各种刺激并做出反应，进行意识、思维和情感等活动，如《灵枢·本神》说："所以任物者谓之心。"

心主血脉与心主藏神功能密切相关。血是神志活动的物质基础之一，如《灵枢·营卫生会》说："血者，神气也。"心血，即在心脏与血脉中化生和运行的血液。心血充足，则能化神养神而使心神灵敏不惑；心神清明，则能驭气以调控心血的运行，濡养全身脏腑形体官窍及心脉自身（图2-18）。

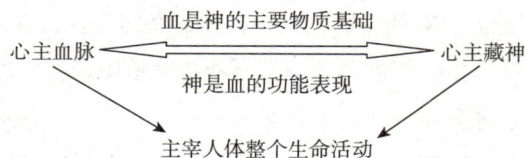

血是神的主要物质基础

心主血脉 ◄━━━━━━━━━► 心主藏神

神是血的功能表现

↓

主宰人体整个生命活动

图2-18　心主血脉与藏神功能关系的示意图

（3）心与形、窍、志、液、时的关系

①在体合脉，其华在面：心在体合脉，是指全身血脉都归属于心，由心主司。其华在面，是指心脏精气的盛衰，可从面部的色泽反映出来。"有诸内，必形诸外"，由于头面部的血脉极其丰富，全身血气皆上注于面，故心的精气盛衰及其生理功能正常与否，可以显露于面部的色泽变化。心气旺盛，血脉充盈，则面部红润光泽。心气血亏虚，可见面白无华；心脉瘀阻，则见面色青紫。

②在窍为舌：心在窍为舌，又称心开窍于舌，心经的别络上系于舌，心的气血与舌相通，心之精气盛衰及其功能变化可从舌的变化得以反映。心主血脉、藏神功能正常，则舌体红活荣润，柔软灵活，味觉灵敏，语言流利。若心血不足，则舌淡瘦薄；心火上炎，则舌红生疮；心

血瘀阻，则舌质紫黯，或有瘀斑。若心藏神的功能失常，则可见舌强、语謇，甚或失语等。

③在志为喜：心在志为喜，是指心的生理功能与情志中的喜志有关。喜乐愉悦有益于心的功能，但"喜则气缓"，喜乐过度则可使心神受伤，如《灵枢·本神》说："喜乐者，神惮散而不藏。"

④在液为汗：汗为五液之一，是津液经阳气蒸化后，由汗孔排于体表的液体。心在液为汗，是指心精、心血为汗液化生之源。汗为津液化生，津液是血的重要组成部分，血为心之主，所以说"汗为心之液"。心气不足，卫表不固，可见自汗；心阴亏虚，火热内扰，则可盗汗。

⑤与夏气相通应：自然界在夏季以炎热为主，在人体则心为火脏而阳气最盛，同气相求，故与夏季相适应。一般来说，心脏疾患，尤其是心阳虚衰的患者，其病情多在夏季缓解，其自觉症状也有所减轻。而阴虚阳盛之体的心脏病，又往往在夏季加重。

心的生理功能归纳见表2-13。

表 2-13　心的生理功能

生理功能	生理意义	病理意义
心主血脉	1. 行血：心气推动血液在脉内运行，以输送营养物质	心气不足、心血亏虚：面白无华、脉细弱无力等
	2. 生血：水谷精微，经心火化赤为血，使血液不断得到补充	
	3. 主脉：心气的推动和调控使脉道通利，血流通畅	心血瘀阻，脉道不畅：面色灰暗、唇舌青紫、心胸疼痛、脉细涩或结代等
心藏神	1. 主持精神意识思维活动	心神失常：失眠、多梦、精神错乱等
	2. 主宰脏腑的功能活动，为五脏六腑之大主	脏腑功能失调，形体官窍功能障碍

附：心包络

心包络，简称心包，亦称"膻中"，是心脏外面的包膜，有保护心脏的作用。古代医家认为，心为君主之官，不得受邪，所以若外邪侵心，则心包络当先受病，故心包有"代心受邪"之功用。如《灵枢·邪客》说："心者……邪弗能容也。容之则心伤，心伤则神去，神去则死矣。故诸邪之在于心者，皆在于心之包络。"明清温病学派受"心不受邪"思想的影响，将外感热病中出现的神昏谵语等心神受扰的病态，称之为"热入心包"或"痰热蒙蔽心包"。事实上，心包受邪所出现的病证，即是心之病证，心和其他脏腑一样，亦可受邪气侵袭。

2. 肺　肺位于胸腔，左右各一。肺在五脏六腑中位置最高，覆盖诸脏，故有"华盖"之称。肺叶娇嫩，不耐寒热燥湿诸邪，易受外邪侵袭，又称为"娇脏"。肺在五行属金，为阳中之阴，与大肠相表里，与自然界秋气相通应。肺的主要生理功能：主气司呼吸；主宣发和肃降；通调水道；朝百脉，主治节。肺在体合皮，其华在毛，在窍为鼻，在志为悲（忧），在液为涕。

（1）主气司呼吸　肺的主气功能包括主呼吸之气和主一身之气两个方面。

①主呼吸之气：肺主呼吸之气，是指肺是气体交换的场所，通过肺的呼吸功能，呼浊吸清，吐故纳新，保证人体新陈代谢的正常进行。

②主一身之气（图2-19）：指肺有主持、调节一身之气的生成和运行的作用。肺主一身之气的生成，体现于宗气的生成。宗气由肺吸入的自然界清气与脾胃运化的水谷之精气相结合而成。肺主一身之气的运行，体现于对全身气机的调节作用。肺有节律的呼吸，对全身之气的升

NOTE

降出入起着重要的调节作用。

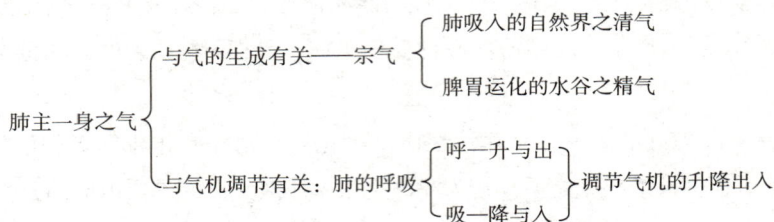

$$
肺主一身之气
\begin{cases}
与气的生成有关——宗气
\begin{cases}
肺吸入的自然界之清气 \\
脾胃运化的水谷之精气
\end{cases} \\
与气机调节有关：肺的呼吸
\begin{cases}
呼—升与出 \\
吸—降与入
\end{cases}
调节气机的升降出入
\end{cases}
$$

图 2-19　肺主一身之气的生理功能示意图

肺主一身之气和呼吸之气，实际上都基于肺的呼吸功能。呼吸调匀是气的生成和气机调畅的根本条件。

（2）主宣发和肃降（图 2-20）

①主宣发：宣发，是宣布、发散的意思。肺主宣发是指肺气具有向上升宣和向外布散的功能，主要体现在以下三个方面：一是呼出体内浊气；二是将脾转输来的水谷精微上输头面诸窍，外达皮毛肌腠；三是宣发卫气，调节腠理的开阖，将代谢后的津液化为汗液，并调控其排泄。

②主肃降：肃降，是清肃、下降的意思。肺主肃降是指肺气具有向内向下清肃通降的作用，主要体现在以下三个方面：一是吸入自然界清气；二是将吸入的清气和由脾转输至肺的水谷精微向内、向下布散；三是肃清肺和呼吸道内的异物，保持呼吸道的洁净。

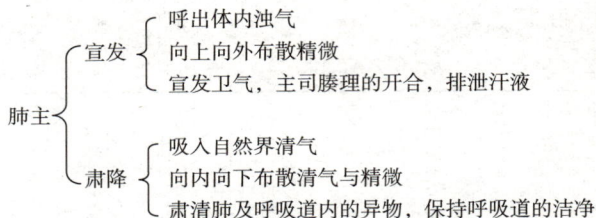

$$
肺主
\begin{cases}
宣发
\begin{cases}
呼出体内浊气 \\
向上向外布散精微 \\
宣发卫气，主司腠理的开合，排泄汗液
\end{cases} \\
肃降
\begin{cases}
吸入自然界清气 \\
向内向下布散清气与精微 \\
肃清肺及呼吸道内的异物，保持呼吸道的洁净
\end{cases}
\end{cases}
$$

图 2-20　肺主宣发与肃降的生理功能示意图

肺的宣发与肃降，生理上相互协调、制约，病理上相互影响。宣发与肃降协调，则呼吸均匀通畅，津液得以正常的输布代谢，即所谓"水精四布，五经并行"。宣发与肃降失调，则见"肺气不宣"和"肺失肃降"的病变。

（3）通调水道（图 2-21）　通，是疏通；调，是调节；水道，是津液运行和排泄的道路。肺主通调水道，是指肺的宣发和肃降推动和调节全身津液的输布和排泄。

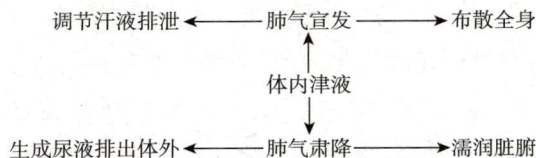

调节汗液排泄 ←—— 肺气宣发 ——→ 布散全身

体内津液

生成尿液排出体外 ←—— 肺气肃降 ——→ 濡润脏腑

图 2-21　肺主通调水道的生理功能示意图

通过肺的宣发作用，将脾转输至肺的津液，向上、向外布散，上至头面诸窍，外达皮毛肌腠以濡润之，并将输送到皮毛肌腠的水液在卫气的推动作用下化为汗液，有节制地排出体外。通过肺的肃降作用，将脾转输至肺的津液，向内、向下输送到其他脏腑以濡润之，并将各脏腑代谢后所产生的浊液（废水）下输至肾（或膀胱），成为尿液生成之源。故有"肺主行水""肺

为水之上源"之说。

（4）朝百脉，主治节

①肺朝百脉（图2-22）：朝，即聚会。肺朝百脉是指肺具有辅心行血于周身的生理功能。全身的血液通过百脉流经于肺，经肺的呼吸进行体内外清浊之气的交换，然后再通过肺的宣降功能，将富含清气的血液输送至全身。

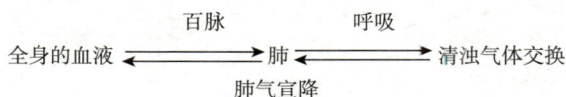

全身的血液　⟷　肺　⟷　清浊气体交换

（百脉 / 肺气宣降 / 呼吸）

图 2-22　肺朝百脉的生理功能示意图

②肺主治节：肺主治节，是指肺具有治理调节气、血、津液运行的作用。主要体现在以下四个方面：一是吐故纳新，治理调节呼吸运动；二是调节气的升降出入，保持全身气机调畅；三是辅佐心脏，治理调节血液的运行；四是治理调节全身津液的输布代谢。由此可见，肺主治节是对肺的主要生理功能的高度概括。

（5）肺与形、窍、志、液、时的关系

①在体合皮，其华在毛：皮毛为一身之表，是抵御外邪侵袭的屏障。肺与皮毛相合，是指肺能宣散卫气，输精于皮毛，使之红润光泽，发挥司开阖及防御外邪侵袭的作用。若肺精、肺气亏虚，既可因皮毛失养而见枯槁不泽，又可致卫表不固而见自汗或易感冒。

②在窍为鼻，喉为肺之门户：在窍为鼻，即开窍于鼻。鼻为呼吸之气出入的通道，与肺直接相连，所以称鼻为肺之窍。鼻的通气和嗅觉功能，必须依赖肺气的作用。肺气宣畅，则鼻窍通利，呼吸平稳，嗅觉灵敏；肺失宣发，则鼻塞不通，呼吸不利，嗅觉迟钝。

喉位于肺系的最上端，为呼吸之门户、发音之器官。喉由肺津滋养，其发声需由肺气推动和调节。肺津充足，喉得滋养，肺气充沛，宣降协调，则声音洪亮。若各种内伤或过用，耗损肺津、肺气，以致喉失滋养或推动，发音失常，出现声音嘶哑、低微，称为"金破不鸣"；若各种外邪袭肺，导致肺气宣降失常，郁滞不畅，出现声音嘶哑、重浊，称为"金实不鸣"。

③在志为忧（悲）：忧和悲同属肺志。《素问·举痛论》说："悲则气消。"悲伤过度，可出现气短等肺气不足的现象。反之，肺精气虚衰或肺气宣降失调，机体对外来非良性刺激耐受能力下降，也易于产生悲忧的情绪变化。

④在液为涕：涕由肺津所化，起润泽鼻窍的作用。若寒邪袭肺，肺气失宣，肺津不化，则流清涕；若肺热壅盛，则喘咳上气，流涕黄浊；若燥邪犯肺，则可见鼻干无涕。

⑤与秋气相通应：时令至秋，暑去而凉生，草木皆凋。人体肺脏为阳中之阴，主清肃下行，同气相求，故与秋气相应。秋季气候多清凉干燥，而肺喜润恶燥，故秋季易见肺燥之证。

肺的生理功能归纳见表2-14。

表 2-14　肺的生理功能简表

生理功能	生理意义	病理意义
肺主气 司呼吸	1. 主呼吸之气：肺司呼吸，吸入清气，呼出浊气，完成体内外气体的交换	肺失宣降，呼吸异常：呼吸困难、胸闷、咳嗽、气喘等
	2. 主一身之气：吸入清气，与谷气结合，生成宗气；一呼一吸，一宣一降，调节全身气机	宗气生成不足：少气懒言，声低气怯，呼吸无力，肢倦乏力

续表

生理功能	生理意义	病理意义
肺主宣发	1. 排出体内的浊气 2. 将水谷精微布散全身，外达皮毛 3. 将代谢后的津液化为汗液	肺失宣发，则呼吸不畅，胸闷喘咳；卫气被郁遏，腠理闭塞，可见恶寒无汗；津液内停，可为痰饮或水肿，阻塞气道，则见呼吸困难，喘咳不得卧
肺主肃降	1. 吸入自然界之清气 2. 将清气和水谷精微向下布散 3. 保持呼吸道的洁净	肺失肃降：呼吸表浅或短促，咳喘气逆，胸闷咳痰，甚或咯血等
通调水道	1. 肺气宣发：津液向上、向外输布，外达皮毛，经汗孔排出为汗 2. 肺气肃降：津液向下、向内输布，经肾生成尿液，下输膀胱，排出体外	肺失宣降，水道失于通调，津液输布、排泄障碍：痰饮、无汗、尿少、水肿等
肺朝百脉	肺朝百脉，辅心行血	肺失宣降，血行障碍：心悸胸闷，唇舌青紫，咳嗽气喘
肺主治节	1. 调节呼吸运动 2. 调节全身气机 3. 调节血液的运行 4. 调节津液的输布和排泄	

3. 脾　脾位于腹中，在膈之下，与胃相邻。脾在五行属土，为阴中之至阴，喜燥恶湿，与胃相表里，与长夏之气相通应。脾的主要生理功能：主运化；主统血；主升清。人出生之后，生命活动的继续和精气血津液的化生与充实，均有赖于脾胃运化的水谷精微，故称脾胃为"后天之本"。脾在体合肌肉而主四肢，在窍为口，其华在唇，在志为思，在液为涎。

（1）主运化（图2-23）　脾主运化，是指脾具有将饮食水谷转化为水谷精微，并将其吸收、转输到全身脏腑的功能。这是整个饮食物代谢过程的中心环节，也是后天维持人体生命活动的主要生理功能。脾主运化包括运化"谷食"（固态饮食物）与运化"水饮"（液态饮食物）。

①运化谷食：是指脾气将谷食化为谷精，并将其吸收、转输到全身脏腑的功能。谷食入胃，经胃腐熟（初步消化）后，变为食糜下传于小肠，在脾气的推动、激发作用下经进一步消化后，其精微部分，再经脾气的转输作用输送到全身，分别化为精、气、血、津液，内养五脏六腑，外养四肢百骸、皮毛筋肉。若脾气的运化功能减退，称为"脾失健运"，则可影响谷食的消化和精微的吸收而出现腹胀、便溏、食欲不振，乃至倦怠、消瘦等精气血生化不足的病变。

②运化水饮：是指脾气将水饮化为水精，即津液，并将其吸收、转输至全身脏腑的功能。水饮的消化吸收亦在胃和肠中进行，但又必须经脾气的推动、激发作用，才能完成。脾气转输津液的途径及方式有四：一是上输于肺，通过肺的宣发肃降输布于全身；二是向四周布散，"以灌四傍"，发挥其滋养濡润脏腑的作用；三是将胃、肠中的部分水液经过三焦（六腑之一的三焦）下输膀胱，成为尿液生成之源；四是居中枢转津液，使全身津液随脾胃之气的升降而上腾下达，肺之上源之水下降，膀胱水府之津液上升。若脾气运化水饮的功能失常，或为津液生成不足而见津亏之证，或为津液输布障碍而见水湿痰饮等病理产物。

运化谷食和运化水饮，是脾主运化的两个方面，二者是同时进行的。脾气不但将饮食物化为水谷精微，为化生精、气、血、津液提供充足的原料，为"气血生化之源"，而且能将水谷精微吸收并转输至全身，以营养五脏六腑、四肢百骸，使其发挥正常功能，并能充养先天之精，促进人体的生长发育，是维持生命活动的根本，故称脾为"后天之本"。

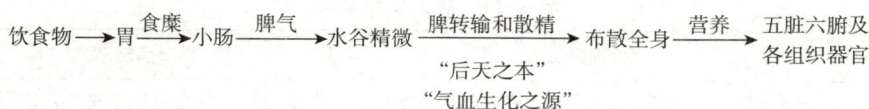

饮食物 →胃 —食糜→ 小肠 —脾气→ 水谷精微 —脾转输和散精→ 布散全身 —营养→ 五脏六腑及各组织器官
"后天之本"
"气血生化之源"

图 2-23　脾主运化的生理功能示意图

（2）**主统血**　脾主统血，是指脾气具有统摄、控制血液在脉中正常运行而不逸出脉外的功能。脾气统摄血液的功能，实际上是气的固摄作用的体现。脾气健运，气血生化有源，则气的固摄作用健全，血液循脉运行而不逸出脉外。若脾气虚弱，运化无力，气血生化不足，气的固摄功能减退，血液失去统摄则逸出脉外而导致出血，即脾不统血，表现为便血、尿血、崩漏及肌衄等。

（3）**主升清**　升，指上升和输布；清，指水谷精微等营养物质。脾主升清是指脾具有将胃肠道吸收的水谷精微上输心、肺、头面，通过心、肺的作用化生气血，以营养濡润全身。脾气的运动特点是以上升为主，故称"脾气主升"。脾胃升降为人体气机上下升降之枢纽，脾气主升对维持内脏位置相对稳定、防止其下垂有重要的作用。若脾气虚弱而不能升清，则水谷不能运化，气血生化无源，而见头目眩晕、精神疲惫、腹胀满闷、便溏、泄泻等；若脾气虚弱，无力升举，中气下陷，则可见久泄脱肛甚或内脏下垂等。

（4）**脾与形、窍、志、液、时的关系**

①**在体合肉，主四肢**：全身肌肉赖脾胃运化的水谷精微的营养滋润，才能壮实丰满，并发挥其运动功能。人体的四肢同样需要脾胃运化的水谷精微的营养和滋润，以维持其正常的生理活动。脾气健运，则肌肉丰满，四肢有力；若脾失健运，则肌肉瘦削，甚或痿废。

②**在窍为口，其华在唇**：脾开窍于口，是指人的食欲、口味与脾的运化功能密切相关。脾气健运，则食欲旺盛，口味正常；若脾失健运，湿浊内生，则见食欲不振，口味异常，如口淡乏味、口腻、口甜等。

脾之华在唇，是指口唇的色泽可以反映脾精、脾气的盛衰及其功能的强弱。脾气健运，气血充足，则口唇红润光泽；若脾失健运，则气血衰少，口唇淡白不泽。

③**在志为思**：思为脾之志，是指脾的生理功能与思志相关。思虑过度，或所思不遂，会影响气的运动，导致气滞或气结，妨碍脾气的运化和升清，出现不思饮食、脘腹胀闷、头目眩晕等，故有"思伤脾""思则气结"之说。

④**在液为涎**：涎为口津，即唾液中较清稀的部分，由脾气布散脾精、上溢于口而化生，故说"脾在液为涎"。涎具有保护口腔黏膜、润泽口腔的作用。若脾胃不和，或脾气不摄，则导致涎液异常增多，可见口涎自出。若脾精不足，津液不充，或脾气失却推动激发之能，涎液分泌减少，则见口干舌燥。

⑤**与长夏之气相通应**：五脏应四时，脾与四时之外的"长夏"（夏至－处暑）相通应。长夏之季，气候炎热，雨水较多，天气下迫，地气上腾，湿为热蒸，蕴酿生化，万物华实，合于土生万物之象。而人体的脾主运化，化生精气血津液，以奉生身，类于"土爱稼穑"之理，故脾与长夏，同气相求而相通应。长夏之湿虽主生化，但若湿之太过，反困其脾，使脾运不展。

NOTE

故至夏秋之交，脾弱者易为湿伤，诸多湿病由此而起。

脾的生理功能见表 2-15。

表 2-15　脾的生理功能

生理功能	生理意义	病理意义
脾主运化	1. 运化谷食：促进谷食的消化、吸收并转输谷精，化生气血，以营养全身	脾失健运，消化吸收不良：食欲不振、腹胀、便溏、倦怠、消瘦等
	2. 运化水饮：吸收、转输水精（津液），濡润各脏腑组织	脾失健运，津液停滞：痰饮、水肿等
脾主统血	脾气统摄、控制血液在脉中正常运行而不逸出脉外	脾不统血：便血、尿血、崩漏及肌衄等
脾主升清	1. 将水谷精微上输于心、肺、头面等	脾不升清：头目眩晕、精神疲惫、腹胀满闷、便溏、泄泻等
	2. 升举内脏，维持人体内脏位置相对稳定	脾气下陷：胃下垂、肾下垂、子宫脱垂、脱肛等

4. 肝　肝位于腹腔，横膈之下，右胁之内。肝在五行属木，为阴中之阳，主升主动，喜条达而恶抑郁，又称为"刚脏"，与胆相表里，与自然界春气相通应。肝的主要生理功能：主疏泄和主藏血。肝在体合筋，其华在爪，在窍为目，在志为怒，在液为泪。

（1）主疏泄（图 2-24）　疏，即疏通，疏导。泄，即升发，发泄。肝主疏泄，是指肝气具有疏通、畅达全身气机的作用。肝气的疏泄功能，对各脏腑经络之气升降出入运动的协调平衡，起着重要的调节作用，从而维持全身脏腑、经络、形体、官窍等功能活动有序进行。若肝的疏泄功能失常，则产生脏腑气机不调的病变。肝主疏泄、畅达全身气机的作用，主要表现在以下几个方面。

①调畅血和津液的运行输布：血液的运行和津液的输布代谢，均有赖于气机的调畅。肝的疏泄功能，能调畅气机，使全身脏腑经络之气的运行畅达有序。气能运血、行津，肝的疏泄作用能促进血液、津液的运行输布。若气机郁结，则血运不畅，甚则停滞为瘀，或为癥积、肿块，在女子可出现经行不畅、痛经、经闭等；亦会导致津液的输布代谢障碍，形成水湿痰饮等病理产物，出现水肿、痰核等。

②调畅脾胃之气的升降：脾气以升为健，胃气以降为和。肝气疏泄，畅达气机，有助于脾胃之气的升降协调，从而促进脾胃的运化功能正常运行。若肝失疏泄，可导致脾胃升降失常，脾气不升则腹胀、纳呆、泄泻、眩晕；胃气不降则嗳气、恶心、呕吐、脘腹胀痛。

③调畅情志：肝通过其疏泄功能对气机的调畅作用，可调节人的精神情志活动。肝气的疏泄功能正常，则气机调畅，气血调和，心情舒畅，情志活动正常。肝气的疏泄功能失常，易引起人的精神情志活动异常。若疏泄不及，肝气郁结，可见心情抑郁不乐，悲忧善虑；若肝郁化火，或大怒伤肝，肝气上逆，可见烦躁易怒，亢奋激动。反之，强烈或持久的情志刺激，亦可影响肝的疏泄功能，造成肝气郁结或亢逆的病理变化。

④调畅胆汁的分泌排泄：饮食物的消化吸收还需借助于胆汁的分泌和排泄，胆汁是参与饮食物消化和吸收的"精汁"。胆汁乃肝之余气所化，其分泌和排泄受肝气疏泄功能的影响。如果肝失疏泄，可导致胆汁郁滞，影响饮食物的消化吸收，可出现食欲减退、口苦、黄疸、厌食油腻、腹胀、腹痛等症。

⑤调畅排精排卵行经：男子的排精、女子的排卵与月经来潮等，皆与肝气疏泄密切相关。

肝气的疏泄功能发挥正常，则精液排泄通畅有度；肝失疏泄，则排精不畅或妄泄。女子的按时排卵，也是肝气疏泄功能正常的体现，气机调畅又是女子行经能否通畅有度的重要条件。肝气的疏泄功能正常发挥，则月经周期正常，经行通畅；若肝失疏泄，气机失调，则见月经周期紊乱，经行不畅，甚或痛经。由于肝的疏泄功能对女子的生殖尤为重要，故有"女子以肝为先天"之说。

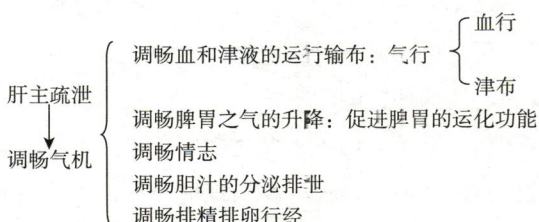

图 2-24　肝主疏泄的生理功能示意图

（2）主藏血　肝主藏血，是指肝具有贮藏血液和调节血量的功能。

①贮藏血液：肝贮藏充足的血液，可濡养肝及其形体官窍，使其发挥正常的生理功能。肝之阴血，能化生和涵养肝气，制约肝阳，使之冲和畅达，发挥其正常的疏泄功能，防止疏泄太过而亢逆，又起到防止出血的作用。此外，肝藏血充足，冲脉血海充盛，亦是女子月经按时来潮的重要保证。

②调节血量：肝贮藏充足的血液，可根据生理需要调节人体各部分血量的分配。随着机体活动量的增减、情绪的波动、外界气候的变化等因素，人体各部分的血量也随之有所改变。当活动剧烈或情绪激动时，肝就将所贮藏的血液向外周输布；当人体处于安静或情绪稳定时，外周对血液的需求相对减少，部分血液便又归藏于肝。

肝藏血功能失调，可出现两种情况：一是肝不藏血，肝藏血功能失职，可引起各种出血。临床上可出现吐血、衄血、咯血，或月经过多，或崩漏等。二是肝血不足，分布到全身各处的血液不能满足生理活动的需要，出现血虚失养的病理变化。表现为头昏、目涩、筋脉拘急、肢体麻木及女子月经量少或闭经等。

肝主疏泄，其用属阳，又主藏血，其体属阴，故有"肝体阴而用阳"之说。肝的疏泄功能和藏血功能是相互为用、相辅相成的。肝疏泄功能正常，气机调畅，血运通达，藏血功能才有保障；肝藏血功能正常，则发挥血的濡养作用，不使肝气亢逆，才能保持全身气机疏通畅达。肝主疏泄关系到人体气机的调畅，肝主藏血关系到血液的贮藏和调节，二者密切的关系体现了气与血的调和。

（3）肝与形、窍、志、液、时的关系

①在体合筋，其华在爪：筋，即筋膜，包括肌腱和韧带，附着于骨而聚于关节，是连接关节、肌肉，主司关节运动的组织。筋的功能依赖于肝之阴血的濡养，肝血充足，筋得其养，运动灵活有力，能耐受疲劳，并能较快地解除疲劳，故称肝为"罢极之本"。若肝血亏虚，筋失所养，可出现动作迟缓、运动不灵活，甚则手足震颤、肢体麻木、屈伸不利等"血虚生风"的表现。若邪热过盛，燔灼肝之筋脉，耗伤肝之精血，使筋不得滋养，会出现四肢抽搐，甚则角弓反张等"热极生风"的表现。

爪，即爪甲，包括指甲和趾甲，乃筋之延续，故有"爪为筋之余"之说。爪甲亦赖肝之阴血的濡养。肝之阴血充足，则爪甲坚韧，红润光泽；肝之阴血不足，则爪甲萎软而薄，枯而色夭，甚则变形、脆裂。

②在窍为目：目为视觉器官，肝的经脉上连目系，目的视物辨色功能依赖肝血的濡养和肝气的疏泄。肝血充足，肝气调和，目才能正常发挥其功能。若肝阴肝血不足，则两目干涩、视物不清、目眩、目眶疼痛；肝经风热则见目赤痒痛；肝风内动则目睛上吊、两目斜视等。

③在志为怒：怒是情绪激动时的一种情志变化，由于肝主疏泄，阳气主发，为肝之用，故说肝在志为怒。大怒伤肝，可致肝的阳气升发太过，血随气逆，发为出血或中风昏厥；郁怒伤肝，导致肝气郁结，表现为心情抑郁，闷闷不乐。

④在液为泪：肝开窍于目，泪从目出，由肝之阴血所化。泪有濡润、保护眼睛的功能。在正常情况下，泪液的分泌，是濡润而不外溢。在病理情况下，可见泪液分泌异常。如肝阴血不足，泪液分泌减少，常见两目干涩；风火赤眼或肝经湿热，则见目眵增多，迎风流泪等。

⑤与春气相通应：春季为一年之始，阳气始生，自然界生机萌发，一派欣欣向荣的景象，而在人体之肝主疏泄，喜条达而恶抑郁。天人相应，同气相求，肝与春气相通应。故素体肝气偏旺、肝阳偏亢或脾胃虚弱之人在春季易发病。

肝的生理功能见表 2-16。

表 2-16　肝的生理功能

生理功能	生理意义	病理意义
肝主疏泄	疏通畅达全身气机 1. 调畅血和津液的运行输布 2. 调畅脾胃之气的升降 3. 调畅情志 4. 调畅胆汁的分泌排泄 5. 调畅排精、排卵行经	气血津液运行障碍：气滞血瘀水停 脾胃升降失常：脾气不升，胃气不降 精神情志改变：急躁易怒，抑郁寡欢 胆汁分泌排泄障碍 男子精液排泄不畅或妄泄，女子排卵不畅，或女子月经不调
肝主藏血	1. 贮藏血液：濡养肝脏及形体官窍，涵养肝气，制约肝阳，防止出血 2. 调节血量：根据生理需要调节各部分血量的分配	肝不藏血：出血，如吐血、衄血、咯血、月经过多、崩漏 肝血不足：头昏、目涩、筋脉拘急、肢体麻木、女子月经量少或闭经

5. 肾　肾位于腰部脊柱两侧，左右各一。《素问·脉要精微论》说："腰者，肾之府。"肾在五行属水，为阴中之阴，与膀胱相表里，与自然界冬气相通应。肾的主要生理功能：主藏精，主水，主纳气。由于肾藏先天之精，主生殖，为人体生命之本原，故称肾为"先天之本"。肾精化肾气，肾气分阴阳，肾阴与肾阳能资助、协调一身脏腑之阴阳，故又称肾为"五脏阴阳之本"。肾藏精，主蛰，又称为"封藏之本"。肾在体合骨，生髓，通脑，其华在发，在窍为耳及二阴，在志为恐，在液为唾。

（1）主藏精（图 2-25）　肾主藏精，是指肾具有贮存、封藏精气的生理功能。精，又称精气，是构成人体和维持人体生命活动的最基本物质。就精的来源而言，有先天、后天之分。先天之精来源于父母的生殖之精，是禀受于父母的生命遗传物质，与生俱来，藏于肾中，称为"先天之精"。出生之后，则是人体生长发育和生殖的物质基础，故又称为"生殖之精"。后天之精来源于脾胃化生的水谷之精。人出生后，机体由脾胃的运化作用从饮食物中摄取营养物质，称为"后天之精"。先、后天之精相互资助，相互为用，合化为肾精。出生之后，后天之精有赖于先天之精的活力资助，才能不断地化生，以输布全身，营养脏腑及其形体官窍；先天之精也须依赖脾胃所化后天之精的不断培育和充养，才能日渐充盛，以充分发挥其生理效应。

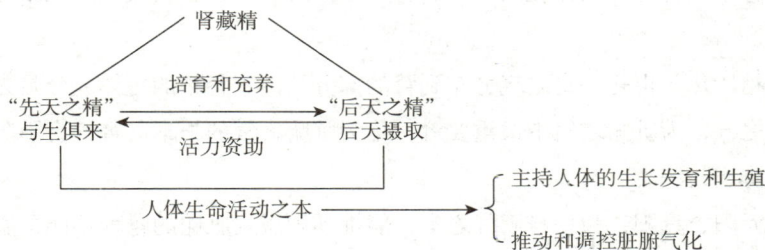

图 2-25　肾主藏精的示意图

①主生长发育和生殖：肾主生长发育和生殖，是肾精及其所化肾气的生理作用。精是构成人体和维持人体生命活动，促进机体生长发育和生殖的最基本物质。肾藏精，精化气，肾精足则肾气充，肾精亏则肾气衰。机体生、长、壮、老、已的生命过程，以及在生命过程中的生殖能力，均取决于肾精及肾气的盛衰。《素问·上古天真论》记述了肾气由稚嫩到逐渐充盛，由充盛到逐渐衰少继而耗竭的演变过程："女子七岁，肾气盛，齿更发长。二七而天癸至，任脉通，太冲脉盛，月事以时下，故有子。三七，肾气平均，故真牙生而长极。四七，筋骨坚，发长极，身体盛壮。五七，阳明脉衰，面始焦，发始堕。六七，三阳脉衰于上，面皆焦，发始白。七七，任脉虚，太冲脉衰少，天癸竭，地道不通，故形坏而无子也。丈夫八岁，肾气实，发长齿更。二八，肾气盛，天癸至，精气溢泻，阴阳和，故能有子。三八，肾气平均，筋骨劲强，故真牙生而长极。四八，筋骨隆盛，肌肉满壮。五八，肾气衰，发堕齿槁。六八，阳气衰竭于上，面焦，发鬓斑白。七八，肝气衰，筋不能动，天癸竭，精少，肾藏衰，形体皆极。八八，则齿发去。"

主生长发育：在整个生命过程中，由于肾精及肾气的盛衰变化，而呈现出生、长、壮、老、已的不同生理状态。人自出生之后，到幼年期，肾精及肾气逐渐充盛，表现出头发生长较快、日渐稠密，更换乳齿，骨骼逐渐生长，身体增高；青年期，肾精及肾气隆盛，表现为长出智齿，骨骼长成，人体达到一定高度，开始具有生殖能力；壮年期，肾精及肾气充盛至极，表现出筋骨坚强，头发黑亮，身体壮实，精力充沛；老年期，随着肾精及肾气的逐渐衰少，表现出头发脱落、牙齿枯槁及生育能力丧失等。因此，肾精及肾气在人体生长发育过程中起着十分重要的作用。若肾精及肾气不足，则表现为小儿生长发育不良，五迟（立迟、语迟、行迟、发迟、齿迟），五软（头软、项软、手足软、肌肉软、口软）；在成人则为早衰。

主生殖：机体生殖器官的发育，性机能的成熟与维持，以及生殖能力等，都与肾精及肾气盛衰密切相关。人出生后，随着肾精及肾气的不断充盈，产生天癸。天癸，是肾精及肾气充盈到一定程度而产生的一种精微物质，具有促进人体生殖器官的发育成熟和维持生殖机能的作用。天癸来至，女子出现按期排卵、月经来潮，男子出现排精现象，生殖器官发育成熟，具备了生殖能力。其后，肾精及肾气日趋充盈，从而维持人体生殖机能旺盛。中年以后，肾精及肾气逐渐衰少，天癸亦随之衰减，生殖器官日趋萎缩，生殖功能逐渐衰退，最后天癸竭绝，以致丧失生殖功能而进入老年期。因此，肾精及肾气关系到人的生殖功能，是生育繁衍的根本。若肾精及肾气亏虚，就会导致生殖器官发育不良、性功能减退、不孕不育等。

NOTE

②推动和调控脏腑气化（图2-26）：脏腑气化，是指由脏腑之气的升降出入运动推动和调控各脏腑形体官窍的功能，进而推动和调控机体精气血津液各自的新陈代谢及其与能量相互转化的过程。肾精、肾气及其分化的肾阴、肾阳在推动和调控脏腑气化过程中起着极其重要的作用。

肾气由肾精所化，也是一身之气分布到肾的部分。由于肾精的主体成分是先天之精，肾气也主要属先天之气，为脏腑之气中最重要者，称为脏腑之气的根本。肾气有阴阳两种成分，两者对立统一，协调共济。

肾阳又称元阳、真阳，为一身阳气之本，能推动和激发脏腑的各种功能，温煦全身脏腑形体官窍，进而促进精血津液的化生和运行输布，加速机体的新陈代谢，并激发精血津液化生为气或能量。肾阴又称元阴、真阴，为一身阴气之源，能宁静和抑制脏腑的各种功能，凉润全身脏腑形体官窍，进而抑制机体的新陈代谢，调控机体的气化过程，减缓精血津液的化生及运行输布。肾阴和肾阳之间，相互制约、相互依存、相互为用，维持着人体生理上的动态平衡。平衡失调时，则可出现肾阳虚衰和肾阴不足的病理状态。若肾阳虚衰，表现为腰膝冷痛、形寒肢冷、小便不利或遗尿失禁，以及男子阳痿、女子宫寒不孕等性功能减退等症状；若肾阴不足，则表现为五心烦热、眩晕耳鸣、腰膝酸软、男子遗精、女子梦交等。

肾因藏先天之精而倍受重视，故将肾精、肾气及其分化的肾阴、肾阳称为机体生命活动的根本，肾阴肾阳又称为"五脏阴阳之本"。在人体生命过程中，肾之精、气、阴、阳与他脏之精、气、阴、阳之间，存在着相互资助和相互为用的动态关系。病理上，两者也相互影响，尤其是各脏之精、气、阴、阳不足，最终必然会累及到肾，故有"久病及肾"之说。

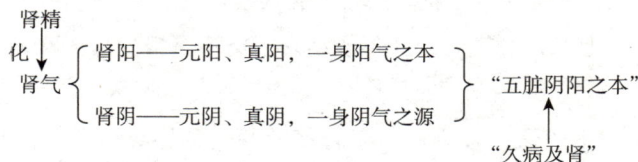

$$
\begin{array}{l}
肾精 \\
\ \ \ \ \downarrow 化 \\
肾气
\end{array}
\left\{
\begin{array}{l}
肾阳——元阳、真阳，一身阳气之本 \\
\ \\
肾阴——元阴、真阴，一身阴气之源
\end{array}
\right\}
\ "五脏阴阳之本" \\
\qquad\qquad\qquad "久病及肾"
$$

图2-26　肾精推动和调控脏腑气化的示意图

（2）主水　肾主水，是指肾气具有主司和调节全身津液代谢的功能，主要体现在以下两方面。

①肾气对参与津液代谢脏腑的促进作用：胃肠中的水饮，经脾气的运化转输作用，吸收并输送至肺，经肺气的宣发肃降作用输布周身，从而发挥滋润和濡养作用。代谢后的津液则化为汗液、尿液和气等分别从皮肤汗孔、尿道、呼吸道排出体外，从而维持体内津液代谢的相对平衡。可见，机体津液的输布与排泄，是在肺、脾、肾、胃、大肠、小肠、三焦、膀胱等脏腑的共同参与下完成的。但各脏腑之气必须在其阴阳协调平衡的状态下才能正常参与水液代谢，而肾气分化的肾阴肾阳是各脏腑阴阳的根本。津液代谢过程中，肾气及肾阴肾阳通过对各脏腑之气及其阴阳的资助和促进作用，主司和调节着机体水液代谢的各个环节。

②肾气的生尿和排尿作用（图2-27）：尿的生成和排泄是津液代谢的一个重要环节。津液代谢过程中，各脏腑形体官窍代谢后产生的浊液（废水），通过三焦水道下输于膀胱，在肾的蒸化作用下，分为清浊两部分：清者回吸收，由脾气的转输作用通过三焦水道上腾于肺，重新参与津液代谢；浊者则化为尿液，在肾与膀胱之气的推动作用下排出体外，如此循环往复，以

维持人体津液代谢的平衡。膀胱是人体贮尿和排尿的器官，但尿液的生成和排泄都必须依赖于肾气的作用。只有肾气的蒸化和推动作用发挥正常，肾阴肾阳协调平衡，输于膀胱的水液才能升清降浊，尿液才能正常地生成和排泄。

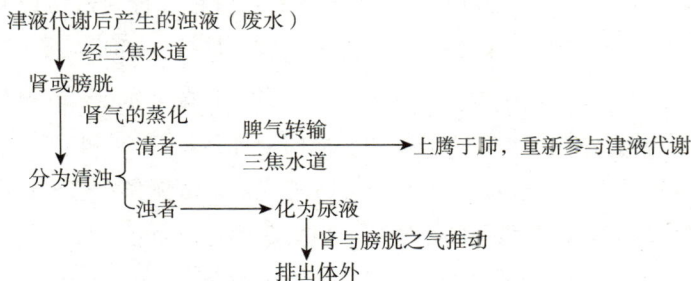

图 2-27　肾气的生尿和排尿作用示意图

在病理上，肾主水功能失调，气化失职，开合失度，就会引起水液代谢障碍。气化失常，关门不利，合多开少，小便的生成和排泄发生障碍，可引起尿少、水肿等病理现象；若开多合少，又可见尿多、尿频等症。

（3）**主纳气**　纳，即摄纳，收摄。肾主纳气，是指肾气有摄纳肺所吸入的自然界清气，保持吸气的深度，防止呼吸表浅的作用。人体的呼吸功能，虽由肺所主，但吸入的清气，必须下达于肾，再经肾气的摄纳潜藏，使其维持一定的深度，呼吸才能通畅、调匀。正常的呼吸运动是肺肾之间相互协调的结果。《类证治裁·喘证》说："肺为气之主，肾为气之根。肺主出气，肾主纳气。阴阳相交，呼吸乃和。"

肾的纳气功能，实际上是肾气的封藏作用在呼吸运动中的具体体现。肺吸入的清气必须下达于肾，实际上是强调肺的呼吸在肾气的封藏作用下维持一定的深度，有利于清浊气体的内外交换。肾精充足，肾气充沛，摄纳有权，则呼吸均匀和调，气息深深。若肾精亏虚，肾气衰弱，摄纳无力，肺吸入之清气不能下纳于肾，则会出现呼多吸少，或呼吸表浅，动则气喘等病理表现，称为"肾不纳气"。

（4）**肾与形、窍、志、液、时的关系**

①**在体合骨，生髓，其华在发**：肾主骨，实际上是肾精及肾气促进机体生长发育功能的具体体现。肾藏精，精生髓，髓居骨中（称骨髓）以养骨，骨的生长发育，有赖于骨髓的充盈及其所提供的营养。只有肾精充足，骨髓生化有源，骨骼得到髓的滋养，才能坚固有力；若肾精不足，骨髓生化无源，不能营养骨骼，则可出现小儿囟门迟闭，骨软无力，以及老年人骨质脆弱，易于骨折等。

髓分骨髓、脊髓和脑髓，皆由肾精化生。肾精的盛衰，不仅影响骨骼的发育，而且也影响脊髓及脑髓的充盈。脊髓上通于脑，脑由髓聚而成。因此，肾精充足，髓海得养，脑发育健全，则思维敏捷，精力充沛；反之，肾精不足，髓海空虚，脑失所养，则见"脑转耳鸣，胫酸眩冒，目无所见，懈怠安卧"（《灵枢·海论》）。

齿与骨同出一源，亦由肾精充养，故称"齿为骨之余"。牙齿松动、脱落及小儿齿迟等，多与肾精、肾气不足有关。

发的生长有赖于血的滋养，故称"发为血之余"，但其生机根源于肾。肾藏精，精生血，精血旺盛，则毛发粗壮、浓密而润泽，故《素问·六节藏象论》说："肾……其华在发。"发之

NOTE

生长与脱落，润泽与枯槁，常能反映肾精、肾气的盛衰。青壮年精血旺盛，发长而润泽；老年人精血衰少，发白而脱落，皆属常理。但未老先衰、年少而头发枯萎、早脱、早白等，则与肾精、肾气不足有关。

②在窍为耳及二阴：耳是听觉器官，其听觉功能与肾精、肾气密切相关。肾精及肾气充盈，髓海得养，听觉才能灵敏；若肾精及肾气虚衰，髓海失养，则听力减退，或见耳鸣，甚则耳聋。临床常以耳的听觉变化，作为判断肾精及肾气盛衰的重要标志，故说肾开窍于耳。

二阴，指前阴（外生殖器尿道口）和后阴（肛门）。前阴司排尿和生殖，后阴主排泄粪便。尿液的贮藏和排泄虽在膀胱，但须依赖肾的气化才能完成。故尿频、遗尿、尿失禁、尿少或尿闭等，均与肾的气化功能有关。粪便的排泄，本属大肠的传化糟粕功能，但亦与肾的气化功能有关。若肾气不足，则推动无力而致气虚便秘，或固摄无权而致大便失禁，久泄滑脱。此外，肾的藏精和肾气的固摄作用还与生殖和性功能有密切关系。所以说"肾……开窍于二阴"（《素问·金匮真言论》）。

③在志为恐：恐，是一种恐惧、害怕的情志活动，与肾的关系密切。由于肾藏精而位居下焦，肾精化生的肾气，必须通过中上二焦才能布散全身。恐使得精气怯而不上行，使肾气不得正常地布散，反泄于下，二便失禁，所以说"恐伤肾""恐则气下"。

④在液为唾：唾为口津，是唾液中较稠厚的部分，多出于舌下，具有润泽口腔、滋润食物及滋养肾精的功能。唾与涎，同为口津，但涎是唾液中质地较清稀的部分，出自两颊，为脾精所化。唾由肾精化生，若咽而不吐，则能回滋肾精；若多唾久唾，则能耗伤肾精。

⑤与冬气相通应：冬季是一年中气候最寒冷的季节，一派霜雪严凝，冰凌凛冽之象，自然界的物类，静谧闭藏以度冬时。人体中肾为水脏，有润下之性，藏精而为封藏之本。同气相求，故以肾应冬。因此，肾阳不足之病多在冬季发作或加重。

肾的生理功能见表 2-17。

表 2-17　肾的生理功能

生理功能	生理意义	病理意义
肾主藏精	1. 主司机体的生长发育：机体生、长、壮、老、已的自然规律与肾精和肾气的盛衰密切相关	生长发育异常：小儿发育迟缓，成人未老先衰
	2. 主持人体的生殖功能：生殖器官的发育，性功能的成熟与维持，以及生殖能力，都与肾精及肾气盛衰密切相关	生殖器官发育不良，性功能减退，不孕不育
	3. 推动和调控脏腑气化：推动和调控各脏腑形体官窍功能，进而调控机体精气血津液各自的新陈代谢及其与能量相互转化的过程	肾阳虚衰：腰膝冷痛、形寒肢冷、小便不利或遗尿失禁，以及性功能减退等 肾阴不足：五心烦热、眩晕耳鸣、腰膝酸软、男子遗精、女子梦交等
肾主水	1. 肾气对参与津液代谢脏腑的促进作用 2. 肾气的生尿和排尿作用	气化失职，开合失度：津液代谢障碍，或尿少、水肿，或尿多、尿频
肾主纳气	摄纳肺吸入之清气，保持吸气深度，防止呼吸表浅	肾不纳气：呼多吸少，或呼吸表浅，动则气喘

附：命门

命门一词，最早见于《灵枢·根结》："命门者，目也。"系指眼睛而言。将命门作为内脏提出则始于《难经》。明清以来，对命门开展了较为深入的研究，出现了各种不同见解，命门的重要性也引起了广泛重视。纵观历代医家对命门的认识，从形态言，分有形与无形之论；从部位言，有右肾与两肾及两肾之间的区别；从功能而言，有主火、共主水火、非水非火为肾间动气之不同。但在命门的生理功能与肾息息相通的认识上是基本一致的。可以认为，肾阳即命门之火，肾阴即命门之水。肾阴、肾阳，即是真阴、真阳，或元阴、元阳。古代医家之所以称之"命门"，无非是强调肾气及肾阴、肾阳在生命活动中的重要性，"命门"亦即"生命之门"。

（二）六腑

六腑，是胆、胃、小肠、大肠、膀胱、三焦的总称。六腑的共同生理特点是受盛和传化水谷，因而其气具有通降下行的特性，每一腑都必须适时排空其内容物，才能保持六腑通畅，功能协调，故有"六腑以通为用，以降为顺"之说。

1. 胆 胆居六腑之首，位于右胁，附于肝之短叶间。胆与肝通过经脉相互络属而成表里关系。胆气主升，性喜宁谧，主要生理功能是贮藏、排泄胆汁和主决断（图 2-28）。

（1）**贮藏和排泄胆汁** 胆汁来源于肝，由肝之精气汇集而成。贮藏于胆囊的胆汁，在肝气的疏导、调节下，注入肠中，参与饮食物的消化吸收。若肝胆的功能失常，胆汁分泌排泄障碍，就会影响脾胃的受纳腐熟和运化功能，而出现厌食、腹胀、腹泻等症状。若湿热蕴结肝胆，以致肝失疏泄，胆汁外溢，浸渍肌肤，则发为黄疸。

（2）**主决断** 是指胆具有对事物进行判断、做出决定的功能。胆气豪壮，则善于应变，判断准确，当机立断；若胆气虚弱，则善恐易惊，胆怯怕事，失眠多梦。

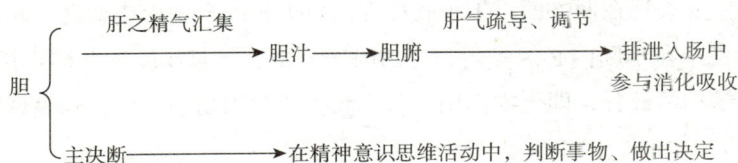

图 2-28 胆的主要生理功能示意图

胆的形态结构与其他五腑相同，皆属中空有腔的管状或囊状器官，非泄胆汁以助消化，故为六腑之一；但其内盛胆汁，与五脏"藏精"的功能特点相似，而无接受和传化水谷的功能，故又为奇恒之腑之一。

2. 胃 胃位于腹腔上部，上连食道，下通小肠。胃腔称为胃脘，分为上、中、下三部：胃的上部为上脘，包括贲门；胃的下部为下脘，包括幽门；上下脘之间的部分称为中脘。胃与脾通过经脉相互络属而成表里关系。胃以降为和，喜润恶燥，主要生理功能是受纳和腐熟水谷，主通降（图 2-29）。

（1）**主受纳水谷** 是指胃气具有接受和容纳饮食水谷的功能。饮食入口，经过食管，进入胃中，由胃接受并容纳，暂存于其中，故胃有"太仓""水谷之海"之称。机体精气血津液的化生，都依赖于饮食水谷，故胃又有"水谷气血之海"之称。若胃不受纳，则出现纳呆、厌食、胃脘胀闷等。

（2）**主腐熟水谷** 是指胃气将饮食物初步消化，并形成食糜的功能。容纳于胃中的饮食物，经胃气的磨化和腐熟作用后，精微物质经脾气转输而营养全身，未被消化的食糜则下传于小肠做进一步消化。若胃的腐熟障碍，则可见胃脘胀痛、嗳腐吞酸等。

胃气的受纳、腐熟水谷功能，必须与脾气的运化功能相互配合，惟有纳运协调，才能将水谷化为精微，进而化生精气血津液，供养全身。

（3）主通降　胃主通降，是指胃气宜保持通畅下降的运动趋势。胃之通降是降浊，降浊是受纳的前提条件。胃气的通降作用，主要体现于饮食物的消化和糟粕的排泄过程中。藏象学说以脾胃之气的升降运动来概括整个消化系统的生理功能。脾宜升则健，胃宜降则和，脾升胃降，彼此协调，共同促进饮食物的消化吸收。胃失通降，则出现纳呆脘闷、胃脘胀痛、大便秘结；若胃气上逆，则出现恶心、呕吐、呃逆、嗳气等症状。

胃的生理功能源于胃气，胃气的盛衰、有无，直接影响机体的营养物质来源，关系到脏腑功能活动和生命的存亡。故在临床治疗过程中，十分重视观察胃气的有无，以顾护胃气为要务。

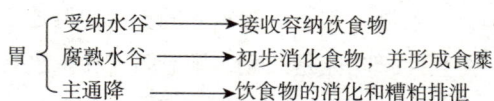

$$
胃
\begin{cases}
受纳水谷 \longrightarrow 接收容纳饮食物 \\
腐熟水谷 \longrightarrow 初步消化食物，并形成食糜 \\
主通降 \longrightarrow 饮食物的消化和糟粕排泄
\end{cases}
$$

图 2-29　胃的主要生理功能示意图

3. 小肠　小肠位于腹中，其上口与胃在幽门相接，下口与大肠在阑门相连，是一个比较长的、呈迂曲回环迭积的管状器官。小肠与心通过经脉相互络属而成表里关系。小肠升清降浊，主要生理功能是受盛化物和泌别清浊（图 2-30）。

（1）受盛化物　受盛，即是接受，以器盛物之意。化物，即变化、消化、化生之谓。小肠的受盛化物功能主要表现在两方面：①小肠接受由胃下传的食糜而盛纳之，起到容器的作用，即受盛作用。②食糜在小肠内必须停留一定的时间，由脾气与小肠的共同作用对其进一步消化，化为精微和糟粕两部分，即化物作用。若小肠受盛化物功能失调，则表现为腹胀、腹泻、便溏等。

（2）泌别清浊　泌，即分泌；别，即分别。小肠泌别清浊的功能，主要体现在小肠对食糜进一步消化的同时分清别浊。清者，即谷精和津液，由小肠吸收，经脾气转输布散全身；浊者，即食物残渣和部分津液，经胃与小肠之气的作用通过阑门传送到大肠。若小肠泌别清浊的功能失常，则表现为便溏、泄泻、小便短少等。

（3）小肠主液　小肠在吸收谷精的同时，吸收了大量的津液，与谷精合为水谷之精，由脾气转输至全身。其中较清稀者上输于肺，经肺气的宣发肃降作用，布散于全身皮毛肌腠和内在脏腑，并将脏腑代谢后产生的浊液下输肾和膀胱，成为尿液生成之源。由于小肠参与了人体的津液代谢，故有"小肠主液"之说。临床以"利小便所以实大便"的方法治疗泄泻，正是"小肠主液"理论的具体应用。

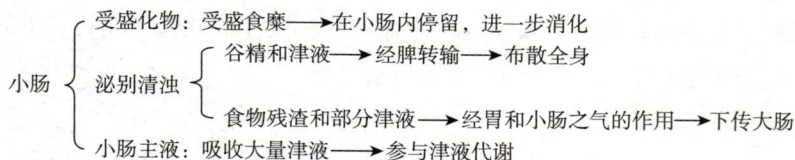

$$
小肠
\begin{cases}
受盛化物：受盛食糜 \longrightarrow 在小肠内停留，进一步消化 \\
泌别清浊
\begin{cases}
谷精和津液 \longrightarrow 经脾转输 \longrightarrow 布散全身 \\
食物残渣和部分津液 \longrightarrow 经胃和小肠之气的作用 \longrightarrow 下传大肠
\end{cases} \\
小肠主液：吸收大量津液 \longrightarrow 参与津液代谢
\end{cases}
$$

图 2-30　小肠的主要生理功能示意图

4. 大肠　大肠居腹中，其上口在阑门处接小肠，其下端连肛门，是一个管腔性器官，呈回环叠积状。大肠与肺通过经脉相互络属而成表里关系。大肠以降为顺，以通为用，主要生理功能是传化糟粕和主津（图 2–31）。

（1）传化糟粕　传化，即传导、变化。大肠接受由小肠下传的食物残渣，形成粪便，传送至大肠末端，并经肛门有节制地排出体外，故大肠有"传导之官"之称。如大肠传导糟粕功能失常，则出现大便秘结或泄泻。

（2）大肠主津　大肠接受由小肠下传的食物残渣，将其中的津液吸收，即所谓燥化作用。由于大肠吸收津液，参与体内的津液代谢，故说"大肠主津"。如大肠虚寒，津液不得吸收，则可出现肠鸣、腹痛、泄泻等症；若大肠实热，消烁津液，或大肠津亏，肠道失润，又会出现大便秘结不通。

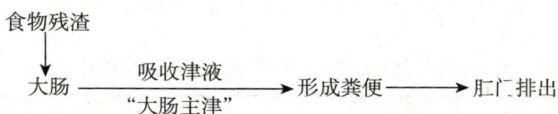

```
        食物残渣
          ↓
        大肠 ──── 吸收津液 ──→ 形成粪便 ──→ 肛门排出
              "大肠主津"
```

图 2–31　大肠的主要生理功能示意图

5. 膀胱　膀胱位于下腹部，居肾之下，大肠之前，是一个中空的囊状器官。其上有输尿管与肾相连，其下有尿道，开口于前阴。膀胱与肾通过经脉相互络属而成表里关系。膀胱司开阖，主要生理功能是贮存和排泄尿液（图 2–32）。

人体津液代谢后的浊液下归于膀胱，经肾气和膀胱之气的蒸化作用，其清者上输于脾，重新参与津液代谢，而剩余者则变为尿液，由膀胱贮存。膀胱中尿液的按时排泄，由肾气及膀胱之气的激发和固摄作用调节。肾气与膀胱之气的作用协调，则膀胱开合有度，尿液可及时排出体外。膀胱功能失调，主要表现为尿液的排泄失常，既可出现小便不利或癃闭，又可出现尿频、尿急、遗尿、小便不禁等。

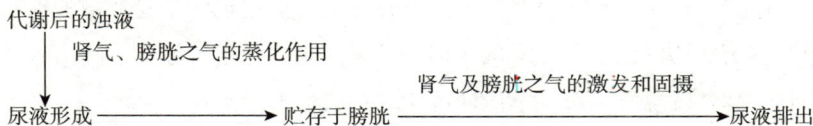

```
代谢后的浊液
    ↓     肾气、膀胱之气的蒸化作用
                              肾气及膀胱之气的激发和固摄
尿液形成 ──────────────→ 贮存于膀胱 ──────────────→ 尿液排出
```

图 2–32　膀胱的主要生理功能示意图

6. 三焦　三焦是上焦、中焦、下焦的合称。三焦概念有六腑之三焦、部位之三焦与辨证之三焦的不同。其中，六腑之三焦，有其特定的形态结构和生理功能，有名有形。部位之三焦，是人体上中下三个部位的划分，有名无形，但有其生理功能和各自的生理特点。

（1）六腑之三焦　三焦作为六腑之一，大多认为是指腹腔中的肠系膜及大小网膜、淋巴管道等组织。三焦与心包通过经脉相互络属而成表里关系。主要功能是疏通水道，运行津液。三焦充填于胃肠道与膀胱之间，引导津液自胃肠渗入膀胱，是津液下输膀胱之通路。三焦水道通畅，则胃肠中的津液源源不断渗入膀胱，成为尿液生成之源。《灵枢·本输》说："三焦者，中渎之府也，水道出焉，属膀胱，是孤之府也。"

（2）部位之三焦　三焦作为人体上中下部位的划分，源于《灵枢·营卫生会》"上焦如雾，中焦如沤，下焦如渎"之论，与《难经·三十八难》所谓"有名而无形"的三焦相通。包含了上至头、下至足的整个人体，并非一个位于腹中的实体性脏器，为分布于胸腹腔的包容五脏六腑的一个"大腑"。

①上、中、下三焦部位的划分及其生理特点（表2-18）

上焦：横膈以上的胸部，包括心、肺两脏，以及头面部，称作上焦。上焦主宣发卫气，布散水谷精微、血和津液，发挥营养和滋润作用，若雾露之灌溉，故称"上焦如雾"。

中焦：横膈以下、脐以上的上腹部为中焦，包括脾胃、肝胆等脏腑。中焦具有消化、吸收并输布水谷精微和化生血液的作用，如发酵酿造之过程，故称"中焦如沤"。

明清温病学以"三焦"作为辨证纲领，将外感热病后期出现的精血亏虚和动风病证，归于"下焦"的范围，因"诸风掉眩，皆属于肝"，故肝又属下焦。

下焦：一般以脐以下的部位为下焦，包括小肠、大肠、肾、膀胱、女子胞等。下焦主泌别清浊、排泄糟粕和尿液，有如沟渠之通导，故称"下焦如渎"。

表2-18　部位之三焦的划分及生理特点简表

	部位划分	生理特点
上焦	横膈以上的胸部，包括心、肺，以及头面部等	上焦如雾——宣发卫气，布散水谷精微、血和津液
中焦	横膈以下、脐以上的上腹部，包括脾胃和肝胆等	中焦如沤——消化、吸收并输布水谷精微和化生血液
下焦	脐以下的部位为下焦，包括小肠、大肠、肾、膀胱、女子胞等	下焦如渎——泌别清浊、排泄糟粕和尿液

②部位之三焦的生理功能

通行诸气：是指部位之三焦是诸气上下运行的通道。肾藏先天之精化生的元气，自下而上运行至胸中，布散于全身；胸中的宗气，自上而下达于脐下，以资先天元气，合为一身之气，皆以三焦为通路。

运行津液：是指部位之三焦是全身津液上下输布运行的通道。全身津液的输布和排泄，是在肺、脾、肾等脏腑的协同作用下完成的，但必须以三焦为通道，才能升降出入运行。若三焦水道不利，则肺、脾、肾等脏输布调节津液代谢的功能将难以实现。

（3）辨证之三焦　是指三焦作为温病的辨证纲领。辨证之三焦，既非六腑之三焦，亦非部位之三焦，而是温病发生发展过程中由浅及深的三个不同病理阶段。究其概念的来源，则可能是由部位之三焦的概念延伸而来。

六腑的生理功能见表2-19。

表2-19　六腑生理功能

六腑	生理功能	生理意义	病理意义
胆	贮藏和排泄胆汁，主决断	胆汁来源于肝，贮藏于胆，注入肠中，参与消化吸收。判断事物，做出决定，与人的勇怯有关	贮藏排泄胆汁障碍：厌食、腹胀、腹泻、黄疸等；胆怯易惊、善恐等神志异常
胃	受纳水谷，腐熟水谷，主通降	接收容纳饮食物，初步消化食物，并形成食糜。饮食物的消化和糟粕排泄。胃气以下降为顺	胃不受纳：纳呆、厌食、脘胀；腐熟障碍：胃脘胀痛、嗳腐吞酸；胃失通降：纳呆脘闷、胃脘胀痛、大便秘结；胃气上逆：恶心、呕吐、呃逆、嗳气
小肠	受盛化物	受纳由胃下移的食糜，进一步消化吸收	消化吸收障碍：腹胀、肠鸣、腹泻、便溏等

续表

六腑	生理功能	生理意义	病理意义
小肠	泌别清浊	分清：吸收谷精和津液；别浊：食物残渣和部分津液传送到大肠	泌别清浊功能失常：便溏、泄泻、小便短少
	主液	吸收大量津液，参与津液代谢	小便短少、泄泻
大肠	传化糟粕，主津	传导中吸收津液，形成粪便，排出体外	传导变化失常：泄泻或便秘
膀胱	贮存尿液，排泄尿液	肾气与膀胱之气的升降协调，则贮尿排尿功能正常	尿液的排泄失常：小便不利或尿频、尿急、遗尿、小便不禁
三焦	六腑之三焦：疏通水道，运行津液	引导胃肠中的津液渗入膀胱	影响尿液的生成
	部位之三焦：通行诸气，运行津液	是诸气、津液运行的通道	诸气、津液运行失常

（三）奇恒之腑

奇恒之腑是脑、髓、骨、脉、胆、女子胞的总称。奇恒之腑多为中空，形态似腑，而贮藏精气，功能似脏。它们似脏非脏，似腑非腑，异于常态，故以"奇恒"名之。脉、骨、髓、胆前已述及，本节只介绍脑及女子胞。

1. 脑　深藏于头部，居颅腔之中，由髓汇集而成，又名"髓海"，是精髓和神明汇集发出之处，又称为"元神之府"。脑的主要生理功能是主宰生命活动，主精神意识和主感觉运动。

（1）主宰生命活动　脑由先天之精化生，脑髓所生之神即为元神，元神藏于脑中，为生命之主宰。元神存则生命在，元神败则生命逝。得神则生，失神则亡。

（2）主精神意识　人的精神活动，包括思维意识和情志活动等，都是外界客观事物作用于脑的结果。脑为元神之府，是精神、意识、思维活动的枢纽。脑主精神意识的功能正常，则精神饱满，意识清楚，思维灵敏，记忆力强，语言清晰，情志正常。反之，则出现意识思维及情志方面的异常。

（3）主感觉运动　眼、耳、口、鼻、舌五官诸窍，皆位于头面，与脑相通。人的视、听、言、动等，皆与脑密切相关。脑主元神，神能驭气，布散动、觉之气于筋而达百节，令之运动，故脑能统领肢体运动。髓海充盈，主感觉运动功能正常，则视物精明，听力正常，嗅觉灵敏，感觉无殊，语言流畅，运动如常，矫健多力；若髓海不足，主感觉运动功能失常，不论虚实，都会出现视物不明，听觉失聪，嗅觉不灵，感觉迟钝，言语障碍，运动不能，懈怠安卧等。

以五脏为中心的藏象学说，将脑的生理病理统归于心而分属于五脏，其中与肾的关系尤为密切。五脏功能旺盛，精髓充盈，清阳升发，窍系通畅，脑才能发挥正常的生理功能。

2. 女子胞　又称胞宫、子宫，位于小腹部，在膀胱之后，直肠之前，呈倒置的梨形。女子胞的主要生理功能有主持月经和孕育胎儿。

（1）主持月经　月经，又称月信、月事、月水，是女子生殖器官发育成熟后周期性子宫出血的生理现象。健康女子到 14 岁左右，肾中精气旺盛，天癸至，女子胞发育成熟，子宫发生周期性变化，任脉通，太冲脉盛，月经开始来潮。到 49 岁左右，肾中精气渐衰，天癸竭绝，冲、任二脉的气血也逐渐衰少，月经闭止。月经的产生，是脏腑经脉气血及天癸作用于胞宫的结果，胞宫的功能正常与否直接影响月经的来潮，所以胞宫有主持月经的作用。

（2）孕育胎儿　胞宫是女性孕育胎儿的器官。女子在发育成熟后，应时排经排卵，具备受孕生殖的能力。此时，两性交媾，两精相合，就构成了胎孕。受孕之后，月经停止来潮，脏腑经络气血皆下注于冲任，到达胞宫以养胎，培育胎儿以至成熟而分娩。

女子胞的生理功能，虽然与全身脏腑生理活动和精神因素有关，但主要与肝、肾和冲任二脉关系最为密切。肝主疏泄而藏血，只有肝的生理功能正常，才能任脉通，太冲脉盛，血流胞宫，营养和充盈胞宫，月经按时来潮；肾主藏精，只有肾精充盈产生天癸，作用于胞宫，才能使月经按时来潮，并且具备孕育胎儿的能力。

（四）脏腑之间的关系

人体以五脏为中心，与六腑相配合，以精气血津液为物质基础，通过经络系统将脏、腑、奇恒之腑沟通联系成有机整体。脏腑之间在生理上相互依存、相互制约、相互为用，从而保证机体正常的生命活动；在病理上，也是按照一定的规律相互传变、相互影响。脏腑之间的关系主要有脏与脏之间的关系、脏与腑之间的关系及腑与腑之间的关系。

1. 脏与脏之间的关系

（1）心与肺（图2-33）　心与肺的关系，主要是心主血与肺主气之间的协调关系，体现在气和血两方面。

心主血脉，心血载气并维持肺主气功能的正常进行。肺主气，朝百脉，助心行血，是血液正常运行的必要条件。积于胸中的宗气具有贯心脉和司呼吸的功能，从而加强了血液运行与呼吸吐纳之间的协调平衡。因此，宗气是连结心之搏动和肺之呼吸的中心环节。

心与肺在病理上相互影响。若肺气不足，可影响心的行血功能，易致心血瘀阻，表现为心悸、舌紫、脉涩等；反之，若心血瘀阻也可影响肺的呼吸功能，导致肺气不宣，出现胸闷、咳喘、气促等。

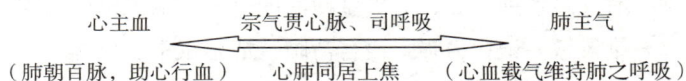

心主血　　　　宗气贯心脉、司呼吸　　　　肺主气

（肺朝百脉，助心行血）　　心肺同居上焦　　（心血载气维持肺之呼吸）

图2-33　心与肺的生理功能关系示意图

（2）心与脾（图2-34）　心与脾的关系，主要是心主血而脾生血，心主行血而脾主统血的关系，体现在血液的生成和运行两个方面。

心血赖脾气健运以化生，而脾的转输功能又赖心血滋养和心阳推动；血液在脉中正常运行，即有赖于心气的推动以维持通畅而不迟缓，又依靠脾气的统摄，使血行脉中而不致逸出脉外。所以，只有心脾两脏功能正常，相互为用，才能保持正常的生血与行血。

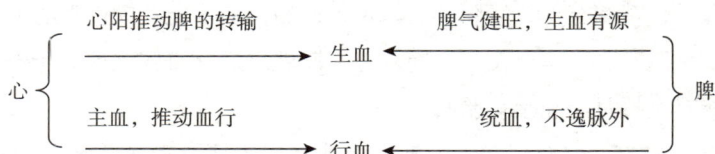

　　　　　心阳推动脾的转输　　　　脾气健旺，生血有源
　　　　┌──────────→ 生血 ←──────────┐
心　　│　　　　　　　　　　　　　　　　　　　　│　脾
　　　　│　主血，推动血行　　　　　统血，不逸脉外　│
　　　　└──────────→ 行血 ←──────────┘

图2-34　心与脾的生理功能关系示意图

心与脾在病理上相互影响。若劳神思虑过度，既耗心血，又损脾气；若脾气虚弱，化源不足，或统血无权，血液妄行，均可导致心血不足；若心血不足，无以滋养于脾，则致脾气虚

弱。最终均可形成心脾两虚之证，临床常见眩晕、心悸、失眠、多梦、食少、体倦、精神萎靡、面色无华等。

（3）心与肝（图2-35）　心与肝的关系，主要是心主行血而肝主藏血，心藏神而肝主疏泄的关系，主要表现在行血与藏血及精神情志调节两个方面。

血液运行：心主行血，肝藏血，两者相互配合，共同维持血液的正常运行。心血充盈，心气充沛，则血行正常，肝有所藏；肝藏血充足，疏泄有度，有效进行血量调节，也有利于心行血功能的正常发挥。

精神情志调节：心藏神，主宰精神、意识、思维及情志活动；肝主疏泄，调畅气机，维护精神情志的舒畅。心肝两脏相互为用，共同维持正常的精神情志活动。心血充盈，心神健旺，有助于肝气疏泄，情志调畅；肝气疏泄有度，情志舒畅，亦有利于心神内守。

心与肝在病理上相互影响，主要表现为心肝血虚、心肝气郁、心肝火旺等证。

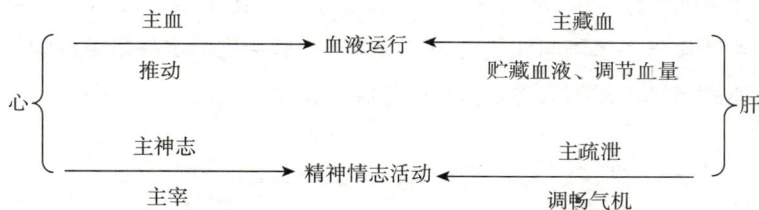

图2-35　心与肝的生理功能关系示意图

（4）心与肾（图2-36）　心与肾的关系，主要表现为"心肾相交"，是以阴阳、水火、精血的动态平衡为其重要条件的。具体体现在以下几方面：

水火既济：心居上焦属阳属火，肾居下焦属阴属水。心火（阳）须下降于肾，使肾水不寒；肾水（阴）须上济于心，使心火不亢。肾无心火之温煦则水寒，心无肾阴之滋润则火炽。另外，肾阴上济依赖肾阳的鼓动；心火下降需要心阴的凉润。肾阴在肾阳的鼓动作用下化为肾气以上升济心，心火在心阴的凉润作用下化为心气以下行助肾。心与肾的水火升降互济，维持了两脏之间生理功能的协调平衡。

精血互生：心主血，肾藏精，精和血都是维持人体生命活动的必要物质。精血之间相互资生，相互转化，为心肾相交奠定了物质基础。

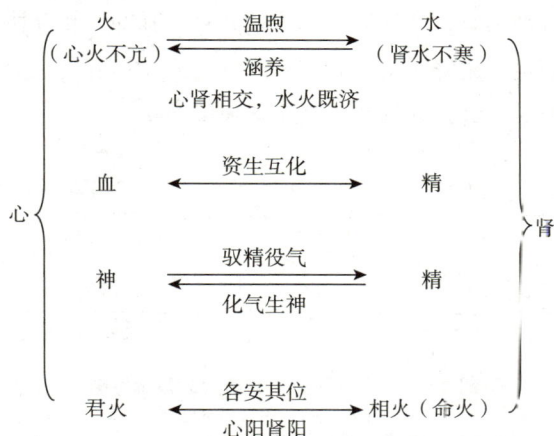

图2-36　心与肾的生理功能关系示意图

精神互用：心藏神，为人体生命活动的主宰；肾藏精，精生髓，髓汇于脑。精能化气生神；神能驭精役气。精是神的物质基础，神是精的外在表现。故积精可以全神，神清可以控精。

君相安位：心为君火，肾为相火（命火）。君火在上，如日照当空，为一身之主宰；相火在下，为神明之臣辅。命火秘藏，则心阳充足；心阳充盛，则相火亦旺。君火相火，各安其位，则心肾上下交济。

心与肾在病理上相互影响，主要表现为水不济火，肾阴虚于下而心火亢于上的阴虚火旺，或肾阳虚与心阳虚互为因果的心肾阳虚、水湿泛滥，或肾精与心神失调的精亏神逸的病理变化。

（5）肺与脾（图2-37）　肺与脾的关系，主要是肺主气、通调水道和脾主运化的关系，主要表现在气的生成与津液代谢两个方面。

气的生成：肺司呼吸，吸入自然界清气；脾主运化，化生水谷之精并进而化为谷气。清气与谷气在肺中汇为宗气，宗气与元气合为一身之气。脾化生的水谷精微赖肺气宣降以输布全身；而肺维持其生理活动所需的水谷精微又依靠脾气运化以成。

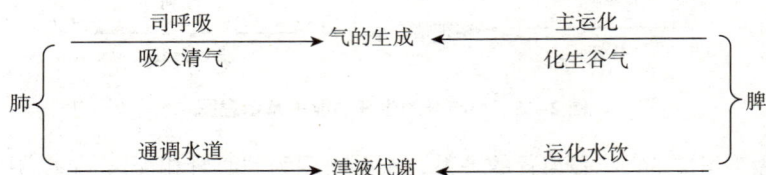

图2-37　肺与脾的生理功能关系示意图

津液代谢：肺主行水而通调水道，脾主运化水饮，为调节津液代谢的重要脏器。人体的水津，由脾气上输于肺，通过肺的宣发肃降而布散周身及下输肾或膀胱。两脏协调配合，共同保证津液正常输布与排泄。若脾失健运，津液不化，聚湿生痰，为饮为肿，影响肺的宣降而痰嗽喘咳，故有"脾为生痰之源，肺为贮痰之器"之说。

肺与脾在病理上的相互影响，主要表现在气的生成不足和津液代谢失调方面。

（6）肺与肝（图2-38）　肺与肝的关系，主要是肝主升发，肺主肃降之间的关系，主要体现在气机升降和气血运行方面。

气机升降：肝气以升发为宜，肺气以肃降为顺。肝升肺降，相互协调，共同维持人体气机的正常升降运动。肺气充足，肃降正常，有利于肝气的升发；肝气疏泄，升发条达，有利于肺气的肃降。可见肝升与肺降，既相互制约，又相互为用。

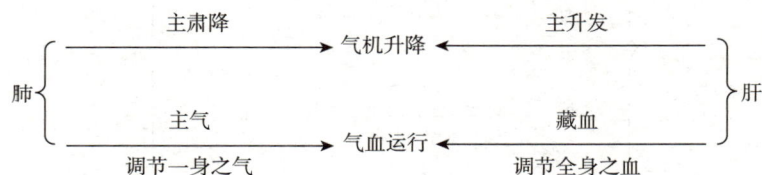

图2-38　肺与肝的生理功能关系示意图

气血运行：肝藏血，调节全身之血；肺主气，治理调节一身之气。肺调节全身之气的功能需要得到血的濡养，肝向周身各处输送血液又必须依赖于气的推动。两脏对气血的运行有一定的调节作用。

肺与肝在病理上的相互影响，主要表现在气机升降失常和气血运行不畅方面。

（7）肺与肾（图2-39）　肺与肾的关系，主要是肺为水之上源而肾为主水之脏，肺主呼吸而肾主纳气的关系，主要表现在呼吸运动、津液代谢及阴阳互资三个方面。

呼吸运动：肺主气而司呼吸，肾藏精而主纳气。人体的呼吸运动由肺所主，亦需肾的纳气功能协助。只有肾精及肾气充盛，肺吸入的清气才能经过其肃降而下纳于肾，以维持呼吸的深度。可见，在人体呼吸运动中，肺气肃降，有利于肾的纳气；肾精肾气充足，纳摄有权，也有利于肺气之肃降。故云"肺为气之主，肾为气之根"（《景岳全书·杂证谟》）。

津液代谢：肺主行水，为水之上源；肾为水脏而主水。肺气宣发肃降而行水的功能，有赖于肾气及肾阴肾阳的促进与调节；肾气所蒸化及升降的津液，有赖于肺气的肃降作用，使之下归于肾或膀胱。肺肾之气的协同作用，保证了机体津液的正常输布与排泄。

阴阳互资：肺肾阴阳，相互资生。肺阴充足，下输于肾，使肾阴充盈；肾阴为诸阴之本，肾阴充盛，上滋于肺，使肺阴充足。肾阳为诸阳之根，能资助肺阳，共同温暖肺阴及肺津，推动津液输布，则痰饮不生，咳喘不作。

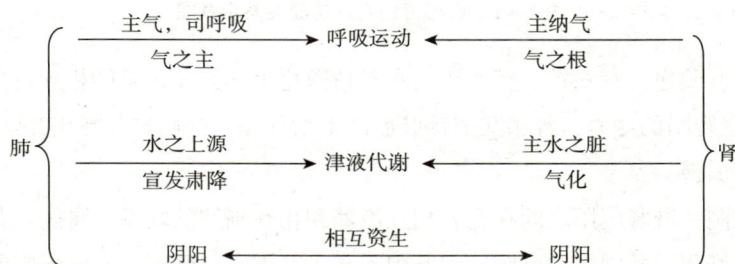

图2-39　肺与肾的生理功能关系示意图

肺与肾在病理上的相互影响，主要变现为呼吸异常、水液代谢失调和阴阳虚损等方面，出现水肿、气短喘促、阴虚内热等。

（8）肝与脾（图2-40）　肝与脾的关系，主要是肝主疏泄而脾主运化，肝主藏血而脾主生血统血的关系，主要表现在饮食消化和血液运行两个方面。

饮食消化：肝主疏泄，调畅气机，协调脾胃升降，并疏利胆汁，促进脾胃运化功能；脾主运化，脾气健旺，气血生化有源，肝体得以濡养而使肝气冲和条达，有利于疏泄功能的发挥。肝脾两脏相互为用，消化功能正常。

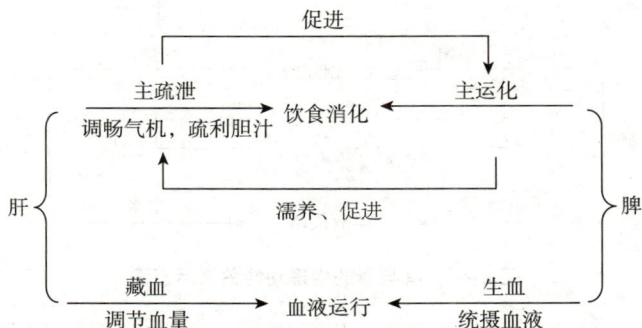

图2-40　肝与脾的生理功能关系示意图

血液运行：肝主藏血，调节血量；脾主生血，统摄血液。脾气健运，生血有源，统血有权，使肝有所藏；肝血充足，藏泻有度，血量得以有效调节，气血才能运行无阻。肝脾相互协作，共同维持血液的正常运行。

肝与脾在病理上的相互影响，主要表现为饮食水谷运化吸收和血液运行失常方面，出现纳呆、腹胀、便溏、出血、贫血等。

（9）肝与肾（图2-41）　肝与肾的关系，主要是肝主藏血而肾主藏精，肝主疏泄而肾主封藏的关系，主要表现在精血同源、阴阳互滋互制及藏泄互用等方面。

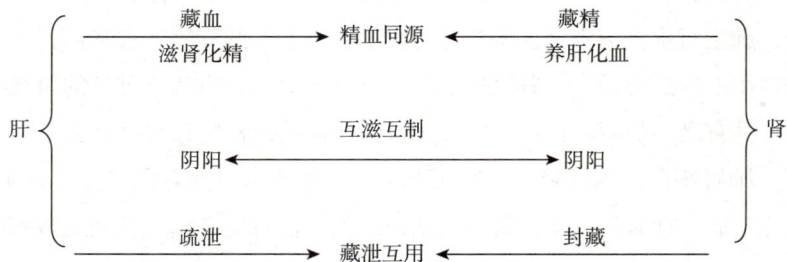

图2-41　肝与肾的生理功能关系示意图

精血同源：肝藏血，肾藏精。精血皆由水谷精微化生和充养，且能相互资生，故称"精血同源"。肝血依赖肾精的滋养，肾精又依赖肝血的不断补充。肝血与肾精相互资生，相互转化，荣则俱荣，损则俱损。

阴阳互滋互制：肝肾阴阳之间存在着相互滋养和相互制约的联系。肾阴与肾阳为五脏阴阳之本，肾阴滋养肝阴，共同制约肝阳，则肝阳不亢；肾阳资助肝阳，共同温煦肝脉，可防肝脉寒滞。肝肾阴阳之间互制互用维持了肝肾之间的协调平衡。

藏泄互用：肝主疏泄，肾主封藏，二者之间存在着相互为用、相互制约的关系。肝气疏泄可促使肾气开合有度，肾气闭藏可制约肝气疏泄太过。疏泄与封藏，相反而相成，从而调节女子的排卵、月经来潮和男子的排精功能。

肝与肾在病理上的相互影响，主要表现在精血失调、阴阳失调和藏泄失司等方面。

（10）脾与肾（图2-42）　脾与肾的关系，主要是后天与先天的关系，主要体现在先天与后天的互促互助及津液代谢方面。

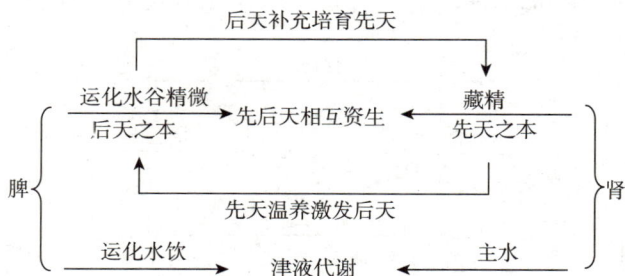

图2-42　脾与肾的生理功能关系示意图

先后天相互资生：脾主运化水谷精微，化生气血，为后天之本；肾藏先天之精，是生命之本原，为先天之本。脾的运化水谷，有赖于肾气及肾阴肾阳的资助和调节；肾所藏先天之精及其化生的元气，亦赖脾运化的水谷精微的不断充养和培育。后天与先天，相互资生，相互促进。先天温养激发后天，后天补充培育先天。

津液代谢：脾运化水饮功能的正常发挥，须赖肾气的蒸化及肾阳的温煦推动；肾主水，又赖脾气及脾阳的协助，即所谓"土能制水"；脾肾两脏相互协同，共同主司津液代谢的协调平衡。

脾与肾在病理上常相互影响，互为因果。临床上主要表现在消化功能失调和津液代谢紊乱方面。

2. 脏与腑之间的关系 脏与腑的关系，是脏腑阴阳表里配合关系。脏属阴而腑属阳，阴主里而阳主表，一脏一腑，一阴一阳，一表一里，相互配合，并有经脉相互络属，构成了脏腑之间的密切关系，使得脏腑之间在生理上相互联系，在病理上相互影响。

（1）心与小肠（图2-43） 心与小肠相表里。心主血脉，心阳之温煦，心血之濡养，有助于小肠的化物功能；小肠主化物，泌别清浊，清者经脾上输心肺，化血以养心脉。

心与小肠病理上相互影响。心经实火，可移热于小肠，引起尿少、尿赤涩刺痛、尿血等小肠实热的症状。反之，小肠有热，亦可循经上扰于心，可见心烦、口舌生疮等。

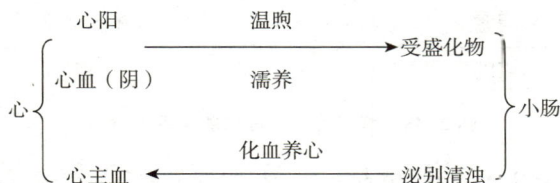

图2-43 心与小肠的生理功能关系示意图

（2）肺与大肠（图2-44） 肺与大肠相表里。肺气清肃下降，气机调畅，并布散津液，能促进大肠的传导，有利于糟粕的排泄。大肠传导正常，糟粕下行，亦有利于肺气的肃降，使肺气和利，呼吸调匀。两者配合协调，从而使肺主呼吸及大肠传导功能均归正常。此外，大肠传导功能正常与否，同肺主行水、通调水道，与大肠主津、重新吸收剩余水分的作用也有关系，两者相互协作，使大肠既无水湿停留之患，又无津枯液竭之害，从而保证了大便的正常排泄。

肺与大肠病理上相互影响。肺气壅塞，失于肃降，气不下行，津不下达，可引起腑气不通，肠燥便秘。若大肠实热，传导不畅，腑气阻滞，也可影响到肺的宣降，出现胸满咳喘。

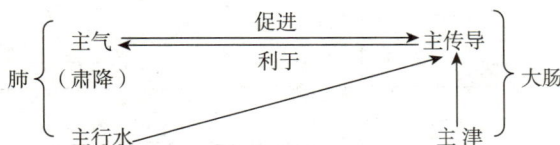

图2-44 肺与大肠的生理功能关系示意图

（3）脾与胃（图2-45） 脾与胃相表里。脾胃同为气血生化之源、后天之本，在饮食物的受纳、消化及水谷精微的吸收、输布等生理过程中起主要作用。脾与胃的关系，体现在水谷纳运相得、气机升降相因、阴阳燥湿相济等三个方面。

水谷纳运相得：胃主受纳、腐熟水谷，为脾之运化奠定基础；脾主运化，转输精微，也为

NOTE

胃的继续纳食提供能源。两者密切合作，才能完成消化饮食、输布精微，发挥供养全身之用。

气机升降相因：脾气主升而胃气主降。脾气上升，将运化吸收的水谷精微向上输布，有助于胃气之通降；胃气通降，将受纳之水谷、食糜及食物残渣通降下行，也有助于脾气之升运。脾胃之气升降相因，保证了饮食纳运的正常进行。

阴阳燥湿相济：脾与胃相对而言，脾为阴脏，脾阳健则能运化升清，故性喜燥而恶湿；胃为阳腑，胃阴足则能受纳腐熟，故性喜润而恶燥。脾易生湿，得胃阳以制之，使脾不至于湿；胃易生燥，得脾阴以制之，使胃不至于燥。脾胃阴阳燥湿相济，是保证两者纳运、升降协调的必要条件。

脾与胃在病理上的相互影响，主要表现在纳运失调、升降失常和燥湿不济等方面，可见纳少、腹胀、呕吐、呃逆、腹泻或便秘等。

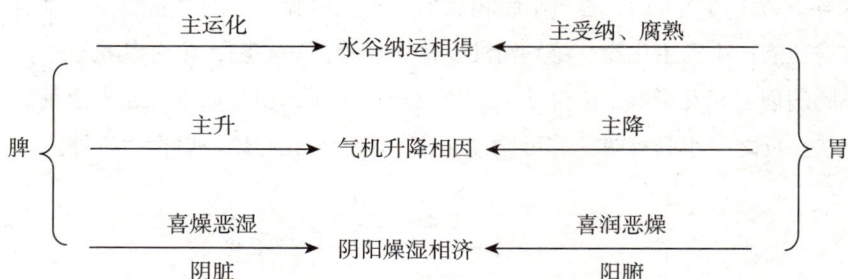

图 2-45　脾与胃的生理功能关系示意图

（4）肝与胆（图 2-46）　肝与胆相表里。肝与胆的关系，主要表现在同司疏泄、共主勇怯两方面。

同司疏泄：肝主疏泄，分泌胆汁；胆附于肝，贮藏、排泄胆汁。两者协调合作，使胆汁疏利至肠道，以帮助脾胃消化食物。肝气疏泄正常，促进胆汁的分泌和排泄；而胆汁排泄无阻，又有利于肝气疏泄功能的正常发挥。

共主勇怯：胆主决断与人的勇怯有关，而决断又基于肝之谋虑，肝胆相互配合，情志活动正常，处事果断。

肝与胆在病理上的相互影响，主要表现为胆汁疏泄不利和精神情志异常，可见情志抑郁或惊恐胆怯、失眠多梦等。

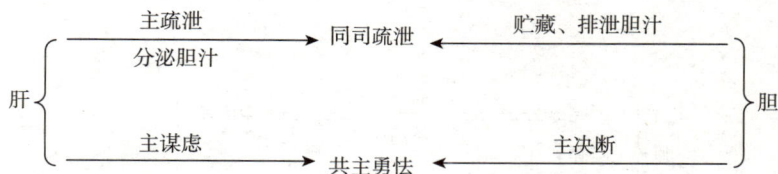

图 2-46　肝与胆的生理功能关系示意图

（5）肾与膀胱（图 2-47）　肾与膀胱相表里。肾为主水之脏，开窍于二阴；膀胱贮尿排尿，为津液之府。膀胱的贮尿、排尿功能，取决于肾气的盛衰。肾气充足，蒸化及固摄功能正常发挥，则尿液能够正常生成，贮于膀胱并有度地排泄。膀胱贮尿、排尿有度，也有利于肾气的主水功能。因此，肾与膀胱相互协作，共同完成尿液的生成、贮存与排泄。

肾与膀胱在病理上的相互影响，主要表现为水液代谢和膀胱的贮尿、排尿功能失调，可见尿频、尿赤、尿痛、腰痛、癃闭，或尿失禁等。

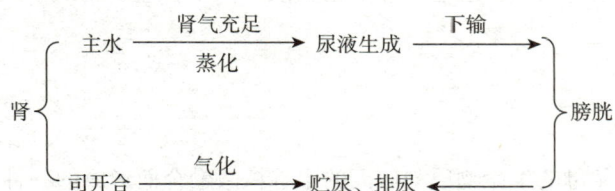

图 2-47 肾与膀胱的生理功能关系示意图

3. 腑与腑之间的关系 胆、胃、大肠、小肠、膀胱、三焦这六腑的生理功能虽然各不相同，但它们都是传化水谷、输布津液的器官。六腑之间相互联系，密切配合，共同完成人体对食物的消化、吸收和排泄。

饮食入胃，经胃的腐熟，成为食糜，下传小肠，小肠承受胃的食糜，再进一步消化，胆排泄胆汁进入小肠以助消化，小肠泌别清浊：清者为水谷精微，经脾的转输，以营养全身；浊者为食物残渣下传大肠，经燥化与传导作用，形成粪便，通过肛门排出体外。被人体利用后的津液，下输膀胱，经肾与膀胱之气的蒸化作用，形成尿液，排泄于外。在饮食物的消化、吸收与排泄过程中，还有赖于三焦的气化和疏通水道的作用（图 2-48）。由于六腑传化水谷，需要不断地受纳排空，虚实更替，故有"六腑以通为用"之说。

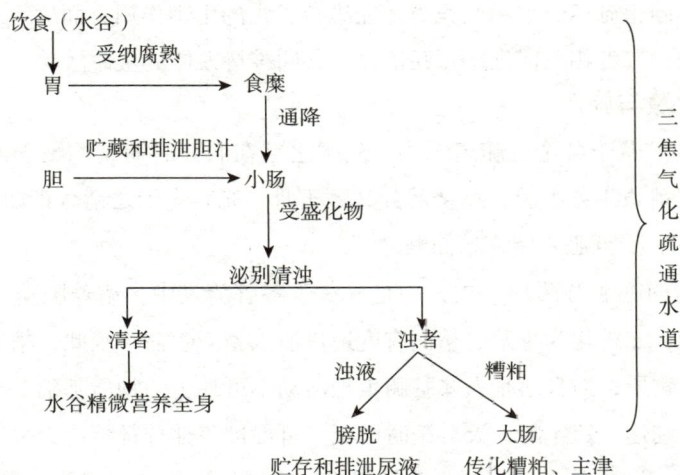

图 2-48 六腑之间生理功能相互关联示意图

六腑在病理上相互影响，如胃有实热，津液被灼，可致大肠传导不利，而见大便燥结；而大肠传导失常，肠燥便秘也可引起胃失和降，胃气上逆，出现嗳气、呕恶等。又如胆火炽盛，常可犯胃，出现呕吐苦水等胃失和降之证；而脾胃湿热，郁蒸肝胆，胆汁外溢，则见口苦、黄疸等。

第四节 精气血津液

精、气、血、津液是构成人体和维持人体生命活动的基本物质。精、气、血、津液的生成及在体内的代谢，均有赖于脏腑、经络等组织器官的生理活动；而脏腑、经络等组织器官的生

NOTE

理活动又必须依靠气的推动、温煦等功能及精、血、津液的滋养和濡润作用。因此，精、气、血、津液与脏腑、经络等组织器官在生理上相互依存，在病理上又相互影响。

一、精

（一）精的概念

精，是指禀受于父母的生命物质与后天的水谷精微融合而形成的一种构成人体和维持人体生命活动的最基本物质。精是人体生命的本原，一般呈液态贮藏于脏腑之中，也能流动于脏腑之间。在中医学中，精的含义包括广义之精、狭义之精和一般意义之精。广义之精，泛指构成人体和维持生命活动的液态精华物质，包括先天之精、水谷之精、生殖之精及脏腑之精、血、津液及髓等。狭义之精，特指具有繁衍后代作用的生殖之精。一般意义上之精，即通常所说的先天之精、水谷之精、生殖之精、脏腑之精，不包含血和津液。

（二）精的生成

人体之精根源于先天而充养于后天。因此，从精的来源而言，有先天与后天之分。先天之精禀受于父母，藏于肾。它与生俱来，是构成胚胎的原始物质，如《灵枢·本神》曰："生之来，谓之精。"后天之精来源于饮食水谷，又称"水谷之精"，是脾胃将饮食水谷转化成的水谷精微。水谷之精与津液相合，以液态形式由脾气转输至全身各脏腑形体官窍，以营养各脏腑组织，维持正常的生命活动，其盈者藏于肾，以充养先天之精。

先天之精要不断得到后天之精的充养才能维持正常的生理作用；而后天之精要靠先天之精的活力资助。因此，二者相互促进，相互依存，共同维持人体的生命活动。

（三）精的贮藏与施泄

人体之精分别贮藏于各个脏腑组织中。先天之精在胎儿时期就贮藏于各个脏腑中，但主要藏于肾。后天之精藏于各脏腑，剩余部分又藏于肾，充养先天之精。正如《素问·上古天真论》曰："肾者主水，受五脏六腑之精而藏之。"

一般而言，精的施泄有两种方式：一是分藏于各脏腑之中，濡养脏腑，并化气以推动和调节各脏腑的功能；二是化为生殖之精而有度地排泄以繁衍生命。因此，精布散于全身，不仅是构成人体的基本物质，而且还是人体脏腑生理活动不可缺少的物质基础。当肾中所藏之精充盛，肾气充沛时，到达一定年龄，天癸按时而至，可促进一部分肾精化为生殖之精以施泄。生殖之精化生与施泄有度，与肾气闭藏、肝气疏泄及脾气的运化密切相关。若各脏腑之精虚少，则难以维持其自身的生理功能。

（四）精的功能

1. 繁衍生命　生殖之精是以先天之精为主体，在后天之精的资助下化生形成的。它是繁衍后代的物质基础，其中蕴藏着男女双方的遗传信息。先、后天之精相互依存，相互为用，使肾精逐渐充实，化生的肾气可促进机体的生长发育，天癸则按时而至。天癸使人体化生出生殖之精，具备生殖能力。因此，肾精在人类繁衍生命中具有重要的作用。

2. 濡润脏腑组织　精是滋养脏腑组织的重要物质。水谷精微濡养全身脏腑组织，剩余部分则归藏于肾，储以备用。肾中之精一方面不断贮藏，另一方面又不断向全身输送，如此生生不息，维持脏腑组织的协调平衡，促进脏腑组织的功能活动。若先天之精不足，或后天之精化生有碍，则肾精亏虚，脏腑组织失于充养，导致功能减退，甚至衰败。

3. 生髓化血　髓有脑髓、脊髓和骨髓，三者均由肾精所化。肾藏精，精生髓，髓居于骨腔中称为骨髓。肾精充足，骨髓生化有源，骨骼得到髓之滋养则骨骼健壮，运动轻捷，不易骨折，牙齿坚固不易脱落。脊髓上通于头部，髓聚而为脑。肾精充足，脑髓充盈，则元神功能正常，表现为精力充沛、思维敏捷、耳聪目明、语言清晰等。若肾精不足，骨骼失养，则骨软无力，脆弱易于骨折，牙齿松动脱落；脑失所养，则头晕神疲、耳鸣目眩、思维迟钝等。

精也是化生血液的主要物质基础之一。《张氏医通·诸血门》曰："精不泄，归精于肝而化清血。"意思是肾精充足，则肝有所藏，血有所生。故精足则血旺，精亏则血虚，形成精血两虚的病理。

此外，精化血，也包括精作为精微的生命物质，既可单独存在于脏腑组织中，也可不断地融合于血液中。如心精可融于心血，肝精可融于肝血中，以发挥其濡养作用。

4. 化气作用　精可以化生为气。如《素问·阴阳应象大论》曰："精化为气。"先天之精可以化生先天之气（元气），水谷之精可以化生水谷精气，再加上肺吸入的自然界清气，综合而成一身之气。因此，精是气的化生本原。

5. 抵御病邪　先天之精、后天之精分藏于各脏腑之中成为脏腑之精，脏精化脏气。先、后天之精充盛，则其化生的一身之气必然充足。气有保卫机体、抵御外邪入侵的能力。《素问·金匮真言论》曰："故藏于精者，春不病温。"故精足则正气旺盛，抗病力强，不易受病邪侵袭。

6. 化神作用　神是人体一切生命活动的主宰和外在表现。精能化神，是指精是化生神的物质基础，如《灵枢·平人绝谷》曰："神者，水谷之精气也。"神对精的生成施泄也具有促进和调控作用。精与神的关系，即是物质与精神的辩证统一关系。《素问·刺法论（遗篇）》曰："精气不散，神守不分。"只有积精，才能全神。反之，精亏则神疲，精亡则神散，生命休矣。

二、气

（一）气的概念

中医学中的"气"，是指人体内活力很强、运动不息的精微物质，是构成人体和维持人体生命活动的最基本物质，正如《素问·宝命全形论》曰："天地合气，命之曰人。"气运动不息，推动和调控着人体内的新陈代谢，维系着人的生命活动。

《素问·六节藏象论》曰："气合而有形，因变以正名。"指出自然界万物是由气聚合而成的，而气聚合的结构不同和性质差异，表现出了复杂多变的万事万物。人也是自然界万物的组成部分，人需要从"天地之气"中摄取营养成分，以养五脏之气，从而维持机体的生命活动，如《素问·六节藏象论》曰："天食人以五气，地食人以五味。五气入鼻……气和而生，津液相成，神乃自主。"

（二）气的生成

人体的气是由先天之精所化生的先天之气、水谷精微所化生的水谷之气和自然界的清气，通过肾、脾胃和肺等脏腑的综合协调作用而成。禀受于父母、由父母生殖之精所化生的先天之气，成为人体之气的根本，是人体生命活动的原动力；来源于饮食物的水谷精微，依赖于脾胃的运化功能而生成水谷之气（简称谷气），布散全身后成为人体之气的主要组成部分；存在于自然界的清气，要靠肺的呼吸功能和肾的纳气功能才能吸入体内，参与气的生成，并不断吐故纳新，维持人体的生命活动。因此，肾为生气之根，脾胃为生气之源，肺为生气之主。肾、脾胃和肺的生理功能正常并保持相互间的协调平衡，则人体之气才能充沛；反之，就会影响气的生成，形成气虚等病理变化。

（三）气的运动

1. 气机的概念　气的运动，称为"气机"。人体之气是不断运动着的活力很强的精微物质，它流行于全身各脏腑、经络等组织器官，无处不有，激发和推动着人体各脏腑组织的生理功能。

2. 气的运动形式　气的运动，主要有升、降、出、入四种基本形式。升降，是气的上下运动；出入，是气的内外运动。人体之气的升与降、出与入是对立统一的矛盾运动。虽然各个脏腑的生理活动体现的运动形式有所侧重，如肝、脾主升，肺、胃主降等，但从整个机体的生理活动来看，气的升和降、出和入之间必须协调平衡。

3. 脏腑之气的运动规律　人体的脏腑、经络等组织器官是气升降出入运动的场所。气的升降出入运动，只有在脏腑、经络等组织器官的生理活动中，才能具体体现出来。脏腑之气的运动，受脏腑所在位置和生理特点的制约，呈现出一定的规律性。第一，与脏腑的位置有关，一般而言，高者主降，下者主升。心、肺位置在上，其气主降；肝、肾位置在下，其气主升；脾胃居中，为气机升降的枢纽。第二，五脏与六腑相对而言，五脏化生、贮藏精气，以升与入为主；六腑传化水谷，排泄糟粕，以降与出为主。第三，升中有降，降中有升。五脏之气以升为主，如脾气升清，肺气宣发布散精微等；但升中有降，以推动浊气下行排泄，如肺气肃降通调水道，肾气降浊形成并排泄尿液。六腑传化物而不藏，以降与出为主，但在饮食水谷的消化吸收过程中，也有吸收水谷精微和津液的作用，总体为降，且降中寓升。第四，升降出入相反相成。脏与脏，脏与腑之间的升降处于协调平衡之中，如肺主呼气与肾主纳气，肝主升发与肺主肃降，脾主升清与胃主降浊等。

4. 气运动失常的表现形式　气的正常运动必须具备两个条件，一是气的运动必须畅通无阻，二是气的升降出入运动之间必须协调平衡。这种正常运动的状态称为"气机调畅"。气的升降出入运动失常，称为"气机失调"。由于气的运动形式是多种多样的，所以气机失调也有多种表现。如气的运行受阻而不畅通称为"气机不畅"；若受阻较甚，局部阻滞不通，称为"气滞"；气的上升太过或下降不及，称为"气逆"；气的上升不及或下降太过，称作"气陷"；气不能内守而外泄太过，称为"气脱"；气不能外达而郁结闭塞于内，称为"气闭"等。

（四）气的功能

1. 推动作用　气的推动作用，指气具有激发和促进的作用。气的推动作用主要体现在3个方面：①促进和激发人体的生长发育及生殖功能；②促进和激发各脏腑、经络的生理功能；③促进和激发精、血、津液的生成及代谢。若气的推动功能减弱，则生长发育迟缓或早衰；血液和津液生成不足，运行迟缓，输布、排泄障碍。

2. 温煦作用　气的温煦作用，指气是人体热量的来源，能温暖全身，故《难经·二十二难》曰："气主煦之。"气的温煦作用主要体现在3个方面：①维持体温的相对恒定；②温煦脏腑、经络等组织器官，维持各自的生理功能；③维持精、血和津液等液态物质的输布与排泄。若气的温煦功能减退，产热过少，则可出现畏寒喜暖，四肢不温，脏腑功能衰退，精、血和津液的运行迟缓等病理变化。

3. 防御作用　气的防御作用，指气具有护卫肌表、抗御邪气的作用。主要体现在 3 个方面：①护卫肌表以抵御外邪入侵；②正邪交争以驱邪外出；③自我修复以恢复健康。气的防御功能正常时，虽有邪气，亦不能入侵，或致病轻微；反之，则易于感邪发病。

4. 固摄作用　气的固摄作用，指气对体内精、血、津液等液态物质具有固护、统摄、防止其无故流失的作用。具体体现在 3 个方面：①统摄血液，使血液循脉运行，防止其溢出脉外；②固摄汗液、尿液、唾液、胃液、肠液等，调控其分泌量、排泄量和有规律地排泄，防止其过多排泄及无故流失；③固摄精液，防止其妄泄。若气的固摄作用减弱，则可导致体内液态物质的大量丢失。如气不摄血，可导致各种出血；气不摄津，可导致自汗、多尿、小便自遗等；气不固精，可出现遗精、滑精、早泄等。

5. 气化作用　气化，指通过气的正常运动而产生的各种生理变化。体内精、气、血、津液各自的新陈代谢及相互间的转化，是气化的基本形式。如精化为气，包括先天之精化生元气和后天之精化生谷气，以及谷气化为营卫之气；气的生成与代谢，包括化为能量、热量及生血、化精、化神，并分化为脏腑之气和经络之气，都是气化的具体体现。

6. 营养作用　气的营养作用，指水谷精气能为机体各脏腑经络及组织提供营养物质，以维持正常的生理功能。如《灵枢·邪客》曰："营气者，泌其津液，注之于脉，化以为血，以荣四末，内注五脏六腑。"《灵枢·本脏》曰："卫气者，所以温分肉，充皮肤，肥腠理，司开合者也。"

（五）气的分布与分类

根据物质来源、分布部位和功能特点的不同，人体之气可分为元气、宗气、营气和卫气四种。（表 2-20）

表 2-20　气的分类、生成、分布、功能简表

名称	生成	分布	功能
元气	肾中先天之精气；脾胃运化的水谷精气	根于肾，经三焦循行周身	推动人体生长发育和生殖；推动和调控全身的生理功能
宗气	肺从自然界吸入的清气；脾胃运化的水谷精气	聚于胸中，贯注于心肺之脉	走息道以司呼吸；贯心脉以行气血
营气	水谷精气之精华部分	运行于脉中，遍布周身	化生血液；营养全身
卫气	水谷精气之慓悍滑利部分	运行于脉外，遍布周身	护卫肌表；温养脏腑、肌肉及皮毛；调节腠理开合及汗液排泄，维持体温相对恒定

1. 元气

（1）含义　元气又名"原气""真气"，是人体最根本、最重要的气，是人体生命活动的原动力。

（2）生成　由肾中精气所化生，以先天之精为基础，又赖后天脾胃运化的水谷精气的培育。所以元气之盛衰，既取决于先天禀赋，也与后天脾胃运化水谷精气的功能密切相关。

（3）分布　元气根于肾，以三焦为通道，循行全身，内至五脏六腑，外达肌肤腠理，作用于机体的各个部分。《难经·六十六难》曰："三焦者，原气之别使也，主通行三气，经历五脏六腑。"

NOTE

（4）主要功能　①推动人体的生长发育和生殖，是人体生长发育的根本；②推动和调控各脏腑、经络等组织器官正常的生理活动。元气充沛，则生长发育正常，脏腑、经络等组织器官功能强健；元气不足，则生长发育迟缓、生殖机能低下或脏腑功能低下。

2. 宗气

（1）含义　宗气又名"大气"，是积于胸中之气。宗气在胸中积聚之处，称作"气海"，又称"膻中"。

（2）生成　宗气由肺从自然界吸入的清气和脾胃从饮食物中运化的水谷精气在胸中相结合而成。因此，肺的呼吸功能和脾胃的运化功能正常与否，直接影响着宗气的盛衰。

（3）分布　宗气积聚于胸中，贯注于心肺之脉。其向上者出于肺，循喉咙而走息道；其向下者蓄于丹田，注入足阳明之气街（相当于腹股沟部位）而下行于足。

（4）主要功能　①走息道以司呼吸：凡语言、声音、呼吸的强弱，均与宗气的盛衰有关。宗气充盛，则呼吸和缓而节律均匀，语言清晰，声音洪亮；宗气不足，则呼吸短促微弱，语言不清，声音低微。②贯心脉以行气血：宗气贯注于心脉之中，促进心脏推动血液运行。因此，气血的运行、肢体的寒温和活动能力、视听的感觉能力、心搏的强弱及节律等，皆与宗气有关。宗气充盛，则脉搏和缓，节律整齐；反之，则脉来躁急，节律不齐，或心血瘀滞，而见胸闷疼痛等。在临床上常以诊察"虚里"（相当于心尖搏部位）的搏动状况和脉象来测知宗气的盛衰。

3. 营气

（1）含义　又称"荣气"，是运行于脉中，具有营养作用的气。营气行于脉中，是血液的重要组成部分，与血关系极为密切，故常"营血"并称。营气与卫气相对而言，属于阴，故又称"营阴"。

（2）生成　营气来源于脾胃运化的水谷精气，由水谷精气中的精华部分所化生。如《素问·痹论》曰："营者，水谷之精气也。"

（3）分布　营气分布于血脉之中，并循脉上下，运行于全身。故《素问·痹论》曰："营者……和调于五脏，洒陈于六腑，乃能入于脉也。故循脉上下，贯五脏，络六腑也。"

（4）主要功能　①化生血液：营气经肺注入脉中，成为血液的组成部分，是化生血液的主要物质基础；②营养全身：营气随血液运行于全身，是脏腑、经络等生理活动所必需的营养物质。故《灵枢·邪客》曰："营气者，泌其津液，注之于脉，化以为血，以荣四末，内注五脏六腑。"

4. 卫气

（1）含义　卫气是运行于脉外，具有护卫、防御作用的气。卫气与营气相对而言，属于阳，故又称为"卫阳"。

（2）生成　卫气来源于脾胃运化的水谷精气，由水谷精气中慓悍滑利的部分所化生。《素问·痹论》曰："卫者，水谷之悍气也。其气慓疾滑利。"

（3）分布　卫气运行于脉外，经肺的宣发，与运行于脉内之营气相伴而行，分布于全身。《素问·痹论》曰："卫者……不能入于脉也，故循皮肤之中，分肉之间，熏于肓膜，散于胸腹。"与营气相对，卫气为水谷精气中之"浊"者，活动力强，不受脉道的约束，外达皮肤肌腠，内达脏腑，布散全身。

（4）主要功能　①护卫肌表，防御外邪入侵；②温养脏腑、肌肉、皮毛；③调节腠理的开合及汗液的排泄，维持体温的相对恒定。《灵枢·本脏》曰："卫气者，所以温分肉，充皮肤，肥腠理，司开阖者也。"因此，卫气充盛，机体的抗病能力强，汗液排泄正常，机体的体温相对恒定。反之，则易感受外邪侵袭，或出现肢冷多汗或身热无汗等。

营气和卫气，都来源于水谷精气，但在性质、分布和功能上，又有一定的区别（表2-21）。二者必须相互配合，相互协调，才能发挥各自正常的生理功能。若二者失和，则可出现恶寒发热、无汗或多汗，以及抵御外邪能力低下等病理现象。

表 2-21　营气和卫气比较简表

名称	相同点	不同点			
		性质	分布	主要功能	属性
营气	来源于脾胃运化的水谷精气	精纯柔和	行于脉中	化生血液；营养周身	阴
卫气		慓悍滑利	行于脉外	护卫肌表；温养脏腑、肌肉、皮毛；调节腠理开合及汗液排泄	阳

三、血

（一）血的概念

血即血液，是循行于脉中而富有营养和滋润作用的红色液态物质，是构成人体和维持人体生命活动的基本物质之一。脉是血液循行的管道，具有阻遏血液溢出的功能，故有"血府"之称。血必须在脉管中循环流注不息，才能充分发挥其生理功能。如因某种原因，血液在脉中运行迟缓涩滞，停积不行，则成"瘀血"；血液不在脉中循行而溢出脉外，则形成"出血"，即"离经之血"。离经之血若不能及时排除或消散，则变为瘀血。瘀血及离经之血均失去了血液正常的生理功能。

（二）血的生成

水谷精微和肾精是化生血液的物质基础，它们在脾、胃、心、肺、肝、肾等脏腑的共同作用下，经过一系列气化过程而化生为血液。

1. 血液化生的物质基础

（1）营气和津液　营气和津液是化生血液的主要成分，都来源于脾胃运化饮食物而生成的水谷精微。《灵枢·决气》曰："中焦受气取汁，变化而赤，是谓血。"说明中焦脾胃受纳运化饮食水谷，将其转化为水谷精微，包含化为营气的精粹物质和有用的津液，二者经脾的运化上输，通过心肺的气化作用，注之于脉，化赤为血。

（2）肾精　肾藏精，精生髓，髓生血，故肾精也是化生血液的物质基础。精与血之间还存在着相互资生和转化的关系，精能生血，血亦能生精。所以，肾中精气充盈，则肝有所养，血有所充；肝血充盛，则肾有所藏，精有所资，故有"精血同源"之说。

2. 与血液生成相关的脏腑　血液的化生是在多个脏腑的共同作用下得以完成的，其中，脾胃的生理功能尤为重要。

（1）脾胃　饮食物经脾胃运化产生的水谷精微是化生血液的物质基础，故将脾胃称为"气血生化之源"。因此，饮食水谷营养的优劣和脾胃运化功能的强弱，直接影响血液的化生。若长期饮食摄入不足、营养缺乏，或脾胃受纳腐熟及运化功能失调，均可导致血液生成不足而形成血虚证候。故临床上治疗血虚病证，首先调理脾胃，促进血液的化生。

（2）心　中焦脾胃运化的水谷精微，由脾气上输于心脉，在心气的作用下变化为赤色的血液，即所谓"奉心化赤"。

（3）肺　脾胃运化产生的水谷精微，由脾上输于肺脉，与肺吸入的清气相合，贯注于心脉，才能化生为血液。故《灵枢·营卫生会》曰："中焦亦并胃中，出上焦之后，此所受气者，泌糟粕，蒸津液，化其精微，上注于肺脉，乃化而为血。"

（4）肝　肝在血液生成过程中的作用体现在两方面：一是肝主疏泄，促进脾胃的运化功能，对水谷精微的化生有重要作用；二是肝血与肾精之间相互资生和转化，因此也参与了血的化生过程，如《张氏医通·诸血门》曰："气不耗，归精于肾而为精；精不泄，归精于肝而化清血。"

（5）肾　肾在血液生成过程中的作用体现在两方面：一是肾藏精，精生髓，精髓是化生血液的基本物质之一；二是肾精可以化生元气，元气能促进脾胃运化水谷精微，奉心化赤而为血。故肾精充足，元气旺盛，则血液生成旺盛；若肾精亏虚，元气不足，会导致血液生成不足。

综上所述，血液是以水谷精微和肾精为物质基础，在脾胃、心、肺、肝、肾等脏腑共同作用下生成的。所以，临床上常用益气健脾、补益心血、滋养肝血和补肾益髓等方法治疗血虚病证。

（三）血的功能

1. 濡养作用　血液含有人体所需的丰富的营养物质，对全身各脏腑组织器官起着濡养和滋润作用。《素问·五脏生成》曰："肝受血而能视，足受血而能步，掌受血而能握，指受血而能摄。"血的濡养作用，具体体现在面色、肌肉、皮肤、指（趾）甲、毛发、感觉和运动等方面。血的濡养作用正常，则面色红润、肌肉丰满壮实、皮肤和毛发润泽、指（趾）甲荣润、感觉灵敏、运动自如；若血液生成不足或持久地过度耗损，或血的濡养作用减弱，均可引起全身或局部血虚的病理变化，出现面色苍白或萎黄、肌肉瘦削、肌肤干涩、毛发干枯、心悸怔忡、头晕目眩、肢体麻木或运动无力等症状。

2. 化神作用　血是机体精神活动的物质基础。《素问·八正神明论》曰："血气者，人之神，不可不谨养。"《灵枢·平人绝谷》曰："血脉和利，精神乃居。"说明人的精神活动必须得到血液的营养，才能产生充沛的精神。若人体血气充盛，则精力充沛、神志清晰、感觉灵敏及思维敏捷等。反之，在诸多因素影响下，出现血液亏耗、血运异常时，就可表现出不同程度的神志病变，如精神疲惫、健忘、失眠、多梦、烦躁，甚至神志恍惚、惊悸不安、谵狂、昏迷等。

（四）血的运行

血在脉管中运行不息，流布于全身，环周不休，为全身各脏腑组织器官提供了丰富的营养。血的正常运行受多种因素的影响，也是多个脏腑功能协调作用的结果。

1. 影响血液运行的因素

（1）气的作用　血属阴而主静。血的正常运行，依赖于气的推动、固摄和温煦作用，三者的协调平衡，是维持血液正常运行的基本条件。脏腑之气对血的推动和固摄作用是相辅相成的，既能推动血液的运行，防止血液运行不畅，又能固摄血液，防止血溢脉外。气的温煦作用对血液的寒温和正常运行也有一定的影响。阳气充足，机体寒温适度，血液才能正常运行。《素问·调经论》曰："血气者，喜温而恶寒，寒则涩不能流，温则消而去之。"说明血液得温则行，遇寒则凝。

（2）脉道情况　脉为"血府"，是一个相对密闭的管道系统，有约束血液运行的作用。《灵枢·决气》称脉有"壅遏营气，令无所避"的功能。因此，脉管的完好无损和通畅无阻，是保证血液正常运行的重要因素。

（3）血液的质与量　血液的清浊、黏稠状态等因素，可影响血液的运行。若血液中痰浊较多，或血液黏稠，可导致血行不畅而涩滞。血量不足，也会导致血行涩滞。

（4）病邪　阳邪侵袭或内生火热，可致阳热亢盛，阳盛则推动血行力量太过，血液妄行，溢出脉外而出血。阴邪侵袭或寒从内生，可致阴寒偏盛，阴盛则脉道涩滞不利，血行缓慢，甚至出现瘀血。

2. 相关脏腑机能

（1）心　心脏、脉管和血液构成了一个相对独立的系统。心主血脉，心气的推动、心阳的温煦、心血的充足是保证血液在脉管中正常运行的基本条件。其中，心气是维持心脏有节律的不停搏动、推动血液运行的根本动力。

（2）肺　肺朝百脉，辅助心脏推动血行。肺参与宗气的生成，宗气贯心脉而行气血。肺主宣发与肃降，调节全身的气机，随着气的升降运动推动血液运行到全身。

（3）肝　肝主疏泄，调畅气机，从而促进血液的运行。肝有贮藏血液和调节血量的功能，可根据人体生理活动的需要，调节各个部位的循环血量，以维持血液循环及血流量的均衡。

（4）脾　脾可统摄血液在脉中运行，防止血溢脉外。清·沈明宗《金匮要略注》曰："五脏六腑之血，全赖脾气统摄。"

由上可见，心主血脉、肺朝百脉、肝主疏泄是推动和促进血液运行的重要因素，脾的统血及肝的藏血是固摄血液运行的重要因素。这两种力量的协调平衡，维持着血液的正常循行。任何一个脏腑的功能失调，都可以导致血液的运行失常。如心气不足，血运无力，形成血瘀；脾气虚弱，血溢脉外，形成出血。

四、津液

（一）津液的概念

津液，是机体一切正常水液的总称，包括各脏腑形体官窍的内在液体及其正常的分泌物。津液涵盖范围广泛，泛指一切体液及其代谢产物，包括胃液、肠液、关节液等正常体液，涕、唾、泪等分泌物及尿、汗等排泄物。津液既是化生血液的物质基础，又是构成人体和维持人体生命活动的基本物质。

津液是津和液的总称，二者在性状、分布及功能等方面有所不同（表2-22）。《灵枢·决气》曰："腠理发泄，汗出溱溱，是谓津……谷入气满，淖泽注于骨，骨属屈伸，泄泽补益脑髓，皮肤润泽，是谓液。"《灵枢·五癃津液别》曰："津液各走其道，故三焦出气，以温肌肉，充皮肤，为其津；其流而不行者，为液。"津与液的区别主要应用于临床对津液损耗而出现

NOTE

"伤津""脱液"病理变化的分辨。一般情况下，由于二者同源于水谷，生成于脾胃，可相互补充，相互转化，故津和液常并称。

表2-22　津与液鉴别简表

		津	液
不同点	性状	较清稀，流动性较大	较稠厚，流动性较小
	分布	布散于体表肌肤、肌肉、孔窍，渗入血脉	灌注于骨节、脏腑、脑、髓
	作用	滋润	濡养
相同点		同属水液，同源于饮食水谷，均有赖于脾胃而化生	

（二）津液的代谢

津液在体内的代谢，是指津液的生成、输布和排泄等一系列复杂的生理过程。这一过程涉及多个脏腑的生理功能，是多个脏腑相互协调配合的结果。《素问·经脉别论》曰："饮入于胃，游溢精气，上输于脾，脾气散精，上归于肺，通调水道，下输膀胱，水精四布，五经并行。"这是对津液代谢过程的简要概括，兹分述如下。

1. 津液的生成　津液来源于饮食水谷，主要通过脾、胃、小肠和大肠等消化吸收饮食物中的水分和营养物质而生成。

胃主受纳腐熟，吸收饮食水谷的部分精微和津液。小肠主受盛化物和泌别清浊，吸收大部分水谷精微和津液，并将食物残渣下送大肠。大肠主津，接受小肠下注的食物残渣，吸收其中部分津液，形成粪便。经胃、小肠、大肠吸收的水谷精微和津液，通过脾气的转输作用布散全身。这就是"饮入于胃，游溢精气，上输于脾，脾气散精"的津液生成过程。因此，津液的生成是在脏腑功能整体协调下，以脾为主导，由胃、小肠及大肠共同完成的。故充足的水饮类食物是生成津液的物质基础，而脏腑功能的正常发挥是其形成的重要条件，其中任何一个因素的异常，都会影响津液的生成而形成津液不足的病变。

2. 津液的输布　津液的输布主要依靠脾、肺、肾、肝和三焦等脏腑生理功能的协调配合来完成。

（1）脾气散精　脾主运化水谷，通过不同途径将津液布散全身。如《素问·玉机真脏论》所言，脾有"以灌四旁"的生理功能。若脾失健运，津液输布障碍，水液停聚，则形成水湿痰饮等病理产物。故《素问·至真要大论》曰："诸湿肿满，皆属于脾。"

（2）肺主行水　肺接受从脾转输来的津液，一方面通过其宣发作用，将津液向上向外布散；另一方面通过其肃降作用，将津液向下向内输送到其他脏腑，并将各脏腑代谢后产生的浊液下注膀胱，故称"肺为水之上源"。若肺宣发肃降功能失常，水道失去通畅，津液输布障碍，水停于肺而发为痰饮、尿少，甚则水泛肌肤为水肿。

（3）肾主津液　肾为水脏，一方面，肾气及肾阴肾阳对胃的"游溢精气"、脾的散精、肺的通调水道、小肠的泌别清浊等作用具有推动和调控作用。另一方面，肾脏本身也是参与津液输布的一个重要环节，由脏腑代谢产生的浊液，通过肺的肃降作用下输到肾或膀胱，经过肾的蒸腾气化作用，清者重新吸收参与全身水液代谢，浊者化为尿液排出体外。若肾阳虚，气化失司，则膀胱不利，形成尿少、水肿，甚至癃闭。

（4）**肝主疏泄**　津液的输布有赖于气机的升降出入运动。肝主疏泄，调畅气机，能疏通三焦水道，促进津液的正常代谢。若肝失疏泄，气机郁滞，影响津液的输布，聚成痰饮，痰气互结，形成梅核气、瘿瘤、鼓胀等病证。

（5）**三焦决渎**　三焦有通调水道，运行水液的作用，《素问·灵兰秘典论》曰："三焦者，决渎之官，水道出焉。"三焦气化功能正常，则水道通利，津液输布正常；三焦水道不利，则会导致水液停聚而发为多种病证。

3. 津液的排泄　津液主要依赖肺、肾、膀胱、大肠等脏腑的功能活动，通过排汗、呼出浊气、排尿及排便等方式进行排泄。由于尿液是津液排泄的最主要途径，因此肾脏的生理功能在津液排泄中的地位最为重要。

（1）**肾**　肾的蒸腾与气化，将机体代谢产生的、下输到肾或膀胱的浊液分为清浊两个部分：清者重新吸收布散至全身，浊者化为尿液排出体外。若肾的蒸腾和气化作用失常，则可导致尿少、水肿等多种病证，正如《素问·水热穴论》曰："肾者，胃之关也。关门不利，故聚水而从其类也。上下溢于皮肤，故为胕肿。"

（2）**肺**　肺气宣发，将津液的一部分外输于体表皮毛，在阳气的蒸腾作用下形成汗液，由汗孔排出体外；同时，肺在呼气时也可从呼吸道以水汽形势呼出一部分水液；肺的肃降作用可以将津液向下输送到肾和膀胱，化为尿液而排出体外。

（3）**膀胱**　膀胱具有贮尿、排尿的作用，参与水液的代谢过程。

（4）**大肠**　大肠传化水谷糟粕，在排出粪便时，随糟粕带走一些残余的水分。

综上所述，津液的生成、输布和排泄过程，需要多个脏腑生理活动的综合协调，肺、脾、肾三脏的生理功能起着主要的调节作用，其中以肾的作用最为关键。《景岳全书·肿胀》曰："凡水肿等证，乃肺脾肾三脏相干之病，盖水为至阴，故其本在肾；水化于气，故其标在肺；水惟畏土，故其制在脾。"如若肺、脾、肾功能失调，则可影响津液的生成、输布和排泄等过程，破坏津液的代谢平衡，导致津液的生成不足，或耗损过多，或输布与排泄障碍，水液停滞等多种病理变化。

（三）津液的功能

1. 滋润濡养　津液以水为主体，并含有多种营养物质，具有滋润和濡养的生理功能。布散于肌表的津液，能滋润皮肤，濡养肌肉，使肌肉丰润，毛发光泽；注入于内脏组织器官的津液，能滋润和濡养脏腑组织器官，维持其正常的生理功能；渗注于孔窍的津液，使眼、鼻、口等孔窍濡润；流入关节的津液，使滑利关节，活动自如；渗注于骨的津液，则具有充养和濡润骨髓、脊髓、脑髓等作用。

2. 充养血脉　津液是血液的重要组成部分。津液入脉，与营气相合，经心肺作用，化赤为血，循环全身，以发挥滋润和濡养作用。此外，血脉内外津液的互相渗透，使得机体可以根据生理病理变化来调节血液的浓度，保持正常的血量，发挥血液正常的生理效应。由于津液和血液都来源于水谷精微，二者又可以相互渗透和转化，故有"津血同源"之说。

3. 调节阴阳　人体津液的代谢，对调节机体的阴阳平衡起着重要作用。津液作为人体阴液的一部分，一方面可以制约亢奋之阳热，又可化为汗，借出汗以散发多余的热量，调节体温，从而维持体内阴阳寒热的平衡。另一方面，津液代谢常随机体活动与外界环境的变化而变化，如寒冷时，皮肤汗孔闭合，汗少尿多；夏暑季节津液下行减少，汗多尿少。

NOTE

4. 排泄废物 机体通过津液的代谢，把各种代谢废物通过汗、尿等方式不断地排出体外，因而起到排泄废物的作用。若这一作用发生障碍，就会使代谢产物潴留于体内，产生痰、饮、水、湿等多种病理产物，导致脏腑功能失调。

5. 运载作用 津液有运载全身之气的作用。人体的气必须依附于津液，才能运行并布达周身，以发挥其作用。

五、精、气、血、津液之间的关系

精、气、血、津液均是构成人体和维持人体生命活动的基本物质，虽然在性状、功能及分布方面均有各自的特点，但四者都来源于脾胃运化产生的水谷精微。四者生理上存在着相互依存、相互制约和相互转化的关系，在病理上相互影响。

（一）精与气的关系

1. 气对精的作用 一方面，气能生精。肾中所藏之精以先天之精为基础，又赖后天水谷之精的不断充养。只有脾胃之气充足，功能旺盛，才可以运化吸收饮食水谷之精微，使脏腑之精充盈，脏腑之精利用后的剩余之精，流注于肾而充养先天之精。因而，精的化生依赖于气的充盛。另一方面，气能摄精。气能固摄精液，防止其无故耗损外泄。因此，气聚则精盈，气弱则精走。若气虚，则精的化生不足而出现精亏；或精失固摄而出现遗精、滑精等病证，临床上常用补气生精、补气固精的治疗方法。

2. 精对气的作用 精能化气。人体之精输布于脏腑，濡养各脏腑组织，促进气的化生。各脏之精化各脏之气，藏于肾中的先天之精化生元气，水谷之精化生营气等，正如《类经》曰："精化为气，元气由精而化也。"精为气化生的本源，精足则人体之气充盛，分布到各脏腑经络，则各脏腑经络之气亦充足，脏腑经络功能正常。故精足则气盛，精亏则气衰。所以，精虚及失精患者常常同时伴有气虚的病理表现。

（二）气与血的关系

气与血是人体内的两大类基本物质，在人体生命活动中发挥着极其重要的作用。《难经·二十二难》曰："气主煦之，血主濡之。"简要概括了气和血在功能上的差别。气属阳，主动，有温煦作用；血属阴，主静，有濡养作用，气与血的关系可以概括为"气为血之帅""血为气之母"（表2-23）。

表2-23 气和血的关系简表

关系	生理	病理	治疗
气能生血	气能参与、促进血液的化生	气虚则血虚	补气生血
气能行血	气是推动血液运行的动力	气虚则血瘀、气滞则血瘀 血随气逆或气陷而妄行	补气、行气 降气、升提
气能摄血	气固摄血液行于脉内而不溢出脉外	气虚则不摄血	补气摄血
血能养气	血为气的生成和功能提供营养物质	血虚则气衰	气血双补
血能载气	气依附于血运行周身	气随血脱 血瘀气滞	益气固脱 化瘀行气

1. 气对血的作用 "气为血之帅"，包括气能生血、气能行血、气能摄血三个方面。

（1）气能生血 气能参与、促进血液的化生。一方面，营气和津液是血液的主要组成部分。另一方面，从饮食物转化成水谷精气，从水谷精气转化成营气和津液，从营气和津液转化成赤色的血液，每一个转化过程都离不开相应脏腑之气的推动和激发作用，这是血液生成的动力。故《医论三十篇》曰："血不独生，赖气以生。"因此，气旺则脏腑功能旺盛，化生血液的功能亦强，血液充足；气虚则脏腑功能减弱，化生血液的功能亦弱，易于导致血虚。临床护理血虚病证时，在补血的同时加用益气之品，即是气能生血理论的实际应用。

（2）气能行血 气的推动作用是血液循行的动力。血属阴主静，不能自行。血在脉中循行，内至脏腑，外达皮肉筋骨，均有赖于气的推动。气对血的推动体现在3个方面：①气可以直接推动血液的运行，如宗气、心气、肺气及肝气等。②气通过促进脏腑的功能活动，而间接达到推动血液运行的作用。③气的温煦作用也可以促进血液的运行。故气行则血行。如果气虚推动无力，或气滞血行不利，都可导致血行迟缓，甚至瘀血；如果气机逆乱，升降出入失常，则出现血液妄行的病变，血随气逆者可见面红、目赤、头痛，甚则吐血；血随气陷者可见脘腹坠胀，甚则下血、崩漏。故临床护理血液运行失常的病证时，常以调气为主，调血次之，需配合补气、行气、降气或升提的药物，即是气能行血理论的实际应用。

（3）气能摄血 指气能控制血液在脉中正常循行而不溢出脉外。气的摄血作用主要体现在脾气的统血功能中。脾气充足，可统摄血液在脉中正常运行而不逸出脉外，从而保证血液的正常运行及濡养功能的发挥。若脾气虚弱，失去统摄，血溢脉外，则会出现各种出血病变，临床上称之为"气不摄血"。临床护理此类出血病证时，必须用健脾益气法，益气以摄血，以达到止血的目的。

气能生血、气能行血、气能摄血的三个方面体现了气对于血的统帅作用，故概括为"气为血之帅"。

2. 血对气的作用 血对气的作用可概括为"血为气之母"，包括血能生气和血能载气两个方面。

（1）血能生气 指血液对气的濡养作用。气依附于血而存在，血能不断为气的生成和功能活动提供营养物质，使气保持充盛，以维持气的正常生理功能，故血足则气旺，血虚则气衰。临床上血虚的患者常兼有气虚的表现，治疗时常予以气血双补之法。

（2）血能载气 指气存在于血中，依附于血而不致散失，赖血之运载而布达全身。气属阳，主动；血属阴，主静。由于气的活力很强易于逸脱，《张氏医通·诸血门》曰："气不得血，则散而无统。"说明气依附于血而得以存在体内，并以血为载体而运行全身。因此，血虚者，气亦易虚；血脱者，气亦易脱。临床大出血的患者，气亦随之脱失，形成气随血脱的危候，往往予以益气固脱法，道理就在于此。

血能生气和血能载气，体现了血对于气的基础作用，故概括为"血为气之母"。

（三）气与津液的关系

气与津液相对而言，气属阳，津液属阴，这是两者在属性上的区别。但两者均源于脾胃所运化的水谷精微，在其生成和输布过程中有着密切的关系。津液的生成、输布和排泄，有赖于气的推动、固摄和气的升降出入运动，而气在体内的存在及运动变化也离不开津液的滋润和运载（表2-24）。

NOTE

表 2-24　气和津液的关系

关系	生理	病理	治疗
气能生津	气能促进和激发津液的生成	气虚则津亏	补气生津
气能行津	气的运动变化是津液输布与运行的动力	气不行水	补气利水 或行气利水
气能摄津	气能控制津液及其代谢产物排泄	气不摄津	补气摄津
津能化气	津液能促进气的生成	津亏则气虚	津气双补
津能载气	津液是气体在体内运行的载体	气随津脱 津停气滞	益气固脱 利水行气

1. 气对津液的作用　主要体现在气能生津、气能行津、气能摄津三个方面。

（1）气能生津　气能促进和激发津液的生成。津液来源于饮食水谷，经过脾胃的运化、小肠的"泌别清浊"、大肠的"主津"等一系列生理活动后，其中精微的液体部分被吸收，化生津液以输布全身。上述津液生成的一系列气化活动，都要依靠气的推动和气化作用，其中脾胃之气起着至关重要的作用。脾胃等脏腑之气充盛，气化功能正常，则津液化生充足；反之，脾胃等脏腑之气虚衰，气化功能减弱，则会导致津液化生不足的病理变化，护理时常采用补气生津的方法。

（2）气能行津　气推动和调控津液的正常输布和运行，是津液在体内正常输布和运行的动力。津液由脾胃化生之后，经过脾、肺、肾、肝、三焦之气的推动，输送到全身，发挥其滋润和营养作用；又通过肺、大肠、肾、膀胱等脏腑之气的推动和气化功能，将机体代谢产生的浊液和剩余的水分，转化为汗、尿等排出体外，从而维持体内津液代谢的平衡。因此，气行则水行，气虚或气滞可导致津液输布排泄障碍，形成痰、饮、水、湿等病理产物，称为"气不行水"或"气不化水"；反之，由于津液输布排泄障碍，导致的气机不利，称为"水停气滞"，两者常互为因果。临床上治疗痰湿或水饮时，常常将利水湿、化痰饮的方法与补气、行气法同时并用，所谓"治痰先治气""治湿兼理脾"，即是对气能行津理论的具体应用。

（3）气能摄津　气能控制津液及其代谢产物排泄，防止体内津液无故流失。气对津液输布和排泄的调节，维持着体内津液量的相对恒定。气对津液的固摄作用是通过各脏腑之气的功能来实现的，如肺卫之气司汗孔开阖，固摄汗液，肾气与膀胱之气固摄尿液，肝气固摄泪液等。所以，脏腑之气亏虚，气的固摄作用减弱，则可导致体内津液无故流失，出现多汗、多尿、遗尿等，临床治疗也多采用补气的方法以控制津液的过多外泄。

2. 津液对气的作用　津液对气的作用主要体现在津能化气和津能载气两个方面。

（1）津能化气　津液能促进气的生成。津液在输布过程中受到各脏腑阳气的蒸腾温化，可以化生为气，敷布于各脏腑组织器官，促进其正常的生理活动；同时，津液有滋润和濡养作用，可以促进与气生成相关脏腑的功能活动，从而保证气的生成正常进行。所以，津足则气旺，津液不足可以影响脏腑的生理功能，以致气的化生不足。

（2）津能载气　津液是气体运行的载体之一，气必须依附于有形的津液，才能存在于体内，输布至全身。尤其是脉外之津液流行贯注，能够运载卫气，使卫气外达皮肤肌腠，内至胸腹脏腑，布散全身。正如《研经言·原营卫》曰："荣行脉中，附丽于血；卫行脉外，附丽于津。"因此，津液的丢失，必然导致气的耗损。如暑热病证，不仅出现大汗、口渴等伤津耗液的表现，而且气亦随汗液外泄，出现少气懒言、体倦乏力等气虚的表现。而当大吐、大泻等导致津液大量流失时，气无所依附亦随之而大量外脱，称为"气随津脱"。《金匮要略心典·痰饮咳嗽病脉证治》曰："吐下之余，定无完气。"所以，临床中在使用汗法、吐法和下法时，必须做到有所节制，中病即止。

由于津液是气的载体，气依附于津液而运行，因而津液输布代谢正常，则气机调畅，谓之津行则气行。而当津液输布运行障碍时，也往往会引起气机的郁滞不畅，称之为"津停气滞"。因此，临床在治疗津液输布或排泄障碍的病证时，常将利水药与行气药同时使用。

（四）血与津液的关系

血与津液，均是人体内的液态物质，与气相对而言，皆属于阴而主静，均有滋润和濡养作用。因此，血和津液在生理上相互资生、相互转化，在病理上相互影响、相互累及。

1.血对津液的作用　血液循行于脉中，渗出脉外便化为津液，既可濡润脏腑组织和官窍，也可弥补脉外津液的不足，有利于津液的代谢。当血液亏耗，尤其是在大出血时，脉中血少，不但不能化为津液，反而需要脉外津液进入脉中，以补偿血量的不足，因而导致脉外津液不足，出现口渴、尿少、皮肤干燥等津亏的表现。此时，不能对失血者再使用发汗的治疗方法，以防发生津液与血液进一步耗竭的恶性后果。故《灵枢·营卫生会》曰："夺血者无汗。"《伤寒论》中也有"衄家不可发汗"和"亡血家不可发汗"的告诫。

2.津液对血的作用　津能生血，即饮食水谷化生的津液，在心肺的作用下，注入脉中，与营气相合，变化为赤色的血液。另外，输布于肌肉、腠理等处的津液，也可不断渗入脉络，与营气相合，以化生和补充血液。因此，当饮食水谷摄入不足，脾胃虚弱，或大汗、大吐、大泻等，津液大量耗损，不仅渗入脉内的津液减少，反而脉内津液还要渗出脉外，使血容量骤减，血液变得黏稠，从而形成血脉空虚，血流不畅，分别称为"津枯血燥"或"津亏血瘀"。汗为津液所化生，汗出过多则伤津，伤津则血少，故有"血汗同源"之说。所以，对于多汗或吐泻等津液大量丢失的患者，不可用破血、逐血之峻剂。此即《灵枢·营卫生会》曰："夺汗者无血。"

血和津液都是周流于全身的液态物质，均由饮食水谷精微所化生，具有滋润和濡养作用，而且在运行输布过程中相辅相成，相互补充，相互转化，这种关系称为"津血同源"。血液与津液在病理上也常常相互影响，故在治疗上应注意水病治血、血病治水、水血兼顾。

（五）血与精的关系

1.血对精的作用　血以养精。精主要藏于肾，依赖后天水谷之精不断充养。血液充养脏腑可化生脏腑之精，以不断补充和滋养肾精，使肾精充实。故血旺则精充，血亏则精少。

2.精对血的关系　精可化血。精是化生血液的基本物质之一。一方面，脾胃运化的水谷之精通过心肺的作用而化生为血液。另一方面，肾藏精，精生髓，髓可以化生血液，而肾精与肝血之间还存在着相互转化的关系。因此，精足则血旺，精亏则血虚，临床常用补肾生血的方法治疗精亏血虚之证。

肾主藏精，肝主藏血，精能生血，血可化精，两者之间相互资生、相互转化。因此，精与血的这种化源相同而又相互资生、相互转化的关系称为"精血同源"，也称为"肝肾同源"。

NOTE

第五节　病因病机

一、病因

　　病因又称致病因素，是导致人体发生疾病的原因，即破坏人体阴阳相对平衡而引起疾病的原因。病因种类繁多，诸如六气异常、疠气传染、七情内伤、饮食失宜、劳逸失度、持重努伤、跌仆金刃、虫兽所伤、医药失当及先天因素等，均可成为病因而导致发病。另外，在疾病的发生发展过程中，某些病理性产物如痰饮、瘀血、结石等也可成为新的致病因素，称为继发性病因。

　　鉴于病因的多样性，历代医家做出不同的分类方法。如秦国名医医和提出的"六气病源"说，被称为病因理论的创始，曰："六气，曰阴、阳、风、雨、晦、明也……阴淫寒疾，阳淫热疾，风淫末疾，雨淫腹疾，晦淫惑疾，明淫心疾。"（《左传·昭公元年》）《内经》将病因分为阴阳两类，如《素问·调经论》说："夫邪之生也，或生于阴，或生于阳。其生于阳者，得之风雨寒暑。其生于阴者，得之饮食居处，阴阳喜怒。"《内经》还提出了病因的"三部"分类法，如《灵枢·百病始生》说："夫百病之始生也，皆生于风雨寒暑，清湿喜怒。喜怒不节则伤脏，风雨则伤上，清湿则伤下。三部之气，所伤异类。"东汉著名医家张仲景在《金匮要略》中将病因与发病途径相结合，如《金匮要略·脏腑经络先后病脉证》曰："千般疢难，不越三条：一者，经络受邪入脏腑，为内所因也；二者，四肢九窍，血脉相传，壅塞不通，为外皮肤所中也；三者，房室、金刃、虫兽所伤。以此详之，病由都尽。"隋·巢元方在《诸病源候论》中首次提出了具有传染性的"乖戾之气"。宋代医家陈言在《三因极一病证方论》（简称《三因方》）中明确提出"三因学说"，即六淫邪气侵犯为外所因，七情所伤为内所因，饮食劳倦、跌仆金刃及虫兽所伤等为不内外因。这种将致病因素与发病途径相结合进行病因分类的方法，比较系统、明确，使中医学病因理论更趋完善，对后世影响很大。现代对病因的分类基本沿用此法，分为外感病因、内伤病因、继发病因及其他病因四大类（表2-25）。

表2-25　病因分类

外感病因	内伤病因	继发病因	其他病因
六淫	七情内伤	痰饮	外伤
疠气	饮食失宜	瘀血	诸虫
	劳逸失度	结石	药邪
			医过
			先天因素

　　中医学认为，临床上没有无原因的证候，任何证候都是在某种病因的影响下，患病机体所产生的一种异常反映。在整体观念的指导下，中医探求病因，除了解发病过程中可能作为致病因素的客观条件外，主要以临床表现为依据，通过分析疾病的症状、体征来推求病因，从而为治疗和护理提供依据，这种方法称为"辨症求因"，又称"审症求因"，是中医探求病因特有的

方法，也是中医病因学的主要特点。

所以，中医病因学不但研究各类病因的性质和致病特点，同时也探讨各种病因致病后临床病证的特征，这样才能更好地进行临床诊断、治疗和护理。

（一）六淫

1. 六淫的基本概念 六淫，是风、寒、暑、湿、燥、火六种外感病邪的统称。在正常情况下，风、寒、暑、湿、燥、火是自然界六种不同的气候变化，称为"六气"。它们在正常范围内更替变化，即春风、夏暑（火）、长夏湿、秋燥、冬寒。六气的正常运行变化，是万物生长变化和人类赖以生存的自然条件，对人体是无害的，而且人类在长期的生存实践中，通过自身调节机制产生了一定的适应能力，所以正常的气候变化一般不会致病。

如果气候变化异常，六气发生太过或不及，或非其时而有其气，或气候变化过于急骤，超过了人体的适应能力，或人体正气不足，抵抗力下降时，不能适应气候正常的变化而发病，六气则成为病因，这种致病的"六气"则称为"六淫"。淫，有太过和浸淫之意。由于六淫是致病邪气，所以又称为"六邪"。

2. 六淫致病的共同特点

（1）外感性 六淫之邪多从肌表、口鼻侵犯人体。由于从外感受，故将六淫病因称为外感致病因素，所致疾病即称为外感病。

（2）季节性 六淫致病常有明显的季节性。如春季多风病，夏季多暑病，长夏多湿病，秋季多燥病，冬季多寒病。由于六淫致病与季节时令密切相关，故又称之为"时令病"。

（3）地域性 六淫致病常与生活环境和工作区域密切相关。如西北高原地区多寒病、燥病；东南沿海地区多湿病；久居潮湿环境多湿病；高温环境作业多易患火热燥病等。

（4）相兼性 六淫邪气既可单独侵袭人体而发病，又可两种以上同时侵犯人体而致病。如风寒感冒、湿热泄泻、风寒湿痹等。

（5）转化性 六淫致病后，在一定条件下，其证候的病理性质可发生转化。如寒邪入里可化热，暑邪日久可化燥等。

3. 六淫的性质和致病特点

（1）风邪 凡具有善动不居、轻扬开泄等特性的外邪，称为风邪。风为春季的主气，但四季皆有风，故风邪为病四季常有，但以春季为多。风邪侵犯人体多自皮毛肌腠而入，引起外风病证。风邪是外感病因中极为重要的致病因素。

风邪的性质和致病特点见表2-26。

①风为阳邪，轻扬开泄，易袭阳位：风邪善动而不居，质轻而上浮，具有向上、向外、轻扬、升发的特性，故属于阳邪。其性开泄，指其侵犯机体可致腠理不固而汗出。由于风性轻扬、升散，故风邪多侵犯人体的上部头面、阳经和肌表，使皮毛腠理开泄，出现头痛、汗出、恶风、咽痒咳嗽等。

②风性善行而数变："善行"，指风邪具有游走不定、善动不居之性。故风邪侵犯人体具有病位游移、行无定处的特点。如风邪偏盛所导致的"行痹"，表现为四肢关节游走性疼痛，痛无定处。"数变"，指风邪致病变幻无常，发病迅速。如风疹块（荨麻疹）表现为皮肤瘙痒时作，疹块发无定处，此起彼伏，时隐时现等特征。同时，以风邪为先导的外感疾病，一般发病急，传变也较快。如小儿风水证，起病仅有表证，但短时间内即可出现头面一身俱肿、小便短

NOTE

少等。

③风性主动："主动"，指风邪致病具有动摇不定的特征。如风邪入侵，常出现颜面肌肉抽掣、眩晕、震颤、四肢抽搐、角弓反张、颈项强直、两目上视等。外感热病中的"热极生风"，金刃外伤复感风邪，出现的四肢抽搐、角弓反张等症状，也属于风性主动的临床表现。

④风为百病之长：长者，始也，首也。风为百病之长，一是指风邪常为外邪致病的先导，常兼他邪相合为病，六淫中其他五邪常依附于风邪侵袭人体而发病。如外感风寒、风热、风湿等。二是指风邪袭人致病最多。风邪四季皆有，故发病机会多；风邪侵犯人体，无孔不入，表里内外均可遍及，侵害不同的脏腑组织，可发生多种病证。古人甚至将风邪作为外感致病因素的总称，故风有"百病之长""六淫之首"之称。

表 2-26 风邪的性质和致病特点

性质	致病特点	临床表现（举例）
风为阳邪	易伤阳位	头项强痛、鼻塞咽痒、面肌麻痹
轻扬开泄	腠理开泄	汗出、恶风、发热
善行数变	病位游走不定	行痹、风疹、荨麻疹
	起病急，变化多，传变快	癫痫、中风、惊风
风性主动	症状动摇不定	眩晕、震颤、四肢抽搐、角弓反张
风为百病之长	致病广泛，易兼他邪	风寒、风热、风湿、风燥、暑风

（2）寒邪 凡致病具有寒冷、凝结、收引特性的外邪，称为寒邪。寒乃冬季之主气，故冬季多寒病。但寒邪为病也可见于其他季节，如气温骤降、涉水淋雨、汗出当风、空调过凉等，亦可使人感受寒邪。寒邪束表，阻遏卫阳，称为"伤寒"；寒邪直中于里，伤及脏腑阳气，则为"中寒"。

寒邪的性质和致病特点见表 2-27。

①寒为阴邪，易伤阳气：寒为阴气盛的表现，故为阴邪。寒邪侵犯人体，最易损伤人体阳气。阳气受损，则可出现全身或局部的寒象。如寒邪侵袭肌表，卫阳被遏，可出现恶寒、发热、无汗、鼻塞、流清涕等；如寒邪直中脾胃，脾阳受损，可见脘腹冷痛、呕吐、腹泻等。

②寒性凝滞：凝滞，即凝结阻滞。寒性凝滞，是指寒邪侵犯人体可使气血津液凝滞、经脉不通。寒邪侵入人体，阳气受损，失其温煦，气血津液运行不畅，甚或凝结阻滞不通，"不通则痛"，故疼痛是寒邪致病的重要临床表现。因此又有"寒性凝滞而主痛"之说。因寒而痛，一则有明显的受寒原因；二则其痛遇寒加重，得温则减。由于寒邪侵犯的部位不同，所以症状各异。如寒客肌表经络，气血凝滞不通，则头身肢体关节疼痛；寒痹（痛痹）可见关节冷痛；寒邪直中胃肠，可见脘腹剧痛等。

③寒性收引：收引，即收缩牵引。寒性收引，指寒邪侵犯人体可使气机收敛，腠理闭塞，经络、筋脉收缩而挛急。如寒邪侵袭肌表，可致腠理闭塞，卫阳被遏，出现发热、恶寒、无汗等；如寒邪客于经络关节，则引起筋脉收缩挛急，可见关节拘挛疼痛，屈伸不利，或冷厥不仁等。

表 2-27　寒邪的性质和致病特点

性质	致病特点	临床表现（举例）
寒为阴邪	易伤阳气	伤寒：恶寒、发热、无汗、鼻塞、流清涕 中寒：脘腹冷痛、呕吐、腹泻、形寒肢冷
寒性凝滞	气血阻滞	疼痛
寒性收引	气机收敛	恶寒、发热、无汗
	筋脉拘急	关节屈伸不利、挛缩作痛

（3）暑邪　凡夏至之后，立秋以前，致病具有炎热、升散兼湿特性的外邪，称为暑邪。暑为夏季之主气，为火热之气所化。暑邪致病有明显的季节性，主要发生于夏至以后，立秋之前。暑邪致病，有伤暑和中暑之别。起病缓，病情轻者，为"伤暑"；起病急，病情重者，为"中暑"。

暑邪的性质和致病特点见表 2-28。

①暑为阳邪，其性炎热：暑为夏季炎热之气所化，故为阳邪。暑邪伤人多表现为阳热亢盛的一系列临床症状，如高热、面赤、心烦、汗出、脉洪大等。

②暑性升散，易扰心神，易伤津耗气：升散，即上升、发散之意。暑为阳邪，其性升发，故易上犯头目，上扰心神，出现心胸烦闷不宁、头昏、目眩、面赤等。发散之性可致腠理开泄而汗出，汗出过多则伤津，出现口渴喜饮、唇干舌燥、小便短赤等。气随津泄，常可见到气短、乏力等气虚之症。甚则津气耗伤太过，清窍失养，会突然昏倒、不省人事。

③暑多夹湿：暑季气候炎热，且多雨潮湿，热蒸湿动，水气弥漫，故常见暑湿相兼为病。其临床表现除发热、烦渴等暑热症状外，常兼见身重倦怠、胸闷呕恶、大便溏泄不爽等湿阻症状。

表 2-28　暑邪的性质和致病特点

性质	致病特点	临床表现（举例）
暑为阳邪，其性炎热	阳热亢盛	高热、面赤、心烦、汗出、脉洪大
暑性升散	上犯头目	头昏、目眩、面赤
	上扰心神	心胸烦闷不宁，甚则猝然昏倒、不省人事
	伤津耗气	身热汗多、口渴喜饮、小便短赤、舌红少津、气短、倦怠，甚至气随津脱
暑多夹湿	湿热夹杂	胸闷脘痞、四肢倦怠、便溏不爽

（4）湿邪　凡致病具有重浊、黏滞、趋下特性的外邪，称为湿邪。湿为长夏之主气。长夏，即夏至到处暑 5 个节气，又称"季夏"。夏秋之交，阳热尚盛，雨水且多，热蒸水腾，湿气充斥，为一年中湿气最盛的季节，故多湿病。此外，气候潮湿、涉水淋雨、居处潮湿、水中作业等亦可感受湿邪而致病。

湿邪的性质和致病特点见表 2-29。

①湿为阴邪，易损阳气：湿与水同类，属于阴邪。阴胜则阳病，故湿邪侵入，易损阳气。但湿邪伤阳程度较寒邪为轻。脾主运化水液，喜燥而恶湿，故湿邪侵犯人体，常先困脾而使脾阳不振，运化无权，水湿停聚，发为泄泻、水肿、痰饮等。

②湿性重浊："重"，即沉重、附着之意。感受湿邪，常出现以沉重感或附着难移为主的症状，表现为头身困重、四肢酸楚沉重等。如湿袭肌表，困遏清阳，清阳不升，可见头重如裹布帛；如湿邪留滞经络关节，可见肌肤不仁、关节疼痛重着或屈伸不利等，病位多固定且附着难移，称之为"湿痹"或"着痹"。"浊"，即浑浊、秽浊不清，指湿邪为病，易出现分泌物和排泄物秽浊不清的特点。如湿浊在上，则面垢眵多；湿滞大肠，则大便溏泄，下痢脓血黏液；湿浊下注，则小便浑浊，妇女白带过多；湿邪浸淫肌肤，可致疮疡，湿疹浸淫流水等。

③湿性黏滞："黏"，即黏腻不爽；"滞"，即停滞。湿邪致病具有黏腻停滞的特点，主要表现在三个方面：一是症状的黏滞性，即湿病症状多黏滞而不爽。如大便黏腻不爽，小便滞涩不畅，汗出而黏及口黏、口甜、舌苔黏腻等。二是病程的缠绵性。由于湿性黏滞，其性胶着，气机被阻，气不行则湿不化，胶着难解，故湿邪为病，起病缓慢，病程较长，反复发作，或缠绵难愈。如湿疹、湿痹（着痹）、湿温等皆因其湿邪难除而不易速愈。三是易阻气机。因湿为重浊之邪，故伤人最易滞留于脏腑经络，阻滞气机，使脏腑气机升降失常，经络阻滞不畅。如湿阻上焦则胸膈满闷；湿困中焦则脘痞腹胀、食欲减退；湿停下焦则小腹胀满、小便淋涩不畅。

④湿性趋下，易袭阴位：湿性类水，有趋下之势，故湿邪为病，易侵犯人体下部。如水肿、湿疹等病以下肢为多见。

表 2-29　湿邪的性质和致病特点

性质	致病特点	临床表现（举例）
湿为阴邪	易损阳气	泄泻、水肿、痰饮
湿性重浊	沉重、重着	头重如裹、四肢酸重、关节重痛
	秽浊垢腻	面垢眵多、大便溏泄、下痢脓血、小便浑浊、白带过多、湿疹流水
湿性黏滞	症状黏滞	二便黏腻不爽，分泌物黏滞
	病程缠绵	湿疹、湿痹、湿温等病起病缓，病程长，难速愈
	阻遏气机	胸膈满闷；脘痞腹胀，食欲减退；小腹胀满，小便短涩
湿性趋下	易袭阴位	淋浊、泄泻、下痢、妇女带下、下肢浮肿、下肢湿疹

（5）燥邪　凡致病具有干燥、收敛、清肃等特性的外邪，称为燥邪。燥为秋季的主气。秋季天气收敛，久晴少雨，气候干燥，人体易感燥邪而发病。燥邪为病，随天气变化有温燥和凉燥之分。初秋时节，夏季之余热与秋季之燥邪相结合形成"温燥"；秋末时节，初冬之寒气与秋季之燥邪相结合则形成"凉燥"。

燥邪的性质和致病特点见表 2-30。

①燥性干涩，易伤津液："干"，即干燥；"涩"，即涩滞。燥邪具有干燥枯涩之性，侵犯人体，最易耗伤津液，使皮肤、孔窍失于滋养而出现各种干燥、涩滞不利的症状。如口鼻干燥、咽干口渴、皮肤干燥甚至皲裂、毛发干枯不荣、小便短少、大便干结等。

②燥易伤肺：肺为娇脏，喜润而恶燥，与外界大气直接相通，且外合皮毛，开窍于鼻，故燥邪多自口鼻而入；最易损伤肺津，影响肺的宣发肃降功能，甚至损伤肺络，从而出现干咳少痰，或痰液胶黏难咳，或痰中带血，甚或喘息胸痛等。由于肺与大肠相表里，燥邪自肺影响到大肠，大肠失润，传导失司，可出现大便干结等。

表 2-30　燥邪的性质和致病特点

性质	致病特点	临床表现（举例）
燥性干涩	易伤津液	口鼻干燥、咽干口渴、皮肤干燥甚至皲裂、毛发干枯不荣、小便短少、大便干结
燥易伤肺	易伤肺津	干咳少痰，或痰黏难咳，或痰中带血，甚或喘息胸痛，大便秘结

（6）火（热）邪　凡致病具有炎热、蒸腾等特性的外邪，称为火热之邪。火热旺于夏季，但不像暑有明显的季节性，也不受季节气候的限制，故一年四季均可致病。火与热异名同类，本质皆为阳盛所生，故火热常可统称。中医学中与火热之邪相近的病因名称还有温邪，一般认为三者同属一气，均为阳热之邪，故常称为温热之邪、火热之邪。但三者同中有异：①程度不同："温为热之渐，火为热之极"，温的程度较轻，热次之，火最甚。②表现不同：在自然界，火有形，易结聚；热无形，易弥漫。故火邪致病，临床表现多为局部症状，如肌肤局部红、肿、热、痛，或口舌生疮，或目赤肿痛等；热邪致病，临床表现多为全身弥漫性发热征象。③形成不同：就发病而言，热多外感，火多内生，热纯属邪气，火却有正气、邪气之分，而温则只为外感，属温病学范畴。

火（热）邪的性质和致病特点见表 2-31。

表 2-31　火（热）邪的性质和致病特点

性质	致病特点	临床表现（举例）
火（热）为阳邪	阳胜则热	高热、烦渴、汗出、脉洪数
	伤津耗气	口渴喜冷饮、咽干舌燥、小便短赤、大便秘结、体倦乏力、少气懒言
	生风	高热神昏、四肢抽搐、牙关紧闭、两目上视、角弓反张
	动血	吐血、衄血、便血、尿血、皮肤发斑、月经过多、崩漏
	易致疮痈	局部红、肿、热、痛
其性燔灼趋上	上犯头面	面红目赤、口舌糜烂、齿龈肿痛、耳内肿痛或流脓
	易扰心神	心烦、失眠、狂躁不安、神昏谵语

①火（热）为阳邪，其性燔灼趋上：火热之性燔灼、亢奋、升腾，故为阳邪。"阳胜则热"，故火热之邪致病，常表现出实热性病证，临床多见高热、烦渴、汗出、脉洪数等。火性趋上，故火热之邪侵犯人体，上部症状比较突出，尤以头面部多见。如口舌生疮、牙龈肿痛、目赤肿痛、耳内肿痛或流脓等。

②火（热）易扰心神：火热有躁动之性，又与心相通应，故火热之邪入于营血，易影响心神。轻者心烦、失眠；重者可扰乱心神，出现狂躁不安、神昏谵语等。

③火（热）易伤津耗气：火热为阳邪，侵犯人体后既可直接消灼煎熬津液，使人体津液耗伤，故临床表现除热象显著外，往往伴有口渴喜冷饮、咽干舌燥、小便短赤、大便秘结等。此外，火热太盛，又可迫津外泄，"壮火食气"，加之气随津耗，临床可见体倦乏力、少气懒言等气虚症状。

④火（热）易生风：是指火热之邪侵犯人体，燔灼肝经，耗劫津液，使筋脉失于濡养，而引起肝风内动的病证。因是热甚引起肝风，故称"热极生风"，可见高热神昏、四肢抽搐、牙

关紧闭、两目上视、角弓反张等。

⑤火（热）易动血：是指火热之邪侵入血脉，易迫血妄行。火热之邪侵犯血脉，轻则加速血行而脉数；重则灼伤脉络，迫血妄行，引起各种出血，如吐血、衄血、便血、尿血、皮肤发斑、月经过多、崩漏等。

⑥火邪易致疮痈：火邪侵入血分，可聚于局部，腐蚀血肉而发为痈肿疮疡。临床表现为疮疡局部红、肿、热、痛等特征。

（二）疠气

疠气，又称"瘟疫病邪"，是一类具有强烈致病性和传染性病邪的统称。在中医文献中，疠气又称为"疫气""疫毒""戾气""异气""毒气""乖戾之气"等，是有别于六淫的一类外感病邪。疠气的种类很多，疠气所引起的疾病统称为疫疠、疫病、瘟病或瘟疫病。现代临床的许多传染病和烈性传染病都属疫病范畴，如时行感冒、痄腮（腮腺炎）、烂喉丹痧（猩红热）、白喉、天花、霍乱、鼠疫、艾滋病（AIDS）、禽流感、甲型 H1N1 流感等。

1. 疠气的致病特点

（1）传染性强，易于流行　具有强烈的传染性和流行性是疠气最主要的特点。疠气可通过空气、食物、接触等多种途径在人群中传播并易引起大面积的流行。疠气的性质不同，其传染途径亦不相同。

（2）发病急骤，病情危笃　由于疠气多属热毒之邪，其性暴戾，而且常夹毒雾、瘴气等秽浊之邪侵犯人体，故其致病具有发病急骤、来势凶猛、变化多端、病情险恶的特点。如《温疫论》描述为："缓者朝发夕死，重者顷刻而亡。"

（3）一气一病，症状相似　疠气作用于脏腑组织器官，发为何病，具有一定的特异选择性，从而在不同部位产生相应的病症。疠气种类不同，所致之病各异。故由同一种疠气引起的疫病，均有其各自的临床特点和传变规律，即"一气致一病"。同一种疠气会特定侵犯某脏腑、经络或部位而发病，故同种疠气致病，大都症状相似，所谓"众人之病相同"。

2. 影响疠气发生和流行的因素

（1）气候因素　自然气候的反常变化，如久旱、酷热、洪涝、湿雾瘴气等。

（2）环境因素　环境卫生不良，如水源、空气污染或食物污染或饮食不当、地震等。

（3）预防隔离因素　疠气具有强烈的传染性，人触之者皆可发病。故预防隔离工作不力，措施不当，也会使疫病发生或流行。

（4）社会因素　社会因素可对疫病的发生与流行有一定影响。若国家安定，经济发达，能积极有效地采取防疫和治疗措施，则疫病能得到及时有效的控制；反之，若社会动荡不安，人们生活贫困，则疫病不断发生和流行。

（三）七情内伤

七情，指喜、怒、忧、思、悲、恐、惊七种正常的情志活动。七情是人体脏腑生理和精神活动对内外环境变化产生的情志反应，一般不会导致或诱发疾病。七情内伤，指喜、怒、忧、思、悲、恐、惊七种情志变化过于突然、强烈或长期持久，超过了人体正常的生理调节范围，导致脏腑精气损伤，机能失调，或人体正气虚弱，对情志刺激的适应和调节能力低下，引发或诱发疾病。七情致病有别于外感病因由口鼻或肌表而入，而是直接伤及脏腑，是造成内伤病的主要致病因素之一，故又称"内伤七情"。七情分属于五脏，以喜、怒、思、悲、恐为代表，故称为"五志"。

1. 七情与五脏精气的关系　情志活动由脏腑精气对外在环境因素的应答而产生，脏腑精气是产生各种情志活动的内在生理学基础。如《素问·阴阳应象大论》所说："人有五脏化五气，以生喜怒悲忧恐。"即肝在志为怒，心在志为喜，脾在志为思，肺在志为忧，肾在志为恐。若脏腑功能失常，气血运行失调，则可出现情志的异常变化。另一方面，情志变化异常，又可导致脏腑精气阴阳失常，气血运行失调。虽然情志活动分属于五脏，但又统归于心。如《类经·疾病类·情志九气》说："心为五脏六腑之大主，而总统魂魄，兼赅意志。"另外，肝在调节情志活动、保持心情舒畅方面，也发挥着重要作用。

2. 七情内伤的致病特点〔图 2-49〕

（1）**直接伤及内脏**　七情过激致病，大都直接损伤内脏而导致内伤疾病的发生。《灵枢·百病始生》说："喜怒不节则伤脏。"

①损伤相应之脏：七情分属于五脏，故情志活动太过可直接损伤相应之脏。即怒伤肝，喜、惊伤心，思伤脾，悲、忧伤肺，恐伤肾。

②影响心神：心主情志，七情皆从心而发，故各种情志刺激都会影响心神，导致心神不宁，甚至精神失常。如《类经·疾病类·情志九气》说："情志之伤，虽五脏各有所属，然求其所由，则无不从心而发。"

③数情交织，多伤心肝脾：情绪是一种非常复杂的心理反应，内外部环境变化往往会使人产生多种情绪，即除单一情志伤人外，两种以上情志交织也会伤人，尤易伤及多个脏腑。由于心肝脾三脏在人体生理和情志活动中发挥着重要作用，故此三脏最易损伤。如《临证指南医案》说："悒郁动肝致病，久则延及脾胃中伤，不纳，不知味。"

④易损伤潜病之脏腑：潜病，是指已经存在但无明显临床表现的病证。潜病之脏腑是指潜病所在的脏腑。因其正气已虚，故为情志易伤之所。如曾患真心痛、头痛等病证的患者，虽临床症状已经消失，但遇有情志刺激，真心痛患者易出现心前区疼痛，头痛患者易出现偏头痛。

（2）**影响脏腑气机**　脏腑之气的运动变化，与情志的产生及变化密切相关。七情致病伤及五脏，首先影响脏腑气机，使脏腑气机升降失常，气血运行紊乱而为病。不同的情志刺激，对气机的影响也不尽相同，《素问·举痛论》说："百病生于气也，怒则气上，喜则气缓，悲则气消，恐则气下……惊则气乱……思则气结。"

①怒则气上：指大怒致使肝气上逆，甚则血随气逆的病机变化。临床可见头胀头痛、面红目赤、急躁易怒；若肝气横逆犯脾，可兼见腹痛、腹泻等症，甚则呕血、昏厥猝倒。

②喜则气缓：指过度喜乐，致使心气涣散或心神惮散的病机变化。临床可见精神不集中，少气乏力，心悸失神，甚则神志失常、狂乱，或见心气暴脱而大汗淋漓、气息微弱、脉微欲绝等症。

③悲则气消：指过度悲忧，导致肺气耗伤或宣降失常的病机变化。临床常见意志消沉、精神萎靡、气短胸闷、乏力懒言等。

④恐则气下：指过度恐惧，致使肾气失固，气陷于下的病机变化。临床可见二便失禁、遗精、滑精、骨痿等。

⑤惊则气乱：指猝然受惊，导致心神不定、气机逆乱的病机变化。临床可见惊慌失措、心悸、失眠，甚至神志错乱等。

⑥思则气结：指过度思虑，导致心脾气机郁滞，运化失职的病机变化。临床可见纳呆、脘

腹胀满、便溏，甚则肌肉消瘦等。若伤及心血，可致心悸、怔忡、失眠、健忘、多梦等。

（3）多发为情志病　情志病，是指由于受到精神刺激而发生或诱发的病证，或其他原因所致但发病后具有情志异常表现的病证。如郁证、癫、狂、胸痹、真心痛、消渴、恶性肿瘤等。

（4）情志变化影响病情　在疾病过程中，情志变化对病情有两方面的影响。一是情绪积极乐观，七情反应适当，有利于病情的好转乃至痊愈；二是情绪消沉，或情绪波动异常，可诱发疾病或加重病情。

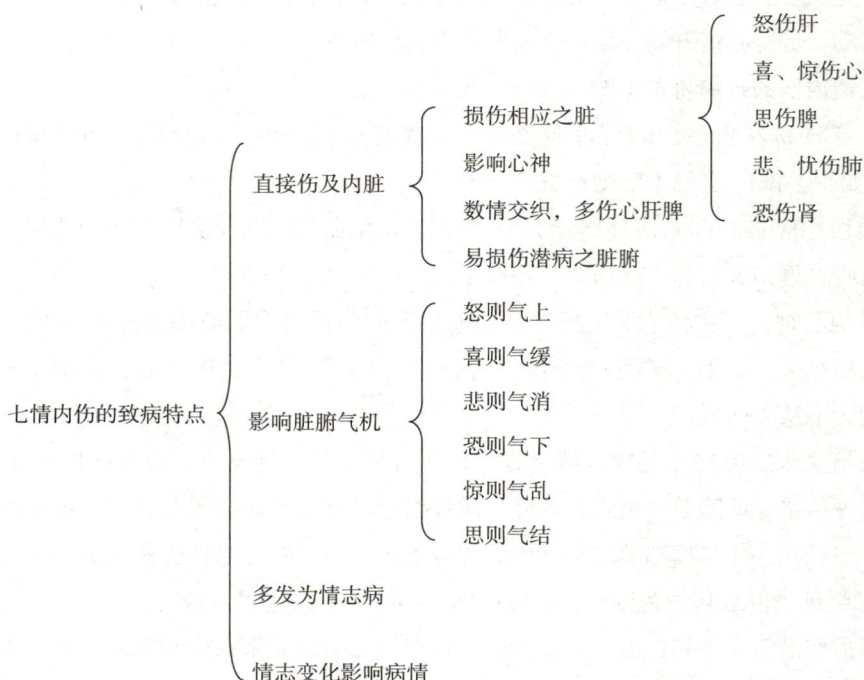

图 2-49　七情内伤的致病特点归纳图

（四）饮食失宜

饮食是人类赖以生存和维持健康的基本条件，是人体后天生命活动所需精微物质的重要来源。饮食物主要依靠脾胃进行消化吸收，如饮食失宜，首先损伤脾胃，因脾胃受损，正气不足，一方面易发外感疾病，另一方面还可导致化热、生痰、聚湿等多种病变。

1. 饮食不节　节为节制，节度。饮食不节，是指饮食不能节制，明显低于或超过本人适度的饮食量。饮食过饥过饱或饥饱无度均可导致疾病发生。（表 2-32）

（1）过饥　指摄食不足，如饥而不得食，或有意识限制饮食，或因脾胃功能虚弱而纳少，或因七情强烈波动而不思饮食，或不能按时饮食等。《灵枢·五味》说："谷不入，半日则气衰，一日则气少矣。"长期摄食不足，一是纳谷不足，胃腑失养，损伤胃气而出现胃脘疼痛、泛吐酸水等；二是气血生化不足，脏腑组织失养，功能衰退，如在儿童时期，则会影响其正常发育；三是正气不足，抵抗力低下，机体易感外邪而继发其他疾病。此外，如果有意抑制食欲，可能会发展成厌食等较为顽固的身心疾病。

（2）过饱　指饮食超量，或暴饮暴食，或中气虚弱而强食，以致脾胃难于消化转输而致病。过饱可导致饮食积滞不化，而出现脘腹胀满、疼痛、嗳腐泛酸、呕吐、腹泻、厌食等食伤脾胃之症。《素问·痹论》说："饮食自倍，肠胃乃伤。"若食滞日久，脾运失健，聚湿、生痰、化热而引起其他病变。若小儿食滞日久，可致"疳积"。

表 2-32　饮食不节的致病特点

病因	致病特点	三要病症（举例）
过饥	损伤胃气	胃脘嘈杂疼痛、呕吐泛酸
	气血不足	气虚、血虚，脏腑功能衰退，生长发育不良
	正气虚弱	易感外邪
过饱	损伤脾胃	脘腹胀满、疼痛、嗳腐泛酸、呕吐、腹泻、厌食
	痰湿内生	消渴、肥胖、痔疮、小儿疳积

2. 饮食不洁　指食用不清洁、不卫生、腐败变质或有毒的食物。饮食不洁而致的病变以胃肠病为主。一是损伤肠胃，使胃肠功能紊乱，出现腹痛、恶心呕吐、腹泻或下痢脓血等胃肠道症状；二是食物中毒，由于食入被毒物污染或有毒食物而引起，轻则脘腹疼痛、呕吐腹泻，重则昏迷，甚至死亡；三是引起肠道寄生虫病，如蛔虫病、蛲虫病等，常出现腹痛时作、面黄肌瘦、嗜食异物等症。《金匮要略·禽兽鱼虫禁忌并治》曰："秽饭、馁肉、臭鱼……食之皆伤人……六畜自死，皆疫死，则有毒，不可食之。"（表 2-33）

表 2-33　饮食不洁的致病特点

病因	致病特点	主要病症（举例）
食物污染，生冷不洁，腐败变质，有毒食物	损伤肠胃	脘腹疼痛、恶心呕吐、腹泻、下痢脓血
	食物中毒	轻则脘腹疼痛、呕吐、腹泻；重则昏迷，甚至死亡
	寄生虫病	腹痛、面黄肌瘦、嗜食异物

3. 饮食偏嗜　指特别喜好某种性味的食物或专食某些食物。若饮食偏嗜，可导致阴阳失调，或某些营养物质缺乏而发生疾病（表 2-34）。

（1）寒热偏嗜　良好的饮食习惯要求寒温适中。《灵枢·师传》说："食饮者，热无灼灼，寒无沧沧。寒温中适，故气将持，乃不致邪僻也。"若过分偏寒或偏热饮食，可导致人体阴阳失调而发生病变。如多食生冷寒凉之品，久则损伤脾胃阳气，导致寒湿内生，发生腹痛、腹泻等；偏食辛温燥热饮食，可使肠胃积热，损伤胃阴，出现口渴、腹满胀痛、便秘或酿成痔疮等。

（2）五味偏嗜　指长期嗜食酸、苦、甘、辛、咸等饮食物，可损伤脏腑而为病。五味与五脏，各有其一定的亲和性，它们各有不同的作用，不可偏废。《素问·至真要大论》说："夫五味入胃，各归所喜，故酸先入肝，苦先入心，甘先入脾，辛先入肺，咸先入肾。"如果长期嗜好某种性味的食物，可使相应脏腑机能偏亢，功能失调而发生多种病变；久之可使脏腑之间平衡关系失调而损伤他脏发生疾病。《素问·五藏生成》说："多食咸，则脉凝泣而变色；多食苦，则皮槁而毛拔；多食辛，则筋急而爪枯；多食酸，则肉胝皱而唇揭；多食甘，则骨痛而发落。"

（3）种类偏嗜　若专食某种或某类食物，或厌恶某类食物而不食，或膳食中缺乏某些食物等，久之会因某些营养物质过剩或缺乏而伤及脏腑为病。如瘿瘤（碘缺乏）、佝偻病（钙、磷

NOTE

代谢障碍）、夜盲症（维生素 A 缺乏）等。如过食肥甘厚味，则易生痰、化热、导致肥胖、眩晕、中风、胸痹、消渴等病变。

（4）饮酒偏嗜　适量饮酒可以宣通血脉，舒经活络，但长期饮酒过量可损伤脾胃，聚湿、生痰、化热而出现脘腹胀满、胃纳减少、口苦口腻、舌苔厚腻等症，甚至变生癥积。

表 2-34　饮食偏嗜的致病特点

病因	致病特点	主要病症（举例）
寒热偏嗜	偏寒损伤脾胃阳气	腹痛、腹泻、泛吐清水、手足不温
	偏热导致胃肠积热	口渴、腹满胀痛、便秘、痔疮
五味偏嗜	脏腑功能紊乱	发生多种病变
种类偏嗜	缺乏某些营养物质	瘿瘤、佝偻病、夜盲症、脚气病
	生痰生热	肥胖、眩晕、中风、胸痹、消渴
饮酒偏嗜	损伤脾胃，内生湿热	脘腹胀满、纳呆、口苦口腻、舌苔厚腻

（五）劳逸失度

劳动与休息的合理调节，是保证人体健康的必要条件。劳逸失度，即过度劳累或过度安逸，均可导致脏腑气血失调而引发疾病（表 2-35）。

1. 过劳　即过度劳累，也称劳倦所伤。包括劳力过度、劳神过度和房劳过度三个方面。

（1）劳力过度　又称"形劳"。指较长时间的过度用力，劳伤形体而积劳成疾，或是病后体虚，勉强劳作而致病。形劳致病，一是耗气，耗损内脏精气，尤易耗伤脾肺之气，使之功能减退。常见少气懒言、体倦神疲、气喘汗出等症。《素问·举痛论》说："劳则气耗。"二是损伤形体，即劳伤筋骨，导致形体组织损伤，久而积劳成疾。如《素问·宣明五气》说："久立伤骨，久行伤筋。"

表 2-35　劳逸失度的致病特点

病因		致病特点	主要病症（举例）
过劳	劳力过度	耗气	少气懒言、神疲乏力、喘息汗出
		损伤形体	形体组织损伤，久而积劳成疾
	劳神过度	耗伤心血	心悸、健忘、失眠、多梦
		损伤脾气	纳少、腹胀、便溏
	房劳过度	耗伤肾精、肾气	腰膝酸软、精神萎靡、眩晕耳鸣、性功能减退；遗精、早泄、阳痿；月经不调、带下过多、不孕不育
过逸	体力过逸	脏腑功能减退，正气虚弱	食少、胸闷、腹胀、肢困、肌肉软弱、虚胖臃肿，动则心悸、气喘汗出，易感外邪
	脑力过逸	神气衰弱	精神萎靡、健忘、反应迟钝、痴呆

（2）劳神过度　又称"心劳"。指长期用脑过度，思虑劳神而积劳成疾。劳神过度易耗伤心血，损伤脾气，久则心脾两虚。临床常见心神失养而心悸、健忘、失眠、多梦和脾失健运而

纳少、腹胀、便溏等。

（3）**房劳过度**　又称"肾劳"。指房事太过，或手淫恶习，或妇女早孕多育等，耗伤肾精、肾气而致病。可见腰膝酸软、精神萎靡、眩晕耳鸣、性功能减退，或遗精、早泄、阳痿，或月经不调、带下过多，或不孕不育等症。《素问·生气通天论》说："因而强力，肾气乃伤，高骨乃坏。"此外，房劳过度也是导致早衰的重要原因。

2.过逸　即过度安逸。包括体力过逸和脑力过逸等，过逸可使脏腑气血失调而致病。

（1）**体力过逸**　如果长期运动减少，一是使人体气机失于畅达，阳气失于振奋，导致脏腑功能减退。可见食少、胸闷、腹胀、肢困、肌肉软弱或形体虚胖臃肿等。久则进一步影响血液运行和津液代谢，形成气滞血瘀、水湿痰饮内生等病变。二是阳气不振，体质虚弱，正气不足，抵抗力下降等。可见动则心悸、气喘汗出等，或抗邪无力，易感外邪致病。如《素问·宣明五气》说："久卧伤气，久坐伤肉。"

（2）**脑力过逸**　长期用脑过少，加之阳气不振，可致神气衰弱，常见精神萎靡、健忘、反应迟钝，甚至痴呆等。

（六）继发病因

痰饮、瘀血、结石等是疾病过程中形成的病理产物，若未能及时消除而滞留于体内，可干扰机体正常功能，加重病理变化，或引起新的病变，成为一类比较特殊的致病因素。因其通常继发于其他病理过程而产生，故称"继发性病因"。

1.痰饮

（1）**痰饮的概念**　痰饮是人体水液代谢障碍所形成的病理产物。一般将质地稠浊者称为痰，清稀者称为饮。痰可分为有形之痰和无形之痰。有形之痰，是指视之可见，或闻之有声，或触之可及的实质性痰浊和水饮，如咳吐之痰、喉中痰鸣、触之有形的痰核等。无形之痰，是指只见其征象，不见其形质的痰病，如眩晕、癫狂、痴呆等，可表现出头晕目眩、心悸气短、神昏谵语等，多以苔腻、脉滑为重要临床特征，用祛痰之法皆可获疗效。因此，中医学对"痰"的认识，主要是以临床征象为依据来进行分析的。饮的流动性较大，可留积于人体脏器组织的间隙或疏松部位。因其停留的部位不同，故其临床表现及名称亦不相同。主要根据《金匮要略·痰饮咳嗽病脉证并治》所载分为四饮，即"痰饮"（饮的一种）"悬饮""溢饮""支饮"等（图2-50）。

另外，水液代谢障碍所形成的病理产物有"水、湿、痰、饮"之分，四者同源而异流，但性质稍有差别。一般认为：湿聚为水，积水成饮，饮凝成痰；稠浊者为痰，清稀者为饮，更清者为水，水气弥漫者为湿。

（2）**痰饮的形成**　痰饮的形成，多为外感六淫，或内伤七情，或饮食不节等，使脏腑功能失调，气化不利，水液代谢障碍，以致水液停聚而形成。由于肺、脾、肾、肝及三焦等对水液代谢起着重要作用，故痰饮的形成，多与上述脏腑功能失常密切相关。另外，某些外感和内伤因素也可导致痰饮生成。因此，凡与津液代谢密切相关的脏腑机能失调，以及对津液代谢有影响的致病因素，均可以导致痰饮形成。

（3）**痰饮的致病特点**

①阻滞气血运行：痰饮为有形实邪，可随气流行，若留滞于脏腑，则阻滞脏腑气机，影响脏腑气机升降。如痰饮停胃，可见恶心呕吐等；痰饮阻肺，可见胸闷气喘、咳嗽吐痰等。若留

滞于经络，经络阻滞不通，气血运行不畅，出现肢体麻木、屈伸不利，甚则半身不遂等。若结聚于局部，则形成瘰疬、痰核、阴疽、流注等。

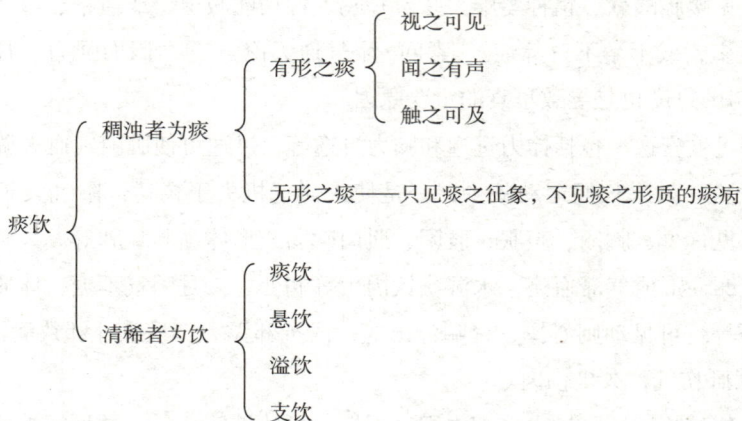

$$
\text{痰饮}\begin{cases}
稠浊者为痰\begin{cases}
有形之痰\begin{cases}视之可见\\闻之有声\\触之可及\end{cases}\\
\\
无形之痰——只见痰之征象，不见痰之形质的痰病
\end{cases}\\
\\
清稀者为饮\begin{cases}痰饮\\悬饮\\溢饮\\支饮\end{cases}
\end{cases}
$$

图 2-50　痰饮分类图

②影响水液代谢：痰饮本为水液代谢失常的病理产物，但其一旦形成之后，便作为一种致病因素反过来作用于人体，会进一步影响肺、脾、肾等脏腑的水液代谢功能，从而影响人体水液的输布与排泄，使水液进一步滞留于体内，加重水液代谢障碍。

③易于蒙蔽心神：痰饮为浊物，而心神性清净。故痰浊为病，随气上逆，尤易蒙蔽清窍，扰乱心神，心神活动失常。如痰浊上扰，蒙蔽清阳，可见头昏头重、精神不振等；如痰火扰心，蒙蔽心窍，扰乱神明，则可出现神昏谵妄，或引起癫、狂、痫等疾病。

④致病广泛，变幻多端：痰饮可随气流行全身，外达经络、肌肉、筋骨，内至五脏六腑，全身各处，无处不到，因此全身各处皆可见痰饮病证，症状表现十分复杂，故有"百病多由痰作祟""怪病多痰"之说。痰饮病变的发展，可伤阳化寒，可郁而化火，可夹风、夹热，可化燥伤阴，可上犯清窍，可下注足膝，且具有重浊黏滞的特性，故病势缠绵，病程较长。因此，痰饮有变幻多端，病证错综复杂的致病特点。

2. 瘀血

（1）瘀血的概念　瘀血是指因血行滞缓或血液停积而形成的病理产物。又称为"恶血""衃血""蓄血""败血""污血"等。包括体内瘀积的离经之血，以及因血液运行不畅，停滞于经脉或脏腑组织内的血液。

（2）瘀血的形成　凡能影响血液正常运行，引起血液运行不畅，或致血离经脉而瘀积的各种内外因素，均可导致瘀血的形成。

①血出致瘀：各种外伤，使脉管破裂，络伤血溢，或其他原因引起的出血，这种离经之血未能排出体外或及时消散，留积于体内便成瘀血。

②血行不畅致瘀

气滞致瘀：气行则血行，气滞则血瘀。若情志郁结，或痰饮积滞，均可造成气机阻滞，影响血液正常运行，使血液瘀滞于体内而成瘀血。

因虚致瘀：气含阴阳，是推动和调控血液运行的动力，气虚则运血或统血无力，阳虚则脉道失于温通而滞涩，阴虚则脉道失于柔润而僵化。另外，津血同源，津液亏虚，无以充血，致血液亏少及血液浓稠，则流行不畅而成瘀血。

血寒致瘀：血得温则行，得寒则凝。外感寒邪，入于血脉，或阴寒内盛，皆可使血脉挛缩拘急，血液凝涩而运行不畅，形成瘀血。

血热致瘀：外感温热，或体内阳盛化火，热入血分，血热互结，煎熬津血，使血液黏稠而运行不畅；或热灼脉络，迫血妄行，血溢脉外，离经之血停积体内而成瘀血。

（3）瘀血的致病特点　瘀血形成之后，停积体内不散，不仅失去血液的濡养作用，而且可导致新的病变发生。瘀血的致病特点主要表现在以下几个方面：①易于阻滞气机：瘀血一旦形成，必然加重气机郁滞，所谓"血瘀必兼气滞"，气滞又可引起血液运行不畅，因而导致血瘀气滞、气滞血瘀的恶性循环。②影响血脉运行：瘀血无论瘀滞于脉内，还是留积于脉外，均可影响心、肝、脉等脏腑的功能，导致局部或全身血液运行失常。③影响新血生成：瘀血乃病理性产物，已失去对机体的濡养滋润作用。瘀血阻滞体内，会严重地影响气血的运行，脏腑失于濡养，功能失常，势必影响新血的生成。因而有"瘀血不去，新血不生"的说法。④病位固定，病证繁多：瘀血一旦停滞，多难于及时消散，故其致病具有病位相对固定的特征。瘀血可以阻滞在身体的不同部位，形成原因各异，兼邪不同，因此所致病证繁多。

瘀血致病，症状表现极为复杂，但主要症状特点可大致归纳如下：①疼痛：多为刺痛，痛处固定不移，拒按，昼轻夜重。②肿块：瘀积于体表可见局部青紫肿胀，瘀积于脏腑可形成癥积，扪之质硬，固定不移。③出血：因瘀血阻滞，经脉不畅，血溢脉外而见出血，血色多呈紫黯，或夹有瘀血块。④紫绀：面色紫黯，口唇、爪甲青紫等；舌质紫黯，或舌有瘀斑、瘀点等；可有肌肤甲错，面色黧黑等表现；⑤脉象：多见涩、结、代等脉象（图2-51）。

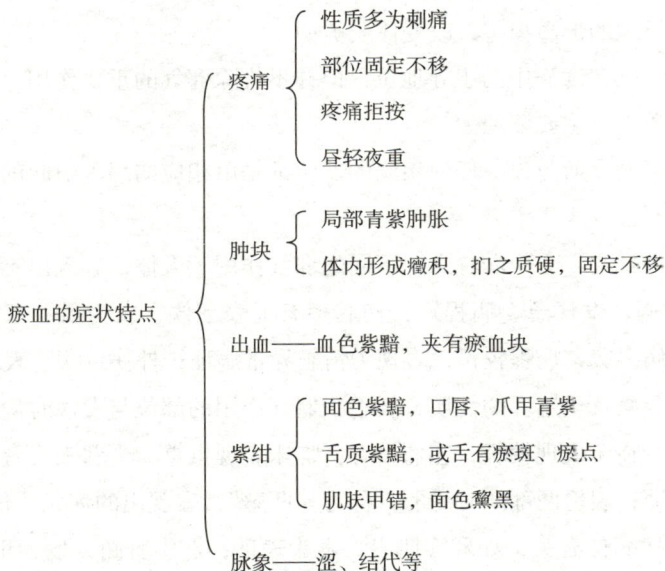

瘀血的症状特点
- 疼痛
  - 性质多为刺痛
  - 部位固定不移
  - 疼痛拒按
  - 昼轻夜重
- 肿块
  - 局部青紫肿胀
  - 体内形成癥积，扪之质硬，固定不移
- 出血——血色紫黯，夹有瘀血块
- 紫绀
  - 面色紫黯，口唇、爪甲青紫
  - 舌质紫黯，或舌有瘀斑、瘀点
  - 肌肤甲错，面色黧黑
- 脉象——涩、结代等

图2-51　瘀血的症状特点归纳图

二、发病

疾病是与健康相对而言，是机体在一定致病因素作用下，使正常生命活动遭到破坏，机体阴阳失调而出现一系列临床症状和体征的异常生命活动过程。发病，是机体处于病邪的损害与正气的抗损害的相搏过程。

（一）发病的基本原理

疾病的发生和变化是一个复杂的病理过程，发病是邪气与正气相互作用的结果。邪正相搏是疾病发生、发展的基本原理。正气是决定发病的内在因素，邪气是发病的重要条件。

1. 正气不足是发病的内在因素　正气，与邪气相对而言，指人体内具有抗病、祛邪、调节、修复及对外环境适应等作用的一类细微物质，简称为"正"。正气主要有抵御外邪、祛除病邪、修复调节、维持脏腑经络机能的协调等作用。脏腑经络结构完整、机能正常，精气血津液充足，才能正气强盛。中医学认为正气是决定发病的关键因素。正气旺盛，不易得病，如《素问·刺法论》说："正气存内，邪不可干。"正气虚弱，无力抵御邪气，容易导致疾病发生，故《素问·评热病论》说："邪之所凑，其气必虚。"正气在发病中的主导作用主要体现在以下几个方面。

（1）正虚感邪而发病　正气不足，抗病能力低下，外邪乘虚而入，导致疾病发生。同时，也易因情志刺激产生较为强烈的反应而发为情志病。

（2）正虚生邪而发病　正气不足，调节能力下降，脏腑机能紊乱，精气血津液代谢失调，以致"内生五邪"而发病；或导致病理产物积聚而引起新的病变发生。

（3）正气强弱可决定发病的证候性质　邪气侵入，若正气充盛，奋起抗邪，邪正相搏剧烈，多表现为实证；若正气不足，抗邪无力而发病者，多表现为虚证，或虚实错杂证，或危重症。

2. 邪气侵犯是发病的重要条件　邪气，泛指各种致病因素，简称为"邪"。包括存在于外界环境之中或由人体内部产生的各种具有致病作用的因素。邪气侵犯人体，会导致机体生理机能失常，造成脏腑组织的形质损害，改变体质类型。

中医学虽强调正气在发病中的主导地位，但并不排除邪气的重要作用，认为邪气侵犯人体是导致发病的重要条件，主要体现为：

（1）邪气是疾病发生的原因　任何疾病的发生都是由相应的病因引起的，没有邪气的侵袭或破坏，机体一般不会发病。

（2）影响发病的性质、类型和特点　不同的邪气作用于人体，表现出不同的发病特点、证候类型。如六淫致病，发病急、病程短，初起多有卫表证候，发为风、寒、暑、湿、燥、火证；七情致病，发病多缓，病程较长，表现为情志异常病证；外伤致病，表现为外伤病证等。

（3）影响病情和病位　感邪的性质、轻重，邪气作用的部位与发病时病情的轻重有关。一般来说，感邪轻者，临床表现较轻；感邪重者，临床表现也重。受邪表浅者多形成表证；受邪部位深者多形成里证；表里两部同时受邪，称为"两感"，表现出的症状、传变、转归都较重。邪气所中部位与发病病位有关，如邪客肌表，发为表证；邪中脏腑，发为里证；邪犯于肺者，发为肺病；邪伤肠胃，而发为肠胃病。

（4）某些特殊情况下主导疾病的发生　在邪气的毒力和致病力特别强的情况下，正气虽盛但也难以抗御，此时邪气对疾病的发生起着决定性的作用。如疬气、高温、高压、电流、枪弹伤、虫兽伤等，即使正气强盛，也难免被损伤而产生病变。故历代医家都十分强调应避其侵害，如《素问·上古天真论》说："虚邪贼风，避之有时。"

3. 邪正相搏与发病　在发病过程中，正气与邪气始终是相互斗争的，邪正斗争的胜负，决定疾病发生与否，也影响着病证的性质和发展转归。

（1）决定发病与否　①正胜邪负则不发病：邪气侵犯，正气奋起抗邪，正气充足，则病邪难于侵入，或驱邪外出，或防止内生病邪的产生，机体未受邪气的侵害，不出现临床症状和体征，即不发病。②邪胜正负则发病：邪气侵犯，超越了正气的抗邪能力，邪气得以入侵，损伤形质或扰乱生理功能，出现临床症状和体征，则发生疾病。

（2）决定证的类型　在发病过程中，证候类型、病变性质、病情轻重、进展和转归，都与邪正斗争的胜负密切相关。正盛邪实，多形成实证；正虚邪衰，多形成虚证；正虚邪盛，多形成较为复杂的虚实夹杂证或危重症。感邪轻而正气强，一般病位表浅，病情轻，疗效和预后较好；感邪重而正气弱，病位较深，病情重，疗效和预后也较差。

（二）发病类型

1. 感邪即发　感邪即发，又称为猝发、顿发，指感邪后立即发病，发病迅速之意。常由于感邪后正气抗邪反应强烈，迅速导致人体阴阳失调，并出现明显的临床表现。感邪即发多见于：①感邪较甚：感受六淫之邪较盛，多感邪即发。②感受疠气：由于疠气性毒烈，致病力强，来势凶猛，感邪多呈暴发。③情志剧变：剧烈的情绪波动可导致气血逆乱，而病变顷刻顿发。④毒物所伤：误服毒物，被毒虫毒蛇咬伤，吸入有毒的秽浊之气等，均可导致中毒而迅速发病，甚至出现死亡。⑤急性外伤：各种外伤，可直接损伤机体而迅速致病。

2. 徐发　徐发，又称为缓发，是指感邪后缓慢发病，系与卒发相对而言。徐发与致病因素的种类、性质及体质因素等密切相关。徐发多见于内伤病，如思虑过度、房事不节、嗜酒成癖等，引起机体渐进性病理改变，不断积累，而逐渐出现临床症状。以外感病因而言，如感受湿邪，其性黏滞重浊，起病多缓慢。年老体虚之人，正气不足，抗邪无力，机体反应性低下，常徐缓起病。

3. 伏而后发　伏而后发，指感受邪气后，病邪在机体内潜伏一段时间，或在诱因作用下，过时而发病。多见于外感性疾病和外伤，如破伤风、狂犬病及外感性疾病"伏气温病""伏暑"等均属此类。伏邪发病时，病情一般较重且多变。

4. 继发　继发，指在原发疾病未愈的基础上继而发生新的疾病。继发疾病必然以原发疾病为前提，并且二者在病理上有密切联系。如肝阳上亢可继发"中风"，小儿营养不良可继发"疳积"，肝胆疾病日久可继发"癥积""鼓胀"，久疟可继发"疟母"等。

5. 合病与并病　合病，是指两经或两个部位以上同时受邪所出现的病证。并病，是指一经（某一部位）的证候未罢，又出现另一经（部位）的证候。合病多见于感邪较盛，而正气相对不足，故邪气可同时侵犯两经（两个部位）或三经（三个部位）。如太阳与少阳合病，太阳与阳明合病，甚则太阳、阳明与少阳合病，发热、恶寒、咳嗽等肺卫症状与腹泻、腹痛等脾胃症状同时出现。并病多见于病位传变之中，即病变过程中病变部位发生了相对转移。如太阳与少阳并病，先见太阳病之头痛、恶寒、发热、四肢关节疼痛等症状，后又出现呕吐、两胁满闷等少阳症状。合病与并病之说，首见于《伤寒论》。合病与并病的区别在于发病时间上的差别，合病为同时并见，并病则依次出现，故《伤寒来苏集·伤寒论翼》说："合则一时并见，并则以次相乘。"

6. 复发　复发，又称为复病，是指疾病初愈或疾病的缓解阶段，在某些诱因作用下，引起疾病再度发作或反复发作的一种发病形式。引起复发的机理是余邪未尽，正气未复，同时有诱因的作用。如饮食不当、用药不慎、过度劳累、复感新邪等，均可致余邪复炽，正气更虚，使

NOTE

疾病复发。

（1）复发的基本特点　①临床表现类似于初病，但又不完全是原有病理过程的再现，一般比初病的病理损害更复杂、更广泛，病情也更重。②复发的次数愈多，静止期恢复就愈不完全，预后愈差，容易留下后遗症。③大多有诱因。

（2）复发的主要类型　由于病邪的性质不同，正气强弱各异，则复发的表现不一。复发的类型大致分为以下三种：①疾病少愈即复发：多见于较重的外感性疾病的恢复期。由于余邪未尽，正气已虚，在饮食不慎、用药不当、劳累过度等诱因的作用下，可致余邪复燃，正气更虚，引起复发。如湿温、温热、温毒等疾病的恢复期，若调养不当，容易导致复发。②休止与复发交替：因在初次患病时，虽经治疗，症状、体征均已消除，但"宿根"未除，一旦正气不足，或在诱因的作用下可导致复发。如哮喘病，有"宿根"痰饮胶着于体内，休止时宛若常人，但一有诱因则哮喘复发。③急性发作与慢性缓解交替：这种复发类型是指慢性病症状轻重交替。急性发作时症状较重，慢性缓解时症状较轻。如哮喘、鼓胀、胸痹心痛、慢性肾病等，在缓解期症状表现较轻，若受诱因的激发，可致急性发作，症状加重。

（3）复发的诱因　任何诱因，皆可助邪损正，导致旧病复发。诱发因素主要有：

①重感致复：疾病初愈，因重感外邪致疾病复发者，称为重感致复。由于疾病初愈，邪气未尽，正气薄弱，新感之邪助长体内余邪，或引动旧病病机，使病变再度活跃而致复发。外感致复临床上较为常见，无论外感性疾病，或内伤性疾病，均可因外感邪气而复发，尤其多见于热病新瘥之后。

②食复：疾病初愈，因饮食失宜而致复发者，称为食复。在疾病过程中，由于病邪损害或药物影响，脾胃已伤，"少愈"之际，受纳、腐熟、运化功能犹未复健，若多食强食，或不注意忌口，或不注意饮食卫生，可致脾胃再伤。余邪得宿食、酒毒、"发物"等之助而复作，以致复发。如饮食不节可致脾胃病复发，鱼虾海鲜等"发物"可致瘾疹、哮喘复发。

③劳复：疾病初愈，若形神过劳，或早犯房事而致复发者，称为劳复。外感性或内伤性疾病均可因劳而复发。如慢性水肿、哮喘、疝气、子宫脱垂、中风、胸痹心痛等疾患都可因过劳而复发。发作的次数越多，病理损害就越重，预后则越差。

④药复：病后滥施补剂，或药物调理失当而致复发者，称为药复。在疾病初愈阶段，可辅之以药物调理，但应遵循扶正勿助邪、祛邪勿伤正的原则。若急于求成，滥投补剂，反而会导致虚不受补，或壅正助邪而引起疾病复发，或因药害而滋生新病。

⑤情志致复：病后因情志失调而引起疾病复发者，称为情志致复。临床常见的失眠、眩晕、癥症、惊痫、瘿瘤、梅核气、癫狂等疾病，易受情志因素影响而复发。

⑥环境变化致复：因自然环境变化而导致疾病复发者，称为环境变化致复。即气候因素、地域因素等均可成为复发的诱因。如哮喘、肺胀等多在季节交替或寒冬复发。初到异地，可出现皮疹、腹痛腹泻等，即"水土不服"。

三、病机

病机，即疾病发生、发展与变化的规律和机理。疾病过程极其复杂，牵涉局部和全身的各个层次。对病机的研究也可以从不同的层面和角度进行，从而形成多层次的病机理论，但均可用基本病机进行概括。基本病机是指机体对于致病因素侵袭所产生的最基本的病理反应，是病机变化的一般规律。基本病机主要包括邪正盛衰、阴阳失调和气血津液失常的病理变化。

（一）邪正盛衰

邪正盛衰，是指在疾病过程中，机体正气与致病邪气之间相互斗争中所发生的盛衰变化。邪正斗争不仅关系着疾病的发生、发展，而且直接影响病证的虚实变化，同时也决定疾病的转归。从一定意义上来说，疾病过程就是邪正斗争及其盛衰变化的过程。

1. 邪正盛衰与虚实变化

（1）虚实病机　虚和实是相比较而言的一对病机概念。

①实：指邪气盛，是以邪气亢盛为矛盾主要方面的一种病理变化。如《素问·通评虚实论》所说："邪气盛则实。"即邪气亢盛，正气未衰，能积极与邪抗争，故正邪相搏，斗争激烈，表现出一系列病理反应比较剧烈，亢盛有余的证候，称为实证。实证常见于外感六淫和疠气致病的初期和中期，或由于水湿痰饮、食积、气滞、瘀血等引起的内伤病证，而且多发生于体质比较壮实的患者。

②虚：指正气不足，是以正气虚损为矛盾主要方面的一种病理变化。如《素问·通评虚实论》所说："精气夺则虚。"即机体正气虚弱，抗病能力低下，而此时邪气已退或不明显，故难以出现邪正斗争剧烈的病理反应，而表现出一系列虚弱、衰退不足的证候，称为虚证。虚证多见于素体虚弱，或外感病的后期，或各种慢性病过程中，或因暴病吐利、大汗、亡血等之后。

（2）虚实变化　邪正的消长盛衰，不仅可以产生比较单纯的虚或实的病理变化，而且在长期、复杂的疾病发展过程中，还会出现虚实之间的多种变化，主要有虚实错杂、虚实转化及虚实真假。

①虚实错杂：指在疾病过程中，邪盛和正衰同时存在的病理变化。邪盛正伤，或疾病失治、误治，病邪久留伤正，或因虚体受邪，正虚无力驱邪外出，或因正气本虚，而致水湿、痰饮、瘀血等病理产物凝结阻滞，均可形成正虚邪实的虚实错杂病变。由于虚实两方面病理变化的主次之别，则有虚中夹实和实中夹虚两种情况。

虚中夹实：指病理变化以正虚为主，又兼有实邪为患的病理变化。如脾虚湿滞证，临床表现既有神疲肢倦、不思饮食、食后腹胀、大便不实等脾气虚弱之虚证症状，又兼见口黏、脘痞、舌苔厚腻等湿滞之实证表现。

实中夹虚：指病理变化以邪实为主，又兼有正气不足的病理变化。如外感实热伤津证，临床表现既有高热气粗、心烦不安、面红目赤、尿赤便秘、苔黄脉数等实热见症，又兼见口渴引饮、气短心悸、舌燥少津等气阴不足之症。

②虚实转化：指在疾病过程中，由于邪气伤正，或正虚而邪气积聚，发生病机性质由实转虚或因虚致实的变化。因正邪双方处于不断斗争和消长之中，双方力量的对比也会发生变化，当矛盾的主要与次要方面达到主次位置改变时，则疾病的虚实也会发生变化。

由实转虚：指以邪气盛为主的实性病变，向以正气虚损为主的虚性病变的转化。实证失治误治，或邪气过盛损伤正气，而转化为虚证。如表寒证或表热证等外感性疾病，疾病初期多属于实证，由于治疗不及时或治疗不当，病延日久，正气日损，可逐渐形成肌肉消瘦、纳呆食少、面色无华、气短乏力等衰弱之虚象，即为由实转虚。

因虚致实：指以正气虚为主的虚性病变，向以邪气亢盛为主的实性病变的转化。由于正气不足而致痰饮、水湿、瘀血等实邪滞留于体内的病理过程。如肾阳虚衰，会出现既有肾脏温化功能减退的虚象，又有水液内停的实象，即为因虚致实。

③虚实真假：指在某些特殊情况下，疾病的临床表现与其病机的虚实本质不符的假象。包括真实假虚和真虚假实两种情况。

真实假虚：指病机的本质为"实"，但表现出"虚"的假象。多因邪气亢盛，结聚体内，阻滞经络，气血不能外达所致，故又称为"大实有羸状"。如热结胃肠的里热炽盛证，可见大便秘结、腹痛硬满、谵语等实热症状，同时因阳气被郁，不能四布，而见面色苍白、四肢逆冷、精神委顿，或泻下稀水臭秽等状似虚寒的假象，《伤寒论》称为"热结旁流"。再如小儿"食积性腹泻"，妇女因瘀血内阻而出现的崩漏下血等，也属此类。

真虚假实：指病机的本质为"虚"，但表现出"实"的假象。多因正气虚弱，脏腑气血不足，功能减退所致，故真虚假实证又称为"至虚有盛候"。如脾虚运化无力，可见脘腹胀满、疼痛（但时作时减）、大便秘结等假实征象。再如老年或大病久病，因气虚推动无力而出现的便秘（大便不干不硬，但排泄无力），也属此类。

总之，在疾病的发生发展过程中，病机的虚和实是相对的，应以动态的、相对的观点来分析虚和实的病机。特别在有虚实真假的特殊情况时，必须透过现象看本质，才能不被假象所迷惑，真正把握住疾病的虚实变化。

2. 邪正盛衰与疾病转归　在疾病的发生、发展过程中，由于邪正的斗争，双方力量对比不断发生消长盛衰的变化，这种变化决定着疾病的发展趋势及转归。一般而论，正胜邪退，疾病趋向于好转和痊愈；邪胜正衰，疾病趋向于恶化，甚则死亡；邪正相持，则疾病趋向迁延或慢性化。

（1）正胜邪退　正胜邪退，指在疾病过程中，机体正气渐趋强盛，邪气逐渐衰退，疾病向好转和痊愈方向发展的病理变化。这是由于患者的正气比较旺盛，抗御病邪的能力较强，或因邪气较弱，或因及时、正确的治疗，邪气难以进一步发展，进而促使病邪对机体的损害作用消失或终止，机体耗损的精气血津液等物质得到修复，脏腑、经络等组织的功能得到恢复，疾病向好转、痊愈发展。

（2）邪去正虚　邪去正虚，指在疾病过程中，正气抗御邪气，邪气退却而正气大伤的病理变化。多由邪盛伤正，正气严重被损；或过用大汗、大吐、大下之法，病邪虽祛而正气亦伤；或素体虚弱，病后正气更衰所致。多为重病后的恢复期，须加强调养，方能康复，但其最终转归一般仍然是趋向好转、痊愈。

（3）邪胜正衰　邪胜正衰，指在疾病过程中，邪气亢盛，正气虚弱，机体抗邪无力，疾病向恶化、危重，甚至向死亡方面转归的一种病理变化。出现这种转归，或是机体的正气过于虚弱，或是邪气过于炽盛，或失治误治，使机体抗病能力日趋低下，不能制止邪气的侵害作用，邪气进一步发展，机体受到的病理性损害日趋严重，则病情逐渐恶化。若正气衰竭，邪气独胜，阴阳离决，则生命活动停止而死亡。

（4）邪正相持　邪正相持，指在疾病过程中，机体正气不甚虚弱，而邪气亦不亢盛，则邪正双方势均力敌，相持不下，病势处于迁延状态的病理变化。多见于外感病中期，或慢性病迁延期，正气不能完全驱邪外出，邪气既不能消散，也不能深入传变，双方力量均衡，则疾病处于慢性迁延状态。邪正相持阶段，仍然存在正邪的消长盛衰变化，最后必因正邪的盛衰变化而发生向痊愈或恶化的转归。

此外，邪正相持有一种特殊病机，为正虚邪恋。正虚邪恋是指若正气大虚，余邪难尽，或邪气深伏伤正，正气无力驱尽病邪，致使疾病处于缠绵难愈的病理过程，一般多见于疾病后期。此时，多种疾病由急性转为慢性，或慢性病迁延不愈，或遗留某些后遗症。

（二）阴阳失调

阴阳失调，即阴阳之间失去平衡协调关系的简称，是指在疾病的发生发展过程中，由于各种致病因素的影响，导致机体的阴阳双方失去相对的平衡协调，形成阴阳偏盛、阴阳偏衰、阴阳互损、阴阳格拒、阴阳亡失等病理变化。

1. 阴阳偏盛　阴阳偏盛，指在疾病过程中，人体阴阳双方中某一方的病理性亢盛状态，属"邪气盛则实"的实证。但阴阳之间具有相互制约、相互消长的关系，一方偏盛必然制约另一方而使之虚衰，故《素问·阴阳应象大论》说"阳胜则阴病，阴胜则阳病"，指出了阴阳偏盛发展的必然趋势。

（1）阳偏盛　阳偏盛，指机体在疾病过程中，出现阳气病理性偏盛，机能亢奋，机体反应性增强，热量过剩的病理变化。其病机特点多表现为阳偏盛而阴未虚（或虚方不甚）的实热证。形成阳偏盛的主要原因，多为感受温热阳邪；或感受阴邪，但从阳化热；或情志内伤，五志过极而化火；或因气滞、血瘀、食积等郁而化热所致。《素问·阴阳应象大论》说："阳胜则热。"故阳气病理性亢盛的特点主要为热、动、燥，常见壮热、烦渴、面红、目赤、尿黄、便干、苔黄、脉数等症。阳偏盛可耗伤机体的阴液，形成阳盛则阴虚的病理变化。故阳盛的实热证，病久常兼有阴虚的症状，病机也会转化为实热兼阴虚津亏证或虚热证。

（2）阴偏盛　阴偏盛，指机体在疾病过程中，出现阴气病理性偏盛，机能抑制，热量耗伤过多的病理变化。其病机特点多表现为阴盛而阳未虚（或虚方不甚）的实寒证。形成阴偏盛的主要原因，多为感受寒湿阴邪，或过食生冷，寒邪中阻等所致。《素问·阴阳应象大论》说："阴胜则寒。"故阴气病理性亢盛的特点主要为寒、静、湿，常见形寒肢冷、蜷卧、舌淡而润、脉迟等。阴偏盛则损伤机体的阳气，形成阴盛则阳虚的病理变化，故阴盛的实寒证，病久常兼有阳虚的症状，病机也会转化为实寒兼阳虚证或虚寒证。

2. 阴阳偏衰　阴阳偏衰，指在疾病过程中，人体阴阳双方中某一方虚衰不足的病理变化，属"精气夺则虚"的虚证。如果由于某种原因，阴阳双方相互制约的关系被打破，出现阴或阳一方不足，不能制约另一方而导致对方的相对亢盛，形成"阳虚则阴盛""阳虚则寒""阴虚则阳亢""阴虚则热"的病理变化。

（1）阳偏衰　即阳虚，指机体阳气虚损，机能减退，代谢减缓，产热不足的病理变化。其病机特点多表现为阳气不足，阳不制阴，阴气相对亢盛的虚寒证。形成阳虚的主要原因，多为先天禀赋不足，或后天失养，或劳倦内伤，或久病损伤阳气。人体阳气虚衰，突出表现为温煦、推动和兴奋功能减退，临床常见面色㿠白、畏寒肢冷、脘腹冷痛、舌淡、脉迟等寒象，以及喜静蜷卧、小便清长、下利清谷、脉微细等虚寒象。阳虚则寒与阴盛则寒，虽然二者在证候表现方面都有寒象，但前者是虚而有寒，后者是以寒为主，虚象不明显。

（2）阴偏衰　即阴虚，指机体阴液亏损，代谢相对增快，机能虚性亢奋，产热相对增多的病理变化。其病机特点多表现为阴液不足，阴不制阳，阳气相对亢盛的虚热证。形成阴虚的主要原因，多为阳邪伤阴；或五志过极，化火伤阴；或久病耗伤阴液所致。人体阴气虚衰，主要表现为凉润、抑制与宁静的功能减退。由于阴液不足，不能制约阳气，从而形成阴虚内热、阴虚火旺和阴虚阳亢等多种病变。临床常见五心烦热、骨蒸潮热、面红升火、消瘦、盗汗、咽干口燥、舌红少苔、脉细数等虚热象。阴虚则热与阳盛则热的病机不同，其临床表现也有所区别：前者是虚而有热；后者是以热为主，虚象并不明显。

3. 阴阳互损　阴阳互损，指在阴或阳任何一方虚损的前提下，病变发展影响到相对的另一方，形成阴阳两虚的病理变化。阴阳互损是在阴阳偏衰的基础上发生的，一方亏虚或功能减退，不能资助另一方或促进另一方的化生，必然导致另一方的虚衰或功能减退。由于肾阴、肾阳为全身阴气、阳气的根本，因此，当脏腑的阴气或阳气虚损到一定程度时，必然会损及肾阴、肾阳。阴虚或阳虚也多在损及肾之阴阳及肾本身阴阳失调的情况下，才易于发生阴阳互损的病理变化。

（1）阴损及阳　阴损及阳，指由于阴液亏损，累及阳气生化不足或无所依附而耗散，从而在阴虚的基础上又导致了阳虚，形成以阴虚为主的阴阳两虚的病理变化。其主要特点是：虚寒与虚热并存，但以虚热为主，虚寒次之。

（2）阳损及阴　阳损及阴，指由于阳气虚损，无阳则阴无以生，从而在阳虚的基础上又导致阴虚，形成以阳虚为主的阴阳两虚的病理变化。其主要特点是：虚寒与虚热并存，但以虚寒为主，虚热居次。

4. 阴阳格拒　阴阳格拒，是在阴阳偏盛的基础上，由于阴阳双方相互排斥而出现寒热真假病变的病理变化。包括阴盛格阳和阳盛格阴两方面。形成阴阳格拒的机理是：由于某些原因使阴或阳的一方偏盛至极，盛者壅遏于内，将另一方格拒于外，迫使阴阳之间不相维系所致。

（1）阴盛格阳　又称格阳，指阴寒偏盛至极，壅闭于内，逼迫阳气浮越于外，形成内有真寒外有假热的一种病理变化。临床可见面色苍白、四肢逆冷、精神萎靡、畏寒蜷卧、下利清谷、脉微欲绝等虚寒证，又可见面红、身热、口渴、脉大无根等假热之象，故称为真寒假热证。

（2）阳盛格阴　又称格阴，指阳热偏盛至极，深伏于里，郁闭于内，不能外达于肢体而将阴气排斥于外，形成内有真热外有假寒的一种病理变化。临床可见壮热、面红、气粗、烦躁、舌红、脉数大有力等实热证，又有四肢厥冷、脉象沉伏等假寒之象，故称为真热假寒证。

5. 阴阳转化　阴阳转化，指疾病发展过程中，在一定条件下，疾病的性质可以向相反方向转化的病理变化。包括由阴转阳和由阳转阴两个方面。

（1）由阴转阳　由阴转阳，指疾病过程中，在一定条件下，病变性质由阴向阳转化的病理变化。如感冒初期，表现为恶寒重、发热轻、无汗、头身疼痛、鼻塞流涕、苔薄白、脉浮紧等表寒之象，若表邪未解，郁而化热，可发展为高热、汗出、心烦、口渴、舌红苔黄、脉数等阳热亢盛之候。

（2）由阳转阴　由阳转阴，指疾病过程中，在一定条件下，病变性质由阳向阴转化的病理变化。如某些急性热病，初期可见高热、烦渴、谵语、舌红苔黄、脉洪数有力等热邪亢盛的表现，由于热毒极盛，或失治误治，可突然出现面色苍白、四肢厥冷、冷汗淋漓、脉微欲绝等阴寒危象。

6. 阴阳亡失　阴阳亡失，指机体的阴液或阳气突然大量亡失，导致生命垂危的一种病理变化。包括亡阴和亡阳两个方面。

（1）亡阳　亡阳，指机体的阳气发生突然大量脱失，而致全身功能严重衰竭的一种病理变化。导致亡阳的原因，多为邪气太盛，正不敌邪，阳气突然脱失；或汗、吐、泻太过，阳随阴泄，阳气外脱；或素体阳虚，劳伤过度，阳气消耗过多所致；或慢性疾病，长期大量耗散阳气，终至阳气耗尽，而出现亡阳。临床多见冷汗淋漓、面色苍白、四肢逆冷、畏寒蜷卧、精神萎靡、脉微欲绝等生命垂危之象。

（2）亡阴　亡阴，指由于机体阴液突然大量亡失，而致全身功能严重衰竭的一种病理变化。导致亡阴的原因，多为热邪炽盛；或邪热久留，大量煎灼津液；或其他因素，大量耗损阴液而致。临床多见手足虽温而大汗不止、汗出如油、烦躁不安、心悸气喘、体倦无力、脉细数疾无力等危重征象。

由于机体的阴和阳存在着互根互用的关系，阴亡，则阳无所依附而散越；阳亡，则阴无以化生而耗竭。故亡阴可以迅速导致亡阳，亡阳也可继而出现亡阴，最终导致"阴阳离决，精气乃绝"，生命活动终止而死亡。

（三）气、血、津液的失常

1. 气的失常　包括两个方面：一是气的生化不足或耗散太过，形成气虚的病理变化；二是气的某些功能障碍及气的运动失常，出现气滞、气逆、气陷、气闭或气脱等气机失调的病理变化。

（1）气虚　气虚，指一身之气不足而表现出相应功能低下的病理变化。气虚主要表现为元气不足，脏腑功能活动减退，抗病能力下降等方面。形成气虚的原因主要有两方面：一是气的化生不足，如先天禀赋不足，或后天失养，或肺脾肾功能失调等；二是气的耗损太过，如劳倦内伤，或久病耗损等。气虚常见精神萎靡、倦怠乏力、少气懒言、眩晕、自汗、舌淡、脉虚无力等。

（2）气机失调　气机失调，指气的升降出入失常的病理变化。由于气的升降出入运动关系到脏腑、经络、气、血、津液等各方面生理机能的协调平衡，故气的升降出入失常所致病变涉及脏腑经络、形体官窍等各个方面。气机失调包括气滞、气逆、气陷、气闭或气脱等。

①气滞：指机体局部气的运行不畅，郁滞不通的病理变化。气滞主要由于情志抑郁，或痰湿、食积、热郁、瘀血等阻滞，影响到气的运行；或因脏腑功能失调等影响气的流通所致。气滞一般属实证，但也有因气虚推动无力而滞者。气滞的病理表现有多个方面，气滞于局部，可出现相应部位的胀满、疼痛；气滞影响到血和津液的运行可形成瘀血、痰饮等病理产物；气滞还可使脏腑功能失调，形成脏腑气滞的病变，尤以肺、肝、脾胃为多见。气滞的表现虽然多样，但有闷、胀、疼痛的共同特点。

②气逆：指气的上升太过或下降不及，以脏腑之气逆上为特征的一种病理变化。气逆多由情志所伤，或因饮食不当，或因痰浊壅阻等所致。气逆一般以实证为主，但也有因虚而气逆者。气逆以脏腑之气上逆为特征，最常见于肺、胃、肝等脏腑。肺气上逆，可见咳逆上气；胃气上逆，可见恶心、呕吐、嗳气、呃逆；肝气上逆，可见头痛头胀、面红目赤、易怒等，甚则血随气逆，出现咯血、吐血，乃至壅遏清窍而致昏厥。如《素问·生气通天论》说："大怒则形气绝，而血菀于上，使人薄厥。"

③气陷：指气的上升不足或下降太过，以气虚升举无力而下陷为特征的一种病理变化。气陷多由气虚病变发展而来，与脾气关系最为密切。若素体虚弱，或久病耗伤，致脾气虚弱，清阳不升，中气下陷，从而形成气虚下陷的病变。气陷以气虚升举无力而下陷为特征，主要有两

NOTE

方面的病理表现，一为"上气不足"，可见头晕、目眩、耳鸣等；二是"中气下陷"，可见某些内脏位置下移的病变，如胃下垂、肾下垂、子宫脱垂、脱肛等。除外常伴有面色无华、气短乏力、语声低微、脉弱无力，以及腰腹胀满重坠、便意频频等。

④气闭：指气闭阻于内，不能外出，以致清窍闭塞，出现昏厥的一种病理变化。气闭多由情志刺激，或外邪、痰浊等闭塞气机，使气不得外出而闭塞清窍所致。气闭有因触冒秽浊之气所致的闭厥，突然精神刺激所致的气厥，剧痛所致的痛厥，痰闭气道所致的痰厥等，均发病急骤，以突然昏厥，不省人事为特点，多可自行缓解，亦有因气闭不复而亡者。

⑤气脱：指气不内守，大量亡失，以致生命机能突然衰竭的一种病理变化。气脱多因正不敌邪；或慢性疾病，正气长期消耗而衰竭；或因大出血、大汗等，使气随血脱或气随津泄而致。临床以全身严重气虚，脏腑功能突然衰竭为主要表现，可见面色苍白、汗出不止、目闭口开、全身瘫软、二便失禁、脉微欲绝或虚大无根等。

2. 血的失常　血的失常，指血的生化不足或血液运行失常而产生的病理变化。

（1）血虚　血虚，指血液不足，血的濡养功能减退的病理变化。形成血虚的原因，或为失血过多，新血不能生成补充；或为脾胃虚弱，饮食营养不足，血液生化乏源；或为久病不愈，慢性消耗；或因血液化生障碍等所致。血虚的成因与脾胃、肾的关系较为密切。血虚的临床表现以全身或局部失于濡养，功能活动逐渐衰退等虚弱证候为主，并伴有气虚症状，如面色淡白或萎黄无华、唇舌爪甲色淡无华、神疲乏力、头晕目眩、心悸不宁、脉细弱等。

（2）血运失常　血运失常，指血液运行失常出现的病理变化。

①血瘀：是指血液的循行迟缓，流行不畅，甚则血液停滞的病理变化。血瘀则血行不畅，甚而形成瘀血。导致血瘀的病机，主要有气虚、气滞、痰浊、瘀血、血寒及血热等。血得温则行，得寒则凝，故血瘀以寒为多。此处只介绍血寒，而血热与出血关系更为密切，故在后面介绍。

血寒：指血脉受寒，血流滞缓，乃至停止不行的病理变化。多因外感寒邪，或阳虚内寒所致。血寒的临床表现，除见一般的阴寒证候外，常见血脉瘀阻引起的疼痛，手足、爪甲、皮肤及舌色青紫等。具体随寒邪阻滞血分的部位不同，而有不同的表现。

②出血：是指血液逸出血脉的病理变化。导致出血的原因，多为气火上逆，或热邪迫血妄行，或气虚不能摄血，或外伤损伤血络，或瘀血瘀阻脉道等，使血液不能正常循行而逸出脉外所致。逸于脉外的离经之血没有及时消散或排出，会蓄积于体内成为瘀血，瘀血可引起多种病理变化。若突然大量出血，可致气随血脱而引起全身功能衰竭。导致出血的病机，主要有血热、气虚、外伤及瘀血内阻等。其余之前已有介绍，此处只叙述血热。

血热：即热入血脉之中，使血行加速，血络扩张，或迫血妄行而致出血的病理变化。导致血热的原因，多为邪热入血，或其他外感病邪入里化热，或情志郁结，五志过极化火，内火伤及血分。血热的病理变化，以既有热象又有动血为特征。具体表现在以下五个方面：一是阳盛为主的热象；二是血流加速，脉道扩张，脉络充血表现出的面红目赤、舌色红绛、脉数等；三是血热炽盛，灼伤脉络，迫血妄行引起的各种出血，如吐血、衄血、尿血、皮肤斑疹、月经提前量多等；四是血热扰动心神引起的心烦，或躁扰不安，甚则神昏、谵语、发狂等；五是血热煎熬阴津而致瘀血。

3. 津液代谢失常　津液代谢失常，指津液生成、输布或排泄过程障碍的病理变化。津液代谢必须由多个脏腑的相互协调才能维持正常，以肺、脾、肾三脏的作用最为重要，而其核心是气对津液的作用。因此，津液代谢的相关脏腑生理机能异常，气机失调，气化功能失常，均能导致津液代谢失常。包括津液不足及津液输布排泄障碍。

（1）津液不足　津液不足，指津液数量亏少，使脏腑组织失于濡润、滋养，而产生一系列干燥枯涩的病理变化。导致津液不足的原因主要有三方面：一是热盛伤津，如外感热邪，灼伤津液，或内热耗伤津液；二是耗损过多，如吐泻、大汗、多尿及大面积烧伤等，导致大量津液损失；三是生成不足，如体虚久病，脏腑气化功能减退，导致津液生成不足，或慢性疾病耗伤津液。

由于津和液在性状、分布部位、生理功能等方面的不同，因此津和液不足在病机及临床表现上也存在着差异。津以滋润作用为主，故伤津主要是丧失水分。临床上，伤津常见于吐、泄之后，可见目陷、螺瘪、尿少、口干舌燥、皮肤干涩而失去弹性，甚至目眶深陷、啼哭无泪、小便全无、精神委顿、转筋等症，严重者，会出现面色苍白、四肢不温、脉微欲绝的危象；液以濡养作用为主，故脱液不但丢失水分，更损失精微物质，临床可见形瘦骨立、大肉尽脱、肌肤毛发枯槁、手足震颤、舌光红无苔或少苔等。需要指出的是，津和液本为一体，二者在生理上互生互用，在病理上也会互相影响。一般从病情轻重而言，脱液重于伤津，伤津未必脱液，但脱液必兼伤津，可以说伤津乃脱液之渐，脱液乃伤津之甚。

（2）津液输布、排泄障碍　津液输布障碍，是指津液得不到正常的转输和布散，导致津液在体内环流迟缓，或在体内某一局部发生滞留，而内生水湿痰饮的病理变化。引起津液输布障碍的原因很多，如肺失宣发和肃降，脾失健运，肝失疏泄，三焦的水道不利等各方面，但其中最重要的是脾气的运化功能障碍。故《素问·至真要大论》说："诸湿肿满，皆属于脾。"

津液的排泄障碍，主要是指津液转化为汗液和尿液的功能减退，而致水液潴留体内，外溢于肌肤而为水肿的病理变化。津液化为汗液，有赖肺气的宣发功能；津液化为尿液，有赖肾气的蒸腾气化功能和肺的肃降功能，其中肾气的蒸腾气化作用起着主导作用。

津液的输布和排泄障碍，二者虽然有别，但常相互影响，互为因果，导致湿浊困阻、痰饮凝聚、水液潴留等病理变化。①湿浊困阻：多因脾虚，运化水液功能减退，津液不能转输布散，聚为湿浊。可见胸闷呕恶、脘腹痞满、头身困重、便溏、苔腻等。②痰饮凝聚：多因脾、肺等脏腑功能失调，津液代谢障碍，津液停而为饮，饮凝成痰。滞留于机体的不同部位而有多种病理变化。③水液潴留：多由肺、脾、肾等脏腑功能失调，津液代谢障碍，潴留于肌肤或体内，发为水肿或腹水。

4.气、血、津液关系失调　气、血、津液均是构成人体和维持人体生命活动的基本物质，有着相互依存、相互制约、相互为用的关系。气对于血和津液具有化生、推动、温煦和统摄的作用；而血和津液对于气有运载、滋润和濡养的作用。气、血、津液在生理上密切相关，在病理上则相互影响。气、血、津液关系失调，具体包括以下两方面。

（1）气血关系失调

①气滞血瘀：指因气的运行郁滞不畅，导致血液运行障碍，继而出现血瘀的病理变化。气滞血瘀多因情志内伤，抑郁不遂，气机阻滞，与肝失疏泄密切相关；或因闪挫外伤等因素，伤及气血而致。临床多见胀满疼痛、瘀斑及积聚癥瘕等症。气滞可导致血瘀，血瘀必兼气滞。由于气滞和血瘀互为因果，多同时存在，但辨别气滞与血瘀的主次却是非常有必要的。

②气虚血瘀：指因气虚无力推动血的运行，而致血行不畅，甚至瘀阻不行的病理变化。气虚则推动无力而致血瘀。轻者，气虚无力，但尚能推动，血行迟缓，运行无力；重者，因气虚较甚，无力行血，肢体失养，可见瘫软不用，甚至痿废。气虚血瘀病机在老年病中具有重要意义。

③气不摄血：指气虚不能统摄血液，使血液逸出脉外而导致各种出血的病理变化。临床主要表现为中气不足，气不摄血的咯血、吐血、衄血、皮肤紫斑、便血、尿血、崩漏等症，同时伴有面色不华、疲乏倦怠、脉虚无力、舌淡等气虚的表现。

④气随血脱：指在大量出血的同时，气也随着血液的流失而急剧散脱，从而形成气血并脱的危重病理变化。常由外伤失血、呕血和便血，或妇女崩漏，或产后大出血等因素所致。可见精神萎靡、眩晕或晕厥、冷汗淋漓、四肢厥冷，或有抽搐，或见口干、脉芤或微细等。

⑤气血两虚：指气虚和血虚同时存在的病理变化。多因久病消耗，气血两伤所致；或先有失血，气随血耗；或先因气虚，血化无源，从而形成气血两虚。临床上主要表现为肌体失养及感觉运动失常的病理征象，如面色淡白或萎黄、少气懒言、疲乏无力、形体瘦怯、心悸失眠、肌肤干燥、肢体麻木，甚至感觉障碍、肢体痿废不用等。

（2）津液与气血关系失调

①水停气阻：指津液代谢障碍，水湿痰饮贮留导致气机阻滞的病理变化。多因肺、脾、肾及三焦功能失常所致。临床表现因水停的部位不同而异，如水饮阻肺，可见胸闷、喘促、咳嗽；水饮凌心，可见心悸、心痛；水停中焦，可见头昏困倦、脘腹胀满、纳化呆滞、恶心呕吐；水停四肢，可见四肢浮肿、肢体沉重胀痛。

②气随津脱：指津液大量丢失，气失其依附而随津液外泄，出现暴脱亡失的病理变化。多由高热伤津，或汗、吐、下太过伤津所致。临床除见有津液丢失的症状外，还可突然出现四肢冰凉、冷汗不止、精神淡漠、脉微欲绝等。

③津枯血燥：指津液亏乏枯竭，导致血燥虚热内生或血燥生风的病理变化。多因高热伤津，或烧伤引起津液损耗过多，或阴虚痨热，津液暗耗所致。临床常见心烦、鼻咽干燥、肌肉消瘦、五心烦热、皮肤干燥，甚或肌肤甲错、皮肤瘙痒、落屑、舌红少津等。

④津亏血瘀：指津液耗损，导致血行瘀滞不畅的病理变化。多因高热、烧伤，或吐泻、大汗，或久病耗伤津液所致。除原有津液不足的临床表现外，出现舌质紫绛，或见瘀点、瘀斑，或见斑疹显露等。

⑤血瘀津停：指因血脉瘀阻，导致津液输布障碍而水液停聚的病理变化。津血同源，血瘀会导致津液运行受阻；另外，血瘀必致气滞，可导致津停为水，最终形成血水停滞或痰瘀互结。临床可表现为妇女经闭，浮肿，或水肿、鼓胀、癥瘕、不孕、脱疽等。

第六节   护治原则

中医护治原则是中医治疗疾病的原则在护理学上的扩展与应用，是建立在整体观念和辨证施护的基础上，运用中医理论指导临床护理实践经验的总结与概括。护治原则的主要内容包括预防为主、扶正祛邪、护病求本、调整阴阳、三因制宜等。

一、预防为主

预防，是指采取一定的措施，防止疾病的发生与发展。中医学在总结古代劳动人民与疾病做斗争的经验中，已经认识到预防疾病的重要性，早在《内经》中就提出了"治未病"的思想，强调"防患于未然"。《素问·四气调神大论》曰："圣人不治已病治未病，不治已乱治未乱，此之谓也。夫病已成而后药之，乱已成而后治之，譬犹渴而穿井，斗而铸锥，不亦晚乎！"这种"防重于治"的思想对后世医学的发展有着重要的影响。

所谓"治未病"的思想，主要包括未病先防和既病防变两个方面。

（一）未病先防

未病先防是指在疾病发生之前，采取一定的预防措施，防止疾病的发生。疾病的发生，关系到正邪两个方面，正气不足是疾病发生的内在因素，邪气侵袭是疾病发生的重要条件。因此，固护人体正气和防止病邪侵入是预防工作的两个重要方面。

1. 养生以固护正气　养生，古称"摄生"，即调摄保养自身生命，是在中医理论的指导下，通过精神调摄、饮食调养、起居调护、形体锻炼等，增强体质，固护正气，提高人体对外界环境的适应能力及抗御外邪的能力，减少或避免疾病的发生，达到增进健康、延缓衰老的目的。

人体正气的强弱与抗病能力密切相关。《素问遗篇·刺法论》中说："正气存内，邪不可干。"体质强壮，正气充足，脏腑功能健全，则机体抗病力强，外邪难以侵袭；体质羸弱，正气亏虚，脏腑功能低下，则机体抗病力弱，易受外邪侵袭。

（1）顺应自然　《灵枢·邪客》中说："人与天地相应也。"人类的生命活动与自然界息息相关。人们要了解和掌握自然界的变化规律，顺四时而养生，顺应自然变化，以达到增强机体正气、避免外邪侵害，从而预防疾病发生的目的。

其一，要顺应季节之变化。《吕氏春秋·尽数》指出："天生阴、阳、寒、暑、燥、湿，四时之化，万物之变，莫不为利，莫不为害。圣人察阴阳之宜，辨万物之利以便生，故精神安乎形，而年寿得长焉。"春生、夏长、秋收、冬藏，人应主动根据四时气候的变化规律进行调摄，正如《素问·四气调神大论》所说："春夏养阳，秋冬养阴，以从其根。"

其二，要顺应昼夜晨昏之变化。昼为阳，夜为阴，一日之内随昼夜阴阳进退消长，人体新陈代谢也会发生相应的变化。《素问·生气通天论》说："故阳气者，一日而主外，平旦人气生，日中而阳气隆，日西则阳气已虚，气门乃闭。"说明人体的阳气白天多趋向于表，夜晚多趋向于里。孙思邈说："善摄生者，卧起有四时之早晚，兴居有至和之常制。"因此，应当根据昼夜晨昏对人体的影响，利用阴阳的日节律妥善安排工作、学习和休息。如早晨应吐故纳新，舒展筋骨，以助阳气生发。

（2）调摄情志　人的精神情志活动是以精、气、血、津液为物质基础，与脏腑功能活动、气血运行等关系密切。情志变化与疾病的发生有着密切关系，七情太过或不及是导致疾病发生的重要因素之一。

《素问·上古天真论》说："恬淡虚无，真气从之，精神内守，病安从来。"强调了调摄情志对人体的重要性，认为应尽量减少不良的精神刺激和过度的情绪变化，才能保持人体的身心健康。

（3）起居有常　"常"是指常度，起居有常主要是指起卧作息和日常生活的各个方面有一定的规律并合乎自然界和人体的生理常度。有规律的生活不仅能提高工作效率，而且更有利于身心健康，使机体处于阴阳平衡的状态。

其一，生活规律。人的生活起居应顺应春生、夏长、秋收、冬藏的自然规律。正如《素问·四气调神大论》提出："春三月……夜卧早起，广步于庭……养生之道也。""夏三月……夜卧早起，无厌于日……养长之道也。""秋三月……早卧早起，与鸡俱兴……养收之道也。""冬三月……早卧晚起，必待日光……养藏之道也。"从而保持人体生物节律与自然界的同步变化，使人体的生理功能保持正常。

其二，劳逸适度。劳作可以促进人体新陈代谢，增强脏腑功能，休息可以养精蓄锐，使机体从疲劳状态中及时恢复。然而过劳和过逸都是不可取的。正如《素问·举痛论》云："劳则气耗。"《素问·宣明五气》又云："久视伤血，久卧伤气，久坐伤肉，久立伤骨，久行伤筋。"说明过度劳累对健康不利，而过度安逸也不可取，过度安逸可使人体机能活动减退，导致气血郁滞，脏腑功能减弱，所谓"流水不腐，户枢不蠹"。应该根据自身情况，合理安排，做到劳逸结合。

其三，房室有节。性生活适当，有利于个人的健康、民族的繁衍、家庭的和睦和社会的安定。由于性生活消耗肾精，肾中精气是人体生命活动的原动力，全身阴阳之根本，过于消耗，必致肾虚早衰，因此必须做到房室有节。

（4）**合理饮食**　孙思邈《千金要方·食治·序论》中指出："安身之本，必资于食……不知食宜者，不足以存生也。"陈直《养老奉亲书》中说："善治药者，不如善治食者。"合理饮食不仅可以强身健体，还能调整体质，防病治病。合理饮食要做到以下几点：

第一，合理安排一日三餐，养成良好的饮食习惯，定时定量，防止饥饱失常。

第二，饮食调配要全面、合理、互补，即平衡膳食，克服饮食偏嗜。

第三，应注意饮食卫生。避免食用不洁、陈腐变质或有毒的食物。

第四，配合药膳进行保健。药膳具有防治疾病和保健强身的作用。应根据不同人的体质选择合适的食物搭配，注意气味调和，还应顺应四时选择合适的食物，以维护机体阴阳平衡。

（5）**强身健体**　运动是健康之本，适当的形体锻炼可达到增强体质、颐养正气的目的。"动而不衰"是中华民族养生、健身的传统观点。运用各种健身方法进行体育锻炼，可使人体气血调畅，经脉疏通，脏腑安和，做到"形神合一""形动神静"，从而使身体健康，益寿延年，同时也能预防疾病。数千年来，我国人民在长期的养生实践中创造了许多行之有效的强身健体的方法，如五禽戏、气功、太极拳、八段锦、易筋经等。值得注意的是：①运动需适度，量力而为之。《内经》指出："形劳而不倦。"孙思邈《千金要方》亦提出："养性之道，常欲小劳，但莫大疲及强所不能堪耳。"②运动亦不能急于求成，或一曝十寒，应由浅入深、由简到繁，应循序渐进。③要坚持不懈、持之以恒，才能获得良好的效果。

2. 防止病邪侵袭

（1）**慎避外邪**　邪气是导致疾病发生的重要条件，故未病先防除了应固护正气以外，还要注意避免各种邪气的侵犯。《素问·上古天真论》说："虚邪贼风，避之有时。"要尽量避免病邪的侵害。要顺应四时变化，防止六淫之邪的侵害，如春天防风，夏天防暑，秋天防燥，冬天防寒；遇到非其时而有其气及气候变化过于急骤，应当谨慎躲避。

（2）**药物预防**　我国很早以前就开始了药物预防工作，早在《素问遗篇·刺法论》中，就有"小金丹……服十粒，无疫干也"的记载。民间以雄黄、艾叶、苍术等烟熏以消毒防病，用板蓝根、大青叶预防流感、腮腺炎，用茵陈、贯众预防肝炎，马齿苋预防菌痢等，简便易行且行之有效。预防接种是防疫措施之一，我国早在 16 世纪中期就发明了人痘接种法以预防天花，成为世界医学"人工免疫法"的先驱。

（二）既病防变

既病防变，是指在疾病发生之后，力求早期诊断，早期治疗，防止疾病的发展与传变。

1. 早期诊治　《素问·阴阳应象大论》中说："故邪风之至，疾如风雨，故善治者治皮毛，其次治肌肤，其次治筋脉，其次治六腑，其次治五脏。治五脏者，半生半死也。"因此，要掌握疾病发生、发展变化的过程，了解疾病传变的规律，做到早诊断、早治疗，护理人员要密切观察病情变化，给予恰当的护理。

2. 控制传变　任何疾病的发展都有一定的内在规律，在实施护理过程中，要密切观察病情变化，掌握疾病传变规律，采取有效护理，"先安未受邪之地"。如《金匮要略》提出的"见肝之病，知肝传脾，当先实脾"，指在治疗肝病时，常配合调理脾胃的药物，使脾气旺盛而不致受邪，确可收到良好的治疗效果。此外，既病防变的另一个目的是防止传染性疾病的传播。

二、扶正祛邪

疾病发展的过程，是正邪双方矛盾斗争的过程。正邪斗争的胜负，决定着疾病的发生、发展与转归。扶助正气，祛除邪气，是疾病治疗和护理的根本原则。

扶正，即扶助正气，是通过使用扶助正气的药物，运用益气、养血、滋阴、温阳及补益脏腑等方法，或配合针灸、推拿、气功、精神调摄、饮食调养、体育锻炼等，以增强体质，提高抗病能力，达到战胜疾病、恢复健康的目的，适用于以正虚为主的病证，即所谓"虚则补之"。

祛邪，即祛除邪气，是通过使用祛除邪气的药物，运用发汗、涌吐、攻下、消导、祛痰、清热、利湿、活血化瘀等方法，或配合使用针灸、推拿、气功、食疗、手术等，以祛除病邪，达到邪去正复的目的。适用于以邪实为主的病证，即所谓"实则泻之"。

扶正与祛邪，二者相互为用，相辅相成。运用时须根据疾病发展中正邪虚实的变化，决定扶正与祛邪的运用方式，或单独使用，或合并使用，或先后使用，并注意扶正不留（助）邪，祛邪勿伤正。

（一）扶正与祛邪单独使用

1. 扶正法　适用于以正气虚为主要矛盾，而邪气亦不盛的虚性病证或真虚假实证。扶正可扶助正气，有助于机体抗御和祛除病邪。如阴虚者，宜滋阴；阳虚者，宜补阳等。

2. 祛邪法　适用于以邪气盛为主要矛盾，而正气未衰的实性病证或真实假虚证。邪去则正安。如邪在肌表，宜发汗解表；邪在胃肠，宜通腑泻下；有瘀血者，宜活血化瘀；有痰饮者，宜祛痰蠲饮等。在祛邪时应注意因势利导，使邪有出路，并做到祛邪务尽，以免留邪为患，但也要注意中病即止，勿伤正气。

（二）扶正与祛邪合并使用

扶正与祛邪同时使用，即攻补兼施，适用于虚实夹杂证。

1. 扶正兼祛邪　即扶正为主，兼顾祛邪，适用于以正虚为主的虚实夹杂证。如癌病晚期，邪气虽盛而正气更虚时，则以扶正为主，兼顾祛邪。

2. 祛邪兼扶正　即祛邪为主，兼顾扶正，适用于以邪实为主的虚实夹杂证。如体虚外感，若强发其汗，必定重伤正气，故当在发散药中酌加补正之品，祛邪兼顾扶正。

扶正与祛邪合并运用应注意"扶正不留邪，祛邪不伤正"。扶正不当，易使邪气留恋；祛邪欠妥，反易耗伤正气。如高热刚退，即进服补益之药食，常易使余邪留恋，身热复炽；如外感兼体虚，若过用峻猛发汗之品，易耗伤人体之阴，使病情复杂。

（三）扶正与祛邪先后使用

扶正与祛邪先后使用，适用于正虚且邪盛，但又不适于扶正与祛邪同时使用的虚实错杂证。

1. 先扶正后祛邪　即先补后攻。适用于正虚邪实，以正虚为主的病证。因正气过于虚弱，不耐攻伐，若同时兼顾祛邪，则更伤正气，故先扶正而后祛邪。如某些虫积患者，因久病正气虚衰，若直接驱虫，恐难耐受，故先扶正健脾使正气恢复，然后驱虫以消积祛邪。

2. 先祛邪后扶正　即先攻后补。适用于虽然邪盛正虚，但正气尚能耐攻，或同时兼顾扶正反会助邪的病证。如瘀血所致之崩漏，虽有血虚之症状，但瘀血不去，崩漏不止，故应先活血祛瘀，后予养血补血以扶正。

三、调整阴阳

人体阴阳的消长平衡是维持正常生命活动的基本条件，而阴阳失调则是一切疾病发生、发展变化的内在根据。调整阴阳，是指纠正疾病过程中机体阴阳的偏盛偏衰，损其有余，补其不足，促使阴阳协调平衡，达到"阴平阳秘，精神乃治"。

（一）损其有余

损其有余，又称"损其偏盛"，是指对于阴或阳任何一方过盛有余的病证，采取"实则泻之"的护治方法。

1. 泻其阳盛　适用于"阳胜则热"的实热证。如温热之邪侵袭人体，可出现高热、烦躁、面赤、脉数等实热证，当以"热者寒之"的方法，清泻其偏盛之阳热，汤药多选用寒凉之品，宜凉服或微温服用，或采用冰袋冷敷、冷盐水灌肠等。

2. 损其阴盛　适用于"阴胜则寒"的实寒证。如寒邪直中太阴，可出现面白形寒、脘腹冷痛、泻下清稀、舌淡苔白、脉沉紧等实寒证，当以"寒者热之"的方法，温散其偏盛之阴寒，汤药多选温热之品，宜温热服用，注意保暖，多添衣被等。

此外，在阳盛或阴盛的病变过程中，由于"阳胜则阴病""阴胜则阳病"，常会相应地引起阳虚或阴虚的病变发生，故治疗应在损其有余的同时兼顾不足。如阴盛则阳病，宜于温散阴邪的同时佐以扶阳；阳盛则阴病，宜于清泻阳热的同时佐以滋阴。

（二）补其不足

补其不足，又称"补其偏衰"，是指对于阴或阳任何一方虚损不足的病证，采用"虚者补之"的护治方法。根据阴阳对立制约、互根互用的原理，运用阴阳互制、阴阳互济的方法，调补阴阳及阴阳并补。

1. 阴阳互制之调补阴阳　当阳虚不能制约阴，则阴气相对偏亢，出现面色苍白、畏寒肢冷、神疲蜷卧、自汗、脉微等"阳虚则外寒"的虚寒证，可采用扶阳以抑阴的方法，即"阴病治阳""益火之源，以消阴翳"；当阴虚不能制约阳，则阳气相对偏亢，出现潮热、盗汗、五心烦热、口干舌燥、脉细数等"阴虚则内热"的虚热证，可采用滋阴以制阳的方法，即"阳病治阴"壮水之主，以制阳光"。

2. 阴阳互济之调补阴阳 根据阴阳互根的原理，在治疗阳偏衰的虚寒证时，在扶阳的同时可适当佐以滋阴，以此来促进阳气的化生，所谓"阴中求阳"；在治疗阴偏衰的虚热证时，在滋阴的同时可适当佐以扶阳，以此来促进阴液的化生，所谓"阳中求阴"。正如张景岳《景岳全书》中所说："善补阳者，必于阴中求阳，则阳得阴助而生化无穷；善补阴者，必于阳中求阴，则阴得阳升而泉源不竭。"此外，阴尽阳亡者，亡阳则益气回阳固脱，亡阴则益气救阴固脱，此属"虚则补之"之法的急证应用。

3. 阴阳并补 由于阴阳之间存在的互根互用关系，当阴阳偏衰进一步发展，阴阳互损，可产生阴阳两虚证，此时应采取阴阳并补的方法。但须分清主次使用，阳损及阴，以阳虚为主，应在补阳的基础上辅以滋阴；阴损及阳，以阴虚为主，应在滋阴的基础上辅以补阳。

在临床实际运用过程中，应明确辨析疾病发展现阶段的证候属性，来确立适宜的护治方法，补、损之法灵活应用。

四、护病求本

"本"为根本、本质之意，护病求本，是辨证施护的基本原则。一般情况下，疾病的临床表现和它的本质是一致的，但也存在疾病的本质与临床表现相矛盾的情况，因而探求疾病之根本就显得极其重要。正如张景岳《景岳全书·求本论》中说："直取其本，则所生诸病，无不随本皆退。"

（一）标本缓急

标与本是一个相对的概念，常用来概括说明事物的现象与本质、因果关系及病变过程中矛盾的主次先后关系等。如就邪正而言，正气为本，邪气为标；就病因和症状而言，病因为本，症状为标；就发病先后而言，旧病、原发病为本，新病、继发病为标；就病位而言，脏腑病在内为本，肌表经络病在外为标。因此，在护治时应辨别标与本，运用"治病求本，护病求本"的方法。在疾病的不同阶段，应根据"急则护标，缓则护本，标本同护"的原则开展护理工作。

1. 急则护标 当标病或标症成为疾病的主要矛盾，护理人员应先积极配合抢救，迅速采取护标措施以解除危急症状，待病情稳定后再处理本证。如患者出现神昏、呼吸困难、虚脱或大出血时，应积极配合医生及时抢救，采取醒神开窍、吸氧、回阳救逆、止血等治标方法。

2. 缓则护本 当标病或标症不急，或经处理后已缓解的情况下，针对疾病的本质进行护理。这一原则对慢性病或急性病、危重病恢复期的护理有重要的指导意义。如痨病后期肺肾阴虚之咳嗽，肺肾阴虚为本，咳嗽为标，在病情稳定的情况下应针对其肺肾阴虚之本，本病得愈，咳嗽自然得以缓解。

3. 标本同护 临床上标本错杂并重之时，可以采用"标本同护"的原则。如体虚感冒，素体气虚为本，反复外感为标，如专注其体虚之本，单行补中益气之法，则可能助邪留邪，如专注其外感之标，单行发散祛邪之法，恐"脾气益虚，腠理益疏，邪乘虚入"（李用粹·《证治汇补·伤风》），所以需标本同护，益气、解表并施。

（二）正护与反护

正护与反护，是根据护理方法与病证现象之间的逆从关系提出的两种护理疾病的原则。

1. 正护 又称"逆护"，是指针对疾病本质，逆其病证性质而选择护理措施的一种护理原则。适用于疾病的现象与本质相一致的病证，即寒证见寒象、热证见热象、虚证见虚象、实证见实象。故正护是临床上最常用的护理原则。主要包括：

（1）**寒者热之**　是指用温热法护理具有寒象的寒性病证。

（2）**热者寒之**　是指用寒凉法护理具有热象的热性病证。

（3）**虚者补之**　是指用补益法护理具有虚象的虚性病证。

（4）**实者泻之**　是指用攻邪法护理具有实象的实性病证。

2. 反护　又称"从护"，是指针对疾病出现的假象，顺从其外在假象而选择护理措施的一种护理原则。适用于疾病的现象与本质不完全一致的病证，即寒证反见热象、热证反见寒象、虚证反见实象、实证反见虚象。反护法的实质也是针对疾病的本质而采取的护理法则。主要包括：

（1）**寒因寒用**　是指用寒凉法护理具有假寒征象的病证。适用于阳盛格阴之真热假寒证。例如，热厥证中，阳热盛极，邪热深伏于内，阻遏阳气不能外达，格阴于外，症见壮热、口渴喜冷饮、烦躁不安、便干溲赤、舌红苔黄等真热的症状，同时又见四肢厥冷（但胸腹部扪之灼热，不欲近衣被）、脉沉等假寒征象。护理时应根据其热盛的本质，依从其外在的假寒征象而用寒凉之法进行护理。

（2）**热因热用**　是指用温热法护理具有假热征象的病证。适用于阴盛格阳之真寒假热证。例如，格阳证中，阴寒壅盛于内，阳气浮越于外，症见四肢厥逆、下利清谷、脉微欲绝、舌淡苔白等真寒的症状，同时又见身反不恶寒、面红如妆等假热征象。护理时应根据其阴寒内盛的本质，依从其外在的假热征象而用温热之法进行护理。

（3）**塞因塞用**　是指用补益法护理具有闭塞不通征象的病证。适用于因正虚而致闭塞不通的真虚假实证。例如，脾气虚弱，运化无力，出现纳呆、脘腹胀满、大便不畅等，应用健脾益气的方法调护，使脾气健运则诸症自消。"以补开塞"，主要是针对病证虚损不足的本质而言。

（4）**通因通用**　是指用通利法护理具有通泄征象的病证。适用于因邪实而致通泄的真实假虚证。例如，食积内停，阻滞胃肠，导致腹痛泄泻，泻下物臭秽如败卵，应用消导通下的方法调护，使食积去而泄自止。"通因通用"，主要是针对病证邪实的本质而言。

综上所述，"正护"与"反护"虽然概念有别，方法上有逆从之分，但都是针对疾病的本质而提出的护理方法，其根本上都属于"护病求本"的范畴。

（三）同病异护与异病同护

"同病异护""异病同护"，是从中医学的"同病异治""异病同治"的原则中衍生出来的，是辨证施护、护病求本的重要原则，在指导护理实践的过程中发挥着重要的作用。

1. 同病异护　是指同一种疾病在不同的发展阶段，其病理变化、临床表现不同，因而有着不同的证型，可采取不同的护理方法，即"同病异证异护"。例如，风温早期，发热、微恶风，为风热在表，宜采取辛凉解表之法；中期，高热、咳嗽、气急、烦渴，为肺热炽盛，此期护理则应密切观察病情变化，采取降温、清热等护理措施；后期，身热消退、干咳少痰、疲乏、脉细无力，为邪热已去，而气阴两伤。其护理措施应以调养为主，选用补气养阴之品以促进机体康复。

2. 异病同护　是指不同的疾病，在其发生、发展过程中，出现相同或相似的病理变化，即表现为相同或相似的证型，可采取相同的护理方法，即"异病同证同护"。例如，久痢、久泻、脱肛、崩漏、子宫脱垂、胃下垂等几种不同的疾病，如果辨证均属气虚下陷这一证型，则都可采用补中益气升提的护理方法。

由此可见，中医护理疾病的根本在于明辨病机的区别和"证"的异同，其次才是疾病的异同。所谓证同护亦同，证异护亦异，相同的病机和证，可采用基本相同的护理方法，不同的病机和证，则要采用不同的施护措施，这也体现了"护病求本"的精神。

五、三因制宜

三因制宜，即因时、因地、因人制宜。由于疾病的发生、发展与转归受到诸如季节气候、地域环境，以及性别、年龄、体质等因素的影响，因此，在临床护理时，必须把各方面的因素进行综合分析，制订出三因制宜的护理方案。

（一）因时制宜

因时制宜，是指根据不同季节气候特点确定不同的护理原则。春夏秋冬更替，对人体的生理、病理都有一定的影响。应根据不同时节的特点，采取不同的护理措施。例如，炎夏季节，人体肌腠疏泄，易于汗出，即使感受风寒而致病，辛温发散之品亦不宜过用，以防开泄太过，伤津耗气，变生他病；寒冬时节，人体肌腠致密，阳气内敛，不易发汗，同是感受风寒，可适当重用辛温之品发散风寒，以利病从汗解，在护理上尤为重视防寒保暖，饮食热粥以助药力；但此时若为热证，应慎用寒凉之品，以免苦寒伤阳。《灵枢·顺气一日分为四时》中指出："夫百病者，多以旦慧、昼安、夕加、夜甚……朝则人气始生，病气衰，故旦慧；日中人气长，长则胜邪，故安；夕则人气始衰，邪气始生，故加；夜半人气入脏，邪气独居于身，故甚也。"护理时，根据一般疾病昼轻夜重的特点，尤应关注患者夜间的病情变化。

（二）因地制宜

因地制宜，是指根据不同地区的地理环境特点制订不同的护理措施。不同地区，其地势、气候、水质、土质等各异，加之不同地区人们的生活工作环境、生活习惯和方式各不相同，这些对人体的生理活动和病理变化都产生了一定的影响。因此，对不同地区患者进行护理时，应采取不同的护理措施。正如张从正《儒门事亲》中阐述汗法宜忌时说："南陲之地多热，宜辛凉之剂解表；朔方之地多寒，宜辛温之剂解之。"东南地区，气候潮湿温暖，人们腠理疏松，易为风、热、湿等邪气外侵，在护理上，清凉与化湿护理法就应侧重，温热与助湿之剂必须慎用。西北地区，天寒地燥，人们腠理致密，易受风、寒、燥等邪气侵犯，在护理上，温热药的用量及对风寒的护理就有侧重，而寒凉之剂就必须慎用，还须注意保持室内适宜的温度和湿度，避免汗出当风。此外，某些特殊疾病的发生与地域关系密切，如地方性甲状腺肿、大骨节病、克山病、血吸虫病等，在护理时应根据疾病的本质及地域特点选择适宜的方法。

（三）因人制宜

因人制宜，是指根据患者的年龄、性别、体质、生活习惯、精神状态的特点，来确定不同的护理原则。徐灵胎《医学源流论·病同人异论》中指出："天下有同此一病，而治此则效，治彼则不效，且不唯无效，而反有大害者，何也？则以病同而人异也。"

1. 年龄　不同的年龄，生理机能和病变特点亦不完全相同，护理上宜区别对待。小儿"稚阴稚阳"，生机旺盛，但"脏腑娇嫩，形气未充"（吴鞠通·《温病条辨》），患病后易虚易实，易寒易热，病情变化迅速，故护治小儿忌峻攻、慎补益、药量宜轻，还要密切注意病情变化，防止病情转变。青壮年体魄强壮，脏腑坚实，气血充足，患病以实证多，可主于攻邪泻实，药量亦可稍重。老年人，脏腑功能衰退，阴阳气血俱虚，患病多为虚证或正虚夹实，因而，护理时多偏于扶正补虚，如要祛邪注意切勿损伤正气。

2. 性别　男女性别不同，各有其生理、病理特点，护理上宜当有所差别。女性要注意经、带、胎、产、乳的生理特点，月经期应注意休息，避免过度劳累或剧烈运动，注意个人卫生，慎用破血逐瘀之品；带下以祛湿为主，外阴瘙痒者可配合中药坐浴杀虫渗湿止痒；妊娠期应慎避外邪，慎用或禁用峻下、破血、滑利、走窜、伤胎或有毒之品；产后诸疾，多为恶露不尽或气血亏虚，应兼顾祛瘀、补益等；哺乳期用药必须注意对母子的影响。此外，女子以血为本，以肝为先天，易为七情所伤而致病，女性患者情志护理尤为重要。男性以肾精为本，病理上精气易泄易亏，而出现阳痿、早泄、遗精、滑精等疾病，应注重节制房事以养其精。

3. 体质　由于先天禀赋和后天因素的不同，人的体质也不尽相同。现代学者王琦在《中医体质学》中提出了体质九分法，把体质分为平和质、气虚质、阳虚质、阴虚质、痰湿质、湿热质、血瘀质、气郁质、特禀质等九种基本类型。一方面不同体质对病邪的易感性不同；另一方面，感邪之后的发病倾向、病情的从化、病证的性质及疾病的传变和转归等亦不相同，故护理上宜有所区别。如偏阳盛或阴虚之体，则当慎用温热；偏阴盛或阳虚之体，则当慎用寒凉；体质强壮者，病证多实，攻伐之品可稍重用；体质虚弱者，病证多虚或虚实夹杂，则应以补益为主，或攻补兼施。同时，可以根据不同体质的发病倾向、从化、传变等特点，预防为主，防止疾病的深入。

综上所述，在进行护理工作时，必须把疾病与时令气候、地域环境及患者的个体差异等因素全面加以考虑，具体情况具体分析，区别对待，以期达到良好的护理效果。

第三章 四 诊

四诊是中医运用望、闻、问、切四种诊查手段来收集临床资料的基本方法，又称为诊法。《素问·脉要精微论》曰："诊法何如？……切脉动静而视精明，察五色，观五脏有余不足，六腑强弱，形之盛衰，以此参伍，决死生之分。"四诊主要包括望诊、闻诊、问诊和切诊四个方面的内容。

四诊诊查疾病，各有其独特作用，不能互相取代。若强调某一种诊法的重要性，而忽视其他诊法的作用，就会造成诊断疾病的片面性。因此，医护人员在临床运用时，必须将其有机地结合起来，即四诊合参，这样才能全面、系统、真实地了解病情，做出正确的判断。

在中医护理程序中，四诊是中医护理评估的特色方法，通过对本章节的学习，掌握基本的诊查疾病的方法，为中医临床护理诊断和辨证施护奠定坚实的基础。

第一节 望 诊

望诊，是医护人员运用视觉对人体外部情况进行有目的的观察，以了解健康状况，收集病情资料的方法。中医理论认为，人体是一个有机整体，机体外部，特别是面部、舌体等与脏腑的关系最为密切。局部的病变可以影响全身，体内脏腑气血的病理变化必然通过体表反映出来，故通过有目的地观察患者神、色、形、态的变化，可以了解人体的整体情况，测知体内的气血津液、脏腑、经络等的病理变化。正如《灵枢·本脏》所云："视其外应，以知其内脏，则知所病矣。"

望诊被列为四诊之首，其内容主要包括全身望诊（望神、面色、形态）、局部望诊（望头颈、五官、皮肤等）、望舌（望舌质、舌苔、舌下络脉）、望分泌物和排出物（望痰涕涎、呕吐物、二便等）及望小儿指纹等。通过有目的的观察，从而对疾病进行初步诊断。

一、全身望诊

（一）望神

神是人体生命活动的总称，是对人体生命现象的高度概括。神的意义有二，一是对脏腑功能活动外在表现的高度概括，即"神气"；二是指人的意识、思维和情感活动，即"神志"。望神是对神气与神志的综合判断，有重要的临床意义。

1. 望神的原理 神以先后天精气及其所化生的气血津液为物质基础。精气是神的物质基础，神是精气的外在表现。精气充足则体健神旺，抗病力强，即使有病也多病轻，预后较好；精气亏虚，脏腑功能失常，则体弱神衰，抗病力弱，有病多重，预后较差。因此，观察患者神

NOTE

的旺衰，可以了解其精气的盛衰，推断病情的轻重，判断疾病的预后。

2. 神的具体表现　中医理论强调"神形合一"，有形才显神，形健则神旺。神是人体生命活动总的体现，具体表现于人的目光、色泽、神情、体态等方面，而观察眼神的变化是望神的重点。

（1）两目　目为五脏六腑精气之所注，目系通于脑，目为肝之窍、心之使、神之舍，望目可以反映脏腑精气的盛衰。一般而言，凡目色清亮，精彩内含，视物清晰，运动灵活者为有神，提示脏腑精气充足；凡目色浑浊，目无精彩，视物模糊，眼球运动不灵者为无神，提示脏腑精气虚衰。

（2）色泽　指人体周身皮肤（以面部为主）的颜色和光泽。色乃神之旗也，皮肤色泽荣润或枯槁，是脏腑精气盛衰的重要表现。

（3）神情　指人的精神意识状态和面部表情，是心神和脏腑精气盛衰的外在表现。心神正常，则人神志清晰，思维有序，表情自然，反应灵敏；反之则神识昏蒙，思维混乱，表情淡漠，反应迟钝，为心神失常。

（4）体态　指人的形体和动静姿态。通过观察形体的强弱胖瘦，动作是否自如协调，以反映神之盛衰。

3. 神的分类及判断　神在临床上常见以下几种类型。

（1）得神　又称"有神"。临床表现为神志清楚，两目灵活、明亮有神，面色荣润，含蓄不露，表情自然，反应灵敏，言语清晰，动作灵活，体态自如，呼吸平稳，肌肤润泽。提示精气充足，体健神旺，或虽病而精气未衰，脏腑未伤，预后良好。

（2）少神　又称"神气不足"。临床表现为精神不振，神情疲惫，目光乏神，面色少华，暗淡不荣，思维迟钝，少气懒言，肌肉松弛，动作缓慢。提示精气不足，机体功能减退，多见于虚证或恢复期患者。

（3）失神　可分为两类。

①精亏神衰而失神：临床表现为精神萎靡，意识模糊，目无光彩，面色晦暗，形羸色败，骨枯肉脱，反应迟钝，语声断续。提示正气大伤，精气衰竭，病情深重，预后不良，多见于久病、重病之人。

②邪盛神乱而失神：临床表现为意识昏迷，或猝然昏倒，目闭口张等；或见神昏谵语，循衣摸床，撮空理线，表情烦躁或痛苦，提示邪气亢盛，热扰神明，邪陷心包；或肝风夹痰蒙蔽清窍，阻闭经络。皆属机体功能严重障碍，气血津液失调，多见于急性患者，亦属病重。

（4）假神　常见于久病、重病之精气极度衰竭的患者。在失神的基础上，突然出现个别症状短暂的似"有神"的虚假现象。如原本不欲言语，语声低微，时断时续，突然转为语声高亢，言语不休；或原精神萎靡，意识不清，突然精神转"佳"，意识似清但常烦躁不安；或原本面色晦暗，或苍白，两颧忽现泛红如妆，说明脏腑精气衰竭殆尽，阴阳即将绝离，阴不敛阳，虚阳浮越。古人将此现象喻为"回光返照""残灯复明"，提示病情危重，多为危重患者临终前的征兆。

（5）神乱　指神志错乱失常。临床常表现为焦虑恐惧、狂躁不安、淡漠痴呆和猝然昏倒等，多见于癫、狂、痴、痫、脏躁等患者。

①焦虑恐惧：指患者时时恐惧，焦虑不安，心悸气促，不敢独处一室。多见于心胆气虚、

心神不宁的卑慄、脏躁等患者。

②狂躁不安：指患者烦躁不宁，登高而歌，弃衣而奔，呼号怒骂，打人毁物，不避亲疏。多见于痰火扰心的狂病。

③淡漠痴呆：指患者表情淡漠，神识痴呆，喃喃自语，哭笑无常，悲观失望。多见于痰蒙心神的癫病或先天禀赋不足的痴呆患者。

④猝然昏倒：指患者突然昏倒，口吐涎沫，两目上视，四肢抽搐，醒后如常。多见于肝风夹痰上逆，阻闭清窍的痫病。

（二）望色

望色，又称"色诊"，是通过观察人体皮肤的色泽变化来诊查病情的方法，包括对体表黏膜、分泌物、排泄物色泽的观察，重点在面部色泽。《灵枢·邪气脏腑病形》说："十二经脉，三百六十五络，其血气皆上于面而走空窍。"由于面部皮肤薄嫩、外露，血脉充盛，面部皮肤颜色的变化，可反映气血的盛衰和运行情况，且一定程度上反映疾病的不同性质和不同脏腑的病证。光泽，是指皮肤的荣润或枯槁，可反映脏腑精气的盛衰，判断病情的轻重和预后。因此，观察面部色泽变化，可以了解脏腑气血的盛衰和疾病的发展变化。面色可分为常色和病色两类。

1. 常色 健康人面部皮肤的色泽，称之为常色。中国人的常色为红黄隐隐，其特点是明润、含蓄。明润，即面部皮肤光明润泽，是有神气的表现；含蓄，红黄隐隐，见于皮肤之内，而不特别显露，是胃气充足、精气内含的表现。由于种族、体质等因素导致的肤色偏红、白、青、黄、黑等差异，属于常色，也称为主色。因外界因素（如季节、昼夜、阴晴气候等）的不同，或生活条件的差别，而微有相应变化的正常肤色，称之为客色。人的肤色也会发生相应的变化，也属于常色，称之为客色。

2. 病色 人体在疾病状态时面部显现的色泽，称为病色。病色的特点是晦暗、暴露。常见病色主要有以下两种情况。①善色：仅颜色发生变化，但仍有光泽。提示病变轻浅，气血未衰，属新病、轻病、阳证，易治。②恶色：不论色调有无变化，而光泽度发生了改变，如面色晦暗、枯槁。说明病情深重，精气已伤，胃气不能上荣于面，属久病、重病、阴证，难治。病色常见有赤、青、黄、白、黑五种。不同色泽变化可以反映气血的盈亏和运行状况。根据五色主病，分述如下：

（1）赤色 主热证及戴阳证。赤色为热邪致血行加速，脉络充盈，上荣于面，故面色红赤。热证可分为实热证和阴虚证，实热证多见满面通红，伴发热、口渴、便秘等、阴虚证可见两颧潮红，色泽鲜艳，多伴午后发热、盗汗、五心烦热等。此外，还有久病、重病患者，面色苍白，但两颧泛红如妆、游移不定，是阴寒内盛，阴盛格阳，虚阳浮越的真寒假热之危象，多为戴阳证。

（2）青色 主气滞、血瘀、寒证、疼痛、惊风。青色为经脉阻滞，气血不通之象。寒性凝滞，气滞血瘀，经脉拘急，故面色发青，甚至青紫。经脉瘀阻，气血运行不畅，不通则痛。如面色青灰，口唇青紫，伴心胸闷痛者，多因心气不足，胸阳不振，心血瘀阻所致。此外，小儿高烧，鼻柱、眉间及口唇四周发青者，常是惊风的先兆。

（3）黄色 主脾虚、湿证。脾失健运，气血不充，或水湿不化，湿邪浸淫时，面部常呈黄色；如面色淡黄憔悴，为萎黄，是脾胃气虚，运化无力，气血不足，机体失养的表现；面色黄而虚浮，为黄胖，多是脾气虚衰，湿泛肌肤，或内有虫积，消耗气血所致；若面、目、肌肤俱黄，为黄疸，黄而鲜明如橘皮色者，为阳黄，多属湿热熏蒸；黄而晦暗如烟熏者，为阴黄，多属寒湿郁阻。

（4）白色　主虚证（血虚、气虚、阳虚）、寒证、失血。白色为气血不荣之候。因气虚血少，或阳衰寒盛，气血不能上荣于面部脉络所致。如面色淡白消瘦，或面白无华而略带黄色，多为气虚血亏；面色㿠白而虚浮，多属阳虚水泛；若失血后面色苍白，常为脱血夺气之象；如突然面色苍白，大汗淋漓，多属亡阳，气血暴脱之危象。

（5）黑色　主寒证、肾虚、水饮、血瘀、剧痛。黑色为阴寒水盛之色，是青色的进一步发展，其主病中的寒证、瘀血、疼痛也较青色为重。肾阳虚衰，水饮不化，气血不畅，经脉肌肤失于濡养而面见黑色。面黑暗淡或黧黑者，多属肾阳虚；黑而干焦者，多属肾阴虚；面色黧黑，肌肤甲错者，多为血瘀日久所致；眼眶周围发黑，眼睑水肿，多为肾虚水饮内停，或寒湿带下；面色青黑，且剧痛者，多为寒凝瘀阻。

（三）望形

望形，又称望形体，是观察患者形体的强弱胖瘦、体质形态及异常表现等来诊查疾病的方法。五体皮、肉、筋、脉、骨与五脏关系密切，五脏精气的盛衰和功能的强弱可借助五体反映于外，即形体与脏腑的盛衰是一致的。因此，观察形体之强弱胖瘦，可以测知脏腑的虚实，气血的盛衰，邪正的消长。

1. 形体强弱　发育良好，形体壮实，为形气有余，说明体格健壮，内脏坚实，气血旺盛，抗病力强，预后佳。发育不良，形体消瘦，为形气不足，说明体质虚衰，内脏脆弱，气血不足，抗病力弱，预后较差。

2. 形体胖瘦　胖而能食，为形气有余；肥而食少，为形盛气虚。肥胖多因嗜食肥甘，喜静少动，脾失健运，痰湿脂膏积聚而成。若形瘦食多，为中焦有火；形瘦食少，为中气虚弱。消瘦多由脾胃虚弱，气血亏虚或病气消耗所致。

（四）望态

望态，又称望姿态，是通过观察患者的动静姿态、体位变化和异常动作以诊查疾病的方法。动静姿态以自主协调为正常。通过患者的姿态、体位、动作变化，可测知机体阴阳盛衰和病势顺逆。正如《望诊遵经》所云："善诊者，观动静之常，以审动静之变，合乎望闻问切，辨其寒热虚实。"

1. 动静姿态　喜动者，多为阳证；喜静者，多为阴证。如患者坐卧转侧，面常朝外者，仰面伸足，欲揭衣被，多属阳证、热证、实证；如卧时身重，难以转侧，面常朝里，蜷卧缩足，喜加衣被，向火取暖者，多属阴证、寒证、虚证。坐而仰首，喘粗痰多，多是痰涎壅盛的肺实证；坐而俯首，气短懒言，属肺虚或肾不纳气。坐不得卧，卧则气逆，是心阳不足，水气凌心所致；卧而不能坐，坐则昏眩，是气血俱虚。

2. 异常动作　患者睑、唇、指、趾颤动，为动风先兆，或气血不足，筋脉失养；四肢抽搐，角弓反张，为肝风内动；猝然昏倒，口眼㖞斜，半身不遂，为中风；恶寒战栗，为疟疾，或为伤寒欲作战汗；肢体软弱，运动不灵，为痿证；关节拘挛，屈伸不利，多为痹证；手按脘腹者，多为胃脘痛；弯腰曲背，以手护腰，多为腰痛。

二、局部望诊

局部望诊是在全身望诊的基础上，根据病情和诊断的需要，对患者的特定部位进行深入、细致的观察，以测知相应脏腑的病变情况。局部望诊主要包括望头颈、五官、皮肤、舌、排泄物等。

（一）望头部

头为诸阳之会，精明之府，内藏脑髓，为元神所居之处；脑为髓之海，为肾所主，肾之华在发，发为血之余，脏腑精气皆上荣于头。因此，望头部主要可以诊查肾、脑的病变及脏腑精气的盛衰，其重点在于观察头颅、囟门及头发的异常。

1.头颅 小儿头形过大或过小，伴有智力发育不全者，多属先天不足，肾精亏损。方颅多由肾精不足或脾胃虚弱所致，可见于佝偻病、先天性梅毒等患儿。头摇多为肝风内动之兆，或为老年气血虚衰、脑神失养所致。

2.囟门 小儿囟门下陷者，多属津液损伤，髓海不足之虚证；囟门高突者，多为痰热内蕴或温病火邪上攻，也可见于脑髓有病；囟门迟闭者，多为肾精不足，发育不良。前囟闭合时间在出生后12～18个月内，后囟在出生后2～4个月内闭合。

3.头发 头发的生长与肾气和精血的盛衰密切相关，望发重在观察发质和色泽变化。如头发稀疏易落，或干枯不荣，多为精血不足；突然出现片状脱发，多属血虚受风，或精神刺激所致；年少脱发，多属肾虚或血热；年少发白，伴有健忘、腰膝酸软者，多属肾虚；小儿发结如穗，枯黄无泽，常见于疳积。

（二）望面部

面部是脏腑精气上荣的部位，是心之气血及心神活动外华之处。

1.面形异常 面部浮肿，多见于水肿病，常是全身水肿的一部分。其中眼睑颜面先肿，发病迅速者为阳水；兼见面色㿠白，发病缓慢者为阴水；腮肿多见于痄腮、发颐或托腮痈；面部肌肉消瘦，两颧高耸，眼窝、颊部凹陷者，多见于慢性病的危重阶段；口眼㖞斜者，多见于中风或口僻。

2.特殊面容 惊怖貌常见于小儿惊风、客忤、癫病及瘿气等；若遇声、光刺激出现症状，或恐水、怕风者，则疑为狂犬病。破伤风患者因面部肌肉痉挛可出现苦笑面容。

（三）望五官

眼、耳、鼻、口、舌五官，与五脏相关联。《灵枢·五阅五使》曰："鼻者肺之官也，目者肝之官也，口唇者脾之官也，舌者心之官也，耳者肾之官也。"望五官的异常变化，可以测知相应脏腑的病变。

1.望目 望目是望神的重点。五脏六腑之精气皆上注于目，眼之"五轮"学说，反映了目与五脏的关系。即目眦属血轮，候心；目胞属肉轮，候脾；白睛属气轮，候肺；黑睛属风轮，候肝；瞳仁属水轮，候肾（图3-1）。望目应重点观察目神、目色、目形及目态等异常变化。

（1）目神 是诊查两目神气之有无。凡视物清楚，精彩内含，神光充沛者，是目有神；若视物昏暗，目无精彩，浮光暴露者，是目无神。目有神者，精气未虚，虽病易治；目无神者，精气亏虚，病重难治。

（2）目色 《灵枢·论疾诊尺》说："目赤色者病在心，白在肺，青在肝，黄在脾，黑在肾。"这是目色与五脏的关系。其异常改变主要有：目赤肿痛，多属实热证；白睛红赤，为肺火或外感风热；两眦赤痛，为心火上炎；睑缘赤烂，为脾经湿热；全目赤肿，为肝经风热。白睛发黄，为黄疸的主要标志，多由湿热或寒湿内蕴，肝胆疏泄失常，胆汁外溢所致。目眦淡白，多属血虚、失血，血少不能上荣于目所致。目胞色黑晦暗，多属肾虚，为肾精亏耗之象。

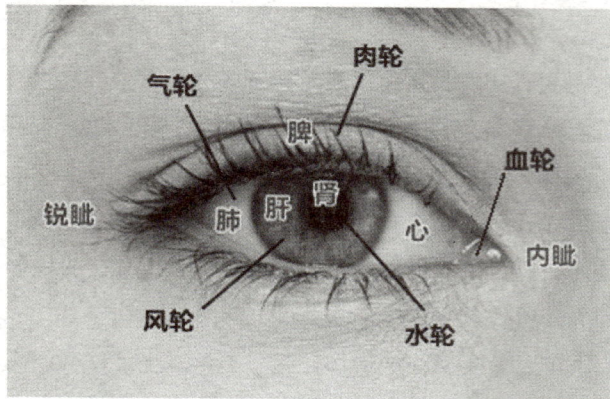

图 3-1 目部五脏分属图

（3）目形 目胞浮肿，为水肿的初期表现；眼窝凹陷，多为津液耗伤或气血不足，可见于吐泻伤津或气血虚衰的患者；若久病重病眼窝深陷，甚则视不见人，真脏脉见，则为阴阳竭绝之候，属病危；眼突而喘，属肺胀；眼突而颈肿，为瘿病，因肝郁化火、痰气壅结所致。

（4）目态 瞳孔缩小，多属肝胆火炽，或中毒；瞳孔散大，多属肾精耗竭之危候。两侧瞳孔完全散大则是临床死亡的指征之一。瞪目直视，为脏腑精气将绝，属病危；两目上视，不能转动，项强抽搐，角弓反张，称戴眼反折，多见于惊风、痰厥或精脱神衰之重症；横目斜视，多属肝风内动。昏睡露睛，多属脾胃虚弱。

2. 望耳 耳为肾之窍，为宗脉所聚之处。望耳可以诊查肾和肝胆的情况。望耳应注意耳的色泽及耳内的情况。耳轮红润，肉厚而润泽，为肾气充足的表现；耳轮瘦小而薄，多是先天亏损，肾气不足；耳轮干枯焦黑，多是肾精亏耗；小儿耳背有红络，耳根发凉，多是麻疹先兆；耳内流脓，多为肝胆湿热。

3. 望鼻 鼻部望诊，应注意观察其色泽、形态及其分泌物等变化。主要反映肺与脾胃的情况。

（1）色泽 正常人鼻色红黄隐隐，含蓄明润，是胃气充足的表现。鼻端色赤，多属肺胃蕴热；鼻端色白，多属气血亏虚；鼻端色青，多见于阴寒腹痛患者；鼻端色微黑，常是肾虚寒水内停之象；鼻端枯槁，为脾胃虚衰，胃气不能上荣；鼻腔干燥，为阴虚内热或燥邪犯肺。

（2）形态 鼻翼扇动，呼吸喘促，为邪热壅肺或肺肾精气衰竭；鼻头红肿生疮，多为血热；鼻柱溃陷，多见于梅毒；鼻柱崩塌，眉毛脱落，多见于麻风病；鼻腔内有赘生物，呼吸受阻，为鼻痔，多由肺经风热凝滞所致；鼻头色红，生有丘疹，为酒糟鼻，为脾肺湿热蕴结所致。

（3）鼻内病变 鼻孔干燥色黑，多为阳毒热深或高热日久；鼻流清涕，为外感风寒；鼻流浊涕，为外感风热；鼻流浊涕而腥臭，为鼻渊，多为外感风热或肺热或胆经蕴热所致；鼻内赘生光滑小肉，撑塞鼻孔，为鼻痔，多为湿热邪毒壅结鼻窍所致；鼻内出血，为鼻衄，多因肺胃蕴热或外伤所致。

4. 望口唇 望口唇主要望口唇的色泽与形态变化，可以诊查脾胃的病变。

（1）望口 口角流涎，小儿多为脾虚湿盛，成人多为中风口㖞不收；口唇糜烂，多为脾胃积热，邪热灼伤；口张，可见于肺气将绝的病危患者；口噤，可见于中风、痫病、惊风、破伤风、马钱子中毒等患者；口撮，可见于新生儿脐风及破伤风患者；口㖞，可见于口僻、中风；口振，可见于外感寒邪或疟疾发作患者；口动，可见于胃气虚弱、热极生风或脾虚生风的患者。

（2）察唇 正常人唇色红润，是胃气充足、气血调匀的表现。唇色淡白，多属血虚或失血；唇色鲜红，多属阴虚；唇色红紫，多属实热，红肿而干，则为热极；唇色樱红，多见于煤气中毒；唇色青紫，多属寒凝、血瘀；环口黛黑，唇卷露齿，为脾气将绝之危候。

5. 望齿龈 望齿龈应注意色泽、润燥、形态等方面的变化。如牙齿干燥，多是胃热炽盛，津液大伤；牙齿干燥如枯骨，多为肾精枯竭；牙齿松动稀疏，齿根外露者，多属肾虚或虚火上炎；睡中咬牙，常见胃中有热或虫积，亦可见于常人；牙龈淡白，多为血虚不荣；牙龈红肿，多属胃火上炎；牙龈出血、痛而红肿者为胃火伤络；不痛不红而微肿者，为虚火伤络。

6. 望咽喉 咽喉是肺胃之门，多条经脉络于咽喉部。咽喉淡红润泽，发音正常，吞咽顺利，呼吸通畅为正常现象。咽喉红肿疼痛或溃脓，多属肺胃热盛；久痛不愈，多属肾阴不足、阴虚火旺；咽喉部若见灰白膜，刮之不去，重刮则出血又生白膜，为白喉。

7. 望舌 详见本节"八、望舌"部分。

（四）望躯体

望躯体主要包括望颈项、胸胁、腹部及腰背部。

1. 望颈项

（1）瘿瘤 指颈部结喉处有肿块突起，或大或小，或单侧或双侧，随吞咽上下移动。多因肝郁气结痰凝所致。

（2）瘰疬 指颈侧颌下有肿块如豆，累累如串珠。多因肺肾阴虚，虚火内灼，炼液为痰，结于颈部，或因外感风火时毒，夹痰结于颈部所致。

（3）颈瘘 指颈部痈肿、瘰疬破溃后，久不收口，形成瘘道，称为颈瘘或鼠瘘，多因痰火久结，气血凝滞，疮口不收所致。

（4）项强 指项部拘紧或强硬，多见于落枕、感受风寒邪气或温病火邪上攻。

（5）项软 指颈项软弱，无力抬头，多见于佝偻病患儿及病危患者；安静时人迎脉搏动明显，可见于肝阳上亢或血虚重症患者；颈脉怒张，多见于心血瘀阻、肺气壅滞及心肾阳衰、水气凌心的患者。

2. 望胸胁 横膈以上，锁骨以下的躯干正面谓之胸；胸部两侧，由腋下至十一、十二肋骨端的区域谓之胁。望胸胁主要是诊查心、肺的病变，宗气的盛衰，以及肝胆、乳房疾患。正常人的胸廓呈扁圆柱形，两侧对称，左右径大于前后径（比例约为1.5：1），小儿和老人则左右径略大于前后径或相等，两侧锁骨上下窝亦对称。常见的胸廓变形有：

（1）扁平胸 胸廓较正常人扁平，前后径小于左右径的一半，颈部细长，锁骨突出，两肩向前，锁骨上下窝凹陷。常见于形瘦之人，或肺肾阴虚、气阴两虚的患者。

（2）桶状胸 胸廓较正常人膨隆，前后径与左右径约相等，颈短肩高，锁骨上下窝平展，肋间加宽，胸廓呈圆桶状。多因久病咳喘，肺肾气虚，以致肺气不宣而壅滞，日久致胸廓变形。

（3）鸡胸 胸骨下部明显前突，胸廓前后径长而左右径短，肋骨侧壁凹陷，形如鸡之胸廓。常见于佝偻病患儿，因先天不足或后天失养、骨骼发育异常所致。

NOTE

（4）胸廓两侧不对称　一侧胸廓塌陷，肋间变窄，肩部下垂，脊骨常向对侧凸出，常见于肺痿、肺部手术后等患者；若一侧胸廓膨隆，肋间变宽或兼外凸，气管向健侧移位，常见于悬饮、气胸等患者。

（5）肋如串珠　指肋骨与肋软骨连接处变厚增大，状如串珠。常见于肾气不足，或后天失养、发育不良的佝偻病患儿。

（6）乳房肿溃　哺乳期妇女乳房红肿热痛，乳汁不畅，甚则破溃流脓，身发寒热者，为乳痈。常因肝郁气滞，胃热壅滞，或外感邪毒所致。

3. 望腹部　腹部指躯干正面剑突下至耻骨上的部位，属中下焦，内藏肝、胆、脾、胃、大小肠、膀胱、胞宫等脏腑。故望腹部可以诊查内在脏腑的病变和气血的盛衰。外形异常主要包括：

（1）腹部膨隆　指仰卧时前腹壁明显高于胸耻连线。若仅见腹部膨胀，四肢消瘦，多为鼓胀，因肝郁气滞，湿阻血瘀所致；若腹部胀大，周身俱肿，多为水肿病，因肺脾肾三脏功能失调，水湿泛溢肌肤所致；腹局部膨隆，多为腹内有癥积。

（2）腹部凹陷　指仰卧时前腹壁明显低于胸耻连线。若腹部凹陷，形体消瘦，多为脾胃虚弱，气血不足，常见于久病脾胃气虚，机体失养，或新病吐泻太过、津液大伤的患者；若腹皮甲错，深凹着脊，常见于长期卧床不起，肉消着骨的患者，为精气耗竭，属病危。

（3）腹壁青筋暴露　指患者腹大坚满，腹壁青筋怒张。多为肝郁气滞，脾虚湿阻日久，血行不畅，脉络瘀阻所致，常见于鼓胀重症。

（4）腹壁突起　指腹壁有半球状物突起，多发于脐孔、腹正中线、腹股沟等处，每于直立或用力后发生或加重者，多属疝气。

4. 望腰背部　背为胸中之府，亦为心肺之所居，与肝胆相关。腰为身体运动的枢纽，为肾之府。故望腰背部的异常表现，可以诊查有关脏腑经络的病变。望腰背时应注意观察脊柱及腰背部有无形态异常及活动受限。

（1）脊柱后凸　指脊骨过度后弯，致使前胸塌陷，背部凸起。多为肾气亏虚、发育异常，或脊椎疾患，亦可见于老年人。若久病患者后背弯曲，两肩下垂，称为"背曲肩随"，提示脏腑精气虚衰。

（2）脊柱侧弯　指脊柱偏离正中线向左或右歪曲。多因小儿发育期坐姿不良，或因先天不足、肾精亏虚、发育不良，或一侧胸部疾患所致。

（3）脊疳　指患者极度消瘦，以致脊骨突出如锯。提示脏腑精气极度亏虚，多见于慢性重病患者。

（4）发背　指痈、疽、疮、疖生于脊背部，多为火毒凝滞于肌腠而成。

（5）缠腰火丹　指腰部皮肤鲜红成片，有水疱簇生如带状，灼热肿胀。多为外感火毒与血热搏结，或湿热浸淫，蕴阻肌肤，不得外泄所致。

（五）望四肢

望四肢时应重点观察手足、掌腕、指趾的外形变化和异常动态。

1. 望手足

（1）望外形

①四肢萎缩：指四肢或某一侧肢体肌肉消瘦、萎缩，松软无力。多由气血亏虚或经络闭

阻，肢体失养所致。

②肢体肿胀：指四肢或某一侧肢体肿胀。若四肢肿胀，兼红肿疼痛者，多为瘀血或热壅血瘀所致；若足跗肿胀，或兼全身浮肿，常见于水肿；下肢肿胀，皮肤粗厚如象皮者，常见于丝虫病。

③膝部肿大：指膝部红肿热痛，屈伸不利，见于热痹，多由风湿郁久化热所致。若膝部肿大而股胫消瘦，形似鹤膝，称为"鹤膝风"，多因寒湿久留、气血亏虚所致。膝部紫黯漫肿疼痛，多为膝骨或关节受损。

④小腿青筋：指小腿青筋暴露，形如蚯蚓。多为寒湿内侵，络脉血瘀所致。

⑤下肢畸形：直立时两踝并拢而两膝分开，称为膝内翻，亦称"O"形腿；两腿并拢而两踝分开，称为膝外翻，亦称"X"形腿。若踝关节呈固定型内收位，称足内翻；呈固定外展位，称足外翻。以上畸形均为先天不足，肾气不充，或因后天失养，发育不良所致。

（2）望动态

①肢体萎废：指肢体肌肉萎缩，筋脉弛缓，萎废不用。常见于痿病，多由精津亏虚或湿热浸淫，筋脉失养所致。若一侧上下肢萎废不用，称为半身不遂，多见于中风患者，多由风痰阻闭经络所致；若双下肢萎废不用，见于截瘫患者，多因腰脊外伤、瘀血阻络所致。

②四肢抽搐：指四肢筋脉挛急与弛张间作，舒缩交替，动作有力。常见于惊风患者，多由肝风内动，筋脉拘急所致。

③手足拘急：指手足筋肉挛急不舒，屈伸不利。在手可表现为腕部屈曲，手指强直，拇指内收贴近掌心，与小指相对；在足可表现为踝关节后弯，足趾挺直而倾向足心。多由寒邪凝滞或气血两亏，筋脉失养所致。

④手足颤动：指双手或下肢颤抖或振摇不定，不能自主。多为血虚筋脉失养或饮酒过量所致，亦可为动风之兆。

⑤手足蠕动：指手足时时掣动，动作迟缓无力，状如虫之蠕行。多因脾胃气虚，筋脉失养，或阴虚动风所致。

⑥扬手掷足：指热病之中，神志昏迷，手足躁动不宁。多由内热亢盛，热扰心神所致。

⑦循衣摸床，撮空理线：指重病神识不清，患者不自主地伸手抚摸衣被、床沿，或伸手向空，手指时分时合，提示病重失神。

2. 望掌腕　手掌水疱、脱屑、变厚，自觉痒痛者，称鹅掌风，多因风湿蕴结或血虚风燥所致。鱼际大肉未削，为胃有生气；鱼际大肉削脱，为胃无生气。鱼络色青，乃胃中有寒；鱼络色赤，乃胃中有热。

3. 望指趾

（1）手指挛急　指手指拘挛，无法伸直，俗称鸡爪风。多为血液亏虚，血不养筋，复感寒邪所致。

（2）手指变形　指手指关节呈梭状畸形，活动受限，又称梭状指。多因风湿久蕴，痰瘀结聚所致。指趾末节膨大如杵，称为杵状指。常伴气喘唇暗，多因久病心肺气虚，血瘀痰阻所致。

（3）趾节溃脱　指脚趾皮肤紫黑、溃烂，趾节脱落，肉色不鲜，气臭痛剧者，称为脱疽。多因正虚阴火燔灼，外感寒湿之邪，阻滞脉络，气血痹阻，脚趾局部骨肉腐烂而成。

（4）指头螺瘪　指头干瘪，螺纹显露者，称为螺瘪。多为吐泻太过，津液暴脱所致。

NOTE

（六）望二阴

前阴病变多与肾、膀胱、肝密切相关；后阴病变则与脾、胃、肠、肾关系密切。

1. 望前阴

（1）外阴肿胀　指男子阴囊或女子阴户肿胀。阴肿而不痒不痛者，常见于水肿病。阴囊肿大，多为疝气，可因小肠坠入阴囊等引起。若阴囊或阴户红肿、瘙痒、灼痛，多为肝经湿热下注。

（2）外阴收缩　指男性阴囊阴茎，或女性阴户收缩，拘急疼痛。多为寒邪侵袭肝经，气血凝滞，肝脉拘急收引所致。

（3）外阴生疮　指前阴生疮，或有硬结破溃腐烂，时流脓水或血水。多为肝经湿热下注，或感染梅毒所致。若硬结溃后呈菜花样，有腐臭气，则多为癌肿，病属难治。

（4）外阴湿疹　男性阴囊，或女性大小阴唇起疹，瘙痒灼痛，湿润或有渗液者，分别称为肾（阴）囊风、女阴湿疹。多因肝经湿热下注，风邪外袭所致。

（5）睾丸异常　小儿睾丸过小或触不到，多为先天发育异常，亦可见于痄腮后遗症。

（6）阴户有物突出　指妇女阴户中有物突出如梨状。多为脾虚中气下陷，或产后劳伤，迫使胞宫下坠阴户之外。

2. 望后阴　望诊时应注意观察肛门部有无红肿、痔疮、裂口、瘘管及其他病变。肛门部常见的异常改变有：

（1）肛痈　指肛门周围局部红肿疼痛，状如桃李，破溃流脓。多为湿热下注，或外感邪毒阻于肛周所致。

（2）肛裂　指肛门与肛管的皮肤黏膜有狭长裂伤，可伴有多发性小溃疡，排便时疼痛、流血。多因热结肠燥或阴津不足，燥屎内结，用力排便时伤及肛周皮肤，或湿热下注所致。

（3）痔疮　指肛门内外生有紫红色柔软肿块，突起如痔。生于肛门齿状线以内者为内痔，生于肛门齿状线以外者为外痔，内外均有者为混合痔。多因肠中湿热蕴结或血热肠燥，或负重、久坐、便秘等，使肛周血脉郁滞。

（4）肛瘘　指肛痈成脓自溃或切开后，久不敛口，外流脓水，并形成管腔。瘘管长短不一，或通入直肠，局部痒痛，缠绵难愈。

（5）脱肛　指直肠黏膜或直肠全层脱出肛外。轻者便时脱出，便后回缩；重者脱出后无法自回，须用手还纳。本病多由脾虚中气下陷所致。

（七）望皮肤

皮肤居一身之表，内合于肺，卫气循行其间，为机体的屏障。通过观察皮肤的病变，可判断病邪性质、脏腑虚实、气血盛衰、病情轻重和预后等情况。望皮肤，主要观察色泽形态的变化及表现于皮肤的病证。

1. 形态色泽改变　皮肤、面目发黄是黄疸；皮肤发赤，红如涂丹，边界清楚，是丹毒，多为热邪化火所致；皮肤发黑，颜色呈弥漫性棕黑色，为黑疸，由劳损伤肾所致；四肢、面部等处出现白斑，大小不等，界限清楚，称白驳风，为风湿侵袭，气血不和所致；皮肤粗糙如鳞，抚之涩手，为肌肤甲错，常见于血瘀或阴虚血燥的患者。

2. 常见皮肤病证

（1）斑疹　斑和疹都是全身性疾病表现于皮肤的症状。点大成片，或点小如粟，色红或紫，扁平未高出皮肤，摸之不碍手，消失后不脱皮，谓之斑；高出皮肤表面，扪之碍手，消失后有脱皮，谓之疹，常见于麻疹、风疹、瘾疹等。

（2）水疱 水疱是指皮肤上出现成簇或散发小水疱的症状。水痘，儿科常见传染病，皮肤上先出现粉红色斑丘疹，随即转变为椭圆形小水疱。主要表现为顶满无脐，晶莹明亮，浆液稀薄易破，常分批出现。湿疹，周身皮肤出现红斑，迅速形成丘疹、水疱，破后现红色湿润糜烂面，多为湿热内蕴或血虚与湿热夹杂所致。白痦，一种白色小疱疹，其特点为晶莹如粟，高出皮肤，肤色不变，擦破流水，多见于颈胸，面部不见，消失时有脱屑，见于湿温病，为外感湿热，汗出不彻所致。颗粒清楚，晶莹饱满，称晶痦，预后好，为顺证；颗粒不清，色枯白，中空无液，称枯痦，预后差，为逆证。

（3）疮疡 常见的疮疡有痈、疽、疔、疖，是外科常见的疾病。

①痈：指患处红肿高大，根盘紧束，灼热疼痛，并能形成脓疡的疾病。具有未脓易消，已脓易溃，疮口易敛的特点。属阳证，多因湿热火毒蕴结、气血壅滞所致。

②疽：指患处漫肿无头，皮色不变的疾病。具有难消、难溃、难敛，溃后易伤筋骨的特点。多指无头疽，属阴证，多因气血亏虚，寒痰凝滞而发。

③疔：指患部形小如粟，根深如钉，根脚坚硬，麻木疼痛，漫肿灼热的疾病。多发于颜面和手足。多为火毒、疫毒或竹木刺伤所致。

④疖：指患部形小而圆，红肿热痛不甚，根浅、脓出即愈的疾病。多发于皮肤浅表部位，因外感火热毒邪或湿热蕴结所致。

（八）望舌

望舌，又称舌诊，是观察舌质和舌苔变化以诊查病情的方法，是中医特色诊法之一。脏腑的病变反映于舌面，具有一定的分布规律。舌通常被划分为舌尖、舌中、舌根、舌边四个部分，分属于心肺、脾胃、肾、肝胆等脏腑，提示相应脏腑的病变（图3-2）。舌象的变化，能客观地反映人体正气盛衰、病邪深浅、津液盈亏、邪气性质、病情进退等，可以判断疾病的转归和预后，为制订护理措施提供重要依据。

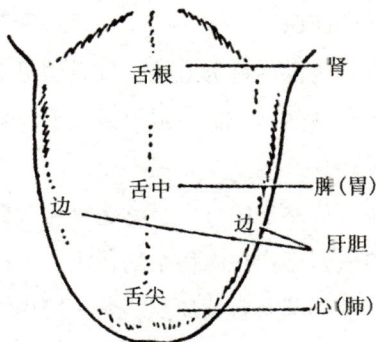

图 3-2 舌面脏腑分属图

望舌时须在白天充足的自然光线下进行，嘱患者张口伸舌，充分暴露舌体，不可伸舌过久及过度用力（图3-3）。舌尖略向下，舌面平展。观舌的顺序是先舌质再舌苔，按舌尖—舌中—舌边—舌根的顺序进行。此外，某些食物或药物可使舌苔染上颜色，应详细询问，必要时可采用压舌板或棉签去除舌表面的附着物，即揩舌或刮舌。望舌的内容主要包括望舌质和舌苔

NOTE

两个方面。

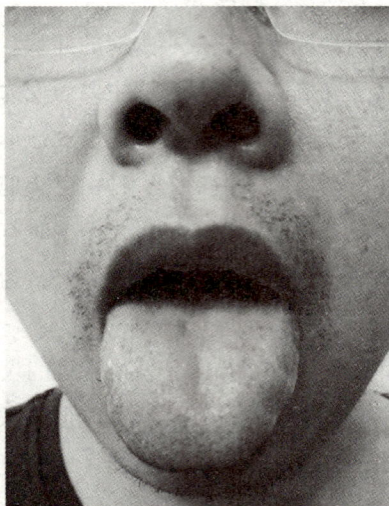

图 3-3　正确的伸舌姿势

正常舌象的特征是：舌色淡红明润，舌体柔软灵活，舌苔薄白均匀，苔质干湿适中，简称淡红舌、薄白苔。这种舌象说明胃气旺盛，气血津液充盈，脏腑功能正常，是健康的表现。需要注意的是，年龄性因素、体质禀赋因素、气候环境因素等，均可引起舌象变化，产生生理性变异。因此，应结合临床表现综合考虑。

1. 望舌质　舌质，又称舌体，是指舌的肌肉脉络组织，与脏腑气血密切相关。望舌质包括观察舌的神、色、形、态四个方面。

（1）望舌色　舌质的颜色，一般分为淡红、淡白、红、绛、青、紫几种。

①淡红舌：舌色淡红润泽，白中透红，此乃气血上荣之表现，说明心血充足，胃气旺盛，故为正常舌色，亦可见于外感病轻浅阶段。

②淡白舌：舌色较淡红舌浅淡，白色偏多红色偏少，甚至全无血色，称为白舌。主气血双亏或阳虚证。甚者全无血色，称枯白舌，主脱血夺气。由于气血亏虚，血不荣舌，或阳虚无力运血，不能上荣于舌，故舌色浅淡而白。

③红舌：舌色鲜红，较淡红舌为深，称为红舌。红舌可见于舌边、舌尖或整个舌体。舌色越红，热亦越重。因阳热亢盛、舌体血脉充盈，或热入营血，耗伤营阴，血热上冲于舌，或阴虚虚火上炎，故主实热、阴虚证。

④绛舌：较红舌颜色更深浓，或略带暗红色，称为绛舌。绛色越深，热邪愈重。其主病有外感与内伤之分。在外感病为热入营血；在内伤杂病，为阴虚火旺。

⑤青紫舌：全舌呈现紫色，或局部有青紫斑点。紫舌可由淡白舌或红绛舌发展而来，故其主病是在此基础上出现气血运行不畅。热盛伤津，气血壅滞，多表现为绛紫而干枯少津。寒凝血瘀或阳虚生寒，舌淡紫或青紫湿润。

（2）望舌形　望舌形是指望舌体的形状，包括老嫩、胖瘦、胀大、裂纹、芒刺、齿痕等异常变化。

①苍老舌：舌质纹理粗糙或皱缩，舌形坚敛而不柔软，为苍老舌。无论舌色、苔色如何，老舌均属实证。

②娇嫩舌：舌质纹理细腻，舌形娇嫩浮胖且舌色浅淡者，称为娇嫩舌。多主虚证。

③胖大舌：舌体较正常舌大且厚，伸舌满口，称胖大舌。多因脾肾阳虚、水饮痰湿阻滞所致。舌体肿大，胀塞满口，不能缩回闭口，转动不灵活，称肿胀舌。舌肿胀，色红绛，多因心脾热盛或湿热酒毒上攻所致，多主热证或中毒病证。

④瘦薄舌：舌体瘦小而枯薄者，称为瘦薄舌。多由气血阴液不足，不能充盈舌体所致。主气血两虚或阴虚火旺。

⑤点、刺舌：点，是突出于舌面的红色或紫红色星点。刺，是蕈状乳头增生肥大，高起如刺，摸之棘手，称芒刺舌。舌生点刺，是邪热内蕴，营热郁结，舌络充斥所致。根据点刺出现的部位，可分辨热邪所在脏腑，如舌尖生点刺，多为心火亢盛；舌边有点刺，多属肝胆火盛；舌中有芒刺，为胃肠热盛。点刺舌常提示脏腑热极或血分热盛。

⑥裂纹舌：舌面上有明显的裂沟，而裂沟中无舌苔覆盖，称裂纹舌。多由邪热炽盛、阴液亏虚、血虚不润所致，多主精血亏损。若舌质红绛而有裂纹，多属热盛津伤，阴液大伤；若舌色淡而有裂纹，多为血虚不润。此外，舌面上有纵横向深沟，其裂纹中多有舌苔覆盖，身体无其他不适，称先天性舌裂。还有的与习惯性便秘有关。

⑦齿痕舌：舌体边缘有牙齿的痕迹，称为齿痕舌。多由脾虚或水湿内盛所致。因舌体胖大，受齿缘挤压而形成齿痕，故齿痕舌常与胖大舌同见。舌淡胖大而润，边有齿痕者，多属寒湿壅盛或阳虚水湿内停；舌红而肿胀满口，伴齿痕者，为湿热痰浊壅滞。

（3）望舌态 舌态指舌体的动态。常见的异常舌态有强硬、痿软、短缩、舌纵、麻痹、颤抖、歪斜、吐弄等。

①强硬舌：舌体板硬强直，屈伸不灵，或不能转动，称为强硬舌。多因热入心包，高热伤阴，或风痰阻络所致。如舌强语言謇涩，口眼㖞斜，为风痰阻络之中风先兆。

②痿软舌：舌体软弱无力，转动不灵，称为痿软舌。多见于伤阴或气血俱虚，因气血虚极，阴液亏耗，筋脉失养所致。舌痿软而淡白无华者，多属气血俱虚；舌痿软而红绛少苔或无苔者，多见于外感病后期。

③吐弄舌：舌伸出口外，不能回缩，称为吐舌；舌反复吐而即回，或舌舐口唇四周者，称为弄舌。多因心脾有热所致，亦可见于小儿智力发育不全。

④短缩舌：舌体紧缩而不能伸长，称为短缩舌。常与痿软舌并见。多因寒凝筋脉，或痰湿内阻，或热盛伤津，或气血俱虚所致，常提示病情危重。

⑤颤动舌：舌体震颤抖动，不能自主，称为颤动舌。多因血虚、热盛、阳亢、阴亏等导致肝风内动所致。久病舌淡白而颤动，多为血虚动风；新病舌绛而颤动，多为热极生风；舌红少津而颤动，多为阴虚动风、肝阳化风。

⑥歪斜舌：伸舌时舌体偏向左侧或右侧，称为歪斜舌。多见于中风、暗痱或中风先兆。

（4）望舌下络脉 正常人舌下位于舌系带两侧各有一条纵行的大络脉，即为舌下络脉。观察舌下络脉的长度、形状、色泽、粗细等变化具有重要的临床意义。舌下络脉短而细，周围小络脉不显，舌色偏淡者，多为气血不足，脉络不充；舌下络脉怒张，或现青紫、绛、绛紫、紫黑色，或有结节，均为血瘀的征象。

2. 望舌苔 舌苔是舌体上附着的一层苔状物，由脾胃之气蒸化胃中食浊而成。望舌苔可分望苔质和望苔色两方面。

（1）望苔质　主要观察舌苔质地的厚薄、润燥、腐腻、剥脱等变化。

①厚薄苔：舌苔的厚薄以是否"见底"为标准，舌苔薄薄铺于舌面，透过舌苔能隐约看到舌质，为见底苔，即薄苔。薄苔一般属正常舌苔，若病中见薄苔，一般为病邪轻浅的表证。透过舌苔看不到舌质，为不见底苔，即厚苔，多为病邪入里，或胃肠积滞，病情较重。

舌苔由薄而增厚，多为正不胜邪，病邪由表传里，病情由轻转重，为病势发展的表现；舌苔由厚变薄，多为病退，正气胜邪，为病势好转的表现。观察舌苔的厚薄可以判断邪正的盛衰，尤其是胃气的盛衰。

②润燥苔：舌苔之润燥主要反映体内津液盈亏及输布情况。舌苔润泽有津，干湿适中，称润苔，病中见润苔提示体内津液未伤。舌面水分过多，伸舌欲滴，扪之滑湿，称滑苔，多为水湿之邪内聚之征。舌面干燥，扪之无津，甚则舌苔干裂，称燥苔，提示由高热、大汗、吐泻等致体内津液大伤或因痰饮、瘀血等导致津液输布障碍。糙苔由燥苔进一步发展而来，多见于热盛伤津之重症。

舌苔由润变燥，多为热重伤津或津失输布，说明病情加重。舌苔由燥变润，多为热退津复或饮邪始化，提示病情好转。

③腐腻苔：苔质颗粒粗大疏松，形如豆腐渣堆铺于舌面，边中皆厚，刮之易脱，为腐苔，主食积、痰浊。苔质颗粒致密，如同腻状黏液紧贴于舌面，刮之难去，为腻苔，主食积、湿浊、痰饮。舌上黏厚一层，如有疮脓，称脓腐苔，多见于内痈或邪毒内结，提示邪盛病重。

④剥落苔：舌苔部分或全部剥脱，脱落处光滑无苔可见舌质。舌苔全部剥脱，舌面光洁如镜者，称镜面舌、光滑舌。舌苔不规则剥脱，边缘凸起，界限清楚，称地图舌。舌苔剥脱处，舌面不光滑，仍有新生苔质颗粒，称类剥苔。剥苔多主胃气匮乏，胃阴枯竭，或气阴两伤。先天性剥苔多因先天发育不良所致。

舌苔从全到剥，提示胃的气阴不足，正气渐衰；舌苔剥脱后，复生薄白之苔，为邪去正胜，胃气渐复。

⑤偏全苔：舌苔遍布舌面，称全苔，病中见之提示邪气散漫，多为痰湿阻滞；舌苔仅布于某一局部，称偏苔，提示舌所分候的脏腑有邪气停聚。舌苔偏于舌尖，提示邪气入里未深，胃气已伤；舌苔仅见舌中，为痰饮、食浊阻滞中焦；舌苔偏于舌根，乃外邪已退，但胃滞依然；舌苔偏于左或右，提示肝胆湿热。

⑥真假苔：无论苔之厚薄，若紧贴舌面，刮之难去，仍留有苔迹，不露舌质，舌苔似从舌体上生出者，称有根苔，即真苔。若苔不紧贴舌面，似浮涂舌上，刮之即去，刮后无垢而舌质光洁者，称无根苔，即假苔。有根苔表示病邪虽盛，但胃气未衰；无根苔表示胃气已衰。

（2）望苔色　望苔色是观察舌苔颜色的变化，主要有黄、白、灰黑三类。

①黄苔：主热证、里证。因热邪熏灼，故苔呈现黄色。淡黄热轻，深黄热重，焦黄热极。苔薄黄而润，是病邪初入里，热未伤津；苔薄黄而干，为邪热不甚，但津液已伤；苔厚黄而润，是湿热内蕴；苔黄厚干燥，主热盛伤津；苔黄厚而腻，为湿热蕴结；苔焦黄干裂，为邪热炽盛，津液枯涸之征。

②白苔：多主表证、寒证、湿证，亦可见于热证。薄白润苔，属正常舌苔，或里证病轻，或表证初起，或阳虚内寒；苔薄白而滑，为外感寒湿，或水湿内停；苔白厚腻，为痰饮、湿浊、食积内停；苔白厚而干，为痰湿、食积化热，湿浊中阻，津不上承；苔白而燥裂，粗糙如

砂石，为燥热伤津。舌上满布白苔，有如白粉堆积，扪之不燥，为"积粉苔"，多由瘟疫或内痈所致。

③灰黑苔：主阴寒内盛或里热炽盛。苔色浅黑，即灰苔。苔色深灰色，即黑苔。灰苔与黑苔有轻重程度的差别，常并称为灰黑苔。灰黑苔常由白苔或黄苔发展而来，无论寒热均为重症。苔质的润燥是辨别灰黑苔寒热属性的重要指征。

（九）望排出物

望排出物是通过观察患者的分泌物、排泄物和某些排出体外的病理产物的形、色、质、量的变化，以了解脏腑病变的一种方法。一般而言，排出物色白质稀无臭气者，多属虚证、寒证；色黄质稠有臭气者，多属实证、热证。

1. 望痰涕

（1）望痰　痰为体内水液代谢失常所形成的病理产物。因肺、脾、肾三脏均与水液代谢密切相关，因此，望痰对诊查肺、脾、肾三脏的功能状态及病邪的性质有一定意义。痰稀、色白、量多，多为寒痰；痰稠、色黄、浊，多为热痰；痰少而黏，难于咳出，多为燥痰；痰白滑、量多，易咳者，多为湿痰；痰中带血，色鲜红，称咯血，为热伤肺络，多见于肺癌、支气管扩张、肺痨等；咳吐大量脓血痰而气味腥臭，为肺痈。

（2）望涕　涕是鼻腔分泌的黏液，涕为肺之液。新病鼻流清涕，多为外感风寒表证；新病鼻流浊涕，属外感风热证；阵发性清涕量多如注，伴有喷嚏频发，多为鼻鼽；久流浊涕而有腥臭气味者，为鼻渊，多因感受外邪或湿热蕴阻所致。

2. 望涎唾

（1）望涎　涎为脾之液，具有濡润口腔、协助进食和促进消化的作用。望涎可以诊查脾与胃的病变。口涎清稀量多，多属脾胃虚寒，为脾胃阳虚、气不化津所致；时流黏稠口涎，多属脾胃湿热，为脾失运化、湿浊上泛所致；睡中流涎，为胃热、宿食内停、痰热等；小儿口角经常流涎，涎渍颐下，称滞颐，多为脾虚不能摄津，也可见于胃热、虫积或消化不良。

（2）望唾　唾为肾之液，亦关乎胃。时吐唾沫，属胃阳虚或肾阳不足；多唾，可见于胃有宿食、湿邪留滞。

3. 望呕吐物　呕吐由胃气上逆所致，外感、内伤皆可引起。呕吐物清稀无臭味，伴胃脘冷痛，多因寒邪犯胃，胃阳虚或水饮停滞于胃，胃失和降所致；呕吐物秽浊有酸臭味，多因邪热犯胃，胃失和降，邪热蒸腐胃中饮食所致；呕吐黄绿苦水，伴胁下胀满，多属肝胆郁热或湿热；呕吐大量清水，伴胃脘振水音，属痰饮病；呕吐鲜血或紫黯有块，夹食物残渣，属肝火犯胃，胃热伤络，胃腑血瘀。

4. 望二便

（1）望大便　大便清稀如水，腹胀肠鸣，为寒湿泄泻；大便稀溏，完谷不化（下利清谷），为脾肾阳虚；大便黄褐如糜而臭，多为湿热泄泻。大便夹黏液、脓血，伴腹痛，里急后重，为痢疾，由湿热邪毒蕴结大肠所致；大便灰白如陶土色，多见于黄疸；大便燥结如羊屎，排出困难，多为热盛伤津，阴血不足或肠燥津亏；粪便带血或便出纯血，色鲜红，属近血，多为热伤肠络所致；粪便色黑如柏油或紫黯，粪血混合均匀，属远血，多为胃肠热盛或脾不统血所致。

（2）望小便　小便清长，多属虚寒证，为阳虚或肾气不固所致；小便短黄，多属实热证，为阴虚或热盛伤津所致；小便混有砂石，为石淋；小便混浊如米泔水，或滑腻如膏脂，为尿浊，多为湿热下注或肾气不固；小便带血，多为热伤血络或结石损伤血络等所致。

（十）望小儿指纹

望小儿指纹是指通过观察 3 岁以内小儿食指掌侧前缘部的浅表络脉色泽与形态的变化，以诊查病情的一种方法。因食指掌侧前缘络脉为寸口脉的分支，同属手太阴肺经，故望小儿指纹与诊寸口脉意义相同。

望小儿指纹方法：诊查指纹时，家长抱小儿于光亮处，医护人员用左手食指、拇指握住小儿食指末端，以右手拇指指腹在小儿食指掌侧从指端向根部轻轻推擦几次，用力要适中，使指纹显现，然后观察络脉的形色变化。

1. 小儿正常指纹　食指掌侧前缘，隐现于掌指横纹附近，纹色浅红，粗细适中，单支不分叉。小儿指纹随年龄增长，络脉不显或略短。皮肤薄嫩者，指纹较显而易见；皮肤较厚者，络脉常模糊不显。肥胖儿络脉较深而不显，体瘦儿络脉较浅而易显。天热，脉络扩张，指纹增粗变长；天冷，脉络收缩，指纹变细缩短。因此，望小儿指纹应排除相关因素的影响，方能做出正确诊断。

2. 小儿病理指纹　望指纹是观察其色泽、长短、形状、浮沉等方面的变化，其辨别要领可概括为："浮沉分表里，红紫辨寒热，淡滞定虚实，三关测轻重，纹形色相参，留神仔细看。"

（1）三关测轻重　小儿食指按指节分为风、气、命三关，从掌指关节横纹向指尖排序为一、二、三节，第一指节为风关，第二指节为气关，第三指节为命关（图3-4）。指纹络脉的长短可反映病情的轻重及邪气的深浅。指纹仅显于风关，表示邪气入络，病情轻浅；指纹达于气关，表示病情发展，邪气入经，病位较深；指纹达于命关，邪入脏腑，病情严重；若指纹透过三关直达指端者，称为透关射甲，表示病多凶险，预后不佳。

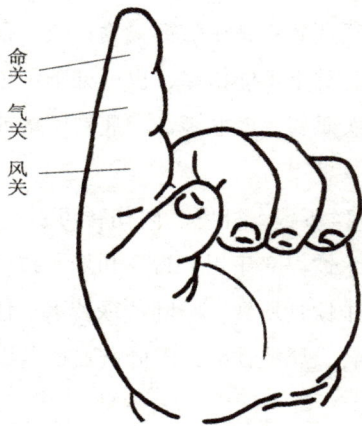

图 3-4　望小儿食指三关

（2）浮沉分表里　指纹浮显易现者，为病位较浅，见于外感表证，外邪袭表，正气抗邪，鼓舞气血趋向于表，故指纹浮显；指纹沉隐模糊者，为病邪入里，见于内伤里证，为邪气内伏，阻滞气血，难以外达，故指纹沉隐。

（3）红紫辨寒热　纹色偏红，且浮而显露，多属外感表证，寒证；纹色紫红，多属里热证；纹色青，主惊风或痛证；纹色青紫或紫黑色，是血络瘀滞，病属重危；纹色淡白，多属脾虚、疳积；纹色深浓而暗滞者多属实证，是邪气亢盛；纹色浅淡而枯槁不泽者多属虚证，是正气虚衰。

（4）淡滞定虚实 指纹浓滞而增粗者，多属实证，多由邪正相争，气血壅滞所致；指纹浅淡而纤细者，多属虚证，多由气血不足，脉络不充所致。

临床中，小儿外感病、脾胃病通过指纹来诊断的准确率比较高。但切不可完全靠指纹来诊查疾病，实践中应做到四诊合参。

第二节 闻 诊

闻诊，是通过听声音和嗅气味来诊查疾病的一种方法。听声音主要包括诊查患者的声音、呼吸、语言、咳嗽、呕吐、呃逆、嗳气、太息、喷嚏、呵欠等有无异常，嗅气味主要是嗅患者病体发出的异常气味及排出物和病室气味，从而判断脏腑的生理、病理变化，为诊病、辨证提供依据。

一、听声音

正常声音，具有发声自然，音调和畅，言语清楚，言与意相符等特点，个别生理差异，不属病态。

（一）声音

1. 发声 语声高亢洪亮有力，声音连续，多为阳证、实证、热证；语声低微细弱，懒言而沉静，声音断续，多为阴证、虚证、寒证。

2. 音哑与失音 语声嘶哑者，称为音哑；语而无声者，称为失音。新病声哑或失音者，多为外邪袭肺，肺气不宣，称金实不鸣，属实证；久病声哑或失音，多为内伤，肺肾阴虚，津液不能上承所致，称金破不鸣，属虚证；久病重病，突然声音嘶哑，是脏气将绝之危象。

3. 鼻鼾 指熟睡或昏迷时鼻喉发出的声响，多是气道不利所发出的异常呼吸声。熟睡鼾声若无其他明显症状，多由慢性鼻病或睡姿不当所致，体胖、老年之人较常见。

4. 呻吟 新病呻吟，且声音高亢有力，多为实证，剧痛；久病呻吟，则声音低微无力，多为虚证。临床上可结合其他伴随症状综合判断。

5. 惊呼 指患者突然发出的惊叫声。其声尖锐，表情恐惧者，多因剧痛或惊恐所致。小儿阵发惊呼，多为受惊。小儿惊呼，高热，或抽搐，多为惊风。

6. 喷嚏 多由肺气上逆于鼻所致，见于外感风寒证；久病阳虚者，突然出现喷嚏，为阳气来复、病愈之兆。

7. 呵欠 指张口深吸气，且微有响声的一种表现。频繁呵欠者，多因体虚阴盛阳衰。

8. 太息 胸中郁闷不舒，时时发出长吁短叹声，后觉舒适者，称为太息，俗称叹气。常由肝气郁结所致。

（二）语言

语言异常多为心神病变。语音高亢，响亮有力，多言而躁动的，属实证、热证；语音低微无力，懒言而沉静的，属虚证、寒证。

1. 谵语 指神识不清，言语错乱，声高有力的症状。常伴高热，神志昏蒙，多属热扰心神的实证。

2. 郑声　指神识不清，言语重复，时断时续，声音低弱模糊的症状。多属心气大伤，精神散乱的虚证。

3. 狂言　指精神错乱，语无伦次，狂妄叫骂，或登高而歌，弃衣而奔的症状。多因气郁化火或痰火互结，内扰心神所致，多属阳证、实证，常见于狂病、伤寒蓄血证。

4. 独语　指自言自语，喃喃不休，见人语止，首尾不续的症状。多因心气不足或气郁痰结所致，属阴证。可见于癫病、郁证。

5. 言謇　指神志清楚、思维正常而吐字困难、含糊不清。与舌强并见多为风痰阻络，见于中风后遗症或热证后期。

6. 错语　指神志清晰而语言颠倒、错乱，自知说错不能自主的症状，多为心气不足，亦可见于瘀血、痰湿、气滞阻碍心窍所致的实证。

7. 夺气　指语声低微，气短不续，欲言不能复言的症状。提示宗气大虚。

（三）呼吸

呼吸与肺肾等脏密切相关，通过呼吸变化可推测脏腑的虚实。

1. 喘　即气喘。指呼吸困难，短促急迫，张口抬肩，甚则鼻翼扇动，不能平卧。喘分虚实，实喘发病急骤，呼吸深长，息粗声高，脉实有力，多属肺有实热，痰饮内停；虚喘发病缓慢，呼吸短浅，息微声低，脉虚无力，多属肺肾亏虚。

2. 哮　指呼吸急促似喘，喉中痰鸣似哨声，常反复发作。多因内有痰饮，复感风寒所致，或久居寒湿之地，或食过多酸咸生冷而诱发。临床上哮与喘常同时出现。临床上可根据哮喘发病的新久、声音的强弱来判断虚实。

3. 短气　指呼吸急而短促，气短不足以息，数而不相接续的症状。似喘而不抬肩，气急然无痰鸣声者。实证者兼有呼吸声粗，胸部满闷；而虚证常兼声低息微，形瘦神疲。

4. 少气　又称气微。指呼吸表浅微弱，气少不足以息，言语无力，多因久病体虚或肺肾气虚所致。

（四）咳嗽

咳嗽指肺气向上冲击喉间而发出的声音。其中，有声无痰谓之咳，有痰无声谓之嗽，有痰有声谓之咳嗽。临床应首先分辨咳声和痰的色、量、质的变化，其次参考时间、病史及兼症等，以鉴别病证的寒热虚实性质。

咳声重浊有力多属实证，咳声低微无力多属虚证。痰白而清稀，多为外感风寒；痰黄而黏稠，多为外感风热。咳有痰声，痰多易咳者，多为痰湿阻肺；咳声如犬吠，伴有音哑，且喉间有白膜，不易剥去，多为白喉，属肺肾阴虚；咳声短促，呈阵发性、痉挛性、咳后有鸡鸣样回声，并持续发作难愈者，称为顿咳，即百日咳，多因风邪与痰热搏结所致，小儿多见。新病咳嗽多为外感，久病咳嗽多为内伤；咳声高亢有力者为实证；咳声低微无力者多为虚证。咳声不扬，痰稠色黄，难以咳出，咽喉干痛，多为热邪犯肺；咳嗽低微无力，气短、自汗，痰清稀者，属肺气虚证；咳而无力，且夜间加重，出现气促、腰酸等，为肺肾两虚；干咳无痰或痰少而黏稠者，多为燥邪犯肺或阴虚肺燥。

（五）胃肠异常声音

1. 呕吐　指饮食物、痰涎从胃中上涌，由口中吐出的症状。多由胃失和降、胃气上逆所致。呕吐徐缓，声音低微，吐物清稀者，多为虚寒证。常因脾胃阳虚，脾失健运，胃失和降，胃气上逆所致。呕吐急剧，声音洪亮，呕吐出黏稠黄水，或酸苦，多为实热证。常因热伤胃津，胃失濡养所致。朝食暮吐或暮食朝吐，称为胃反，多属脾胃阳虚证。呕吐酸腐，多因暴饮暴食，过食肥甘厚味，食滞胃脘所致；呕吐呈喷射状，多为热扰神明或头颅外伤所致。

2. 呃逆 指从咽喉发出的一种不由自主的冲击声，声短而频，呃呃作响的症状。呃声高亢、频繁、有力者，多属实证；呃声低弱无力，多属虚证、寒证。新病呃逆，其声有力，多属寒邪或热邪客于胃；久病呃逆不止，且呃声低微无力者，提示胃气衰败，属危候。

3. 嗳气 嗳气指胃中气体上出咽喉所发出的一种长而缓的声音。嗳气酸腐伴脘腹胀满，多为宿食停积；嗳声低沉断续，食少，无酸腐气味，为胃虚气逆。

4. 肠鸣 又称腹鸣，是气体或液体通过肠道而产生的一种气过水声或沸泡音。肠鸣增多，脘腹部有振水声，为水饮留聚于胃；肠鸣在腹部，得温得食则减，受寒或饥饿加重，为胃肠虚寒；肠鸣如雷，高亢频急，脘腹痞满，大便泄泻，多为感受风、寒、湿邪。

二、嗅气味

嗅气味是指嗅辨与疾病相关的气味，包括嗅病体气味与病室气味两种。

（一）病体气味

1. 口气 正常人说话时，口中无异常气味。口气臭秽，多属胃热；口气酸馊伴食欲不振者，多属胃有宿食；口气腐臭，多为牙疳或内痈。

2. 汗气 汗出腥膻，多为湿热蕴于皮肤，津液蒸发所致，多见于风温、湿温、热病，或汗后衣物不洁所致。汗出腥臭，多为瘟疫或暑热火毒炽盛；腋下汗出臊臭，为湿热内蕴所致，可见于狐臭病。

3. 痰、涕之气 痰、涕清稀无气味，见于外感风寒；咳吐浊痰脓血，腥臭异常，多为热毒炽盛、瘀结成脓之肺痈；咳痰黄稠味腥，多因肺热壅盛所致；鼻流浊涕臭秽如鱼脑者，为鼻渊。

4. 二便之气 大便臭秽，属热结肠道；便溏味腥，多因脾胃虚寒；泄泻臭如败卵，矢气酸臭，为宿食停滞。尿甜且散发烂苹果样气味者，为消渴病；尿臊伴黄赤混浊者，多为膀胱湿热。

5. 呕吐物之气 呕吐物清稀无臭味，多见于胃寒；呕吐物秽浊酸臭，多见于胃热；呕吐未消化食物，气味酸腐，见于食积；呕吐脓血而腥臭，为内有溃疡。

6. 经带、恶露之气 月经臭秽者，多为热证；月经味腥者，多为寒证。带下黄稠而臭秽者，多属湿热；带下清稀而腥者，多属寒湿。崩漏或带下奇臭，并见异常颜色，常见于癌病，病情多危重。产后恶露臭秽者，多属湿热或湿毒下注。

（二）病室气味

病室气味，是由病体本身或排出物、分泌物散发而形成。室内有臭味，多见于瘟疫初期；室内有腐臭或尸臭气味，多为脏腑衰败，病情危重；室内有血腥气，患者多患失血；病室散发尿臊气（氨臭味），见于水肿病晚期（尿毒症）；病室有烂苹果气味（酮体气味），多为消渴厥患者；病室有蒜臭味，多见于有机磷中毒。

第三节 问 诊

问诊是医护人员通过对患者或陪诊者进行系统而有目的的询问，以了解病情的一种诊查方法。《素问·疏五过论》曰："凡欲诊病者，必问饮食居处。"通过问诊，了解疾病发生的原因、病程长短、治疗经过、思想动态、患者现在症状、既往病史、生活习惯、居住环境、饮食嗜好等与疾病有关的情况。所以，问诊是获取病情、协助诊断的重要方法之一，可以为分辨疾病的阴阳、表里、寒热、虚实提供重要依据。

一、问诊的内容

问诊包括一般情况、主诉、现病史、既往史、个人生活史、家族史等内容。询问时，应根据患者的实际情况，进行有针对性的询问。

（一）一般情况

一般情况包括姓名、年龄、婚否、职业、民族、籍贯、住址、工作单位、现住址、联系方式、就诊时间及就诊次数等。询问一般情况，既可以获得与病情有关的资料，为疾病的诊断提供依据；又便于与患者或家属联系和随访，对患者的诊治负责。

（二）主诉

主诉是患者就诊时最主要的症状或体征及其持续时间。如"发热、咳嗽、右胸痛两天"。主诉是患者就诊的主要原因，是对现病史的高度概括。通过主诉可以初步判断疾病的病位、病势轻重、病证性质等，它是调查、认识、分析、处理疾病的重要线索。

（三）现病史

现病史是指本次发病的全过程，从起病到就诊时疾病发生、发展、治疗和变化的过程。主要包括以下几方面：

1. 发病情况 包括发病的时间、缓急、病程长短、发病的原因或诱因，最初的症状及其性质、部位，是否治疗及其具体情况等。

2. 主要症状特点 包括所在的部位、放射区域、性质、发作频度、持续时间、强度、加重或缓解的因素。

3. 病变过程 按时间顺序，询问从发病至就诊时病情演变的经过，病情有无变化规律等。

4. 诊治经过 询问病程中曾做过的检查、诊断和治疗情况，对当前诊断和治疗起到参考作用。

5. 现在症状 是问诊的主要内容，故单列另论。

6. 其他 伴随症状及精神、饮食、睡眠等情况亦是问诊的内容。

（四）既往史

既往史又称过去病史，包括既往健康状况和既往患病情况两个方面。

1. 既往健康状况 患者平素健康状况，可以反映其身体素质，与现患病有一定的关系，是辨证分析时的部分依据。应重点询问与本次发病有关的健康状况。

2. 既往患病情况 过去患过何种疾病，有无复发，是否痊愈，对现在病情有无影响等。了解有无患传染病及其接触史、预防接种情况，有无外伤史，有无药物、食物过敏史等。

（五）个人生活史

个人生活史，主要包括生活经历、精神情志、饮食起居、婚姻生育等。

1. 生活经历 询问患者的出生地、居住地和经历地，应注意某些地方病或传染病的流行区域，是否与本次就诊有关。

2. 精神情志 了解患者的精神状况及性格特征，有助于疾病的诊断。

3. 饮食起居 了解患者的生活起居习惯、饮食嗜好等对健康的影响。如有无烟酒嗜好，饮食习惯有无偏食，生活起居是否有常。

4. 婚姻生育 询问患者是否结婚、结婚年龄、配偶的健康状况，以及有无传染病或者遗传性疾病。对妇女应询问经、带、胎、产等方面的情况。

5. 小儿出生前后情况 了解小儿先天情况，询问妊娠期及产育期母亲的营养健康状况，分娩时的情况；了解小儿后天情况，询问喂养和生长发育情况等。

（六）家族史

家族史是询问患者家庭成员的健康状况，有无传染病和遗传性疾病。必要时应询问直系亲属的死亡原因，是诊断时重要的参考依据。

二、问现在症

问现在症是询问患者就诊时所感到的痛苦和不适，以及与病情有关的全身情况。现在症是疾病现阶段病理变化的客观反映，是问诊的主要内容，应有重点、有目的地询问。结合历代医家总结的"十问歌"，朱文峰教授进行了全面概括，即"一问寒热二问汗，三问疼痛四睡眠，五问头身不适感，六问耳目七咳喘，八问饮食九问便，十问精性经带变，抓准主诉问深全，再做检查病情辨"。临床上应根据患者的具体情况，灵活而有主次地进行询问，做到全面而详细。

（一）问寒热

问寒热，指询问患者有无怕冷或发热的感觉。寒和热是临床最常见的症状，是辨别机体阴阳盛衰的重要依据。机体阴阳失调时，阳盛则热，阴盛则寒；阴虚则热，阳虚则寒。临床上，根据恶寒与发热的轻重程度来判断疾病的寒热表里虚实。临床常见以下几种类型：

1. 恶寒发热 指患者恶寒与发热同时出现，属表证的特征症状。恶寒重、发热轻，多为风寒表证，由外感风寒之邪所致；发热重、恶寒轻，多为风热表证，由外感风热之邪所致；发热轻且恶风，多为伤风表证，由外感风邪所致。表证寒热的轻重，不仅与病邪性质有关，而且与正气的盛衰亦密切相关。

2. 寒热往来 指患者自觉恶寒与发热交替发作，是邪正相争、互为进退的表现。临床上，寒热往来无定时，多次发作且无时间规律，多为邪在半表半里之少阳证；寒热往来有定时，可每日或 2～3 日发作 1 次，常见于疟疾。

3. 但寒不热 指患者只感寒冷，而不发热的症状，是寒证的特征证候。患者突然感觉怕冷，且体温不高，并有四肢不温，或有脘腹冷痛，或呕吐泄泻，或咳喘痰鸣，脉沉紧等。为新病恶寒，多见于里实寒证，多因感寒较重，寒邪直中脏腑、经络，郁遏阳气，肌体失于温煦所致。患者经常怕冷，四肢凉，得温可缓，为久病畏寒，多见于里虚寒证，因阳气虚衰，形体失于温煦所致。

4. 但热不寒 指患者只发热不恶寒或反恶热的症状，是里热证的特征证候。根据发热的轻重、时间、特点等，临床常见以下三种热型。

（1）壮热　指高热（体温在39℃以上）持续不退，不恶寒只恶热的症状，多见于里热证，如阳明经证、气分证，常兼面赤、大汗、大渴、脉洪大等。

（2）潮热　指按时发热，或按时热势升高，如潮水之有定时的症状。①阴虚潮热，多为午后或夜间五心烦热，一般为低热，甚或骨蒸潮热，属阴虚证；②阳明潮热，日晡（申时，即下午3～5时）发热，又称日晡潮热，其热势较高，常见于阳明腑实证；③湿温潮热，多为午后热盛，且身热不扬，即肌肤初扪之不觉很热，但扪之稍久即感灼手，见于湿温病。因湿性黏腻，湿遏热伏，故身热不扬，多兼见头身困重、便溏、舌苔厚腻等。

（3）低热　即微热，体温多在37℃～38℃。除阴虚发热外，可见于温热病的恢复期。

（二）问汗

汗是阳气蒸化津液，自腠理达于体表而成。《素问·阴阳别论》云：“阳加之阴谓之汗。”问汗主要是询问汗出与否及出汗的时间、部位、量，以及其他兼症。汗出有无异常，主要从以下3方面进行分析。①与阳气有关：无汗是因阳气亏虚，无力蒸化津液；多汗是阳气亏虚，卫表不固；亡阳时，冷汗淋漓，因阳气虚脱，津液外泄所致。②与津液有关：无汗是因津液不足，化汗乏源；盗汗是阴虚内热，迫津外泄；亡阴时，汗出热而黏，如珠如油。③与外邪性质有关：凡阳热之邪侵袭人体，多使汗孔开而汗出；阴寒之邪，使腠理闭，则无汗。通过问汗，对分析病邪性质和机体阴阳盛衰具有重要的意义。

1.有汗无汗　在疾病过程中，尤其是在外感病中，了解汗的有无，往往可以分辨感受外邪的性质和正气的盛衰。

（1）表证辨汗　①表证有汗，多见于风邪犯表证和风热表证，由于风性开泄，热性升散，故风邪、热邪袭表，使玄府不能固密而汗出。②表证无汗，多属风寒表证，因寒性收引，寒邪袭表，玄府闭塞所致。

（2）里证辨汗　①里证有汗多为里热证，如风热内传或寒邪入里化热等导致里热炽盛，迫津外泄，则汗出量多，亦可见于里虚证。②里证无汗多因津血亏虚或阳气虚，无力化汗所致。

2.几种特殊形式的汗出

（1）自汗　清醒时经常汗出，活动后更甚，为自汗。多见于气虚、阳虚证。

（2）盗汗　入睡后汗出，醒后即止，为盗汗。多见于阴虚或气阴两虚证。

（3）绝汗　在病情危重的情况下，大汗不止，或汗出如油如珠，或冷汗淋漓，多见于亡阴、亡阳，又称脱汗。

（4）战汗　先见全身战栗，继而汗出，称为战汗。战汗是邪正相争，疾病发展的转折点。如汗出热退，脉静身凉，邪去正复；若汗出而烦躁不安，脉来急促，为邪盛正衰的危候。

（5）冷汗　指所出之汗有冷感，多由阳气不足或惊吓所致。

（6）热汗　指所出之汗有热感，多为里热熏蒸所致。

（三）问疼痛

疼痛是临床上最常见的一种自觉症状，有虚实之分。实性疼痛多因感受外邪、气滞血瘀、痰浊凝滞或食积、虫积、结石等阻滞脏腑经脉，气血运行不畅所致，即所谓“不通则痛”。虚性疼痛多因阳气亏虚，精血不足，脏腑经脉失养所致，即所谓“不荣则痛”。问疼痛，应注意询问疼痛的部位、性质、程度、时间及喜恶等。

1. 问疼痛的性质 导致疼痛的病因、病机不同，故疼痛的性质亦不同。通过询问疼痛的性质，可以辨别疼痛的病因与病机。主要有以下几种：

（1）胀痛 指疼痛时伴有胀感，多因气滞或肝火上炎、肝阳上亢所致。

（2）刺痛 指疼痛如针刺之状，是瘀血致痛的特点。

（3）绞痛 指痛势剧烈，如刀绞割。多因瘀血、结石、蛔虫等有形邪实闭阻气机，或寒邪凝滞气机所致。

（4）灼痛 指疼痛有灼热感且喜凉，多因火热之邪所致。

（5）冷痛 指疼痛时伴有冷感且喜暖，多因寒邪阻络，或阳虚内寒所致。

（6）隐痛 指疼痛不剧烈且绵绵不休，多因阳气精血亏虚，脏腑经脉失养所致。

（7）重痛 指疼痛伴有沉重感，多因湿邪困遏气机或肝阳上亢、气血上壅所致。

（8）掣痛 指伴有抽掣或牵引感的疼痛，多因筋脉失养或筋脉阻滞不通所致。

（9）走窜痛 指疼痛部位游走不定，或走窜攻冲作痛。多因气滞所致，亦可见于痹病。

（10）空痛 指疼痛兼有空虚感，多由气血及阴精不足，脏腑经脉失养而成。

（11）酸痛 指疼痛兼有酸软感，多由湿邪侵袭关节肌肉，或肾虚骨髓失养，或剧烈运动，肌肉疲劳所致。

2. 问疼痛的部位 由于机体的各个部位与一定的脏腑经络相联系，所以通过询问疼痛的部位，可以了解病变所在的脏腑经络，对于诊断有重要的意义。

（1）头痛 指头的某一部位或整个头部疼痛的症状。头痛有虚实之分。凡外感风、寒、暑、湿、燥、火及瘀血、痰浊、郁火、亢阳、癥积、寄生虫等阻滞或上扰脑窍所致者，多属实证；凡气血阴精亏虚，不能上荣于头，脑窍空虚所致者，多属虚证。

（2）胸痛 指胸部的某一部位疼痛的症状。胸居上焦，内藏心肺，故胸痛多与心肺病变有关。左胸心前区憋闷而痛，时痛时止，可见于胸痹；胸痛剧烈，面色青灰，可见于真心痛；胸痛，颧赤盗汗，午后潮热，可见于肺痨。

（3）胃脘痛 指上腹部、剑突下，胃之所在部位疼痛的症状。胃失和降、气机不畅，则会导致胃脘痛。实证因寒、热、气滞、瘀血和食积所致；虚证因胃阴亏虚或胃阳不足，胃失所养而致。实证多在进食后疼痛加剧，虚证多在进食后疼痛缓解。

（4）腹痛 指剑突下至耻骨毛际以上（胃脘所在部位除外）的腹部疼痛，或其中某一部位疼痛的症状。实证多因寒、热、气滞、瘀血、结石、虫积和食积等所致；虚证多因气血虚，阴阳亏虚所致。

（5）胁痛 指胁的一侧或两侧疼痛的症状，常与肝胆病变有关。肝郁气滞、肝胆湿热、肝胆火盛、肝阴亏虚及饮停胸胁、阻滞气机、经脉不利，均可导致胁痛。

（6）背痛 指自觉背部疼痛的症状。背指躯干后部上平大椎、下至季肋的部位。脊痛不可俯仰，多因寒湿阻滞或督脉损伤；背痛连项，多因风寒客于太阳经腧穴。

（7）腰痛 指腰部两侧或腰脊正中疼痛的症状。腰指躯干后部季肋以下、髂嵴以上的部位。腰部中间为脊骨，腰部两侧为肾所在的部位，故称"腰为肾之府"。带脉横行环绕腰腹部，总束阴阳诸经。腰部经常酸软而痛，多因肾虚所致；腰部冷痛沉重，阴雨天加重，多因寒湿侵袭；腰部刺痛，或痛连下肢者，多因瘀血阻络或腰椎病变所致；腰部突然剧痛，向少腹部放射，尿血，多为结石阻滞；腰痛连腹，绕如带状，多为带脉损伤。另外骨痨、外伤亦可导致腰痛。

（8）四肢痛　指四肢的肌肉、筋脉和关节等部位疼痛的症状。多因风、寒、湿邪侵袭，或风湿郁而化热，或痰瘀、瘀热阻滞气血所致。若独见足跟痛或胫膝酸痛者，多为肾虚，常见于老年人或体弱者。

（9）周身痛　即头身、腰背及四肢等部位皆痛。新病周身痛，痛势较剧，持续不解，拒按者，多为实证，以外感风寒、风湿或湿热疫毒所致者居多；久病卧床不起而周身痛，痛势较轻，痛时止，喜按者，多为虚证，常因气血亏虚，形体失养所致。

（四）问头身胸腹

问头身胸腹是指询问头身胸腹除疼痛以外的其他不适，主要包括头晕、胸闷、心悸、胁胀、脘痞、腹胀、身重、麻木等临床常见症状，具有重要的诊断价值，应仔细询问。

1. 头晕　患者自觉视物昏花旋转，轻者闭目自止，重者感觉天旋地转，不能站立。头晕胀痛，口苦，易怒，脉弦数者，多因肝火上炎，肝阳上亢，清窍被扰；头晕面白，神疲乏力，舌淡脉弱，多因气血亏虚，脑失充养；头晕耳鸣，腰酸遗精，多为肾虚精亏，髓海失养；外伤后头晕刺痛，多为瘀血阻滞脑络；头晕而重，如物缠裹，痰多苔腻者，多因痰湿内阻、清阳不升所致。

2. 胸闷　患者自觉胸部有堵塞不畅，满闷不舒感，多因心、肺气机不畅，肺失宣降，肺气壅滞所致。胸闷，心悸气短，多因心气虚或心阳不足所致；胸闷，咳喘痰多者，多为痰饮停肺；胸闷，壮热，鼻翼扇动，多因热邪或痰热壅肺所致；胸闷气喘，畏寒肢冷，多为寒邪客肺；胸闷气喘，少气不足以息，多因肺气虚或肺肾气虚所致。

3. 心悸　患者自觉心中悸动不安，不能自主。若因受惊而心悸者，或心悸易惊者，称为惊悸；无明显诱因而心跳剧烈，上至心胸，下至脐腹，悸动不安者，称为怔忡。心阳亏虚，鼓动乏力；气血不足，心失所养；阴虚火旺，心神被扰；水饮内停，上犯凌心；痰浊阻滞，心气不调；心胆气虚，突受惊吓；胆郁痰扰，心神不安等均可导致心悸的发生。

4. 胁胀　一侧或两侧胁部胀满不舒。胁胀易怒，脉弦，多为肝气郁结；胁胀口苦，舌苔黄腻，多为肝胆湿热；胁胀兼见肋间饱满，咳唾引痛，多为饮停胸胁。

5. 脘痞　自觉胃脘部胀闷不舒，多见于脾胃病。脘痞，嗳腐吞酸，多为食积胃脘；脘痞，食少便溏，多为脾胃气虚；脘痞，饥不欲食且干呕者，多为胃阴不足；脘痞，纳呆呕恶，苔腻，多为湿邪困脾；脘痞，胃脘有振水声，多为饮邪停胃。

6. 腹胀　自觉腹部饱胀，满闷不适，如有物撑塞。腹胀喜按，属虚证，多为脾胃虚弱，腐熟运化无力；腹胀拒按，属实证，多为食积胃肠，或肠道气机堵塞，或燥热结聚肠道。

7. 身重　自觉身体沉重，多见于头面、四肢部，多与水湿泛滥、气虚不运有关。身重，脘闷苔腻，多因湿困脾阳，阻滞经络所致；身重浮肿，为水湿泛溢肌肤；身重嗜卧疲乏者，多为脾气虚，精微不达四肢、肌肉所致。

8. 麻木　自觉皮肤发麻，或肌肤感觉减退甚则消失，亦称不仁。多因气血亏虚、风寒入络、风痰阻络、肝风内动、痰湿或瘀血阻络，肌肤、筋脉失养所致。

（五）问耳目

耳目是人体重要的感觉器官，与脏腑、经络关系密切，特别是肝、胆、肾、三焦。故根据耳目的异常变化，可间接了解相关脏腑的病变情况。

1. 耳鸣、耳聋　耳鸣是患者自觉耳内鸣响；耳聋是听力减退甚则完全丧失。耳鸣与耳聋常同时出现，或先后发生，均可发生于单侧或双侧。突发耳聋，声大如雷，按之尤甚或新起耳暴聋者，多为实证，多因肝胆火扰，或痰火壅结、风邪上袭等引起；渐起耳鸣，声细如蝉，按之可减，或耳渐失聪，听力减退者，多为虚证，常因肾精亏虚，或脾气亏虚、清阳不升，或肝阴、肝血不足，耳窍失养所致。

2. 重听　自觉听力稍减退，听音不清，声音重复。日久渐成者，多为虚证，多见于老年体弱者，多因肾精亏虚、耳窍失养所致；骤发重听者，多为实证，多见于痰浊上蒙，或风邪上袭耳窍。

3. 耳胀、耳闭　耳胀，指患者自觉耳内胀闷不舒；耳闭，指耳内胀闷，且有堵塞感，伴听力减退。耳胀反复发作，迁延不愈，多发展为耳闭。多因风邪侵袭，经气痞塞，或痰湿蕴结于耳，或邪毒留滞，气血瘀阻。

4. 目痒　自觉眼睑、眦内或目珠瘙痒。痒甚如虫行，伴畏光流泪、灼热者，多为实证，多为肝火上扰或风热上袭；微痒，多为虚证，多因血虚致目失濡养。

5. 目痛　自觉一侧或双目疼痛。目剧痛而赤者，属肝火上炎；目赤肿痛，羞明多眵者，多属风热；目痛较剧，伴头痛、恶心呕吐、瞳孔散大，多为青光眼；目隐痛干涩，时作时止，多为阴虚火旺。

6. 目眩　即眼花，指自觉视物旋转动荡，如坐舟车，或眼前似有蚊蝇飞动。多因肝肾阴虚，肝阳上亢，肝血不足，或气血不足，目失所养而致。

7. 目昏、雀盲、歧视　目昏是指视物昏暗、模糊不清；雀盲是指白昼视力正常，然至黄昏后则视力减退、视物不清；歧视是指将一物看成两物而不清。三者病因、病机基本相同，多因肝肾阴虚，精血不足，目失所养而成。

（六）问睡眠

询问睡眠的异常变化，可了解机体的阴阳盛衰情况。问睡眠，应注意询问睡眠时间的长短、入睡的难易程度，有无多梦等情况。

1. 失眠　亦称不寐。指经常不易入睡，或睡后易醒，难以复睡，或时时惊醒，睡不安宁，甚至彻夜不眠的症状。失眠，精神恍惚或食少倦怠，健忘，面色不华，多为思虑过度，心脾气血亏虚。脘腹胀满而失眠，多为胃气失和；虚烦失眠，舌干少津，脉细数，多为阴虚内热，热扰心神；失眠惊悸，难以入睡，多为胆郁痰扰。

2. 嗜睡　精神疲倦，不分昼夜睡意皆浓，经常不自主入睡，多因阳虚阴盛或痰湿内盛所致；困倦嗜睡，身体困重，头目昏沉，脉缓，多为痰湿困脾；倦怠无力而嗜睡，多为心肾阳虚；饭后困倦多眠，纳呆腹胀，少气懒言，多为脾气不足；病后嗜睡，乃正气未复。

（七）问饮食口味

重在询问口渴与饮水、食欲与食量及味觉等情况。饮食及口味的异常，不仅提示津液的盈亏、脾胃运化情况，亦可反映疾病的寒热虚实性质。

1. 食欲与食量　食量是指实际的进食量。在疾病中，饮食如常，提示脾胃功能正常，虽病易治。食欲是指进食的要求及进食的欣快感。在疾病过程中食欲恢复，食量渐增，多是胃气渐复之佳兆；若食量渐减，多是脾胃功能逐渐衰弱的表现。若久病之人，本不能食，突然欲食，甚至暴食，称为除中，是脾胃之气将绝的征象。食欲减退多为胃肠有滞或脾胃虚弱；能食而食后胀满，大便溏泄，多为胃强脾弱；多食易饥，形体反瘦，多为胃有实火。食后胃痛减轻，多属脾胃虚弱；食后疼痛加重，多为内有积滞或气滞血瘀。厌恶食物，或恶闻食臭，又称恶食，多见于伤食。孕妇厌食，多为妊娠反应；若兼剧烈恶心、呕吐，为妊娠恶阻。饥不欲食，干呕呃逆，多为胃阴虚证。

2. 口渴与饮水　口渴是自觉口中干渴；饮水是指实际饮水量的多少。二者主要反映体内津液的盈亏和输布及证候的寒热虚实。①口不渴饮：指口不渴，亦不欲饮，提示津液未伤，多见于寒证、湿证。②口渴欲饮：指口干欲饮水，饮水则舒。多因津液耗伤或输布障碍，致津液不能上承于口。发于秋季，多因燥邪伤津；大渴喜冷饮，壮热，汗大出，为里热炽盛；口渴咽干，夜间尤甚，颧赤盗汗，五心烦热，为阴虚津亏；口渴多饮，尿多消瘦，多为消渴；渴不多饮，身热不扬，心中烦闷，苔黄腻，为湿热证；渴喜热饮而量不多，或水入即吐，多为痰饮内停；口干，但欲漱水不欲咽，面色黧黑，肌肤甲错者，为瘀血阻滞。

3. 口味　口味是指口中有异常的味觉和气味。口味异常，常是脾胃功能失常的反映。口淡无味为脾虚、寒湿中阻或寒邪犯胃；口苦为肝胆或心经有热（火）；口甜或黏腻为脾有湿热；口酸为伤食、消化不良；口黏为湿困脾胃；口咸为肾病或寒水上泛。

（八）问二便

问二便，是判断疾病过程中寒热虚实性质的重要依据。问二便，应注意询问二便的性状、颜色、气味、时间、量的多少及排便次数、排便与排尿感觉，以及伴随症状等。

1. 问大便

（1）便次异常　①便秘：指大便燥结，排便时间延长，便次减少，排便困难。胃肠积热，或阳虚寒凝，或气血阴津亏损，或腹内癥块阻结等，均可导致肠道燥化太过，肠失濡润，或推运无力，传导迟缓，气机阻滞而成便秘。②泄泻：亦称腹泻，指便次增多，大便不成形或呈水样。外感风寒湿热疫毒之邪，或饮食所伤，食物中毒，痨虫或寄生虫积于肠道，或情志失调，肝郁气滞，或久病脾肾阳气亏虚等，均可导致泄泻。

（2）便质异常　①完谷不化：指大便中含有较多未消化的食物。新病多为食滞胃肠，久病多为脾肾阳虚。②溏结不调：指大便时干时稀，多由肝郁脾虚，肝脾不调所致。若大便先干后稀，多为脾虚。③脓血便：指大便中含有脓血黏液，多见于肠癌和痢疾。常由湿热疫毒，交阻肠道，肠络受损所致。④便血：指血自肛门排出，包括血随便出，或便黑如柏油样，或单纯下血的症状。多因脾胃虚弱，气不摄血，或胃肠积热，湿热蕴结，气血瘀滞等所致。若血色暗红或紫黑，或大便色黑如柏油状者，称为远血，多见于胃脘等部位出血；若便血鲜红，血附在大便表面或于排便前后滴出者，称为近血，多见于内痔、肛裂、息肉痔及锁肛痔（直肠癌）等肛周的病变。

（3）排便感异常　①肛门灼热：指排便时自觉肛门灼热的症状。多因大肠湿热，或热结旁流，热迫直肠所致。②里急后重：指便前腹痛，急迫欲便，便时窘迫不畅，肛门重坠，便意频数的症状，常见于湿热痢疾，多因湿热内阻，肠道气滞所致。③排便不爽：指排便不通畅，有涩滞难尽之感的症状。腹痛欲便而排出不爽，抑郁易怒者，多因肝郁脾虚，肠道气滞所致。④大便失禁，指大便不能自控，滑出不禁，甚至便出而不自知的症状。常因督脉损伤、年老体衰、久病正虚、久泻不愈、脾虚气陷、脾肾虚损、肛门失约所致。

2. 问小便　一般情况下，健康成人日间排尿 3～5 次，夜间 0～1 次。一昼夜总尿量为 1000～2000mL。尿量和尿次的多少受温度、饮水、出汗和年龄等多种因素的影响。

（1）尿次异常　①小便频数：指排尿次数增多，时欲小便的症状。新病小便频数，伴尿急、尿痛、小便短赤者，多为湿热蕴结膀胱，常见于淋病类疾病；久病小便频数，色清量多，夜间明显者，多为肾阳虚或肾气不固，膀胱失约所致，常见于老年人及久病肾虚的患者。②癃闭：小便不畅，点滴而出为癃；小便不畅，点滴不出为闭，合称癃闭。小便不通一般为湿热或瘀血、败精阻滞、砂石阻塞所致，属实证；若因久病或肾阳不足所致，属虚证。

（2）尿量异常　①尿量增多：指尿次、尿量皆明显超过正常量次。小便清长量多者，为虚寒证，因阳虚无力蒸化水液，水津直趋膀胱所致。多尿、多饮而形体消瘦者，多属消渴，因燥热阴虚，肾阳偏亢，气化太过所致。②尿量减少：指尿次、尿量皆明显少于正常量次。多由热盛伤津、腹泻伤津、汗吐下伤津；或心阳衰竭及脾、肺、肾功能失常，气化不利，水液内停；或湿热蕴结，或尿路损伤、阻塞水道所致。

（3）排尿感异常　①尿道涩痛：指排尿时自觉尿道灼热疼痛，小便涩滞不畅。可因湿热内蕴、热灼津伤、结石或瘀血阻塞、肝郁气滞、阴虚火旺、中气下陷等所致。常见于淋病、膀胱癌、痨病。②小便失禁：指排尿不受意识控制而自行溢出。多因肾气亏虚，下元不固，膀胱失约，或脾虚气陷及膀胱虚寒，无法约摄尿液所致。神志昏迷而失禁者，属危重症，多为邪闭心包所致。③余溺不尽：指小便后仍有点滴不尽感，多因久病体弱，肾阳亏虚，肾气不固，温热邪气留着于尿路等所致。④遗尿：指成人或3岁以上儿童于睡眠中经常不自主排尿，多由禀赋不足，肾气亏虚或脾虚气陷及膀胱虚寒所致。

（九）问经带

妇女月经、带下、妊娠、产育等生理、病理变化，可以反映脏腑气血的状况。因此，应注意询问妇女的经带胎产，以协助诊查病情。

1. 月经　询问月经的周期、行经的天数、经量、经色、经质及其兼症，必要时可询问末次月经的日期，以及初潮或停经的年龄。

（1）经期异常　①月经先期：若月经周期经常提前8～9天以上者，称为月经先期。多因邪热迫血妄行，或阴虚血热，或气虚不能摄血所致。②月经后期：若月经周期经常错后8～9天甚至以上者，称月经后期。多因寒凝气滞，血行不畅，或血少而冲任失充，或痰湿、积血等阻滞所致。③月经先后不定期：月经或前或后，经期不定，亦称经期错乱。多因肝气郁滞，血行不畅，或脾肾虚损，或瘀血阻滞等所致。

（2）经量异常　①月经量多，多因血热、冲任受损，或气虚不能摄血，瘀血、异物内阻等所致。②月经量少，多因肾气亏虚，血海不盈，或因寒凝、血瘀、痰湿阻滞等所致。③崩漏：指非正常行经期间阴道出血的症状。若来势迅猛，出血量多，谓之崩（中）；势缓量少，淋沥不断，谓之漏（下），合称崩漏。④闭经：指女子年逾18周岁，月经尚未来潮，或已行经，未受孕，非哺乳期，而又停经达3个月以上的症状。

（3）经色、经质异常　正常月经色红，经质不稀不稠，不夹杂血块。若经色淡红质稀，多为血少不荣，属虚证；若经色鲜红质稠，属血热炽盛，为实证；若经色紫红有块，伴小腹冷痛，为寒凝血瘀。

（4）痛经　行经时或行经前后腰腹疼痛，甚至剧痛，随月经周期持续发作，称经行腹痛。经前或经期小腹胀痛或刺痛拒按，多为气滞血瘀；小腹冷痛，遇暖则缓，多为寒凝或阳虚；行经后小腹隐痛、腰酸痛者，为气血亏虚，胞脉失养所致。

2. 带下　正常情况下，妇女阴道内应有少量乳白色、无臭的分泌物，有濡润阴道的作用。若带下过多，绵绵不绝，或色、质、气味异常，即为病理性带下。问带下应注意询问其带下量的多少、色、质和气味等变化。

3. 胎、产 婚后妇女月经闭止，并伴有厌食、恶心、呕吐，甚则反复呕吐不能进食者，称为妊娠恶阻。妇女妊娠腰酸见红者，多属堕胎先兆；产后恶露不净，多为冲任受损；产后低热自汗，多为气血两虚。

（十）问小儿

小儿科古称哑科，因小儿无法自述病情或叙述不清，故多由家属代述。

问小儿病，除一般问诊的有关内容外，还要询问出生前后情况、预防接种史、传染病史和传染病接触史。如是否患过痘疹，有无高热、惊厥史，是否足月生产，出生时的情况，喂养方法，有无遗传性疾病，父母健康状况及兄弟姐妹有无特殊疾病等。

小儿抽搐，又见壮热面赤，牙关紧闭，角弓反张，多为热极生风的急惊风证；如午后潮热，日渐消瘦，烦渴自汗，尿浊，目干涩，羞明或雀目，多为疳证；小儿睡中惊呼，多为心虚胆怯；如喜挖鼻孔或喜食泥土、生米或腹中时痛时止，多为腹中有虫积。

第四节　切　诊

切诊是医者运用手的触觉，对患者体表的一定部位进行触摸按压，从而了解病情的一种诊察方法，包括脉诊和按诊两部分。切诊在中医诊断过程中占有极其重要的地位，是医者所必须具备的技能，特别是脉诊更是中医学的一大特色，正如《难经》所说："切脉而知之谓之巧。"

一、脉诊

脉诊又称切脉，是医护人员用手指对患者身体某些特定部位的动脉进行切按，体验脉动应指的形象，以了解健康或病情，辨别病证的一种诊查方法，是中医特色诊法之一。

（一）脉诊的原理和意义

脉象，即脉动应指的形象。脉象的形成与心脏的搏动、脉道的通畅和气血的盈亏直接相关，同时还有赖于脏腑之间功能的协同和配合。心主血脉，脉动源于心，心气推动血液在脉道中正常运行，脉动应于指，从而形成脉象。人体血脉环流周身，内至脏腑，外达肌表，运行气血，周流不休，故脉象能够反映出全身脏腑和精气神的整体情况。如脏腑有病，必然反映到脉象上，从而导致脉象发生改变。因此通过切脉，可以诊查脏腑气血的盛衰，判断疾病的病位和病性，推断疾病的进退和预后。

（二）脉诊部位和脏腑分候

1. 诊脉部位 关于诊脉的部位，可分为遍诊法（三部九候诊法）、三部诊法和寸口诊法三种。现临床常用寸口诊法。寸口又称"气口""脉口"，是指单独切按桡骨茎突内侧一段桡动脉搏动。根据其脉动形象，以推测人体生理、病理状况的一种诊查方法。寸口脉分为寸、关、尺三部，以桡骨茎突为标记，其内侧对应处为关，关前（腕侧）为寸，关后（肘侧）为尺。每一部又有浮、中、沉三候，合称为三部九候。

诊脉独取寸口的理论依据古人早有论述，如《难经·一难》指出："十二经皆有动脉，独取寸口，以决五脏六腑死生吉凶之法，何谓也？然，寸口者，脉之大会，手太阴之脉动也。"其原理：①寸口是手太阴肺经的动脉，手太阴肺经起于中焦，与脾经同属太阴，肺与脾胃之气相通，而脾胃为后天之本，气血生化之源，故全身脏腑气血之盛衰和胃气的强弱均可反映于寸口；②寸口脉为手太阴肺经原穴太渊所在之处，十二经脉之气汇聚于此，故称为"脉之大会"；加之"肺朝百脉"，五脏六腑十二经气血运行皆起于肺而止于肺，故脏腑气血之病变皆可反映于寸口。另外寸口处位于掌后，部位相对固定、浅表，便于诊查。

2. 寸口分候脏腑 关于三部脉分候脏腑的问题，历代论说颇多，但基本精神是一致的，现临床常用的划分方法是：左寸候心，右寸候肺；左关候肝胆，右关候脾胃；两尺候肾。此外，也有不分寸、关、尺，但以浮、中、沉分候脏腑的方法，如以左手浮取候心，中取候肝，沉取候肾；右手浮取候肺，中取候脾，沉取候肾（命门）。临诊时需结合具体病证综合各方面的情况加以分析，才能得出比较正确的结论。

（三）诊脉方法和注意事项

1. 诊脉时间 诊脉常以清晨（平旦）未起床，未进食时为最佳，但不必拘泥。诊脉前，应先让患者休息，使呼吸均匀，脉象平和，同时周围环境力求安静，以便于医者体会脉象。医者一次诊脉应候足50至，即每次切脉的时间，每手至少1分钟以上，以3～5分钟为宜，以防漏诊。布指后，医者要调匀气息，用自己一呼一吸的时间去衡量患者脉动至数。一呼一吸，称为一息，一息4～5至为正常。

2. 布指定位 患者坐位或仰卧位，伸出手臂，平放，掌心向上，与心脏大致同高，并在腕关节部垫上脉枕。医者先将中指按在掌后高骨处，向内推，寻至有脉搏动处，定为关部，接着以食指按在关前以定寸部，以无名指按在关后以定尺部。三指弯曲呈弓形，指头齐平，以指目接触脉体。布指的疏密要和患者的臂长相适应，臂长则略疏，臂短则略密，以适中为度。

3. 诊脉指法 用轻重不同的指力诊查脉象，称为指法。手指轻按在寸口脉搏跳动部位以体察脉象，叫举，又称轻取或浮取；用指按至筋骨以体察脉象，叫按，又称重取或沉取；指力从轻到重，从重到轻，左右上下推寻，以寻找脉动最明显的部位，叫寻。三指用大小相等的指力切脉体察脉象的方法，称为总按；单用一指重点体察某一部脉象的方法，称为单按。

（四）脉象要素

中医脉象种类繁多，历代医家多主张将脉象分纲别类地论述，以期达到执简驭繁的目的。脉象要素通常以位、数、形、势四方面进行分析归纳，以四要素统括28脉。正如清代医家周学海在《脉简补义》中所说："盖求明机理分析者须将位、数、形、势讲得真切，便于百脉无所不赅，不必立二十八脉之名也。"近代通过对脉学文献的深入理解和实验研究的资料总结，将构成各种脉象的主要因素，大致归纳为脉象的部位、至数、长度、宽度、力度、流利度、紧张度、均匀度八个方面。

1. 脉位 指脉搏跳动显现部位的浅深。脉位表浅者为浮脉；脉位深沉者为沉脉。

2. 至数 指脉搏的频率。一息脉来四五至为平脉；一息五至以上为数脉；一息不足四至为迟脉。

3. 脉长 指脉动应指的轴向范围长短。即脉动范围超越寸、关、尺三部称为长脉；应指不及寸、尺两部，但见关部或寸部者均称为短脉。

4. 脉宽 指脉动应指的径向范围大小，即手指感觉到脉道的粗细（不等于血管的粗细）。脉道宽大者为大脉；脉道狭小者为细脉。

5. 力度 指脉搏的强弱。脉搏应指有力为实脉；脉搏应指无力为虚脉。

NOTE

6. 流利度　指脉搏来势的流利通畅程度。脉来流利圆滑者为滑脉；脉来艰涩不畅者为涩脉。

7. 紧张度　指脉管的紧急或弛缓程度。脉管绷紧为弦脉；脉管弛缓为缓脉。

8. 均匀度　均匀度包括两个方面，一是脉动节律是否均匀；二是脉搏力度、大小是否一致。一致为均匀；不一致为参差不齐。

（五）平脉与生理变异

1. 平脉　平脉，是指正常人在生理条件下出现的脉象，又称为常脉。平脉寸关尺三部皆有脉，不浮不沉，不大不小，不快不慢，一息4～5至，尺脉有力，沉取不绝。正常人呼吸每分钟16～18次，每次呼吸脉动4次，间或5次，相当于60～90次/分，从容和缓，节律均匀，应指有力。古人将正常脉象的特点概括为"有胃""有神""有根"。

（1）"有胃"　"有胃"，即脉有胃气。胃为水谷之海、后天之本，是人体气血生化之源。人以胃气为本，脉亦以胃气为本，正如《素问·平人气象论》所说："人以水谷为本，故人绝水谷则死，脉无胃气亦死。"脉象从容、和缓、流利，是脉有胃气的基本特征。即使是病脉，不论浮沉迟数，但有徐和之象，便是有胃气。因此，诊查脉象胃气的盛衰有无，对于判断脾胃的功能、气血的盛衰及推断疾病的预后转归具有重要的意义。

（2）"有神"　"有神"，即脉有神气。心主血而藏神，脉为血之府，脉之有神，是心气血脉充盈的反映。脉象有神主要表现为脉来柔和有力、节律整齐。诊查脉象神之有无，可以判断心气之盛衰和全身神的得失。

（3）"有根"　"有根"，即脉有根基。肾为先天之本，元气之根，是人体脏腑组织功能活动的原动力。脉象有根主要表现为尺脉有力、沉取不绝两个方面。若病虽重，但尺脉沉取尚可摸得，则提示肾气未绝，尚有生机。故诊查脉象根之有无，可以测知肾气的盛衰。

因此，平脉提示脏腑功能正常、气血充盈，是健康的表现。

2. 脉象的生理变异　脉象受个体因素或外部因素的影响而发生相应的变化，机体为适应这些因素的变化而进行自身调节，因而会出现各种生理变异的脉象。

（1）个体影响因素　①年龄：健康人的脉象，随年龄的增长而产生各种变异。年龄越小，脉搏越快。3岁以内的小儿，一息七八至为平脉；5～6岁的小儿，一息六至为平脉；青壮年，脉象多有力；老年人，脉象多弦。②性别：一般女性脉象较男性濡弱。③体格：身躯高大的人，脉的显现部位较长；矮小的人，脉的显现部位较短。瘦人脉多浮；胖人脉多沉。④个别人脉不见于寸口，而从尺部斜向手背，称为斜飞脉；若脉出现在寸口的背侧，称为反关脉。这是桡动脉解剖位置异常所致，不作病脉论。

（2）外在影响因素　①情志：恐惧、兴奋、忧虑、紧张等情绪的一时变化，亦可导致脉象发生变化。如喜则伤心而脉多缓、怒则伤肝而脉多弦等，当情绪恢复平静之后，脉象也恢复正常。②劳逸：体力劳动、剧烈运动之后，脉多洪数；入睡之后，脉多迟缓。③饮食：饮酒饱餐，脉多数而有力；饥饿时，脉多缓而乏力。④四季气候：一年四季气候的变化，影响着人体的生理活动，反映在脉象上亦有不同的变异。春季阳气渐次上升，脉象微弦；夏季阳气旺盛，脉象见洪；秋季阳气逐渐收敛，脉象微浮；冬季气候严寒，脉象沉而搏指。正如《四言举要》中所说："春弦夏洪，秋毛冬石，四季和缓，是为平脉。"⑤地理环境：南方地处低下，气候温暖潮湿，人体肌腠疏松，故脉多细软或略数；北方地势高峻，气候偏寒，空气干燥，人体肌腠致密，故脉多沉实。

（六）常见病脉

疾病反映于脉象的变化，叫病理脉象，简称"病脉"。一般来说，除了正常生理变化范围以内及个体生理特异变化之外的脉象，均属病脉。

在脉学发展过程中，由于对脉象感觉与体会的差异，历代医家对常见病脉的分类和命名也存在着差别。《内经》记载有 21 种脉象，我国最早的脉学专书《脉经》总结分为 24 种，李时珍的《濒湖脉学》则分为 27 种，李士材的《诊家正眼》又增加疾脉，为 28 脉。近代临床所提及的脉象，有浮、沉、迟、数、虚、实、洪、细、滑、涩、弦、紧、结、代、促、长、短、缓、濡、弱、微、散、芤、伏、牢、革、动、疾 28 种。

1. 浮脉

【脉象特征】 轻取即得，重按稍减而不空。

【临床意义】 表证。亦主虚证。

【机理分析】 浮脉主表，反映病邪在经络肌表的部位。外邪侵袭肌腠，卫气抵抗外邪，则脉气鼓搏于外，故应指而浮。若久病正气不足，气血衰弱，或阴不敛阳，虚阳浮越于外，其脉亦浮，多浮大无力。故久病脉见浮，见于里虚证。

【相类脉】

（1）散脉

脉象特征：浮大无根，节律不齐。

临床意义：元气离散，精气将绝。

机理分析：元气大虚，脉行不聚，漫无根蒂，可见散脉。

（2）芤脉

脉象特征：浮大中空而软，如按葱管。

临床意义：失血，伤阴。

机理分析：因失血过多或阴津虚损于内，阳气浮散于外，而见芤脉。多见于大失血或大汗之后阴血损伤之证。

（3）革脉

脉象特征：浮大中空外坚，如按鼓皮。

临床意义：亡血，失精，半产，漏下。

机理分析：革脉是外强中空之候。因精血亏虚，血脉不充且失养所致。临床凡女子半产、崩漏，男子营血亏虚、遗精等病，大多可见革脉。

2. 沉脉

【脉象特征】 轻取不应，重按始得。

【临床意义】 里证。沉而有力为里实，沉而无力为里虚。

【机理分析】 病邪在里，气血内困，则脉象沉而有力；若阳气虚陷，不能升举，脉气鼓动无力，则脉沉而无力。

【相类脉】

（1）伏脉

脉象特征：重按推筋着骨始得，甚则伏而不见。

临床意义：邪闭，厥证，痛极。

机理分析：因邪气内伏，或气机逆乱而厥，或气机不通则痛，脉气不得宣通，故见伏脉。常见于气机郁伏、厥证、邪闭、剧痛等证。

（2）牢脉

脉象特征：沉弦实大而长。

临床意义：阴寒内实，寒疝癥瘕。

机理分析：阴寒凝聚，病气牢固，阳气沉潜于下，故脉沉于深部，弦而实大。牢脉多见于疝、癥瘕积聚病证。寒证腹痛，肝气郁滞，有时也见牢脉。

3. 迟脉

【脉象特征】 脉来迟慢，一息不足四至，相当于每分钟脉搏在 60 次以下。

【临床意义】 寒证。有力为实寒，无力为虚寒。

【机理分析】 寒邪凝滞，或阳失温运，气血运行缓慢，故脉迟。迟而有力，多为冷积郁结，属实证；迟而无力，多为虚寒。但脉迟并非皆为寒证，如邪聚热结，阻滞血脉流行，亦可见迟脉，且迟而有力。

【相类脉】

缓脉

脉象特征：一息四至，来去缓怠。

临床意义：脾胃虚弱，湿证。

机理分析：脾胃虚弱，气血不足以充盈鼓动，或湿性黏滞，气机为湿所困，故见脉缓怠无力。若脉来从容和缓、有胃、有神、有根，即为平脉。

4. 数脉

【脉象特征】 脉来急促，一息五至以上而不满七至，相当于每分钟脉搏在 90 次左右。

【临床意义】 热证。数而有力为实热，数而无力为虚热。

【机理分析】 邪热亢盛，气血运行加快，故见数脉。实热内盛，正气不衰，邪正相争，气血受邪热鼓动而运行加速，则见数而有力；久病阴虚，虚热内生，亦可使气血运行加快，但阴虚脉道失充，则脉象细数无力；若虚阳外越而见数脉，必数大无力，按之豁然而空。

【相类脉】

疾脉

脉象特征：脉来疾急，一息七八至，相当于每分钟脉搏在 140 次左右。

临床意义：阳极阴竭，元气将脱。

机理分析：疾脉多由真阴衰竭于下，孤阳亢极于上，虚阳浮越所致。脉疾而有力，为阳亢无制、真阴欲绝之象，多见亡阴证；脉疾而无力，多为阴邪暴虐、阳气将绝之征，常见亡阳证。

5. 虚脉

【脉象特征】 三部脉举按皆无力，按之空虚，应指松软，是无力脉的总称。

【临床意义】 虚证。气血两虚及脏腑诸虚，尤多见气虚证。

【机理分析】 气不足则血不运，血不足则脉不充，故脉来无力。

【相类脉】

短脉

脉象特征：首尾俱短，不能满部。

临床意义：有力主气郁，无力主气虚。

机理分析：气虚不足，无力鼓动血行，则脉短而无力；如气郁血瘀或痰滞食积，阻碍脉道，以致脉气不伸，则脉短涩而有力。所谓"短主气病"，短脉不可概作不足论。

6. 实脉

【脉象特征】　三部脉举按皆有力，是有力脉的总称。

【临床意义】　实证。

【机理分析】　邪气实而正气不虚，邪正相搏，气血壅盛，脉道坚实，故应指有力。

【相类脉】

长脉

脉象特征：首尾端直，超出本位。

临床意义：肝阳有余，阳盛内热等有余之证。

机理分析：脉长而和缓，中气充足，气血充盛，为健康的征象。肝阳有余，阳盛内热，则脉象长而弦硬。

7. 洪脉

【脉象特征】　指下极大，滔滔满指，应指有力，来盛去衰。

【临床意义】　气分热盛。

【机理分析】　邪热炽盛，脉道扩张，气盛血涌，故见洪脉。

8. 细脉

【脉象特征】　脉细如线，但应指明显，按之不绝。

【临床意义】　气血两虚，诸虚劳损，亦主湿证。

【机理分析】　营血亏虚，不足以充盈脉道，气虚则无力鼓动血行，故脉细软如丝。又因湿邪阻遏脉道，气血运行受阻，故脉象亦见细缓。

【相类脉】

（1）濡脉

脉象特征：浮小而细软。

临床意义：虚证，湿证。

机理分析：精血亏损，不荣于脉，或湿气阻压脉道，而见濡脉。濡脉亦称软脉。

（2）弱脉

脉象特征：极软而沉细。

临床意义：气血不足。

机理分析：血虚脉道不充，则脉细；阳气亏虚，鼓动乏力，则脉位深沉且搏指无力。

（3）微脉

脉象特征：极细而软，按之欲绝，若有若无。

临床意义：气血大虚，阳气暴脱。

机理分析：主要由于气血阳气衰微，鼓动无力，故见微脉。

9. 滑脉

【脉象特征】　往来流利，如盘走珠，应指圆滑。

【临床意义】　痰饮，食滞，实热。

【机理分析】 滑为阳气有余的征象。实邪壅盛于内，气盛血涌，脉道充实，往来流利，故脉来应指圆滑。平人脉滑为冲和，是正气充沛之象，故属平脉。孕妇多见滑脉，为气血聚以养胎之象，属平脉。

【相类脉】

动脉

脉象特征：脉形如豆，厥厥动摇，滑数有力。

临床意义：痛证，惊风。

机理分析：因阴阳相搏，升降失常，使其气血冲动，故脉滑数有力。痛则阴阳不和，气血阻滞，惊则气乱，均可见动脉。

10. 涩脉

【脉象特征】 往来艰涩不畅，有如轻刀刮竹。

【临床意义】 血少，伤精，气滞血瘀，夹痰，夹食。

【机理分析】 精血亏虚，不能充盈脉管，脉失濡养，脉气流行不畅，则见脉涩无力；气滞血瘀，或痰食内停，气机不畅，血行受阻，脉气流行不畅，邪盛而正未衰，则脉涩而有力。

11. 弦脉

【脉象特征】 端直以长，如按琴弦，脉紧张度高。

【临床意义】 肝胆病，诸痛，痰饮，疟疾。

【机理分析】 肝主疏泄，若邪气犯肝，肝气不舒，或痰饮内阻，或经络不通则痛，脉气皆因此而紧张，脉来强劲挺直有力，故见弦脉。春季健康人常见弦脉而柔和者，不属病脉。

【相类脉】

紧脉

脉象特征：脉来绷急，状如牵绳转索。

临床意义：寒证，痛证，宿食。

机理分析：寒邪过盛则脉道收缩紧急，故见紧脉。寒邪在表，脉浮紧；寒邪在里，脉沉紧。疼痛时气机阻滞，脉道收引，故亦常见紧脉。

12. 结脉

【脉象特征】 脉来缓而时一止，止无定数。

【临床意义】 阴盛气结，寒痰血瘀等证。

【机理分析】 阴盛邪结，阻滞阳气，故脉缓而时一止。凡阴盛气结、寒痰血瘀、癥瘕积聚等证，均可见脉结而有力。

【相类脉】

（1）代脉

脉象特征：脉来缓慢，止有定数，良久方来。

临床意义：脏气衰微，疼痛，惊恐，跌打损伤。

机理分析：脏气亏损，元气不足，故脉不能接续，并停止时间较长且有定数。有时痛证也见代脉，多因疼痛而使脉气不能接续，与脏气衰微的代脉不同。

（2）促脉

脉象特征：脉来数而时一止，止无定数。

临床意义：阳盛实热，气血、痰食停滞等证。

机理分析：阳盛热实，阴不和阳，脉气不相接续，故脉数而时一止。凡气血、痰食、肿痛等实热证，均可见脉促有力。

（七）常见病脉的分类比较

28 种病脉中，有些脉象很近似，容易混淆不清，为了鉴别，列表（表 3-1）如下。

表 3-1 脉象分类比较表

脉纲	共同特点	脉名	脉象特征	临床意义
浮脉类	脉位表浅	浮	轻取即得，重按稍减而不空	表证，亦主虚证
		洪	指下极大，滔滔满指，应指有力，来盛去衰	气分热盛
		濡	浮小而细软	虚证，湿证
		散	浮散无根，节律不齐	元气离散，精气将绝
		芤	浮大中空而软，如按葱管	失血，伤阴
		革	浮大中空外坚，如按鼓皮	亡血，失精，半产，漏下
沉脉类	脉位深沉	沉	轻取不应，重按始得	里证
		伏	重按推筋着骨始得，甚则伏而不见	邪闭，厥证，痛极
		牢	沉弦实大而长	阴寒内实，寒疝癥瘕
		弱	极软而沉细	气血不足
迟脉类	脉率较慢	迟	脉来迟慢，一息不足四至	寒证
		缓	一息四至，来去缓怠	脾胃虚弱，湿证
		涩	往来艰涩不畅，有如轻刀刮竹	血少，伤精，气滞血瘀，夹痰，夹食
		结	脉来缓而时一止，止无定数	阴盛气结，寒痰血瘀等证
数脉类	脉率较快	数	脉来急促，一息五至以上而不满七至	热证
		促	脉来数而时一止，止无定数	阳盛实热，气血、痰食停滞等证
		疾	脉来疾急，一息七八至	阳极阴竭，元气将脱
		动	脉形如豆，厥厥动摇，滑数有力	痛证，惊风
虚脉类	应指无力	虚	三部脉举按皆无力，按之空虚，应指松软	虚证，多为气血两虚
		微	极细而软，按之欲绝，若有若无	气血大虚，阳气暴脱
		细	脉细如线，但应指明显，按之不绝	气血两虚，诸虚劳损，亦主湿证
		代	脉来缓慢，止有定数，良久方来	脏气衰微，疼痛，惊恐，跌打损伤
		短	首尾俱短，不能满部	有力主气郁，无力主气虚
实脉类	应指有力	实	三部脉举按皆有力	实证
		滑	往来流利，如盘走珠，应指圆滑	痰饮，食滞，实热
		紧	脉来绷急，状如牵绳转索	寒证，痛证，宿食
		长	首尾端直，超过本位	肝阳有余，阳盛内热等有余之证
		弦	端直以长，如按琴弦，脉紧张度高	肝胆病，诸痛，痰饮，疟疾

（八）相兼脉

凡两种或两种以上的单因素脉相兼出现，复合构成的脉象即称为"相兼脉"或"复合脉"。在疾病过程中，由于致病因素可以由多种邪气相互兼夹，机体的正气盛衰各异，病变的部位和性质也在不断变化。所以在临床上见到的病脉往往不是单一的脉象，而是两种或两种以上的相兼脉。在28脉中，有些脉象属于单因素脉象，如浮、沉、迟、数、虚、实等；而有些脉本身就是由几种单因素脉复合构成的，如弱脉是由沉、细、虚三种因素合成，濡脉是由浮、细、虚三种因素合成，动脉是由滑、数、短三者合成，牢脉是由沉、实、大、弦、长五种因素合成。

只要不是构成脉象的要素完全相反的脉，一般均可相兼出现。这些相兼脉的临床意义往往就是各种单因素脉临床意义的综合。如：

浮紧脉：主表寒证，或风寒痹病疼痛。

浮缓脉：主风邪伤卫、营卫不和的太阳中风证。

浮数脉：主表热证。

沉迟脉：主里寒证。

沉细脉：主阴虚内热或血虚等证。

弦紧脉：主寒证、痛证。

弦数脉：主肝郁化火或肝胆湿热、肝阳上亢等证。

弦滑数脉：多见于肝火夹痰、肝胆湿热或肝阳上扰、痰火内蕴等证。

弦细脉：主肝肾阴虚，或血虚肝郁，或肝郁脾虚等证。

滑数脉：主痰热、湿热或食积化热等证。

洪数脉：主外感热病，气分热盛证。

实际上临床所见脉基本上都包含着位、数、形、势等方面的因素，辨脉时必须综合考虑各方面因素的变化，才能作为临证辨证诊断的依据。

（九）真脏脉

真脏脉是在疾病危重阶段出现的无胃、无神、无根的脉象，是病邪深重，元气衰竭，胃气已败的征象，又称"败脉""绝脉""死脉""怪脉"。

根据真脏脉的主要形态特征，大致可以分成三类。

1. 无胃之脉　无胃的脉象以无冲和之意，应指坚搏为主要特征。如脉来弦急，如循刀刃，称偃刀脉；脉动短小而坚搏，如循薏苡子，称转豆脉；急促而坚硬，如指弹石，称弹石脉等。均提示邪盛正衰，胃气衰败，心、肝、肾等脏气独现，是病情重危的征兆之一。

2. 无神之脉　无神之脉象以脉律无序，脉形散乱为主要特征。如脉在筋肉间连连数急，三五不调，止而复作，称雀啄脉；如屋漏残滴，良久一滴，称屋漏脉；脉来乍疏乍密，如解乱绳状，称解索脉。多由脾肾阳气衰败所致，提示神气涣散，生命即将告终。

3. 无根之脉　无根之脉以虚大无根或微弱不应指为主要特征。如浮数之极，至数不清，如釜中沸水，浮泛无根，称釜沸脉，为三阳热极，阴液枯竭之候；脉在皮肤，头定而尾摇，似有似无，如鱼在水中游动，称鱼翔脉；脉在皮肤，如虾游水，时而跃然而去，须臾又来，伴有疾促躁动之象，称虾游脉。均为三阴寒极，亡阳于外，虚阳浮越的征象。

当代研究和临床实践表明，真脏脉绝大部分属心律失常的脉象，其中以心脏器质性病变为主，提示疾病已发展到极其严重的阶段，但不一定是无药可救的死证，应仔细观察，尽力救治。

二、按诊

按诊是对患者的肌肤手足、胸腹及其他病变部位施行触摸按压，以测知局部冷热、润燥、软硬、压痛、痞块或其他异常变化，从而推断疾病的部位和性质的一种诊查方法。按诊包括胸胁、脘腹、手足、皮肤等方面。

（一）按胸胁

胸部为心肺之所居。按胸部可以诊查心、肺、虚里及胸腔内脏器组织的病变。如胸部胀满，甚至隆起，叩击音清者多属肺胀；叩击音浊者多属痰饮。按虚里，可以了解宗气强弱，疾病虚实，预后吉凶。按两胁，可以了解肝胆的病变情况。如两胁连及腰肾区，叩触酸痛不适者，还可能与肾有关。

（二）按脘腹

按脘腹主要了解脘腹的痛与不痛，软与硬，有无痞块，以辨别脏腑虚实、病邪性质及其积聚程度。

1. 按脘部　脘部指胸骨以下部位。按脘部的软硬和有无压痛，可鉴别痞证与结胸。心下按之硬而痛者为结胸，属实证；心下满，按之濡软而不痛者，多是痞证。

2. 按腹部　腹痛喜按为虚，拒按为实。腹胀满，叩之如鼓，小便自利者属气鼓；按之如囊裹水，小便不利者是水鼓。腹内有肿块，按之坚硬，推之不移且痛有定处者，为癥积，多属血瘀；肿块时聚时散，或按之无形，痛无定处者，为瘕聚，多属气滞。左下腹部按之有块累累，当考虑燥屎内结。若腹痛绕脐，时有结聚，且可移动聚散者，多为虫积。右侧少腹部按之疼痛，尤以重按后突然放手而疼痛更为剧烈者，多是肠痈。

（三）按手足

按手足之目的，主要是了解手足的寒热。手足俱冷，多为阳虚阴寒证；手足俱热，多为阳热亢盛证。手心热，多为阴虚内热；手背热，多为外感风寒表证。两足皆凉，多为阴寒证；两足心热，多为阴虚证。

（四）按肌肤

按肌肤主要辨别肌肤的寒热、润燥、肿胀、疼痛等，以诊查辨别疾病的寒热虚实和气血盛衰。

第四章　辨　证

所谓辨证，就是辨别、分析疾病的证候，它是在中医理论指导下，运用整体观念，将四诊收集的病史、症状和体征等资料进行综合分析，判断疾病的病因、病变的部位、性质和正邪盛衰等情况，以确定疾病属何种证的过程。辨证是中医认识和诊断疾病的方法。

辨证的方法有很多，如八纲辨证、病性辨证、脏腑辨证、卫气营血辨证、六经辨证、气血津液辨证、三焦辨证等。这些辨证的方法各有其特点，既相互独立，又相互联系、相互补充。其中八纲辨证是各种辨证的总纲，脏腑辨证是其他各种辨证的基础。本章主要介绍八纲辨证、病性辨证、脏腑辨证、卫气营血辨证。

第一节　八纲辨证

一、八纲基本证候

八纲，即阴、阳、表、里、寒、热、虚、实八种辨证纲领的统称。其中，阴阳可以概括其他六纲，即表、热、实证统称为阳证，里、寒、虚证统称为阴证。所以阴阳是八纲中的总纲。

八纲辨证是将四诊收集的资料，根据病位的深浅、病邪的性质及盛衰，人体正气的强弱等方面的情况，加以综合分析，并将之归纳为阴证、阳证、表证、里证、寒证、热证、虚证、实证八类基本证候。

八纲是从各种具体证候的个性中抽象出来的带有普遍规律的共性，在诊断疾病的过程中，有提纲挈领的作用。疾病的表现尽管极其复杂，但基本都可归纳于八纲之中。论疾病的类别，不外阴证、阳证两大类；论病位的深浅，不在表就在里，或半表半里；论疾病的性质，不是热证便是寒证；论邪正的盛衰，邪气盛即实证，正气虚即虚证。所以，八纲辨证是概括性的辨证纲领，适用于临床各科的辨证。

八纲辨证是从八个方面对疾病本质做出纲领性的辨别。但这并不意味着八纲辨证只是把各种证候简单、截然地分为八个区域。八纲反映了病变过程中各种矛盾的几个主要方面，但在临床应用上，它们之间又是相互联系而不可分割的，如表里与寒热虚实相联系，寒热与表里虚实相联系，虚实又与表里寒热相联系。由于疾病的变化往往不是单纯的，而是经常出现表里、寒热、虚实交织在一起的错综复杂情况，如表里同病、虚实夹杂、寒热错杂等。在一定的条件下，疾病还可以出现不同程度的转化，尚有表邪入里、里邪出表、寒证化热、热证转寒、虚实互变等情况。疾病发展到一定阶段，又可出现一些与疾病性质相反的假象，如真寒假热、真热假寒、真虚假实、真实假虚等。因此，在运用八纲辨证时，不仅要熟练掌握八类证候的特点，而且还要注意它们之间的相兼、转化、夹杂、真假。只有灵活运用，才能正确全面地认识疾病、诊断疾病，以便为治疗和护理指出方向。

（一）表里辨证

表里辨证是辨别疾病病变部位内外深浅、病情轻重和病势趋向的两个纲领。表与里是一个相对的概念，一般而言，病在皮毛、肌腠、经络的，属表；病在脏腑、血脉、骨髓的，属里。表证病浅而轻，里证病深而重，表邪入里为病进，里邪出表为病退。表里辨证，在外感病证中具有重要意义，通过辨疾病在表在里，可以察知病情的轻重，明确病变部位的深浅，了解疾病的轻重进退，预测疾病的演变趋势。

1. 表证 是指六淫、疫疠等邪气经皮毛、口鼻侵入机体的初期阶段，正气（卫气）抗邪于肤表浅层，以新起恶寒发热为主要表现的轻浅证候。

【临床表现】 新起恶寒（或恶风）发热（或自觉无发热），头身疼痛，舌淡红，苔薄，脉浮为主。常兼见鼻塞流涕、喷嚏、咽喉痒痛、微有咳嗽等症状。

【证候分析】 表证主要见于外感疾病初期阶段，一般多由六淫之邪客于皮毛肌表所致。

六淫邪气客于皮毛肌表，卫气受遏，失于温煦肌表，故恶风寒；阻遏卫气的正常宣化，故郁而发热；邪郁于经络，气血运行不畅，而致头身疼痛；表邪尚未入里，舌象可无明显变化故舌淡红，苔薄；正邪相争于表，故脉见浮象；肺主皮毛，鼻为肺之窍，邪气袭肺，肺失宣肃，故出现鼻塞流涕、喷嚏、咽喉痒痛、微有咳嗽等。

表证主要见于外感疾病初期阶段，因此往往具有起病急、病情轻、病位浅、病程短等特点。表证是正气抗邪于外的表现，故不能简单地将表证理解为就是皮肤等浅表部位的病变，也不能机械地以为皮毛的病变就一定是表证。

【辨证要点】 有外感病史，以恶寒发热并见、苔薄、脉浮等症状为辨证的主要依据。

2. 里证 是指病变部位在内，脏腑、气血、骨髓等受邪所反映的证候。

【临床表现】 里证的病因复杂，范围极为广泛，症状繁多，涉及脏腑，涉及寒热虚实，为此所表现的证候也不同。病位属里，根据疾病的性质，一般可分为里寒证、里热证、里虚证和里实证。

【证候分析】 里证的范围甚广，除了表证及半表半里证以外，一般都属里证范畴，即所谓的"非表即里"。其成因大致有几种情况：一是表邪不解、内传入里；二是外邪直接入里，侵犯脏腑；三是情志内伤、饮食、劳逸等因素，直接损伤脏腑气血。

【辨证要点】 里证与表证相对而言，多见于内伤疾病及外感病的中后期。不同的里证，可表现为不同的证候，故很难用几个症状全面概括，但其基本特征是病情较重，病位较深，病程较长。

附：半表半里证

外邪由表内传，尚未完全入于里；或里邪透表，尚未完全出表，邪正相搏于表里之间引起的一类证候，称为半表半里证。

【临床表现】 寒热往来，胸胁苦满，心烦喜呕，默默不欲食，口苦咽干，目眩，脉弦等。

【证候分析】 邪出于表与阳争，正胜则发热；邪入于里与阴争，邪胜则恶寒；邪正相争于半表半里，故见寒热往来；邪郁少阳，经气不利，则胸胁苦满；邪热扰胃，胃失和降，则见默默不欲食，喜呕；胆火扰心，则心烦，上炎则口苦，灼津则咽干，上扰清窍则头目晕眩。

【辨证要点】　以寒热往来、胸胁苦满等症状为辨证的主要依据。

3. 表证与里证的鉴别　辨别表证和里证，主要是审查病证的寒热、舌象、脉象等变化。一般来说，外感病中，恶寒发热同时并见者，属表证；但寒不热或但热不寒者，属里证。表证多有头身疼痛及肺系的症状，脏腑症状不明显；而里证以脏腑症状为主要表现。表证舌苔少变化；里证舌苔多有变化。表证多见浮脉；里证多见沉脉或其他多种脉象。此外，辨别表证和里证还应结合起病的缓急、病情的轻重、病程的长短等。

（二）寒热辨证

寒热是辨别疾病性质的两个纲领，也是阴阳偏盛、偏衰的具体体现。其实，疾病的性质不只是为寒为热，但《素问·阴阳应象大论》说："水火者，阴阳之征兆也。"《景岳全书·传忠录》说："寒热者，阴阳之化也。"《类经·疾病类》亦说："水火失其和，则为寒为热。"由于寒热较突出反映了疾病中机体阴阳的偏盛偏衰，病邪基本性质的属阴属阳，而阴阳是决定疾病性质的根本，所以说寒热是辨别疾病性质的纲领。

病邪有阳邪和阴邪之分，正气有阳气与阴液之别。阳邪致病导致机体阳气偏盛而阴液受伤，或是阴液亏损则阳气偏亢，均可表现为热证；阴邪致病容易导致机体阴气偏盛而阳气受损，或是阳气虚衰而阴寒内盛，均可表现为寒证。一般地说，寒证是机体阳气不足或感受寒邪所表现的证候；热证是机体阳气偏盛或感受热邪而表现的证候。实际上寒热辨证就是辨别机体阴阳的盛衰。阴盛或阳虚的表现为寒证，阳盛或阴虚的表现为热证。《素问·阴阳应象大论》说："阳胜则热，阴胜则寒。"《素问·调经论》说："阳虚则外寒，阴虚则内热。"即是此意。

寒热辨证，在治疗护理上有重要意义。《素问·圣真要大论》说："寒者热之。""热者寒之。"即寒证要用热剂，热证要用寒剂，两者治法迥然不同。临床上如寒热不辨，其不良反应很快显现，后果严重。因此，寒热辨证在八纲辨证中尤其重要。

1. 寒证　指感受寒邪或机体阳虚阴盛所表现性质属寒的证候。

【临床表现】　各类寒证证候表现不尽一致，但常见的有恶寒或畏寒，冷痛喜暖，面色㿠白，口淡不渴，肢冷蜷卧，痰、涎、涕清稀，小便清长，大便稀溏，舌淡苔白而润滑，脉迟或紧等。

【证候分析】　寒证多因外感寒邪，或过食生冷，导致阳气被遏，或内伤久病，阳气耗伤，虚寒内生所致。感受寒邪，起病较急，体质壮实者，多为实寒证，即"阴胜则寒"；内伤久病，体质虚弱者，多为虚寒证，即"阳虚则寒"。寒邪袭于肌表，多为表寒证；寒邪直中脏腑，或因阳气亏虚所致者，多为里寒证。寒证不论是阴寒盛，还是阳气虚，临床表现都会出现一系列寒象。

阳气不足或感受寒邪，不能发挥其温煦周身的作用，故出现恶寒喜暖，肢冷蜷卧，面色㿠白；阳虚不能温化水液，而致痰、涎、涕、尿等分泌物、排泄物清长；阴寒内盛，未伤津液，所以口淡不渴；寒邪伤及脾阳则运化失职而见大便稀溏；阳虚气化失司，寒湿内生，则舌淡苔白而润滑；阳气虚弱，鼓动血脉之力不足，故脉迟；寒主收引，受寒则脉道收缩，故见脉紧。

【辨证要点】　以冷、白、清、润、迟等症状为辨证的主要依据。

2. 热证　是指感受热邪或机体阳盛、阴虚所表现性质属热的证候。

【临床表现】　各类热证的证候表现也不尽一致，但常见的有发热，恶热喜冷，口渴喜冷饮，面红目赤，烦躁不宁，痰、涕黄稠，吐血、衄血，小便短赤，大便干结，舌红苔黄而干燥少津，脉数等。

【证候分析】　本证多由外感热邪，或寒邪入里化热，或七情内郁化火，或因饮食不节，积蓄为热，或房室劳伤，劫夺阴精，或久病伤阴，阴虚内热所致。病势急而形体壮者，多为实热证，即"阳胜则热"；内伤久病，阴亏阳亢者，多为虚热证，即"阴虚则热"。风热之邪袭于肌表，多为表热证；热邪盛于脏腑，或阴液亏虚所致者，多为里热证。热证不论是阳热盛，还是阴虚火旺，临床均表现出一派热象。

阳热偏盛则发热、恶热喜冷；津伤则引水自救，故口渴喜冷饮；火性炎上，故见面红目赤；热扰心神，则烦躁不宁；热伤津液，则痰、涕黄稠，小便短赤；热灼络脉则吐血、衄血；肠热津亏、传导失司，则大便干结；舌红苔黄、脉数为阳热亢盛的表现，苔干燥少津是热盛阴伤的表现。

【辨证要点】　以热、赤、黄、稠、干、数等症状为辨证的主要依据。

3. 寒证与热证的鉴别　寒证与热证，是机体阴阳偏盛与偏衰的反映，是疾病性质的主要表现。二者的鉴别，不能单凭某一症状，而应全面观察患者的症状、体征，以助鉴别。寒热的喜恶、口渴与否、面色的赤白、四肢的温凉、二便、舌象、脉象等是鉴别寒证与热证的重要依据。

（三）虚实辨证

虚实辨证，是用以概括和分析辨别邪正盛衰的两个纲领。实证主要是指邪气盛实；虚证主要是指正气亏虚。正如《素问·通评虚实论》所说："邪气盛则实，精气夺则虚。"分析邪正盛衰所表现的虚实证候，既是辨证的基本要求，也是制订治疗和护理措施的基本依据。实证宜攻其邪，即祛其有余；虚证宜扶其正，即补其不足。虚实辨证准确，才会攻补适宜，而不致犯虚虚实实之误。

1. 虚证　是指人体阴阳、气血、津液、精髓等正气亏虚，而邪气不著，表现为不足、松弛、衰退特征的各种证候。

【临床表现】　各种虚证的表现极不一致，很难用几个症状全面概括。临床一般是久病、势缓者多虚证，耗损过多者多虚证，体质素弱者多虚证。

【证候分析】　虚证形成的原因，有先天不足和后天失调两个方面，但以后天失调为主。如饮食失调，后天之本不固，或七情劳倦，内伤脏腑气血，或房事过度，耗伤肾精元气，或久病失治误治，损伤正气；大吐、大泻、大汗、出血、失精等，使阴液气血耗损等，均可形成虚证。

2. 实证　是指人体感受外邪，或疾病过程中阴阳气血失调，体内病理产物蓄积，以邪气盛、正气不虚为基本病理，表现为有余、亢盛、停聚特征的各种证候。

【临床表现】　由于实邪的性质和所在部位的不同，实证的临床表现亦极不一致，很难以几个症状作为实证的代表。临床一般是新起、暴病多实证，病情急剧者多实证，体质壮实者多实证，故《难经·四十八难》有"急者为实""人者为实"的说法，《类经·疾病类》亦说："凡外入之病多有余，如六气所感，饮食所伤之类也。"

【证候分析】　实证范围极为广泛，临床表现极为复杂，其形成原因可概括为两个方面：一是外邪侵犯人体的初期或中期，邪气亢盛而正气未虚，正邪剧争所致；二是脏腑功能失调，气化障碍，导致瘀血、水湿、痰饮等病理产物滞留体内。

【辨证要点】 以邪气亢盛所致有余的临床表现，以及痰饮、水湿、瘀血、结石、食积、虫积等有形病理产物积聚体内等症状为辨证的主要依据。

3. 虚证与实证的鉴别 病证的虚实，应通过观察病情，四诊合参，对病程、体质、精神、声息、疼痛、胸腹胀满、发热、恶寒、舌象、脉象等多方面进行综合分析加以鉴别。

一般来说，虚证多身体虚弱，实证者多身体粗壮；虚证者声息低微，实证者声高息粗；久病多虚，暴病多实；舌质淡嫩，脉象无力为虚；舌质苍老，脉象有力为实等。

（四）阴阳辨证

阴阳是辨别疾病属性的两个纲领。疾病的证候虽然错综复杂，但归纳起来可分为阴证和阳证两大类。表证、热证、实证，属于阳证；里证、寒证、虚证属阴证。由于阴阳可概括其余六纲，故又称阴阳是八纲中的总纲。

1. 阴证 凡符合抑制、沉静、衰退、晦暗等"阴"的一般属性的证候，属于阴证。是体内阳气虚衰，或寒邪凝滞的证候，其病属寒、属虚，机体反应多呈衰退的表现。阴证常以虚寒证为代表。

【临床表现】 精神萎靡，面色苍白，形寒肢冷，气短声低，倦怠乏力，口淡不渴，大便稀溏，小便清长，舌淡胖嫩，脉迟弱等。

【证候分析】 精神萎靡，乏力，气短声低是虚证的表现；形寒肢冷、口淡不渴、大便稀溏、小便清长是里寒证的表现；舌淡胖嫩，脉迟弱为虚寒的舌脉。

【辨证要点】 以里、虚、寒等症状为辨证的主要依据。

2. 阳证 凡符合兴奋、躁动、亢进、明亮等"阳"的一般属性的证候，属于阳证。是体内热邪炽盛，或阳气亢盛的证候，其病属热、属实，机体反应多呈亢盛的表现。阳证常以实热证为代表。

【临床表现】 不同的疾病阳证证候表现各有侧重，其特征性表现主要有身热面赤，精神烦躁，渴喜冷饮，呼吸气粗，小便短赤涩痛，大便秘结，舌红绛，苔黄燥，脉洪大或滑实。

【证候分析】 身热面赤、烦躁、渴喜冷饮为热证的表现；呼吸气粗、小便短赤、大便秘结是实证的表现；舌红绛、苔黄燥、脉洪大、滑实均为实热之证。

【辨证要点】 以表、实、热等症状为辨证的主要依据。

二、八纲证候之间的关系

八纲中，表里、寒热、虚实、阴阳，各自概括着一个方面的病理本质，然而病理本质的各个方面是互相联系的。寒热病性、邪正相争不能离开表里病位而存在，反之也没有可以离开寒热、虚实等病性而独立存在的表证或里证。因此，用八纲来分析、归类、判断证候，并不是彼此孤立、绝对对立、静止不变的，证与证之间存在着相兼、错杂、转化，甚至真假难辨，并且随病情发展而不断变化的关系。临床辨证时，不仅要注意八纲基本证的识别，更应把握八纲证之间的相互关系，只有将八纲综合起来对病情做全面的分析考查，才能对证有比较准确的认识。

八纲证间的相互关系，主要可归纳为证候相兼、证候错杂、证候真假及证候转化四个方面。

（一）证候相兼

广义的证候相兼，指各种证的相兼存在。本处所指为狭义的证候相兼，即在疾病某一阶段，出现两纲或两纲以上的证，其病位没有表与里，病性没有寒与热、虚与实等相反证存在的情况。

表里、寒热、虚实各自从不同的侧面反映疾病某方面的本质，故不能互相概括、替代，临床上的证亦不可能只涉及病位或病性的某一方面。因而辨证时，无论病位之在表在里，必然要区分其寒热、虚实性质；论病性之属寒属热，必然要辨别病位在表或在里、是邪盛或是正虚；论病情之虚实，必察其病位之表里、病性之寒热。

八纲辨证在临床上常见的相兼证候有表实寒证、表实热证、里虚寒证、里虚热证、里实寒证、里实热证等，其临床表现一般是有关纲领证候的相加。如恶寒重发热轻，头身疼痛，无汗，脉浮紧等，为表实寒证；五心烦热，盗汗，口咽干燥，颧红，舌红少津，脉细数等，为里虚热证。

（二）证候错杂

证候错杂指疾病某一阶段，不仅表现为病位的表里同时受病，而且呈现寒、热、虚、实性质相反的证候。

八纲中表里寒热虚实的错杂关系，可以表现为表里同病、寒热错杂、虚实夹杂，临床辨证时应综合分析。

证候间的错杂关系有 4 种情况：①表里同病而寒热虚实性质并无矛盾，如表里实寒证、表里实热证等；②表里同病，寒热性质相同，但虚实性质相反的证候，如表实寒里虚寒证、表实热里虚热证；③表里同病，虚实性质相同，但寒热性质相反的证候，有表实寒里实热证，即"寒包火"证；④表里同病，而寒与热、虚与实的性质均相反的证候，临床上除可有表实寒里虚热证外，其余组合则极少见到。

在表里同病的情况下，疾病的证候一般都是由内在的病理本质所决定的，如内有积热或阳气偏亢者，其外感表证多从热化；内在阳气不足者，患外感病时，很少见表热证候。所以，表里寒热虚实的错杂证候，虽然从理论上尚可组合为表虚寒里实寒证、表虚热里实热证、表实热里实寒证、表虚热里虚寒证、表虚寒里虚热证、表实热里虚寒证、表虚热里实寒证、表虚寒里实热证等，但临床很少见到。

此外，由于里证的范围极广，故虽为里证，也可有脏腑病位之别，可表现为寒热虚实证候的错杂。因此，临床上的证候是极其错综复杂的。

证候的错杂，势必给辨证与治疗带来困难，因此临床应当认真辨析。同时应当认识，错杂的证候中存在着矛盾的两个方面，都反映着疾病的本质，因而不可忽略。临床辨证当辨析表里证候的缓急，寒热虚实病性的主次，以便采取正确的治疗。

（三）证候真假

某些疾病在病情的危重阶段，可以出现一些与疾病本质相反的"假象"，掩盖着病情的真象。

所谓"真"，是指与疾病内在本质相符的证候；所谓"假"，是指疾病表现出某些不符合常规认识的假象，即与病理本质所反映的常规证候不相应的某些表现。对于证候的真假，必须认真辨别，才能去伪存真，抓住疾病的本质，对病情做出准确判断。证候真假包括寒热真假、虚实真假。

NOTE

1. 寒热真假　当病情发展到寒极或热极的时候，有时会出现一些与其寒、热本质相反的"假象"症状或体征，即所谓真热假寒、真寒假热。

（1）真热假寒　指内有真热而外见某些假寒的"热极似寒"证候。

如里热炽盛的患者，除有身热、胸腹灼热、渴喜冷饮、口臭息粗、小便短黄、舌红苔黄而干、脉沉有力等实热证的典型表现外，有时尚可出现四肢厥冷、脉迟等症状，从表面来看，四肢厥冷、脉迟等症似与热证的表现相反。但这些"寒象"与真正寒证的表现还是有所不同，如四肢虽厥冷而胸腹部必灼，脉虽迟而按之必有力。因此，这些表现实际上是由于邪热内盛，气血运行不畅，阳气郁闭于内而不能布达于外所致。这些"寒象"仍然是热证本质的反映，为热极格阴的表现，只不过较一般热证的病机和表现更为复杂。

真热假寒证常有热深厥亦深的特点，故可称作热极肢厥证。古代亦有称阳盛格阴证者。

（2）真寒假热　指内有真寒而外见某些假热的"寒极似热"证候。

如阳气虚衰、阴寒内盛的患者，除出现四肢厥冷、小便色清、大便不燥或下利清谷、舌淡苔白、脉沉无力等里虚寒证的典型表现外，有时尚可出现自觉发热、面色发红、口渴、咽痛、躁扰不宁、脉浮大或数等症状。从表面来看，自觉烦热、口渴、面红等，似与寒证的表现相反，但这些"热象"与真正热证的表现还是有所不同。如虽自觉发热，但触之胸腹无灼热，且欲盖衣被；虽面色发红，但为面色苍白而泛红如妆，时隐时现；虽神志躁扰不宁，但感疲乏无力；虽口渴，却欲热饮，且饮水不多；虽咽喉疼痛，但不红肿；脉虽浮大或数，但按之无力。因此，这些表现实际上是由于阳气虚衰，阴寒内盛，虚阳浮游于上、格越于外所致。这些"热象"仍然是寒证本质的反映，为寒极格阳的表现，只不过较一般寒证的病机和表现更为复杂。

真寒假热实际是阳虚阴盛而阳气浮越，故又称虚阳浮越证，亦有称阴盛格阳证、戴阳证者。

（3）寒热真假的鉴别　辨别寒热证候的真假，应以表现于内部、中心的症状为准、为真，肢末、外部的症状是现象，可能为假象，故胸腹的冷热是辨别寒热真假的关键。胸腹灼热者为热证，胸腹部冷而不灼热者为寒证。

对于寒热真假的辨别，《温疫论·论阳证似阴》指出："捷要辨法，凡阳证似阴，外寒而内必热，故小便血赤；凡阴证似阳者，格阳之证也，上（外）热下（内）寒，故小便清白。但以小便赤白为据，以此推之，万不失一。"确为经验之谈。

2. 虚实真假　虚证与实证，都有真假疑似的情况。《内经知要》所谓"至虚有盛候""大实有羸状"，就是指证候的虚实真假。

（1）真实假虚　指本质为实证，反见某些虚羸现象的证候。

如实邪内盛的患者，可有神情默默、倦怠懒言、身体羸瘦、脉象沉细等貌似"虚羸"的表现，但其病机是由于热结肠胃、痰食壅积、湿热内蕴、瘀血停蓄等，邪气大积大聚，以致经脉阻滞。气血不能畅达，因而表现出神情默默、倦怠懒言、身体羸瘦、脉象沉细等类似虚证的假象。病变的本质属实，故虽默默不语却语时声高气粗，虽倦怠乏力却动之觉舒，虽肢体羸瘦而腹部硬满拒按，脉虽沉细却按之有力。

（2）真虚假实　指本质为虚证，反见某些盛实现象的证候。

如正气严重虚弱的患者，可有腹部胀满、呼吸喘促，或二便闭涩、脉数等貌似"盛实"的表现，但其病机多为脏腑虚衰，气血不足，运化无力，气机不畅，故可出现腹部胀满、呼吸喘促、二便闭塞等类似实证的假象。病变的本质属虚，故腹虽胀满而有时缓解，或内无肿块而喜按，可知并非实邪内积，而是脾虚不运所致；喘促而气短息弱，可知并非邪气壅滞、肺失宣降，而是肺肾气虚、摄纳无权之故；大便闭塞而腹部不甚硬满，系阳气失其温运之能而腑气不行的表现；阳气亏虚而不能气化水液，或肾关开合不利，可表现为小便不通；神疲乏力，面色萎黄或淡白，脉虚弱，舌淡胖嫩，更是正气亏虚的本质表现。

（3）虚实真假的鉴别　虚实真假之辨，关键在于脉象的有力无力、有神无神，其中尤以沉取之象为真谛；其次是舌质的嫩胖与苍老，言语呼吸的高亢粗壮与低怯微弱；患者体质状况、病之新久、治疗经过等，也是辨析的依据。

临床上反映于虚实方面的证候，往往虚实夹杂者更为常见，即既有正气虚的方面，又有邪气实的方面，病性的虚实夹杂与虚实真假难以截然区分。临床辨证时，应区分虚实的孰轻孰重，并分析其间的因果关系。

（四）证候转化

证候转化指疾病在其发展变化过程中，其病位、病性，或邪正盛衰的状态发生变化，由一种证候转化为对立的另一种证候。

证候转化是证候的本质与现象均已变换，因此它与证候的相兼、错杂、真假等概念都不同。但应看到，在证候转化这种质变之前，往往有一个量变的过程，因而在证候转化之先，又可以呈现出证候相兼、证候错杂的关系。

证候的转化有两种可能，一是病情由浅及深、由轻而重，向加重方向转化；二是病情由重而轻、由深而浅，向好转方向转化。

1. 表里出入　表里出入是指病情表与里的相互转化，或病情由表入里而转化为里证，或病邪由里出表而有出路。一般而言，这种病位上的变化，由表入里多提示病情转重，由里出表多预示病情减轻。掌握病势的表里出入变化，对于预测疾病的发展与转归，及时改变治法，及时截断、扭转病势，或因势利导，均具有重要意义。

（1）由表入里　指证候由表证转化为里证，即表证入里。表明病情由浅入深，病势发展。

六淫等邪袭表，若不从外解，则常常内传入里，表现为表证的症状消失而出现里证的证候。如先有恶寒发热、脉浮等表证的证候，当恶寒消失，出现但发热不恶寒，舌红苔黄，脉洪数等症时，表示表邪已入里化热而形成里热证。

表证转化为里证，一般见于外感病的初、中期阶段，由于机体未能抗邪向外，或邪气过盛，或护理不当，或失治误治等原因，邪气不从外解，以致向里传变，使病情加重。

（2）由里出表　指在里的病邪有向外透达所表现的证候。表明邪有出路，病情有向愈的趋势。某些里证在治疗及时、护理得当时，机体抵抗力增强，祛邪外出，从而表现出病邪向外透达的症状或体征。如外感温热病中，见发热烦渴等症，随汗出而热退身凉，烦躁等症减轻，便是邪气从外透达的表现。

由里出表是在里之邪毒有向外透达之机，但这并不是里证转化成表证。因为它不是原有在里的证候消失，而又出现恶寒发热、脉浮等表证的特征性证候。

2. 寒热转化　指疾病的寒热性质发生相反的转变。寒证化热示阳气旺盛，热证转寒示阳气衰惫。

（1）寒证化热　指原为寒证，后出现热证，而寒证随之消失。

寒证化热常见于外感寒邪未及时发散，而机体阳气偏盛，阳热内郁到一定程度，寒邪化热，形成热证；或是寒湿之邪郁遏，而机体阳气不衰，由寒而化热；或因使用温燥之品太过，亦可使寒证转化为热证。如寒湿痹病，初为关节冷痛、重着、麻木，病程日久，或过服温燥药物，而变成患处红肿灼痛；哮病因寒引发，痰白稀薄，久之见舌红苔黄，痰黄而稠；痰湿凝聚的阴疽冷疮，其形漫肿无头、皮色不变，以后转为红肿热痛而成脓等。均属寒证转化为热证。

（2）热证转寒　指原为热证，后出现寒证，而热证随之消失。

常见于邪热毒气严重的情况之下，或因失治、误治，以致邪气过盛，耗伤正气，正不胜邪，机能衰败，阳气耗散，故而转为虚寒证，甚至出现亡阳的证候。如疫毒痢初期，高热烦渴，舌红脉数，泻痢不止，若急骤出现四肢厥冷、面色苍白、脉微，或病程日久，而表现出畏冷肤凉，面白舌淡，皆是由热证转化为寒证。

寒证与热证的相互转化，是由邪正力量的对比所决定的，其关键又在机体阳气的盛衰，寒证转化为热证，是人体正气尚强，阳气较为旺盛，邪气才会从阳化热，提示人体正气尚能抗御邪气；热证转化为寒证，是邪气虽衰而正气不支，阳气耗伤并处于衰败状态，提示正不胜邪，病情加重。

3. 虚实转化　指疾病的虚实性质发生相反的转变。提示邪与正之间的盛衰关系出现了本质性变化。实证转虚为疾病的一般规律，虚证转实常常是证候的虚实夹杂。

（1）实证转虚　指原先表现为实证，后来表现为虚证。提示病情发展。

邪正斗争的趋势，或是正气胜邪而向愈，或是正不胜邪而迁延。故病情日久，失治误治，正气伤而不足以御邪，皆可形成实证转化为虚证。如本为咳嗽吐痰、息粗而喘、苔腻脉滑，久之见气短而喘、声低懒言、面白、舌淡、脉弱；或初期见高热、口渴、汗多、脉洪数，后期见神疲嗜睡、食少、咽干、舌嫩红无苔、脉细数等，均是邪虽去而正已伤，由实证转化为虚证。

（2）虚证转实　指正气不足，脏腑机能衰退，组织失却濡润充养，或气机运化迟钝，以致气血阻滞，病理产物蓄积，邪实上升为矛盾的主要方面，而表现以实为主的证候。

虚证转实，实际上是因虚而致实。由于虚证仍在，故并非真正的"转"实，并非病势向好的方向转变，而是提示病情发展。

如心阳气虚日久，温煦无能，推运无力，则可血行迟缓而成瘀，在原有心悸、气短、脉弱等心气虚证的基础上，出现心胸绞痛、唇舌紫黯、脉涩等症，则是心血瘀阻证，血瘀之实已超过心气之虚，可视作虚证转实。

又如脾肾阳虚，不能温运气化水液，以致水湿泛滥，形成水肿；失血之后，面白、舌淡、脉细，为血虚之候，由于血虚不能润肠，致腑气不畅，而见大便燥结难下、腹胀、口臭等症。这些一般都是因虚而致实，并不是真正的虚证转化为实证。

总之，所谓虚证转化为实证，并不是指正气来复，病邪转为亢盛，邪盛而正不虚的实证，而是在虚证基础上转化为以实证为主要矛盾的证候。

第二节　病性辨证

病性辨证，是在中医学理论指导下，对四诊所得的临床资料进行综合分析，从而确定病性的辨证方法。

病性，指病理改变的性质，也就是病理变化的本质属性。由于病性是导致疾病当前证候的本质性原因，因而也有称病性为"病因"者，即"审症求因"之谓。辨病性是辨证中的最重要内容，由于病性是疾病当前的病理本质，是对疾病一定阶段整体反应状态的概括，是对邪正相互关系的综合认识，具有整体、动态的特点。因此，在进行病性辨证时，一般须对全身症状、体征及体质、环境等进行综合分析，方可使辨证结果准确。

病性辨证的任务就是在中医病因、病机及气血津液理论指导下，根据疾病表现于外的症状、体征，推求疾病当前病理变化的本质属性。本节重点介绍六淫辨证、阴阳虚损辨证、气血辨证及津液辨证的内容。

一、辨六淫证候

六淫是风、寒、暑、湿、燥、火六种病邪的统称。辨六淫证候，是根据六淫的致病特点，对四诊所收集的各种病情资料进行分析、归纳，辨别疾病当前病理本质是否存在着六淫证候。

六淫病证的发生，多与季节气候和居处环境有关。如春季多风病，夏季多暑病，长夏多湿病，秋季多燥病，冬季多寒病。久居湿地易患湿病，高温环境作业又常有燥热为病等。六淫病证的发生是因外邪侵入而致，各病证既可单独存在，又可相互兼夹，还可在一定条件下发生转化。

（一）风淫证

风淫证是指风邪侵袭人体肤表、经络，导致卫外功能失常，表现出符合"风"性特征的证。

【临床表现】　恶风，微发热，汗出，苔薄白，脉浮缓；或有鼻塞，流清涕，喷嚏；或伴咽喉痒痛、咳嗽；或突起风团，皮肤瘙痒，瘾疹；或突发肌肤麻木，口眼㖞斜；或肌肉僵直、痉挛、抽搐；或肢体关节游走作痛；或新起面睑、肢体浮肿等。

【证候分析】　风为阳邪，其性开泄，易袭阳位，善行而数变。常兼夹其他邪气为患。故风淫证具有发病迅速、变化快、游走不定的特点。风淫证根据其病位与证候的不同，而有不同的证名。

风邪袭表，伤及卫气，卫气不固，腠理疏松，故恶风、发热、汗出、脉浮缓；风邪袭肺，肺气失宣，鼻窍不利，故鼻塞、流清涕、喷嚏、咽喉痒痛、咳嗽；风邪侵袭肤表、肌腠，营卫不和，故突起风团、皮肤瘙痒、瘾疹；风邪或风毒侵袭经络，经气阻滞不通，轻则可出现肌肤麻木、口眼㖞斜，重则肌肉僵直、痉挛、抽搐；风与寒湿相兼，侵袭筋骨关节，阻痹经络，故肢体关节游走疼痛；风邪犯肺卫，宣降失常，通调水道失职，故面睑、肢体浮肿。

风邪可与寒、热、火、湿、痰、水、毒等邪兼并为病，形成不同病性的证，有不同的名称，如风寒证、风热证、风火证、风湿证、风痰证、风水证、风毒证等。

另外，内风证是由于机体内部的病理变化出现类似风性动摇为主要表现的证候，又称为"动风"。而风淫证主要是感受外界风邪所致，证候表现也与内风有所不同，二者应予以鉴别。

【辨证要点】　以恶风、微热、汗出、脉浮缓；或突起风团、瘙痒、麻木、肢体关节游走疼痛、面睑浮肿等症状为辨证的主要依据。

（二）寒淫证

寒淫证是指寒邪侵袭机体，阳气被遏，以恶寒、无汗、头身或胸腹疼痛、脉紧等为主要表现的实寒证。

NOTE

【临床表现】 恶寒重，或伴发热，无汗，头身疼痛，鼻塞，流清涕，脉浮紧；或见咳嗽、气喘，咳痰稀白；或为脘腹疼痛，肠鸣腹泻，呕吐；或为肢体拘急冷痛，面色白或青，舌苔白，脉弦紧或沉迟有力。

【证候分析】 本证多因淋雨、下水、衣单薄、露宿、在冰雪严寒处停留食生、饮冷等感受阴寒之邪所致。寒为阴邪，具有凝滞、收引、易伤阳气的特性。

寒邪束表，腠理闭塞，肺卫失宣，故见恶寒重，或伴发热，无汗，鼻塞，流清涕，脉浮紧；寒凝经脉，经气不利，故头身疼痛等；寒邪客肺，肺失宣降，故见咳嗽、气喘、咳痰稀白等症；寒滞胃肠，致使胃肠气机不利，和降、传导功能失常，故脘腹疼痛，肠鸣腹泻，呕吐等；寒伤阳气，凝滞血脉，故见肢体拘急冷痛，面色白或青，舌苔白，脉弦紧或沉迟有力。

临床常见的寒淫证有伤寒证、中寒证等。伤寒证是指寒邪外袭于肤表，阻遏卫阳所表现的表实寒证，又称风寒表证、表寒证、寒邪束表证等；中寒证是指寒邪直中于里，伤及脏腑、气血，遏制并损伤阳气，阻滞脏腑气机和血液运行所表现的里实寒证，又称内寒证、里寒证等。

寒邪常与风、湿、燥、痰、饮等邪共存，而表现为风寒证、寒湿证、凉燥证、寒痰证、寒饮证等。寒邪侵袭，常可形成寒凝气滞证、寒凝血瘀证，耗伤阳气则可演变成虚寒证，甚至导致亡阳。

【辨证要点】 有感受寒邪的病史，以恶寒、无汗、头身疼痛、脉浮紧；或冷痛、腹泻与寒冷症状共见为辨证的主要依据。

（三）暑淫证

暑淫证是指感受暑热之邪，耗气伤津，以发热、汗出、口渴、疲乏、尿黄等为主要表现的证。

【临床表现】 发热恶热，心烦汗出，口渴喜饮，气短神疲，小便短黄，肢体困倦，舌红，苔白或黄，脉虚数；或发热，胸脘痞闷，腹痛，呕恶，无汗，苔黄腻，脉濡数；或发热，猝然昏倒，汗出不止，气急；甚至昏迷，抽搐，舌红绛而干，脉细数等。

【证候分析】 有夏月感受暑热之邪的病史，暑邪致病有严格的季节性。暑为阳邪，具有炎热升散，耗气伤津，易夹湿邪等致病特点。

暑性炎热，蒸腾津液，故见发热恶热，心烦汗出；暑邪耗气伤津，而见口渴喜饮、气短神疲、小便短黄等症；暑夹湿邪，阻碍气机，故见肢体困倦，苔白或黄；若湿邪较甚，阻遏中焦，脾胃运化失司，气机升降失调，则胸脘痞闷，腹痛，呕恶；邪气闭阻，玄府不通，则无汗；苔黄腻，脉濡数为暑湿之征；暑热内灼神明，引动肝风，故发热，甚至猝然昏倒，汗出不止，气急，昏迷，抽搐；暑热炽盛，营阴受灼，故汗出不止，舌红绛而干，脉细数等。

临床常见的暑淫证有暑伤津气证、暑湿袭表证、暑闭气机证、暑闭心包证、暑热动风证等，各自有不同的证候特征。

【辨证要点】 有夏月受暑热之邪的病史，以发热、汗出、口渴、疲乏、尿黄，甚者气短神疲，猝然昏仆等为辨证的主要依据。

（四）湿淫证

湿淫证是指感受湿邪，或体内水液运化失常而形成湿浊，阻遏气机与清阳，以头身困重、肢体倦怠、关节酸痛重着、腹胀腹泻等为主要表现的证候。

【临床表现】 头重如裹，嗜睡，身体困重，肢体倦怠，胸脘痞闷，口腻不渴，纳呆恶心，肢体关节、肌肉酸痛，大便稀溏，小便浑浊；或为局部渗液；或皮肤湿疹、瘙痒，女性带下量多，面色晦垢，舌苔滑腻，脉濡、缓或细。

【证候分析】 湿淫证病因一般有以下两方面：一是因外湿侵袭，如淋雨涉水、居处潮湿、冒受雾露等而形成，称为外湿证。二是因脾失健运，水液不能正常输布而化为湿浊，或饮食油腻、饮冷嗜酒而生湿浊，称为内湿证。湿淫证常是内外合邪而为病，因此其证候常涉及内外。湿为阴邪，具有阻遏气机、损伤阳气、黏滞缠绵、重浊趋下等致病特点。

湿邪郁遏经络、肌肉、筋骨，阻滞经气，气机不畅故头身困重，肢体倦怠、肢体关节、肌肉酸痛；湿困脾胃，气机不畅，运化失调，故胸脘痞闷，纳呆恶心，大便稀溏；湿邪浸淫肌肤，则为局部渗液，或皮肤湿疹、瘙痒；湿性趋下、重浊，湿侵阴位，故女性带下量多，小便浑浊；湿邪阻滞气机，困遏清阳，故面色晦垢，嗜睡；感受湿邪，故舌苔滑腻，脉濡、缓或细等。

湿邪还可与风、暑、水、痰、毒等邪气合并为病，形成不同的病性相兼证，如风湿证、暑湿证、水湿证、痰湿证、湿毒证，以及湿遏卫表证、风湿犯头证等，各自可有不同的证候表现。

【辨证要点】 以身体困重、酸楚、痞闷、腻浊、便溏等为辨证的主要依据。

（五）燥淫证

燥淫证是指外感燥邪，耗伤津液，以皮肤、口鼻、咽喉干燥等为主要表现的证候。

【临床表现】 口唇、鼻腔、咽喉干燥，皮肤干燥甚至皲裂、脱屑、口渴欲饮；舌苔干燥、大便干燥、小便短黄，或见干咳少痰、痰黏难咳等。属于温燥者常兼见发热微恶风寒，有汗，咽喉疼痛，舌边尖红，脉浮数；属于凉燥者常兼有恶寒发热，无汗，头痛，脉浮紧。

【证候分析】 燥淫证的发生有明显的季节性，常见于秋季。燥邪具有干燥、伤津耗液、易伤肺脏等致病特点。

燥淫证有温燥和凉燥之分。除了"干燥"的证候以外，还有"表证"的一般表现。初秋之季，气候尚热，余暑未消，燥热侵犯肺卫，在干燥津伤的表现基础上，又见发热微恶风寒，有汗，咽喉疼痛，舌边尖红，脉浮数等风热表证之象，是为温燥；深秋季节，气候转凉，气寒而燥，人体感受凉燥，除了干燥的表现之外，还见恶寒发热，无汗，头痛，脉浮紧等表寒证候，是为凉燥。

燥邪从口鼻而入，损伤肺津，影响肺的宣发和肃降功能，故口唇，鼻腔、咽喉干燥，皮肤干燥甚至皲裂、脱屑，舌苔干燥，干咳少痰、痰黏难咳等；大便干燥，小便短黄，口渴欲饮，均系津伤的表现。初秋之季，气候尚热，余暑未消，燥热侵犯肺卫，故温燥常兼见发热微恶风寒，有汗，咽喉疼痛，舌边尖红，脉浮数等风热表证之象；深秋季节，气候转凉，气寒而燥，人体感受凉燥，故凉燥常兼见恶寒发热，无汗，头痛，脉浮紧等表寒之象。

燥淫证与由于血虚、阴虚所导致的机体失于濡润而出现的干燥证候不同，前者因于外感，属于外燥；后者因于内伤，属于内燥。两者也可相互为因，内外合病。临床常见的燥淫证有燥邪犯表证、燥邪犯肺证、燥干清窍证等。

【辨证要点】 以秋季或身处干燥环境，口、鼻、咽、唇、皮肤干燥为辨证的主要依据。

（六）火淫证

火淫证是指外感温热火邪，或饮食不当，或情志过极等，导致阳热内盛，以发热、口渴、面红、便秘、尿黄等为主要表现的证候。

【临床表现】 发热恶热，烦躁，头痛，渴喜饮冷，汗多，大便秘结，小便短赤，面色赤，舌质红或绛，苔黄而干或灰黑干燥，脉数有力；甚者或见神昏，谵语，惊厥，抽搐，吐血，衄血，痈肿疮疡。

【证候分析】 多因外感温热火邪，或因情志过极而化热化火，脏腑气机过旺而成。火、热、温邪同属一类性质，仅有轻重之别。温为热之渐，火为热之极，故常有火热、温热并称。火、热、温邪为阳邪，其性燔灼急迫，伤津耗气，具有炎上、生风、动血、易致疮疡的特点。

热邪犯表，卫气失和，故发热恶热；火热上扰，故头痛；热扰心神，轻则烦躁，重则神昏谵语；热盛伤津，则口渴饮冷，大便秘结，小便短赤；邪热逼津外泄，故见汗多；火热上炎，则面赤；热盛动血，血液妄行，故见吐血、衄血；火热郁结不解，局部气血壅滞，则发为痈肿疮疡；舌红绛，苔黄而干或灰黑干燥，脉数有力均为火热炽盛之象。

火热证常与风、湿、暑、燥、毒、瘀、痰、饮等邪同存，而为风热证、风火证、湿热证、暑湿证、温燥证、火 [热] 毒证、瘀热证、痰热证、热饮证等。

病久而体内阴液亏虚者，常出现低热、五心烦热、口渴、盗汗、脉细数、舌红少津等症，辨证为阴虚证。二者同属热证范围，本质上有虚实之别。

【辨证要点】 新病突起，以发热、口渴、烦躁、便秘、尿黄、出血、舌红或绛、苔黄干、脉数有力为辨证的主要依据。

二、辨阴阳虚损证候

辨阴阳虚损证候，是根据患者所表现的症状、体征等，对照阴津、阳气的生理与病理特点，进行分析、归纳，辨别疾病当前病理本质是否存在着阴阳虚损的证候。

辨证内容包括阳虚证、阴虚证、阳盛证、阴盛证、亡阳证和亡阴证等。其中阴盛证和阳盛证具体内容参见八纲辨证中的寒证、热证和辨六淫证候中的寒淫证、火淫证，本节不再论述。

（一）阳虚证

阳虚证是指人体阳气亏损，其温养、推动等功能减退，以畏寒肢冷为主要表现的虚寒证候。

【临床表现】 畏寒，肢冷，口淡不渴，或喜热饮，或自汗，小便清长或尿少浮肿，大便稀薄，面色㿠白，舌淡胖，苔白滑，脉沉迟无力；可兼有神疲、乏力、气短等气虚的表现。

【证候分析】 导致阳虚证的原因主要有：气虚进一步发展而来；过服寒凉之物或久居寒凉之地，逐渐耗伤阳气；久病损伤；年高而命门之火渐衰。

由于阳气亏虚，机体失温，故见畏寒肢冷；水湿不化，津不上承，则口淡不渴或喜热饮；气化无权，故尿清长或尿少浮肿，便溏，舌淡胖；水液内停，故面色㿠白，舌苔白滑；推动乏力，则脉沉迟无力。

阳虚证常与气虚证共存，即阳气亏虚证。阳虚则寒，故有寒象并易感寒邪；阳虚可演化成阴虚，即阴阳两虚证；亦可演化成亡阳证。阳虚可导致气滞、血瘀、水泛，产生痰饮等病理变化。

【辨证要点】 以病久体弱、畏寒肢冷、小便清长、面色㿠白、舌淡为辨证的主要依据。

（二）阴虚证

阴虚证是指人体阴液亏少，其滋润、濡养等功能减退，且无以制阳，阳气偏亢，以口咽干燥、五心烦热、潮热盗汗、脉细数等为主要表现的虚热证候。

【临床表现】 形体消瘦，午后潮热，颧红，盗汗，五心烦热，口燥咽干，小便短黄，大便干结，舌红少苔或无苔，脉细数等。

【证候分析】 导致阴虚证的原因主要有：热病后期，或杂病日久，耗伤阴液；情志过极，火邪伤阴；房事不节，耗伤阴精；过服温燥之品，阴液暗耗。

由于阴不制阳，失去其濡养滋润的作用，故见手足心热，心烦，颧红，潮热，盗汗，口燥咽干等症。阴虚则阳偏亢，故小便短黄，大便干结，舌红少苔，脉细数。

阴虚证可与气虚、血虚、阳虚、阳亢、精亏、津液亏虚或燥热等证同时存在，或互为因果，而表现为气阴亏虚证、阴血亏虚证、阴阳两虚证、阴虚阳亢证、阴精亏虚证、阴津（液）亏虚证、阴虚燥热证等。阴虚可发展为亡阴，并可导致动风、气滞、血瘀、水停等病理变化。

【辨证要点】 病久体虚，以五心烦热、尿黄便干、颧红、舌红少津、脉细数等症状为辨证的主要依据。

（三）亡阳证

亡阳证是指人体阳气极度衰微而欲脱，以冷汗、肢厥、面白、脉微等为主要表现的危重证候。

【临床表现】 面色苍白或青紫，神情淡漠，冷汗淋漓、汗质稀淡，肌肤不温，手足厥冷，呼吸气微，舌淡而润，脉微欲绝等。

临床所见的亡阳证，一般是指心肾阳气虚脱。由于阴阳互根之理，故阳气衰微欲脱，可使阴液亦消亡。

【证候分析】 可因阳虚进一步发展，或因阴寒之邪过盛而致阳气暴伤，或因大汗、亡血、失精等致阴血消亡而阳随阴脱，或因外伤、剧毒、痰瘀阻窍而使阳气暴脱。

阳气亡脱，津随阳泄，则大汗淋漓；阳衰则寒，故见面色苍白或青紫，手足厥冷，肌肤不温，神情淡漠，舌淡而润等一系列虚寒之象；虚阳外越，故见脉微欲绝。

【辨证要点】 以冷汗淋漓、四肢厥冷、面色苍白、脉微欲绝等症状为辨证的主要依据。

（四）亡阴证

亡阴证是指人体阴液严重耗损而欲竭，以汗出如油、身热烦渴、面赤唇焦、脉数疾为主要表现的危重证候。

【临床表现】 汗热味咸而黏，如珠如油，身灼肢温，虚烦躁扰，恶热，口渴欲饮，皮肤皱瘪，小便极少，面色赤，唇舌干燥，脉细数无力等。

【证候分析】 可因病久致阴液亏虚发展而成，或因高热大汗、吐泻过度、失血过多、严重烧伤等致阴液暴失而成。

阴液耗竭，真阴外脱，故见汗出；阴虚则热，故汗出而黏，身灼肢温，口渴欲饮等一系列虚热之象；阴液大量脱失，阳气无所依附而浮越，故躁扰不安；唇舌干燥、脉细数无力为阴亏有热之象。

亡阴所涉及的脏腑，常与心、肝、肾等有关，临床一般不再逐一区分。亡阴若救治不及，势必阳气亦随之而衰亡。

【辨证要点】 以汗出如油、身热烦渴、面赤唇焦、脉细数无力等症状为辨证的主要依据。

三、辨气血证候

辨气血证候是根据患者所表现的症状、体征等，对照气血的生理与病理特点，进行分析、归纳，辨别疾病中有无气血亏损或运行障碍的证候存在。

气血证候的分类，一方面为气血的亏虚，主要包括气虚证、血虚证，属于虚证的范畴，气脱证、血脱证、气陷证、气不固证，一般是气血虚的特殊表现；另一方面为气血的运行失常，主要有气滞证、血瘀证，一般属于实证的范畴，气逆证、气闭证，一般属于气滞的范畴。血热证、血寒证为血分的热证、寒证。

辨气血证候的主要内容包括气虚类证、血虚类证、气滞类证、血瘀证、血热证、血寒证、气血同病类证。

（一）气虚类证

气虚类证的常见证型有气虚证、气陷证、气虚不固证、气脱证。

1. 气虚证　是指机体元气不足，气的推动、固摄、防御、气化等功能减退或脏腑组织机能减退，以神疲乏力、少气懒言、脉虚等为主要表现的虚弱证候。

【临床表现】　神疲乏力，少气懒言，气短声低，体倦乏力，自汗畏风，活动后诸症加重，舌淡嫩，脉虚无力等。

【证候分析】　本证多因先天不足，或后天失养，或久病、重病、劳累过度、年老体弱等因素，导致元气不足，使气的推动、固摄、防御、气化等功能失司而成。

由于元气不足，脏腑机能减退，故出现神疲乏力，少气懒言，语声低微；卫气虚弱，不能固护肤表，故为自汗畏风；劳则气耗，所以活动后诸症加重；营气虚不能上承于舌，故舌淡嫩；气虚鼓动血行之力不足，故脉虚无力。

气虚可因多种原因所致，而气虚又可引发多种病理变化。如气虚而机能减退，运化无权，推动无力，可导致营亏、血虚、阳虚、生湿、生痰、水停、气滞、血瘀，以及易感外邪等。同时气虚可与血虚、阴虚、阳虚、津亏等兼并为病，而为气血两虚证、气阴两盛证、阳气亏虚证、津气亏虚证等。

【辨证要点】　以神疲、乏力、气短、脉虚等症状为辨证的主要依据。

2. 气陷证　是指气虚升举无力而清阳之气下陷，以自觉气坠或内脏下垂为主要表现的证候。

【临床表现】　头晕眼花，神疲气短，脘腹坠胀，大便稀溏，或见内脏下垂、脱肛、阴挺等，舌质淡嫩，脉弱。

【证候分析】　本证多由气虚进一步发展而来，或为气虚证的一种特殊表现形式。

气虚故可见头晕眼花，神疲气短，舌质淡嫩，脉弱等气虚症状。中气亏虚，脾失健运，清阳不升，气陷于下，则大便稀溏；气虚无力升举，内脏位置不能固定，故见气坠，或内脏下垂，或有脱肛、阴挺。

由于气陷主要指中焦脾虚气陷，故又称中气下陷证或脾虚气陷证。

【辨证要点】　以气坠、内脏下垂与气虚症状共见为辨证的主要依据。

3. 气虚不固证　是指气虚失其固摄之职，以精、血、津液、胎元、二便等不固为主要表现的证候。

【临床表现】　气短，疲乏，舌淡嫩，脉虚，或自汗不止；或流涎不止；或见遗尿，余沥不尽，小便失禁；或为大便滑脱失禁；或妇女崩漏；或为滑胎、小产；或见男子遗精、滑精、早泄等。

【证候分析】　多为气虚的特殊表现形式。因气虚不能固摄津液、血液、小便、大便、精液、胎元等。有气虚证的一般证候表现，并有各种"不固"的证候特点。

气短，疲乏，舌淡嫩，脉虚，或自汗不止为气虚证的一般临床表现；若气不摄津则可表现为自汗、流涎；气虚不能固摄二便，可表现为遗尿，余沥不尽，小便失禁，或大便滑脱失禁；气虚不能固摄血液，则可导致妇女崩漏；气虚胎元不固，则可导致滑胎、小产；气不摄精故遗精、滑精、早泄。

【辨证要点】 以自汗，血、津液、精液、胎元、二便等不固与气虚症状共见为辨证的主要依据。

4. 气脱证 是指元气亏虚已极而欲脱，以气息微弱、汗出不止、脉微等为主要表现的危重证候。

【临床表现】 呼吸微弱而不规则，汗出不止，口开目合，全身瘫软，神识朦胧，面色苍白，口唇青紫，二便失禁，舌质淡白，舌苔白润，脉微欲绝。

【证候分析】 本证多由气虚、气不固发展而来；也可以在大汗、大吐、大泻、大失血等情况下，出现"气随津脱""气随血脱"；或因长期饥饿、极度疲劳、暴邪骤袭等状态下发生。

元气欲脱，则肺、心、脾、肾等脏腑之气皆衰，呼吸微弱而不规则；汗出不止，为肺气外脱之征；口开目合，全身瘫软，为脾气外泄之征；神识朦胧，面色苍白，口唇青紫，为心气外脱之象；二便失禁为肾气欲脱的表现；舌质淡白，舌苔白润，脉微为元气亏虚的表现。

若由大失血所致者，称为气随血脱证，气脱与亡阳常同时出现，证候亦基本相同。

【辨证要点】 以气息微弱、汗出不止、脉微欲绝为辨证的主要依据。

（二）血虚类证

血虚类证常见证型有血虚证、血脱证。

1. 血虚证 是指血液亏虚，不能濡养脏腑、经络、组织，以面、睑、唇、舌色淡白，脉细为主要表现的证。

【临床表现】 面色淡白或萎黄，眼睑、口唇、爪甲色淡，头晕眼花，心悸，失眠多梦，健忘，手足麻木，妇女经血量少色淡、延期甚或闭经，舌淡苔白，脉细无力。

【证候分析】 导致血虚的原因，主要有两个方面，一是血液耗损过多，主要见于各种急慢性出血；或思虑过度，暗耗阴血；或久病、重病耗伤阴血；或虫积肠道，耗吸营血等。二是血液生化乏源，可见于先天禀赋不足；或进食不足；或脾胃运化功能减退；或因其他脏腑功能减退，不能化生血液；或瘀血阻络，新血不生等。

血液亏虚，不能濡养头目，上荣舌面，故面色淡白或萎黄，眼睑、口唇、爪甲色淡，头晕眼花；血虚心失所养则心悸，神失滋养则失眠多梦；血少不能濡养筋脉、肌肤，故手足麻木，爪甲色淡；女子以血为用，血虚致血海空虚，冲任失充，故月经量少色淡，甚或闭经；舌淡苔白、脉细无力均为血虚之象。

血虚可与气虚、阴虚、血瘀等相兼，形成气血两虚证、阴血亏虚证、血虚夹瘀证。血虚进一步发展可致血脱。

【辨证要点】 以面、睑、唇、舌、爪甲色淡白，脉细无力等为辨证的主要依据。

2. 血脱证 是指突然大量出血或长期反复出血，致使血液亡脱，以面色苍白、心悸、脉微或芤为主要表现的证候，又称脱血证。

【临床表现】 面色苍白，头晕，眼花，心悸，舌淡或枯白，脉微或芤与血虚症状共见。

【证候分析】 血脱证常见病因有大量失血以致血液突然耗失，或因长期失血，如呕血、咯血、便血、崩漏、外伤失血等；或血虚进一步发展，导致血液亡脱。

NOTE

血液亡脱，脉络空虚，不能荣润舌、面，故面色苍白，舌淡或枯白；血液亡失，心脏、清窍失养，故见心悸、头晕、眼花、脉微或芤等。血脱常伴随气脱、亡阳。

气脱证、血脱证、亡阳证、亡阴证皆属疾病发展到危重阶段的证，且常可相互影响而同时存在，临床不易严格区分，诊断时主要是辨别何种亡脱在先。亡阴、亡阳、气脱均有汗出的特点。亡阳、血脱、气脱均可见面色苍白、脉微；亡阴证有身热口渴的特征，亡阳证以身凉肢厥为特征，气脱证以气息微弱尤为突出，血脱证有血液大量耗失的病史。

【辨证要点】　以有血液严重耗失的病史、面色苍白、脉微或芤等症状共见为辨证的主要依据。

（三）气滞类证

气滞类证常见证型有气滞证、气逆证、气闭证。

1.气滞证　是指人体某一部位，或某一脏腑、经络的气机阻滞，运行不畅，以胀闷、疼痛、脉弦为主要表现的证候，又称气郁证、气结证。

【临床表现】　胸胁、脘腹等处胀闷疼痛，症状时轻时重，部位不固定，胀痛常随情绪变化而增减，或随嗳气、肠鸣、矢气、太息后等减轻，脉象多弦，舌象无明显变化。

【证候分析】　本证多因情志不遂，忧郁悲伤，思虑过度，而致气机郁滞；或痰饮、瘀血、宿食、虫积、砂石等邪气阻塞，使气机闭阻；或阴寒凝滞、湿邪阻碍、外伤络阻等因素，导致气机郁滞；或因脏气虚弱，运行乏力而气机阻滞。

气机闭阻、运行不畅，不通则痛，故胸胁脘腹等处胀闷疼痛；因气滞聚散无常，故症状时轻时重；气机以通顺为贵，故胀痛随情绪变化而加重或减轻，或常在嗳气、肠鸣、矢气、太息后减轻；脉弦为气机不利，脉气不舒之象。

气滞常可导致血行不畅而形成瘀血，成气滞血瘀证；气机郁滞日久，可以化热、化火；气机不利，影响水液代谢而产生痰湿，水液内停。此外，气滞常是引起气逆证、气闭证的病理基础。

【辨证要点】　以胀闷、胀痛、窜痛并随情绪波动而变化等为辨证的主要依据。

2.气逆证　是指气机失调，气上冲逆，以咳喘、喘促、呃逆、呕吐等为主要表现的证候。

【临床表现】　咳嗽，喘促；或呃逆，嗳气，恶心，呕吐、呕血；或头痛，眩晕，甚至昏厥，咯血。

【证候分析】　气逆一般是在气滞基础上的一种表现形式，表现为气机当降不降反上升，或升发太过。常因外邪侵袭、饮食失节、痰饮瘀血内阻、寒热刺激、情志过激等所致。

由于气逆证有肺气上逆、胃气上逆、肝气上逆的不同，故可表现出不同的证候。气机当降不降反上升，或升发太过。影响到肺，则肺气失于肃降而上逆则咳嗽，喘促；影响到胃，则胃气失于和降而上逆，则出现呃逆、嗳气、恶心、呕吐诸症；血随气逆，并走于上，络破血溢，故呕血；影响到肝，则肝气升发太过而上逆，气血上冲，阻闭清窍，故轻则头痛，眩晕，重则昏厥，咯血。

气逆证多指实证，但也有因虚而气上逆者，如肺气虚而肃降无力，或肾气虚失于摄纳，则都可导致肺气上逆；胃气虚或胃阴虚，胃和降失职，亦能致胃气上逆，此皆因虚而致气上逆。

另外，气逆只是一种病机，并不是一个完整的证名，临床应注意辨别病因，再结合病位、病机而构成完整的辨证诊断，如胃寒气逆证、胃火气逆证、肝火气逆证等。

【辨证要点】　以咳喘、呕吐呃逆等为辨证的主要依据。

3.气闭证　是指邪气阻闭神机或脏器、官窍，以致突发神昏晕厥、绞痛等为主要表现的证候。

【临床表现】　突发神昏，晕厥；或内脏绞痛，或二便闭塞，呼吸气粗、声高，脉沉实有力等。

【证候分析】　本证多因强烈的精神刺激，使神机闭塞；或瘀血、砂石、蛔虫、痰浊等邪气阻塞脉络、管腔，导致气机闭阻；或因溺水、电击等意外事故，致使心、肺气闭。

极度精神刺激，神机闭塞，神失所主，故突发神昏，晕厥；有形实邪（痰浊、瘀血、砂石、蛔虫）闭阻气机，故内脏绞痛；气机闭阻不通则二便闭塞；邪气阻闭，肺气不通故呼吸气粗、声高；实邪内阻，故脉沉实有力。

【辨证要点】　以突发神昏晕厥，或绞痛，或二便闭塞、气粗、脉实等为辨证的主要依据。

（四）血瘀证

血瘀证是指瘀血内阻，血行不畅，以固定刺痛、肿块、出血、瘀血色脉征为主要表现的证候。

【临床表现】　其疼痛特点为痛如针刺、痛处拒按、固定不移、常在夜间痛甚。肿块在体表者，色呈青紫，在腹内者触之坚硬，推之不移。出血的特点是出血反复不止，色紫黯或夹有血块，或大便色黑如柏油状，或女性血崩、漏血。瘀血色脉征主要有面色黧黑，或唇甲青紫，或肌肤甲错，或皮肤出现丝状红缕，或皮下紫斑，或腹露青筋，舌质紫黯、紫斑、紫点，或舌下络脉曲张，脉涩或结、代等。

【证候分析】　形成瘀血的原因很多，外伤、跌仆及其他原因造成的体内出血、离经之血未及时排出或消散，蓄积而成；或因气滞血行不畅，以致血脉瘀滞；或因寒血脉凝滞；或因热血液浓缩壅聚；或是湿浊、痰浊、砂石等实邪阻塞脉络，血运受阻；或气虚、阳虚推动无力，血行缓慢；或血脉空虚，血行迟缓等，终致本证的发生。

血瘀证的机理主要为瘀血内积，气血运行受阻，不通则痛，故有刺痛、固定、拒按等特点；夜间阳气内藏，阴气用事，血行缓而瘀阻更甚，故夜间痛甚；血液凝结成块，滞留于体表则色呈青紫，滞留腹内，则触之坚硬，推之不移；瘀血阻塞脉络，阻碍血液运行，血不得循经而外溢、排出体外，故出血；停聚体内者，凝结为瘀，又堵塞脉络，成为再次出血的原因，故由瘀血引发的出血，其特点是反复不止，色紫黯或夹有血块，或大便色黑如柏油状，或女性血崩、漏血；血行障碍，气血不能濡养肌肤，故皮肤干涩、肌肤甲错；血行瘀滞，则血色变紫、变黑，故见面色黧黑、唇甲青紫；脉络瘀阻，故舌下络脉曲张，皮肤显现丝状红缕，皮下紫斑，腹露青筋，舌质紫黯，或见紫斑、紫点，脉涩或结、代均为瘀血之征。

血瘀与气滞可互为因果，或相兼为病，形成气滞血瘀证或血瘀气滞证，简称瘀滞证。另外，血瘀可与痰、热等相合为病，而成痰瘀互结证、瘀热互结证。瘀血内阻还可导致血虚、水停等病理改变。

【辨证要点】　以固定刺痛、肿块、出血、瘀血色脉征为辨证的主要依据。

（五）血热证

血热证指火热炽盛，热迫血分，以身热口渴、斑疹吐衄、烦躁谵语、舌绛、脉数等为主要表现的实热证候。

【临床表现】 身热夜甚，或潮热，口渴，面赤，心烦，失眠，甚或神昏谵语，或见各种出血，女子月经量多或月经先期，血色鲜红，或为斑疹显露，或为疮痈，舌红绛，脉数疾。

【证候分析】 本证多由外感热邪，或感受他邪化热生火，侵扰血分；或情志过激，气郁化火，或过食辛辣之品，火热内生，热邪灼伤血络，血不循经，而致出血。

由于火热所伤脏腑不同，热在血分，血行加速，脉道扩张，则见面赤，舌红绛，脉数疾。血热内扰心神，而见心烦，失眠，甚或神昏谵语；热邪灼伤血络，血不循经，而致各种出血；火热伤及胞络，胞络受损，故女子月经量多或月经先期；邪热煎熬，使血液浓缩壅聚，故血色鲜红；热邪内犯营血，可见斑疹显露，或为疮痈；身热夜甚，潮热，口渴为热邪蒸腾，耗伤津液之象。

血热证在外感热病和内伤杂病中皆可见之，这里主要论述的是内伤杂病的血热证，外感热病的血热证可参阅卫气营血辨证中的血分证。

【辨证要点】 以身热口渴、斑疹吐衄、烦躁谵语、舌绛、脉数等为辨证的主要依据。

（六）血寒证

血寒证是指寒邪客于血脉，凝滞气机，血行不畅，以患处拘急冷痛、形寒、唇舌青紫，女性月经后期、经色紫黯、夹有血块为主要表现的实寒证候。

【临床表现】 手足或少腹等处冷痛，肤色紫黯发凉，形寒肢冷，得温则减；或为女性痛经，或月经衍期，经色紫紫，夹有血块；舌青紫，苔白润或滑，脉沉迟弦涩。

【证候分析】 本证多因寒邪侵犯血脉，或阴寒内盛，凝滞脉络，血行不畅而致。

寒凝血脉，血行不畅，致手足络脉瘀滞，气血不达于局部，故手足或局部冷痛，肤色紫黯发凉；寒滞肝脉，则少腹拘急冷痛；寒邪遏制阳气，阳气不达肌肤与四肢，失于温煦之职，故形寒肢冷，得温则减；寒凝胞宫，经血受阻，故痛经，或月经衍期，经色紫黯，夹有血块。舌青紫，苔白润或滑，脉沉迟弦涩为阴寒内盛，血行不畅之征。

【辨证要点】 以拘急冷痛、形寒、唇舌青紫，女性痛经或月经衍期、经色紫黯、夹有血块为辨证的主要依据。

（七）气血同病类证

气为血之帅，血为气之母。气与血在生理上彼此协调，病理上相互影响，气病可影响及血，血病也可波及气，这种既见气病，又见血病的状态即为气血同病。

临床常见的气血同病证型有气滞血瘀证、气虚血瘀证、气血两虚证、气不摄血证、气随血脱证等。

1. 气滞血瘀证 是指由于气滞导致血行瘀阻，或血瘀导致气行阻滞，出现以气滞和血瘀症状相兼为主要表现的证候。临床以局部胀闷走窜疼痛，甚或刺痛，疼痛固定、拒按；或有肿块坚硬，局部青紫肿胀；或有情志抑郁，急躁易怒；或有面色紫黯，皮肤青筋暴露；妇女可见经行不畅，经色紫黯或夹血块，经闭或痛经；舌质紫黯或有紫斑、紫点，脉弦涩等为辨证的主要依据。

2. 气虚血瘀证 是指由于气虚运血无力，而致血行瘀滞，以气虚和血瘀症状相兼为主要表现的证候。临床以面色淡白或面色暗滞，倦怠乏力，少气懒言，胸胁或其他部位疼痛如刺，痛处固定不移、拒按，舌淡暗或有紫斑、紫点，脉涩等为辨证的主要依据。

3. 气血两虚证 是指气血不能互相化生，以气虚和血虚症状相兼为主要表现的证候。临床以神疲乏力，少气懒言，自汗，面色淡白或萎黄，口唇、眼睑、爪甲颜色淡白，头晕目眩，心悸失眠，形体消瘦，肢体麻木，月经量少色淡，甚或闭经，舌质淡白，脉细无力等为辨证的主要依据。

4. 气不摄血证 是指气虚不能统摄血液而致出血，以气虚及出血症状为主要表现的证候。临床以衄血、便血、尿血、月经过多、崩漏等各种出血，面色淡白无华，神疲乏力，少气懒言，心悸失眠，舌淡白，脉弱等为辨证的主要依据。

5. 气随血脱证 是指大量失血时引发气随之暴脱，以大出血及气脱症状为主要表现的证候。临床以大量出血时出现面色苍白，气少息微，大汗淋漓，手足厥冷，甚至晕厥，或舌淡，脉微或芤或散等为辨证的主要依据。

四、辨津液证候

辨津液证候是根据患者所表现的症状、体征等，对照津液的生理与病理特点，进行分析、归纳，辨别疾病中有无津液亏虚或运化障碍的证候存在。

辨津液证候的主要内容包括痰证、饮证、水停证、津液亏虚证。

（一）痰证

痰证是指痰浊内阻或流窜，临床以痰多、胸闷、呕恶、眩晕、体胖等为主要表现的证候。

【临床表现】 咳嗽痰多，痰质黏稠，胸脘痞闷，恶心纳呆，呕吐痰涎，头晕目眩，形体肥胖，或神昏而喉间痰鸣，或神志错乱而为癫、狂、痴、痫，或某些部位出现圆滑柔韧的包块等，舌苔腻，脉滑。

【证候分析】 痰证临床表现多端，故有"百病多因痰作祟""怪病多痰"之说。形成痰的原因很多，如外感六淫、饮食不当、情志刺激、过逸少动等，影响肺、脾、肾的气化功能，以致水液不能正常输布，停聚为痰。

痰浊阻肺，宣降失常，肺气上逆，故咳嗽气喘、痰多；痰浊中阻，胃失和降，可见胸脘痞闷、恶心纳呆、呕吐痰涎等；痰蒙清窍，则头晕目眩；痰湿泛于肌肤，故形体肥胖；痰蒙心神，则神昏、神志错乱；痰结皮下，肌肉凝聚成块，则身体某些部位可见圆滑柔韧的包块；苔腻、脉滑为痰浊内阻之象。

根据痰的性状及兼症的不同，痰证又有寒痰、热痰、湿痰、燥痰及风痰、瘀痰、脓痰之分。

【辨证要点】 以痰多、胸闷、呕恶、眩晕、体胖、苔腻、脉滑等为辨证的主要依据。

（二）饮证

饮证是指水饮邪停聚于腔隙或胃肠，以胸闷脘痞、呕吐清水、咳吐清稀痰涎、肋间饱满等为主要表现的证候。

【临床表现】 脘腹痞胀，泛吐清水，水声辘辘；肋间饱满，咳唾引痛；胸闷心悸，息促不得卧；身体肢节疼重；咳痰清稀，喉间哮鸣；头目眩晕；舌苔白滑，脉弦或滑。

【证候分析】 本证可因外邪侵袭，或为中阳素虚，使水液输布障碍，而停聚成饮。

饮停留于胃肠，阻滞气机，胃失和降，可见脘腹痞胀，泛吐清水，水声辘辘；饮停于胸胁，阻碍气机，则肋间饱满，咳唾引痛；饮停于心肺，阻遏心阳，则胸闷心悸，息促不得卧；饮邪流行，溢于四肢，则身体肢节疼重；饮邪犯肺，肺失宣降，气道滞塞，故咳痰清稀，喉间哮鸣；饮邪内阻，清阳不升，故头目眩晕；饮为阴邪，故舌苔白滑；脉弦或滑，亦为饮停之象。

根据饮停部位的不同，临床常分为饮停胃肠证、饮停胸胁证、饮停心包证、饮邪阻肺证等。

【辨证要点】 以胸闷脘痞、呕吐清水、咳吐清稀痰涎、肋间饱满、苔滑等为辨证的主要依据。

（三）水停证

水停证是指体内水液停聚，以肢体浮肿、小便不利，或腹大痞满、舌质淡胖等为主要表现的证候。

【临床表现】 头面、肢体甚或全身浮肿，按之凹陷不起，或为腹水而见腹部膨隆、叩之音浊，小便短少不利，周身困重，舌淡胖，苔白滑，脉濡缓。

【证候分析】 导致水停的原因，可为外邪侵袭，湿邪内侵，亦可因房劳伤肾，或病久肾虚，影响肺、脾、肾的气化功能，使水液运化，输布失常而停聚为患。此外，瘀血内阻，经脉不利，影响水液运行，可形成血瘀水停。

水为有形之邪，水液输布失常而泛溢肌肤，故头面、肢体甚或全身浮肿，按之凹陷不起；水液停聚腹腔而为腹水；膀胱气化失司，故见小便短少不利；水湿困脾，湿渍肢体，则周身困重；舌淡胖、苔白滑、脉濡缓，是水湿内停之征。

由于湿、水、饮、痰本属一类，难以截然划分，且可以相互转化、兼并，因此又时常互相通称。如有痰饮、痰湿、水饮、水湿、湿饮、湿痰等名。

【辨证要点】 以肢体浮肿、小便不利，或腹大痞胀、舌淡胖等为辨证的主要依据。

（四）津液亏虚证

津液亏虚证是指机体津液亏少，形体、脏腑、官窍失去滋润濡养，以口渴欲饮、尿少便干、官窍及皮肤干燥等为主要表现的证候。

【临床表现】 口、鼻、唇、舌、咽喉、皮肤干燥，或皮肤枯瘪而缺乏弹性，眼球深陷，口渴欲饮，小便短少而黄，大便干燥，舌红少津，脉细数无力等。

临床常见的津液亏虚证有肺燥津伤证、胃燥津亏证、肠燥津亏证等。

【证候分析】 本证多因高热、大汗、大吐、大泻、烧伤等，使津液耗损过多；或外界气候干燥，或机体阳气偏亢，暗耗津液；或饮水过少，或脏气虚衰，津液生化不足，均可形成津液亏虚证。

津液亏少，脏腑、组织、官窍失于充养、濡润，故口、鼻、唇、舌、咽喉、皮肤干燥，甚或皮肤枯瘪无弹性，眼球深陷，口渴欲饮等；津液耗伤，尿液化生乏源，则小便短少而黄；阴津亏少，阳气偏旺，则舌红少津，脉细数。

津液亏虚属于阴虚的范畴，气虚、血虚与津液亏虚可互为因果或同病，从而形成阴液亏虚证、津气亏虚证、津枯血燥证等。燥淫证、津液亏虚证、阴虚证之间，有区别又有联系。

【辨证要点】 以口渴，尿少，便干，口、鼻、唇、舌、皮肤干燥等为辨证的主要依据。

第三节 脏腑辨证

脏腑辨证，是在认识脏腑生理功能、病理特点的基础上，将四诊所收集的症状、体征及有关病情资料进行综合分析，从而判断疾病所在脏腑部位及其病性的一种辨证方法。脏腑辨证是临床各科的诊断基础，是各种辨证的核心，是辨证施护体系中最重要的组成部分。本节重点介绍心病证候、肺病证候、肝病证候、脾病证候、肾病证候、脏腑兼病证候中的一些主要内容。

脏腑辨证的意义，在于能够较为准确地辨明病变的部位。脏腑辨证的体系比较完整，每一个脏腑有独特的生理功能、病理表现和证候特征，有利于对疾位的判断，并能与病性有机结合，从而形成完整的证候诊断。脏腑辨证是临床辨证的基本方法，是各科辨证的基础，尤其适用于对内、妇、儿等科疾病的辨证。

脏腑辨证的基本方法，首先是应辨明脏腑病位。脏腑病证是脏腑功能失调反映于外的客观征象。由于各脏腑的生理功能不同，所以它反映出来的症状、体征也不相同。根据脏腑不同的生理功能及其病理变化来分辨病证，这是脏腑辨证的理论依据。所以熟悉各脏腑的生理功能及其病变特点，则是脏腑辨证的关键所在。其次是要辨清病性。脏腑辨证不单是以辨明病变所在的脏腑病位为满足，还应分辨出脏腑病位上的具体性质。脏腑辨证与病性辨证之间，有着相互交织的关系，临床既可按脏腑病位为纲，区分不同的病性，也可在辨别病性的基础上，根据脏腑的病理特点，而确定脏腑病位。

一、辨心与小肠病证候

心居胸中，横膈之上，两肺之间，外有心包护卫，内有孔窍相通，为五脏六腑之大主。心主血脉，具有推动血液在脉道中运行不息，以濡养脏腑、组织、官窍的作用；心主神明，为人体精神和意识思维活动的中枢，是生命活动的主宰。心开窍于舌，在体合脉，其华在面，与小肠相表里。

心的病变主要反映在心脏本身、主血脉功能的失常和心神意识思维等精神活动的异常。其病变的常见症状有心悸怔忡、失眠多梦、心痛心烦、神志不宁，甚则谵狂；或出现反应迟钝、健忘谵语、精神萎靡，甚则昏迷、不省人事、脉结或代或促等。

心病的证候有虚实之分。虚证多由先天不足，脏气虚弱，久病伤心或思虑劳神太过导致心血虚、心阴虚、心气虚、心阳虚及心阳暴脱等证；实证多由痰阻、火扰、寒凝、气郁、瘀血等原因，导致心火亢盛、心脉痹阻、痰蒙心神、痰火扰神及痰阻脑络等证。小肠的病变主要反映在泌别清浊功能及气机的失常。常见证候有小肠实热证等。

（一）辨心病证候

1. 心血虚证 是指心血不足，心与心神失于濡养，以心悸、失眠、多梦及血虚症状为主要表现的虚弱证候。

【临床表现】 心悸，失眠多梦，头晕眼花，健忘，面色淡白或萎黄，唇舌色淡，脉细弱。

【证候分析】 本证可因失血过多，久病伤血或劳神耗血引起；也可由脾失健运或肾精亏虚导致生血乏源所致。

血液不足，心失所养，心动失常，故见心悸；血虚心神失养，神不守舍，则见失眠、多梦；血虚亦不能上荣于头、面，故见头晕眼花，健忘，面色淡白或萎黄，唇、舌色淡；血少脉道失充，故脉细弱。

【辨证要点】　以心悸、失眠、多梦与血虚症状共见为辨证的主要依据。

2. 心阴虚证　是指阴液亏损，心与心神失养，虚热内扰，以心悸、心烦、失眠及阴虚症状为主要表现的虚热证候。

【临床表现】　心悸，心烦，失眠，多梦，咽干口燥，形体消瘦，或两颧潮红，手足心热，潮热盗汗，舌红少苔，脉细数。

【证候分析】　本证多因思虑太过，耗伤心阴；或因温热火邪灼伤心阴；或因他脏阴亏累及于心所致。

心阴不足，心失濡养，故见心悸；心阴不足，心火独亢，虚火扰神，神不守舍，则见心烦不宁，失眠多梦；阴虚津亏，阴不制阳，则咽干口燥，形体消瘦；阴虚阳亢，虚火内生，故见两颧潮红，手足心热，潮热盗汗，舌红少苔，脉细数。

【辨证要点】　以心悸、心烦、失眠、多梦与阴虚症状共见为辨证的主要依据。

3. 心气虚证　是指心气不足，推动无力，以心悸、神疲及气虚症状为主要表现的虚弱证候。

【临床表现】　心悸怔忡，胸闷气短，精神疲倦，或有自汗，活动后诸症加重，面色淡白，舌质淡，脉虚。

【证候分析】　本证多由素体虚弱，或劳倦过度，或久病失养，或年高体弱等原因所致。

心气虚弱，推动无力，故见心悸怔忡；心气虚，胸中宗气运转乏力，则胸闷气短；气血不足，血失充荣，故精神疲倦；气虚卫外不固，则自汗；动则气耗，故活动后诸症加剧；气虚运血无力，气血不足，血失充荣，故面色淡白，舌质淡，脉虚。

【辨证要点】　以心悸、神疲与气虚症状共见为辨证的主要依据。

4. 心阳虚证　是指心阳虚衰，温运失职，鼓动无力，虚寒内生，以心悸怔忡、心胸憋闷及阳虚症状为主要表现的虚寒证候。

【临床表现】　心悸怔忡，心胸憋闷或痛，气短，自汗，畏寒肢冷，神疲乏力，面色苍白无华，或面唇青紫，舌淡胖或青紫，苔白滑，脉弱或结或代。

【证候分析】　本证多由心气虚进一步发展，或由其他脏腑病证波及心阳引起。

心阳虚衰，鼓动、温运无力，心动失常，轻则可见心悸，重者则见怔忡；心阳虚弱，宗气衰减，胸阳不展，故心胸憋闷，气短；阳虚寒盛，寒凝心脉，致心脉痹阻，则心胸憋痛；阳虚生内寒，温煦失司，故见畏寒肢冷，舌淡胖苔白滑；阳虚卫外不固，则见自汗；神疲乏力为心气虚所致；温运乏力，血脉失充，阳虚寒凝致血行不畅，则见面色苍白无华或面唇青紫，舌质紫黯，脉弱或结或代。

心气虚与心阳虚均可见心悸、胸闷、气短等症，但阳虚证有畏冷肢凉等表现，气虚证则主要表现为神疲乏力明显。

【辨证要点】　以心悸怔忡、心胸憋闷与阳虚症状共见为辨证的主要依据。

5. 心阳暴脱证　是指心阳极度虚衰，阳气欲脱，以心悸、胸痛、冷汗、肢厥、脉微为主要表现的危重证候。

【临床表现】　素有心阳虚证，突然冷汗淋漓，四肢厥冷，面色苍白，呼吸微弱，或心悸，心胸剧痛，神志模糊或昏迷，口唇青紫，舌质紫黯，脉微欲绝。

【证候分析】　本证多由心阳虚证进一步发展而成；或由寒邪暴伤心阳，或痰瘀阻塞心脉引起；亦可因失血亡津，气无所依，心阳随之外脱而成。

心阳极度衰弱致暴脱，使心阳衰亡，不能外固，则冷汗淋漓；阳衰不能温煦四末，故四肢厥冷；阳气外泄，脉道失充，故面色苍白；宗气外泄，不能助肺司呼吸，故呼吸微弱；阳衰寒凝，血行不畅，瘀阻心脉，故见心悸，心胸剧痛，口唇青紫，舌质紫黯；阳亡气衰，心神涣散，则见神志模糊或昏迷；而脉微欲绝则为阳气衰亡之征。

【辨证要点】　以心悸、胸痛、冷汗淋漓、肢厥、脉微等症状为辨证的主要依据。

6. 心火亢盛证　是指心火炽盛于内，扰乱心神，迫血妄行，上灼口舌，热邪下移，以发热、心烦、舌红生疮、尿赤等为主要表现的实热证候。

【临床表现】　发热，口渴，心烦，失眠，尿黄，便秘，面赤，舌尖红绛，苔黄，脉数有力；甚或口舌生疮，糜烂疼痛；或见小便短赤，灼热涩痛；或见吐血、衄血；或见狂躁谵语，神识不清。

【证候分析】　本证多因火热之邪内侵，或七情郁而化火，或恣食肥甘厚味、温补之品，久而化火所致。

心火炽盛，内扰于心，神不守舍，则发热，心烦，失眠；火邪伤津，故口渴，尿黄，便秘；心火上炎，故面赤，舌尖红绛，甚者口舌生疮，糜烂疼痛；心火炽盛，灼伤津液，则小便短赤，灼热涩痛；心主血脉，心火炽盛，迫血妄行，故吐血、衄血；若热扰心神，则狂躁谵语，甚者神识不清；而苔黄、脉数有力，皆为实热之故。

若兼小便赤、涩、灼、痛者，称为心火下移证；若吐血、衄血表现突出者，称为心火迫血妄行证；若以狂躁谵语、神识不清为主症者，称为热扰心神证或热闭心神证。

【辨证要点】　以发热、心烦、吐衄、口舌生疮、尿赤与实热症状共见为辨证的主要依据。

7. 心脉痹阻证　是指由瘀血、痰浊、阴寒、气滞等因素导致的心脏络脉痹阻不通，以心悸怔忡、胸闷憋痛为主要表现的证候。

【临床表现】　心悸怔忡，心胸憋闷疼痛，痛引肩背内臂，时作时止。或以刺痛为主，舌质晦暗或有青紫斑点，脉细、涩、结、代；或以心胸憋闷为主，体胖痰多，身重困倦，舌苔白腻，脉沉滑或沉涩；或突发胸部剧痛，遇寒加重，得温则舒，畏寒肢冷，舌淡苔白，脉沉迟或沉紧；或以胸胁胀痛为主，善太息，舌淡红，脉弦。

【证候分析】　本证多因正气虚弱在先，又感劳倦、神志所伤而加重，使心阳不振，运血无力，致使气滞、血瘀、痰浊、阴寒等邪气瘀阻，心脉痹阻。本证实质上属本虚标实。

心阳不振，心失温运，则心动失常，故心悸怔忡；阳气不足，血行无力，心脉瘀阻不通，故心胸憋闷疼痛；手少阴经之脉横出腋下，循肩背、内臂后缘，故痛连肩背内臂；瘀阻心脉的疼痛，以刺痛为特点，伴舌质晦暗或有青紫斑点、脉细涩或结代等瘀血内阻的症状；痰阻心脉的疼痛，以闷痛为特点，且伴体胖痰多、身重困倦、舌苔白腻、脉沉滑或沉涩等痰浊内盛的症状；寒凝心脉的疼痛，以疼痛剧烈、突然发作、遇寒加重、得温则舒为特点，伴畏寒肢冷、舌淡苔白、脉沉迟或沉紧等阴寒内盛的症状；气滞心脉的疼痛，以胀痛为特点，常伴胁痛、善太息、脉弦等气机郁滞的症状。

【辨证要点】　以心悸怔忡、心胸憋闷疼痛与瘀血症状共见为辨证的主要依据。

NOTE

8. 痰蒙心神证　又名痰蒙心窍证，是指痰浊蒙蔽心神，以抑郁、痴呆、昏迷等神志异常为主要表现的证候。

【临床表现】　神情痴呆，意识模糊，甚则昏不知人；或神情抑郁，表情淡漠，喃喃独语，举止失常；或突然昏倒，不省人事，口吐痰涎，喉中痰鸣，兼见面色晦暗，胸闷呕恶，舌苔白腻，脉滑。

【证候分析】　本证多因外感湿浊之邪或湿浊内生成痰，阻遏气机；或情志不遂，气郁生痰；或痰浊内盛，夹肝风内扰，致痰浊蒙闭心神所致。

痰浊上蒙心神，神明失司，故神情痴呆，意识模糊，甚则昏不知人；若情志不遂，肝失疏泄，气郁痰凝，痰气互结，蒙蔽神明，则神情抑郁，表情淡漠，喃喃独语，举止失常；若痰浊内盛，夹肝风内扰，致痰浊闭阻心神，则突然昏倒，不省人事，口吐痰涎，喉中痰鸣；痰浊上扰，气血不畅，故面色晦暗；痰浊中阻，致胃失和降，故胸闷呕恶；舌苔白腻，脉滑则为痰浊内生之故。

【辨证要点】　以神志抑郁、错乱、痴呆、昏迷与痰浊症状共见为辨证的主要依据。

9. 痰火扰神证　是指痰浊火热互结，扰乱心神，以狂躁、神昏及痰热症状为主要表现的证候。

【临床表现】　身热气粗，面红目赤，咳痰黄稠，喉间痰鸣，神昏谵语，舌红，苔黄腻，脉滑数；或心烦不寐，头晕目眩，神识不清，胡言乱语，苦笑无常，打人毁物，不避亲疏，或登高而歌，弃衣而走。

【证候分析】　本证多由不良精神刺激，日久气郁，化火炼液成痰，痰火内盛；或外感热邪，灼液为痰，痰热内扰所致。

里热炽盛，则身热气粗，面红目赤；热盛炼液成痰，则咳痰黄稠，喉间痰鸣，苔黄腻，脉滑数；情志不舒，郁而化火，灼液为痰，痰火扰心，轻则心烦不寐，重则神识不清，胡言乱语，苦笑无常，不避亲疏；火热为病亦见打人毁物，甚则登高而歌、弃衣而走的异常举动。

痰蒙心神证、痰火扰神证均有神志异常及痰浊内盛之症，但痰蒙心神证为痰浊，其症以抑郁、痴呆、错乱为主，无热证表现；痰火扰神证即有痰又有火，既可见抑郁、痴呆、错乱，又有狂躁、神昏、谵语等表现。

【辨证要点】　以神志躁狂、神昏谵语与痰热症状共见为辨证的主要依据。

（二）辨小肠病证候

小肠实热证　是指小肠里热炽盛、泌别失司，以心火内炽及小便赤涩灼痛等为主要表现的证候。

【临床表现】　心烦口渴，口舌生疮，小便短赤涩痛，或尿血，舌红苔黄，脉数有力。

【证候分析】　本证多由心热下移小肠所致。心火炽盛，则心烦口渴；心火上炎，则口舌生疮；心火下移小肠，致小肠泌别失司，则小便短赤涩痛；若热伤血络，则尿血；舌红苔黄、脉数有力则为里热亢盛之故。

【辨证要点】　以小便赤涩灼痛与心火炽盛症状共见为辨证的主要依据。

二、辨肺与大肠病证候

肺居胸中，居五脏六腑之最高位，故有"华盖"之说。上连气道，与喉相通，开窍于鼻，下络大肠，与大肠互为表里。肺主气，司呼吸，吐故纳新，生成宗气，灌注心脉，助心行血；肺又主宣发肃降，通调水道，输布津液，为水之上源。肺在体合皮，其华在毛。大肠则主传导，排泄糟粕。

肺的病变主要反映在呼吸功能障碍、宣发肃降功能失调、输布津液失职及卫外功能不固等方面。临床常见症状为咳嗽、气喘、胸痛、咯血、鼻塞、流涕，水肿等，其中以咳喘较为多见。

肺的病证有虚、实两类。虚证多因久病咳喘，或由他脏病变累及至肺，致使肺气虚和肺阴虚；实证多因风、寒、燥、热等外邪侵袭及痰饮停聚于肺所致，常见风寒犯肺、风热犯肺、燥邪犯肺、肺热炽盛、痰热壅肺、寒痰阻肺等证。大肠的病变主要反映在大便传导功能的失常。常见证候有大肠实热证、肠燥津亏证、大肠湿热证等。

（一）辨肺病证候

1. 肺气虚证 是指肺气不足，呼吸无力，卫外不固，以咳喘无力、气短而喘、自汗等肺脏功能活动减弱为主要表现的虚弱证候。

【临床表现】 咳喘无力，气短而喘，动则加重，痰液清稀，声低懒言，或自汗畏风，易于感冒，神疲体倦，面色淡白，舌淡苔白，脉虚。

【证候分析】 本证多因脾虚失运，生化不足，肺失充养；或因咳喘日久，耗气伤肺所致。肺气亏虚，呼吸功能减弱，宗气生成不足，故咳喘无力，气短而喘；动则耗气，肺气更弱，故咳喘加重；肺气不足，输布津液功能减弱，聚而为痰，故痰液清稀；肺气虚弱，宗气衰少，无力发声，则声低懒言；肺气亏虚，宣发失司，卫气不固，肌肤失密，故见自汗畏风，易于感冒；肺气虚弱，不能助心行血，故见神疲体倦、面色淡白、舌淡苔白、脉虚等功能衰减之象。

【辨证要点】 以咳嗽无力、气短而喘、自汗与气虚症状共见为辨证的主要依据。

2. 肺阴虚证 是指肺阴不足，内生虚热，肺失清肃，以干咳、痰少、潮热、盗汗等为主要表现的证候。

【临床表现】 咳嗽无痰，或痰少而黏且不易咳出，口干咽燥，形体消瘦，两颧潮红，五心烦热，潮热盗汗，甚则痰中带血，声音嘶哑，舌红少津，脉细数。

【证候分析】 本证多因燥邪伤肺，或热病后期伤及肺阴，或年老体弱，咳喘日久致肺阴虚损所致。

肺阴不足，虚热内生，肺为热灼，气机上逆，故见咳嗽；热灼津液，炼液成痰，故痰少黏稠，不易咳出；阴液不足，难以滋养，则口干咽燥，形体消瘦；虚火上炎，故两颧潮红；阴虚无以制阳，虚热内炽，故五心烦热，午后潮热；热扰营阴则盗汗；热邪灼伤肺络，则见痰中带血；虚火上蒸，咽喉失润，故声音嘶哑；舌红少津，脉细数则为阴虚内热之象。

【辨证要点】 以干咳、痰少难咳、潮热、盗汗症状共见为辨证的主要依据。

3. 风寒犯肺证 是指感受风寒，肺气被束，肺卫失宣，以咳嗽、咳痰清稀、恶风寒等为主要表现的证候。

【临床表现】 咳嗽，咳痰清稀，鼻塞流清涕，微恶风寒，发热轻，或身痛无汗，舌苔薄白，脉浮紧。

【证候分析】 本证多因风寒外邪侵袭肺卫，致使肺卫失宣所致。肺为娇脏，外合皮毛，若感受风寒外来之邪，致寒邪束肺，失于宣降而上逆，故咳嗽；肺津失布，聚成痰饮，遂肺气上逆，则见咳痰清稀；鼻为肺窍，肺气失宣，鼻咽不利，故见鼻塞流涕；风寒犯表，卫阳受损，无法温煦肌表，故见微恶风寒；卫阳抗邪，阳气浮越于表，故见发热；风寒袭表，使经络凝滞，经气不利，故见头身疼痛；寒性收引，腠理闭塞，故无汗；舌苔薄白，脉浮紧，实为感受风寒之象。

本证以咳嗽和咳痰清稀为主，表证证候较轻；而风寒束肺证则以表证证候为主，咳嗽较轻，且不咳痰。

【辨证要点】　多有外感风寒病史，以咳嗽、咳痰清稀与风寒表证共见为辨证的主要依据。

4. 风热犯肺证　是指风热之邪侵犯肺系，卫气受损，以咳嗽、发热恶风等为主要表现的证候。

【临床表现】　咳嗽，痰少色黄，气喘，鼻塞，流黄浊涕，咽喉肿痛，身热，微恶风寒，口微渴，舌尖红，苔薄黄，脉浮数。

【证候分析】　本证多因风热外邪侵袭肺卫，肺卫失宣所致。风热犯肺，肺失清肃，致肺气上逆，故见咳嗽、气喘；风热蒸灼，津液输布失常，故痰少色黄；肺气失宣，鼻窍不利，热灼津液，故见鼻塞，流黄浊涕；风热上扰，咽喉不利，故见咽喉肿痛；风热犯表，卫气抗之，阳气浮越于表，故见发热；卫气受损，无法温煦肌表，故见微恶风寒；热伤津液，则口微渴；舌尖红，苔薄黄，脉浮数则为风热之邪袭表犯肺之象。

【辨证要点】　多有感受风热外邪的病史，以咳嗽、痰少色黄与风热表证共见为辨证的主要依据。

风热犯肺证与风寒犯肺证二者均为外感新病，皆有咳嗽和表证症状，但二者本质则为一热一寒。前者为热，表现为发热重恶寒轻，痰少色黄，流浊涕，舌苔薄黄，脉浮数；后者为寒，表现为恶寒重发热轻，痰白清稀，流清涕，舌苔薄白，脉浮紧。

5. 燥邪犯肺证　是指秋令燥邪侵犯肺卫，致使肺系津液耗损，以干咳少痰、鼻咽口舌干燥等为主要表现的证候。

【临床表现】　干咳无痰，或痰少而黏、不易咳出，甚或胸痛，痰中带血，或见鼻衄，口、唇、鼻、咽及皮肤干燥欠润，小便短少，大便干结，舌苔薄且干燥少津；或微有身热恶风寒，无汗或少汗，脉浮数或浮紧。

【证候分析】　本证多因时处秋令之季，或地处干燥少雨之域，感受燥邪，使肺津耗伤，肺卫失和，或因风温之邪化燥耗伤肺津所致。

初秋燥邪偏热，此时感受燥邪，病多温燥；深秋燥邪偏寒，此时感受燥邪，病多凉燥。肺喜润恶燥，主宣发肃降，燥邪犯肺，耗损肺津，肺失滋润，故见干咳无痰，或痰少而黏、不易咳出；若燥邪化火，灼伤肺络，可见胸痛、痰中带血、鼻衄；燥邪伤津，清窍、皮肤无以滋润，则口、唇、鼻、咽及皮肤干燥，苔薄且干燥少津；津亏液伤，则小便短少；肠道失润，则大便干结；燥邪侵犯肌表，卫气失和，故身热恶风寒。若病发于夏末秋初，多为温燥，燥与热合，腠理开泄，可见汗出，脉浮数；若病发于秋末冬初，多见凉燥，燥与寒合，寒主收引，腠理闭塞，故表现为无汗，脉浮紧。

燥邪犯肺证与肺阴虚证均有干咳、痰少难咳的表现，燥邪犯肺证属外感新病，常兼有表证，干燥症状显著，虚热之象不明显；肺阴虚证属内伤久病，无表证，虚热之象明显。

【辨证要点】　本证多与气候干燥有关，以干咳痰少、口舌鼻咽干燥症状共见为辨证的主要依据。

6. 肺热炽盛证　是指火热之邪壅盛于肺，肺失清肃，以咳喘气粗、鼻翼扇动等为主要表现的实热证候。

【临床表现】 发热，口渴喜饮，咳嗽，气粗而喘，痰黄稠，甚则呼吸困难，鼻翼扇动，鼻息灼热，胸痛，或有咽喉肿痛，小便黄短，大便秘结，舌红苔黄，脉洪数。

【证候分析】 本证多因风热之邪内传于里，或风寒之邪入里化热，蕴滞于肺所致。

里热炽盛，向外升散，故见发热；肺热炽盛，致肺失清肃，气逆上冲，故咳嗽气喘，甚则呼吸困难，鼻翼扇动，鼻息灼热；邪气郁于胸中，阻滞气机，则见胸痛；肺热上蒸于咽喉，气血壅滞，故咽喉肿痛；热甚伤津，则口渴喜饮，小便黄短，大便秘结；舌红苔黄，脉洪数则为邪热炽盛之象。

【辨证要点】 以咳喘气粗、鼻翼扇动与实热症状共见为辨证的主要依据。

7. 痰热壅肺证 是指痰热交结，壅滞于肺，致肺失清肃，以咳喘、痰多黄稠、发热等为主要表现的证候。

【临床表现】 咳嗽，咳痰量多黄稠，气喘息粗，胸闷胸痛，甚则鼻翼扇动，喉中痰鸣，或咳吐腥臭脓血痰，发热口渴，烦躁不安，小便黄短，大便秘结，舌红苔黄腻，脉滑数。

【证候分析】 本证多因邪热袭肺，肺热炽盛，热灼肺津，炼液为痰；或宿痰内盛，结而化热，致痰热互结，壅滞于肺所致。

肺热蒸腾，痰壅其中，致肺失清肃，气逆于上，故咳嗽，气喘息粗，甚则鼻翼扇动；痰热纠结，随肺气上逆，故咳痰量多黄稠，或喉中痰鸣；痰热内盛，肺气壅塞，气机不畅，则胸闷胸痛；痰热壅滞肺络，致气血壅滞，肉血腐败化脓，则咳吐腥臭脓血痰；里热炽盛，蒸腾于外，故发热；热扰神明，故烦躁不安；热灼阴津，故口渴，小便黄短，大便秘结；舌红苔黄腻，脉滑数，实为痰热内盛之象。

痰热壅肺与肺热炽盛证两者的鉴别，前者为痰热俱盛，咳大量黄稠痰；后者为但热无痰。

【辨证要点】 以咳喘、痰多黄稠、发热症状共见为辨证的主要依据。

8. 寒痰阻肺证 又称寒饮停肺、痰浊阻肺，是指寒饮或痰浊积聚于肺，肺失宣降，以咳喘、痰多色白易咳等为主要表现的证候。

【临床表现】 咳嗽，痰多易咳、色白、清稀，胸闷气喘，或喉间有哮鸣声，恶寒，肢冷，舌淡，苔白腻或白滑，脉弦或滑。

【证候分析】 本证多因素有顽痰固疾，又罹感寒邪，内客于肺；或因外感寒湿之邪，侵犯于肺，转化成痰；或因脾阳不足，寒从中生，聚湿为痰，上犯于肺所致。

痰浊阻肺，肺失宣降，肺气逆于上，则见咳嗽、气喘；寒饮停肺，肺气上逆，故痰多易咳、色白、清稀；痰饮阻肺，痰气互搏，上涌气道，故喉间有哮鸣声；寒饮或痰浊积聚于肺，肺气不利，则胸闷；寒性凝滞，阳气被遏不能外达，肢体失于温煦，故恶寒、肢冷；舌淡苔白腻或白滑，脉弦或滑则为寒浊痰饮内停之象。

【辨证要点】 以咳喘、痰多色白易咳与寒象共见为辨证的主要依据。

（二）辨大肠病证候

1. 大肠实热证 又称肠热腑实证、阳明腑实证，是指里热炽盛，腑气不通，以发热、大便秘结、腹满胀痛等为主要表现的实热证候。

【临床表现】 壮热，或日晡潮热，口渴，腹满胀痛拒按，大便秘结，或热结旁流恶臭，小便短赤，或时有谵语，舌红苔黄或焦燥，脉沉迟有力。

【证候分析】　本证多因外感温热之邪，汗出过多；或因误用发汗之法，使津液耗损，肠中干燥，里热炽盛，燥屎内结而成。

阳明里热炽盛，因阳明经气旺于日晡之时，故壮热或日晡潮热；热甚耗损津液，故口渴，小便短赤，舌红苔黄或焦燥；肠失濡润，邪热与肠内燥屎相结，致腑气不通，故腹满胀痛拒按，大便秘结；燥屎内结，热邪迫使津液下泄，则泻下青黑色恶臭粪水，即所谓"热结旁流"；腑气不通，邪热与秽浊上蒸，扰犯心神，故时有谵语；脉沉迟有力则为邪热与燥屎内结之象。

【辨证要点】　以发热、大便秘结、腹满胀痛症状共见为辨证的主要依据。

2. 肠燥津亏证　又名大肠津亏证，是指津液亏损，大肠失去濡养，传导失司，以大便燥结、排便困难及津亏症状为主要表现的证候。

【临床表现】　大便秘结干燥，难以排出，常数日一行，腹胀疼痛，口干口臭，或头晕，舌红少津，苔黄燥，脉细涩。

【证候分析】　本证多因素体阴亏；或年老津液亏虚；或热病津液受损；或妇女产后出血过多所致。

津液亏损，肠道失濡，大便失润，传导不行，则大便秘结干燥，难以排出，甚则数日一行；肠内燥屎，阻滞气机，则腹胀疼痛；腑气不通，秽浊之气上逆，则口臭；阴液亏损，不能上润，则口干；浊气上扰清阳，则头晕；舌红少津，苔黄燥，脉细涩则为津亏不能充盈濡润脉道所致。

【辨证要点】　以大便燥结、排便困难与津亏症状共见为辨证的主要依据。

3. 大肠湿热证　是指湿热蕴结肠道，以腹痛、暴泻臭水、下痢脓血或里急后重及湿热症状为主要表现的证候。

【临床表现】　身热口渴，腹胀腹痛，下痢脓血，里急后重，或暴泻黄浊臭水，伴肛门灼热，小便短黄，舌红苔黄腻，脉滑数。

【证候分析】　本证多因夏秋之时，暑湿热毒之邪侵袭肠道；或饮食不节，进食腐败变质之物，湿热秽浊之邪蕴结肠道所致。

湿热蒸腾于外，则见身热；热灼伤津，泻下耗液，则见口渴，小便短黄；湿热之邪蕴结肠道，壅滞不通，阻滞气机，故腹胀腹痛，里急后重；湿热内蕴，肠络受损，故下痢脓血；湿热下注，气机紊乱，清浊不分则暴泻黄浊臭水，肛门灼热；舌红苔黄腻，脉滑数则为湿热内蕴之象。

【辨证要点】　以腹痛、暴泻黄浊臭水、下痢脓血或里急后重与湿热症状共见为辨证的主要依据。

三、辨肝与胆病证候

肝居右胁下，与胆互为表里，其华在爪，开窍于目。肝主疏泄，其性升发，喜条达恶抑郁，调畅气机，主藏血，主筋。

肝的病变主要反映在肝主疏泄功能失常，致气机逆乱，精神情志异常，消化功能障碍；肝不藏血，全身失养，筋脉失濡及肝经循行部位经气受阻等多方面的异常。其病变的常见症状有精神抑郁，烦躁，胸胁、少腹胀痛，头晕目眩，肢体震颤，手足抽搐，视物模糊，月经不调等。

肝病证候有虚、实两类，但以实证为多见。虚证多见肝血虚证、肝阴虚证；实证多见肝郁气滞证、肝火炽盛证、肝阳上亢证、肝风内动证及寒滞肝脉证等。胆的病变主要反映在影响消化和胆汁排泄、情绪活动等的异常。常见证候有肝胆湿热证等。

（一）辨肝病证候

1. 肝血虚证　是指血液亏虚，肝失濡养，以眩晕、视力减退、月经量少、肢麻手颤及血虚症状为主要表现的证候。

【临床表现】　头晕目眩，视力减退或夜盲，面白无华，爪甲不荣，或见肢体麻木，筋脉拘挛，手足震颤，肌肉瞤动，或妇女月经量少、色淡，重则闭经，舌淡，脉细。

【证候分析】　本证多因脾胃虚弱，生化之源匮乏；或失血过多，或病重日久耗损伤及营血所致。

肝血亏虚，不能上荣头面，故头晕，面白无华；肝开窍于目，肝血亏虚，目失所养，故目眩，视力减退或夜盲；肝在体为筋，爪甲为筋之余，肝血亏虚，筋失濡养，则爪甲不荣，肢体麻木，筋脉拘挛，手足震颤，肌肉瞤动；女子以血为本，肝血亏虚，冲任失养，血海空虚，故月经量少、色淡，重则闭经；舌淡，脉细则为血虚之象。

【辨证要点】　以眩晕、视力减退、月经量少、肢麻手颤等与血虚症状共见为辨证的主要依据。

2. 肝阴虚证　是指阴液亏虚，肝失濡养，阴不制阳，虚热内扰，以头晕、目涩、胁痛及虚热症状为主要表现的证候。

【临床表现】　头晕眼花，两目干涩，视力减退，或胁肋灼痛，面部烘热或两颧潮红，或手足蠕动，口干咽燥，五心烦热，潮热盗汗，舌红少苔乏津，脉弦细数。

【证候分析】　本证多因情志不遂，气郁化火，耗损肝阴；或热病后期，灼伤阴液；或肾阴不足，水不涵木，累及肝阴所致。

肝阴不足，头目失润，故头晕眼花，两目干涩，视力减退；肝络失养，虚火内灼，疏泄失司，故胁肋灼痛；肝阴不足，虚火上炎，故面部烘热或两颧潮红；筋脉失养，筋膜挛急，故手足蠕动；阴亏不能上承，故口干咽燥；阴虚不能制阳，虚热内蒸，故五心烦热，午后潮热；阴虚内热，迫津外泄，故见盗汗；舌红少津，脉弦细数则为肝阴不足，虚热内炽之象。

肝血虚与肝阴虚均属肝虚证，均有头晕等表现。但肝血虚为血虚，无热象，常见视力模糊、月经量少、眩晕等症；肝阴虚为阴虚，虚热表现明显，常见潮热、颧红、眼干、手足蠕动等症。

【辨证要点】　以头晕、目涩、胁痛与虚热症状共见为辨证的主要依据。

3. 肝郁气滞证　又名肝气郁结证，是指肝失疏泄，气机郁滞，以情志抑郁、胸胁或少腹胀痛、妇女月经不调等为主要表现的证候。

【临床表现】　情志抑郁易怒，善太息，胸胁、少腹胀闷窜痛，或咽部异物感，或颈部瘿瘤、瘰疬，或胁下肿块；妇女尚有乳房胀痛，月经不调，痛经；舌苔薄白，脉弦。

【证候分析】　本证多因突然的精神刺激，情志不遂，抑郁成疾；或因病邪侵犯，阻遏肝脉，使肝气郁结，失于疏泄、条达所致。

肝喜条达恶抑郁，肝失疏泄，气机郁结，经气不利，故情志抑郁易怒，善太息，胸胁、少腹胀闷窜痛；肝气郁结，气不行津，津聚成痰，痰随气逆，搏结于咽喉，则见咽部异物感；痰气搏结于颈项，则见颈部瘿瘤、瘰疬；气滞日久，血行瘀滞，肝脉瘀阻，可见胁下肿块；肝郁气滞，血行不畅，冲任失调，故妇女乳房胀痛，月经不调，痛经；舌苔薄白，脉弦则为肝气郁滞之象。

【辨证要点】　本证多与情志因素有关，以情志抑郁、胸胁或少腹胀痛、妇女月经不调症状共见为辨证的主要依据。

4. 肝火炽盛证　又名肝火上炎证，是指火热炽盛，内扰于肝，气火上逆，以头晕胀痛、烦躁、耳鸣、胁痛及实热症状为主要表现的证候。

【临床表现】　头晕胀痛，面红目赤，口干口苦，急躁易怒，耳鸣如潮，或突发耳聋，失眠，噩梦连绵，或胁肋灼痛，衄血、吐血，尿黄便秘，舌红苔黄，脉弦数。

【证候分析】　本证多因情志不遂，郁久化火，或火热之邪内侵，或他脏火热累及肝脏，致使肝经气火上逆所致。

肝火内盛，循经上攻头面，气血壅阻脉络，故头晕胀痛，面红目赤；肝热传胆，肝火夹胆气上溢，则口干口苦；心藏神，肝藏魂，热扰神魂，则心神不宁，魂不守舍，故急躁易怒，失眠，噩梦连绵；肝热移胆，循胆经上冲于耳，故耳鸣如潮，或突发耳聋；肝气郁结，郁而化火，肝火内炽，热灼气阻，故胁肋灼痛；热盛迫血妄行，可见衄血、吐血；火热灼津，故口干，尿黄便秘；舌红苔黄、脉弦数则为肝经实火内炽之象。

【辨证要点】　以头晕胀痛、烦躁、耳鸣、胁痛与实热症状共见为辨证的主要依据。

5. 肝阳上亢证　是指肝肾阴虚，肝阳上扰头目，以头目胀痛、眩晕耳鸣、面红、烦躁、腰膝酸软等为主要表现的证候。

【临床表现】　头目胀痛，眩晕耳鸣，面红目赤，急躁易怒，失眠多梦，心悸健忘，头重足轻，腰膝酸软，舌红少津，脉弦有力或弦细数。

【证候分析】　本证多因恼怒焦虑，气火内郁，暗耗阴血，阴不制阳；或素体阳盛，性急多怒，肝阳偏旺；或平素肾阴亏损，或房劳过度，年老阴亏，水不涵木，阴不制阳，肝阳偏亢所致。

肝为刚脏，体阴用阳，肝阴不足，阴不制阳，肝阳升发太过，血随气逆，上冲于头，故头目胀痛，眩晕耳鸣；气血上冲于面、目，致血脉充盈，故面红目赤；阳亢扰乱心神、肝魂，故急躁易怒，失眠多梦，心悸健忘；肝阳亢于上，则肾阴亏于下，上盛下虚，木旺耗水，水不涵木，阴不制阳，故头重足轻，步履不稳；肝肾阴亏，腰府筋骨失养，则见腰膝酸软；舌红少津，脉弦有力或弦细数，则为肝阳上亢，肝肾阴亏之象。

肝火炽盛证和肝阳上亢证，前者属火热过盛的实证，多因火热侵扰，或气郁化火所致，以发热口干口渴、尿黄便秘、舌红脉数等火热证候为主，阴虚证候不明显；后者属阳亢耗阴，上盛下虚的虚实夹杂证，以眩晕、面赤、头重足轻、腰膝酸软等症状为主。

【辨证要点】　以头目胀痛、眩晕耳鸣、面红、烦躁、腰膝酸软症状共见为辨证的主要依据。

6. 肝风内动证　泛指患者突然出现眩晕欲仆，肢体抽搐、震颤等为主要表现的证候。多因风热、火热、阴血亏虚等所致。临床常见肝阳化风证、热极生风证、阴虚动风证及血虚生风证四种。

（1）肝阳化风证　是指肝阳亢逆无制，肝风内动，以眩晕、肢麻震颤、面赤、头痛，甚至猝然昏倒、口眼㖞斜、半身不遂等为主要表现的证候。

【临床表现】　眩晕欲仆，步履不稳，头胀头痛，面赤，项强，耳鸣，头摇肢颤，手足麻木，言语謇涩，舌红，苔白或腻，脉弦细有力。甚则猝然倒地，不省人事，口眼㖞斜，舌强语謇，半身不遂。

【证候分析】　本证多因情志不遂，郁久化火伤阴，或肝阳素亢，耗伤阴液，或肝肾阴亏，阴不制阳，阳亢阴虚，日久化风所致。

肝阳上亢，阴不制阳，致阳亢化风，上扰头目，故常眩晕欲仆，头摇不能自制；阳亢则气血上壅，上实下虚，故步履不稳；气血随风阳上逆，壅滞络脉，故头胀头痛，面赤；风动筋脉挛急，故项强肢颤；肝肾阴亏，筋脉失养，故手足麻木；风阳窜扰，夹痰阻碍舌络，故言语謇涩；舌红，苔白或腻，脉弦细有力，则为阳亢阴虚化风之象。若风阳暴升，气血逆乱，肝风夹痰上蒙清窍，心神昏愦，故猝然倒地，不省人事；风痰窜扰经络，经气不利，故口眼㖞斜，舌强语謇，半身不遂。

【辨证要点】　以素有头目眩晕等肝阳上亢之象，又突见肝风内动之症状，甚则猝然昏倒，口眼㖞斜、半身不遂等为辨证的主要依据。

（2）热极生风证　是指邪热炽盛，热极动风，以高热、神昏、抽搐等为主要表现的证候。

【临床表现】　高热口渴，烦躁如狂，神昏谵语，两目上视，牙关紧闭，颈项强直，手足抽搐，角弓反张，舌质红绛，苔黄燥，脉弦数有力。

【证候分析】　本证多因外感温热之邪，因邪热亢盛，热闭心神，燔灼肝经，筋脉失养所致。邪热内盛，蒸腾肌肤，伤津耗液，故高热口渴；热扰心神，故烦躁如狂、谵语；热闭心神，则神志昏迷；邪热炽盛，燔灼肝经，耗伤津液，致筋脉失养，故两目上视，牙关紧闭，颈项强直，手足抽搐，角弓反张；舌质红绛，苔黄燥，脉弦数有力则为肝经热盛之象。

【辨证要点】　以高热、神昏、抽搐症状共见为辨证的主要依据。

（3）阴虚动风证　是指阴液亏虚，引动肝风，以眩晕，手足震颤、蠕动及阴虚症状为主要表现的证候。

【临床表现】　手足震颤、蠕动，或肢体抽搐，眩晕耳鸣，咽干口燥，形体消瘦，五心烦热，颧红潮热，舌红少津，脉弦细数。

【证候分析】　本证多因外感热病后期，阴液耗损，或久病内伤，阴液亏虚，筋脉失养所致。肝阴亏少，筋脉失濡，筋膜拘挛，故手足震颤、蠕动，或肢体抽搐；阴亏不能上荣，故眩晕耳鸣；阴液不能上承，故咽干口燥；肾阴亏耗，形体失养，故消瘦；阴虚不能制阳，致虚热内蒸，故五心烦热，颧红潮热；舌红少津，脉弦细数，则为肝阴不足，虚热内炽之象。

【辨证要点】　以眩晕，手足震颤、蠕动与阴虚症状共见为辨证的主要依据。

（4）血虚生风证　是指肝血亏虚，虚风内生，以眩晕、肢麻、拘急、震颤、瞤动、瘙痒及血虚症状为主要表现的证候。

【临床表现】　眩晕耳鸣，肢体震颤、麻木，手足拘急，肌肉瞤动，面白无华，皮肤瘙痒，爪甲不荣，舌淡苔白，脉细或弱。

【证候分析】　本证多因急慢性出血过多，或内伤杂病，久病血虚，致营血亏虚，肌肤筋脉失养所致。

肝血亏虚，不能上荣头面，故头目眩晕，面白无华；肝在体为筋，爪甲为筋之余，血虚筋失血养，则肢体震颤，手足拘急，肌肉𬌗动，爪甲不荣；皮肤、肢体失养，故肢体麻木，皮肤瘙痒；舌淡苔白，脉细或弱则为血虚之象。

肝风内动四证的病因与证候表现有别。肝阳化风证为阳亢阴虚，上盛下虚，表现为眩晕欲仆、头摇肢颤、头胀痛、手足麻木、步履不稳等；热极生风证为热邪炽盛所致，表现为高热、神昏、抽搐等；阴虚动风证为阴液亏虚，筋脉失养，表现为手足震颤、蠕动、眩晕及虚热证候；血虚生风证为营血亏虚，筋脉失养，多见于慢性久病，表现为眩晕，肢体震颤、麻木，手足拘急等。

【辨证要点】　以眩晕、肢麻、拘急、震颤、𬌗动、瘙痒与血虚症状共见为辨证的主要依据。

7. 寒滞肝脉证　是指寒邪凝滞肝脉，以少腹、前阴、颠顶等肝经循行部位冷痛为主要表现的实寒证候。

【临床表现】　少腹冷痛，阴部坠胀作痛，或阴器收缩引痛，或颠顶冷痛，遇冷痛增，得温则减，舌淡，苔白润，脉沉紧或弦紧。

【证候分析】　本证多因感受寒邪，寒凝肝经所致。足厥阴肝经绕阴器，循少腹，上颠顶，寒邪侵犯肝经，阳气被遏，失于温煦，气血运行不利，经脉收引拘挛，故少腹牵引阴器收缩作痛或坠胀冷痛，或见颠顶冷痛；寒凝气血，故疼痛遇冷痛增，得温则减；舌淡，苔白润，脉沉紧或弦紧则为寒盛之象。

【辨证要点】　以少腹、前阴、巅顶冷痛与实寒症状共见为辨证的主要依据。

（二）辨胆病证候

肝胆湿热证　是指湿热蕴结肝胆，疏泄功能失常，以胁肋胀痛、身目发黄、阴痒及湿热内蕴症状为主要表现的证候。

【临床表现】　胁肋灼热胀痛，发热或寒热往来，口苦口干，腹胀纳呆，厌食油腻，泛恶欲呕，大便不调，小便短赤，舌红，苔黄腻，脉弦数或滑数；或身目俱黄，或阴囊湿疹，瘙痒难忍，或睾丸肿痛，或外阴瘙痒，带下黄臭。

【证候分析】　本证多因外感湿热之邪侵犯肝胆或肝经，或平素嗜食肥甘厚腻，酿湿生热，或脾胃失运，湿邪内生，郁而化热，湿热壅滞肝胆所致。

湿热蕴结肝胆，疏泄功能失职，气机不畅，故胁肋灼热胀痛；湿热郁结少阳胆经，枢机不利，邪正相争，故发热或寒热往来；湿热熏蒸，胆气上冲，故口苦口干；湿热内阻，脾胃纳运失司，胃气上逆，故腹胀纳呆，厌食油腻，泛恶欲呕，大便不调；肝胆疏泄失常，胆汁不循常道，泛溢肌肤，故身目发黄；肝经绕阴器，湿热循经下注，侵犯阴囊，故见阴部湿疹，瘙痒难忍，或睾丸肿痛，妇女则见外阴瘙痒，带下黄臭；小便短赤，舌红，苔黄腻，脉弦数或滑数，皆为湿热内蕴之象。

【辨证要点】　以胁肋胀痛、身目发黄、阴痒与湿热内蕴症状共见为辨证的主要依据。

四、辨脾与胃病证候

脾位于中焦，与胃相表里。脾主四肢、肌肉，开窍于口，其华在唇。脾的主要生理功能是主运化水谷、津液，输布精微；脾又主统血，其气主升，喜燥恶湿。

脾脏病变主要以运化、升清功能失司，致使水谷、津液不运，消化功能失常，水湿潴留，化源不足，及脾不统血，清阳不升为多见。脾病的常见症状有腹胀腹痛，泄泻便溏，浮肿，出血等。脾病证候有虚、实之分，虚证有脾气虚、脾虚气陷、脾阳虚、脾不统血；实证有寒湿困脾、湿热蕴脾等证。胃的病变主要反映在受纳、腐熟功能障碍及胃失和降，胃气上逆。常见证候有胃气虚证、胃阳虚证、胃阴虚证、胃热炽盛证、食滞胃脘证、寒滞胃脘证、胃肠气滞证等。

（一）辨脾与胃病证候

1. 脾气虚证 是指脾气不足，运化失常，以纳少、腹胀、便溏及气虚症状等为主要表现的证候。

【临床表现】 纳少，腹胀，食后尤甚，便溏，肢体倦怠，形体消瘦，神疲乏力，少气懒言，面色萎黄，或浮肿，舌淡苔白，脉缓弱。

【证候分析】 本证多因饮食不节，或劳累过度，或忧思日久，损伤脾土，或禀赋不足，素体虚弱，或年老体衰，或某些慢性疾病调养失慎，耗伤脾气所致。

脾主运化，脾气虚弱，则运化失职，输布精微无力，水湿不运，故纳少，腹胀；脾虚失运，浊清不分，水湿流注肠道，故大便稀溏；脾虚化源不足，肢体失养，故肢体倦怠，形体消瘦；脾气虚弱，化生不足，致脏腑功能衰减，故神疲乏力，少气懒言；气血不能上荣头面，故面色萎黄；脾气虚，水湿不运，泛滥肌肤，故见浮肿；舌淡苔白，脉缓弱则为脾气虚弱之象。

【辨证要点】 以纳少、腹胀、便溏与气虚症状共见为辨证的主要依据。

2. 脾虚气陷证 是指脾气虚弱，升举无力，中气下陷，以脘腹重坠、内脏下垂及气虚症状为主要表现的证候。

【临床表现】 脘腹重坠作胀，食后愈甚，或便意频频，肛门重坠，或久泻不止，甚则脱肛，或内脏、子宫下垂，或小便混浊如米泔，面白无华，头晕目眩，神疲乏力，气短懒言，食少便溏，舌淡苔白，脉缓或弱。

【证候分析】 本证多由脾气虚进一步发展而来，或劳累过度，或久痢久泻，或妇女生产过多，产后失养，脾气损伤所致。

脾主升清，托举内脏，脾气虚衰，升举无力而致下陷，故脘腹重坠作胀，食后愈甚；中气下陷，内脏无以托举，故便意频频，肛门重坠，或久泻不止，甚则脱肛，或子宫、肝、肾、胃等脏器下垂；脾主散精，脾虚不能正常输布精微而下流于膀胱，故小便混浊如米泔；清阳不升，不能濡养头目，故头晕目眩；脾气虚衰，运化失职，故食少便溏；化源亏乏，致中气不足，脏腑功能减退，故面白无华，神疲乏力，气短懒言；舌淡苔白，脉缓或弱则为脾气虚衰之象。

【辨证要点】 以脘腹重坠、内脏下垂与气虚症状共见为辨证的主要依据。

3. 脾阳虚证 是指脾阳虚衰，阴寒内盛，以食少、腹胀腹痛、便溏为主要表现的虚寒证候。

【临床表现】 食少腹胀，腹痛绵绵，喜温喜按，畏寒怕冷，四末不温，面白无华或虚肿，或肢体困重，或周身浮肿，小便不利，大便稀溏或完谷不化，或白带清稀量多，舌质淡胖或边有齿痕，苔白滑，脉沉迟无力。

【证候分析】 本证多由脾气虚进一步发展而致；或恣食生冷，或过用苦寒之剂，损伤脾阳；或肾阳不足，命门火衰，火不生土，致使脾阳虚衰，温运失司，水谷失运，水湿不化。

NOTE

脾脏阳气虚衰，运化失职，故食少腹胀，大便稀溏或完谷不化；阳虚则阴盛，寒从中生，寒凝气滞，故腹痛绵绵，喜温喜按；脾阳虚衰，不能温煦四肢，故畏寒怕冷，四末不温；阳虚气血不能上荣，水气上泛，故面白无华或虚肿；脾阳虚弱，水湿内停，泛溢肌肤，故肢体困重，甚则周身浮肿；水湿停滞，膀胱气化失司，故小便不利；水湿下注，损伤带脉，致带脉不固，故女子可见白带清稀量多；舌质淡胖或边有齿痕，苔白滑，脉沉迟无力，则为阳虚失运之象。

本证畏寒怕冷肢凉、脘腹隐痛喜温等寒象，可与脾气虚证鉴别。

【辨证要点】　以食少、腹胀腹痛、便溏与虚寒症状共见为辨证的主要依据。

4. 脾不统血证　是指脾气虚弱，不能统摄血液，而致血溢脉外，以各种慢性出血及气血亏虚症状为主要表现的证候。

【临床表现】　各种慢性出血，如尿血、便血、吐血、衄血、牙龈出血、皮肤紫斑、妇女月经量多、崩漏等，食少便溏，面色无华，神疲乏力，少气懒言，舌淡苔白，脉细弱。

【证候分析】　本证多由久病气虚，或劳倦过度，损伤脾气，以致统血无权所致。

脾主统血，脾气虚弱，运血乏力，统血无权，致血溢脉外，故见各种出血。若下溢于膀胱，则见尿血；溢于胃肠，则见吐血或便血；外渗于鼻，则衄血；外溢于齿龈，则牙龈出血；溢于皮下，则见紫斑；冲任不固，则妇女月经量多，甚则崩漏；脾胃虚弱，运化失司，故食少便溏；中气不足，则神疲乏力，少气懒言；反复出血，营血亏虚，肌肤失养，故面色无华；舌淡苔白，脉细弱则为气血亏虚之象。

【辨证要点】　以各种慢性出血与气血两虚症状共见为辨证的主要依据。

5. 寒湿困脾证　是指寒湿内盛，脾阳受困，脾失健运，以腹胀、纳呆、便溏、身重及寒湿症状为主要表现的证候。

【临床表现】　脘腹胀闷，食少纳呆，泛恶欲呕，口淡不渴，腹痛便溏，或小便短少，肢体肿胀、困重，身目发黄，面色晦暗如烟熏，或妇女带下量多，舌体淡胖，舌苔白腻或白滑，脉濡缓或沉细。

【证候分析】　本证多因饮食不节，恣食生冷，致使寒湿停滞中焦；或嗜食肥甘，湿浊内生，困阻中阳；或涉水淋雨，居处潮湿，致寒湿内侵伤中；外湿内湿，互为因果，致寒湿困阻，脾阳失运所致。

脾喜燥恶湿，寒湿内盛，脾阳受阻，运化失司，致水湿内停，故脘腹胀闷或痛，食少；脾失健运，湿滞气机，故纳呆；脾失健运，致胃失和降，胃气上逆，故泛恶欲呕；水湿下渗，故大便稀溏；湿为阴邪，其性重浊，泛溢肢体，郁遏清阳，故肢体困重；若寒湿困脾，阳气被遏，水湿停滞，泛溢肌肤，故小便短少，肢体肿胀；寒湿内盛，困阻中阳，若肝胆疏泄失职，胆汁外溢，故身目发黄，面色晦暗如烟熏；若寒湿下注，损伤带脉，带脉失约，可见妇女带下量多；口淡不渴，舌体淡胖，舌苔白腻或白滑，脉濡缓或沉细则为寒湿内盛之象。

寒湿困脾证与脾阳虚证均有纳呆食少、腹胀、便溏等表现，但脾阳虚证为阳虚运化失职，导致寒湿内阻，主要以虚为主；寒湿困脾证为寒湿内盛，阻遏脾阳，主要以实为主。

【辨证要点】　以腹胀、纳呆、便溏、身重与寒湿症状共见为辨证的主要依据。

6. 湿热蕴脾证　是指湿热内蕴，脾失健运，以腹胀、纳呆、身热、身重、便溏不爽及湿热症状为主要表现的证候。

【临床表现】　脘腹胀闷，食少纳呆，恶心欲呕，口中黏腻，渴不多饮，肢体困重，或身热不扬，汗出热邪不退，或见肌肤面目发黄，且颜色鲜明如橘皮，或皮肤发痒，便溏不爽，小便短黄，舌质红，苔黄腻，脉濡数或滑数。

【证候分析】 本证多因感受湿热之邪；或素来脾气虚弱，湿邪阻遏中焦，郁而化热；或嗜食肥甘厚腻，酿湿聚热，内蕴脾胃所致。

湿热阻滞中焦，脾胃受纳运化失职，升降失常，致气机阻滞，故脘腹胀闷，食少纳呆，恶心欲呕；湿热蕴脾，上蒸于口，故口中黏腻，渴不多饮；湿热交结，热蒸于内，湿邪侵犯肌肤，阻碍经气，致气化不利，故肢体困重，小便短黄；热伏湿遏，郁蒸于内，故身热不扬；湿热之邪，缠绵黏滞，故汗出热邪不退；若湿热蕴结脾胃，熏蒸肝胆，使其疏泄失职，胆汁不循常道而泛溢肌肤，则见面目发黄，色泽鲜明；湿热行于皮里，故皮肤发痒；舌质红，苔黄腻，脉濡数或滑数则为湿热内蕴之象。

寒湿困脾证与湿热蕴脾证都为湿邪侵袭，但前者其湿属寒，后者其湿属热，舌脉证表现也各有不同。

【辨证要点】 以腹胀、纳呆、身热、身重、便溏不爽与湿热症状共见为辨证的主要依据。

（二）辨胃病证候

1. 胃气虚证 是指胃气虚弱，胃失和降，以食少、胃脘痞胀或隐痛、喜按及气虚症状为主要表现的证候。

【临床表现】 胃脘痞胀或隐痛，按之舒缓，纳呆，或得食痛缓，食后愈胀，嗳气，口淡不渴，面色萎黄，神疲倦怠，气短懒言，舌质淡，苔薄白，脉弱。

【证候分析】 本证多因饮食不节，饥饱无常，劳累过度，久病失养，或其他脏腑病证累及，损伤胃气所致。

胃气不足，受纳、腐熟功能减退，胃失和降，气滞中焦，则见胃脘痞胀或隐痛，纳呆；病性属虚，故按之舒缓；胃气已然虚弱，食后难负消化之职，故食后愈胀；胃气失和，该降不降，反而上逆，故见嗳气；胃虚累及脾脏，脾失健运，化源不足，致气血虚少不能上荣于面，故面色萎黄；全身脏腑机能减退，则神疲倦怠，气短懒言；舌质淡，苔薄白，脉弱则为气虚之象。

【辨证要点】 以胃脘痞满、隐痛喜按、食少与气虚症状共见为辨证的主要依据。

2. 胃阳虚证 是指阳气虚弱，胃失温煦，以胃脘冷痛、喜温喜按、畏寒肢冷为主要表现的虚寒证候。

【临床表现】 胃脘冷痛，绵绵不已，时发时止，喜温喜按，得食则舒，泛吐清水或夹杂未化之物，食少脘痞，口淡不渴，倦怠乏力，畏寒肢冷，舌淡胖嫩，脉沉迟无力。

【证候分析】 本证多因嗜食生冷，饮食失调，或过用泻下、苦寒之物，或脾胃素弱，阳气虚损，或久病失养，其他脏腑病变的影响，伤及胃阳所致。

胃阳不足，内生虚寒，寒凝气机，故见胃脘冷痛；性属虚寒，故痛绵绵不已，时作时止，喜温喜按，得食则舒；胃受纳腐熟功能减弱，水谷不化，胃气上逆，则食少脘痞，泛吐清水或夹杂未化之物；阳气不足，机体失于温煦，故畏寒肢冷；阳虚内寒，津液未损，故口淡不渴；舌淡胖嫩，脉沉迟无力则为虚寒之象。

【辨证要点】 以胃脘冷痛、喜温喜按，畏寒肢冷症状共见为辨证的主要依据。

3. 胃阴虚证 是指胃阴亏虚，胃失濡养、和降，以胃脘嘈杂、灼痛，饥不欲食，脘腹痞胀为主要表现的证候。

【临床表现】 胃脘嘈杂，隐隐灼痛，饥不欲食，口燥咽干，干呕呃逆，大便干结，小便短少，舌红少苔乏津，脉细数。

【证候分析】 本证多因热性病后期或胃病久延不愈，阴液耗伤，或情志不遂，气郁化火，灼伤胃阴，或平素嗜食辛辣之品，或吐泻太过，或过用温热辛燥药物，耗伤胃阴所致。

胃喜润恶燥，以降为顺，胃阴不足，则胃阳偏亢，虚热内生，热郁于胃，致胃失和降，故胃脘嘈杂，隐隐灼痛；虚热内扰，消食即快，则有饥饿感，胃阴不足，纳化迟滞，故饥不欲食；胃阴亏虚，阴津不能上润，故口燥咽干；胃失和降，胃气上逆，故干呕呃逆；阴亏不能下润，故大便干结，小便短少；舌红少苔乏津，脉细数则为阴液亏虚之象。

【辨证要点】 以胃脘嘈杂、灼痛，饥不欲食，脘腹痞胀症状共见为辨证的主要依据。

4. 胃热炽盛证 是指火热炽盛于胃，胃失和降，以胃脘灼痛、消谷善饥为主要表现的实热证候。

【临床表现】 胃脘灼痛，拒按，吞酸嘈杂，渴喜冷饮，消谷善饥，口气秽臭，或牙龈溃烂肿痛，齿衄，大便秘结，小便短赤，舌红苔黄，脉滑数。

【证候分析】 本证多因恣食肥甘辛辣，化热生火，或热邪内犯，胃火亢盛，或情志不畅，郁而化火等引起。

火为热邪，积于胃中，壅塞胃气，故胃脘灼痛，拒按；肝郁化火横逆犯胃，故吞酸嘈杂；热邪耗伤胃津，故渴喜冷饮；胃火炽盛，受纳腐熟功能亢进，故消谷善饥；胃火内盛，胃中秽浊之气上冲，故口气秽臭；胃经经脉络于龈，胃火循经上炎，气血壅滞，故牙龈溃烂肿痛；血得热而妄行，损伤龈络，故见齿衄；热甚伤津，故大便秘结，小便短赤；舌红苔黄，脉滑数则为里热炽盛之象。

【辨证要点】 以胃脘灼痛、消谷善饥与实热症状共见为辨证的主要依据。

5. 食滞胃脘证 是指所食之物不能腐熟，停滞于胃脘，以胃脘胀痛，嗳气吞酸或呕吐酸腐食物为主要表现的证候。

【临床表现】 脘腹胀痛，拒按，嗳气吞酸或呕吐酸腐食物，吐后痛减，或矢气便溏，泻下物酸腐臭秽，舌苔厚腻，脉滑。

【证候分析】 本证多因脾胃素弱，运化失健；或暴饮暴食，饮食不节等引起。

胃主受纳腐熟水谷，以降为顺，暴饮暴食，食后不化，积于胃肠，气滞不通，故脘腹胀痛，拒按；食积化腐，腐食随浊气上泛，故嗳气吞酸或呕吐酸腐食物；吐后宿食得以排出，故吐后痛减；食积气滞，湿邪内生，湿浊之气下行大肠，气机阻塞，故见矢气频频，臭如败卵，大便稀溏，泻下物酸腐臭秽；舌苔厚腻，脉滑则为食积内停之象。

【辨证要点】 以胃脘胀痛，嗳气吞酸或呕吐酸腐食物症状共见为辨证的主要依据。

6. 寒滞胃脘证 是指寒邪侵袭胃脘，阻滞气机，胃失和降，以胃脘、腹部冷痛剧烈，得温痛减为主要表现的实寒证候。

【临床表现】 胃脘冷痛或剧痛，得温痛减，遇寒痛甚，恶心呕吐，吐后痛缓，口淡不渴，或口泛清水，面色苍白，形寒肢冷，舌淡苔白润，脉弦紧或沉紧。

【证候分析】 本证多因过食生冷，或外寒直中，寒凝胃肠所致。寒性凝滞，寒邪犯胃，凝滞气机，故胃脘冷痛或剧痛；寒邪得温则散，故疼痛得温亦减，遇寒气机凝滞加重，故遇寒痛甚；胃气上逆，故恶心呕吐；吐后气滞得以疏泄，故吐后痛缓；寒不伤津，故口淡不渴；寒为阴邪，伤及胃阳，水饮不化，随气上逆，故口泛清水；寒邪阻遏，阳气不能外达，肢体失于温煦，故面色苍白，形寒肢冷；舌淡苔白润，脉弦紧或沉紧则为阴寒内盛，凝阻气机之象。

【辨证要点】　以胃脘、腹部冷痛剧烈，得温痛减症状共见为辨证的主要依据。

7. 胃肠气滞证　是指胃肠气机阻滞，以脘腹胀满窜痛、嗳气、矢气、肠鸣等为主要表现的证候。

【临床表现】　脘腹胀满疼痛，走窜不定，痛时欲吐欲泻，嗳气，肠鸣，矢气，得嗳气、矢气后胀痛可缓，或无肠鸣、矢气则胀痛愈加，或大便秘结，苔厚，脉弦。

【证候分析】　本证多因外邪内侵，情志不遂，病邪停滞或病理产物等致使胃肠气机阻滞而成。

胃肠气机阻滞，通降、传导失职，则脘腹胀满疼痛；气或聚或散，故胀痛走窜不定；胃气不降反上逆，故嗳气，欲吐；肠道气滞不通，则肠鸣，矢气，欲泻；嗳气或矢气后，肠道气机暂通，故胀痛可缓；若气机阻滞严重，上不得嗳气，下不得矢气，气聚而不散，故胀痛加重；胃肠之气不得降，则大便秘结；苔厚，脉弦则为气机阻滞，浊气内停之象。

【辨证要点】　以脘腹胀痛走窜、嗳气、矢气、肠鸣症状共见为辨证的主要依据。

五、辨肾与膀胱病证候

肾居腰中，左右各一，其经脉与膀胱相互络属，互为表里。肾在体为骨，开窍于耳及二阴，其华在发。肾的主要生理功能是藏精，主生殖，主骨生髓充脑，又兼主水，具有纳气功能。肾内藏元阴寄元阳，为脏腑阴阳之根本，故称肾为"先天之本""水火之宅"。

肾脏病变主要以人体生长发育和生殖功能障碍，水液代谢失常，呼吸功能减退，脑、髓、骨、发、耳及二便失常为主。肾病常见症状有腰膝酸软而痛，耳鸣耳聋，发白早脱，牙齿动摇，男子阳痿遗精，精少不育，女子经闭不孕，水肿，气短而喘等。临床多见肾阳虚、肾虚水泛、肾阴虚、肾精不足及肾气不固等证。膀胱的病变主要反映在排尿功能的异常。常见证候有膀胱湿热证等。

（一）辨肾病证候

1. 肾阳虚证　是指肾脏阳气不足，虚寒内生，机体失于温煦，以腰膝酸冷、性欲减退、夜尿频多及虚寒症状为主要表现的证候。

【临床表现】　腰膝酸软而痛，畏寒肢冷，尤以下肢为甚，头目眩晕，精神萎靡，面色苍白或黧黑，或性欲减退，男子阳痿早泄，妇女宫寒不孕，或大便久泄不止，完谷不化，五更泄泻，或小便清长频数，夜尿频多，或浮肿，腰以下为甚，按之凹陷不起，甚则全身浮肿，心悸咳喘，舌淡苔白，脉沉细无力。

【证候分析】　本证多因素体阳虚，或年老肾虚，或久病损伤肾阳；或房劳过度，耗伤肾阳所致。

肾阳虚衰，温煦失司，不能温养腰膝，故腰膝酸软而痛；肾处下焦，阳气不足，阴寒盛于下，不能温煦肌肤，故畏寒肢冷，尤以下肢为甚；阳虚不能温运气血，上荣头面，故头目眩晕，面色苍白；阳虚温煦功能减退，不能振奋精神，故精神萎靡；肾阳虚衰，阴寒内生，气血运行不畅，故面色黧黑；命门火衰，故性功能减退，男子阳痿早泄，妇女宫寒不孕；肾阳不足，火不暖土，脾失健运，故久泻不止，完谷不化，五更泄泻；肾阳虚衰，气化失司，肾气不固，故小便清长频数，夜尿频多；肾阳不足，膀胱气化功能障碍，水液内停，泛于肌肤，故见水肿；水湿下趋，肾处下焦，故腰以下为甚，按之凹陷不起，甚则全身浮肿；水气凌心，心阳受损，故心悸；上逆犯肺，宣降失常，故见咳喘；舌淡苔白，脉沉细无力则为肾阳虚衰，气血运行无力之象。

【辨证要点】 以腰膝酸冷、性欲减退、夜尿频多与虚寒症状共见为辨证的主要依据。

2. 肾虚水泛证 是指肾阳亏虚，气化失职，水液泛滥，以下肢水肿、尿少、畏寒肢冷等为主要表现的证候。

【临床表现】 腰膝酸软，耳鸣，身体浮肿，腰以下尤甚，按之没指，小便短少，畏寒肢冷，腹部胀满，或见心悸，气短，咳喘痰鸣，舌苔淡胖，苔白滑，脉沉迟无力。

【证候分析】 本证多因久病损伤肾阳，或素体阳气虚弱，气化失职，水湿泛滥所致。

肾阳亏虚，温煦失职，故腰膝酸软；阳虚清窍失养，故耳鸣；肾阳亏虚，不能蒸腾气化，水湿内停，泛溢肌肤，故身体浮肿；水湿趋下，故腰以下尤甚，按之没指，小便短少；阳虚无以温养肢体，故畏寒肢冷；水气犯脾，脾失健运，故腹部胀满；水气凌心，阻遏心阳，故心悸；水寒犯肺，肺失宣降，故气短，咳喘痰鸣；舌苔淡胖，苔白滑，脉沉迟无力则为肾阳亏虚，水湿内停之象。

肾阳虚与肾虚水泛证均为虚寒证，前者主要表现为脏腑功能衰退，性功能减弱；后者偏重于阳气虚，以气化无权而致的水肿、尿少为主。

【辨证要点】 以下肢水肿、尿少、畏寒肢冷症状共见为辨证的主要依据。

3. 肾阴虚证 是指肾脏阴液不足，失于滋养，虚热内扰，以腰膝酸软、遗精、经少、头晕耳鸣及虚热症状为主要表现的证候。

【临床表现】 腰膝酸痛无力，眩晕耳鸣，失眠多梦，男子遗精，女子经少经闭，甚或崩漏；形体消瘦，口燥咽干，午后颧红，五心烦热，潮热盗汗，大便干，小便黄，舌红少津，脉细数。

【证候分析】 本证多因先天禀赋不足，肾阴素亏，或虚劳久病，耗伤肾阴，或房劳过度，阴精内损，或年老体衰，阴津自亏，或过服温燥劫阴之品所致。

肾阴亏虚，腰膝失养，故腰膝酸痛无力；脑海失充，故眩晕耳鸣；肾阴亏虚，水火失济，虚火上扰心神，故失眠多梦；肾阴不足，虚热内生，相火扰动精室，故遗精；肾阴亏虚，冲任不充，故经少经闭；阴不制阳，虚火扰动，迫血妄行，则见崩漏；肾阴不足，失于滋养，故形体消瘦，口燥咽干；虚火内扰，故见午后颧红，五心烦热，潮热盗汗，大便干，小便黄；舌红少津，脉细数则为阴虚内热之象。

【辨证要点】 以腰膝酸软、遗精、经少、头晕耳鸣与虚热症状共见为辨证的主要依据。

4. 肾精不足证 是指肾精亏虚，骨、髓、脑失其充养，以生长发育迟缓、早衰、生育功能低下等为主要表现的虚弱证候。

【临床表现】 小儿生长发育迟缓，囟门迟闭，身材矮小，智力和动作迟钝，骨骼痿软；男子精少不育，女子经闭不孕，性机能减退；成人早衰，腰膝酸软，精神呆钝，健忘恍惚，足软无力，动作迟缓，耳鸣耳聋，发脱齿摇，舌淡，脉弱。

【证候分析】 本证多因先天禀赋不足，后天失养，肾精不充，或久病劳损，或房事不节所致。

小儿肾精不足，不能主骨生髓充脑，无以化生气血和生长肌肉，故生长发育迟缓，囟门迟闭，身材矮小，智力和动作迟钝，骨骼痿软；成人肾精不足，生殖无源，故性机能减退，男子精少不育，女子经闭不孕；肾精不足，腰府失养，故早衰，腰膝酸软；肾精不足，无以充实脑髓，则精神呆钝，健忘恍惚；肾精不足，筋骨失养，故足软无力，动作迟缓；肾开窍于耳，脑为髓海，精亏髓少，故耳鸣耳聋；肾之华在发，骨之余在齿，肾精不足，故发脱齿摇；舌淡，脉弱则为虚弱之象。

肾阴虚与肾精不足均为肾的虚证，皆有腰膝酸软、头晕耳鸣、发脱齿松等症，但肾阴虚有阴虚内热的表现，性欲偏亢，梦遗，经少；而肾精不足主要表现为生长发育迟缓，早衰，生育功能低下，并无虚热表现。

【辨证要点】　以生长发育迟缓、早衰、生育功能低下症状共见为辨证的主要依据。

5. 肾气不固证　是指肾气亏虚，固摄封藏失职，以腰膝酸软，小便、精液、经带、胎气不固及气虚症状为主要表现的证候。

【临床表现】　腰膝酸软，神疲乏力，耳鸣耳聋；小便频数清长，或尿后余沥不尽，或夜尿增多，或小便失禁，遗尿；男子滑精早泄，女子带下清稀量多，月经淋沥不尽，或胎动易滑；舌淡，苔白，脉弱。

【证候分析】　本证多因先天禀赋不足，年幼肾气未充，或年老体弱，肾气渐亏，或久病、房劳，损伤肾气，下元失固所致。

肾气亏虚，脑髓、腰膝、耳窍失养，故腰膝酸软，神疲乏力，耳鸣耳聋；肾气亏虚，固摄失职，膀胱失约，故小便频数清长，或尿后余沥不尽，或夜尿增多，或小便失禁，遗尿；肾气亏虚，封藏失司，精关不固，精液外泄，故滑精早泄；肾气亏虚，带脉失固，故带下清稀量多；肾气不固，冲任失约，故月经淋沥不尽；肾气亏虚，胎气不固，故胎动易滑；舌淡，苔白，脉弱则为肾气亏虚，失于充养之象。

【辨证要点】　以腰膝酸软，小便、精液、经带、胎气不固与气虚症状共见为辨证的主要依据。

（二）辨膀胱病证候

膀胱湿热证　是指湿热下注，蕴结膀胱，膀胱气化不利，以小便频急、灼热涩痛及湿热症状为主要表现的证候。

【临床表现】　尿频尿急，尿道灼痛，小便黄赤、短少浑浊，或尿血，或尿有砂石，甚或尿血，或伴有发热，口渴，腰痛，舌红，苔黄腻，脉滑数。

【证候分析】　本证多因感受湿热，或饮食不节，湿热内生，下注膀胱所致。

湿热之邪下注，蕴结膀胱，致膀胱气化不利，故尿频尿急，尿道灼痛；湿热熏灼，津液耗竭，故小便黄赤、短少浑浊；热邪损伤血络，故见尿血；湿热久煎尿液，结成砂粒，故尿有砂石；湿热郁蒸于外，则见发热，口渴；湿热之邪累及肾脏，可见腰痛；舌红，苔黄腻，脉滑数，则为湿热内盛之象。

【辨证要点】　以小便频急、灼热涩痛与湿热症状共见为辨证的主要依据。

六、辨脏腑兼病证候

凡两个或两个以上脏腑的病证并见者，称为脏腑兼病。

脏腑兼病，不等于两个及两个以上脏腑证候的简单相加，而是在病理上存在着内在联系和相互影响的规律，如具有表里关系的脏腑之间，兼证较为常见；脏与脏之间的病变，可有生克乘侮的兼病关系。有的是因在运行气血津液方面相互配合失常，有的则因在主消化、神志、生殖等功能方面失去有机联系等。脏腑兼证在临床甚为多见，其证候也较为复杂。这里只介绍临床常见证型。

（一）心肾不交证

心肾不交证是指心与肾的阴液亏虚，虚火内扰，以心烦、失眠、梦遗、耳鸣、腰酸等为主要表现的虚热证候，又名心肾阴虚阳亢或心肾阴虚火旺证。

【临床表现】 心烦失眠，惊悸健忘，头晕，耳鸣，腰膝酸软，梦遗，口咽干燥，五心烦热，潮热盗汗，便结尿黄，舌红少苔，脉细数。

【证候分析】 本证多因忧思劳神太过，郁而化火，耗伤心肾之阴；或因虚劳久病，房事不节等导致肾阴亏耗，虚阳亢动，上扰心神所致。

肾阴亏损，水不济火，不能上养心阴，心火偏亢，扰动心神，则见心烦失眠，多梦惊悸；肾阴亏虚，骨髓失充，脑髓失养，则头晕，耳鸣，健忘；腰膝失养，则腰膝酸软；虚火内炽，相火妄动，扰动精室，则梦遗；阴虚阳亢，虚热内生，则口咽干燥，五心烦热，潮热盗汗，便结尿黄；舌红，少苔或无苔，脉细数，为阴虚火旺之征。

【辨证要点】 以心烦、失眠、腰酸、耳鸣、梦遗与阴虚症状共见为辨证的主要依据。

（二）心肺气虚证

心肺气虚证是指心肺两脏气虚，以咳喘、心悸、胸闷与气虚症状为主要表现的证候。

【临床表现】 咳嗽，气短而喘，胸闷，心悸，动则尤甚，吐痰清稀，神疲乏力，声低懒言，自汗，面色淡白，舌淡苔白，或唇舌淡紫，脉弱或结或代。

【证候分析】 本证多因久病咳喘，耗伤肺气，累及于心；或因老年体虚，劳倦太过等，使心肺之气虚损所致。

肺气虚弱，呼吸功能减弱，失于宣降，则为咳嗽，气短而喘；宗气亏虚，气滞胸中，则胸闷；心气虚弱，鼓动无力，则见心悸；动则耗气，加重气虚程度，故活动后诸症加剧；肺气虚，不能输布津液，水液停聚为痰，则痰液清稀；肺气虚，卫外不固，则自汗；气虚，脏腑机能活动减弱，则见头晕，神疲，声低懒言，面色淡白；舌淡，唇舌淡紫，脉弱或结或代，为心肺气虚之征。

【辨证要点】 以咳喘、心悸、胸闷与气虚症状共见为辨证的主要依据。

（三）心脾两虚证

心脾两虚证是指脾气亏虚，心血不足，以心悸、神疲、头晕、食少、腹胀、便溏等为主要表现的证候，又称心脾气血虚证。

【临床表现】 心悸怔忡，头晕，健忘，多梦，食欲不振，腹胀，便溏，神疲乏力，或见皮下紫斑，女子月经量少色淡、淋沥不尽，面色萎黄，舌淡嫩，脉弱。

【证候分析】 本证多因久病失调，思虑过度；或因饮食不洁，损伤脾胃，生化不足；或因慢性失血，血亏气耗，渐致心脾气血两虚。

脾气亏损，气血生化不足，心失所养，心神不宁，则心悸怔忡，头晕，失眠健忘，多梦；脾虚气弱，运化失职，水谷不化，故食欲不振而食少，腹胀，便溏，神疲乏力；脾虚不能摄

第四章 辨 证 199

血，血不归经，则皮下出血而见紫斑，女子月经量少色淡，淋沥不尽；面色萎黄，倦怠乏力，舌质淡嫩，脉弱，均为气血亏虚之征。

【辨证要点】 以心悸、神疲、头晕、食少、腹胀、便溏等为辨证的主要依据。

（四）脾肺气虚证

脾肺气虚证是指脾肺两脏气虚，以咳嗽、气喘、咳痰、食少、腹胀、便溏与气虚症状为主要表现的证候，又名脾肺两虚证。

【临床表现】 食欲不振，食少，腹胀，便溏，久咳不止，气短而喘，咳痰清稀，面部虚浮，下肢微肿，声低懒言，神疲乏力，面白无华，舌淡，苔白滑，脉弱。

【证候分析】 本证多因久病咳喘，耗伤肺气，子病及母，影响脾气；或饮食不节，脾胃受损、土不生金，累及于肺所致。

脾气虚，运化失职，则食欲不振而食少，腹胀，便溏；久病咳喘，肺气虚损，呼吸功能减弱，宣降失职则气短而喘；肺气虚，不能输布水津，聚湿生痰，故咳痰清稀；脾虚不能运化水液，水气泛溢肌肤，则面部虚浮，下肢微肿；气虚全身脏腑功能活动减退，故少气懒言，神疲乏力；气虚运血无力，面部失养，则面白无华；舌淡，苔白滑，脉弱，为气虚之征。

【辨证要点】 以咳嗽、气喘、咯痰，食少、腹胀、便溏与气虚症状共见为辨证的主要依据。

（五）肺肾气虚证

肺肾气虚证是指肺肾气虚，摄纳无权，以久病咳喘、呼多吸少、动则尤甚与气虚症状为主要表现的证候，又名肾不纳气证。

【临床表现】 咳嗽无力，呼多吸少，气短而喘，动则尤甚，吐痰清稀，声低，乏力，自汗，耳鸣，腰膝酸软，或尿随咳出，舌淡紫，脉弱。

【证候分析】 本证多因久病咳喘，耗伤肺气，病久及肾；或劳伤太过，先天不足，老年体弱，肾气亏虚，纳气无权所致。

肺为气之主，肾为气之根，肺司呼吸，肾主纳气。肺气虚，呼吸功能减弱，则咳嗽无力，气短而喘，吐痰清稀；动则耗气，肺肾更虚，故喘息加剧；肾气虚，不主摄纳，气不归原，则呼多吸少；宗气不足，卫表不固，则语声低怯，乏力，自汗；耳窍失充，则耳鸣；腰膝失养，则腰膝酸软；肾气不固，可见尿随咳出；舌淡，脉弱，为气虚之征。

心肺气虚、脾肺气虚、肺肾气虚三证，均有肺气虚，呼吸功能减退，均见咳喘无力、气短、咳痰清稀等症。但心肺气虚证同时兼有心气不足的证候，如心悸怔忡、胸闷等；脾肺气虚证则兼有脾失健运的证候，如食少、腹胀、便溏等；肺肾气虚证则兼有肾失摄纳的证候，如呼多吸少、腰酸耳鸣、尿随咳出等。

【辨证要点】 以久病咳喘、呼多吸少、动则尤甚与气虚症状共见为辨证的主要依据。

（六）肝火犯肺证

肝火犯肺证是指肝火炽盛，上逆犯肺，肺失肃降，以胸胁灼痛、急躁、咳嗽痰黄或咯血等为主要表现的实热证候。

【临床表现】 胸胁灼痛，急躁易怒，头胀头晕，面红目赤，口苦口干，咳嗽阵作，痰黄黏稠，甚则咯血，舌红，苔薄黄，脉弦数。

【证候分析】 本证多因郁怒伤肝，气郁化火；或邪热内蕴，肝火炽盛，上逆犯肺；或邪热蕴肺，咳甚牵引胸胁，影响肝气升发，郁而化火犯肺所致。

肝火内郁，经气不畅，则胸胁灼痛，急躁易怒；肝火上扰，气血上逆，则头晕头胀，面红目赤；热蒸胆气上逆，则口苦口干；肝火炽盛，上逆犯肺，肺失清肃，则咳嗽阵作；火热灼津，炼液成痰，则痰黄黏稠；火灼肺络，迫血妄行，则为咯血；舌红，苔薄黄，脉弦数，为实火内炽之征。

【辨证要点】　以胸胁灼痛、急躁、咳嗽痰黄或咯血等与实热症状共见为辨证的主要依据。

（七）肝胆湿热证

肝胆湿热证是指湿热内蕴，肝胆疏泄失常，以身目发黄、胁肋胀痛及湿热症状为主要表现的证候。以阴痒、带下黄臭等为主要表现者，称肝经湿热证或肝经下注证。

【临床表现】　胁肋胀痛，身目发黄，或胁下有痞块，纳呆，厌油腻，泛恶欲呕，腹胀，大便不调，小便短赤，发热或寒热往来，口苦口干，舌红，苔黄腻，脉弦滑数；或为阴部潮湿、瘙痒、湿疹，阴器肿痛，带下黄稠臭秽等。

【证候分析】　本证多因外感湿热之邪，侵犯肝胆或肝经；或嗜食肥甘，酿生湿热；或脾胃运纳失常，湿浊内生，郁结化热，湿热壅滞肝胆所致。

湿热蕴阻，肝胆疏泄失职，气机不畅，则胁肋胀痛，或胁下有痞块；湿热内阻，胆汁不循常道，泛溢肌肤，则身目发黄；湿热内阻，脾胃升降、纳运失司，胃气上逆，则纳呆，厌食恶油，泛恶欲呕，腹部胀满，大便不调；邪居少阳胆经，枢机不利，正邪相争，则寒热往来；湿热郁蒸，胆气上溢，则口苦；肝经绕阴器，过少腹，湿热循经下注，则可见阴部潮湿、痛痒、起丘疹，或阴器肿痛，或带下色黄秽臭；发热，口渴，小便短赤，舌红，苔黄腻，脉弦滑数，均为湿热内蕴之象。

【辨证要点】　以胁肋胀痛、身目发黄，或阴部瘙痒、带下黄臭等与湿热症状共见为辨证的主要依据。

肝胆湿热证与湿热蕴脾证，均有发热、苔黄腻、脉滑数等湿热证候，但前者以胁痛、黄疸、阴痒等为主症；后者以腹胀、纳呆、呕恶、大便不调等为主症。

（八）肝胃不和证

肝胃不和证是指肝气郁结，胃失和降，以脘胁胀痛、嗳气、吞酸、情绪抑郁等为主要表现的证候，又名肝气犯胃证、肝胃气滞证。

【临床表现】　胃脘、胁肋胀满疼痛，走窜不定，嗳气，吞酸嘈杂，呃逆，不思饮食，情绪抑郁，善太息，或烦躁易怒，舌淡红，苔薄黄，脉弦。

【证候分析】　本证多因情志不舒，肝气郁结，横逆犯胃，胃失和降所致。

情志不遂，肝失疏泄，肝气横逆犯胃，胃气郁滞，则胃脘、胸胁胀满疼痛，走窜不定；胃气上逆而见呃逆、嗳气；肝气犯胃，胃不主受纳，则吞酸嘈杂，不思饮食；肝失条达，情志失调，则精神抑郁，善太息；气郁化火，肝性失柔，则烦躁易怒；苔薄黄，脉弦，为肝气郁结之象。

【辨证要点】　以脘胁胀痛、嗳气、吞酸、情绪抑郁等为辨证的主要依据。

（九）肝肾阴虚证

肝肾阴虚证是指肝肾阴液亏虚，虚热内扰，以腰酸胁痛、眩晕、耳鸣、遗精等为主要表现的虚热证候。

【临床表现】　头晕，目眩，耳鸣，健忘，胁痛，腰膝酸软，口燥咽干，失眠多梦，低热或五心烦热，颧红，男子遗精，女子月经量少，舌红，少苔，脉细数。

【证候分析】 本证多因久病失调，阴液亏虚；或因情志内伤，化火伤阴；或因房事不节，耗伤肾阴；或因温热病久，津液被劫，皆可导致肝肾阴虚。

肝肾阴亏，水不涵本，肝阳上扰，则头晕目眩；肝肾阴亏，不能上养清窍，濡养腰膝，则耳鸣，健忘，腰膝酸软；肝肾阴虚，肝络失滋，经气不利，则胁痛；虚火上扰，心神不宁，故失眠多梦；肝肾阴亏，相火妄动，扰动精室，精关不固，则男子遗精；肝肾阴亏，冲任失充，则女子月经量少；阴虚失润，虚热内炽，则口燥咽干，五心烦热，盗汗颧红，舌红少苔，脉细数。

【辨证要点】 以腰酸胁痛、眩晕、耳鸣、遗精等与虚热症状共见为辨证的主要依据。

心肾不交、肺肾阴虚、肝肾阴虚三证，均见腰膝酸软、耳鸣、遗精及阴虚内热的肾阴虚证候表现。但心肾不交证兼心阴亏虚，虚火扰神，故心悸、心烦、失眠多梦等症明显；肺肾阴虚证兼肺阴亏损，肺失清肃，故有干咳、痰少难咳等表现；肝肾阴虚证兼肝阴虚损，失于滋养，常见胁痛、目涩、眩晕等症。

（十）脾肾阳虚证

脾肾阳虚证是指脾肾阳气亏虚，虚寒内生，以久泻久痢、水肿、腰腹冷痛等为主要表现的虚寒证候。

【临床表现】 畏冷肢凉，腰膝、下腹冷痛，久泄久痢，或五更泄泻，完谷不化，便质清冷，或全身水肿，小便不利，面色㿠白，舌淡胖，苔白滑，脉沉迟无力。

【证候分析】 本证多由久泄久痢，脾阳损伤，不能充养肾阳；或水邪久留，肾阳受损，不能温暖脾阳，导致脾肾阳气损伤，虚寒内生，温化无权，水谷不化，水液停聚。

阳虚不能温煦全身，则畏冷肢凉；脾肾阳虚，腰膝失于温养，故腰膝冷痛；阳虚阴寒内盛，气机凝滞，故下腹冷痛；脾肾阳虚，运化、吸收水谷精微及排泄二便功能失职，则见久泄久痢不止；黎明前，寅卯之交，阴气极盛，阳气未复，命门火衰，阴寒凝滞，则黎明前腹痛泄泻，称为五更泄；不能腐熟水谷，则见完谷不化，大便清冷；脾肾阳虚，不能温化水液，泛溢肌肤，则为全身水肿，小便不利；阳虚水泛，面部浮肿，故面色㿠白；舌淡胖，苔白滑，脉沉迟无力，均为阳虚水寒内停之征。

【辨证要点】 以久泻久痢、水肿、腰腹冷痛等与虚寒症状共见为辨证的主要依据。

脾肾阳虚证与心肾阳虚证，均有畏冷肢凉、舌淡胖、苔白滑等虚寒证候，且有肾阳虚水湿内停的表现，如腰膝酸冷、小便不利、浮肿等。但前者并见久泄久痢、完谷不化等；后者则并见心悸怔忡、胸闷气喘、面唇紫黯等心阳不振，血行不畅等。

第四节　卫气营血辨证

卫气营血辨证出自《温热论》，是温热病（包括瘟疫）的一种特殊辨证方法。温热病是外感六淫、疫疠等病邪引起的急性热病的总称。卫、气、营、血的概念，首见于《内经》，它们是人体内具有不同功能的精微物质。清代医家叶天士根据卫、气、营、血各自不同的生理功能特点，在伤寒六经辨证的基础上，结合临床实践，创造性地将外感温热病进程中的病机与证候概括为卫分、气分、营分、血分四个不同层次和阶段。卫气营血辨证弥补了六经辨证的不足，

NOTE

能用于说明外感温热病病位深浅、病势轻重、传变与预后规律，极大地丰富了外感温热病（某些急性传染病或感染性疾病如 SARS、登革热、病毒性心肌炎、甲型 H1N1 流感等）的辨证护治手段与内容。

卫分证主表，病位在皮毛与肺，病情轻浅；气分证主里，病位在肌肉、肺、胸膈、胃、肠、胆等脏腑，病情较重；营分证病邪入于心营，病位在心与心包络，病情深重；血分证邪热已深入心、肝、肾，且已动血动风、耗血伤阴，病情危重。《温热经纬·叶香岩外感温热》说："大凡看法，卫之后方言气，营之后方言血。"温热病的整个发展过程，就是卫分证、气分证、营分证、血分证四类证型的传变过程。

一、卫分证

卫分证是指温热之邪侵袭肌表，卫气功能失调，肺失宣降，以发热、微恶风寒、脉浮数等为主要表现的表热证候。

【临床表现】 发热，微恶风寒，头痛，少汗，周身不适，口微渴，舌边尖红，苔薄白或薄黄，脉浮数，偶有咽喉肿痛或咳嗽。

【证候分析】 卫分证是外感温热病常见的初起阶段。温热病邪，犯于肌表，卫气与邪气相争而发热；卫阳被郁，不能达表，故见恶风寒；温热病邪均为阳邪，致病时多表现为阳热证候，故发热较重，而恶寒较轻；温邪上扰清空，壅滞不畅而见头痛；有温热伤津之势，故见口干微渴、少汗等表现；病属初起，正气未衰，故仅舌边尖红而苔薄白或薄黄；温热邪气侵袭肌腠，卫阳奋起抵抗，脉气鼓动于外，故脉来浮数；"肺位最高，邪必先受"，肺卫失宣而咳嗽；咽喉为肺之门户，当温热上灼，可见咽喉红肿疼痛。

【辨证要点】 本证以发热、微恶风寒、舌边尖红、脉浮数为辨证要点。

二、气分证

气分证是指温热病邪传入脏腑，正邪剧争，正盛邪实，阳热亢盛所表现出的里实热证。由于病邪常侵犯肺、胃、胸膈、肠、胆等不同脏腑与部位，所产生的各类兼夹症状较多。

【临床表现】 发热，不恶寒反恶热，汗出，心烦，口渴，尿赤，舌红，苔黄，脉数有力。或兼咳喘、胸痛，痰黄稠；或兼心烦懊憹，坐卧不安；或兼口苦，胁肋不舒或灼痛，干呕，脉弦数；或胸痞腹满，大便秘结或泻下黄白秽水，苔黄燥甚至焦黑起刺，脉沉实等。

【证候分析】 本证多由卫分证不解，病邪内传或初感病邪直入气分而成。邪正剧争，阳热亢盛而发热；里热炽盛时不恶寒反恶热；热盛蒸腾，迫津外泄则汗出；热扰心神，则心烦；伤津则口渴、尿赤、苔黄；内热蒸腾，气盛血涌，则舌红，脉数有力。

若热壅于肺，肺失清肃，肺气上逆，则咳喘、胸痛；肺热炼液成痰，痰黄稠。

若热扰胸膈，气郁不畅，则心烦懊憹，坐卧不安。

若热郁胆经，胆气上逆而口苦；经气不利而胁痛；胆热犯胃则胃失和降，而干呕；胆经有热则脉弦数。

若热结肠道，腑气不通，则胸痞腹满；邪热与燥屎互结，则便秘或邪热迫津从旁而下，则热结旁流，泻下黄白秽水；实热内结，津亏不能上承，则苔黄燥甚至焦黑起刺，脉沉实。

【辨证要点】 本证以发热不恶寒、舌红苔黄、脉数有力为辨证要点。

三、营分证

营分证是指温热病邪深入营分，灼伤营阴，心神被扰，以身热夜甚、心烦不寐、斑疹隐隐、舌绛等为主要表现的证候，是邪气内陷较深重的阶段。

【临床表现】 身热夜甚，口不甚渴或不渴，心烦不寐，或神昏谵语，斑疹隐隐，舌质红绛，脉细数等。

【证候分析】 营分证多由气分证顺传而来，或由卫分不经气分逆传而入营分，亦有发病即见营分证者。营属阴，阳气夜行于阴，当温热邪气入营后，灼伤营阴，导致阴虚阳亢，夜行于阴的阳气与阴中邪气相争，故身热夜甚；邪热入营，蒸营阴之气上潮于口，故口不甚渴或不渴；营气行于脉中，内通于心，热邪入营而心神被扰，轻则心烦不寐，重则神昏谵语或狂乱；营血同行于脉中，热伤血络，则斑疹隐现；营分有热，热势蒸腾，故舌质红绛；热劫营阴可见脉细数、无苔。

【辨证要点】 本证以身热夜甚、心烦谵语、舌质红绛、脉细数为辨证要点。

四、血分证

血分证是指温热病邪深陷入血分，引起热盛动血、动风、耗血、伤阴，以发热、神昏谵语、抽搐或手足蠕动、斑疹、吐衄、舌质深绛为主要表现的证候。

【临床表现】 身热夜甚，烦热躁扰，甚至谵妄昏狂，斑疹显露，疹色紫或黑，舌质深绛或紫，脉细数；或见吐血、衄血、便血、尿血；或见四肢抽搐，颈项强直，角弓反张，双睛上视，牙关紧闭，脉细数或弦数，或手足蠕动、瘈疭等；或见持续低热，暮热早凉，五心烦热，口干咽燥，神疲欲寐，耳聋，形瘦，舌干红少津，脉虚数。

【证候分析】 血分证是温热病卫气营血传变的最后阶段，是病变发展过程中最为深重的阶段。邪热深入血分，影响心、肝、肾三脏，可由营分证内传而至，或由气分证逆传，或病邪直入而来。

邪热入血，灼血伤阴，阴虚内热，夜间阳入于阴而身热夜甚；血热而扰心，轻则见烦热躁扰，重则谵妄昏狂；血分热炽甚极，血行壅滞，故斑疹色紫或黑，舌质深绛或紫，脉细数；热盛迫血妄行，血不归经，见出血诸证。

若血热燔灼肝经，可引动肝风，出现抽搐，颈项强直，角弓反张，双睛上视，牙关紧闭，脉弦数等诸证；若肝血不足时，出现筋失所养手足蠕动，甚则瘈疭等的虚风内动证。

若邪热久羁血分，劫灼肝肾之阴导致邪热伏于阴分，可见身热夜甚或持续低热，暮热朝凉，五心烦热；若阴血耗竭不能上承清窍，可见口干，咽燥，舌干少津，耳聋失聪；阴精与营血俱亏，神失所养而神倦，肢体失于滋润濡养，故形瘦；邪热灼伤阴血，肾中真阴耗伤，故脉虚数。

【辨证要点】 本证以身热夜甚、谵妄昏狂、抽搐或手足蠕动、斑疹、出血、舌质深绛、脉细数为辨证要点。

五、卫气营血证的传变

卫气营血证的传变，主要取决于正邪的盛衰、患者的体质，以及护治是否得当等因素。主

NOTE

要有顺传和逆传两种方式。

顺传：指温热病邪循卫、气、营、血的次序传变，是温热病发展演变的一般规律。病邪初感后先由卫分开始；卫分证不愈，渐次传入气分；气分证不愈，入里传入营分；营分证不愈，内陷传入血分。顺传标志着病情由浅入深，由表及里，由轻转重，由实至虚，邪气步步深入，病情逐渐加重的变化过程，若护治得当，即使邪深入营血也有透出气分的好转可能。

逆传：指温热病邪不按卫、气、营、血的次序与规律传变。逆传分两种情况，一种是不按常规次序传变，当病邪初感，出现卫分证后，不经气分阶段，而直接深入营分或血分。逆传反映邪热亢盛，正气虚衰，无力抗邪，传变迅猛，病情重笃。

此外还有其他传变形式，如两证合并出现，卫分证未罢，又出现气分证之"卫气同病"，或气分证仍存，同时又出现营分证、血分证之"气营（血）两燔"等。

温热病证在发生、发展和变化过程中，卫气营血四个阶段有时不能截然划分，而是互相错杂并见。临床中需明确其病变部位的浅深，病机变化的趋势与原因，实施辨证护理。

附：卫气营血病证鉴别表（表4-1）

表4-1　卫气营血病证鉴别表

证型	病因病机	辨证要点
卫分证	邪袭卫表，卫外失调，肺失宣降	发热，微恶风寒，舌边尖红，脉浮数
气分证	邪传脏腑，正盛邪实，阳热亢盛	发热不恶寒，舌红苔黄，脉数有力
营分证	病邪内陷，热灼营阴，扰神窜络	身热夜甚，心烦不寐，舌质红绛，脉细数
血分证	病邪深入，动血动风，心神扰乱	身热夜甚，谵妄昏狂，抽搐或手足蠕动，斑疹，出血，舌质深绛，脉细数

第五章 体 质

中医对体质的认识由来已久，体质禀受于先天，得养于后天，贯穿于人的整个生命过程中。每个人都有自己的体质特点，这些特点体现于健康或疾病过程中。体质分类适用于大规模人群预防调护及中医养生康复指导。体质学是中医药文化"简、便、效、廉"的体现，对疾病的预防、诊断、治疗、护理均有重要的意义。

第一节 中医体质概述

一、中医体质概念及其溯源

（一）中医体质概念

中医体质是指人体生命过程中，在先天禀赋和后天获得的基础上所形成的形态结构、生理功能和心理状态方面综合的、相对稳定的固有特质，是人类在生长、发育过程中所形成的与自然、社会环境相适应的人体个性特征。

（二）中医体质溯源

关于"体质"一词，中医学史上出现过不同的用词。《黄帝内经》中常用"形""质"表示，如《素问·厥论》曰："是人者质壮。"唐代孙思邈在《千金要方》中，用"禀质"言之。宋代陈自明的《妇人良方》称为"气质"。南宋《小儿卫生总微论方》称为"禀赋"。明代张介宾较早运用了"体质"一词。自清代叶天士、华岫山则直称"体质"，"体"，指身体，"质"为性质、本质。

中医学在几千年的发展历程中，在对人类体质的认识与研究方面积累了丰富的经验。古代医家为了区分人类在生长、发育过程中所形成的与自然、社会环境相适应的个体特征，将人从阴阳五行、体型肥瘦、年龄壮幼、性格柔刚勇怯、形志苦乐等不同角度进行了若干分类。《黄帝内经》中蕴含了丰富的体质学说内容，初步奠定了中医体质理论的基础，此后有关中医体质内容，散见于医著和文献中，比如东汉末年张仲景所著《伤寒杂病论》将体质理论初步应用于临床，从不同角度对体质差异进行描述。直至 20 世纪 70 年代，一批学者开展了体质学说的研究，他们在古代体质分类法的基础上结合临床实践，运用多种方法，对体质类型进行了划分，出现了三分法、四分法、五分法、七分法、九分法及十二分法等不同的分类方法。1978 年，王琦、盛增秀首次明确了"中医体质学说"的概念。1982 年出版了第一部体质学研究专著——《中医体质学说》，标志着中医体质学说的正式确立。2009 年 3 月，中华中医药学会发布了"中医体质分类与判定标准"，该标准是我国第一部指导和规范中医体质研究及应用的文件，标志着"中医体质学说"学科体系的建立。目前中医体质理论已成为中医学理论体系的一个重要组成部分，促进了中医临床诊疗、护理、治未病、康复等领域的发展。同时，体质辨识已被广泛应用于健康体检、亚健康调护、个体养生保健等领域，充分发挥出其特有的优势。

二、体质的构成

体质的构成包括形态结构（形）、生理功能（气）和心理状态（神）三方面，即体质是身心结合的统一体。构成体质的三个要素在生理上互相依存、相互为用，在病理上互相影响，在体质的固有特征中综合体现出来，一定的形态结构（形）可表现出相应的生理功能（气）和心理特征（神），而良好的生理功能和心理特征又是正常形态结构的反映，即"形与神俱""形神合一"。

（一）形态结构的差异性

人体形态结构的差异性是个体体质特征的重要组成部分，包括外部形态结构和内部形态结构。人的体质特征首先表现在外部的形态结构上，包括体格、体重、身高、体形、姿态、性别、面色、毛发、舌象、脉象等方面；内部形态结构是体质的内在基础，包括脏腑、经络、气血、津液等，内部结构决定着外观形态，即"有诸内必形于诸外"。

（二）生理功能的差异性

生理功能的差异性是形成不同体质的重要原因。个体不同的形态结构是产生机体各类生理功能的基础，而生理功能又是其内部形态结构完整性与协调性的反映，是脏腑经络及精气血津液功能的体现。这些功能的强弱差异表现为对外界的反应与适应能力、自我调节能力、防病与抗病能力、新陈代谢情况及偏于兴奋，或偏于抑制的状态等，涉及人体呼吸、消化、循环、代谢、生长发育、生殖遗传、运动感觉、精神意识等多方面。

（三）心理特征的差异性

心理是指客观事物在大脑中的反映，是感觉、知觉、性格、情感、思维、记忆、能力等的总称，属于中医学"神"的范畴。不同的脏腑机能强弱，总会表现为某种特定的情感、情绪或认知活动，正所谓"人有五脏化五气，以生喜怒悲忧恐"，而非正常的心理精神状态，也会影响着人的生理功能，正所谓"喜伤心，怒伤肝，思伤脾，悲伤肺，恐伤肾"。古代养生强调"神强必多寿"，是健康体质"平和质"的首要条件。因此可见，体质是"形""气""神"的统一体，心理特征的差异性在不同体质的形成中起了重要作用。

第二节　体质生理

体质在生理上具有遗传性、稳定性、差异性、趋同性、可变性、可调性的特点。一个人现有体质往往是先天禀赋和后天生活方式、生活环境等诸多因素综合作用的结果。

一、体质的生理特点

（一）先天遗传性

《灵枢·天年》曰："愿闻人之始生……以母为基，以父为楯"。指出父母之精是个体生命形成的基础，人的外表形态、脏腑功能、精神状态等个体特征带有先天禀赋的明显印迹。遗传因素决定着体质的早期形成和发展趋势，是维持体质特征相对稳定的一个重要因素。

（二）相对稳定性

在遗传因素、年龄因素、性别因素的影响下，个体体质均表现出相对的稳定性。先天遗传因素所形成的体质，是人一生体质的基础，决定了个体体质相对的稳定性。一般情况下，个体体质形成后，在一定时间内不会发生明显变化，但由于后天因素的存在，使得体质的这种稳定性只是相对的。体质随个体发育阶段的不同，不断进行着演变，相同年龄阶段的体质具有相似的生理特点，使不同个体在相同生命阶段呈现出相同的体质特征。

（三）个体差异性

体质的形成是由先天和后天因素决定的，由于先天禀赋的不同及后天因素的复杂性，形成了个体体质区别于他人的特殊性与差异性。即使同一个体在生命的不同阶段，随着其年龄的增长及生活环境、饮食习惯、文化水平的改变，体质也在发生着改变，形成不同年龄阶段的个体体质差异性。

（四）群体趋同性

虽然个体之间的体质具有明显的差异性，但处于同一年龄阶段、同一社会背景、同一生活地区的人群，由于生活起居或饮食习惯相近，往往存在相似的体质特征，这种群体趋同性会导致对某些疾病的易感。在临床中，对群体体质的辨别可作为群体预防和治疗调护的依据。

（五）动态可变性

个体体质在相对稳定的前提下，受后天诸多因素影响会发生改变，如生活环境、饮食营养、起居锻炼、精神因素、疾病因素等，有时还会产生兼夹体质，如平和体质的健康人群，在不注意体质调护的影响下，会逐渐变成各类偏颇体质；血瘀体质的亚健康人群，往往会兼夹气郁体质。

（六）后天可调性

由于体质动态可变性，可以通过各类后天调养手段与措施，使偏颇体质得到改善与调整。后天体质调护有着治未病、既病防变与病后防复的作用。未病者可针对体质类型进行预防调护，如建立良好的生活方式、服用适宜的药食、培养乐观情绪等防止疾病的发生；已发病者，在治疗的基础上，可针对体质类型进行辅助调护，防止疾病的加重；病愈者，可针对现有体质类型进行饮食指导、生活起居指导，可防止疾病的再次复发。

二、影响体质的因素

（一）先天禀赋

先天禀赋，是指子代出生以前在母体内所禀受的一切，包括父母生殖之精的质量、父母血缘关系所赋予的遗传性、父母的身体状况、父母生育时的年龄、在母体内孕育时母亲是否注意养胎及妊娠期是否患病等所带来的一切影响。先天因素是个体体质形成的基础，是个体体质强弱的首要条件，对体质的形成具有决定性作用。

1. 父母的身体素质　《灵枢·天年》曰："人之始生……以母为基，以父为楯。"指出父母的身体素质是子代生命产生的前提和基础。父母双方的身体素质影响着子代体质的优劣，任何一方禀赋的羸弱都可能导致其子代的孱弱多病，换言之，父母生殖之精的盈亏盛衰及体质特征决定着子代禀赋的强弱厚薄，影响着子代体质特征的形成。父母体质强健、精血充盛，其子代必聪慧健康；反之，若父母体质衰劣，肾精不足，五脏六腑气血虚少，此时若勉强受胎，其子身体多羸弱或出现体质偏颇，且会导致小儿生长发育异常，影响身心的健康成长。《医宗金鉴·幼科杂病心法要诀》曰："小儿五迟之证，多因父母气血虚弱，先天有亏，致儿生下筋骨软弱，行步艰难，齿不速长，坐不能稳，要皆肾气不足之故。"父母生殖之精关乎子代体质的优劣与强弱，影响生殖之精的因素主要有亲代元气的盛衰、营养的优劣、情志的苦乐，以及嗜欲、年龄、生活方式、身体状况等，因此聚精之道在寡欲、节劳、慎味、息怒、戒酒等。为孕育健康的子代，父母双方一定要有健康的生活方式、合理的饮食结构、乐观豁达的性格、持之以恒的身体锻炼，才能为孕育优秀子代打下良好的基础。

2. 父母的孕育年龄　《妇人良方·求嗣门》曰："合男女必当其年，男虽十六而精通，必三十而娶，女虽十四而天癸至，必二十而嫁，皆欲阴阳完实，然后交而孕，孕而育，育而子坚壮强寿。"一般来说，青壮年时期人体体魄强壮，气血充足，是体质最为强健的时期，此时生子体多健壮；反之，若高龄生子，其精气已衰，则虽育不强。因此，为保证子代体质优良，应选择最佳生育时机，既不早婚早育，也不宜高龄生育。

3. 父母血缘关系的远近　早在春秋战国时期，古人就有了"男女同姓，其生不蕃"的基本认识。同姓不婚制度起源于周朝，那时已认识到近亲婚配可能导致子代痴愚病残等危害。现代生物医学认为，近亲结婚的父母会对后代产生严重的影响，一部分表现为怪胎、畸形胎，一部分则使子代出现严重的体质缺陷或体弱多病等。因此，国家婚姻法已明文规定禁止近亲结婚，同时也应避免具有相同遗传病史家族之间的婚配，这些都是减少遗传性疾病发生的重要措施，对提高人口素质十分必要。

4. 养胎及妊娠期疾病　母体是胎儿生长发育的场所，母亲在妊娠期间所接触的不良刺激均能传给胎儿，是产生胎传体质的根本原因。《诸病源候论·小儿杂病诸候》明确指出，四五岁不能语是"由在胎之时，其母卒有惊怖，内动于儿脏，邪气乘其心，令心气不和"所致；胎黄是"小儿在胎，其母脏气有热，熏蒸于胎"所致。可见，孕母在妊娠期间营养不良、吸烟、酗酒、用药不当、接触 X 线照射、过度情绪反应及患病等都能在一定程度上危害胎儿，严重时会导致胎儿出现畸形或缺陷等。因此，孕母应加强孕期保健。

（二）年龄因素

中医学认为，体质是一个随着个体发育的阶段不同而不断发展演变的生命过程。人的一生要经历生、长、壮、老、已的生命过程，年龄的变化会导致脏腑经络、气血津液的盛衰，这也决定着人体体质的演变。人的体质按照年龄来划分大致可分为小儿体质、青年体质、中年体质、更年期体质及老年体质。胎儿期禀赋的厚薄强弱会直接影响小儿的体质，青年期发育的优劣又可直接影响到中年体质，更年期是中年向老年过渡的重要时期，更年期的顺逆转变又关系到老年体质。因此，不同年龄阶段个体的体质具有不同的特点，且各年龄之间又相互影响，密切相关。

1. 小儿体质　小儿处在不断生长发育的过程中，小儿体质与成人不同，具有特殊性。小儿体质特点可以概括为脏腑娇嫩，形气未充，生机旺盛，发育迅速；容易发病，传变迅速，脏气清灵，易于康复。

"脏腑娇嫩，形气未充"指小儿时期身体各系统和器官的形态、生理功能都处在不断发展成熟的过程中，对外界环境适应能力较差，容易受到外界的干扰和破坏，后世医家简称为"稚阴稚阳"。

"生机旺盛，发育迅速"指小儿在身体结构、系统生理功能等各方面，随着年龄的增长迅速不断地成熟完善，而且年龄越小，生长发育速度越快。古代医家把小儿这种体质特点概括为"纯阳之体"。

"容易发病"因小儿脏腑娇嫩、形气未充，加之小儿冷暖不能自调，乳食不知自节，十分容易外感邪气、内伤饮食而发病。医家常说小儿"肺常不足""脾常不足""肾常虚""肝常有余"，也是小儿常见体质分类。

"传变迅速"是指小儿为"稚阴稚阳"之体一旦病，病情很容易发生各种变化，表现为"易虚易实""易寒易热"的不同体质。

"脏气清灵"是指小儿生机旺盛时期，发育迅速，充满活力，再生和修复能力较强，且少有七情六欲干扰，病因单纯，内伤五劳之病较少，对药物治疗反应灵敏，故大都病程短，恢复快，即使病情比较严重，只要治疗及时，护理得宜，病情也较成人好转得快，容易恢复健康的体质特点。

2. 青年体质 青年时期是人体气血阴阳最旺盛的阶段，也是人体体质最为强健的时期。在这个阶段，个体的身体及性功能发育完全成熟，身高与体重相对稳定，形成了基本稳定的体质类型。《素问·上古天真论》云："（女子）二七而天癸至，任脉通，太冲脉盛，月事以时下，故有子；三七，肾气平均，故真牙生而长极；四七，筋骨坚，发长极，身体盛壮。"（男子）二八，肾气盛，天癸至，精气溢泻，阴阳和，故能有子；三八，肾气平均，筋骨劲强，故真牙生而长极；四八，筋骨隆盛，肌肉满壮。"又如《灵枢·天年》中也指出："二十岁，血气始盛，肌肉方长，故好趋。三十岁，五脏大定，肌肉坚固，血脉盛满，故好步。"通过"好趋"和"好步"形象地概括出青年时期气血渐盛，肾气渐旺，机体逐渐发育成熟以至壮盛，而表现出的生机勃勃、肌肉强劲及躯体健壮善动的生理特点。此期机体抵抗力强，不易患病，即使患病多为实证，不易传变，经恰当治疗与护理，能够很快痊愈。

3. 中年体质 中年时期体质是由鼎盛开始向衰弱转变的时期。此期的特点是肾气衰，阳明脉衰，精血暗耗，元气损伤。《素问·上古天真论》所云："（女子）五七，阳明脉衰，面始焦，发始堕。"（男子）五八，肾气衰，发堕齿槁。"《灵枢·天年》中也指出："四十岁，五脏六腑、十二经脉皆大盛以平定，腠理始疏，荣华颓落，发颇斑白，平盛不摇，故好坐。"可见人到中年，脏腑功能达到最佳状态的同时，开始出现衰弱的征兆，脏腑功能也开始由强变弱，气血阴阳失调，形体开始向衰老转化。如肌表腠理开始疏松，面部色泽出现改变，头发斑白，形体出现"好坐"、不愿活动的特点。同时，人到中年面临着来自社会和家庭的压力，容易出现紧张、焦虑、恐慌等不良情绪，若起居无常、劳逸失度、调养失当，都会使人体抵抗力下降，外邪容易侵入，引发疾病，影响健康，导致体质改变。张介宾在《景岳全书·传忠录》中提出："人于中年左右，当大为修理一番，则再振根基，尚余强半。"因此，中年时期更应加强调护，重振根基，对保持健康、减少疾病、延缓衰老具有重要的意义。

4. 更年期体质 更年期是人体从中年向老年的过渡时期。由于内外因素的共同影响，从更年期开始，全身各个系统的功能和结构开始呈现进行性衰退，所以此期是体质状态的特殊转折点。

女性在此阶段由于肾气渐衰，冲任亏虚，精血不足，天癸生成逐渐减少，甚至耗竭，生殖能力也随之下降，甚至消失，人的形体亦会随之衰老。《素问·上古天真论》所云："七七，任脉虚，太冲脉少，天癸竭，地道不通，故形坏而无子也。"在更年期中，女性会出现诸多不适，如潮热汗出、头痛、头晕耳鸣、心悸、心烦、失眠健忘、急躁易怒、月经紊乱、绝经等症状。因此导致更年期女性体质的根本原因主要在肾虚和冲任失调。

男性更年期的体质特点是脏腑功能衰退，以肾气虚衰为主并涉及他脏。《素问·上古天真论》云："（男子）六八，阳气衰竭于上，面焦，发鬓斑白；七八，肝气衰，筋不能动。"由于个体之间的差异，更年期表现各异，有的人无明显症状，有的人会出现严重症状，如抑郁寡欢、烦躁易怒、失眠健忘、多梦、五心烦热、体力下降、眩晕耳鸣、性欲下降、阳痿早泄等，在临床上可根据具体症状进行辨体施护，有助于顺利度过更年期。

5. 老年体质　《素问·上古天真论》云："（男子）七八，肝气衰，筋不能动。八八，天癸竭，精少，肾脏衰，形体皆极，则齿发去。肾者主水，受五脏六腑之精而藏之，五脏盛乃能泻。今五脏皆衰，筋骨解堕，天癸尽矣，故发鬓白，身体重，行步不正，而无子耳。"另外《灵枢·天年》曰："六十岁，心气始衰，苦忧悲，血气懈惰，故好卧。七十岁，脾气虚，皮肤枯。八十岁，肺气衰，魄离，故言善误。九十岁，肾气焦，四脏经脉空虚。百岁，五脏皆虚，神气皆去，形骸独居而终矣。"皆指出老年人脏腑功能逐渐衰退，阴阳气血俱衰，尤以肾精亏虚为老年人体质的基本特点。此外，《灵枢·营卫生会》云："老者之气血衰，其肌肉枯，气道涩，五脏之气相搏，其营气衰少而卫气内伐。"说明人到老年营卫气血衰弱，运行不畅，也是其体质的一大特点。与其他年龄相比，老年人多为偏颇体质，且很少有单一体质，往往以一种体质为主，同时兼杂其他体质。

（三）性别差异

从体质的分类来说，人类最基本的体质类型可分为男性体质和女性体质。明代《妇人秘科》中说："阴阳异质，男女殊科。"由于男女在遗传特征、生理心理上的不同特点，决定了男女体质的差异。

1. 女性体质　女子以血为本，为阴柔之体，又有经、带、孕、产、乳等特殊的生理过程，且性格多内向，喜静，细腻，多愁善感，心绪不宁，多见肝血不足，肝气郁结，故女性情志疾病、内分泌疾病、生殖系统疾病明显高于男性。一般情况下女性阴虚体质、阴阳两虚体质比男性多。

2. 男性体质　男子以肾为先天，以精气为本，乃阳刚之体，一般体格高大，强壮有力，声音粗犷洪亮，性格多外向，心胸多宽阔，多刚毅果断，勇敢好斗。男子之病，多伤精耗气，使精气亏泄，所以男性养生贵在节欲葆精，宁神养精，以保养肾精为主。男性偏颇体质多见阳虚或气虚体质。

（四）饮食因素

《素问·六节藏象论》中说，"嗜欲不同，各有所通"，长期的饮食习惯和相对固定的膳食结构，是影响体质的重要因素。《灵枢·五味》提出："五味各走其所喜，谷味酸，先走肝；谷味苦，先走心；谷味甘，先走脾；谷味辛，先走肺；谷味咸，先走肾。"饮食五味本身对五脏有补益作用，但若偏嗜无度，饥饱失常，饮食不洁，调养不当等，会使体内某种物质缺乏或过多，引起人体气血阴阳、脏腑功能的盛衰偏颇，偏颇日久则形成稳定的功能趋向和体质特征差异。如嗜食肥甘厚味可助湿生痰，痰郁而化火，易形成痰湿体质或湿热体质；嗜食辛辣则易化火伤阴，形成阴虚火旺的阴虚或湿热体质；过食咸味则入血伤肾，易形成心肾两虚的气虚或阳虚体质；过食生冷会损伤脾阳，形成脾胃虚弱的阳虚、血瘀、特禀体质。因此，饮食调养对于改善体质、防治疾病有重要意义，是体质调护的主要方法和手段。

（五）劳逸所伤

生活起居主要包括劳作、休闲、体育锻炼等日常生活和工作，是影响人类健康的重要因素。适当的休息，可以消除疲劳，恢复体力和精力；适度的劳作或体育锻炼，可以强壮筋骨肌肉，通利关节，通畅气机。只有劳逸适度，气血阴阳才能调和，脏腑机能活动才能正常，并且有助于维持良好的平和体质。《素问·宣明五气》中提出："久视伤血，久立伤骨，久行伤筋，久卧伤气，久坐伤肉。"可见过度的劳作和锻炼，都会损伤肌肉筋骨，消耗气血阴阳，致使精气不足，脏腑功能减退，易形成虚性体质；过度的休息与缺乏锻炼，易使气血不畅，筋肉松弛，脾胃运化失常，肌肤腠理疏松而形成气郁、痰湿、瘀血等体质。此外，长期抽烟、酗酒、嗜药、玩电脑、熬夜等不良生活习惯都会导致或加重体质偏颇。

（六）情志因素

形态结构和生理功能对体质有着重要的影响，同时个体的心理状态也对体质有影响。心理状态与内在的生理功能密切相关，一方面心理状态的产生是以内在的生理功能活动为基础，另一方面心理状态又会影响生理功能活动。因此，保持良好的心理状态，对体质健康十分有益。

1. 体质与认知因素 认知包括感觉、知觉、想象、记忆和思维等过程，是人最基本的心理活动。体质是认知活动的生理基础，同时认知通过情绪活动调节生理功能而影响体质。一般情况下，体质强健之人反应快速、敏捷，能准确感知事物的信息；体质虚弱之人，对各种事物的信息反应迟钝或感知不准确。在遇到外界刺激时，不同体质的个体产生的情绪反应是不同的，体质虚弱之人容易出现焦虑、恐惧、忧伤等不良情绪，进而引起病理反应，产生疾病；体质强健之人对外界刺激反应敏捷，较少产生不良情绪，甚少发生疾病。

2. 体质与情感因素 心理状态多受到情志活动的直接影响，情志指喜、怒、忧、思、悲、恐、惊等七种情感变化，是人体对外界刺激所做出的正常反应。正常的情志活动常伴随着相应内脏气血阴阳的变化，一般情况下，短暂的情志活动所导致的气血阴阳变化，会随着情志活动的稳定而恢复，不会对人体造成影响。但当人体突然遭受某种强烈的精神刺激或长期受不良情绪影响，自身调节能力减弱或丧失，就会影响脏腑经络的功能，导致气血阴阳的失调，对体质造成不良影响，甚至形成某种特定体质；反之，偏颇体质形成后更易发生与偏颇体质对应的不良情志活动，进一步损害脏腑经络。如长期的精神抑郁，情志不畅，则脏腑功能失调，可导致气血阻滞，形成气郁体质或瘀血体质；经常忿怒者，易化火伤阴，形成阴虚体质。情志活动的异常变化还与某些疾病的发生存在特定的关系，如郁闷寡欢的"气郁质"，常易诱发癌症。

3. 体质与社会环境因素 社会的安定与否也会影响到个体的体质。社会安定，人们安居乐业，生活有规律，则心情愉悦，机体生理功能正常，健康长寿；相反，战乱频繁，会导致人们流离失所、饥寒交迫、生离死别，长期生活在不安定的环境中，会影响人们的健康，使体质急速下降，战后人们仍需承担战争所带来的许多后果，紧张、焦虑、恐惧等导致元气内伤，进而导致人群整体体质的下降。

社会的发展变迁使人类的生存环境、生活习惯、社会习俗、饮食结构等具有迥然不同的特征。因此，不同历史条件下人类的体质也就表现出与其所处时代社会环境相适应的变化趋向。现代社会的进步使人们的物质生活日益丰富，居住环境宽敞舒适，医疗水平不断提高，并且经济水平的提高让人们更加重视养生保健，这些都给个体的生活带来积极的影响，提高了人类的生存质量，延长了寿命，促进理想体质的形成。但与此同时，社会的进步也给人类带来了许多负面影响，如城市的各种噪音、工业化发展带来的污染，以及社会竞争激烈、生活节奏加快、人际关系复杂等形成的强烈精神刺激又常会对人体造成不良影响，改变体质。

（七）地理因素

《素问·异法方宜论》中详细论述了东、南、西、北、中五方人的体质差异及其特征是由于人所处地域水土、气候类型、生活条件、饮食习惯不同而形成的。清代《医学源流论》提出，"人禀天地之气以生，故其气随地不同"。在恶劣的地理气候环境下，人需有健壮体魄和刚悍性格才能生存下去；而舒适的地理气候环境下，人的体质就相对娇弱且性格温顺。自然地理环境不同，人类会为了和自然地理环境相协调而进行自我调节与适应，从而形成了不同自然地理条件下的体质特征，比如环境寒凉的地方，损伤和消耗阳气，容易形成阳虚体质。

（八）其他因素

疾病对于个体后天体质的改变有着重要的影响。一些危重病或慢性消耗性疾病，不但可以损害人体各个部位，而且还可以使脏腑失和，气血阴阳失调，进而影响人的体质。

1. 疾病因素　疾病在发生、发展和转归的整个过程都是人体正气与病邪相争的过程。疾病通过损害人体的正气而影响人体的体质，是个体体质形成过程中的一个重要干扰因素。感受病邪过强或正邪相争日久或病后调养失当，都会损伤人体的正气，造成体质亏虚。

疾病的病机主要有正邪斗争和阴阳失调两大方面。正邪斗争时，邪气本身即可伤正，而正气在与邪气长期斗争中也会逐渐消耗；另外，疾病早期如果不能及时祛除邪气，或疾病后期不能及时补养正气，都会造成正气渐亏，体质下降。阴阳失调之病机，一般早期可能出现阳盛抑阴或阴盛抑阳，若这种失调不能及时得到纠正而长期发展下去，就会导致阴阳的亏损，造成阴损及阳或阳损及阴的局面，久之会造成虚损体质。若病后调养不当，脾胃功能尚未恢复而进食肥甘厚味之品，或滥用补益之品，会导致脾失健运，水液代谢失调，痰湿内蕴，日久会形成痰湿体质。

2. 药物因素　由于药物具有寒热温凉之气，酸苦甘辛咸之味，若长期偏用某种性味的药物，或不根据个体的体质特点辨体用药，就会使人体脏腑气血阴阳出现偏盛或偏衰，从而改变个体的体质。如不分寒热虚实而误用苦寒攻下之品或滥用滋腻补益之品，久之亦会引起体质的改变。

小儿由于脏腑娇嫩，形气未充，易虚易实，用药不当更易引起体质的变化。如清·陈复正《幼幼集成·药饵之误》中所云："小儿气血未充，一生盛衰之基，全在幼时，此饮食之宜调，而药饵尤当慎也。"清·吴鞠通在《温病条辨·解儿难》中言："其用药也，稍呆则滞，稍重则伤，稍不对证则莫知其乡。"如过用苦寒之品，易伤稚阳，使小儿出现阳虚生内寒的体质特点；如过用温燥之品，则易伤稚阴，令小儿有阴虚生内热的体质特点。

第三节 体质病理

中医学认为疾病的发生和变化是一个复杂的过程，但不外乎病邪作用于机体引起损害和正气抗损害之间的矛盾斗争过程。体质从一定程度上反映了机体正气的盛衰情况，是影响疾病发生、发展和转归的根本原因。体质病理就是从体质的角度研究疾病的发生、发展、转归及预后，它有助于全面认识疾病，为实现个体化诊疗和护理提供了一定的前提和依据。

一、体质与发病

人体从健康状态进入病理状态即为发病。中医学认为，导致疾病发生的内在原因是正气虚，作用于人体的邪气则是导致疾病发生的外在条件。致病因素作用于人体能否发病，主要取决于邪正之间力量的对比，尤其是机体的正气，对疾病的发生和发展起着主导作用。机体正气的盛衰可以通过体质的特征表现出来，换言之，个体的体质特征从一定程度上反映了机体正气的盛衰，因此可以说，体质状况影响着疾病的发生、发展和转归。所以，不同的体质决定了个体对不同致病因素的易感性、感邪后能否发病及发病后的倾向性。

（一）正气与体质

人体正气的旺盛主要取决于两方面，其一是精气血津液等精微物质的充沛；其二是各脏腑生理功能的正常和相互协调。任何一种精微物质的缺乏或脏腑功能的低下均可以称为正气不足。人体体质的强弱可以反映正气的盛衰，故体质的因素是决定邪气能否致病的前提。《素问·刺法论》曰："正气存内，邪不可干。"在强调正气的同时，也昭示了体质的重要性。一般在外感病的发病中，若体质强壮，人体气血津液充盛，脏腑功能正常，则正气旺盛，抗病能力强，病邪难以入侵，即使感邪，也能调节修复，驱邪外出，令疾病不能发生；而若体质虚弱，则正气虚弱，易感外邪而发病。内伤杂病的发生同样与体质关系密切。

（二）体质对病邪的易感性

个体不同的体质特征决定了个体处于不同的功能状态，因此，对各种致病因素的反应性、亲和性及耐受性也就不同。所以，体质因素决定了个体对某些病邪的易感性和耐受性。体质与病邪的关系也存在中医学"同气相求"的特点，即不同的体质类型，容易感受与其体质类型相应的邪气。一般来说，偏阳体质易感受风、暑、热之邪而耐寒；偏阴体质易感受寒湿之邪而耐热。

（三）体质与发病

机体感受外邪是否发病，主要取决于正气的强弱，也就是取决于个体的体质状况。《灵枢·百病始生》曰："风雨寒热，不得虚，邪不能独伤人，猝然逢疾风暴雨而不病者，盖无虚，故邪不能独伤人。此必因虚邪之风，与其身形，两虚相得，乃客其形。"说明了体质决定人体感邪后是否发病。如体质虚弱之人遇气候变化、季节更替，或情志内伤，或饮食不调，或劳倦内伤等情况极易患病，盖因体质虚弱，正气不足，抗邪无力所致；而在同样的情况下，体质强壮者因正气足，抗邪能力强，故常可安然无恙。

（四）体质与发病的倾向

由于个体体质的差异，以及对某些病因的易感性不同，也就决定了不同体质的人具有不同的发病倾向。如阴虚之体阴津亏乏，易患肺痨或咳嗽之证；阳虚之体，阴寒内盛，卫外不固，易患感冒、泄泻等；肥人多痰湿为患，善患中风、眩晕及饮证；瘦人多火，易患痨嗽之病；小儿脏腑娇嫩，形气未充，易患咳喘、食积等证；老年人精气虚弱，易患痰饮、咳喘、消渴等。因此，在临床上尽早辨识患者的体质类型，则可提早预见其发病倾向性，预知可能产生的后果，及早采取相应的治疗与护理措施，将疾病控制在萌芽状态。

二、体质与疾病的演变

人体感邪后，个体不同的体质状况影响着疾病的发生、发展及转归。

（一）体质影响病机的从化

"从化"是指病情随体质而变化。体质因素决定着病机的从化。因体质有阴阳之别，脏腑有强弱不同，所以机体对致病因子有化寒、化热、化燥、化湿等区别。从化的一般规律是素体阳虚阴盛者，受邪后多从寒化；素体阴虚阳盛者，受邪后多从热化；素体阴亏血耗者，易致邪从热化、燥化；而素体痰湿偏盛者，受邪后多从寒化、湿化。如以湿邪为患，阳热之体得之，湿易从阳化热，为湿热之证；阴寒之体得之，湿易从阴化寒，为寒湿之候。平和质感受寒邪则为寒病，感受热邪则为热病，感受湿邪则为湿病。

（二）体质影响病证的性质

疾病过程最终以证候形式表现出来。致病因素、体质类型与证候三者之间存在着明显的关联性。一方面，不同的致病因素作用于相同的体质类型，可以表现出相同的证候；另一方面，相同的致病因素作用于不同类型的体质，可以出现不同的证候。致病因素作用于人体，素体阳盛之人多从热化，而素体阳虚之人则多从寒化。说明人体体质在正常状态下的偏寒或偏热可以影响疾病的证候，是机体病理变化的基础，会在机体患病后表现出来。可见证是以体质为基础的，随体质而变化。偏颇体质即是疾病发生的内在因素，也决定着疾病发展过程和证候类型的演变。另外，由于体质有虚实，因此体质还能决定证候的虚实变化。一般体质强壮之人，正气充盛，感邪后抗邪有力，正盛邪实，其病多为实证；而体质虚弱者，正气不足，御邪无力，易感外邪，常表现出邪盛正衰的虚证。

（三）体质与疾病的转归及预后

疾病的转归有好转和加重两种趋向，疾病的预后也有善恶之分。疾病传变与否，预后是否良好，虽与病邪轻重及治疗是否得当相关，但更主要的是与体质因素相关。体质强壮者，正气盛，抗邪能力强，一般不易感邪发病；即使发病，也多为正邪相争剧烈的实证，病势虽急，但病程短，不易传变，且易于康复。体质虚弱者，易于感邪，且易入里，病情多变，多易发生重症或危证；疾病后期多正虚邪退，精气阴阳大量消耗，身体不易康复；若虚弱之人罹患某些慢性疾病，则病程长，迁延难愈。

三、特禀体质

特禀体质简称特禀质，通常是指由于遗传因素和先天因素所造成的特殊的体质状态。其中遗传是指亲代的特征通过遗传物质传递给子代的过程，遗传性疾病是由于遗传物质的改变而形成的，并在上下两代之间按一定的方式垂直遗传并具有终生性。先天是指个体出生之前的过程，先天性疾病是胎儿在生长发育期间受有害因素的影响，并且在出生后就表现出来的疾病。

特禀质主要包括过敏体质、遗传因素体质和胎传体质。

（一）过敏体质

过敏体质的形成主要和遗传因素有关，大多是因为遗传了父母的过敏特质而造成自身适应和调节能力下降，一旦受到外界某些特异性过敏原刺激时容易引起过敏性反应。一般只有接触到一定量的过敏原才可能发生过敏反应，未接触过此类过敏原或过敏原未达到致病量时，一般也不会引发过敏反应。常见的易诱发过敏性疾病的过敏原有四种：第一种是吸入式的过敏原，如空气中的柳絮、花粉、灰尘、动物的皮毛、油漆或油烟等；第二种是接触式过敏原，如化妆品、染发剂、紫外线、塑料、化纤制品、霉菌、螨虫、金属饰品等；第三种是食入式过敏原，如鱼虾、牛奶、鸡蛋、牛羊肉、酒、药物等；第四种是注射式过敏原，如青霉素、链霉素等。具有过敏体质的人不是对每种过敏原都会产生过敏反应，而是对不同的过敏原亲和性不同，如有的人对花粉过敏，而有的人对海鲜过敏。过敏原是自然界客观存在的致病条件，而过敏体质才是导致过敏反应发生的内在因素。通过避免接触过敏原，可以避免过敏反应的发生，然而由于过敏原无处不在，很难完全躲避，因此，应从改善和纠正过敏体质，提高机体对外界环境的适应能力方面入手，这才是减少过敏反应发生的关键。

（二）遗传因素体质

遗传因素体质是指子代受亲代致病因素的传递与影响而导致遗传性疾病发生的特异性病理体质。遗传因素体质具有家族性、先天性及终生性等特点。常见的遗传性疾病有先天性聋哑、色盲、进行性肌营养不良、血友病及近视等。遗传因素体质的产生与否主要取决于父母肾中精气的盛衰，当父母阴阳气血精气不足或有偏颇时，某些致病因素才易通过生殖之精传递给子代，令子代出现禀赋薄弱的遗传因素，进而出现遗传因素体质。由于遗传因素体质终生无法治愈，因此应尽量减少此种体质的出现。可行性措施主要有近亲禁止结婚；通过婚前检查，避免具有相同遗传病史的家族之间进行婚配；受孕后早期检查、早期诊断、及早治疗等。这些都可以减少遗传病的发生或减轻遗传病的症状，可以提高整体人群的体质状况。

（三）胎传体质

胎传体质主要是指胎儿在母体内，因受到某些有害因素的影响，导致其出生后即表现出先天性疾病的病理体质。胎传体质与过敏体质和遗传因素体质的区别在于其所患疾病不具有遗传性，不会传给后代。其产生的根本原因主要与母亲在妊娠期间所受的不良刺激有关，如母亲不良的生活习惯（吸烟、酗酒、不规律生活、不合理的饮食等）、不佳的工作环境（接触 X 线、接触有害化学物质）、不稳定的个人情绪等都会影响胎儿，导致胎儿出现胎传体质。胎传体质又包括胎弱和胎毒两种。其中胎弱也称为胎怯，指出生后体质虚弱，气血阴阳不足的一种体质，可见"五迟"（立迟、行迟、发迟、齿迟和语迟）、"五软"（头软、项软、手足软、肌肉软、口软）、"五硬"（头硬、项硬、手足硬、肌肉硬、口硬）及解颅等证。胎毒是母体内的热毒偏盛传于胎儿，引起的胎黄、鹅口疮等病证。因胎传体质与孕母的身心状况密切相关，因此注重孕母在妊娠期间的调养将息，避免胎儿遭受不良因素的影响，是保证胎儿健康成长，防止出现胎传体质的关键。

NOTE

第四节 体质的分类

从古至今，历代医家为了掌握不同个体的差异性，运用中医理论，在当时的历史条件下，从不同角度对体质进行了若干分类。

一、体质分类

古代医家从不同的角度对体质进行了分类。在《黄帝内经》中关于体质的分类论述颇多，如《灵枢·阴阳二十五人》依据阴阳五行理论将体质分为"木形之人""火形之人""土形之人""金形之人"和"水形之人"5 种基本体质类型；《灵枢·行针》中根据人体阴阳之气的多少及盛衰将体质分为"重阳之人""重阳有阴""阴阳和调"和"多阴而少阳"4 种类型；《灵枢·通天》根据阴阳的多少，结合个体的行为表现、心理特征和生理功能将体质分为 5 种类型，即"太阴之人""少阴之人""太阳之人""少阳之人"及"阴阳和平之人"；《灵枢·逆顺肥瘦》根据人体形态结构及气血情况等，将体质分为"肥人""瘦人""常人""壮士"和"婴儿"等类型；《灵枢·论勇》则是根据人格心理特征在勇怯方面的差异，将体质分为"勇"和"怯"两种；《素问·血气形志》根据心理方面的差异，将体质分为"形乐志苦""形乐志乐""形苦志乐""形苦志苦""形数惊恐"等 5 种类型。到了东汉末年张仲景又提出"强人""羸人""盛人""虚家""虚弱家""素盛今瘦""其人本虚""阳气重"等。明代张介宾采用藏象阴阳分类法将体质分为"阴脏型""阳脏型"和"平脏型"3 种。叶桂等以阴阳属性分类，提出"气壮质""阴虚质""阳虚质"等。

现代学者在古代体质分类法的基础上结合临床实践，运用多种方法，对体质类型进行了划分，出现了三分法、四分法、五分法、七分法、九分法及十二分法等不同的分类方法。本书以学术界公认的王琦教授提出的中医九种基本体质类型为分类标准，即平和质、气虚质、阳虚质、阴虚质、痰湿质、湿热质、血瘀质、气郁质及特禀质共 9 种体质类型，其中平和质为理想体质，其他 8 种体质类型均为偏颇体质。

二、常用体质分类及其特征

2009 年 6 月由国家中医药管理局主管，中华中医药学会体质分会编制完成并发布了《中医体质分类与判定》标准。该标准是应用中医体质学、遗传学、流行病学、免疫学、分子生物学、心理测量学、数理统计学等多学科交叉的方法，经中医体质专家、临床专家、流行病学专家多次讨论、论证而建立的体质辨识标准化工具。该标准具有指导性、普遍性及可参照性，适用于从事中医体质研究的医护工作者，并可作为临床实践、判定规范及质量评定的重要参考依据，能方便、快捷、准确地辨识中医体质。标准中包含了《中医体质分类和判定表》，具体内容与方法详见表 5-1。

（一）平和质

面色红润，皮肤滑润，头发稠密有光泽，目光有神，鼻色明润，嗅觉通利，唇红齿白，耐受寒热，精力充沛，不易疲劳，睡眠良好，胃纳佳，二便正常，舌色淡红，苔薄白，脉和缓有力。

①形成原因：先天禀赋充足，后天调养得当。②总体特征：机体阴阳气血调和，以精力充沛、体态适中、面色红润为主要特征。③形体特征：体形匀称健壮。④心理特征：性格随和开朗。⑤发病倾向：平素患病较少。⑥环境适应能力：对自然环境和社会环境适应能力强。⑦常见兼夹体质：无。

（二）气虚质

平素气短懒言，语音低弱，精神不振，疲劳易汗，偶有低热，舌淡红，舌边齿痕，脉弱。

①形成原因：先天禀赋不足，后天失于调养所致，如父母孕育时体弱、胎儿早产、后天喂养不当、偏食、厌食，或好逸恶劳、熬夜发怒、手淫纵欲、久病年老等原因而形成。②总体特征：元气不足，脏腑功能减退，以疲乏、气短、自汗等气虚证为主要特征。③形体特征：肌肉松软不实。④心理特征：性格内向，不喜冒险。⑤发病倾向：易患感冒、内脏下垂等病；病后康复缓慢。⑥环境适应能力：不耐风、寒、暑、湿。⑦常见兼夹体质：血瘀体质、阳虚体质、痰湿体质。

（三）阳虚质

平素畏寒肢冷，手足不温，喜热饮食，精神不振，舌淡胖嫩，舌边齿痕，脉沉迟。

①形成原因：多由先天不足，病后或产后虚弱，年老虚衰，过度劳累，过服寒凉，暴饮暴食，长期输液等原因而形成。②总体特征：阳气不足，脏腑功能减退或衰弱，以产热不足、畏寒怕冷、手足不温等虚寒证为主要特征。③形体特征：肌肉松软不实。④心理特征：性格沉静、内向。⑤发病倾向：易患痰饮、肿胀、泄泻、不孕、痛经等病；感邪易从寒化，易感风、寒、湿邪。⑥环境适应能力：耐夏不耐冬。⑦常见兼夹体质：血瘀体质、气虚体质。

（四）阴虚质

手足心热，口燥咽干，鼻目干涩，五心烦热，易怒眠差，喜冷饮，大便干燥，小便短黄，舌红少津或少苔，脉细数。

①形成原因：多由先天不足，后天失养，五志过极，房事不节，过服温燥，长期熬夜等原因而形成。②总体特征：精血津液等阴液物质亏少，机体滋润、濡养功能减退，以口燥咽干、手足心热等虚热证为主要特征。③形体特征：体形偏瘦。④心理特征：性情急躁，外向好动，活泼。⑤发病倾向：易患虚劳、遗精、不寐等病；感邪易从热化。⑥环境适应能力：耐冬不耐夏；不耐暑、热、燥。⑦常见兼夹体质：血瘀体质、气虚体质。

（五）痰湿质

面部油腻，汗多痰多，时有胸闷，口黏腻或甜，喜食肥甘，苔腻，脉滑。

①形成原因：多由先天遗传，起居失常，七情内伤，饮食偏嗜，进食过快，缺乏运动等原因而形成。②总体特征：机体水液代谢障碍，痰湿凝聚，以形体肥胖、腹部肥满、口黏苔腻等痰湿证为主要特征。③形体特征：体形肥胖，腹部肥满。④心理特征：性格偏温和，稳重，善于忍耐。⑤发病倾向：易患消渴、中风、胸痹等病。⑥环境适应能力：不适应潮湿环境。⑦常见兼夹体质：气郁体质、血瘀体质。

（六）湿热质

面垢油光，易生痤疮，口干，口苦，口臭，身重困倦，大便黏滞不畅或燥结，小便短黄，男性易阴囊潮湿，女性易带下量多色黄，舌质偏红，苔黄腻，脉滑数。

①形成原因：多由先天不足，长期居住潮热环境，长期饮酒，喜食肥甘，滋补不当等原因而形成。②总体特征：机体外感湿邪或内生湿浊，蕴而化热，以面垢油光、口苦、苔黄腻等湿热证为主要特征。③形体特征：体形中等或偏瘦。④心理特征：急躁易怒。⑤发病倾向：易患疮疖、黄疸、热淋、口疮等病。⑥环境适应能力：对湿热交蒸气候难适应。⑦常见兼夹体质：阴虚体质、阳虚体质。

（七）血瘀质

肤色晦暗，色素沉着，容易出现瘀斑，包块或出血，口唇暗淡，舌紫黯或有瘀点，舌下络脉曲张或紫黯，脉涩。

①形成原因：多由先天不足，后天外伤，忧郁气滞等原因而形成。②总体特征：机体血行不畅，瘀血内阻，以肤色晦暗、舌质紫黯等血瘀证为主要特征。③形体特征：胖瘦均见。④心理特征：急躁易怒，心烦健忘。⑤发病倾向：易患癥瘕，痛证，血证，中风，胸痹，高血压，静脉曲张等。⑥环境适应能力：不耐风寒。⑦常见兼夹体质：气郁体质、湿热体质。

（八）气郁质

神情抑郁，情志不舒，情感脆弱，烦闷不乐，舌淡红，苔薄白，脉弦。

①形成原因：多由先天遗传，精神刺激，忧郁思虑，更年期等原因而形成。②总体特征：机体气机郁滞，以神情抑郁、忧虑脆弱等气郁证为主要特征。③形体特征：体形偏瘦。④心理特征：性格内向不稳定，忧郁脆弱，敏感多虑。⑤发病倾向：易患脏躁、梅核气、百合病、郁证等。⑥环境适应能力：对精神刺激适应能力较差；不适应阴雨天气。⑦常见兼夹体质：血瘀体质、痰湿体质、湿热体质。

（九）特禀质

过敏体质者常见哮喘、风团、咽痒、鼻塞、喷嚏等；患遗传性疾病者有先天性、家族性等特征；患胎传性疾病者具有母体影响胎儿个体生长发育及相关疾病的特征。

①形成原因：多由遗传疾病、先天疾病、胎传疾病等原因而形成。②总体特征：先天失养和遗传因素导致，以生理缺陷、过敏反应、遗传性疾病等为主要特征。③形体特征：无特殊或有生理缺陷。④心理特征：随禀质不同情况各异，多数人因常担心发病，而长期敏感、多疑、焦虑、抑郁。⑤发病倾向：过敏体质者易患哮喘、荨麻疹、花粉症及药物过敏等；遗传性疾病如血友病、先天愚型等；胎传性疾病如五迟（立迟、行迟、发迟、齿迟、语迟）、五软（头软、项软、手足软、肌肉软、口软）、解颅、胎惊、胎痫等。⑥环境适应能力：适应能力差，易引发宿疾。⑦常见兼夹体质：随禀质不同，可兼夹各类体质。

表 5-1　中医体质分类与判定表

平和质

请根据近1年的体验和感觉，回答以下问题	没有 （根本不）	很少 （有一点）	有时 （有些）	经常 （相当）	总是 （非常）
（1）您精力充沛吗？	1	2	3	4	5
（2）您容易疲乏吗？ *	1	2	3	4	5
（3）您说话声音低弱无力吗？ *	1	2	3	4	5
（4）您感到闷闷不乐、情绪低沉吗？ *	1	2	3	4	5

续表

请根据近1年的体验和感觉，回答以下问题	没有 （根本不）	很少 （有一点）	有时 （有些）	经常 （相当）	总是 （非常）
（5）您比一般人耐受不了寒冷（冬天的寒冷，夏天的冷空调、电扇等）吗？*	1	2	3	4	5
（6）您能适应外界自然和社会环境的变化吗？	1	2	3	4	5
（7）您容易失眠吗？*	1	2	3	4	5
（8）您容易忘事（健忘）吗？*	1	2	3	4	5
判断结果：□是　　□基本是　　□否					

（注：标有*的条目需先逆向计分，即：1→5，2→4，3→3，4→2，5→1，再用公式转化分值）

气虚质

请根据近1年的体验和感觉，回答以下问题	没有 （根本不）	很少 （有一点）	有时 （有些）	经常 （相当）	总是 （非常）
（1）您容易疲乏吗？	1	2	3	4	5
（2）您容易气短（呼吸短促，接不上气）吗？	1	2	3	4	5
（3）您容易心慌吗？	1	2	3	4	5
（4）您容易头晕或站起时晕眩吗？	1	2	3	4	5
（5）您比别人容易感冒吗？	1	2	3	4	5
（6）您喜欢安静、懒得说话吗？	1	2	3	4	5
（7）您说话声音低弱无力吗？	1	2	3	4	5
（8）您活动量稍大就容易出虚汗吗？	1	2	3	4	5
判断结果：□是　　□倾向是　　□否					

阳虚质

请根据近1年的体验和感觉，回答以下问题	没有 （根本不）	很少 （有一点）	有时 （有些）	经常 （相当）	总是 （非常）
（1）您手脚发凉吗？	1	2	3	4	5
（2）您胃脘部、背部或腰膝部怕冷吗？	1	2	3	4	5
（3）您感到怕冷、衣服比别人穿得多吗？	1	2	3	4	5
（4）您比一般人耐受不了寒冷（冬天的寒冷，夏天的冷空调、电扇等）吗？	1	2	3	4	5
（5）您比别人容易患感冒吗？	1	2	3	4	5
（6）您吃（喝）凉的东西会感到不舒服或者怕吃（喝）凉东西吗？	1	2	3	4	5
（7）您受凉或吃（喝）凉的东西后，容易腹泻（拉肚子）吗？	1	2	3	4	5
判断结果：□是　　□倾向是　　□否					

阴虚质

请根据近1年的体验和感觉，回答以下问题	没有 （根本不）	很少 （有一点）	有时 （有些）	经常 （相当）	总是 （非常）
（1）您感到手脚心发热吗？	1	2	3	4	5
（2）您感觉身体、脸上发热吗？	1	2	3	4	5
（3）您皮肤或口唇干吗？	1	2	3	4	5
（4）您口唇的颜色比一般人红吗？	1	2	3	4	5
（5）您容易便秘或大便干燥吗？	1	2	3	4	5
（6）您面部两颧潮红或偏红吗？	1	2	3	4	5
（7）您感到眼睛干涩吗？	1	2	3	4	5
（8）您感到口干咽燥、总想喝水吗？	1	2	3	4	5
判断结果：□ 是　　□ 倾向是　　□ 否					

痰湿质

请根据近1年的体验和感觉，回答以下问题	没有 （根本不）	很少 （有一点）	有时 （有些）	经常 （相当）	总是 （非常）
（1）您感到胸闷或腹部胀满吗？	1	2	3	4	5
（2）您感到身体沉重不轻松或不爽快吗？	1	2	3	4	5
（3）您腹部肥满松软吗？	1	2	3	4	5
（4）您有额部油脂分泌多的现象吗？	1	2	3	4	5
（5）您上眼睑比别人肿（上眼睑有轻微隆起的现象）吗？	1	2	3	4	5
（6）您嘴里有黏黏的感觉吗？	1	2	3	4	5
（7）您平时痰多，特别是咽喉部总感到有痰堵着吗？	1	2	3	4	5
（8）您舌苔厚腻或有舌苔厚厚的感觉吗？	1	2	3	4	5
判断结果：□ 是　　□ 倾向是　　□ 否					

湿热质

请根据近1年的体验和感觉，回答以下问题	没有 （根本不）	很少 （有一点）	有时 （有些）	经常 （相当）	总是 （非常）
（1）您面部或鼻部有油腻感或者油亮发光吗？	1	2	3	4	5
（2）您容易生痤疮或疮疖吗？	1	2	3	4	5
（3）您感到口苦或嘴里有异味吗？	1	2	3	4	5
（4）您大便黏滞不爽、有解不尽的感觉吗？	1	2	3	4	5
（5）您小便时尿道有发热感、尿色浓（深）吗？	1	2	3	4	5
（6）您带下色黄（白带颜色发黄）吗？ （限女性回答）	1	2	3	4	5

续表

请根据近1年的体验和感觉，回答以下问题	没有 （根本不）	很少 （有一点）	有时 （有些）	经常 （相当）	总是 （非常）
（7）您的阴囊部位潮湿吗？（限男性回答）	1	2	3	4	5
判断结果：□是　　□倾向是　　□否					

血瘀质

请根据近1年的体验和感觉，回答以下问题	没有 （根本不）	很少 （有一点）	有时 （有些）	经常 （相当）	总是 （非常）
（1）您的皮肤在不知不觉中会出现青紫瘀斑 　　（皮下出血）吗？	1	2	3	4	5
（2）您两颧部有细微红丝吗？	1	2	3	4	5
（3）您身体上有哪里疼痛吗？	1	2	3	4	5
（4）您面色晦暗或容易出现褐斑吗？	1	2	3	4	5
（5）您容易有黑眼圈吗？	1	2	3	4	5
（6）您容易忘事（健忘）吗？	1	2	3	4	5
（7）您口唇颜色偏暗吗？	1	2	3	4	5
判断结果：□是　　□倾向是　　□否					

气郁质

请根据近1年的体验和感觉，回答以下问题	没有 （根本不）	很少 （有一点）	有时 （有些）	经常 （相当）	总是 （非常）
（1）您感到闷闷不乐、情绪低沉吗？	1	2	3	4	5
（2）您容易精神紧张、焦虑不安吗？	1	2	3	4	5
（3）您多愁善感、感情脆弱吗？	1	2	3	4	5
（4）您容易感到害怕或受到惊吓吗？	1	2	3	4	5
（5）您胁肋部或乳房胀痛吗？	1	2	3	4	5
（6）您无缘无故叹气吗？	1	2	3	4	5
（7）您咽喉部有异物感，且吐之不出、咽之 　　不下吗？	1	2	3	4	5
判断结果：□是　　□倾向是　　□否					

特禀质

请根据近1年的体验和感觉，回答以下问题	没有 （根本不）	很少 （有一点）	有时 （有些）	经常 （相当）	总是 （非常）
（1）您没有感冒时也会打喷嚏吗？	1	2	3	4	5
（2）您没有感冒时也会鼻塞、流鼻涕吗？	1	2	3	4	5
（3）您有因季节变化、温度变化或异味等原 　　因而咳喘的现象吗？	1	2	3	4	5

NOTE

续表

请根据近1年的体验和感觉，回答以下问题	没有（根本不）	很少（有一点）	有时（有些）	经常（相当）	总是（非常）
（4）您容易过敏（对药物、食物、气味、花粉或在季节交替、气候变化时）吗？	1	2	3	4	5
（5）您的皮肤容易起荨麻疹（风团、风疹块、风疙瘩）吗？	1	2	3	4	5
（6）您的皮肤因过敏出现过紫癜（紫红色瘀点、瘀斑）吗？	1	2	3	4	5
（7）您的皮肤一抓就红，并出现抓痕吗？	1	2	3	4	5
判断结果：□ 是　　□ 倾向是　　□ 否					

判定方法

回答《中医体质分类与判定表》中的全部问题（见附表），每一问题按 5 级评分，计算原始分及转化分，依标准判定体质类型。

原始分 = 各个条目分值相加

转化分数 = 〔（原始分—条目数）/（条目数 ×4）〕×100

判定标准

平和质为正常体质，其他 8 种体质为偏颇体质。判定标准见下表。

体质类型	条件	判定标准
平和质	转化分 ≥ 60 分	是
	其他 8 种体质转化分均 < 30 分	
	转化分 ≥ 60 分	基本是
	其他 8 种体质转化分均 < 40 分	
	不满足上述条件者	否
偏颇体质	转化分 ≥ 40 分	是
	转化分 30 ～ 39 分	倾向是
	转化分 < 30 分	否

示例

示例 1：某人各种体质类型转化分如下：平和质 75 分，气虚质 56 分，阳虚质 27 分，阴虚质 25 分，痰湿质 12 分，湿热质 15 分，血瘀质 20 分，气郁质 18 分，特禀质 10 分。根据判定标准，虽然平和质转化分 ≥ 60 分，但其他 8 种体质转化分并未全部 < 40 分，其中气虚质转化分 ≥ 40 分，故此人不能判定为平和质，应判定为气虚质。

示例 2：某人各体质类型转化分如下：平和质 75 分，气虚质 16 分，阳虚质 27 分，阴虚质 25 分，痰湿质 32 分，湿热质 25 分，血瘀质 10 分，气郁质 18 分，特禀质 10 分。根据判定标准，平和质转化分 ≥ 60 分，且其他 8 种体质转化分均 < 40 分，可判定为基本是平和质，同时，痰湿质转化分在 30 ～ 39 分之间，可判定为痰湿质倾向，故此人最终判定结果基本是平和质，有痰湿质倾向。

第六章　方药基础知识

第一节　中药基础知识

中药是以中医药理论体系的术语表述药物性能、功效和使用规律，并在中医药理论指导下应用的药物。由于中药以植物性药居多，所以古来相沿把其称为"本草"。

中药学是专门研究中药基本理论和各种药物的来源、采集、炮制、性能、功效及临床应用等知识的一门学科，是中医学的重要组成部分。经现代整理，药物种类已达3000种以上，这些宝贵资源的开发和利用已有悠久的历史，是中医学发展的重要物质基础。几千年来，中药作为防病治病的主要物质，为保障人民健康发挥了重要的作用。

一、中药的产地、采集、干燥和贮存

中药的来源，除部分人工制品外，主要是天然的动物、植物和矿物。中药的产地、采收与贮存是否合适，直接影响到药材的质量和疗效。

（一）产地

天然药材的分布和生产，离不开一定的自然条件。我国自然地理状况十分复杂，各地区的水土、气候、日照、生物分布等生态环境各不相同。因而各种药材的生产，无论产量和质量方面，都有一定的地域性，逐渐形成了"道地药材"的概念和使用"道地药材"的用药原则。"道地药材"是指历史悠久、品种优良、疗效突出、带有地域特点的一些药物。如四川的黄连、川芎、附子，广东的陈皮，东北的人参、细辛、五味子，云南的茯苓，河南的地黄，山东的阿胶等。

（二）采集

中药的采收时节与方法对保证药物质量至关重要，故采摘时间很重要。一般来讲，药材的采收应该在药物有效成分含量最多的时候进行，通常以入药部分的成熟程度作为依据。全草入药的，大多在植株充分成长或开花的时候采集。叶类药材通常在花蕾将放或正盛开的时候采收。花的采收，一般在花正开放时，由于花朵次第开放，因此要分次采收。果实和种子，除枳实、青皮、乌梅等少数药材要在果实未成熟时采收果实或果皮外，通常都在成熟时采收。根和根茎的采集，古时，以农历二月、八月为佳。树皮和根皮通常在春夏时节采集。

（三）干燥

干燥是保存药材的基本条件。其方法有晒干、阴干、烘干和用石灰干燥等。近年来，远红外干燥和微波干燥技术广泛应用，具有干燥速度快、脱水率高、加热均匀且能杀灭微生物等优点。

（四）贮存

药材贮藏、保管的好坏，直接影响药材的质量。如果贮存不当，就可能发生虫蛀、霉烂、变色、走油等现象，导致药材变质，甚至失效。为确保疗效，必须消除上述因素的影响。通常采用干燥、低温、避光、密闭保存及化学药物熏杀等方法处理贮存。一般药物与剧毒药物必须分别贮存。

二、中药的性能

中药之所以能够针对病情，发挥基本的治疗作用，主要是因为各种药物各自具有若干特性和作用。把药物治病的多种多样的性质和作用加以概括，主要有四气、五味、升降浮沉、归经及毒性等，统称为药物的性能。

（一）四气五味

1.四气　四气是指药物有寒、热、温、凉四种不同的药性，又称四性。药物的寒、热、温、凉是从药物作用于机体所发生的反应概括出来的。寒性和凉性药物，具有清热泻火、凉血解毒等作用，能够减轻或消除热证，如黄芩、黄连、栀子、大黄等；温性和热性的药物，具有温里散寒、助阳通脉、回阳救逆等作用，能够减轻或消除寒证，如附子、干姜、肉桂等。

此外，还有一类寒热性质不明显的药物，因其药性平和、作用较缓，故称为平性药。仍有微温、微凉的不同，未超出四气的范围，故仍称四性，如党参、山药、甘草等。

2.五味　五味是指辛、甘、酸、苦、咸五种味道。有些药物有淡味和涩味，故药物的味不止五种，但辛、甘、酸、苦、咸是五种最基本的滋味，淡为甘之余，涩为酸之变味，所以仍然称为五味。不同的味有不同的作用，味相同的药物，其作用也有相近或共同之处。故中药五味更重要的是对药物作用的高度概括。

（1）辛　具有发散、行气、行血、开窍的作用。如治疗表证的解表药、治疗气血阻滞的理气药、活血药大多具有辛味。

（2）甘　具有补益、调和、缓急的作用。常用于治疗正气虚弱、脏腑不和、拘挛疼痛。调和药性，缓解疼痛的药物多具有甘味。

（3）酸　具有收敛、固涩作用。常用于治疗体虚多汗、肺虚久咳、久泻肠滑、遗精、滑精、遗尿、尿频、崩漏、带下等证。一般敛肺止咳、收涩敛汗、涩肠止泻的药物多具有酸味。

（4）苦　具有清热泻火、降泄气逆、通泻大便、燥湿祛湿等作用。常用于治疗实热证，实证喘咳、呕恶、便秘、湿证等。一般清热泻火、降气平喘、降逆止呕、通利大便、清热燥湿的药物多具有苦味。

（5）咸　具有泻下通便、软坚散结等作用。常用于治疗大便燥结、瘰疬痰核、瘿瘤、癥瘕痞块等证。一般泻下或润下通便及软化坚硬、消散结块的药物多具有咸味。

（6）淡　具有渗湿利尿的作用，常用于治疗水肿、小便不利等证。

此外，"涩"与"酸"味药作用相似，大多具有收敛固涩作用，常用于治疗虚汗、久泻、遗精、出血等证。

（二）升降浮沉

升、降、浮、沉是指药物在治疗疾病时对人体作用有不同的趋向性。也就是说，升、降、浮、沉是指药物对机体有向上、向下、向外、向内四种不同作用趋向。升，指上升、升提；

降，指下降、降逆；浮，即向外发散；沉，即向内收敛。药物的这种性能可用于调整机体气机紊乱，使之恢复正常的生理功能，或因势利导，驱邪外出，达到治愈疾病的目的。

升降浮沉与病位和病势的关系：就病位而言，应顺其而治，即病位在上在表者宜升浮不宜沉降，病位在下在里者宜沉降不宜升浮。就病势而言，应逆其而治，即病势上逆者，宜降不宜升；病势下陷者，宜升不宜降。

升降浮沉与药物气味、质地轻重、炮制和作用的关系：一般来讲，凡味属于辛、甘、淡，性属温热的药物大都升浮，花、叶、皮、枝等质轻的药物多升浮；具有升阳发表、驱散风邪、涌吐开窍等功效的药物，药性大多是升浮的。味属苦、酸、咸，性属寒凉的药物，大多沉降，种子、果实、矿物、贝壳等质重的药物多沉降；而具有清热泻下、重镇安神、利尿渗湿、消食导滞、息风潜阳、止咳平喘及降逆收敛的药物，其药性大多是沉降的。

此外，炮制与配伍也可以改变药物升降浮沉之性，如酒制则升，姜炒则散，醋炒收敛，盐炒下行等。

（三）归经

归经是指药物对机体某部位的选择性作用，是以脏腑经络为基础的药物作用的定位概念。这种药物对机体某部位的选择性作用，称归经。因此，归经指明了药物治病的应用范围，药物的归经不同，治疗的范围也就不同。

药物的归经与治疗作用密切相关。一般而言，药物对其经（脏腑经络）或某几经的治疗效果明显，而对其他经的治疗作用则相对较小甚或没有作用。如以头痛而言，羌活善治太阳经头痛，葛根、白芷善治阳明经头痛，柴胡善治少阳经头痛，吴茱萸善治厥阴经头痛。因此，在应用药物时，除要掌握药物的归经外，还必须与四气五味、升降浮沉结合起来，方能收到满意的效果。

（四）中药的毒性

毒性是指药物对机体的损害性。毒性反应与副作用不同，它对人体的危害性较大，甚至可危及生命。有些人错误地认为中药大多直接来源于生药材，因而其毒性小、安全系数大，对中药毒性缺乏正确的认识。为了确保用药安全，必须正确对待中药的毒性，了解毒性反应产生的原因，掌握中药中毒的解救方法和预防措施。

有毒药物的治疗剂量与中毒剂量比较接近或相当，因而治疗用药时安全度小，易引起中毒反应。无毒药物安全度较大，但并非绝对不会引起中毒反应。如人参、艾叶、知母等皆有产生中毒反应的报道，这与剂量过大或服用时间过长等有密切关系。

毒性反应是临床用药时应当尽量避免的。由于毒性反应的产生与药物贮存、加工炮制、配伍、剂型、给药途径、用量、使用时间的长短及患者的体质、年龄、证候性质等都有密切关系。因此，使用有毒药物时，应从上述各个环节进行控制，以避免中毒的发生。

掌握药物的毒性及其中毒后的临床表现，便于诊断中毒的原因，以便及时采取合理、有效的抢救治疗手段，对于做好中药中毒抢救工作具有十分重要的意义。

三、中药的应用

（一）配伍

根据不同病情和临床辨证，有选择地将两种或两种以上药物组合在一起应用，称为配伍。

NOTE

在长期临床用药实践中，把单味药的应用和药物的配伍关系总结为"七情"。现将"七情"配伍关系分析如下：

1. 单行　用一味药治疗疾病谓单行。如人参治疗气虚欲脱证；马齿苋治疗痢疾。

2. 相须　两种性能、功效相同或近似的药物合用，以增强疗效的一种配伍方法叫相须。如石膏、知母合用能增强清热泻火的作用。

3. 相使　两种药物合用，一种药物为主，另一种药物为辅，辅药可以提高主药功效的配伍方法，谓相使。如黄芪配茯苓治脾虚水肿，茯苓能提高黄芪补气利水的作用。

4. 相畏　一种药物的毒性或副作用能被另一种药物减轻或消除的配伍方法，称为相畏。如生姜配半夏可减轻或消除半夏的毒性。

5. 相杀　一种药物能减轻或消除另一药物的毒性或副作用的配伍方法，称为相杀。如防风杀砒霜之毒，绿豆能杀巴豆之毒等。

6. 相恶　一种药物可使另一种药物的功效降低，甚至消失的一种配伍方法，谓相恶。如莱菔子与人参同用，人参的补气作用则被莱菔子削弱。

7. 相反　两种药物配伍应用后，产生剧烈的毒副作用的配伍方法，即谓相反。如贝母反乌头，甘草反甘遂等，详见用药禁忌"十八反""十九畏"。

七情配伍除单行外，相须、相使可以起到协同作用，能提高药效，是临床常用的配伍方法。相畏、相杀可以减轻或消除毒副作用，以保证用药安全，是使用毒副作用较强药物的配伍方法，也可用于有毒中药炮制及中毒解救。而相恶、相反则是配伍禁忌。

（二）用药禁忌

为了保证用药安全和药物治疗，应当注意用药禁忌。中药用药禁忌主要包括配伍禁忌、妊娠用药禁忌、证候禁忌及服药食忌等内容。

1. 配伍禁忌　中药配伍禁忌的范围主要包括药物七情中相反、相恶两个方面的内容。目前公认的中药配伍禁忌主要是金元时期所概括的"十八反"和"十九畏"。

十八反：甘草反甘遂、大戟、海藻、芫花；乌头反贝母、瓜蒌、半夏、白蔹、白及；藜芦反人参、沙参、丹参、玄参、苦参、细辛、芍药。

十九畏：硫黄畏朴硝，水银畏砒霜，狼毒畏密陀僧，巴豆畏牵牛，丁香畏郁金，川乌、草乌畏犀角，牙硝畏三棱，官桂畏石脂，人参畏五灵脂。

2. 妊娠用药禁忌　所谓妊娠禁忌药，是指对妊娠母体或胎儿具有损害作用，干扰正常妊娠的药物。根据药物作用的强弱，一般分为禁用和慎用两类。禁用的药物大多毒性强，药性猛烈，如巴豆、牵牛、斑蝥、麝香、虻虫、水蛭、三棱、莪术、芫花、大戟、甘遂、商陆、水银、轻粉、雄黄、砒霜等。慎用的药物主要有活血破血、攻下导积、行气破滞及大辛大热之品。如桃仁、红花、乳香、没药、王不留行、大黄、枳实、附子、干姜、肉桂、天南星等。

3. 证候禁忌　因为药物具有寒热温凉和归经等特点，故一种药物只适用于某种或某几种特定的证候，而对其他证候无效，甚或出现相反作用。此时，对其他证候而言，即为禁忌证。如麻黄辛温发散，解表发汗力强，适用于外感风寒表实无汗证，而表虚自汗者禁用；黄精质润甘平，滋阴补肺，适用于肺虚燥咳及肾虚精亏者，而脾虚湿盛，中寒便溏者忌用等。

4. 服药时的饮食禁忌　饮食禁忌是指服药期间对某些食物的禁忌，简称食忌。一般在服药期间，应忌食生冷、油腻、腥膻和有刺激性的食物。此外，病情不同，饮食禁忌也有所区别，如热性病忌食辛辣、油腻、煎炸类食物，寒性病忌食生冷类食物，疮疡及皮肤病患者忌食腥膻发物及辛辣刺激性食物等。

（三）中药的剂量

中药的用量即剂量，一般是指每味生药的干燥品在汤剂中成人一日内服量，分为常用的有效量和相对用量。用量是否得当，是直接影响药效及临床疗效的重要因素之一。一般来讲，确定中药的剂量，应根据以下几方面因素来考虑。

1. 药物性质与剂量　剧毒或作用峻烈的药物，用量宜轻；质松量轻的药物，如花、叶、皮、枝或干品药材等用量宜轻；质坚体重的药物，如矿物、介壳类用量宜大；鲜药含水分较多，用量宜大。

2. 药物配伍与剂量　单味药使用时剂量宜重；复方中，君药多比辅药重；入汤剂要比入丸、散剂量重。另外，用药目的不同，同一药物的用量可不同。

3. 患者情况与剂量　一般来说，老年、小儿、妇女产后及体质虚弱者用量宜小；成人及体质壮实者用量宜重。病情轻、病势缓、病程长者用量宜小；病情重、病势急、病程短者用量宜大。

4. 季节、地域与剂量　如发汗解表药夏季用量宜小，冬季用量宜大；苦寒泻火药夏季用量宜重，冬季用量宜轻。解表药在严寒冬天的北方，用量宜重；在炎热夏天的南方，用量宜轻。

除剧毒药、峻烈药、精制药及某些贵重药外，一般单味中药常用的内服剂量（成人汤剂1日量）约为10g，较大剂量为15～30g。

四、常用中药及中药分类

（一）解表药

凡能发散表邪，解除表证的药物，称为解表药。解表药能发散表邪，多具辛味。肺合皮毛，开窍于鼻，表邪多从皮毛口鼻而入，表证多见肺经症状，因膀胱亦主一身之表，故解表药主归肺、膀胱经。主治风寒表证的药物，药性多为温性；主治风热表证的药物，药性多偏寒凉。

使用发汗力强的解表药，用量不宜过大，以遍身微微汗出为宜；自汗、盗汗、淋证、失血、久患疮疡等正气不固、津血亏虚者，虽有表证也应当慎用或忌用。解表药多为芳香辛散之品，易于挥发散失，故入汤剂不宜久煎，以免降低疗效。

1. 发散风寒药　以发散风寒表邪为主要作用，常用以改善或消除风寒表证的药物，称为发散风寒药；其性温味辛，又称辛温解表药（表6-1）。风寒表证以恶寒发热、无汗或汗出不畅、头身疼痛、鼻塞、口不渴、苔薄白、脉浮紧为主要表现。部分发散风寒药兼有止咳、祛风湿、止痛、通鼻窍、止呕等功效，又可治疗咳喘、头痛、风湿痹痛、鼻渊、呕吐等，尤其兼有风寒表证者，更为适宜。

本类药物，性偏温燥，多数药物具有发汗作用，阴虚血亏、里热偏盛者，不宜使用。其中麻黄的主要成分麻黄碱能升高血压，加快心率，故高血压及心脏病患者在使用含麻黄的方药时需要密切关注用药后的血压、心率。细辛有一定的毒性，古人有"细辛不过钱"的说法，尤其在入散剂时，细辛的用量应控制在1g以内，以防止中毒。如果在核对处方时发现细辛的用量超过常规剂量范围，需要及时与医生核实，并请医生在处方剂量上签名，密切观察患者服药后有无不良反应的发生；此外，阴虚阳亢头痛、肺燥阴伤干咳者忌用细辛，且不宜与藜芦同用。

表 6-1　发散风寒药简表

药名	性味归经	功效	应用	用量（g）
麻黄	辛、微苦，温，肺、膀胱经	发汗，平喘，利水	外感风寒表实证，咳喘，风水水肿	1.5～10
桂枝	辛、甘，温，心、肺、膀胱经	发汗解肌，温经通阳	外感风寒表虚证，风寒湿痹，胸痹，痛经	3～10
防风	辛、甘，微温，膀胱、肝、脾经	祛风解表，除湿止痛，解痉	外感表证，风寒湿痹，破伤风	3～10
羌活	辛、苦，温，膀胱、肾经	解表散寒，祛风，胜湿止痛	外感风寒，风寒湿痹	3～10
白芷	辛，温，胃、大肠、肺经	祛风散寒，通窍止痛，消肿排脓，燥湿止带	外感风寒头痛（阳明经头痛），牙痛，鼻塞鼻渊，疮疡肿毒，寒湿带下	3～10
细辛	辛，温，有小毒，肺、肾、心经	祛风解表，散寒止痛，温肺化饮，通窍	外感风寒，头痛，牙痛，寒饮咳喘	1～3
荆芥	辛，温，肺、肝经	祛风解表，透疹止痒，止血	外感表证，疹出不透，吐衄下血	4.5～9

2. 发散风热药　以发散风热为主要作用，用于外感风热表证的药物，称为发散风热药；其味辛，性偏寒凉，又称辛凉解表药（表 6-2）。风热表证，以发热、微恶风寒、咽干口渴、舌苔薄黄、脉浮数为主要表现。部分药物兼具清肺止咳、利头目、清咽喉、散风透疹等作用，故风热咳嗽、头痛、咽痛、目赤肿痛、疹出不透等可选用，并常与清热、解毒药配伍应用。

表 6-2　发散风热药简表

药名	性味归经	功效	应用	用量（g）
薄荷	辛，凉，肺、肝经	发散风热，清利咽喉，透疹解毒，疏肝解郁	外感风热，头痛，咽喉肿痛，疹出不透，肝气郁滞证	3～6
桑叶	甘、苦，寒，肺、肝经	发散风热，润肺止咳，平肝明目	外感风热，温病初起，肺热咳嗽，肝阳眩晕，目赤肿痛	5～9
菊花	辛、甘、苦，微寒，肺、肝经	发散风热，清肝明目，平抑肝阳，清热解毒	外感风热，温病初起，肝火目赤，肝阳头痛，疔疮肿毒	5～9
柴胡	苦、辛，微寒，肝、胆经	和解泻热，疏肝，升阳	寒热往来，肝气郁结，内脏下垂	3～9
升麻	辛、微甘，微寒，肺、脾、胃、大肠经	发表透疹，升阳，解毒	风热头痛，麻疹不透，内脏下垂，崩漏下血，热毒所致诸证	3～9
葛根	甘、辛，凉，脾、胃经	解肌退热，透疹，升阳止泻，生津	感冒头颈痛，疹出不畅，热泻热痢，脾虚泄泻，热病烦渴	9～15

（二）清热药

凡以清除里热为主要作用，主治里热证的药物，称清热药。根据其作用不同，可分为清热泻火、清热解毒、清热燥湿、清热凉血及退虚热五类。清热药物大多药性苦寒，过用易伤脾胃，故脾胃虚弱者慎用；热证易伤津液，苦寒药物又易化燥伤阴，故阴虚患者亦当慎用；阴盛格阳、真寒假热之证，禁用清热药。使用本类药物，须中病即止，以防克伐太过，损伤正气。

1. 清热泻火药　清热泻火药，能清解气分实热，清热作用较强，适用于高热烦渴、神昏、脉洪实有力、苔黄或燥等里热炽盛的实热证。对于本质虚弱的患者使用本类药物时，当考虑照顾正气，勿令伐太过，必要时可与扶正药物配伍应用（表6-3）。

其中，石膏内服只用于实证，脾胃虚寒、阴虚内热等虚证不宜用，煅石膏严禁内服。知母性寒质润，有滑肠之弊，脾虚便溏者不宜用。天花粉不宜与乌头类药材同用。栀子、夏枯草苦寒伤胃，脾虚便溏、食少者忌用。

表 6-3　清热泻火药简表

药名	性味归经	功效	应用	用量（g）
石膏	辛、甘，大寒，肺、胃经	生用：清热泻火，除烦止渴 煅用：收敛生肌，止血	气分实热证，肺热咳喘，胃火牙痛，疮疡溃不收口	15～60
知母	苦、甘，寒，肺、胃、肾经	清热泻火，生津润燥	气分实热证，热病烦渴，肺热燥咳，内热消渴，骨蒸潮热，肠燥便秘	6～12
栀子	苦，寒，心、肝、肺、三焦经	泻火除烦，清热利湿，凉血解毒。焦栀子：凉血止血	热病心烦，湿热黄疸，血热出血，血淋涩痛，火毒疮疡	5～10
夏枯草	辛、苦，寒，肝、胆经	清肝火，散郁结	目赤肿痛，头痛眩晕，目珠夜痛，瘰疬，瘿瘤，乳痈肿痛	9～15
芦根	甘，寒，肺、胃经	清肺胃热，生津止渴	温热病高热口渴，胃热呕吐，肺热咳嗽	干品15～30，鲜品加倍
天花粉	甘、酸、微苦，微寒，肺、胃经	清热生津，消肿排脓	肺热燥咳，热病伤津，痈肿疮疡	10～15
决明子	甘、苦、咸，微寒，肝、大肠经	清热明目，润肠通便	目赤肿痛，羞明多泪，目暗不明，头痛，眩晕，肠燥便秘	10～15

2. 清热燥湿药　本类药物性味苦寒，燥湿力强，故称为清热燥湿药，主要用于湿热证。因其苦降泄热力大，故本类药物多能清热泻火，可用于治疗脏腑火热证。湿热内蕴，多见发热、头身重痛、肢体困倦、口渴不欲饮、苔腻、尿少等症状，如肠胃湿热所致的泄泻、痢疾、痔瘘等，肝胆湿热所致的胁肋胀痛、黄疸、口苦，下焦湿热所致的小便淋沥涩痛、带下；其他如关节肿痛、湿疹、痈肿、耳痛流脓等湿热证，以及诸脏腑火热证，均属本类药应用范围。

本类药物苦寒性大，燥湿力强，过服易伐胃伤阴，故一般用量不宜过大。凡脾胃虚寒、津伤阴损者应慎用，必要时可与健胃药或养阴药同用。用本类药物治疗脏腑火热证及痈疽肿毒时，均可配以清热泻火药、清热解毒药（表6-4）。

表 6-4　清热燥湿药简表

药名	性味归经	功效	应用	用量（g）
黄芩	苦，寒，肺、胆、脾、胃、大肠、小肠经	清热燥湿，泻火解毒，止血，安胎	湿热下痢，黄疸，肺热咳嗽，热病烦渴，痈肿疮毒，血热吐衄，胎动不安	3～10
黄连	苦，寒，心、脾、胃、胆、大肠经	清热燥湿，泻火解毒	湿热泻痢，高热神昏，痈肿疔毒，消渴，外治湿疹、湿疮、耳道流脓	2～10，外用适量
黄柏	苦，寒，肾、膀胱、大肠经	清热燥湿，泻火除蒸，解毒疗疮	湿热痢疾，带下，黄疸，疮疡湿疹，骨蒸劳热，盗汗，遗精	3～12

续表

药名	性味归经	功效	应用	用量（g）
龙胆	苦，寒，肝、胆、膀胱经	清热燥湿，泻肝胆火	肝经热证，黄疸，湿疹，带下，肝火头痛，目赤，惊风抽搐	3～6
苦参	苦，寒，心、肝、胃、大肠、膀胱经	清热燥湿，杀虫止痒，利尿	湿热痢疾，带下，黄疸，皮肤瘙痒，湿疹，疮疡，小便涩痛	5～10

3. 清热解毒药 本类药物性质寒凉，清热之中更长于解毒，具有清解火热毒邪的作用。主要适用于痈肿疮毒、丹毒、瘟毒发斑、痄腮、咽喉肿痛、热毒下痢、虫蛇咬伤、癌肿、水火烫伤及其他急性热病等。临床可根据病情需要适当配伍，如热毒邪气在于血分者，当配伍清热凉血之品；夹湿者，当配伍燥湿或利湿药物等；对于虚者，可适当配伍补益药以固护正气。本类药物易伤脾胃，中病即止，不可过服，脾胃虚寒、食少泄泻者忌服（表6-5）。

其中，金银花、连翘被誉为"疮家圣药"，但对于气虚疮疡脓清者忌用；射干苦寒滑利，故孕妇忌用或慎用；绵马贯众的毒性成分易溶于脂性溶剂，故服用含有贯众的方药时应忌油腻食物；鱼腥草含挥发油，不宜久煎。

表6-5 清热解毒药简表

药名	性味归经	功效	应用	用量（g）
金银花	甘，寒，心、肺、胃经	清热解毒，疏散风热	痈肿疮疡，外感风热、温病初起，热毒痢疾	6～15
连翘	苦，微寒，肺、心、胆经	清热解毒，消肿散结，疏散风热	痈肿疔肿，瘰疬结核，风热外感，温病初起，热淋涩痛	6～15
板蓝根	苦，寒，心、胃经	清热解毒，凉血，利咽	外感发热，温病初起，咽喉肿痛，温毒发斑，痄腮，丹毒，痈肿疮毒	9～15
贯众	苦，微寒，有小毒，肝、脾经	清热解毒，凉血止血，杀虫	风热感冒，温毒发斑，血热出血，虫疾（肠道寄生虫）	4.5～9
蒲公英	苦、甘，寒，肝、胃经	清热解毒，消痈散结，利湿通淋	痈肿疔毒，乳痈内痈，热淋涩痛，湿热黄疸	9～15
野菊花	苦、辛，微寒，肝、心经	清热解毒	痈疽疔疖，咽喉肿痛，目赤肿痛，头痛眩晕	10～15
穿心莲	苦，寒，肺、胃、大肠、小肠经	清热解毒，燥湿消肿	温病初起咽喉肿痛，湿热泻痢，痈肿疮毒，毒蛇咬伤	6～9
白头翁	苦，寒，大肠经	清热解毒，凉血止痢	热毒血痢，疮痈肿毒	9～15
败酱草	辛、苦，微寒，肝、胃、大肠经	清热解毒，消痈排脓，祛瘀止痛	肠痈，肺痈，产后瘀阻腹痛	6～15
马齿苋	酸，寒，肝、大肠经	清热解毒，凉血止痢	疮痈肿毒，热毒痢疾，热淋血淋，崩漏便血	9～15
鱼腥草	辛，微寒，肺经	清热解毒，消痈排脓，利尿通淋	肺痈吐脓，肺热咳嗽，热毒疮毒，湿热淋证	15～25
射干	苦，寒，肺经	清热解毒，消痰，利咽	咽喉肿痛，痰盛咳喘	3～9
白花蛇舌草	微苦、甘，寒，胃、大肠、小肠经	清热解毒，利湿通淋	痈肿疮毒，咽喉肿痛，毒蛇咬伤，热淋涩痛	15～60

4. 清热凉血药 多为甘苦咸寒之品，多归心、肝经，有清解营分和血分热邪的作用，适用于热入营血的实热证。温热病热入营分，热灼营阴，心神被扰，症见舌绛、身热夜甚、心烦不寐、脉细数，甚则神昏谵语、斑疹隐隐；热入血分，迫血妄行，心神扰乱，症见舌色深绛、吐血衄血、尿血便血、斑疹紫黯、躁扰不安，甚或昏狂。亦可用于其他疾病引起的血热出血证。本类药物中的生地黄、玄参等既能清热凉血，又能养阴生津，故可用于热病津伤之证，有标本兼顾之效。若用于治疗气血两燔证，则可配清热泻火药同用（表6–6）。

其中，生地黄性寒而滞，脾虚湿滞腹满便溏者，不宜使用；玄参、赤芍不宜与藜芦同用；血虚有寒、月经过多者及孕妇不宜使用牡丹皮。

表 6–6 清热凉血药简表

药名	性味归经	功效	应用	用量（g）
生地黄	甘、苦，寒，心、肝、肾经	清热凉血，生津	热入营血证，吐衄便血，热毒斑疹，消渴，阴虚诸证	10～30
玄参	甘、苦、咸，微寒，肺、胃、肾经	清热凉血，滋阴解毒	温病热入营分，咽喉肿痛，瘰疬痰核，阴虚发热，咯血	10～15
牡丹皮	苦、辛，微寒，心、肝、肾经	清热凉血，活血散瘀	热病斑疹，吐衄，虚热证，血瘀经闭，痛经，疮痈，肠痈	6～15
赤芍	苦，微寒，肝经	清热凉血，活血散瘀	血热妄行，血瘀经闭，瘕瘕积聚，跌打损伤，肝热目赤肿痛	6～12

5. 清虚热药 凡以治疗虚热证为主要作用的药物，称为清虚热药。适用于肝肾阴虚，虚火内扰所致的骨蒸潮热、午后发热、手足心热、虚烦不寐、盗汗遗精、舌红少苔、脉细而数等证；亦可用于温热病后期，邪热未尽，伤阴耗液，而致夜热早凉、热退无汗、舌质红绛、脉象细数等。使用本类药物常配伍清热凉血及养阴清热之品，如生地黄、玄参、鳖甲、龟板之类，以标本兼顾（表6–7）。

其中，青蒿入煎剂宜后下，脾胃虚弱、肠滑泄泻者忌服；地骨皮外感风寒发热及脾虚便溏者不宜用。

表 6–7 清虚热药简表

药名	性味归经	功效	应用	用量（g）
青蒿	苦、辛，寒，肝、胆经	清虚热，解暑，凉血，截疟	热病伤阴，阴虚发热，中暑，疟疾，发热口渴	6～12
地骨皮	甘，寒，肺、肝、肾经	凉血退蒸，清泻肺热	阴虚发热，血热妄行，肺热咳嗽	9～15
银柴胡	甘，微寒，肝、胃经	清虚热，除疳热	阴虚发热，骨蒸盗汗，疳积发热	3～9
胡黄连	苦，寒，肝、胃、大肠经	退虚热，除疳热，清湿热	骨蒸潮热，小儿疳热，湿热泻痢	1.5～9

（三）泻下药

凡能引起腹泻，或润滑大肠，促进排便的药物，称为泻下药。本类药为沉降之品，主归大肠经。主要具有泻下通便作用，以排除胃肠积滞和燥屎等，主要适用于大便秘结、胃肠积滞、实热内结及水肿停饮等里实证。部分药还可用于疮痈肿毒及瘀血证。根据泻下药作用强弱的不同，可分为攻下药、润下药及峻下逐水药。

使用泻下药中之攻下药、峻下逐水药时，因其作用峻猛，或具有毒性，易伤正气及脾胃，故年老体虚、脾胃虚弱者当慎用；妇女胎前产后及月经期应当忌用。应用作用较强的泻下药时，当奏效即止，切勿过剂，以免损伤胃气；应用作用峻猛而有毒性的泻下药时，一定要严格掌握炮制法度，控制用量，避免中毒现象发生，确保用药安全。

1. 攻下药　本类药大多苦寒沉降，主入胃、大肠经。既有较强的攻下通便作用，又有清热泻火之效。主要适用于大便秘结、燥屎坚结及实热积滞之证。应用时常辅以行气药，以加强泻下及消除胀满作用。若治冷积便秘者，须配用温里药（表6-8）。

具有较强清热泻火作用的攻下药，还可用于外感热病或里实热证，不论有无便秘，均可采用本类药物，以清除实热，或导热下行，起到"上病下治""釜底抽薪"的作用。湿热下痢，里急后重，或饮食积滞，泻而不畅之证，可适当配用本类药物，以攻逐积滞，"通因通用"，消除病因。对肠道寄生虫病，本类药与驱虫药同用，可促进虫体的排出。

其中，大黄脾胃虚弱者及孕妇慎用，哺乳期忌用；芒硝孕妇禁用，且不宜与三棱同用。

表6-8　攻下药简表

药名	性味归经	功效	应用	用量（g）
大黄	苦，寒，脾、胃、大肠、肝、心包经	泻下攻积，清热泻火，凉血解毒，逐瘀通经	积滞便秘，血热吐衄，目赤咽肿，热毒疮疡，烧烫伤，瘀血证，湿热痢疾，黄疸，淋证	5～15
芒硝	咸、苦，寒，胃、大肠经	泻下攻积，润燥软坚，清热消肿	积滞便秘，咽痛，口疮，目赤及痈疮肿痛	10～15
番泻叶	甘、苦，寒，大肠经	泻下通便	热结便秘，腹水肿胀	1.5～6

2. 润下药　本类药物多为植物种仁，富含油脂，味甘质润，具有润燥滑肠作用。润下药作用较缓和，主要适用于年老体弱、久病、产后血虚、热病伤津等所致的肠燥津枯便秘（表6-9）。如热盛津伤便秘者，可与清热养阴药同用；兼血虚者，宜与补血药同用；兼气滞者，须与理气药同用。

具有润下作用的药物，除本节收载的外，常用的还有瓜蒌仁、柏子仁、杏仁、桃仁、决明子、蜂蜜、当归、何首乌等，可参阅其他章节。

表6-9　润下药简表

药名	性味归经	功效	应用	用量（g）
火麻仁	甘，平，脾、胃、大肠经	润肠通便	肠燥便秘	10～15
郁李仁	辛、苦、甘，平，大肠、小肠经	润肠通便，利水消肿	肠燥便秘，水肿胀满及脚气浮肿	6～12

3. 峻下逐水药　本类药物大多苦寒有毒，药力峻猛，服药后能引起剧烈腹泻，有的兼能利尿，能使体内潴留的水饮通过二便排出体外，以消除肿胀。适用于水肿、胸腹积水，及痰饮喘满等邪实而正气未衰之证。本类药攻伐力强，副作用大，易伤正气，临床应用当"中病即止"，不可久服，使用时常配伍补益药以保护正气，但甘遂、京大戟、芫花不宜与甘草同用，可用大枣解毒。本类药物多有毒性，体虚者慎用，孕妇忌用。使用时，还要注意本类药物的炮制、剂

量、用法及禁忌等，以确保用药安全、有效（表 6-10）。

表 6-10 逐水药简表

药名	性味归经	功效	应用	用量（g）
甘遂	苦，寒，有毒，肺、肾、大肠经	泄水逐饮，消肿散结	鼓胀胸水腹水，风痰癫痫，痈肿疮毒	0.5～1
京大戟	苦、辛，寒，有毒，肺、肾经	泄水逐饮，消肿散结	胸腹积水，痈肿疮毒，瘰疬，结核	1.5～3
芫花	辛、苦，温，有毒，肺、肾、大肠经	泄水逐饮，祛痰止咳，杀虫疗疮	胸胁停饮，水肿，鼓胀，咳嗽痰喘，头疮，白秃，顽癣及痈肿	1.5～3

（四）祛风湿药

凡以祛除风寒湿邪，治疗风湿痹证为主的药物，称为祛风湿药。本类药物味多辛苦，性或温或凉，能祛除留着于肌肉、经络、筋骨的风湿之邪，有的还兼有散寒、舒筋、通络、止痛、活血或补肝肾、强筋骨等作用。主要用于风湿痹证之肢体疼痛，关节不利、肿大，筋脉拘挛等。部分药物还适用于腰膝酸软、下肢痿弱等。根据药性和功效的不同，祛风湿药分为祛风寒湿药、祛风湿热药、祛风湿强筋骨药三类。

痹证多属慢性疾患，为服用方便，可做酒剂或丸散常服；酒剂还能疏通经络，加强祛风湿药的功效。

本类药物辛温香燥，易耗伤阴血，故阴亏血虚者应慎用。

1. 祛风寒湿药 本类药物性味多为辛苦温，入肝脾肾经。辛能行散祛风，苦能燥湿，温能通脉祛寒，有较好的祛风、除湿、散寒、止痛、通经络等作用，尤以止痛为其特点，主要适用于风寒湿痹，肢体关节疼痛，筋脉拘挛，痛有定处，遇寒加重等（表 6-11）。

其中，独活有化燥伤阴之弊，素体阴虚及血燥者慎用，内风证忌用；川乌含有乌头碱，有毒，制用为宜，入煎剂应先煎 0.5～1 小时，孕妇禁用，不宜与半夏、瓜蒌、天花粉、贝母、白蔹、白及同用；木瓜胃酸过多者不宜用。

表 6-11 祛风寒湿药简表

药名	性味归经	功效	应用	用量（g）
独活	辛、苦，微温，肾、膀胱经	祛风湿，止痹痛，解表	风寒湿痹，风寒夹湿表证，少阴头痛	3～9
威灵仙	辛、咸，温，膀胱经	祛风除湿，通络止痛，治骨鲠	风湿痹痛，拘挛麻木，诸骨鲠喉	6～9
川乌	辛、苦，热，有大毒，心、脾、肝、肾经	祛风湿，温经止痛	风寒湿痹，心腹冷痛，寒疝疼痛，跌打损伤，麻醉止痛	3～9
木瓜	酸，温，肝、脾经	舒筋活络，和胃化湿	风湿痹证，脚气水肿，吐泻转筋	6～9

2. 祛风湿热药 本类药物性味多为辛苦寒，入肝脾肾经。辛行散，苦降泄，寒清热。具有良好的祛风除湿、通络止痛、清热消肿之功，主要用于风湿热痹、关节红肿热痛等（表 6-12）。

NOTE

其中，防己大苦大寒，易伤胃气，体弱阴虚、胃纳不佳者慎用，由于广防己有毒，目前《中国药典》已不推荐作为防己药物的来源使用。

表 6-12　祛风湿热药简表

药名	性味归经	功效	应用	用量（g）
秦艽	苦、辛，微寒，胃、肝、胆经	祛风湿，通络止痛，退虚热，清湿热	风湿痹痛，手足不遂，骨蒸潮热，小儿疳热，湿热黄疸	3～9
防己	苦、辛，寒，肺、膀胱、脾经	祛风湿，止痛，利水消肿	风湿痹痛，小便不利，水肿，湿疹疮毒	5～10
桑枝	微苦，平，肝经	祛风湿，利关节	风湿痹证	9～15
丝瓜络	甘，平，肺、胃、肝经	祛风，通络，活血	风湿痹证，胸胁胀痛，乳汁不通，乳痈	4.5～9

3. 祛风湿强筋骨药　本类药物主入肝肾经，除祛风湿外，兼有一定的补肝肾、强筋骨的作用，主要用于风湿日久，肝肾虚损，腰膝酸软，脚弱无力等。风湿日久，易损肝肾；肝肾虚损，风寒湿邪又易犯腰膝部位，故选用本类药物有扶正祛邪、标本兼顾的意义。亦可用于肾虚腰痛、骨痿、软弱无力者（表 6-13）。

表 6-13　祛风湿强筋骨药简表

药名	性味归经	功效	应用	用量（g）
五加皮	辛、苦，温，肝、肾经	祛风湿，补肝肾，强筋骨，利水	风湿痹证，筋骨痿软，小儿行迟，体虚乏力，水肿，脚气	4.5～9
桑寄生	苦、甘，平，肝、肾经	祛风湿，补肝肾，强筋骨，安胎	风湿痹证，崩漏经多，妊娠漏血，胎动不安	9～15

（五）化湿药

凡气味芳香，性偏温燥，以化湿运脾为主要作用的药物，称为化湿药，又称为芳香化湿药。化湿药味多辛、苦，性偏温燥，主归脾、胃二经，功能行气化湿、健脾助运。主要适用于湿阻中焦，脾为湿困，运化失常所致的脘腹痞满、呕吐泛酸、大便溏薄、食少体倦、口甘多涎、舌苔白腻等。此外，亦有芳香解暑之功，故湿温、暑湿等证亦可选用。又因化湿药大多能行气，故脾胃气滞者，亦可选用。

化湿药物气味芳香，多含挥发油，一般作为散剂服用疗效较好，如入汤剂宜后下，且不应久煎，以免其挥发性有效成分逸失而降低疗效。本类药物多属辛温香燥之品，易于耗气伤阴，故阴虚血燥及气虚者宜慎用（表 6-14）。

表 6-14　芳香化湿药简表

药名	性味归经	功效	应用	用量（g）
藿香	辛，微温，脾、胃、肺经	化湿，止呕，解暑	湿滞中焦，呕吐，暑湿、湿温	5～10
佩兰	辛，平，脾、胃、肺经	解暑，化湿	湿阻中焦，暑湿，湿温	5～10
苍术	辛、苦，温，脾、胃经	燥湿健脾，祛风散寒	湿阻中焦证，风湿痹证，风寒夹湿表证	5～10

续表

药名	性味归经	功效	应用	用量（g）
厚朴	辛、苦，温，脾、胃、肺、大肠经	燥湿消痰，下气除满	湿阻中焦，脘腹胀满，食积气滞，腹胀便秘，痰饮喘咳	3～10
砂仁	辛，温，脾、胃、肾经	化湿行气，温中止泻，安胎	湿阻中焦，脾胃气滞，虚寒吐泻，妊娠恶阻，胎动不安	5～10
豆蔻	辛，温，归肺、脾、胃经	化湿行气，温中止呕	湿阻中焦及脾胃气滞证，呕吐	3～6

（六）利水渗湿药

凡能通利水道，渗泄水湿，治疗水湿内停病证为主的药物，称利水渗湿药。本类药物味多甘淡，主归膀胱、小肠经，作用趋向偏于下行，具有利水消肿、利尿通淋、利湿退黄等功效。主要用于小便不利、水肿、泄泻、痰饮、淋证、黄疸、湿疮、带下、湿温等水湿所致的各种病证。

利水渗湿药易耗伤津液，对阴亏津少、肾虚遗精遗尿者，应慎用或忌用。有些药物有较强的通利作用，孕妇应慎用。根据药物作用特点及临床应用不同，利水渗湿药分为利水消肿药、利尿通淋药和利湿退黄药三类。

1. 利水消肿药　本类药物性味甘淡平或微寒，淡能渗泄水湿，服药后能使小便畅利，水肿消退，故具有利水消肿作用。用于水湿内停之水肿、小便不利及泄泻、痰饮等（表6-15）。

表6-15　利水消肿药简表

药名	性味归经	功效	应用	用量（g）
茯苓	甘、淡，平，心、脾、肾经	利水消肿，渗湿，健脾，宁心	水肿，痰饮，脾虚泄泻，心悸，失眠	9～15
猪苓	甘、淡，平，肾、膀胱经	利水消肿，渗湿	水肿，小便不利，泄泻	6～12
泽泻	甘、淡，寒，肾、膀胱经	利水消肿，渗湿，泻热	水肿，小便不利，泄泻，淋证，遗精	5～10
薏苡仁	甘、淡，微寒，脾、肾、肺经	利水消肿，渗湿，健脾，除痹，清热排脓	水肿，小便不利，脾虚泄泻，肺痈，肠痈，湿痹拘挛	10～30

2. 利水通淋药　本类药物性味多苦寒。主要适用于小便短赤、热淋、血淋、石淋、膏淋及小便混浊等病证（表6-16）。

表6-16　利水通淋药简表

药名	性味归经	功效	应用	用量（g）
车前子	甘，微寒，肾、肝、小肠、肺经	利水通淋，止泻，清热明目，清肺化痰	热淋水肿，小便不利，泄泻，肝热目赤昏花，痰热咳嗽	9～15
石韦	苦、甘，微寒，肺、膀胱经	利水通淋，清肺止咳，凉血止血	热淋，血淋，砂淋，肺热咳嗽，血热出血证	6～12
关木通	苦，寒，有毒，心、小肠、膀胱经	利尿通淋，清心火，通经下乳	热淋，心烦尿赤，口疮，乳汁不下，血瘀闭经	3～6
滑石	甘、淡，寒，胃、肺、膀胱经	利水通淋，清暑解热，收湿敛疮	热淋，石淋，暑热烦渴，温病初起，湿疹，痱子	10～20
海金沙	甘，寒，膀胱、小肠经	利尿，通淋止痛	淋证	6～15

3. 利湿退黄药　本类药物性味多苦寒。苦寒则能清泄湿热，故以利湿退黄为主要作用。用于湿热黄疸，症见目黄、身黄、小便黄等。部分药物还可用于湿疮痈肿等证（表 6–17）。

表 6–17　利湿退黄药简表

药名	性味归经	功效	应用	用量（g）
茵陈	苦、辛，微寒，脾、胃、肝、胆经	利湿退黄，解毒疗疮	黄疸，湿疮瘙痒	6～15
金钱草	甘、咸，微寒，肝、胆、肾、膀胱经	除湿退黄，利尿通淋，解毒消肿	湿热黄疸，热淋，砂淋，恶疮，毒蛇咬伤	15～60
虎杖	苦，微寒，肝、胆、肺经	利胆退黄，清热解毒，活血化瘀，化痰止咳	湿热黄疸，淋浊，疮疡肿毒，跌打损伤，血瘀痛经，肺热咳嗽	10～15

（七）温里药

凡以温里祛寒，治疗里寒证为主的药物，称温里药，又名祛寒药。本类药物均味辛而性温热，辛能散、能行，温能通，善走脏腑而能温里祛寒，温经止痛，故可用于治疗里寒证，尤以里寒实证为主。

本类药物多辛热燥烈，易耗阴动火，故天气炎热时或素体火旺者当减少用量；热伏于里，热深厥深，真热假寒证禁用；凡实热证、阴虚火旺、津血亏虚者忌用；孕妇慎用（表 6–18）。

其中，附子所含乌头碱有毒，中毒时可见心率变慢、传导阻滞、室性期外收缩或室性心动过速、室性纤维颤动，严重时出现抽搐、昏迷以致死亡，故临床使用制附子较为安全，且附子入汤剂应先煎 0.5～1 小时，孕妇禁用，不宜与半夏、瓜蒌、天花粉、贝母、白蔹、白及同用；肉桂有出血倾向者及孕妇慎用，不宜与赤石脂同用；吴茱萸辛热燥烈，易耗气动火，故不宜多用、久服。

表 6–18　温里药简表

药名	性味归经	功效	应用	用量（g）
附子	辛、甘，大热，有毒，心、肾、脾经	回阳救逆，补火助阳，祛寒止痛	亡阳证，阳虚证，寒痹证	3～15
肉桂	辛、甘，大热，肾、脾、心、肝经	补火助阳，散寒止痛，温经通脉，引火归原	阳痿，宫冷，腹痛，寒疝，腰痛，胸痹，阴疽，闭经，痛经，虚阳上浮	2～5
干姜	辛，热，脾、胃、心、肾、肺经	温中驱寒，回阳通脉，温肺化饮	腹痛，呕吐，泄泻，亡阳证，寒饮咳喘	3～10
吴茱萸	辛、苦，热，有小毒，肝、脾、胃、肾经	散寒止痛，降逆止呕，助阳止泻	寒凝疼痛，胃寒呕吐，虚寒泄泻	1.5～4.5
丁香	辛，温，脾、胃、肾经	温中降逆，散寒止痛，温肾助阳	呕吐呃逆，脘腹冷痛，肾虚阳痿	1.5～6
小茴香	辛，温，脾、胃、肝、肾经	散寒止痛，理气和中	寒疝腹痛，胃寒气滞疼痛	3～6

（八）理气药

凡以疏通气机、行气解郁为主要作用，治疗气机郁滞诸证的药物，称理气药，亦称行气药。本类药物多为辛香苦温，归脾、胃、肝、肺经，有疏理气机、行气止痛等功效。主要适用于脾胃气滞所致的脘腹胀满、恶心呕吐、嗳腐吞酸、便秘或腹泻；肝气郁结所致的胁肋胀痛，疝气疼痛、月经不调、乳房胀痛；肺气壅塞所致的胸闷不畅、咳嗽气喘等病证。本类药物大多辛温香燥，易耗气伤阴，故气虚、阴虚者慎用。因含挥发油，煎煮时间不宜过长（表 6-19）。

表 6-19　理气药简表

药名	性味归经	功效	应用	用量（g）
陈皮	辛、苦，温，脾、肺经	理气健脾，燥湿化痰	脾胃气滞，呕吐，腹胀，湿痰、寒痰咳嗽，胸痹证	3～10
枳实	苦、辛，微寒，脾、胃、大肠经	破气消积，化痰除痞	胃肠积滞，湿热泻痢，胸痹，结胸，气滞胸胁疼痛，产后腹痛	3～9
木香	辛、苦，温，脾、胃、大肠、胆、三焦经	行气止痛，健脾消食	脾胃气滞诸证，大肠气滞，泻痢里急后重，肝胆气滞，胸痹	1.5～6
沉香	辛、苦，微温，脾、胃、肾经	行气止痛，温中止呕，纳气平喘	胸腹胀痛，胃寒呕吐，虚喘证	1.5～4.5
香附	辛、微苦、微甘，平，脾、肝、三焦经	疏肝理气，调经止痛	肝郁气滞诸证，月经不调诸证	6～9
川楝子	苦，寒，有小毒，肝、胃、小肠、膀胱经	行气止痛，杀虫	肝郁化火所致诸痛证，虫积腹痛	4.5～9
乌药	辛，温，肺、脾、肾、膀胱经	行气止痛，温肾散寒	寒凝气滞之胸腹诸痛证，尿频，遗尿	3～9
薤白	辛、苦，温，肺、胃、大肠经	通阳散结，行气导滞	胸痹证，脘腹痞满胀痛，泻痢里急后重	5～9

（九）止血药

凡以制止体内外出血为主要作用，治疗各种出血证的药物，称止血药。主要用于咯血、衄血、吐血、便血、尿血、崩漏、紫癜及外伤出血等体内外各种出血病证。止血药均入血分，因心主血、肝藏血、脾统血，故本类药物以归心、肝、脾经为主，尤以归心、肝二经者为多。本类药物均具有止血作用，故药味可标以酸、涩。因其药性有寒、温、散、敛之异，故本类药物的功效分别有收敛止血、温经止血、化瘀止血、凉血止血之别。根据止血药的药性和功效不同，也相应地分为收敛止血药、温经止血药、化瘀止血药和凉血止血药四类。

"止血不留瘀"，这是运用止血药必须始终注意的问题。凉血止血药和收敛止血药，易凉遏恋邪，有止血留瘀之弊，故出血兼有瘀滞者不宜单独使用。若出血过多，气随血脱者，当急投大补元气之药，以挽救气脱危候。

1. 收敛止血药　本类药物大多味涩，或为炭类，或质黏，故能收敛止血。广泛用于各种出血病证。然其收涩，有留瘀恋邪之弊，故临证多与化瘀止血药或活血祛瘀药同用。对于出血有瘀或出血初期邪实者，当慎用（表 6-20）。

其中，仙鹤草具有敛涩之性，若用于治疗腹泻痢疾，当以慢性泻痢为宜；白及反乌头，性涩质黏，外感咯血，肺痈初起，肺胃出血而实热火毒盛者慎用。

表 6-20　收敛止血药简表

药名	性味归经	功效	应用	用量（g）
仙鹤草	苦、涩，平，心、肝、脾经	收敛止血，止痢，截疟，补虚	出血证，痢疾便血，用于疟疾，滴虫，脱力劳伤	3～10
白及	苦、甘、涩，寒，肺、胃、肝经	收敛止血，消肿生肌	出血证，痈肿疮疡，手足皲裂，水火烫伤	3～10
棕榈炭	苦、涩，平，肝、肺、大肠经	收敛止血	出血证	3～10
血余炭	苦，平，肝、胃经	收敛止血，化瘀利尿	出血证，小便不利	6～10
藕节	甘、涩，平，肝、肺、胃经	收敛止血，散瘀	出血证	10～15

2. 温经止血药　本类药物性属温热，能温内脏，益脾阳，固冲脉而统摄血液，具有温经止血之效。适用于脾不统血，冲脉失固之虚寒性出血病证。应用时，若属脾不统血者，应配益气健脾药；属肾虚冲脉失固者，宜配益肾暖宫补摄之品。然其性温热，热盛火旺之出血证忌用（表 6-21）。

表 6-21　温经止血药简表

药名	性味归经	功效	应用	用量（g）
艾叶	苦、辛，温，肝、脾、肾经	温经止血，散寒调经，安胎	虚寒性出血病证，崩漏，痛经，胎动不安	3～10
灶心土	辛，温，脾、胃经	温中止血，止呕，止泻	脾虚失血，胃寒呕吐，脾虚久泻	15～30
炮姜	苦、涩，温，脾、肝经	温经止血，温中止痛	脾胃虚寒，脾不统血之出血病证，虚寒性腹痛、腹泻	3～6

3. 化瘀止血药　本类药物既能止血，又能化瘀，具有止血而不留瘀的特点。适用于瘀血内阻，血不循经之出血病证。部分药物尚能消肿、止痛，还可用于治疗跌打损伤、经闭、瘀滞心腹疼痛等病证。本类药物虽适用于出血兼有瘀滞之证，然随证配伍也可用于其他各种出血之证。本类药物具行散之性，对于出血而无瘀者及孕妇宜慎用（表 6-22）。

其中，三七性温，故血热妄行，或出血而兼有阴虚口干者，不宜单独使用，须配凉血止血药或滋阴清热药同用；茜草苦寒泄降，凡脾胃虚弱、精虚血少、阴虚火旺者慎用。

表 6-22　化瘀止血药简表

药名	性味归经	功效	应用	用量（g）
三七	甘、微苦，温，肝、胃经	化瘀止血，活血定痛	出血证，跌打损伤，瘀血肿痛	1～10
茜草	苦，寒，肝经	凉血化瘀止血，通经	出血证，血瘀经闭，跌打损伤，风湿痹痛	10～30
蒲黄	甘，平，肝、心包经	止血，化瘀，利尿	出血证，瘀血痛证，血淋尿血	3～10
降香	辛，温，肝、脾经	化瘀止血，理气止痛	出血证，胸胁疼痛，跌损瘀痛，呕吐腹痛	3～6

4. 凉血止血药 本类药物性属寒凉，味多甘苦，入血分，能清泄血分之热而止血，适用于血热妄行所致的各种出血病证。本类药物虽有凉血之功，但清热作用不强，在治疗血热出血病证时，常需配清热凉血药物同用。若治血热夹瘀之出血，宜配化瘀止血药，或配伍少量化瘀行气之品。急性出血较甚者，可配伍收敛止血药以加强止血之效。本类药物均为寒凉之品，原则上不宜用于虚寒性出血。又因其寒凉易于凉遏留瘀，故不宜过量久服（表6-23）。

其中，地榆含水解型鞣质，对于大面积烧伤，不宜使用地榆制剂外涂，以防引起中毒性肝炎。

表 6-23 凉血止血药简表

药名	性味归经	功效	应用	用量（g）
小蓟	苦、甘，凉，心、肝经	凉血止血，散瘀解毒，消痈	血热出血，热毒痈肿	10～15
大蓟	苦、甘，凉，心、肝经	凉血止血，散瘀解毒，消痈	血热出血，热毒痈肿	10～15
地榆	苦、酸、涩，微寒，肝、大肠经	凉血止血，解毒敛疮	血热出血，疮疡痈肿，烫伤湿疹	10～30
槐花	苦，微寒，肝、大肠经	凉血止血，清肝泻火	血热出血，头痛，目赤	10～15
侧柏叶	苦、涩，寒，肺、肝、脾经	凉血止血，化痰止咳，生发乌发	血热出血，肺热咳嗽，脱发，须发早白	10～15
白茅根	甘，寒，肺、胃、膀胱经	凉血止血，清热利尿，清肺胃热	血热出血，热淋，水肿，胃热呕吐，肺热咳喘	15～30
苎麻根	甘，寒，心、肝经	凉血止血，安胎，清热解毒	血热出血，胎动不安，胎漏下血，热毒痈肿	煎服10～30，鲜品30～60

（十）活血化瘀药

凡以通利血脉、促进血行、消散瘀血为主要功效，用于治疗瘀血病证的药物，称活血化瘀药，或活血祛瘀药，简称活血药，或化瘀药。其中活血作用较强者，又称破血药，或逐瘀药。本类药物多辛苦而性温，善于走散，具有行血散瘀、通经活络、续伤利痹、消肿止痛等功效。适用于血行不畅、瘀血阻滞之瘀痛、创伤、癥瘕、闭经、痛经、产后瘀痛、痈肿、痹痛、胸痹等（表6-24）。

本类药物行散力强，易耗血动血，不宜用于妇女月经过多及其他出血证无瘀血现象者；对于孕妇尤当慎用或忌用；破血逐瘀之品易伤人正气，体虚而兼瘀者应慎用。其中，川芎味辛，性偏温燥，且有升散作用，故阴虚火旺、多汗者不宜使用；又因性善走窜，活血行气之力较强，故月经过多者亦不宜应用。桃仁有小毒，不可过量，过量可出现头痛、目眩、心悸，甚至呼吸衰竭而死亡，孕妇忌服，便溏者慎用。牛膝能兴奋子宫收缩，故孕妇及月经过多者忌用。郁金不宜与丁香同用，丹参不宜与藜芦同用。

表 6-24 活血化瘀药简表

药名	性味归经	功效	应用	用量（g）
川芎	辛，温，肝、胆、心包经	活血行气，祛风止痛	血瘀气滞痛证，头痛，风湿痹痛	3～9
延胡索	辛、苦，温，心、肝、脾经	活血，行气，止痛	气血瘀滞之痛证	3～10

续表

药名	性味归经	功效	应用	用量（g）
郁金	辛、苦，寒，肝、胆、心经	活血止痛，行气解郁，清心凉血，利胆退黄	气滞血瘀之胸胁痛，热病神昏，癫痫痰闭，吐血，衄血，倒经，尿血，血淋，肝胆湿热黄疸，胆石症	5～12
乳香	辛、苦，温，心、肝、脾经	活血止痛，消肿生肌	气滞血瘀之疼痛，疮疡痈肿，瘰疬	3～10
没药	苦、辛，平，心、肝经	活血止痛，消肿生肌	瘀血阻滞致疼痛，跌打损伤，疮疡不敛	3～10
丹参	苦，微寒，心、肝经	活血调经，凉血消肿，清心安神	瘀血所致月经不调，血瘀疼痛，疮疡肿痛，心烦不寐	5～15
红花	辛，温，心、肝经	活血化瘀，通经止痛	瘀血所致月经不调、痛经，癥瘕积聚，跌打损伤，血热瘀滞斑疹	3～10
桃仁	辛、苦，平，小毒，心、肝、大肠经	活血化瘀，润肠通便，止咳平喘	多种瘀血证，肠痈，肺痈，肠燥便秘，咳嗽气喘	5～10
益母草	辛、苦，微寒，肝、心、膀胱经	活血调经，利尿消肿，清热解毒	月经不调，经闭，痛经，水肿小便不利，跌打损伤，疮痈肿毒	10～30
牛膝	苦、甘、酸，平，肝、肾经	活血通经，补肝肾，强筋骨，引血下行，利尿	血瘀疼痛经闭，肾虚腰酸腿软，气火上逆、血热妄行之出血证，淋证，水肿，小便不利	6～15
鸡血藤	苦、甘，温，肝、肾经	调经，补血活血，舒经活络	血瘀血虚之月经不调，风湿痹痛，肢体麻木，半身不遂	10～15
莪术	辛、苦，温，肝、脾经	破血行气，消积止痛	气滞血瘀闭经腹痛，癥瘕痞块，食积气滞，脘腹胀痛	3～15
三棱	辛、苦，平，肝、脾经	破血行气，消积止痛	气滞血瘀闭经腹痛，癥瘕痞块，食积气滞，脘腹胀痛	3～10

（十一）化痰止咳平喘药

凡能祛痰或消痰，治疗"痰证"为主的药物，称化痰药；以制止或减轻咳嗽和喘息为主要作用的药物，称止咳平喘药。痰、咳、喘三者关系密切。一般咳喘多夹痰，痰多易致咳喘。治疗上化痰药常与止咳药配伍使用。根据药性、功能及临床应用的不同，化痰止咳平喘药可分为温化寒痰药、清化热痰药和止咳平喘药三类。

1. 温化寒痰药　本类药物味多辛苦，性多温燥，主归肺、脾、肝经，有温肺祛寒、燥湿化痰之功，部分药物外用有消肿止痛的作用。温化寒痰药主治寒痰、湿痰证，如咳嗽气喘、痰多色白、苔腻等，以及由寒痰、湿痰所致的眩晕、肢体麻木、阴疽流注、疮痈肿毒。临床应用时，常与温散寒邪，燥湿健脾的药物配伍，以期达到温化寒痰、湿痰的目的。温燥之性的温化寒痰药，不宜用于热痰、燥痰之证（表6-25）。

生半夏有毒，临床常用其炮制品入药，其性温燥，阴亏燥咳、出血证者当慎用，不宜与乌头配伍；天南星辛烈温燥、有毒，故阴虚燥痰者及孕妇忌用；白芥子辛温走散，耗气伤阴，久咳肺虚及阴虚火旺者忌用，用量不宜过大，过量易致胃肠炎，产生腹痛、腹泻，白芥子外敷对皮肤黏膜有刺激，易发泡，有消化道溃疡、出血者忌内服，皮肤过敏者不宜外用；旋覆花有绒毛，易刺激咽喉作痒而致呛咳呕吐，故须布包入煎，其温散降逆，故阴虚劳嗽、津伤燥咳者忌用。

表 6-25　温化寒痰药简表

药名	性味归经	功效	应用	用量（g）
半夏	辛，温，有毒，脾、胃、肺经	燥湿化痰，降逆止呕，消痞散结；外用消肿止痛	湿痰、寒痰证，呕吐，心下痞，结胸，梅核气，瘿瘤，痰核，痈疽肿毒及毒蛇咬伤	3～10
天南星	苦、辛，温，有毒，肺、肝、脾经	燥湿化痰，祛风解痉；外用消肿止痛	湿痰寒痰，风痰眩晕，瘰疬痰核，毒蛇咬伤，痈疽肿痛	3～10
白芥子	辛，温，肺、胃经	温肺化痰，利气，散结消肿	寒痰喘咳，悬饮，阴疽流注，肢体麻木，关节肿痛	3～6
旋覆花	苦、辛、咸，微温，肺、胃经	降气行水化痰，降逆止呕	咳喘痰多，痰饮蓄结，胸膈痞满，噫气，呕吐	3～10

2. 清化热痰药　凡以清热化痰为主要作用，治疗痰热证的药物，称清化热痰药。本类药物多属苦寒，或甘寒质润。主要适用于热痰壅肺所致咳嗽气喘、痰多黄稠、舌红苔黄腻等（表6-26）。

清化热痰药多属苦寒或甘寒质润之品，易伤阳助湿，故寒痰、湿痰及脾胃虚寒者忌用。其中，桔梗性升散，凡气机上逆、呕吐、呛咳、眩晕、阴虚火旺、咯血等，不宜单用，用量过大易致恶心呕吐；川贝母、浙贝母、瓜蒌均不宜与乌头配伍。

表 6-26　清化热痰药简表

药名	性味归经	功效	应用	用量（g）
桔梗	苦、辛，平，肺经	宣肺祛痰，排脓，利咽	咳嗽痰多，胸闷不畅，肺痈，咽喉肿痛失声	3～10
川贝母	苦、甘，微寒，肺、心经	清热化痰，润肺止咳，散结消肿	虚劳咳嗽，肺热燥咳，瘰疬，乳痈，肺痈	3～10
浙贝母	苦，寒，归肺、心经	清热化痰，散结消痈	风热、痰热咳嗽，瘰疬，瘿瘤，乳痈疮毒，肺痈	3～10
瓜蒌	甘、微苦，寒，肺、胃、大肠经	清肺化痰，宽胸散结，润肠通便	痰热咳喘，胸痹，结胸，肺痈，肠痈，乳痈	12～20
竹茹	甘，微寒，肺、胃经	清热化痰，除烦止呕	痰热、肺热咳嗽，痰热心烦不寐，胃热呕吐，妊娠恶阻	6～10
前胡	苦、辛，微寒，肺经	降气化痰，疏散风热	痰热咳喘，风热咳嗽	6～10
昆布	咸，寒，肝、肾经	消痰散结，软坚，利水	瘿瘤，瘰疬，水肿，脚气	6～12

3. 止咳平喘药　凡以宣肺祛痰、润肺止咳、降气平喘为主要作用，治疗咳嗽气喘的药物，称止咳平喘药。本类药物味或辛或苦或甘，性或温或寒。主要适用于外感、内伤等多种原因所致的咳嗽气喘、痰壅气逆、胸膈痞闷等病证（表6-27）。

表证、麻疹初起，不能单投止咳药，当以疏解宣发为主，少佐止咳药物，更不能过早使用敛肺止咳药。个别麻醉镇咳定喘药，因易成瘾，易恋邪，用之宜慎。其中，苦杏仁有小毒，用

NOTE

量不宜过大，婴儿慎用；苏子有滑肠耗气之弊，阴虚喘咳及脾虚便溏者慎用；白果有毒，生用毒性大，多炒用。

表 6-27　止咳平喘药简表

药名	性味归经	功效	应用	用量（g）
苦杏仁	苦，微温，有小毒，肺、大肠经	止咳平喘，润肠通便	咳喘诸证，肠燥便秘	3～10
苏子	辛，温，肺、大肠经	降气化痰，止咳平喘，润肠通便	咳喘痰多，肠燥便秘	5～10
款冬花	辛，微苦，温，肺经	润肺下气，止咳化痰	咳喘	5～10
枇杷叶	苦，微寒，肺、胃经	清肺止咳，降逆止呕	肺热咳嗽，胃热呕逆	5～10
桑白皮	甘，寒，肺经	泻肺平喘，利水消肿	肺热咳喘，水肿	5～15
白果	甘，苦，涩，平，有毒，肺经	敛肺化痰定喘，止带缩尿	哮喘咳嗽，带下白浊，尿频，遗尿	5～10

（十二）平肝息风药

凡以平肝潜阳、息风止痉为主要作用，治疗肝阳上亢或肝风内动的药物，称平肝息风药。本类药物主要适用于肝阳上亢所致头昏目眩、烦躁易怒、惊悸失眠及肝风内动所致痉挛抽搐等。使用时应根据引起肝阳上亢及肝风内动的病因及兼症做适当配伍。本类药物有性偏寒凉或性偏温燥之不同，故当注意使用。若脾虚慢惊者，不宜用寒凉之品；阴虚血亏者，当忌温燥之品。平肝息风药可分为以平肝阳为主要作用的平抑肝阳药和以息肝风、止痉为主要作用的息风止痉药两类。

1. 息风止痉药　凡以平息肝风为主要作用，主治肝风内动、惊厥抽搐病证的药物，称息风止痉药。"外风宜疏散，内风宜平息"，本类药物主入肝经，以息肝风、止痉抽为主要功效。适用于温热病热极动风、肝阳化风、血虚生风等所致之眩晕欲仆、项强肢颤痉挛抽搐等，以及风阳夹痰、痰热上扰之癫痫、惊风抽搐，或风毒侵袭引动内风之破伤风痉挛抽搐、角弓反张等。部分兼有平肝潜阳、清泻肝火作用的息风止痉药，亦可用于治疗肝阳眩晕和肝火上攻之目赤、头痛等（表 6-28）。

钩藤之有效成分钩藤碱加热后易破坏，故不宜久煎，一般不超过 20 分钟；全蝎、蜈蚣性善走窜，孕妇慎用，且有毒，用量不宜过大。

表 6-28　息风止痉药简表

药名	性味归经	功效	应用	用量（g）
羚羊角	咸，寒，肝、心经	平肝息风，清肝明目，散血解毒	肝风内动，惊痫抽搐，肝阳上亢，头晕目眩，目赤头痛，温病发斑	1～3
牛黄	苦，凉，肝、心经	息风止痉，开窍豁痰，清热解毒	热病神昏，小儿惊风，癫痫，口舌生疮，咽喉肿痛，牙痛，痈疽疔毒	0.2～0.5
天麻	甘，平，肝经	息风止痉，平抑肝阳，祛风通络	肝风内动，惊痫，肝阳头痛，肢体麻木，风湿痹痛	3～10
钩藤	甘，凉，肝、心包经	息风止痉，清热平肝	肝风内动，惊痫抽搐，头痛，眩晕	3～12

续表

药名	性味归经	功效	应用	用量（g）
地龙	咸，寒，肝、脾、膀胱经	清热定惊，通络，平喘，利尿	高热抽搐，癫狂，气滞血瘀，半身不遂，肺热痰喘，湿热小便不利，痹证	5～20
全蝎	辛，平，有毒，肝经	息风止痉，攻毒散结，通络止痛	痉挛抽搐，疮疡肿毒，瘰疬结核，风湿顽痹，头痛	3～6

2. 平抑肝阳药 凡能平抑或潜镇肝阳，主要用于治疗肝阳上亢病证的药物，称平抑肝阳药，又称平肝潜阳药。本类药物多为质重之介壳类或矿石类药物，具有平抑肝阳或平肝潜阳之功效。主要用于治疗肝阳上亢之头晕目眩、头痛、耳鸣和肝火上攻之面红、口苦、目赤肿痛、烦躁易怒、头痛头昏等。亦用于治疗肝阳化风痉挛抽搐及肝阳上扰烦躁不眠者，当分别配伍息风止痉药与安神药（表6-29）。代赭石质重而坠，孕妇慎用，因含微量砷，故不宜长期服用。

表6-29 平抑肝阳药简表

药名	性味归经	功效	应用	用量（g）
石决明	咸，寒，肝经	平肝潜阳，清肝明目	肝阳上亢，目赤，翳障，视物昏花	3～15
珍珠母	咸，寒，肝、心经	平肝潜阳，安神，定惊明目	肝阳上亢，头晕目眩，惊悸失眠，心神不宁，目赤翳障，视物昏花	10～25
牡蛎	咸、涩，微寒，肝、肾经	重镇安神，潜阳补阴，软坚散结	肝阳上亢，头晕目眩，瘰疬痰核，滑脱诸证	10～30
代赭石	苦，寒，肝、心经	平肝潜阳，重镇降逆，凉血止血	肝阳上亢，头晕目眩，呃逆，呕吐，气逆喘息，血热吐衄	10～30
刺蒺藜	辛、苦，微温，有小毒，肝经	平肝疏肝，祛风明目	头晕目眩，胸胁胀痛，乳闭胀痛，风热上攻，目赤翳障，风疹瘙痒，白癜风	6～9

（十三）安神药

凡以安定神志、治疗心神不宁病证为主的药物，称安神药。主要用于治疗心神不宁的心悸怔忡、失眠多梦；亦可作为惊风、癫狂等病证的辅助药物。部分安神药又可用于治疗热毒疮肿、肝阳眩晕、自汗盗汗、肠燥便秘、痰多咳喘等症。

本类药物多属对症治标之品，特别是矿石类重镇安神药及有毒药物，只宜暂用，不可久服，应中病即止。矿石类安神药，如做丸散剂服时，须配伍养胃健脾之品，以免伤胃耗气。根据安神药临床应用不同，可分为重镇安神药及养心安神药两类。

1. 重镇安神药 本类药物多为矿石、化石、介壳类药物，具有质重沉降之性。重则能镇，重可祛怯，故有镇安心神、平惊定志、平肝潜阳等作用。主要用于心火炽盛、痰火扰心、肝郁化火及惊吓等引起的实证心神不宁、心悸失眠及惊痫、肝阳眩晕等症（表6-30）。

本类药物如做丸散服，易伤脾胃，须酌情配伍养胃健脾之品，且只宜暂服，不宜长期服用。部分药物有毒，更须慎用。入煎剂须打碎久煎，以利于有效成分的溶出。其中朱砂忌火煅，火煅则析出水银，有剧毒，内服不可过量或长期持续服用，以防汞中毒，且肝肾功能不良者慎用；磁石因碍消化，如入丸散，不可多服，脾胃虚弱者慎用。

NOTE

表 6-30 重镇安神药简表

药名	性味归经	功效	应用	用量（g）
朱砂	甘，寒，有毒，心经	清心镇惊，安神解毒	心神不宁，心悸，失眠，惊风，癫痫，疮疡肿毒，咽喉肿痛，口舌生疮	0.1～0.5
磁石	咸，寒，心、肝、肾经	镇惊安神，平肝潜阳，聪耳明目，纳气定喘	惊悸失眠，癫痫，肝阳眩晕，耳鸣，肾亏目暗耳聋，肾虚喘促	15～30
龙骨	甘、涩，平，心、肝、肾经	镇惊安神，平肝潜阳，收敛固涩	心悸失眠，肝阳眩晕，滑脱诸证，湿疮痒疹	15～30

2. 养心安神药 本类药物多为植物类种子、种仁，具有甘润滋养之性，故有滋养心肝、益阴补血、交通心肾等作用。主要适用于阴血不足、心脾两虚、心肾不交等导致的心悸怔忡、虚烦不眠、健忘多梦、遗精、盗汗等症（表 6-31）。

酸枣仁内服剂量过大易引起中毒，孕妇慎用；远志剂量过大易致呕吐，有胃炎及溃疡者慎用。

表 6-31 养心安神药简表

药名	性味归经	功效	应用	用量（g）
酸枣仁	甘、酸，平，心、肝、胆经	养心益肝，安神，敛汗	心悸失眠，自汗，盗汗	10～15
柏子仁	甘，平，心、肾、大肠经	养心安神，润肠通便	心悸失眠，肠燥便秘	10～20
合欢皮	甘，平，心、肝、肺经	解郁安神，活血消肿	心神不宁，忿怒忧郁，烦躁失眠，跌打骨折，血瘀肿痛，肺痈，疮痈肿毒	6～12
远志	辛、苦，微温，心、肾、肺经	安神益智，祛痰开窍，消散痈肿	心悸失眠健忘，痰阻心窍，癫痫发狂，咳嗽痰多，痈疽肿毒	3～10

（十四）开窍药

凡具辛香走窜之性，以开窍醒神为主要作用，治疗闭证神昏的药物，称为开窍药，又名芳香开窍药。开窍药主要用于治疗温病热陷心包、痰浊蒙蔽清窍之神昏谵语，以及惊风、癫痫、中风等猝然昏厥、痉挛抽搐等；又可用于治疗湿浊中阻，胸脘冷痛满闷，血瘀、气滞疼痛，经闭癥瘕，湿阻中焦，食少腹胀及目赤咽肿，痈疽疔疮等症（表 6-32）。

开窍药辛香走窜，为救急、治标之品，且能耗伤正气，故只宜暂服，不可久用。因本类药物性质辛香，其有效成分易于挥发，内服多不宜入煎剂，只入丸剂、散剂服用。本类药物有动胎之虞，孕妇慎用或忌用。

表 6-32 开窍药简表

药名	性味归经	功效	应用	用量（g）
麝香	辛，温，心、脾经	开窍辟秽，活血散结，催生下胎	闭证神昏，疮疡肿毒，血瘀闭经，难产，死胎，胞衣不下	0.03～0.1
冰片	辛、苦，微寒，心、脾、肺经	开窍醒神，清热止痛	闭证神昏，目赤肿痛，口疮，疮疡，肿痛溃后不敛	0.15～0.3
苏合香	辛，温，心、脾经	开窍醒神，辟秽止痛	寒闭神昏，胸腹冷痛满闷	0.3～1
石菖蒲	辛、苦，温，心、脾经	开窍宁神，化湿和胃	痰蒙清窍所致神志昏蒙，湿阻中焦，脘腹胀满，痞满疼痛	3～10

（十五）补虚药

凡以滋补人体气血阴阳之不足、治疗各种虚证为主要作用的药物，称为补虚药，亦称补益药。根据各种药物功效及主要适应证的不同，将其分为补气药、补血药、补阳药及补阴药四类。

部分补虚药药性滋腻，不容易消化，过用或用于脾运不健者可妨碍脾胃运化，应掌握好用药分寸，或适当配伍健脾消食药顾护脾胃，补气同时还应辅以行气、除湿、化痰，补血还应辅以行血。此外，补虚药如作汤剂，一般宜适当久煎，使药味尽出。虚弱证一般病程较长，补虚药宜采用蜜丸、煎膏（膏滋）、口服液等便于保存、服用，并可增效的剂型。

补虚药不能用于纯实无虚的病证。但在实邪未除、正气已虚的情况下，于祛邪之中，可适当选用补虚药，以"扶正祛邪"。而体质强健者又不可滥用补益，否则反致气血阴阳失调，产生不良后果。

1. 补气药　本类药物性味多甘温或甘平，能补益脏腑之气，增强机体抵抗力，尤其以补益脾气、肺气作用显著。适用于脾气虚所致神疲乏力、大便溏薄，甚或中气下陷、气虚欲脱等；或肺气虚所见少气懒言、语音低微或喘促、易出虚汗等。服用补气药物时，如出现胸闷、腹胀、食欲不振等症，可适当配伍理气药同用（表6-33）。

人参反藜芦，畏五灵脂，恶皂荚，不宜同时吃萝卜或喝浓茶，以免影响药力；实证、热证而正气不虚者忌服。党参反藜芦。黄芪表实邪盛，内有积滞、阴虚阳亢、疮疡阳证实证均不宜用。白术阴液不足、火热内盛者忌用。甘草湿盛中满、浮肿者不宜用，且不可长期大量使用；甘草反大戟、芫花、甘遂、海藻。

表 6-33　补气药简表

药名	性味归经	功效	应用	用量（g）
人参	甘、微苦，平，心、肺、脾经	大补元气，补脾益气，生津止渴，安神益智	元气虚脱，肺脾心肾气虚证，消渴，热病气虚津伤口渴	5～30
党参	甘，平，脾、肺经	补中益气，生津养血	脾肺气虚证，气津两伤证，气血两虚证	10～30
西洋参	微苦、甘，寒，心、肺、胃经	补气养阴，清热生津	气阴两伤证，肺气虚及肺阴虚证，热病气虚津伤口渴及消渴	3～6
太子参	甘、微苦，平，脾、肺经	补气健脾，生津润肺	脾肺气阴两虚证	10～30
黄芪	甘，微温，脾、肺经	健脾补中，升阳举陷，益卫固表，利尿，托毒生肌	脾气虚证，肺气虚证，气虚自汗证，气血亏虚，疮疡难溃难腐，或溃久难敛	10～30
白术	苦、甘，温，脾、胃经	补气健脾，燥湿利水，固表止汗，安胎	脾气虚证，气虚自汗，脾虚胎动不安	10～15
大枣	甘，温，脾、胃经	补中益气，养血安神	脾虚证，失眠，脏躁	5～15
山药	甘，平，脾、肺、肾经	补脾养胃，生津益肺，补肾涩精	脾虚证，肺虚证，消渴，肾虚证	15～30
甘草	甘，平，心、肺、脾、胃经	补脾益气，祛痰止咳，缓急止痛，清热解毒，调和诸药	心气不足，脉结代、心动悸，脾气虚证，咳喘，脘腹、四肢挛痛，热毒疮疡，咽喉肿痛及药物、食物中毒，调和药性	1.5～9

NOTE

2. 补血药　凡能补血，以治疗血虚证为主的药物，称为补血药。补血药甘温质润，主入心肝血分，广泛用于各种血虚证。症见面色苍白或萎黄、唇爪苍白、眩晕耳鸣、心悸怔忡、失眠健忘，或月经愆期、量少色淡，甚则闭经、舌淡脉细等（表6-34）。

如当归、熟地黄等补血药滋腻黏滞，故脾虚湿阻、气滞食少者慎用；白芍痰湿内盛者不宜服用，反藜芦；长期大量服用何首乌，可能导致肝细胞损伤。

表6-34　补血药简表

药名	性味归经	功效	应用	用量（g）
当归	甘、辛，温，肝、心、脾经	补血调经，活血止痛，润肠通便	血虚诸证，血虚血瘀之月经不调、经闭、痛经，虚寒性腹痛，跌打损伤，痈疽疮疡，风寒痹痛，血虚肠燥便秘	5～15
熟地黄	甘，微温，肝、肾经	补血滋阴，补精益髓	血虚诸证，肝肾亏虚诸证	10～30
白芍	苦、酸、甘，微寒，肝、脾经	养血敛阴，柔肝止痛，平抑肝阳	阴血不足所致月经不调，肝气不舒诸证，肝阳上亢，阴虚盗汗	10～30
何首乌	苦、甘、涩，微温，肝、肾经	制用：补益精血；生用：解毒，截疟，润肠通便	血虚之心悸失眠乏力，乌须发，血虚肠燥便秘	10～30
阿胶	甘，平，肺、肝、肾经	补血，滋阴，润肺，止血	血虚诸证，出血证，肺阴虚燥咳，热病伤阴之心烦失眠及阴虚风动，手足瘛疭等	5～15
龙眼肉	甘，温，心、脾经	补益心脾，养血安神	惊悸怔忡，失眠健忘，脾虚便血崩漏	10～25

3. 补阳药　凡能补助人体阳气，以治疗各种阳虚病证为主的药物，称为补阳药。本类药物性味多甘温，或咸温，或辛热，能温补人体之阳气。补阳药又有助心阳、温脾阳、补肾阳之别。主要适用于肾阳不足之畏寒肢冷、腰膝酸软、性欲淡漠、阳痿早泄、精寒不育或宫冷不孕、尿频遗尿；脾肾阳虚之脘腹冷痛或阳虚水泛水肿；肝肾不足，精血亏虚之眩晕耳鸣、须发早白、筋骨痿软或小儿发育不良、囟门不合、齿迟行迟；肺肾两虚，肾不纳气之虚喘及肾阳亏虚、下元虚冷、崩漏带下等（表6-35）。

补阳药性多燥烈，易助火伤阴，故阴虚火旺者忌用。服用鹿茸宜从小量开始，缓缓增加，不宜骤用大量，以免阳升风动，头晕目赤，或伤阴动血；凡阴虚阳亢、血分有热、胃火盛或肺有痰热及外感热病均忌服。肉苁蓉腹泻便溏者忌服；胃肠实热而大便干结者亦不宜用。益智仁阴虚血燥及湿热淋证、吐泻、崩带等不宜用。

表6-35　补阳药简表

药名	性味归经	功效	应用	用量（g）
鹿茸	甘、咸，温，肾、肝经	补肾阳，益精血，强筋骨，调冲任，托疮毒	肾阳虚衰、精血不足证，肾虚骨弱，腰膝无力或小儿五迟，妇女冲任虚寒、崩漏带下，疮疡久溃不敛，阴疽疮肿内陷不起	1～2
紫河车	甘、咸，温，肺、肝、肾经	补肾益精，益气养血	阳痿遗精，腰酸头晕耳鸣，气血不足诸证，肺肾两虚之咳喘	1.5～3
淫羊藿	咸，平，肺、肾经	补肾壮阳，祛风除湿	肾阳虚衰，阳痿尿频，腰膝无力，风寒湿痹，肢体麻木	3～15

续表

药名	性味归经	功效	应用	用量（g）
巴戟天	辛、甘，微温，肾、肝经	补肾助阳，祛风除湿	肾阳虚阳痿、宫冷不孕、小便频数，风湿腰膝疼痛及肾虚腰膝酸软无力	5～15
杜仲	甘，温，肝、肾经	补肝肾，强筋骨，安胎	肾虚腰痛，阳痿，肝肾亏虚所致胎动不安	10～15
续断	苦、辛，微温，肝、肾经	补益肝肾，强筋健骨，止血安胎，疗伤续折	阳痿，遗精遗尿，腰膝酸痛，寒湿痹痛，崩漏，胎动不安，跌打损伤，筋伤骨折	9～15
肉苁蓉	甘、咸，温，肾、大肠经	补肾助阳，润肠通便	肾阳虚证，肠燥津枯便秘	9～15
补骨脂	苦、辛，温，肾、脾经	补肾壮阳，固精缩尿，温脾止泻，纳气平喘	肾虚阳痿、腰膝冷痛、遗精、遗尿、尿频，脾肾阳虚五更泄泻，虚寒喘咳	5～15
益智仁	辛，温，肾、脾经	暖肾固精缩尿，温脾开胃摄唾	下元虚寒遗精、遗尿、小便频数，脾胃虚寒，腹痛吐泻及口涎自流	3～10
冬虫夏草	甘，温，肺、肾经	补肾益肺，止血化痰	肾虚腰痛，阳痿遗精，肺肾两虚，久咳虚喘	5～10
核桃仁	甘，温，肾、肺、大肠经	补肾温肺，润肠通便	肾阳虚衰，腰痛脚弱，小便频数，肺肾不足之虚寒喘咳，肠燥便秘	10～30

4. 补阴药 凡以滋养阴液、生津润燥为主要作用，治疗阴虚证的药物，称补阴药。本类药物主要适用于阴液亏虚所致咽干口燥、便秘尿黄及阴虚内热所致五心烦热、潮热盗汗等（表 6-36）。

本类药大多有一定滋腻性，脾胃虚弱、痰湿内阻、腹满便溏者慎用。

表 6-36 补阴药简表

药名	性味归经	功效	应用	用量（g）
北沙参	甘、微苦，微寒，肺、胃经	滋阴润肺，益胃生津	肺阴虚，胃阴虚	5～10
麦冬	甘、微苦，微寒，心、肺、胃经	养阴益胃，润肺清心	胃阴虚，肺阴虚，心阴虚	6～12
天冬	甘、苦，寒，肺、肾、胃经	养阴润燥，清肺生津	肺阴虚，肾阴虚，热病伤津之食欲不振、口渴、便秘等	6～12
石斛	甘，微寒，胃、肾经	益胃生津，滋阴清热	胃阴虚及热病伤津证，肾阴虚证	6～30
玉竹	甘，微寒，肺、胃经	养阴润燥，生津止渴	肺阴虚证，胃阴虚证	6～12
枸杞子	甘，平，肝、肾经	滋养肝肾，明目，润肺	肝肾不足之遗精、目眩、视物不清，阴虚劳嗽	10～15
女贞子	甘、苦，凉，肝、肾经	滋补肝肾，乌须明目	肝肾阴虚证，须发早白	6～12
桑椹	甘、酸，寒，肝、肾经	滋阴补血，生津润燥	肝肾阴虚证，津伤口渴、消渴及肠燥便秘等	9～15

（十六）固涩药

凡以收敛固涩为主要作用，治疗各种滑脱证的药物为固涩药，亦称收涩药。本类药物味多酸涩，有固表敛汗，涩肠止泻、固精缩尿、止血止带、敛肺止咳等作用。在运用收涩药时，须与补虚药配合。因滑脱证本是正气虚弱，收涩药只是治病之标，敛其耗散，以防正气衰竭，变生他证。收涩药有敛邪之弊，凡表邪未解，内有湿滞及郁热未清，均不宜用。临床根据其症状不同，可分为收敛止汗药、涩肠止泻药、涩精缩尿止带药三类。

1.收敛止汗药　凡以收敛止汗为主要作用，治疗汗出不止的药物，称收敛止汗药。本类药物主要适用于卫阳不固、津液外泄的自汗及阴虚内热、迫津外泄的盗汗等（表6-37）。

表6-37　收敛止汗药简表

药名	性味归经	功效	应用	用量（g）
麻黄根	甘，微涩，平，肺经	固表止汗	自汗，盗汗	3～9
浮小麦	甘，凉，心经	固表止汗，益气，除烦	自汗，盗汗，骨蒸劳热	15～30

2.涩肠止泻药　凡以涩肠止泻为主要作用，治疗久泻滑脱的药物，称涩肠止泻药。本类药物主要适用于久泻久痢、大便溏薄、脘腹冷痛、喜温喜按等虚寒病证。（表6-38）。

表6-38　涩肠止泻药简表

药名	性味归经	功效	应用	用量（g）
五味子	酸、甘，温，肺、肾、心经	敛肺滋肾，生津敛汗，涩精止泻，宁心安神	久咳虚喘，消渴，自汗盗汗，遗精滑精，久泻不止；失眠多梦	3～6
乌梅	酸、涩，平，肝、脾、肺、大肠经	敛肺止咳，涩肠止泻，生津止渴，安蛔止痛	肺虚久咳，久泻久痢，虚热消渴，蛔厥腹痛，呕吐	3～10
五倍子	酸、涩，寒，肺、大肠、肾经	敛肺降火，止咳止汗，涩肠止泻，固精止遗，收敛止血，收湿敛疮	咳嗽，咯血，自汗，盗汗，久泻，久痢，遗精，滑精，湿疮，肿毒	3～9
肉豆蔻	辛，温，脾、胃、大肠经	温中行气，涩肠止泻	脾胃虚寒疼痛，呕吐，久泻久痢	3～9
赤石脂	甘、涩，温，大肠、胃经	涩肠止泻，收敛止血，敛疮生肌	久泻，久痢，崩漏，便血，疮疡久溃	10～20

3.涩精缩尿止带药　凡以涩精止遗、固涩小便、止带为主要作用的药物，称涩精缩尿止带药。本类药物主要适用于肾虚失藏、精关不固之遗精、滑精；肾气不固、膀胱失约之遗尿、尿频；冲任不固之妇女带下等。本类药酸涩收敛，对外邪内侵，湿热下注所致的遗精、尿频等不宜使用（表6-39）。

表6-39　涩精、缩尿、止带药简表

药名	性味归经	功效	应用	用量（g）
山茱萸	酸、涩，微温，肝、肾经	补益肝肾，收敛固涩	肝肾亏虚，腰膝酸软，遗尿，崩漏下血，大汗不止	5～10
芡实	甘，涩，平，脾、肾经	健脾止泻，益肾固精，祛湿止带	脾虚久泻，肾虚遗精，带下	10～15
莲子	甘，涩，平，脾、肾、心经	补脾止泻，固精止带，养心安神	脾虚泄泻，食欲不振，遗精，带下，虚烦失眠	9～15

（十七）消食药

凡以消食化积为主要功效的药物，称消食药。本类药物一般味甘，药性平和，多归脾、胃经。除能消食化积外，多具健脾开胃之功。适用于食积不化所致的脘腹胀满、嗳气吞酸、恶心呕吐、大便失常，以及脾虚消化不良等（表6-40）。

本类药物虽多数效缓，但仍不乏耗气之弊，故气虚而无积滞者慎用。大剂量麦芽有回乳功效，故哺乳期妇女不宜使用。莱菔子，气虚及无食积、痰滞者慎用，不宜与人参同用。

表6-40　消食药简表

药名	性味归经	功效	应用	用量（g）
山楂	酸、甘，微温，脾、胃、肝经	消食化积，行气散瘀	乳、肉食积证，痢疾腹泻，气滞血瘀所致诸痛	10～30
神曲	甘、辛，温，脾、胃经	消食和胃	食积证	6～15
麦芽	甘，平，脾、胃、肝经	消食和中，回乳消胀	米面薯芋食滞证，断乳，乳房胀痛	10～120
鸡内金	甘，平，脾、胃、小肠、膀胱经	消食健胃，涩精止遗	食积不化，遗尿，遗精，砂石淋证，胆结石	3～10
莱菔子	辛、甘，平，脾、胃、肺经	消食除胀，降气化痰	食积气滞证，咳喘痰多，胸闷食少	6～10

（十八）驱虫药

凡以驱除或杀灭人体内寄生虫，治疗虫证为主的药物，称为驱虫药。本类药物入脾、胃、大肠经，部分药物具有一定的毒性，对人体内的寄生虫，特别是肠道寄生虫虫体有杀灭或麻痹作用，促使其排出体外。故可用于治疗蛔虫病、蛲虫病、绦虫病、钩虫病、姜片虫病等多种肠道寄生虫病。应用驱虫药时，应根据寄生虫的种类及患者体质强弱、症情缓急，选用适宜的驱虫药物，并视患者的不同兼症进行相须用药及恰当配伍（表6-41）。

驱虫药物对人体正气多有损伤，故要控制剂量，防止用量过大导致中毒或损伤正气；对素体虚弱、年老体衰及孕妇，更当慎用。驱虫药一般应在空腹时服用，使药物充分作用于虫体而保证疗效。对发热或腹痛剧烈者，不宜急于驱虫，待症状缓解后，再行施用驱虫药物。使君子大量服用能引起呃逆、呕吐、眩晕等反应；与热茶同服，亦能引起呃逆，故服用时当忌饮茶。槟榔，脾虚便溏及气虚下陷者忌用。苦楝皮有毒，不可过量或持续服用。

表6-41　驱虫药简表

药名	性味归经	功效	应用	用量（g）
使君子	甘，温，脾、胃经	杀虫消积	蛔虫、蛲虫证，小儿疳积	9～12
槟榔	辛、苦，温，大肠、胃经	杀虫消积，行气利水，截疟	多种肠道寄生虫病，食积气滞，小儿疳积，水肿，疟疾	6～15
南瓜子	甘，平，胃、大肠经	杀虫	绦虫病	60～120
苦楝皮	苦，寒，有毒，肝、脾、肾经	杀虫，疗癣	蛔虫、蛲虫、钩虫病，疥癣，湿疮	6～9

NOTE

（十九）外用及其他药

凡以在体表使用为主要给药途径，具有解毒消肿、散结止痛、杀虫止痒、化腐排脓、生肌收口、收敛止血等功效的药物，称外用药。本类药物主要适用于疥癣、湿疹、痈疽疔毒、麻风、梅毒、毒蛇咬伤等病证。其外用方法有研末外敷，或用香油及茶水调敷，或做成药捻、栓剂置入，或制成软膏涂抹，或煎汤浸渍及热敷等（表6-42）。

外用药多数具有毒性，甚至有剧毒，须注意用量，以防意外。硫黄畏朴硝，阴虚火旺及孕妇忌用。雄黄毒性较强，内服宜慎，局部用药不能大面积涂搽及长期持续使用，孕妇忌服；忌火煅，煅后产生三氧化二砷（As_2O_3）即砒霜，有剧毒。

表 6-42　外用及其他药简表

药名	性味归经	功效	应用	用量（g）
炉甘石	涩，平，肝、胃经	解毒明目退翳，收湿生肌敛疮	目赤肿痛，溃疡不敛，皮肤湿疹	外用适量，禁内服
硼砂	甘、咸，凉，肺、胃经	外用消肿解毒；内服清肺化痰	外用治口舌糜烂、咽喉肿痛；内服治痰热咳嗽	外用适量，内服1.5～3
硫黄	酸，温，有毒，肾、大肠经	外用解毒杀虫止痒；内服补火壮阳通便	用于疥癣湿疹皮肤瘙痒，肾虚阳痿，寒喘，便秘	外用适量，内服1～3
雄黄	辛，温，有毒，肝、胃、大肠经	解毒，杀虫	痈肿疔疮，湿疹疥癣，蛇虫咬伤	外用适量，内服0.05～0.1
白矾	酸、涩，寒，肺、脾、肝、大肠经	外用解毒杀虫，燥湿止痒；内服止血，止泻，化痰	外用治湿疹瘙痒、疮疡疥癣；内服治便血、吐衄、崩漏、久泻久痢	外用适量，内服0.5～1

第二节　方剂基础知识

方剂由药物组成，以中医基本理论为指导，按照组方的配伍原则，具有一定的结构和特定疗效，是用于临床治疗疾病的主要工具。方剂的应用，必须在辨证的前提下，进行立法选方用药，方与法的关系极为密切，方是法的体现，法是方的依据，"法从方出，方从法立，以法统方"。中医治法的内容极为丰富，临床常用的治法有"汗、吐、下、和、温、清、补、消"八法。

方剂通过对药物的合理配伍以增强或改变药物原有的功用，调其偏性，制其毒性，消除或减缓其对人体的不利因素，从而以综合的角度，发挥更好的治疗效果。所谓"药有个性之专长，方有合群之妙用"，即是此意。

一、方剂组成

（一）组成原则

方剂不是药物简单地相加，而是根据病情的需要，在辨证审因、确定治法的基础上，按照一定的组方原则，选择适合的药物，酌定剂量组合而成。组方的原则是根据《素问·至真要大论》所说："主病之谓君，佐君之谓臣，应臣之谓使。"即以君、臣、佐、使来说明方剂中药物配伍的主次关系和用药原则。

1. 君药　是针对主病或主证起主要治疗作用的药物，是方剂组成中不可缺少的主药。

2. 臣药　臣药的意义有二：一是协助君药治疗主病或主证的药物；二是针对兼病或兼证起主要治疗作用的药物。

3. 佐药　佐药的意义有三：一是佐助药，即配合君药、臣药以加强治疗作用，或直接治疗次要的兼证；二是佐制药，即用以消除或减弱君药、臣药的毒性，或能制约君药、臣药峻烈之性；三是反佐药，即病重邪甚，可能产生拒药时，配用与君药性味相反而又能在治疗中起相成作用的药物。

4. 使药　使药的作用有二，一是调和药，有调和诸药的作用；二是引经药，能引导诸药直达病所。

（二）组成变化

方剂的组成具有一定的原则性，又有很大的灵活性，但成方在临床具体运用时，还应根据病情的轻重缓急，体质的强弱，年龄的差别及地域、生活习惯与季节气候等不同，予以灵活化裁，随证加减运用，才能切合病情，收到预期的效果。

1. 药味增减　方剂中药物的增减主要在臣药、佐药和使药中变化。

（1）随证加减　是在主证、主药不变的情况下，因兼证不同，在原方基础上稍加变动，以适应新病情的需要。这种加减变化不至于引起全方功效的根本改变。

（2）药物配伍的变化　是指在主要药物不变的情况下，改变其主要配伍关系（臣药），其功用主治也随之发生变化。由于改变了方剂的配伍关系，则使全方的功效发生根本变化。

2. 药量增减　方剂的药物组成虽然相同，因其用量各异，致使方剂的配伍关系及功用主治亦不相同。如小承气汤与厚朴三物汤，二方都由大黄、枳实、厚朴三味药组成。小承气汤中大黄量倍于厚朴，厚朴三物汤中厚朴量倍于大黄，前者的功效以泻热通便为主，治疗热结便秘；后者的功效则以行气消胀为主，主治气滞腹胀。

3. 剂型变化　方剂尽管药物组成、用量完全相同，但由于剂型不同，作用亦不尽相同，但这种差别主要体现在主治病情上有轻重缓急之分。如主治外感风热的银翘散，汤剂效力迅速，则宜于外感风热重症；丸剂或片剂效力较缓，则宜于轻症。

另外，也可改变或扩大方剂的功效与主治，如桂枝茯苓丸用于治疗瘀阻胞宫证，其汤剂用以催生。

（三）方剂与治法

辨证论治是中医护治的精髓，是中医诊治与护理疾病时所要遵循的基本原则。在准确辨析疾病的基础上，拟定相应的治法，在治法的指导下选择合适的药物组成针对疾病证型特点的方剂，对疾病进行治疗，最终完成辨证论治的全过程。方剂组成后，其功效和主治应与治法相一致。方剂与治法的关系可以概括为"法随证立""方从法出""方即是法"。

清代程钟龄在《医学心悟》中，总结前人经验，依据疾病阴、阳、表、里、寒、热、虚、实的不同性质，有针对性地把常用的多种治疗方法归纳为八法。中医用药"八法"是指中医在辨证论治原则指导下的八种基本治疗大法的总称，包括汗法、吐法、下法、和法、温法、清法、消法、补法。中医护理人员掌握用药"八法"有助于辨证施护顺利进行（表6-43）。

表 6-43 "八法"简表

	功能	适用病证
汗法	开泄腠理，调畅营卫，宣发肺气	外感表证、疹出不畅、疮疡初起及水肿等伴见表证者
吐法	涌吐胃脘及上部有形实邪	痰涎壅盛于上、宿食停滞胃脘、毒物蓄留于胃等
下法	泻下实邪，荡涤肠胃，攻逐水饮	宿食、燥屎、冷积、瘀血、痰饮、停水、虫积等有形积滞停留于胃肠之实证
和法	和解少阳，调和肝脾，调和肠胃	邪犯少阳、肝脾不和、痞证等
清法	清热，泻火，凉血，解毒	火热证、热毒证、虚热证等
温法	温里祛寒	脾胃虚寒、阳衰寒盛、经脉受寒等里寒证
消法	消食导滞，行气活血；化痰利水，驱虫	饮食停滞、气滞血瘀、癥瘕积聚、水湿内停、痰饮不化、痔积虫积、疮疡痈肿等
补法	补益气血阴阳	气血阴阳虚弱证

八法基本能够说明临床疾病不同证候的治疗，但对于复杂病情，临床上也可以将两种或两种以上的治法有机地配合运用，衍生变化出灵活多变的复合治法，正如程钟龄《医学心悟》中说："一法之中，八法备焉，八法之中，百法备焉。"

二、方剂的分类

（一）解表剂

凡以解表药为主要组成，具有发汗、解肌、透疹等作用，治疗表证的方剂，称为解表剂。解表剂主要适用于表证，凡麻疹初起，痈肿疮疡初起，水肿初起，风湿在表等邪在卫表者，皆可选用解表方剂。

邪犯肌表之证有表寒和表热的不同，体质有虚实的差异，因此，解表剂可分 3 类：①辛温解表剂，适用于表寒证，代表方如麻黄汤、桂枝汤、小青龙汤；②辛凉解表剂，适用于表热证，代表方如银翘散、桑菊饮；③扶正解表剂，适用于体质虚弱之人的表证，代表方有败毒散（表6-44）。

表 6-44 解表剂简表

方名	组成	功用	主治
麻黄汤	麻黄、桂枝、杏仁、甘草	发汗解表，宣肺平喘	风寒表实证。恶寒发热，头身疼痛，无汗而喘，舌苔薄白，脉浮紧
桂枝汤	桂枝、芍药、甘草、生姜、大枣	解肌发表，调和营卫	风寒表虚证。头痛发热，汗出恶风，关节肌肉疼痛，舌苔薄白，脉浮紧
小青龙汤	麻黄、芍药、细辛、五味子、桂枝、半夏、炙甘草	温肺化饮，止咳平喘	寒饮客肺。咳嗽气喘，咳痰清
银翘散	金银花、连翘、桔梗、薄荷、淡竹叶、荆芥穗、淡豆豉、牛蒡子、生甘草、芦根	辛凉透表，清热解毒	风热表证。发热微恶风寒，无汗或汗不多，头痛，咽痛口渴，咳嗽，舌尖红，舌苔薄黄，脉浮数
桑菊饮	桑叶、菊花、连翘、杏仁、薄荷、桔梗、芦根、甘草	疏风清热，宣肺止咳	风热犯肺证。身热不甚，口微渴，咳嗽有痰，舌苔薄白或薄黄，脉浮紧

续表

方名	组成	功用	主治
败毒散	人参、柴胡、前胡、川芎、枳壳、羌活、独活、茯苓、桔梗、甘草	益气解表	气虚外感风寒湿表证。恶寒发热无汗，头项强痛，肢体酸痛，胸膈痞闷，鼻塞声重，咳嗽有痰，舌苔白腻，脉浮重取无力

　　解表剂多为辛散轻扬之品组成，不宜久煎，以免药性挥发，功效减弱。解表发汗以遍身微汗出为佳，不可使汗出太过或汗出不畅，若汗出不彻则病邪不解，汗出太过则耗气伤津，以致造成亡阳危候。

（二）清热剂

　　凡以清热药为主要组成，具有清热泻火，凉血解毒、滋阴透热等作用，治疗里热证的方剂，统称为清热剂。清热法属于八法中的"清法"。

　　清热剂适用于表证已解，里热炽盛的证候。热邪有温、热、火、毒轻重之差异，温盛为热，热极为火，火炽为毒。里热证由于热邪所在部位程度及性质的不同，有气分、营分、血分之不同。因此，清热剂分为清气分热剂，代表方为白虎汤；清营凉血剂，代表方为清营汤和犀角地黄汤；清热解毒剂，代表方为黄连解毒汤；清脏腑热剂，代表方为龙胆泻肝汤、清胃散等；清虚热剂，代表方为青蒿鳖甲汤（表6-45）。

表6-45　清热剂简表

方名	组成	功用	主治
白虎汤	石膏、知母、粳米、甘草	清热生津	气分热盛之证。壮热烦渴多饮，面赤汗出恶热，舌红苔黄，脉洪大
清营汤	犀角、生地黄、金银花、连翘、玄参、黄连、丹参、竹叶心	清营解毒，透热养阴	热入营分证。高热烦渴，心烦少寐，时有谵语，斑疹隐隐，舌绛而干，脉滑而数
犀角地黄汤	犀角、生地黄、芍药、牡丹皮	清热解毒，凉血散瘀	热入血分证。身热，神昏谵语，斑色紫黑，或见吐血、衄血、便血，舌绛起刺，脉细数
黄连解毒汤	黄连、黄柏、黄芩、栀子	泻火解毒，清热解毒	三焦热盛。大热烦躁，口燥咽干，谵语不眠，或吐衄发斑，外科痈肿疔毒，舌红苔黄，脉数有力
龙胆泻肝汤	龙胆草、黄芩、栀子、生甘草、泽泻、木通、车前子、当归、生地黄、柴胡	泻肝胆实火，清下焦湿热	肝胆实火上炎。头痛目赤，胁痛口苦，耳聋、耳肿。或见肝经湿热下注。阴肿，阴痒，囊痈，便毒，妇女带下，小便短赤淋浊，舌红苔黄腻，弦滑有力
清胃散	黄连、当归、生地黄、牡丹皮、升麻	清胃凉血	胃有积热。牙痛，牵引头痛，喜寒恶热，面颊发热，牙龈红肿溃烂或出血，口气臭秽，口干舌燥，舌红苔黄，脉滑而数
青蒿鳖甲汤	青蒿、鳖甲、生地黄、知母、牡丹皮	养阴透热	热病后期，阴液已伤。夜热早凉，热退无汗，舌红少苔，脉细数

　　清热剂多寒凉之品，易败胃气，损伤脾阳，故应用时需注意，祛病即止，不可久服。

（三）温里剂

　　凡以温里祛寒药为主要药物组成，具有温中祛寒、回阳救逆、温经通脉等作用，治疗里寒证的方剂，称为温里剂。温里剂属于八法中的"温法"。

温热剂适用于里寒证。本类方剂可分为3类：①温中祛寒剂，代表方为理中丸等；②回阳救逆剂，代表方为四逆汤等；③温经通络剂，代表方为当归四逆汤等（表6-46）。

表6-46　温里剂简表

方名	组成	功用	主治
理中汤	人参、干姜、白术、炙甘草	温中祛寒，健脾益气	脾胃虚寒证。自利不渴，呕吐腹痛，食少，畏寒肢冷，舌苔白，脉沉细
四逆汤	附子、干姜、炙甘草	回阳救逆，温中散寒	阴盛阳衰，四肢厥逆，畏寒倦卧，冷汗淋漓，神疲欲寐，下利腹痛，舌苔白滑，脉微
当归四逆汤	桂枝、细辛、当归、芍药、通草、甘草	温经散寒，养血通脉	血虚受寒证。手足厥寒，腰腿疼痛，妇女痛经，舌淡苔白，脉沉细

温里剂多由辛燥温热之品组成，对于热证、阴虚证、真热假寒证不宜使用。服用温里剂时应从小剂量开始，中病即止，勿使过剂，以免寒去热生或重伤其阴，以及辛热之品劫阴动血。

（四）和解剂

凡是具有疏泄调和作用，以舒畅气机，调和脏腑，治疗少阳病或肝脾不和、肠胃不和等证的方剂，称为和解剂。

和解剂原为治疗足少阳胆经病证而设。然而，胆附于肝，属表里关系，无论肝胆受邪，或本身功能失调，常相互影响，并往往累及脾胃，故肝脾之间失调，肠胃功能紊乱，皆可使用此类方剂。和解剂可分为3类：①和解少阳剂，代表方为小柴胡汤；②调和肝脾剂，代表方为逍遥散等；③调和肠胃剂，代表方如半夏泻心汤等（表6-47）。

表6-47　和解剂简表

方名	组成	功用	主治
小柴胡汤	柴胡、黄芩、半夏、人参、生姜、大枣、炙甘草	和解少阳	少阳病证。寒热往来，胸胁苦满，心烦喜呕，口苦咽干，目眩，默默不欲饮食，脉弦
逍遥散	柴胡、当归、白芍、白术、茯苓、炙甘草	疏肝解郁，养血健脾	肝郁血虚证。两胁作痛，胸闷嗳气，头痛目眩，口燥咽干，神疲食少，或月经不调，乳房胀痛，脉弦细
半夏泻心汤	半夏、黄芩、黄连、干姜、人参、炙甘草、大枣	和胃降逆，开结除痞	寒热中阻，胃肠不和。心下痞满、干呕，肠鸣泄泻

（五）泻下剂

凡以泻下药为主要组成，具有通导大便，排除肠胃积滞，荡涤实热，或攻逐水饮、寒积等作用，以治疗里实证的方剂，称为泻下剂。

泻下剂是为里实证而设。由于里实证的病因不同，有热结、寒结、燥结和水结的区别，相应地分为寒下、温下、润下、逐水四类。寒下剂代表方如大承气汤；温下剂代表方如温脾汤；润下剂代表方如麻子仁丸；逐水剂代表方如十枣汤（表6-48）。

表 6-48 泻下剂简表

方名	组成	功用	主治
大承气汤	大黄、枳实、厚朴、芒硝	峻下热结	阳明腑实证。大便秘结，腹胀满拒按，矢气频作，日晡潮热，神昏谵语，苔黄厚而干，脉实有力
温脾汤	大黄、干姜、人参、甘草、熟附子	温补脾阳，攻逐寒积	脾阳不足，寒积便秘。大便秘结，腹部冷痛，手足不温，口不渴，舌苔白，脉沉弦而迟
麻子仁丸	杏仁、芍药、枳实、大黄、厚朴、火麻仁	润肠通便	肠胃燥热，津液不足。大便秘结，或脘腹胀满，小便频数，苔少，脉细
十枣汤	甘遂、芫花、大戟、大枣	攻逐水饮	悬饮证。胁下有水气，咳唾胸胁引痛，心下痞硬，干呕气短，头痛目眩，胸背掣痛，不得息，舌苔滑，脉沉弦

泻下剂大都易于耗损胃气，得效即止，慎勿过剂；而且要注意饮食护理，对油腻及不易消化的食物，不宜早进，以防重伤胃气。泻下剂除润下剂外均为峻下之品，对年老、孕妇、产妇及病后体虚者，均应慎用或禁用。

（六）补益剂

凡以补益药为主要组成，具有滋养、补益人体气血阴阳之不足，用以治疗各种虚证的方剂，称为补益剂。

人体虚损不足诸证，有气虚、血虚、阴虚、阳虚四类，因此补益剂也分为补气、补血、补阴、补阳四种。补气剂代表方如四君子汤；补血剂代表方如四物汤；补阴剂代表方如六味地黄丸；补阳剂代表方如肾气丸（表 6-49）。

表 6-49 补益剂简表

方名	组成	功用	主治
四君子汤	人参、炙甘草、茯苓、白术	补气健脾	脾胃气虚，运化无力。食少便溏，语音低微，倦怠无力，舌淡，苔白，脉虚弱
四物汤	熟地黄、当归、白芍、川芎	补血调经	血虚血滞证。心悸失眠，头晕目眩，面色无华，月经不调，行经腹痛，舌淡，脉细或细涩
六味地黄丸	熟地黄、山药、茯苓、泽泻、山萸肉、牡丹皮	滋补肾阴	肝肾阴虚证。腰膝酸软，头晕目眩，耳鸣耳聋，潮热盗汗，遗精，消渴，五心烦热，舌红少苔，脉细数
肾气丸	干地黄、山药、山萸肉、泽泻、茯苓、牡丹皮、桂枝、附子	温补肾阳	肾阳不足。腰膝酸软，肢冷，少腹拘急，小便清长，或夜尿多，阳痿或水肿，舌淡苔薄白，脉沉细

使用补法应该注意两点：一是辨治虚证，必须辨别真假。二是常服、久服补益之剂，必须因证制宜，适当配伍健脾、和胃、理气等药品，即补益每兼理气，调胃之义。

（七）消导剂

凡以消导药为主要组成，具有消食导滞、化积消痞作用，治疗食积痞满、积聚结块的方剂，称为消导剂。

消法的应用范围比较广泛，凡由气、血、痰、湿、食等壅滞而成的积滞痞块，均可用之。消导剂适用于食积停滞而致的脘腹痞满，恶食嗳腐，腹痛腹胀等。代表方如保和丸、枳实导滞丸（表 6-50）。

表 6-50 消导剂简表

方名	组成	功用	主治
保和丸	山楂、神曲、半夏、茯苓、陈皮、连翘、莱菔子	消食和胃	食积停滞。脘腹痞满或胀痛，嗳腐吞酸，恶心呕吐，或大便泄泻，舌苔厚腻，脉滑
枳实导滞丸	大黄、枳实、神曲、茯苓、黄芩、黄连、白术、泽泻	消食导滞，清热利湿	食积。脘腹胀痛，嗳腐吞酸，泄泻，或腹痛便秘，小便短赤，舌苔黄腻或浊腻，脉沉有力

（八）理气剂

凡以理气药为主要组成，具有行气或降气的作用，治疗气滞、气逆病证的方剂，称为理气剂。

理气剂可分为行气和降气两类。行气剂适用于气机郁滞之证，以舒畅气机、化郁散结为主，代表方如越鞠丸；降气剂适用于肺胃之气上逆之证，以肃降肺气、和胃降逆为主，代表方如苏子降气汤、旋覆代赭汤等（表 6-51）。

表 6-51 理气剂简表

方名	组成	功用	主治
越鞠丸	苍术、香附、川芎、神曲、栀子	行气解郁	六郁证。胸膈痞闷或脘腹胀痛，吞酸呕吐，嗳腐纳呆，脉弦或滑
苏子降气汤	紫苏、半夏、当归、甘草、前胡、厚朴、肉桂	降气平喘，祛痰止咳	上实下虚痰喘证。痰涎壅盛，咳喘短气，痰稀色白，胸膈满闷，或腰痛脚弱，肢体倦怠，或肢体浮肿，舌苔白滑或白腻
旋覆代赭汤	旋覆花、代赭石、人参、生姜、半夏、大枣、甘草	降逆化痰，益气和胃	胃虚痰阻。心下痞硬，噫气频作，或反胃呕吐，吐涎沫，舌苔白腻，脉弦

理气药多属芳香辛燥之品，容易伤津耗气，应适可而止，勿使过剂，尤其是年老体弱，以及孕妇素有崩漏吐衄者，更应慎用。

（九）理血剂

凡以理血药为主要组成，具有活血调血或止血作用，以治血瘀或出血证的方剂，统称理血剂。理血剂据血瘀、血溢两证而分为活血祛瘀剂和止血剂两类。活血祛瘀剂主要适用于瘀血阻滞的病证，代表方如血府逐瘀汤等；止血剂适用于各种出血证，代表方如小蓟饮子等（表 6-52）。

表 6-52 理血剂简表

方名	组成	功用	主治
血府逐瘀汤	当归、生地黄、桃仁、红花、枳壳、赤芍、柴胡、甘草、桔梗、川芎、牛膝	活血祛瘀，行气止痛	胸中血瘀证。胸痛头痛，痛如针刺有定处，或呃逆日久不止，或内热烦闷，心悸失眠，急躁易怒，唇暗，两目黯黑，舌暗红有瘀斑，脉涩或弦
小蓟饮子	生地黄、小蓟、滑石、木通、蒲黄、藕节、当归、栀子、淡竹叶、炙甘草	凉血止血，利尿通淋	下焦热结之血淋。尿血，小便频数，赤涩热痛，舌红苔黄，脉数

使用理血剂时，必须辨清血证致病原因，分清标本缓急，做到急则治其标，缓则治其本，或标本兼顾。活血祛瘀剂药力过猛，易于伤血，久用逐瘀亦易伤正，必要时可配以补血益气之品，使消瘀而不伤正。止血过急，易致留瘀，可配伍活血祛瘀之品，或选用兼有活血祛瘀作用的止血药，使止血而不留瘀。此外，活血祛瘀剂能促进血行，性多破泄，易于动血、堕胎，故凡月经过多及孕妇均当慎用。

（十）祛湿剂

凡以祛湿药物为主要组成，具有化湿利水、通淋泄浊作用，治疗水湿内停病证的方剂，统称为祛湿剂。

祛湿剂分为 5 类：①燥湿和胃剂，适用于外感风寒、内伤湿滞之证，代表方如藿香正气散、平胃散等；②清热祛湿剂，适用于湿热外感，或湿热内盛，或湿热下注所致的暑湿、黄疸、热淋等，代表方如茵陈蒿汤等；③利水渗湿剂，适用于水湿内停之小便不利、水肿、淋浊、癃闭等，代表方如五苓散等；④温化水湿剂，适用于湿从寒化，阳不化水，如水肿、痰饮、寒湿脚气，代表方如真武汤等；⑤祛风胜湿剂，适用于外感风湿所致的头痛、身痛、腰膝痹痛、脚气足肿等，代表方如独活寄生汤等（表 6-53）。

表 6-53　祛湿剂简表

方名	组成	功用	主治
藿香正气散	藿香、紫苏、白术、白芷、厚朴、半夏、陈皮、桔梗、茯苓、大腹皮、甘草	芳香化湿，解表和中	外感风寒，为伤湿滞。恶寒发热，疼痛，恶心呕吐，腹痛腹泻，脘闷，口淡，舌苔白腻，脉浮缓
平胃散	苍术、厚朴、陈皮、甘草、生姜、大枣	燥湿运脾，行气和胃	湿困脾胃。脘腹胀满，恶心呕吐，食欲不振，四肢倦怠，或有腹泻，舌苔白厚腻，脉缓
茵陈蒿汤	茵陈蒿、栀子、大黄	清热利湿退黄	湿热黄疸。皮肤巩膜俱黄，黄色鲜明，小便黄赤，大便不畅，腹微满，舌苔黄腻，脉滑数
五苓散	茯苓、猪苓、泽泻、白术、桂枝	通阳化气，渗湿利水	水湿停聚，膀胱气化不利。小便不利，小腹胀满，水肿，腹泻
真武汤	附子、白术、茯苓、生姜、芍药	温阳利水	阳虚水肿。全身浮肿，小便不利，四肢沉重，恶寒肢冷，腹痛下利，舌淡胖，苔白滑，脉沉细
独活寄生汤	独活、秦艽、防风、细辛、桂心、牛膝、杜仲、人参、茯苓、当归、芍药、地黄、川芎、桑寄生、甘草	祛风湿，止痹痛	痹证日久。感受风寒湿邪，腰膝关节疼痛，屈伸不利或麻木不仁，畏寒喜温，舌淡苔白，脉细弱

祛湿剂多由辛香温燥或甘淡渗利之药组成，易于耗伤阴液，对素体阴虚津亏、病后体弱及孕妇水肿者慎用。

（十一）治燥剂

凡具有轻宣燥邪或滋阴润燥作用，以治疗燥证的方剂，统称治燥剂。治燥剂分为两类：①轻宣润燥剂，适用于外燥证，症见恶寒头痛、咳嗽鼻塞、咽干口燥等，代表方如杏苏散；②滋阴润燥剂，适用于脏腑津液不足之证，症见干咳少痰、呕逆不食、口中燥渴、消渴、大便干燥等，代表方如百合固金汤（表 6-54）。

表 6-54　治燥剂简表

方名	组成	功用	主治
杏苏散	苏叶、半夏、茯苓、前胡、桔梗、枳壳、生姜、橘皮、杏仁、甘草、大枣	轻宣凉燥，理肺化痰	外感凉燥。头微痛，恶寒无汗，咳嗽痰稀，鼻塞嗌干，苔白，脉弦
百合固金汤	生地黄、熟地黄、百合、麦冬、白芍、当归、贝母、甘草、玄参、桔梗	养阴润肺，化痰止咳	肺肾阴虚。咳痰带血，咽喉燥痛，手足心热，骨蒸盗汗，舌红少苔，脉细数

治燥剂多为滋腻之品，易于助湿碍气，故素体多湿者忌用。脾虚便溏及气滞、痰盛者亦应慎用。

（十二）治痰剂

凡以祛痰药为主组成，具有消除痰饮作用，治疗各种痰病的方剂，统称为祛痰剂。祛痰剂分为 5 类：①燥湿化痰剂，适用于湿痰证，症见痰多易咳、胸脘痞闷、呕恶眩晕、肢体困倦等，代表方如二陈汤；②清热化痰剂，适用于热痰证，症见咳嗽痰黄、黏稠难咳，代表方如清肺化痰丸；③润燥化痰剂，适用于燥痰证，症见痰稠而黏、咳之不爽，咽喉干燥，声音嘶哑等，代表方如贝母瓜蒌散；④温化寒痰剂，适用于寒痰证，症见咳痰清稀色白，代表方如苓甘五味姜辛汤；⑤治风化痰剂，适用于风痰证，症见恶风发热、咳嗽痰多，代表方如止嗽散（表 6-55）。

表 6-55　治痰剂简表

方名	组成	功用	主治
二陈汤	半夏、橘红、茯苓、炙甘草	燥湿化痰，理气和中	湿痰之证。痰多色白，胸膈胀满，恶心呕吐，或肢体倦息，舌苔白腻，脉滑
清气化痰汤	瓜蒌、黄芩、陈皮、杏仁、枳实、茯苓、胆南星、半夏	清热化痰，理气止咳	痰热咳嗽。痰黄黏稠难咳，胸膈痞满，甚则气急呕恶，舌质红，苔黄腻，脉滑数
贝母瓜蒌散	贝母、瓜蒌、花粉、橘红、茯苓、桔梗	润肺化痰	燥痰咳嗽。干咳，咳痰不爽，痰黏难出，咽喉干燥，苔黄而干，脉弦
苓甘五味姜辛汤	茯苓、甘草、干姜、细辛、五味子	温肺化饮	寒饮内蓄。咳嗽痰多，清稀色白，胸膈不舒，舌苔白滑，脉弦滑
止嗽散	桔梗、荆芥、紫菀、百部、陈皮、甘草	止咳化痰，疏表宣肺	风邪犯肺。咳嗽咽痒，或微有恶寒发热，舌苔薄白

（十三）息风剂

凡是以辛散祛风或息风止痉的药物为主要组成，具有疏散外风或平息内风作用，治疗风病的方剂，统称息风剂。

息风剂分为两类，即疏散外风剂和平息内风剂。疏散外风剂适用于外风所致的风病，症见头痛、恶风、肌肤瘙痒、肢体麻木、筋骨挛痛、关节屈伸不利等，代表方如川芎茶调饮等。平息内风剂适用于内风病证，内风大多是指内脏病变所致的风病，其病机有肝风上扰、热盛动风、阴虚风动及血虚生风等；常见眩晕、震颤、四肢抽搐、足废不用、语言謇涩，或猝然昏倒、不省人事、口眼㖞斜、半身不遂等，症见热极动风、高热昏迷、抽搐，代表方如镇肝息风汤、羚角钩藤汤等（表6-56）。

表6-56 息风剂简表

方名	组成	功用	主治
川芎茶调饮	川芎、羌活、白芷、细辛、荆芥、薄荷、防风、甘草	疏风止痛	外感风邪头痛。偏正头痛或颠顶作痛，恶寒发热，目眩鼻塞，舌苔薄白，脉浮
镇肝息风汤	怀牛膝、赭石、龙骨、牡蛎、龟板、白芍、玄参、天冬、川楝子、麦芽、茵陈、甘草	镇肝息风	阴虚阳亢，肝风内动。头晕目眩，目胀耳鸣，心中烦热，面色如醉，或肢体渐觉不利，或口角渐斜，甚或跌仆，昏不识人，脉弦长有力
羚角钩藤汤	羚羊角、钩藤、贝母、生地黄、菊花、白芍、甘草、竹茹、茯神、桑叶	平肝息风，清热止痉	热盛动风证。高热神昏，烦闷躁动，手足抽搐，舌绛而干，或起芒刺，脉弦数有力

（十四）固涩剂

凡以固涩药为主要组成，具有收敛固涩的作用，以治气血精津滑脱散失之证的方剂，统称固涩剂。

固涩剂分为固表止汗、涩精止遗、涩肠固脱和固崩止带四类。固表止汗剂适用于气虚卫外不固的自汗，或阴虚盗汗证，代表方如牡蛎散；涩精止遗剂适用于肾虚失藏，精关不固的遗精滑泄，代表方如金锁固精丸；涩肠固脱剂适用于脾肾虚寒所致之泻痢日久、滑脱不禁等，代表方如四神丸；固崩止带剂适用于妇人血崩及带下淋沥等证，代表方如固经丸（表6-57）。

表6-57 固涩剂简表

方名	组成	功用	主治
牡蛎散	煅牡蛎、黄芪、浮小麦、麻黄根	固表敛汗	表虚自汗。自汗，夜卧更甚，神疲畏寒，或心悸气短，舌淡红，脉细弱
金锁固精丸	沙苑、蒺藜、芡实、莲须、煅龙骨、煅牡蛎	固肾涩精	肾虚精关不固。遗精，滑泄，腰酸耳鸣，神疲乏力，舌淡苔白，脉细弱
四神丸	补骨脂、肉豆蔻、五味子、吴茱萸	温肾暖脾止泄	脾肾阳虚泄泻。五更泄泻，不思饮食，食不消化，或腹痛腰酸，肢冷，神疲乏力，舌淡苔薄白，脉沉迟无力
固经丸	黄芩、白芍、龟板、黄柏、香附、椿根皮	滋阴清热，止血固经	阴虚内热。行经不止，崩中漏下，血色深红，或夹紫黑瘀块，心胸烦热，腹痛溲赤舌红，脉弦数

（十五）安神剂

凡以安神药为主要组成，具有安神定志等作用，以治疗神志不安病证的方剂，统称安神剂。

安神剂分为两类，重镇安神剂适用于因受惊吓或肝郁化火，扰乱心神所致的烦躁易怒、惊悸不安、失眠多梦，代表方如朱砂安神丸；养血安神剂适用于阴血不足，心神失养所致的心悸怔忡、虚烦失眠、头晕健忘等神志不安属虚证者，代表方如酸枣仁汤（表6-58）。

NOTE

表 6-58 安神剂简表

方名	组成	功用	主治
朱砂安神丸	朱砂、黄连、当归、炙甘草、生地黄	重镇安神，清热泻火	心阴不足，心火亢盛。心烦，失眠多梦，惊悸怔忡，舌红，脉细数
酸枣仁汤	酸枣仁、知母、茯苓、川芎、炙甘草	养血安神，清热除烦	肝血不足，虚烦不得眠。失眠心悸，心烦头晕，咽干，舌红，脉弦细

重镇安神剂多由金石药物组成，不宜久服，以免有碍脾胃运化；素体脾胃不健者，要结合补脾和健胃药并投。

（十六）开窍剂

凡以芳香开窍药物为主要组成，具有开窍醒神作用，治疗神昏窍闭之证的方剂，统称开窍剂。

开窍剂分为凉开剂和热开剂两类。凉开剂适用于温热之邪内陷心包所致的高热烦躁、神昏谵语，甚或痉厥等热闭证，代表方如安宫牛黄丸等；温开剂适用于寒湿痰浊所致的突然昏倒、牙关紧闭、神昏不语等寒闭证，代表方如苏合香丸（表 6-59）。

表 6-59 开窍剂简表

方名	组成	功用	主治
安宫牛黄丸	牛黄、郁金、黄连、黄芩、雄黄、山栀子、朱砂、冰片、麝香、珍珠、犀角、金箔衣	清热解毒，开窍安神	邪热内陷心包。高热烦躁，神昏谵语，舌红或绛，脉数
苏合香丸	苏合香、安息香、麝香、沉香、丁香、白术、木香、乌犀香、香附	芳香开窍，行气止痛	突然昏倒，牙关紧闭，不省人事，舌苔白，脉迟

开窍剂只治标，不治本，且多为芳香之品，易于挥发，只宜为丸为散，不宜加热煎煮，以免药性耗散，降低疗效；同时芳香之品善于辛散走窜，有耗气之弊，故只宜暂用，不可久服。

第七章　经络腧穴概要

第一节　经络总论

一、经络的概念

经络，是经脉和络脉的总称，是人体运行气血、联络脏腑、沟通内外、贯穿上下的通路。"经"，有路径的含义，是经络系统的主干，以上下纵行为主，呈线状，多循行于人体的深部；"络"，有网络的含义，是经脉别出的分支，纵横交错，遍布全身，呈网状，多循行于人体较浅的部位。

经脉和络脉共同构成了人体的经络系统，内属于脏腑，外络于肢节，沟通脏腑与体表之间，把人体的五脏六腑、形体官窍、皮肉筋骨等组织联结成一个有机的整体，从而保证了人体生命活动的正常进行。

二、经络系统的组成

经络系统由经脉和络脉组成，其中经脉包括十二经脉、奇经八脉，以及附属于十二经脉的十二经别、十二经筋、十二皮部；络脉包括十五络脉、浮络、孙络等（图7-1）。

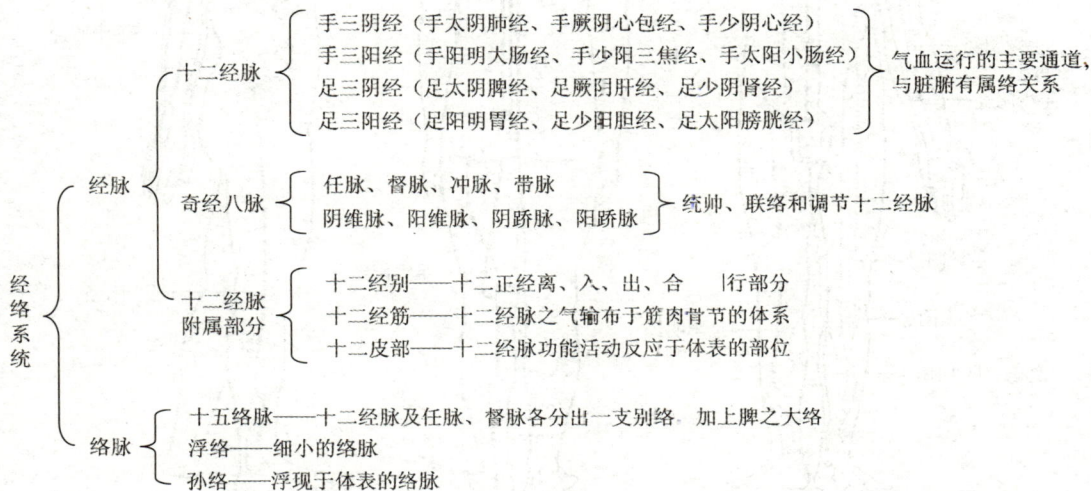

经络系统
- 经脉
  - 十二经脉
    - 手三阴经（手太阴肺经、手厥阴心包经、手少阴心经）
    - 手三阳经（手阳明大肠经、手少阳三焦经、手太阳小肠经）
    - 足三阴经（足太阴脾经、足厥阴肝经、足少阴肾经）
    - 足三阳经（足阳明胃经、足少阳胆经、足太阳膀胱经）
    - ——气血运行的主要通道，与脏腑有属络关系
  - 奇经八脉
    - 任脉、督脉、冲脉、带脉
    - 阴维脉、阳维脉、阴跷脉、阳跷脉
    - ——统帅、联络和调节十二经脉
  - 十二经脉附属部分
    - 十二经别——十二正经离、入、出、合循行部分
    - 十二经筋——十二经脉之气输布于筋肉骨节的体系
    - 十二皮部——十二经脉功能活动反应于体表的部位
- 络脉
  - 十五络脉——十二经脉及任脉、督脉各分出一支别络，加上脾之大络
  - 浮络——细小的络脉
  - 孙络——浮现于体表的络脉

图7-1　经络系统的组成示意图

NOTE

（一）十二经脉

十二经脉，又称为"十二正经"，是经络系统的主体，包括手三阴经（手太阴肺经、手厥阴心包经、手少阴心经）、手三阳经（手阳明大肠经、手少阳三焦经、手太阳小肠经）、足三阴经（足太阴脾经、足厥阴肝经、足少阴肾经）、足三阳经（足阳明胃经、足少阳胆经、足太阳膀胱经）。

1. 十二经脉的命名　由手足、阴阳、脏腑三部分组成。

（1）手足　表示经脉在上下肢分布的不同，循行于上肢的为手经，循行于下肢的为足经。

（2）阴阳　表示经脉的阴阳属性及阴阳之气的盛衰。循行于肢体内侧的经脉为阴经，循行于肢体外侧的经脉为阳经。根据阴阳之气的盛衰，分为三阴三阳，阳气最盛为阳明，其次为太阳，再次为少阳；阴气最盛为太阴，其次为少阴，再次为厥阴。

（3）脏腑　表示经脉的脏腑属性，如肺经表示该经脉属肺脏，胆经表示该经脉属胆腑。且脏腑也有阴阳属性，脏属阴，腑属阳，因此，属脏的经脉为阴经，属腑的经脉为阳经。

2. 十二经脉的分布规律　十二经脉左右对称地分布于头面、躯干和四肢，纵贯全身。《灵枢·海论》说："十二经脉者，内属于腑脏，外络于肢节。"

（1）内行部分　是指经脉进入胸腹腔内的部分，没有穴位分布，称为"无穴通路"，其作用主要是联属相关的脏腑及组织。

（2）外行部分　是指经脉循行分布于四肢、躯干及头面的部分，有穴位分布，称为"有穴通路"，是经脉的主要路线，一般是经穴图和经穴模型所标识的内容（图 7-2）。

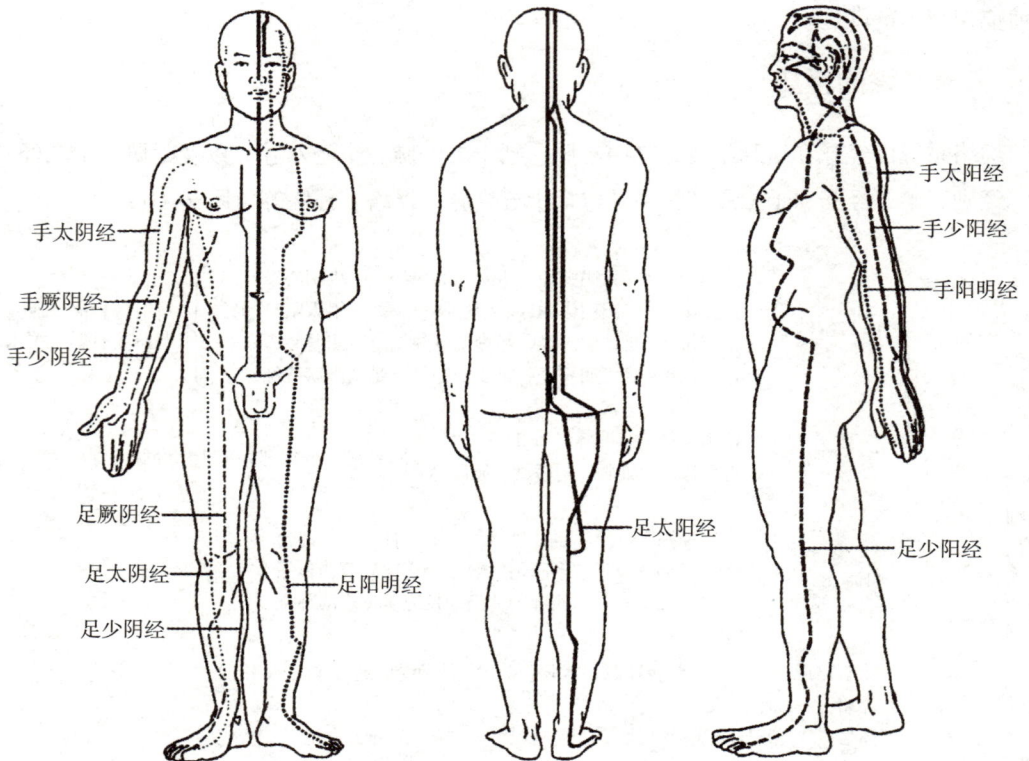

图 7-2　十二经脉分布示意图

①四肢部：以立正姿势，两臂自然下垂，拇指向前的体位为准，将上下肢的内外侧分别分成前、中、后三条区线。手足三阳经在四肢的排列次序为阳明在前，少阳在中，太阳在后。手足三阴经在四肢的排列次序为太阴在前，厥阴在中，少阴在后。其中，足三阴经在足内踝上 8 寸以下为厥阴在前、太阴在中、少阴在后，至内踝上 8 寸处，太阴交出厥阴之前。

②头面部：手足三阳经均到达头面，故称"头为诸阳之会"。其分布特点是：阳明经分布于面部、额部；太阳经分布于面颊、头顶及枕项部；少阳经分布于耳颞部。此外，足厥阴经也循行至颠顶部。其分布规律是：阳明在前，少阳在侧，太阳在后，厥阴在颠顶。

③躯干部：手三阴经均从胸部行于腋下；手三阳经行于肩部和肩胛部；足三阴经均行于胸腹面；足三阳经则阳明经行于前（胸腹面）、少阳经行于中（侧面）、太阳经行于后（背面）。行于腹面的经脉，正中线为任脉，自内向外的顺序依次为足少阴肾经、足阳明胃经、足太阴脾经和足厥阴肝经；行于腰背面的经脉，正中线为督脉，自内向外的顺序为足太阳膀胱经的两条支脉，然后是足少阳胆经（表 7-1）。

表 7-1　十二经脉在躯干部的分布规律表

部位		经脉分布		
		第一侧线	第二侧线	第三侧线
前面	胸部	足少阴肾经	足阳明胃经	足太阴脾经
	腹部	足少阴肾经	足阳明胃经	足太阴脾经
后面	背腰部	足太阳膀胱经	足太阳膀胱经	
	肩胛部	手三阳经		
侧面	腋下	手三阴经		
	胁、身侧	足厥阴肝经、足少阳胆经		

3. 十二经脉的表里属络关系　十二经脉内属于脏腑，阴经属脏络腑，阳经属腑络脏。由于脏腑有表里相合的关系，因此，阴经与阳经亦有明确的脏腑属络和表里关系。如手太阴肺经属肺络大肠，手阳明大肠经属大肠络肺，肺与大肠互为表里，则手太阴肺经与手阳明大肠经互为表里。这样，十二经脉之间就形成了六组表里属络关系。互为表里的经脉在生理上相互联系，病理上相互影响，治疗时相互为用。

4. 十二经脉的循行交接规律

（1）十二经脉的走向　十二经脉的循行有一定的方向，其走向规律是，手之三阴，从胸走手；手之三阳，从手走头；足之三阳，从头走足；足之三阴，从足走腹（胸）（图 7-3）。

（2）十二经脉的交接

①互为表里的阴经与阳经在四肢末端交接：手太阴肺经与手阳明大肠经在食指端交接；手少阴心经与手太阳小肠经在小指端交接；手厥阴心包经与手少阳三焦经在无名指端交接；足阳明胃

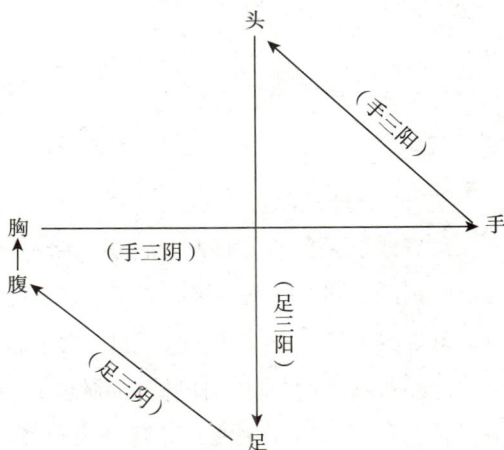

图 7-3　十二经脉走向示意图

经与足太阴脾经在足大趾内侧端交接；足太阳膀胱经与足少阴肾经在足小趾端交接；足少阳胆经与足厥阴肝经在足大趾外侧端交接。

②同名阳经在头面部交接：手阳明大肠经与足阳明胃经在鼻翼旁交接；手太阳小肠经与足太阳膀胱经在目内眦交接；手少阳三焦经与足少阳胆经在目外眦交接。

③手三阴经与足三阴经在胸部交接：足太阴脾经与手少阴心经交接于心中；足少阴肾经与手厥阴心包经交接于胸中；足厥阴肝经与手太阴肺经交接于肺中（图7-4）。

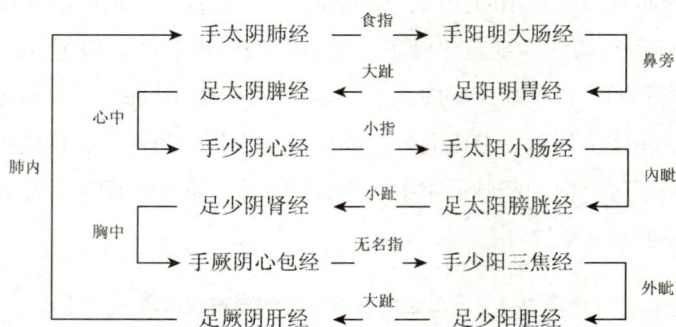

图7-4　十二经脉交接示意图

（3）十二经脉的流注　十二经脉首尾相贯，依次衔接，通过手足阴阳表里经的连接而逐经相传，气血在十二经脉内流动不息，构成了十二经脉的气血流注。即从手太阴肺经开始，依次传至足厥阴肝经，再传至手太阴肺经，首尾相贯，如环无端，将气血输送至全身，营养并维持各组织器官的功能活动（图7-5）。

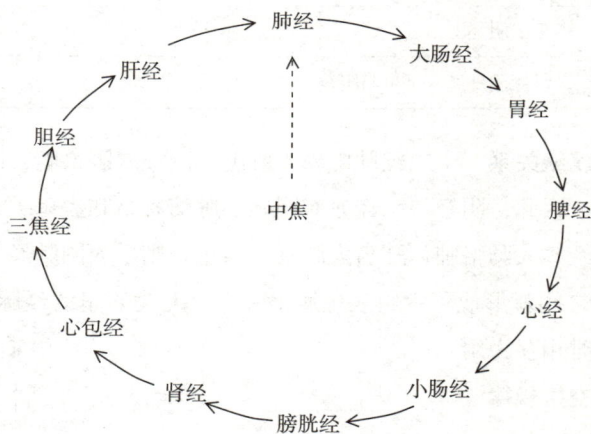

图7-5　十二经脉流注次序图

（二）奇经八脉

奇经八脉是督脉、任脉、冲脉、带脉、阴维脉、阳维脉、阴跷脉、阳跷脉的总称。因其与十二正经不同，既不直接隶属于十二脏腑，也无表里相合关系，"别道奇行"，故称"奇经"，与奇恒之腑（脑、髓、骨、脉、胆、女子胞）联系密切。

奇经八脉中的督脉、任脉、冲脉皆起于胞中，同出于会阴而异行，称为"一源三歧"。其中督脉循行于身后正中线，总督全身阳经经气，故称"阳脉之海"；任脉循行于身前正中线，调节全身阴经经气，故称"阴脉之海"；冲脉与足少阴肾经相并，循行于腹部两侧，可涵蓄调节十二经气血，故称"十二经脉之海"，又称"血海"。

奇经八脉除带脉横向循行外，均为纵向循行，纵横交错地循行分布于十二经脉之间。任脉、督脉各有本经所属腧穴，故与十二经脉合称为"十四经"。冲脉、带脉、阴阳跷、阴阳维脉等六脉无本经所属穴位，而是寄附于十二经脉和任脉、督脉。

奇经八脉是十二经脉外的重要经脉，在系统中发挥着如下作用：①沟通十二经脉之间的联系，将部位相近、功能相似的经脉联系起来，起到统摄有关经脉气血、协调阴阳的作用；②调节十二经脉的气血，当十二经脉及脏腑气血旺盛时，则流注于奇经八脉，蓄以备用；当十二经脉及脏腑气血不足时，则由"奇经八脉"及时给予补充，对十二经脉的气血有着蓄积和渗灌的调节作用。

奇经八脉具体的循行分布和功能见表 7-2。

表 7-2　奇经八脉循行分布和功能

脉名	循行分布概况	功能
任脉	腹、胸、颏正中，总任六阴经	调节全身阴经经气，故称"阴脉之海"
督脉	腰、背、头面正中，总督六阳经	调节全身阳经经气，故称"阳脉之海"
冲脉	与足少阴经相并上行，环绕口唇，且与任、督、足阳明等有联系	涵蓄十二经气血，故称"十二经脉之海"或"血海"
带脉	起于胁下，环腰一周，状如束带	约束纵行躯干的诸条经脉
阴维脉	小腿内侧，并足太阴、厥阴上行，至咽喉合于任脉	调节六阴经经气
阳维脉	足跗外侧，并足少阳经上行，至项后会合于督脉	凋节六阳经经气
阴跷脉	足跟内侧，伴足少阴等经上行，至目内眦与阳跷脉会合	调节肢体运动，司目之开阖
阳跷脉	足跟外侧，伴足太阳等经上行，至目内眦与阴跷脉会合	

（三）十二经别

十二经别是从十二经脉分出，深入体腔的重要分支。十二经别的循行分布有"离、入、出、合"的规律。"离"指从十二经脉分出，分出部分一般在肘膝关节附近，没有具体穴位；"入"指进入胸腹腔，与所属经脉相关的表里脏腑相连，足三阳经的经别还与心相连；"出"指从头项部而出；"合"指上达头面后，阳经经别合于本经经脉，阴经经别合于其相表里的阳经经脉。十二经别按照阴阳表里关系组成六队，称为"六合"。

十二经别离、入、出、合的分布特点，沟通了表里两经，加强了经脉与脏腑间的联系，突出了心和头的重要性，扩大了经脉的循行联系和主治范围。如手足三阴经穴位之所以能主治头面和五官疾病，与阴经经别合于阳经而上头面的循行是分不开的。

（四）十二经筋

十二经筋是十二经脉之气输布于筋肉骨节的体系，是附属于十二经脉的筋肉系统，分布范围与十二经脉大体一致，其循行分布均起始于四肢末端，结聚于关节、骨骼部，走向躯干头面，有的进入胸腹腔，但与脏腑没有属络关系。手足三阳之筋都到达头目，手三阴之筋到胸膈，足三阴之筋到阴部。

经筋的作用为约束骨骼，活动关节，保持人体正常的运动功能，维持人体正常的体位姿

NOTE

势。经筋为病，多为转筋、筋痛、痹证等，针灸治疗多局部取穴而泻之。

（五）十二皮部

十二皮部是十二经脉功能活动反映于体表的部位，也是络脉之气散布之所在。体表的皮肤按十二经脉分布划分为十二个区域，形成了十二皮部。

由于十二皮部居于人体最外层，又与经络气血相通，故是机体的卫外屏障，起着抗御外邪、保卫机体和反映病候、协助诊断的作用。《素问·皮部论》说："皮者脉之部也。邪客于皮则腠理开，开则邪入客于络脉，络脉满则注于经脉，经脉满则入舍于腑脏也。"这样，皮→络→经→腑→脏，成为疾病传变的层次，而脏腑、经络的病变也可以反映到皮部。因此，通过审查皮部的颜色、形态等变化，就可以诊断体内病证。在治疗上，通过刺激皮部则可调整经络及其所属脏腑的失衡状态，达到治愈疾病的目的。近现代临床常用的皮肤针、穴位敷贴法等，均以皮部理论为指导。

（六）十五络脉

十二经脉和任、督二脉各自别出一络，加上脾之大络，总计15条，称为十五络脉。

十二经脉的络脉均从本经四肢肘膝关节以下的络穴分出，走向其相表里的经脉，即阴经别络于阳经，阳经别络于阴经，可以沟通表里两经，补充经脉循行不足。

任脉的别络从鸠尾分出后散布于腹部；督脉的别络从长强分出后散布于头，左右别走足太阳经；脾之大络从大包分出后散布于胸胁，分别沟通了腹、背和全身经气，输布气血以濡养全身组织。

此外，还有从络脉分出的浮行于浅表部位的浮络和细小的孙络，分布极广，遍布全身。十五络脉是全身络脉中的主要络脉，对全身无数细小络脉起着主导作用。

三、经络的作用

（一）联系脏腑，沟通内外

人体的五脏六腑、四肢百骸、五官九窍、皮肉筋骨等组织器官，虽然生理功能不同，各司其职，但又彼此联系，协调配合，主要是通过经络系统的联络沟通实现的。经络系统中的经脉、经别与奇经八脉、十五络脉，纵横交错，沟通上下内外，联系脏腑组织；经筋、皮部联系肢体筋肉皮肤；浮络和孙络联系人体各细微部分，使得人体成为一个有机整体。

（二）运行气血，营养全身

气血是人体生命活动的物质基础，人体各脏腑组织器官在气血的温养濡润后才能完成正常的生理功能。经络是人体气血运行的通道，能将营养物质输布全身，使脏腑组织器官得以营养，筋骨得以濡润，关节得以通利。

（三）抗御病邪，反映病候

《素问·缪刺论》说："夫邪之客于形也，必先舍于皮毛；留而不去，入舍于孙脉；留而不去，入舍于络脉；留而不去，入舍于经脉；内连五脏，散于肠胃，阴阳俱感，五脏乃伤。此邪之从皮毛而入，极于五脏之次也。如此，则治其经焉。"由此可以看出，外邪侵袭人体从皮毛开始，由表及里，渐行渐深，最后内传于脏腑。如果经络之气强盛，经络能"行气血而营阴阳"，使营卫之气密布周身，卫气首当其冲，可抗御外邪、保卫机体。

同时，由于经络具有联系脏腑、沟通内外的作用，当内部脏腑病变时就可能通过相应的经各系统反映到特定的体表部位，表现为疼痛、麻木、结节、凹陷、血管充血等，这些症状和体征能审外知内，为诊断内脏疾病提供了十分重要的线索。

（四）传导感应，调整虚实

在经络上施以针灸、按摩等刺激，经络系统会做出相应的反应，就是经络感应传导作用的具体表现，并通过这些感应和传导而起到调整虚实的治疗作用。如针灸过程中的"得气"，是通过施加外部刺激，激发体内经气，并沿着一定方向传导至病变部位（气至病所），达到治疗目的。

四、经络学说的临床应用

（一）阐释病理变化

在生理状态下，经络有运行气血、感应传导的作用，而在发生病变时，经络就成为传递病邪的途径，具有反映病候的特点。首先，外邪可以从皮毛腠理通过经络传至五脏六腑，如外邪侵袭肌表，初见恶寒发热、头身疼痛等，因肺合皮毛，表邪不解，久之则内传于肺，出现咳嗽、胸闷、胸痛等症状；其次，经络还可成为脏腑之间病变相互影响的途径，如足少阴肾经"入肺""络心"，所以肾虚水泛可"凌心""射肺"；再者，脏腑病变可沿着经络的通路反映到体表，常在经络循行通路上出现压痛、结节、条索等反应物，以及相应部位皮肤的色泽、形态、温度等变化。故临床上可用经络学说阐释五脏六腑病变所出现的体表特定部位或相应官窍的症状，并可用"以表知里"的思维方法诊查疾病。

（二）指导疾病诊断

由于经络有一定的循行部位，并属络相应脏腑，内脏的疾病可通过经络反映于相应的形体部位，因而在临床上可根据疾病症状出现的部位，结合经络循行的路线及所联系的脏腑，进行病位的判断。如两胁疼痛或少腹痛，多与肝经有关；又如头痛一症，可根据经脉在头部的循行分布而辨别，痛在前额者，多与阳明经有关，痛在两侧者，多与少阳经有关，痛在后头部及项部者，多与太阳经有关，痛在颠顶者，多与厥阴经有关。此外，某些疾病的过程中，常发现在经络循行径路上，或在经气结聚的某些部位，出现明显的压痛或有结节状、条索状的反应物，或局部皮肤出现温度、电阻等的改变，也有助于对疾病的诊断。如肺脏有病时，可以在肺俞穴出现结节等。

（三）指导临床治疗

经络学说被广泛地用于指导临床各科的治疗，特别是针灸、推拿治疗。针灸和推拿疗法，主要是通过刺激腧穴，以疏通经气，调节人体脏腑气血功能，从而达到治疗疾病的目的。而穴位的选取，一般是在明确辨证的基础上，判定疾病属于何经后，再根据经络的循行分布路线和联系范围来选定，即循经取穴，在此基础上配合局部取穴达到全面治疗的效果。《四总穴歌》所说"肚腹三里留，腰背委中求，头项寻列缺，面口合谷收"，就是循经取穴的典范，临床应用非常广泛。

（四）指导预防保健

根据经络的功能，用针灸、推拿等多种方式刺激腧穴，可以调节体内失衡的经络气血和脏腑机能，达到预防疾病的目的。如保健灸法是自古以来的防病治病之术，古今均把足三里作为防病治病的保健强壮穴等。

NOTE

第二节　腧穴总论

一、腧穴的概念

腧穴是指人体脏腑经络之气输注于体表的特殊部位。"腧"，又作"俞"，通"输"，有转输、输注的含义；"穴"，是孔隙、空窍的意思，故又称"孔穴""穴位"。

虽然"腧""输""俞"三者均指腧穴，但在具体应用时却各有所指。腧穴，是对穴位的统称；输穴，是对五输穴中的第三个穴位的专称；俞穴，专指特定穴中的背俞穴。

腧穴既是疾病的反应点，也是针灸、推拿防治疾病的刺激部位。腧穴与脏腑、经络有密切关系。

经穴均分别归属于各经脉，经脉又隶属于一定的脏腑，故腧穴—经脉—脏腑间形成了不可分割的联系。《灵枢·海论》云："夫十二经脉者，内属于腑脏，外络于肢节。"明确指出脏腑—经络—腧穴之间的关系。《千金翼方》进一步指出："凡孔穴者，是经络所行往来处，引气远入抽病也。"说明如果在体表的穴位上施以针或灸，就能够"引气远入"而治疗病证，脏腑病变又可从经络反映到相应的腧穴。

二、腧穴的分类

人体的腧穴很多，大体上可分为十四经穴、经外奇穴、阿是穴三类。

（一）十四经穴

凡归属于十二经脉与任、督二脉的腧穴，称为"十四经穴"，简称"经穴"，共有 362 个。十四经穴的特点是具有固定的名称和位置，有特定的经脉归属关系，具有治疗本经和相应脏腑病证的共同作用，是腧穴体系中的主体。

（二）经外奇穴

有固定的名称和位置，但尚未纳入十四经脉的腧穴，称为"经外奇穴"，简称"奇穴"。奇穴的主治范围比较单一，多数对某些病证有特殊疗效，如定喘穴平喘、腰痛点治疗急性腰扭伤等。

（三）阿是穴

既无固定名称，亦无固定位置，而是以病痛局部或与病痛相关的压痛（敏感）点作为针灸施术部位的一类腧穴，又称"不定穴""天应穴""压痛点"等。《灵枢·经筋》称"以痛为腧"，疼痛处即为针刺点。阿是穴是经外奇穴的补充，适宜于治疗局部筋肉关节之浅在病证，在临床应用多能收到满意的疗效。

三、腧穴的作用

腧穴具有近治作用、远治作用和特殊作用，可用于局部病证、远部疾病、特殊病证的治疗。

（一）近治作用

近治作用，又称局部作用，是指腧穴具有治疗其所在部位局部及邻近组织、器官病证的作用，这是所有腧穴主治作用的共同特点，即"腧穴所在，主治所在"。如眼区的睛明、承泣、攒竹等穴均能治疗眼疾；耳区的耳门、听宫、听会、翳风等穴均能治疗耳疾；胃脘部的中脘、建里、梁门等穴均能治疗胃病等。

（二）远治作用

远治作用，又称循经作用，是指腧穴具有治疗本经循行所涉及的远隔部位的脏腑、组织器官病证的作用，即"经脉所过，主治所及"。十四经穴，尤其是十二经脉在四肢肘膝关节以下的经穴，远治作用尤为突出。如足三里穴位于下肢，不仅能治疗下肢疼痛、痿软等病证，而且能治疗胃肠及更高部位的病证，调整消化系统功能，同时还是全身的强壮要穴；合谷穴位于上肢，不仅能治上肢病证，还能治疗本经经脉所过之处的头面部、颈部病证，并且还能治疗外感病的发热等。

（三）特殊作用

特殊作用，是指某些腧穴具有双向良性调整作用和相对的特异治疗作用。所谓双向良性调整作用，是指同一腧穴对机体不同的病理状态，可以起到两种相反而有效的治疗作用。如泄泻时针刺天枢穴可止泻，便秘时针刺天枢穴又能通便；心动过速时针刺内关穴能减慢心率，心动过缓时针刺内关穴则能加快心率等。此外，腧穴的治疗作月还具有相对的特异性，如大椎穴能退热，至阴穴可矫正胎位等。

四、特定穴

特定穴是指十四经腧穴中具有特定称号、特殊治疗作用的腧穴，其主治规律强，运用范围广，在临床选穴方面具有重要的指导意义。包括五输穴、原穴、络穴、郄穴、八脉交会穴、下合穴、背俞穴、募穴、八会穴、交会穴等十类。

（一）五输穴

十二经脉在四肢肘、膝关节以下各有五个特定腧穴，即"井、荥、输、经、合"，合称"五输穴"。五输穴按照井、荥、输、经、合的顺序，从四肢末端向肘、膝方向依次排列，并以水流大小的不同名称命名，比喻各经脉的脉气自四肢末端向上，像水流一样由小到大、由浅入深。"井"，意为谷井，喻作山谷之泉，是水之源头，即"所出为井"，井穴分布在指或趾末端，是经气所出的部位；"荥"，意为小水，喻作刚出的水流尚微，萦迂未成大流，即"所溜为荥"，荥穴分布于掌指或跖趾关节之前，是经气开始流动的部位；"输"，有输注之意，喻作水流由小到大，由浅渐深，即"所注为输"，输穴分布于掌指或跖趾关节之后，是经气渐盛，由此注彼的部位；"经"，意为水流宽大，畅通无阻，即"所行为经"，经穴多位于腕、踝关节以上，是经气正盛运行经过的部位；"合"，有汇合之意，喻作江河之水汇合入湖海，即"所入为合"，合穴位于肘膝关节附近，是经气由此深入，进而汇合于脏腑的部位。五输穴与五行相配，故又有"五行输"之称（表7-3、表7-4）。

表7-3　六阴经五输穴及与五行配属表

六阴经		井（木）	荥（火）	输（土）	经（金）	合（水）
	肺（金）	少商	鱼际	太渊	经渠	尺泽
手三阴	心包（相火）	中冲	劳宫	大陵	间使	曲泽
	心（火）	少冲	少府	神门	灵道	少海

NOTE

续表

六阴经		井（木）	荥（火）	输（土）	经（金）	合（水）
足三阴	脾（土）	隐白	大都	太白	商丘	阴陵泉
	肝（木）	大敦	行间	太冲	中封	曲泉
	肾（水）	涌泉	然谷	太溪	复溜	阴谷

表7-4　六阳经五输穴及与五行配属表

六阳经		井（金）	荥（水）	输（木）	经（火）	合（土）
手三阳	大肠（金）	商阳	二间	三间	阳溪	曲池
	三焦（相火）	关冲	液门	中渚	支沟	天井
	小肠（火）	少泽	前谷	后溪	阳谷	小海
足三阳	胃（土）	厉兑	内庭	陷谷	解溪	足三里
	胆（木）	窍阴	侠溪	足临泣	阳辅	阳陵泉
	膀胱（水）	至阴	通谷	束骨	昆仑	委中

由于五输穴在部位的依次分布和脉气流注的深浅上有着明显的规律，故其主治作用也有共同的规律可循。《灵枢·顺气一日分为四时》提出："病在脏者，取之井；病变于色者，取之荥；病时间时甚者，取之输；病变于音者，取之经；经满而血者，病在胃及饮食不节得病者，取之于合。"《难经·六十八难》则概括为"井主心下满，荥主身热，输主体重节痛，经主喘咳寒热，合主逆气而泄"。近代对五输穴的应用，井穴多用于各种急救，如昏迷患者取十二井穴点刺出血；荥穴多用于各种热病，如胃火牙痛取胃经荥穴内庭；输穴多用于肢节酸痛，如腰痛取后溪；经穴多用于气喘咳嗽，如外感风寒的恶寒发热，咳嗽取肺经的经渠；合穴多用于腑病，如胃腑病证，可选合穴曲泽。

（二）原穴

原穴是脏腑原气经过和留止的部位。十二经脉在腕、踝关节附近各有一个原穴，共有十二个，称为"十二原"。"原"含本原、原气之意，是人体生命活动的原动力，为十二经之根本。阴经之原穴与五输穴中的输穴同穴名、同部位，实为一穴，即所谓"阴经以输为原""阴经之输并于原"。阳经之原穴位于五输穴中的输穴之后，即另置一原（表7-5）。

表7-5　十二经原穴表

经脉	经脉—穴位	经脉—穴位	经脉—穴位
手三阴经	肺经—太渊	心经—神门	心包经—大陵
手三阳经	大肠经—合谷	小肠经—腕骨	三焦经—阳池
足三阴经	脾经—太白	肾经—太溪	肝经—太冲
足三阳经	胃经—冲阳	膀胱经—京骨	胆经—丘墟

原穴可以直接反映脏腑原气的变化情况，因此在临床上可用于帮助诊断和治疗脏腑疾病。如《灵枢·九针十二原》中说："五脏有疾，当取之十二原。"

（三）络穴

十五络脉从经脉分出的部位各有一个腧穴，称为络穴。十二经脉的络穴多位于四肢肘、膝关节以下，加上任脉络穴鸠尾位于上腹部，督脉络穴长强位于尾骶部，脾之大络大包穴位于胸胁部，共十五穴，故又称"十五络穴"（表7-6）。

表7-6　十五络穴表

经脉	经脉—穴位	经脉—穴位	经脉—穴位
手三阴经	肺经—列缺	心经—通里	心包经—内关
手三阳经	大肠经—偏历	小肠经—支正	三焦经—外关
足三阴经	脾经—公孙	肾经—大钟	肝经—蠡沟
足三阳经	胃经—丰隆	膀胱经—飞扬	胆经—光明
任、督、脾大络	任脉—鸠尾	督脉—长强	脾大络—大包

络穴主治各自所属络脉的病证，同时也主治本经及表里经循行所过部位及其归属脏腑的疾患。在临床上，络穴可单独使用，也可与其相表里经脉的原穴相配，称为原络配穴法。

（四）郄穴

郄穴是各经脉在四肢部经气深聚的部位。十二经脉加上奇经八脉中的阴跷、阳跷、阴维、阳维脉各有一郄穴，合为十六郄穴，除胃经的梁丘之外，都分布于四肢肘、膝关节以下（表7-7）。

表7-7　十六郄穴表

阴经	郄穴	阳经	郄穴
手太阴肺经	孔最	手阳明大肠经	温溜
手厥阴心包经	郄门	手少阳三焦经	会宗
手少阴心经	阴郄	手太阳小肠经	养老
足太阴脾经	地机	足阳明胃经	梁丘
足厥阴肝经	中都	足少阳胆经	外丘
足少阴肾经	水泉	足太阳膀胱经	金门
阴维脉	筑宾	阳维脉	阳交
阴跷脉	交信	阳跷脉	跗阳

郄穴主要用于治疗本经循行所过部位及所属脏腑的急性病证。阴经的郄穴常用来治疗血证，如咯血取肺经郄穴孔最，崩漏取脾经郄穴地机等；阳经的郄穴多用来治疗气形两伤的急性肿痛，如下牙痛取大肠经郄穴温溜，胃痛取胃经郄穴梁丘等。此外郄穴还可以协助诊断所属脏腑的病证。

（五）八脉交会穴

八脉交会穴是奇经八脉与十二经脉之气相通的八个腧穴，又称"交经八穴""流注八穴"，均分布于肘膝关节以下，腕踝关节上下（表7-8）。

NOTE

表 7-8　八脉交会穴表

经属	八穴	通八脉	会合部位
足太阴	公孙	冲脉	胃、心、胸
手厥阴	内关	阴维	
手少阳	外关	阳维	目外眦、颊、颈、耳后、肩
足少阳	足临泣	带脉	
手太阳	后溪	督脉	目内眦、项、耳、肩胛
足太阳	申脉	阳跷	
手太阴	列缺	任脉	胸、肺、膈、喉咙
足少阴	照海	阴跷	

　　八脉交会穴既可以治疗各自所属经脉的病证，也可以治疗所相通奇经八脉的病证。如公孙通于冲脉，既可以治疗足太阴脾经病证，也可以治疗冲脉病证；内关通于阴维脉，既可以治疗手厥阴病证，也可以治疗阴维脉病证。在临床上也可根据病情，用两脉相配治疗会合部位的病证，如公孙配内关治疗胃心胸的疾患，因为公孙所属的足太阴脾经与内关所属的手厥阴心包经会合于胃、心、胸部。

（六）下合穴

　　下合穴是六腑之气下合于足三阳经的六个腧穴，又称"六腑下合穴"，主要分布于下肢膝关节附近。下合穴共有六个，其中胃、胆、膀胱三腑的下合穴，即本经五输穴中的合穴，而大肠、小肠的下合穴同位于胃经，三焦的下合穴位于膀胱经（表 7-9）。

表 7-9　下合穴表

六腑	胃	大肠	小肠	三焦	膀胱	胆
下合穴	足三里	上巨虚	下巨虚	委阳	委中	阳陵泉

　　下合穴以治疗腑病为主，如胃脘痛取胃经的下合穴足三里；肠痈取大肠经的下合穴上巨虚；脐以下痛取小肠经的下合穴下巨虚等。

（七）背俞穴

　　背俞穴是脏腑之气输注于背腰部的腧穴。背俞穴分别以脏腑名称来命名，如心俞、胆俞等，六脏六腑（五脏和心包）各有一相应的背俞穴，共十二个。背俞穴均位于背腰部足太阳膀胱经的第一侧线上，大体依脏腑位置的高低而上下排列，并分别冠以脏腑之名（表 7-10）。

表 7-10　背俞穴表

上部	背俞穴	下部	背俞穴
肺	肺俞	胃	胃俞
心包	厥阴俞	三焦	三焦俞
心	心俞	肾	肾俞
肝	肝俞	大肠	大肠俞
胆	胆俞	小肠	小肠俞
脾	脾俞	膀胱	膀胱俞

背俞穴能治疗相应的脏腑疾病及与脏腑有关的神志病和相关的器官病。如肝俞穴可治疗肝病、目疾、筋脉挛急等；肾俞穴可用于治疗肾病、耳疾、骨病等。此外，背俞穴还能反映脏腑功能的盛衰，可以诊查相应脏腑的病变，当脏腑功能出现异常时，在背俞穴局部可能会出现敏感、压痛、结节、出血点等异常反应。

（八）募穴

募穴是脏腑之气汇聚于胸腹部的腧穴，又称"腹募穴"。六脏六腑各有一相应的募穴，共十二个。募穴均位于胸腹部有关经脉上，其位置大体与脏腑所在部位相对应（表7-11）。

表7-11　募穴表

两侧募穴	正中募穴
肺—中府	心包—膻中
肝—期门	心—巨阙
胆—日月	胃—中脘
脾—章门	三焦—石门
肾—京门	小肠—关元
大肠—天枢	膀胱—中极

募穴多用于治疗六腑病证，如胃病多取中脘，大肠病多取天枢，膀胱病多取中极等。募穴可以单独使用，也可与背俞穴配合使用，加强治疗相关脏腑疾病的作用，称为"募俞配穴法"。

（九）八会穴

八会穴是脏、腑、气、血、筋、脉、骨、髓之气会聚的八个腧穴。分布于躯干部和四肢部，其中脏、腑、气、血、骨之会穴位于躯干部；筋、脉、髓之会穴位于四肢部（表7-12）。

表7-12　八会穴表

八会	脏会	腑会	气会	血会	筋会	脉会	骨会	髓会
穴位	章门	中脘	膻中	膈俞	阳陵泉	太渊	大杼	绝骨

八会穴能分别治疗相应脏、腑、气、血、筋、脉、骨、髓等方面的病证。如气机方面的疾病可取气会膻中；咯血、崩漏等血证取血会膈俞等。

（十）交会穴

交会穴是指两经或两条以上经脉相交会合的腧穴。其多分布于头面及躯干部，一般阳经多与阳经相交，阴经与阴经相交。

交会穴不仅能治本经及脏腑病证，还能兼治所交会经脉及脏腑病证。如关元、中极是任脉的经穴，但因其与足三阴经相交会，故既可治任脉的疾患，又可治三阴经的疾患。大椎是督脉的经穴，因其又与手足三阳经相交会，故既可治督脉的病证，又可治诸阳经的病证。三阴交是足太阴脾经经穴，但因其与足少阴肾经、足厥阴肝经相交会，故它不仅能治脾经的病证，还能治肾经、肝经的病证。

NOTE

五、腧穴的定位方法

腧穴定位准确与否直接影响治疗效果，《灵枢·邪气脏腑病形》指出："刺此者，必中气穴，无中肉节。"《千金要方》亦载："灸时孔穴不正，无益于事，徒破好肉耳。"因此，掌握腧穴的定位方法非常重要。临床上常用的腧穴定位法有体表标志定位法、骨度折量定位法、指寸定位法和简便定位法四种。

（一）体表标志定位法

体表标志定位法，是以人体解剖学的各种体表标志为依据来确定腧穴位置的方法。体表标志，主要指分布于全身体表的骨性标志和肌性标志，可分为固定标志和活动标志两类。

1. 固定标志　是人体自然姿势下可见的标志，包括由骨节和肌肉所形成的突起或凹陷、五官轮廓、发际、指（趾）甲、乳头、肚脐等，不受人体活动影响且固定不移的标志。如眉头定攒竹，两眉中间取印堂，两乳中间取膻中，肚脐中央定神阙，脐旁2寸取天枢，俯首显示最高的第7颈椎棘突下取大椎，腓骨小头前下缘取阳陵泉等。此外，肩胛冈平第3胸椎棘突，肩胛骨下角平第7胸椎棘突，髂嵴平第4腰椎棘突，这些可作背腰部的取穴标志。

2. 活动标志　是人体活动姿势下可见的标志，包括各部的关节、肌肉、肌腱、皮肤随着活动而出现的空隙、凹陷、皱纹、尖端等。如张口于耳屏前方凹陷处取听宫，抬臂于肩部前凹陷取肩髃，握拳于掌后横纹头取后溪，屈肘于肘横纹外侧端凹陷处取曲池，拇指跷起，当拇长、短伸肌腱之间的凹陷中取阳溪等。

（二）骨度折量定位法

骨度折量定位法，是以体表骨节为主要标志，折量全身各部的长度和宽度，定出分寸，用于腧穴定位的方法，又称"骨度分寸定位法"。以《灵枢·骨度》规定的人体各部的分寸为基础，结合历代医家经验，将设定的两骨节点之间的长度折量为一定的等份，每一等份为1寸，十等份为1尺，作为定穴的依据。不论男女老幼、高矮胖瘦，只要部位相同，其尺寸便相同。依据国家标准《腧穴名称与定位》（GB/T 12346-2006），全身常用骨度折量寸列表、图示如下（表7-13，图7-6）。

表7-13　常用骨度折量寸表

部位	起止点	折量寸	度量法	说明
头面部	前发际正中至后发际正中	12	直寸	用于确定头部腧穴的纵向距离
	眉间（印堂）至前发际正中	3	直寸	用于确定前或后发际及其头部腧穴的纵向距离
	前两额发角（头维）之间	9	直寸	用于确定头前部腧穴的横向距离
	耳后两完骨（乳突）之间	9	直寸	用于确定头后部腧穴的横向距离
胸腹胁部	胸骨上窝（天突）至胸剑联合中点（歧骨）	9	直寸	用于确定胸部任脉腧穴的纵向距离
	胸剑联合中点（歧骨）至脐中	8	直寸	用于确定上腹部腧穴的纵向距离
	脐中至耻骨联合上缘（曲骨）	5	直寸	用于确定下腹部腧穴的纵向距离
	两肩胛骨喙突内侧缘之间	12	直寸	用于确定胸部腧穴的横向距离
	两乳头之间	8	直寸	用于确定胸腹部腧穴的横向距离

续表

部位	起 止 点	折量寸	度量法	说　明
背腰部	肩胛骨内缘（近脊柱侧）至后正中线	3	直寸	用于确定背腰部腧穴的横向距离
上肢部	腋前、后纹头至肘横纹（平肘尖）	9	直寸	用于确定上臂部腧穴的纵向距离
	肘横纹（平尺骨鹰嘴）至腕掌（背）侧远端横纹	12	直寸	用于确定前臂部腧穴的纵向距离
下肢部	耻骨联合上缘至髌底	18	直寸	用于确定大腿内侧部腧穴的纵向距离
	髌底至髌尖	2	直寸	
	髌尖至内踝尖	15	直寸	用于确定小腿内侧部腧穴的纵向距离
	胫骨内侧髁下缘至内踝尖	13	直寸	
	内踝尖至足底	3	直寸	用于确定足内侧部腧穴的纵向距离
	股骨大转子至腘横纹	19	直寸	用于确定大腿前外侧部腧穴的纵向距离
	臀沟至腘横纹	14	直寸	用于确定大腿后部腧穴的纵向距离
	腘横纹至外踝尖	16	直寸	用于确定小腿外侧部腧穴的纵向距离

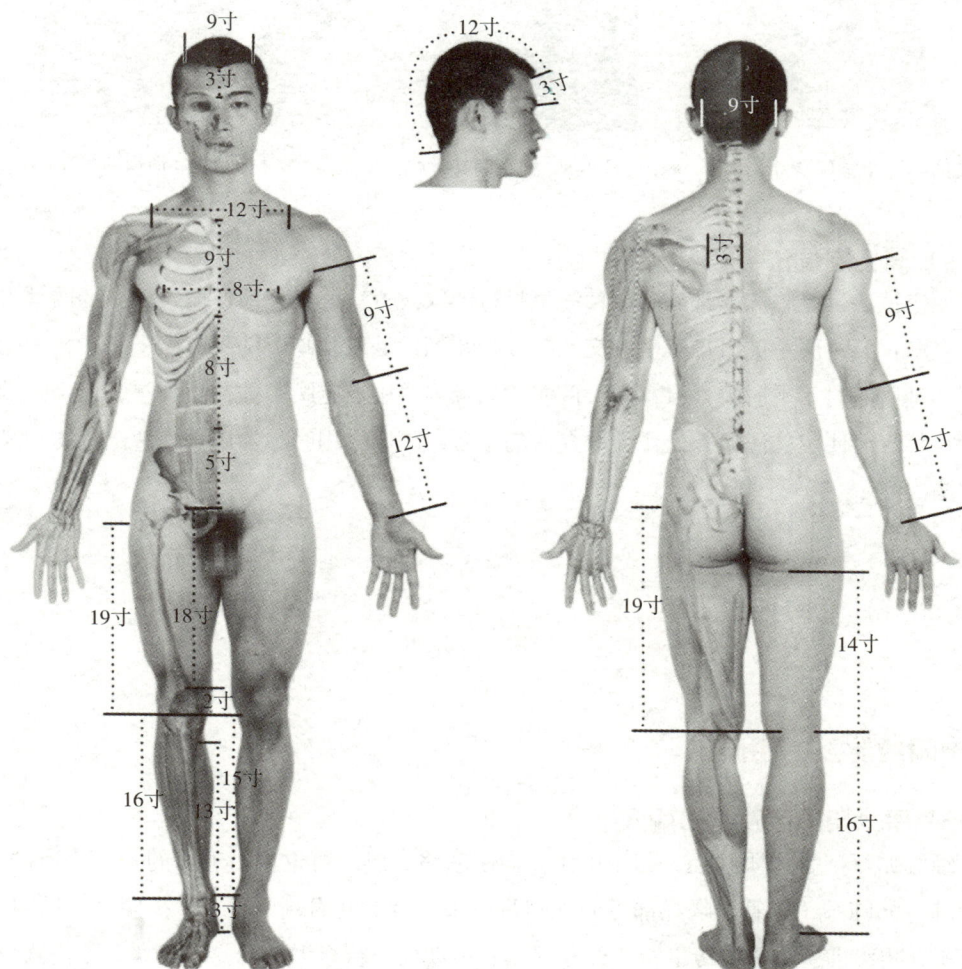

图 7-6　常用骨度分寸示意图

（三）指寸定位法

指寸定位法，是依据被取穴者本人的手指所规定的分寸来量取腧穴的定位方法。此法主要用于下肢部。在具体取穴时，医者应当在骨度折量定位法的基础上，参照被取穴者自身的手指进行比量，并结合一些简单的体表标志取穴方法，以确定腧穴的定位。

1. 中指同身寸　以被取穴者的中指中节屈曲时桡侧两端纹头之间的距离作为 1 寸（图 7-7）。适用于四肢部腧穴纵向比量和背、腰、骶部腧穴的横寸比量。

2. 拇指同身寸　以被取穴者拇指的指间关节的宽度作为 1 寸（图 7-8）。

3. 横指同身寸　被取穴者示指、中指、无名指和小指四指并拢，以中指中节横纹处为准，其四指宽度为 3 寸（图 7-9），又名"一夫法"。

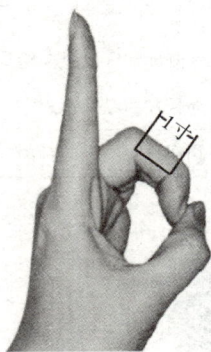

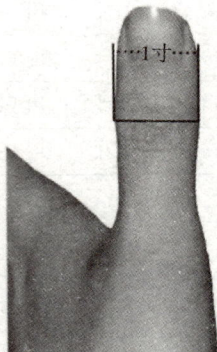

图 7-7　中指同身寸　　　图 7-8　拇指同身寸　　　图 7-9　横指同身寸

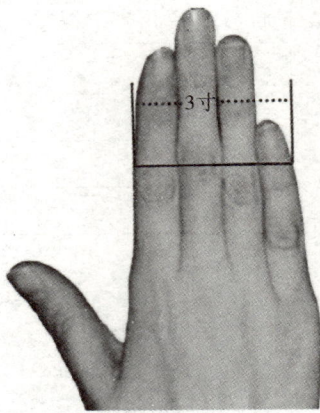

（四）简便定位法

简便定位法，是临床上常用的一种简便易行的取穴方法，又称简便取穴法。如两耳尖直上连线中点取百会；两手虎口自然平直交叉在食指端到达处取列缺；两手自然下垂，于中指端处取风市；垂肩屈肘于平肘尖处取章门；两髂嵴上缘连线中点定腰阳关；半握拳，当中指端所指处取劳宫等。简便定位法通常仅作为取穴法的参考，临床应用时尽量以体表解剖标志和骨度分寸定位法为准。

第三节　经络腧穴各论

一、十四经脉及常用腧穴

（一）手太阴肺经及常用腧穴

1. 经脉循行　手太阴肺经，起于中焦，向下联络大肠，再返回沿着胃的上口，通过横膈，入属于肺。从肺系（气管、喉咙部）向外横行出来，沿上臂内侧下行于手少阴、手厥阴之前，至肘窝中，再沿前臂内侧前缘下行，经寸口动脉搏动处，行至大鱼际，沿着大鱼际桡侧缘循行至拇指端。腕后支脉，从腕后走向食指桡侧至末端，与手阳明大肠经相接（图 7-10）。

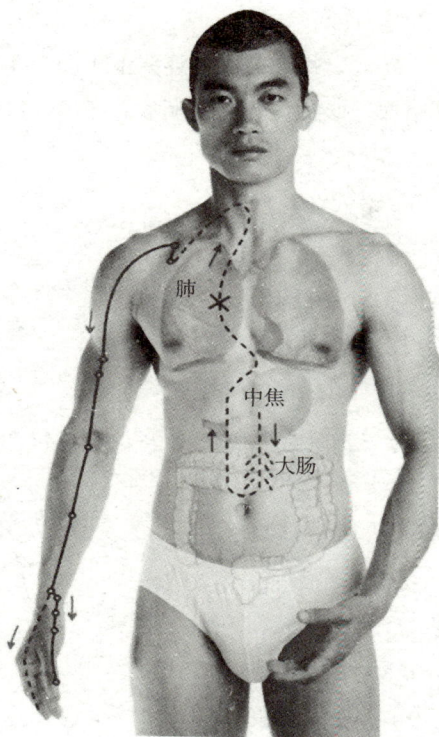

图 7-10 手太阴肺经经脉循行示意图

2. 主治概要

（1）肺系病证 咳嗽、气喘、咽喉肿痛、咯血、胸痛等。

（2）经脉循行部位的其他病证 肩背痛、肘臂挛痛、手腕痛等。

3. 本经腧穴 中府、云门、天府、侠白、尺泽、孔最、列缺、经渠、太渊、鱼际、少商。

4. 常用腧穴

（1）中府（Zhōngfǔ，LU 1） 肺之募穴

【定位】 在胸部，横平第 1 肋间隙，锁骨下窝外侧，前正中线旁开 6 寸（图 7-11）。

【主治】 ①咳嗽、气喘、胸痛等胸肺病证；②肩背痛。

【操作】 向外斜刺或平刺 0.5 ~ 0.8 寸；不可向内深刺，以免伤及肺脏引起气胸。

（2）尺泽（Chǐzé，LU 5） 合穴

【定位】 肘横纹上，肱二头肌腱桡侧凹陷中（图 7-11）。

【主治】 ①肘臂挛痛；②咳嗽、气喘、咯血、咽喉肿痛等肺系实热性病证；③急性吐泻、中暑、小儿惊风等急症。

【操作】 直刺 0.8 ~ 1.2 寸；或点刺出血。

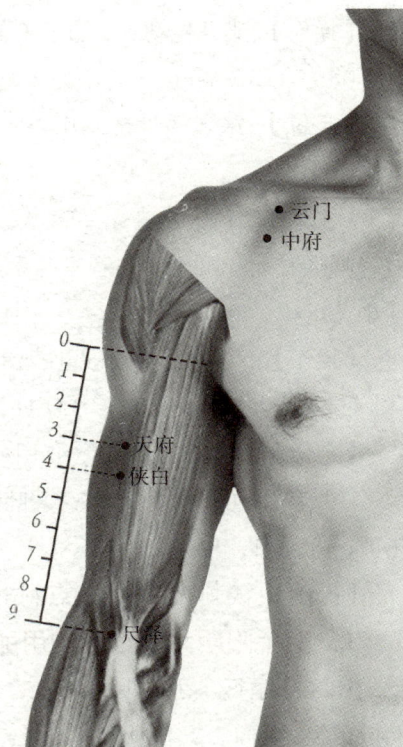

图 7-11

（3）孔最（Kǒngzuì，LU 6）　郄穴

【定位】　腕掌侧远端横纹上 7 寸，尺泽与太渊连线上（图 7-12）。

【主治】　①肘臂挛痛；②咯血、咳嗽、气喘、咽喉肿痛等肺系病证；③痔疾。

【操作】　直刺 0.5～1 寸。

（4）列缺（Lièquē，LU 7）　络穴；八脉交会穴（通于任脉）

【定位】　腕掌侧远端横纹上 1.5 寸，拇短伸肌腱和拇长展肌腱之间，拇长展肌腱沟的凹陷中（图 7-12）。简便取穴法：两手虎口自然平直交叉，一手食指按在另一手桡骨茎突上，指尖下凹陷中是穴。

【主治】　①手腕痛；②咳嗽、气喘、咯血、咽喉肿痛等肺系病证；③头痛、齿痛、项强、口眼㖞斜等头面部疾患。

【操作】　向上斜刺 0.5～0.8 寸。

（5）太渊（Tàiyuān，LU 9）　输穴；原穴；八会穴之脉会

【定位】　桡骨茎突与舟状骨之间，拇长展肌腱尺侧凹陷中（图 7-12）。

【主治】　①腕臂痛；②咳嗽、气喘、咯血、咽喉肿痛等肺系病证；③无脉症。

【操作】　避开桡动脉，直刺 0.3～0.5 寸。

（6）鱼际（Yújì，LU 10）　荥穴

【定位】　第 1 掌骨桡侧中点赤白肉际处（图 7-12）。

【主治】　①掌中热；②咳嗽、气喘、咯血、咽喉肿痛、咽干、失音等肺系热性病证；③小儿疳积。

【操作】　直刺 0.5～0.8 寸；治小儿疳积可用割治法。

（7）少商（Shàoshāng，LU 11）　井穴

【定位】　拇指末节桡侧，指甲根角侧上方 0.1 寸（图 7-13）。

【主治】　①指肿，麻木；②咳嗽、咽喉肿痛、鼻衄等肺系实热证；③高热，昏迷，癫狂。

【操作】　浅刺 0.1 寸；或点刺出血。

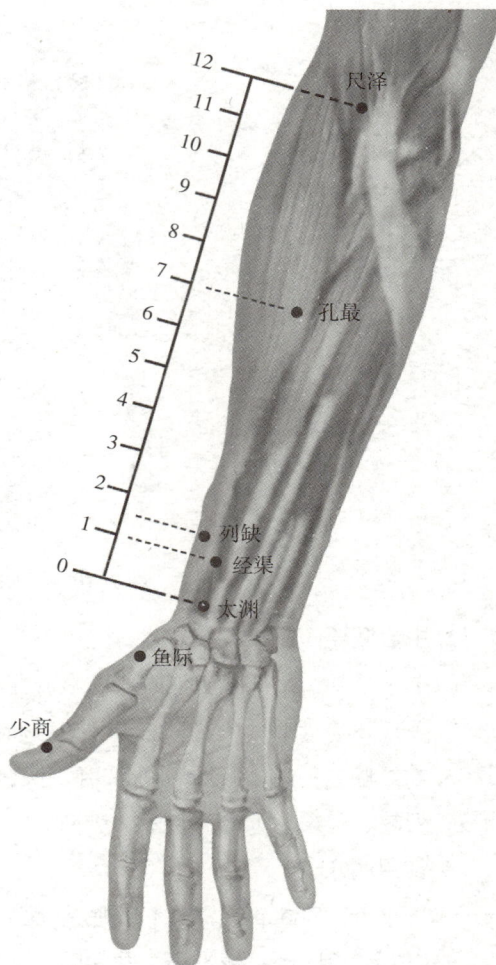

图 7-12

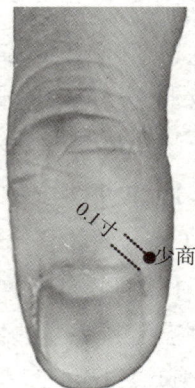

图 7-13

（二）手阳明大肠经及常用腧穴

1.经脉循行　手阳明大肠经，起于食指桡侧端，沿食指桡侧上行，经过第 1、2 掌骨之间，向上进入两筋（拇长伸肌腱和拇短伸肌腱）之间，沿前臂外侧前缘，至肘部外侧，再沿上臂外侧前

缘至肩部，沿肩峰前缘，向上行至背部，与诸阳经交会于大椎穴，再向下进入缺盆部，络于肺，通过横膈，属于大肠。缺盆部支脉，从缺盆部上行至颈旁，经面颊进入下齿之中，回绕至上唇，交叉于人中，左脉向右，右脉向左，分布在鼻翼旁，与足阳明胃经相接（图 7-14）。

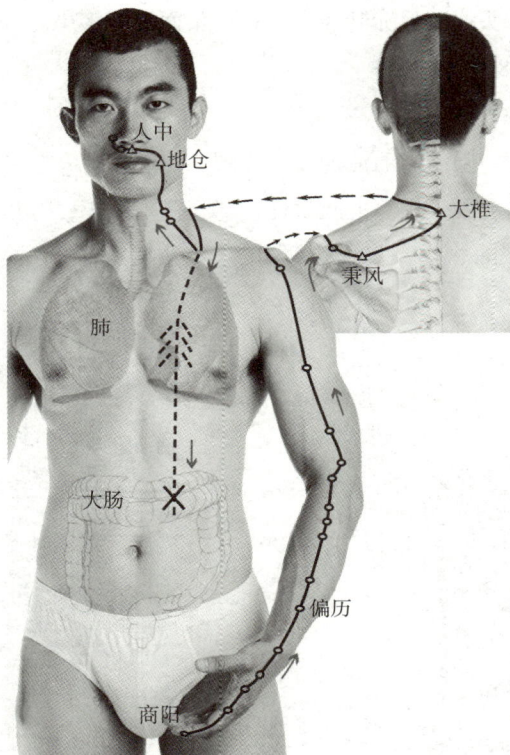

图 7-14　手阳明大肠经循行示意图

2. 主治概要

（1）头面五官病　齿痛、咽喉肿痛、鼻衄、口眼㖞斜、耳聋等。

（2）热病，神志病　热病昏迷、眩晕、癫狂等。

（3）肠胃病　腹胀、腹痛、肠鸣、泄泻等。

（4）经脉循行部位的其他病证　手臂酸痛、半身不遂、手臂麻木等。

3. 本经腧穴　商阳、二间、三间、合谷、阳溪、偏历、温溜、下廉、上廉、手三里、曲池、肘髎、手五里、臂臑、肩髃、巨骨、天鼎、扶突、口禾髎、迎香。

4. 常用腧穴

（1）商阳（Shāngyáng，LI 1）　井穴

【定位】　食指末节桡侧，指甲根角侧上方 0.1 寸（图 7-15）。

【主治】　①手指麻木；②齿痛、咽喉肿痛等五官疾患；③热病、昏迷。

【操作】　浅刺 0.1 寸；或点刺出血。

（2）合谷（Hégǔ，LI 4）　原穴

【定位】　第 2 掌骨桡侧中点处（图 7-15）。简便取穴法：以一手的拇指指间关节横纹，放在另一手拇指、食指之间的指蹼缘上，当拇指尖下是穴。又名虎口。

【主治】　①上肢不遂；②腹痛、便秘；③头痛、目赤肿痛、鼻衄、齿痛、口眼㖞斜、耳聋

等头面五官疾患；④热病；⑤瘾疹、湿疹；⑥无汗、多汗；⑦痛证；⑧经闭、滞产。

【操作】　直刺 0.5～1 寸，针刺时手呈半握拳状；孕妇不宜针。

（3）阳溪（Yángxī，LI 5）　经穴

【定位】　腕背横纹桡侧，拇短伸肌腱与拇长伸肌腱之间的凹陷中（图 7-16）。

【主治】　①手腕痛；②头痛、目赤肿痛、耳聋等头面五官疾患。

【操作】　直刺 0.5～0.8 寸。

（4）手三里（Shǒusānlǐ，LI 10）

【定位】　肘横纹下 2 寸，阳溪与曲池连线上（图 7-16）。

【主治】　①手臂无力、上肢不遂等上肢病证；②腹痛、腹泻；③齿痛、颊肿。

【操作】　直刺 1～1.5 寸。

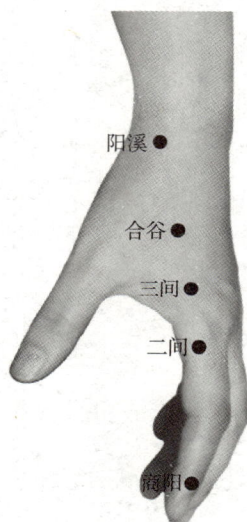

图 7-15

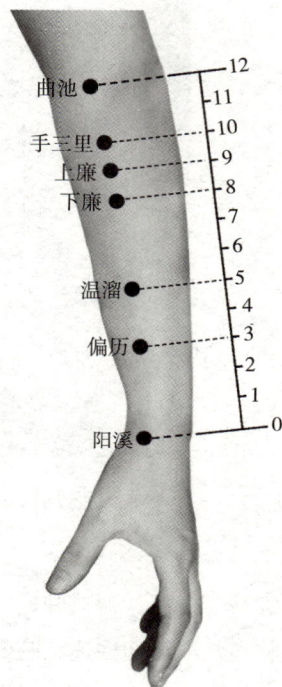

图 7-16

（5）曲池（Qūchí，LI 11）　合穴

【定位】　尺泽与肱骨外上髁连线中点凹陷处（图 7-16）。

【主治】　①手臂痹痛，上肢不遂；②腹痛、吐泻等肠胃病证；③咽喉肿痛、齿痛、目赤肿痛等五官热性病证；④热病；⑤瘾疹，湿疹；⑥眩晕，癫狂。

【操作】　直刺 1～1.5 寸。

（6）肩髃（Jiānyú，LI 15）

【定位】　肩峰外侧缘前端与肱骨大结节两骨间凹陷中（图 7-17）。简便取穴法：屈臂外展，肩峰外侧缘呈现前后两个凹陷，前下方的凹陷即是本穴。

【主治】　①肩臂挛痛、上肢不遂等肩、上肢病证；②瘾疹。

【操作】　直刺或向下斜刺 0.8～1.5 寸；肩周炎宜向肩关节直刺，上肢不遂宜向三角肌方向斜刺。

（7）迎香（Yíngxiāng，LI 20）

【定位】　鼻翼外缘中点旁，鼻唇沟中（图7-18）。

【主治】　①鼻塞、鼽衄等鼻病；②口歪、面痒等面部病证；③胆道蛔虫症。

【操作】　略向内上方斜刺或平刺0.3～0.5寸；不宜灸。

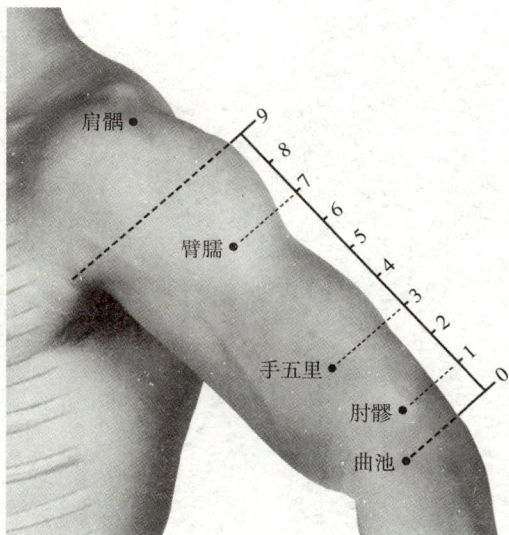

图 7-17

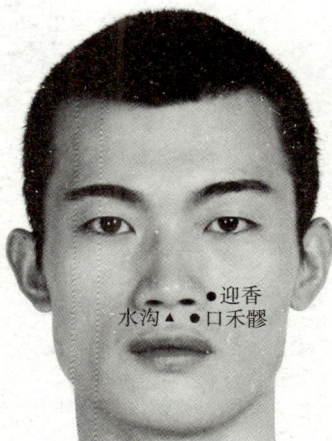

图 7-18

（三）足阳明胃经及常用腧穴

1. 经脉循行　足阳明胃经，起于鼻旁，上行至鼻根，入目内眦，与足太阳经相交，向下沿着鼻柱外侧，入上齿中，返回环绕口唇，入下唇交会于承浆穴，返回沿下颌下缘至大迎穴，沿下颌角上行至耳前，过上关穴，沿发际至前额。面部支脉，自大迎穴前方下行至人迎穴，沿喉咙向下，行至大椎，折向前行，入缺盆，深入体腔，向下通过横膈，属于胃，联络脾。缺盆部直行支脉，从缺盆出体表，沿乳中线下行，挟脐两旁（旁开2寸），下行至腹股沟处的气冲穴。胃下口部支脉，从胃下口幽门处分出，经腹腔内下行到气冲穴，与直行之脉会合，而后下行，沿大腿外侧前侧，至膝膑，沿胫骨外侧前缘，下行至足背，入足次趾外侧端。胫部支脉，自膝下3寸处分出，下行至中趾外侧端。足跗部支脉，从足背上冲阳穴分出，入足大趾内侧端，与足太阴脾经相接（图7-19）。

2. 主治概要

（1）胃肠病：食欲不振、胃痛、呕吐、噎膈、腹胀、泄泻、痢疾、便秘等。

（2）头面五官病：目赤肿痛、目翳等。

（3）神志病：癫狂、眩晕等。

（4）热病。

（5）经脉循行部位的其他病证：下肢痿痹、转筋等。

3. 本经腧穴　承泣、四白、巨髎、地仓、大迎、颊车、下关、头维、人迎、水突、气舍、缺盆、气户、库房、屋翳、膺窗、乳中、乳根、不容、承满、梁门、关门、太乙、滑肉门、天枢、外陵、大巨、水道、归来、气冲、髀关、伏兔、阴市、梁丘、犊鼻、足三里、上巨虚、条口、下巨虚、丰隆、解溪、冲阳、陷谷、内庭、厉兑。

NOTE

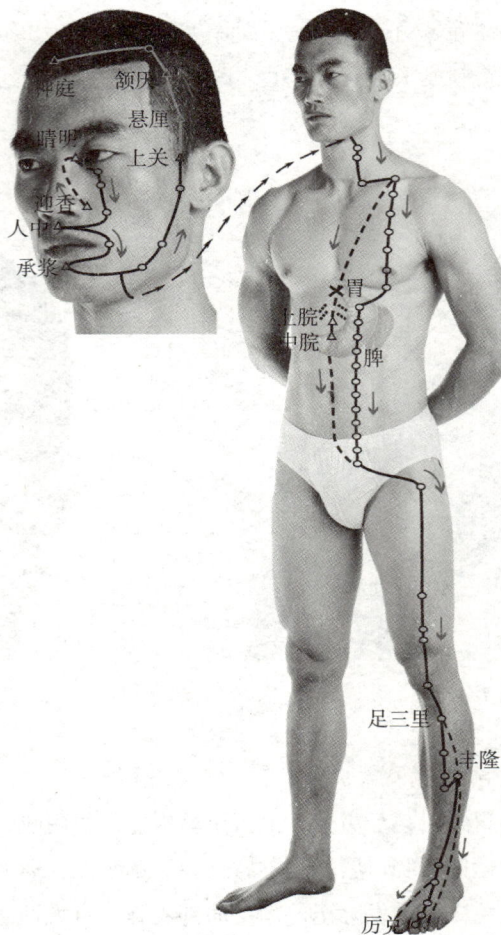

图 7-19　足阳明胃经循行示意图

4. 常用腧穴

（1）承泣（Chéngqì，ST 1）

【定位】　目正视，瞳孔直下，眼球与眶下缘之间（图 7-20）。

【主治】　①迎风流泪、近视、夜盲等目疾；②口眼㖞斜，面肌痉挛。

【操作】　以左手拇指向上轻推眼球，紧靠眶缘缓慢直刺 0.5～1.5 寸；不宜提插、捻转，以防刺破血管引起血肿；出针时稍加按压，以防出血；禁灸。

（2）四白（Sìbái，ST 2）

【定位】　目正视，瞳孔直下，眶下孔处（图 7-20）。

【主治】　①目赤肿痛、迎风流泪、目翳等目疾；②口眼㖞斜、面痛、面肌痉挛等面部病证；③头痛，眩晕。

【操作】　直刺或微向上斜刺 0.3～0.5 寸，不可深刺，

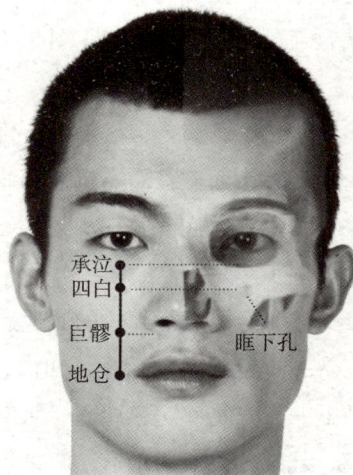

图 7-20

以免伤及眼球，不可过度提插、捻转。

（3）地仓（Dìcāng，ST 4）

【定位】目正视，瞳孔直下，口角旁约 0.4 寸（图 7-20）。

【主治】口角㖞斜、流涎，齿痛，面痛。

【操作】斜刺或平刺 0.5 ～ 0.8 寸；可向颊车穴透刺。

（4）颊车（Jiáchē，ST 6）

【定位】在下颌角前上方约 1 横指（中指），咀嚼时咬肌隆起最高点处（图 7-21）。

【主治】口角㖞斜，面肌痉挛，口噤不开，齿痛，颊肿。

【操作】直刺 0.3 ～ 0.5 寸，或平刺 0.5 ～ 1 寸；可向地仓穴透刺。

（5）下关（Xiàguān，ST 7）

【定位】在耳屏前，颧弓下缘中央与下颌切迹之间凹陷中（图 7-21）。合口有孔，张口即闭，宜闭口取穴。

【主治】①下颌关节痛、面痛、齿痛、口眼㖞斜等面口病证；②耳聋、耳鸣、聤耳等耳疾。

【操作】直刺 0.5 ～ 1 寸。留针时不可做张口动作，以免折针。

（6）头维（Tóuwéi，ST 8）

【定位】额角发际直上 0.5 寸，头正中线旁 4.5 寸（图 7-21）。

【主治】头痛、目眩、目痛等头目病证。

【操作】平刺 0.5 ～ 1 寸。

（7）梁门（Liángmén，ST 21）

【定位】脐中上 4 寸，前正中线旁开 2 寸（图 7-22）。

【主治】腹胀肠鸣、纳少、胃痛、呕吐等肠胃疾患。

【操作】直刺 0.8 ～ 1.2 寸。过饱者禁针，肝肿大者慎针或禁针，不宜做大幅度提插。

（8）天枢（Tiānshū，ST 25）大肠之募穴

【定位】横平脐中，前正中线旁开 2 寸（图 7-22）。

【主治】①腹痛、腹胀、便秘、腹泻、痢疾等胃肠病证；②月经不调、痛经等妇科病证。

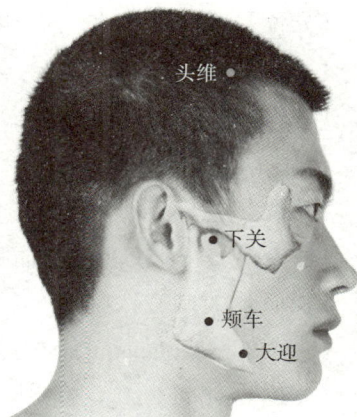

图 7-21

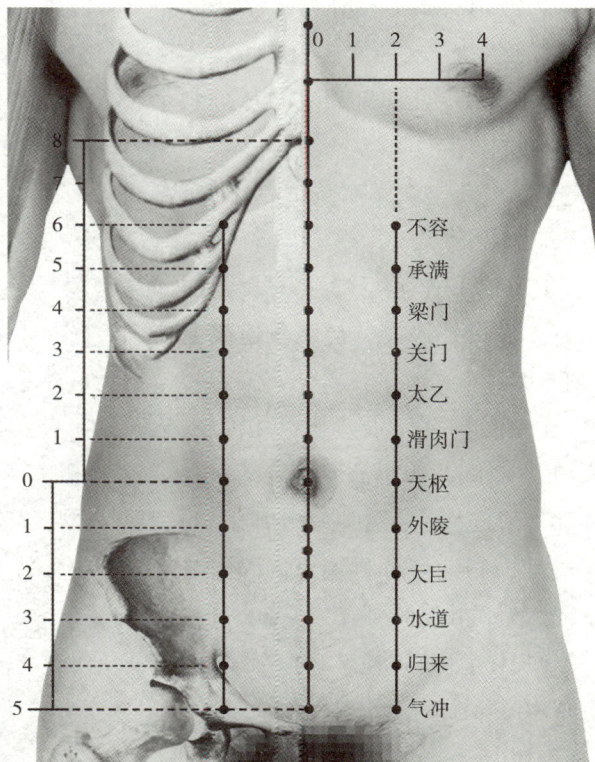

图 7-22

【操作】 直刺 1～1.5 寸。

（9）水道（Shuǐdào，ST 28）

【定位】 脐中下 3 寸，前正中线旁开 2 寸（图 7-22）。

【主治】 ①小腹胀满，腹痛，疝气；②月经不调、痛经、不孕等妇科病证；③小便不利、水肿等水液输布排泄失常性疾患。

【操作】 直刺 1～1.5 寸。

（10）归来（Guīlái，ST 29）

【定位】 脐中下 4 寸，前正中线旁开 2 寸（图 7-22）。

【主治】 ①小腹痛，疝气；②月经不调、痛经、带下、阴挺等妇科病证。

【操作】 直刺 1～1.5 寸。

（11）伏兔（Fútù，ST 32）

【定位】 髌底上 6 寸，髂前上棘与髌底外上端的连线上（图 7-23）。

【主治】 ①下肢痿痹，腰痛膝冷；②疝气；③脚气。

【操作】 直刺 1～2 寸。

（12）梁丘（Liángqiū，ST 34） 郄穴

【定位】 髌底上 2 寸，股外侧肌与股直肌肌腱之间（图 7-23）。

【主治】 ①膝肿痛、下肢不遂等下肢病证；②乳痈、乳痛等乳疾；③急性胃痛。

【操作】 直刺 1～1.5 寸。

（13）犊鼻（Dúbí，ST 35）

【定位】 髌韧带外侧凹陷中（图 7-24），又名外膝眼。

【主治】 膝痛、屈伸不利，下肢麻木、疼痛。

【操作】 屈膝 90°向后内斜刺 0.5～1 寸。

（14）足三里（Zúsānlǐ，ST 36） 合穴；胃下合穴

【定位】 犊鼻下 3 寸，胫骨前嵴外 1 横指处，犊鼻与解溪连线上（图 7-24）。

【主治】 ①下肢痿痹；②胃痛、呕吐、噎膈、腹胀、腹泻、痢疾、便秘等胃肠病证；③癫狂等神志病；④乳痈、肠痈等外科疾患；⑤虚劳诸证，为强壮保健要穴。

【操作】 直刺 1～2 寸；强壮保健常用温灸法。

（15）上巨虚（Shàngjùxū，ST 37） 大肠下合穴

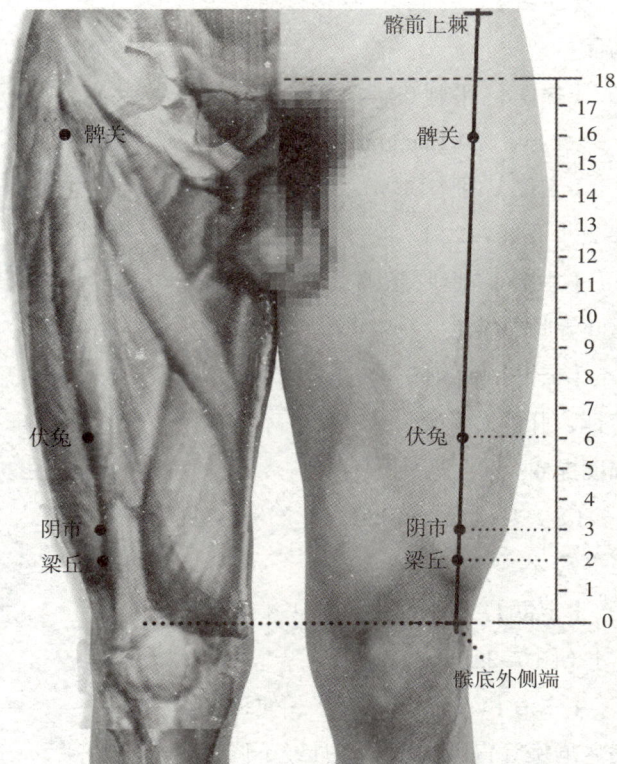

图 7-23

【定位】 犊鼻下 6 寸，犊鼻与解溪连线上（图 7-24）。

【主治】 ①下肢痿痹；②肠鸣、腹痛、腹泻、便秘、肠痈等肠胃疾患。

【操作】 直刺 1～2 寸。

（16）条口（Tiáokǒu，ST 38）

【定位】 犊鼻下 8 寸，犊鼻与解溪连线上（图 7-24）。

【主治】 ①下肢痿痹，转筋；②脘腹疼痛；③肩臂痛。

【操作】 直刺 1～1.5 寸。

（17）下巨虚（Xiàjùxū，ST 39） 小肠下合穴

【定位】 犊鼻下 8 寸，犊鼻与解溪连线上（图 7-24）。

【主治】 ①下肢痿痹；②腹泻，痢疾，小腹痛；③乳痈。

【操作】 直刺 1～1.5 寸。

（18）丰隆（Fēnglóng，ST 40） 络穴

【定位】 外踝尖上 8 寸，胫骨前嵴外缘，条口穴外一横指处（图 7-24）。

【主治】 ①下肢痿痹；②腹胀，便秘；③咳嗽、痰多、头痛、眩晕、癫狂等痰饮病证。

【操作】 直刺 1～1.5 寸。

（19）解溪（Jiěxī，ST 41） 经穴

【定位】 踝关节前面中央凹陷处，踇长伸肌腱与趾长伸肌腱之间（图 7-24）。

【主治】 ①下肢痿痹，踝关节病，垂足；②腹胀，便秘；③头痛，眩晕，癫狂。

【操作】 直刺 0.5～1 寸。

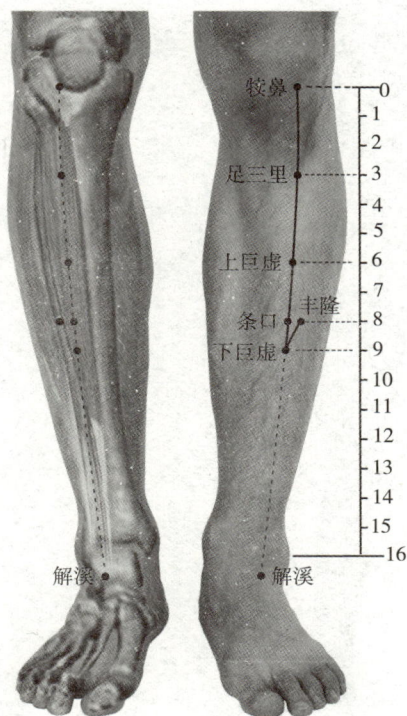

图 7-24

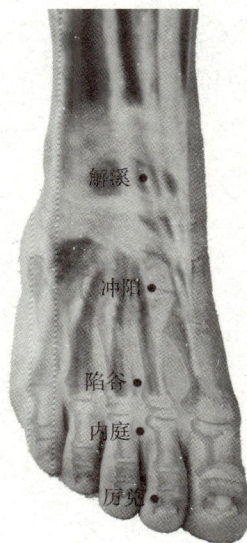

图 7-25

NOTE

（20）内庭（Nèitíng，ST 44） 荥穴

【定位】 足背第 2、3 趾间，趾蹼缘后方赤白肉际处（图 7-25）。

【主治】 ①足背肿痛，跖趾关节痛；②吐酸、腹泻、痢疾、便秘等胃肠病证；③齿痛、咽喉肿痛、鼻衄等五官热性病证；④热病。

【操作】 直刺或斜刺 0.5～0.8 寸。

（21）厉兑（Lìduì，ST 45） 井穴

【定位】 第 2 趾末节外侧，趾甲根角侧后方 0.1 寸（图 7-25）。

【主治】 ①鼻衄，齿痛，咽喉肿痛；②热病，多梦，癫狂。

【操作】 浅刺 0.1 寸。

（四）足太阴脾经及常用腧穴

1. 经脉循行 足太阴脾经，起于足大趾末端，沿着大趾内侧赤白肉际，经过第一跖趾关节后面，上行至内踝前面，沿小腿内侧胫骨后缘上行，至内踝上 8 寸处交于足厥阴肝经之前，经膝、股部内侧前缘，进入腹部，属于脾，联络胃，通过横膈上行，挟咽部两旁，连系舌根，分散于舌下。胃部支脉，从胃上膈流注于心中，与手少阴心经相接。另有一条分布于胸腹部第三侧线，经锁骨下，止于腋下大包穴（图 7-26）。

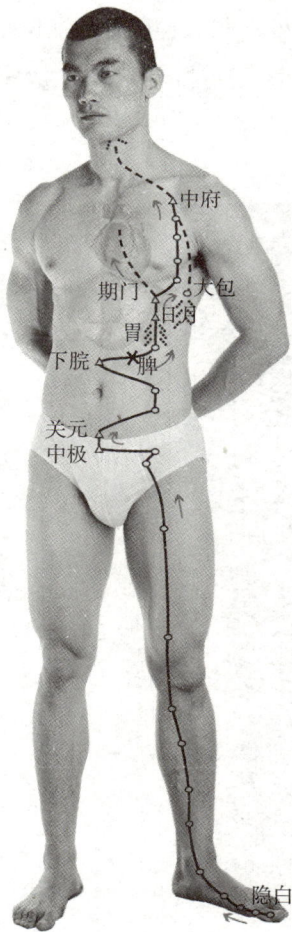

图 7-26 足太阴脾经循行示意图

2. 主治概要

（1）脾胃病 胃痛、呕吐、腹痛、泄泻、便秘等。

（2）妇科病 月经过多、崩漏等。

（3）前阴病 阴挺、不孕、遗精、阳痿等。

（4）经脉循行部位的其他病证 下肢痿痹、胸胁痛等。

3. 本经腧穴 隐白、大都、太白、公孙、商丘、三阴交、漏谷、地机、阴陵泉、血海、箕门、冲门、府舍、腹结、大横、腹哀、食窦、天溪、胸乡、周荣、大包。

4. 常用腧穴

（1）隐白（Yǐnbái，SP 1） 井穴

【定位】 足大趾末节内侧，趾甲根角侧后方 0.1 寸（图 7-27）。

【主治】 ①月经过多、崩漏等妇科病；②便血、尿血等慢性出血；③腹满，暴泻；④昏厥，癫狂，惊风。

【操作】 浅刺 0.1 寸。

（2）太白（Tàibái，SP 3） 输穴；原穴

【定位】 第 1 跖趾关节近端赤白肉际凹陷中（图 7-27）。

【主治】 ①肠鸣、腹胀、腹泻、便秘、胃痛等脾胃病证；②体重节痛。

【操作】 直刺 0.5 ～ 0.8 寸。

（3）公孙（Gōngsūn，SP 4）络穴；八脉交会穴（通于冲脉）

【定位】 第 1 跖骨底的前下缘赤白肉际处（图 7-27）。

【主治】 ①胃痛、呕吐、腹痛、腹泻、痢疾等脾胃肠腑病证；②心烦、失眠、狂证等神志病证；③逆气里急、气上冲心等冲脉病证。

【操作】 直刺 0.6 ～ 1.2 寸。

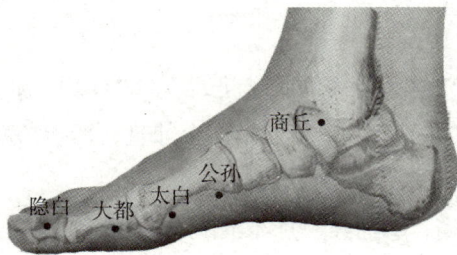

图 7-27

（4）三阴交（Sānyīnjiāo，SP 6）

【定位】 内踝尖上 3 寸，胫骨内侧面后缘（图 7-28）。

【主治】 ①下肢痿痹；②肠鸣、腹胀、腹泻等脾胃虚弱诸证；③月经不调、带下、阴挺、不孕、滞产等妇产科病证；④遗精、阳痿、遗尿等生殖泌尿系统疾患；⑤心悸，失眠，高血压；⑥阴虚诸证。

【操作】 直刺 1 ～ 1.5 寸；孕妇禁针。

（5）地机（Dìjī，SP 8） 郄穴

【定位】 阴陵泉下 3 寸，胫骨内侧缘后际（图 7-28）。

【主治】 ①下肢痿痹；②腹痛、腹泻；③痛经、崩漏、月经不调等；④小便不利、水肿。

【操作】 直刺.1～1.5寸。

（6）阴陵泉（Yīnlíngquán，SP 9） 合穴

【定位】 胫骨内侧髁下缘与胫骨内侧缘之间的凹陷中（图7-28）。

【主治】 ①膝痛；②腹痛、腹泻等脾胃病证；③痛经、月经不调、带下等妇科病证；④遗精、阳痿、遗尿等生殖泌尿系统疾患；⑤水肿、黄疸等脾不运化水湿病证。

【操作】 直刺1～2寸。

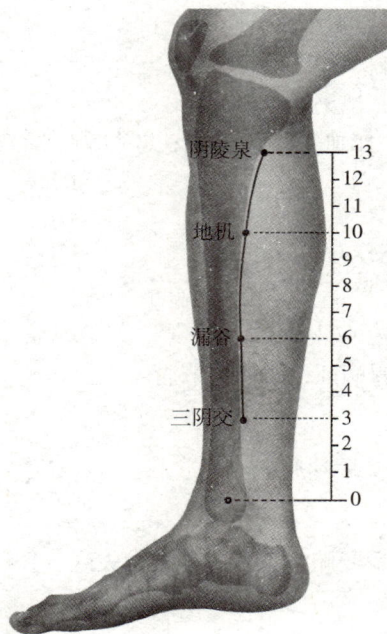

图 7-28

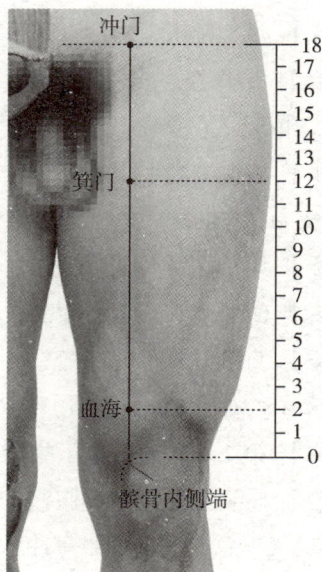

图 7-29

（7）血海（Xuèhǎi，SP 10）

【定位】 髌底内侧端上2寸，股内侧肌隆起处（图7-29）。简便取穴法：患者屈膝，医者以左手掌心按于患者右膝髌骨上缘，二至五指向上伸直，拇指约呈45°斜置，拇指尖下是穴。对侧取法仿此。

【主治】 ①膝、股内侧痛；②痛经、月经不调、经闭等妇科病；③瘾疹、湿疹、丹毒等血热性皮肤病。

【操作】 直刺1～1.5寸。

（8）大横（Dàhéng，SP 15）

【定位】 脐中旁开4寸（图7-30）。

【主治】 腹痛，腹泻，便秘。

【操作】 直刺1～2寸。

（9）大包（Dàbāo，SP 21） 脾之大络

【定位】 第6肋间隙，在腋中线上（图7-31）。

【主治】 ①胸胁痛；②咳嗽，气喘；③全身疼痛，四肢无力。

【操作】 斜刺或向后平刺0.5～0.8寸。

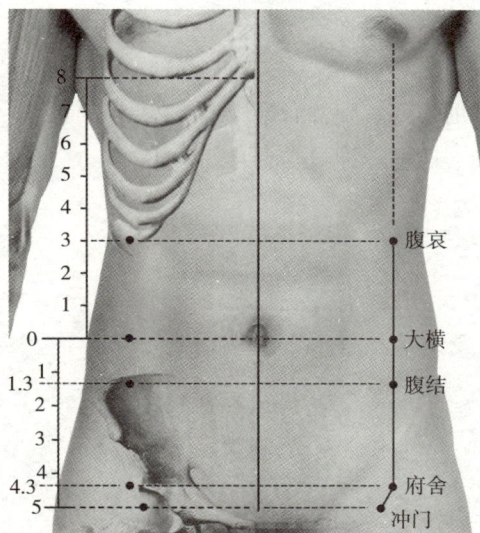

图 7-30

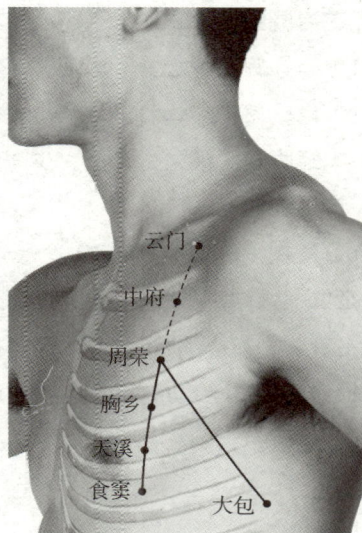

图 7-31

图 7-30 标注：腹哀 大横 腹结 府舍 冲门

图 7-31 标注：云门 中府 周荣 胸乡 天溪 食窦 大包

（五）手少阴心经及常用腧穴

1. 经脉循行 手少阴心经，起于心中，出属心系（心与其他脏腑相连的组织），通过横膈，联络小肠。心系上行支脉，挟食道上行，连于目系（眼球连接于脑的组织）。心系直行支脉，上行至肺部，再向下出于腋下，沿上臂内侧后缘，行于手太阴经、手厥阴经之后，下肘窝，沿前臂内侧后缘，至掌后豌豆骨部进入掌内，止于小指桡侧末端，与手太阳小肠经相接（图 7-32）。

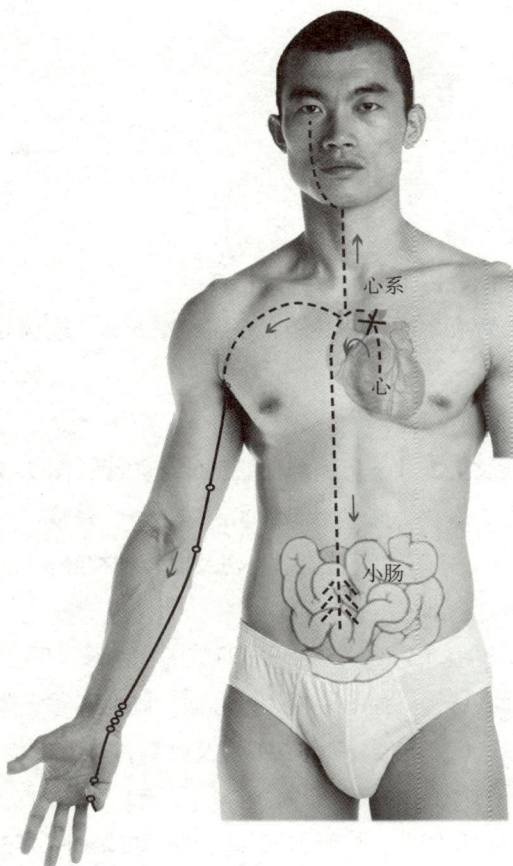

图 7-32 手少阴心经循行示意图

2. 主治概要

（1）心、胸、神志病　心痛、心悸、癫狂病等。

（2）经脉循行部位的其他病证　肩臂疼痛、胁肋疼痛、腕臂痛等。

3. 本经腧穴　极泉、青灵、少海、灵道、通里、阴郄、神门、少府、少冲。

4. 常用腧穴

（1）极泉（Jíquán，HT 1）

【定位】　腋窝中央，腋动脉搏动处（图 7-33）。

【主治】　①肩臂疼痛，臂丛神经损伤，腋臭；②心痛、心悸等心系病证。

【操作】　避开腋动脉，直刺或斜刺 0.3～0.5 寸。

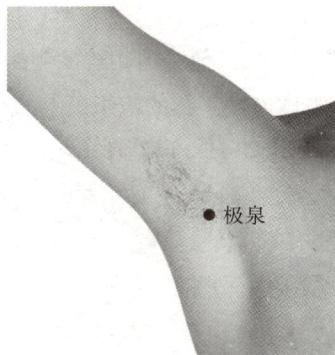

图 7-33

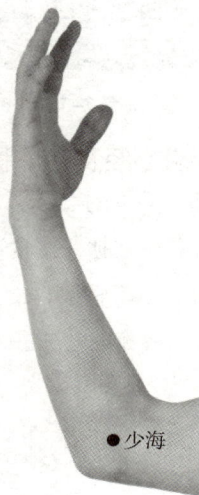

图 7-34

（2）少海（Shàohǎi，HT 3）　合穴

【定位】　横平肘横纹，肱骨内上髁前缘（图 7-34）。

【主治】　①肘臂挛痛，臂麻手颤；②心悸、心痛、癫狂痫、癔病等心与神志病。

【操作】　直刺 0.5～1 寸。

（3）通里（Tōnglǐ，HT 5）　络穴

【定位】　腕掌侧远端横纹上 1 寸，尺侧腕屈肌腱的桡侧缘（图 7-35）。

【主治】　①腕臂痛；②心悸、心痛等心病；③舌强不语，暴喑。

【操作】　直刺 0.3～0.5 寸；不宜深刺，以免伤及血管和神经。

（4）阴郄（Yīnxì，HT 6）　郄穴

【定位】　腕掌侧远端横纹上 0.5 寸，尺侧腕屈肌腱的桡侧缘（图 7-35）。

【主治】　①腕臂痛；②心悸、心痛等心病；③吐血，衄血；④骨蒸盗汗。

【操作】　直刺 0.3～0.5 寸；不宜深刺，以免伤及血管和神经。

（5）神门（Shénmén，HT 7）　输穴；原穴

【定位】　腕掌侧远端横纹尺侧端，尺侧腕屈肌腱的桡侧缘（图 7-35）。

【主治】　①腕臂痛；②心悸、心痛、心烦、失眠、健忘、痴呆、癫狂痫等心与神志病证。

【操作】　直刺 0.3 ～ 0.5 寸。

（6）少府（Shàofǔ，HT 8）　荥穴

【定位】　横平第 5 掌指关节近端，第 4、5 掌骨之间（图 7–35）。

【主治】　①小指挛痛，掌中热；②心悸，胸痛。

【操作】　直刺 0.3 ～ 0.5 寸。

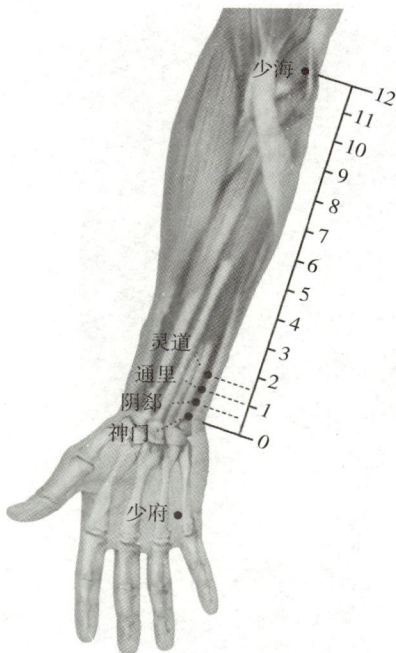

图 7–35

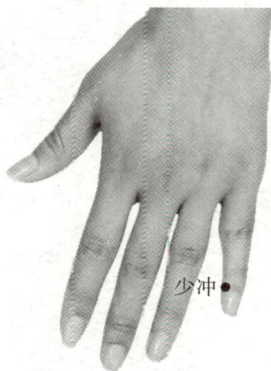

图 7–36

（7）少冲（Shàochōng，HT 9）　井穴

【定位】　小指末节桡侧，指甲根角侧上方 0.1 寸（图 7–36）。

【主治】　①心悸、心痛、癫狂、昏迷等心与神志病证；②热病；③胸胁痛。

【操作】　浅刺 0.1 寸；或点刺出血。

（六）手太阳小肠经及常用腧穴

1. 经脉循行　手太阳小肠经，起于小指尺侧端，沿着手掌尺侧缘上行，出尺骨茎突，沿前臂外侧后缘直上，从尺骨鹰嘴和肱骨内上髁之间向上，沿上臂外侧后缘至肩关节，绕肩胛，交会于大椎。向前进入缺盆部，深入体腔，联络于心，沿食管下行，穿过横膈，到达胃部，属于小肠。缺盆部支脉，从缺盆分出，沿颈部上行至面颊，到目外眦，返回进入耳中。颊部支脉，从面颊部分出，经眼眶下缘，抵于鼻旁，至目内眦，与足太阳膀胱经相交（图 7–37）。

2. 主治概要

（1）头面五官病　头痛、目翳、咽喉肿痛等。

（2）热病、神志病　昏迷、发热、疟疾等。

（3）经脉循行部位的其他病证　项背强痛、腰背痛、手指及肘臂挛痛等。

3. 本经腧穴　少泽、前谷、后溪、腕骨、阳谷、养老、支正、小海、肩贞、臑俞、天宗、秉风、曲垣、肩外俞、肩中俞、天窗、天容、颧髎、听宫。

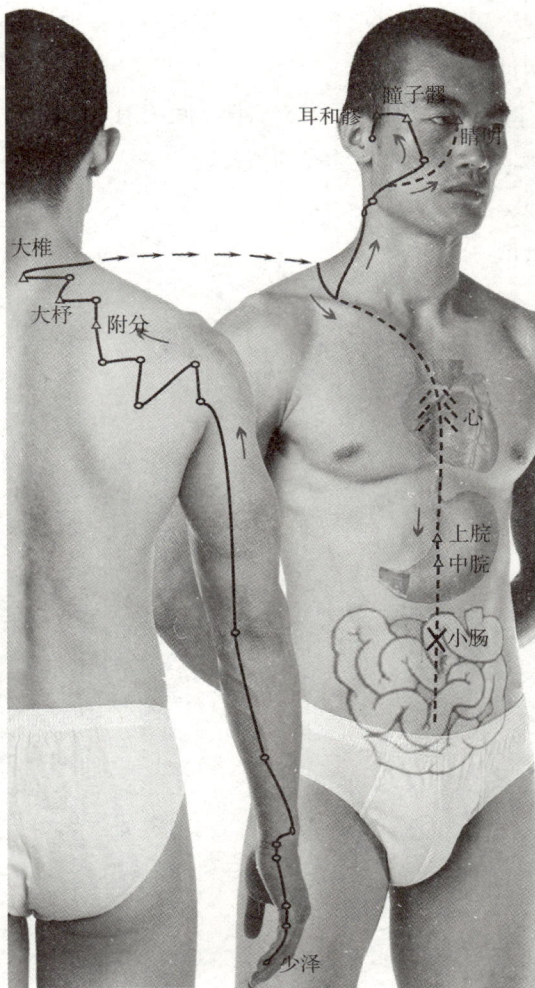

图 7-37　手太阳小肠经循行示意图

4. 常用腧穴

（1）少泽（Shàozé，SI 1）井穴

【定位】小指末节尺侧，指甲根角侧上方 0.1 寸（图 7-38）。

【主治】①头痛、目翳、咽喉肿痛、耳鸣、耳聋等头面五官病证；②昏迷、热病等急症、热证；③乳痈、乳汁少等乳疾。

【操作】浅刺 0.1 寸；或点刺出血。

（2）后溪（Hòuxī，SI 3）输穴；八脉交会穴（通于督脉）

【定位】第 5 掌指关节尺侧近端赤白肉际凹陷中（图 7-38）。

【主治】①手指及肘臂挛急；②耳聋，目赤；③头项强痛、腰背痛、手指及肘臂挛痛等痛证；④癫狂痫。

【操作】直刺 0.5～1 寸。

（3）养老（Yǎnglǎo，SI 6）郄穴

【定位】腕背横纹上 1 寸，尺骨头桡侧凹陷中（图 7-39）。

【主治】①腕臂痛；②目视不明、面痛、头痛项强等头面五官病证；③肩痛、背痛、急性腰痛。

【操作】 直刺或斜刺 0.5 ～ 0.8 寸；强身保健可用温和灸。

（4）支正（Zhīzhèng，SI 7） 络穴

【定位】 腕背横纹上 5 寸，尺骨尺侧与尺侧腕屈肌之间（图 7-39）。

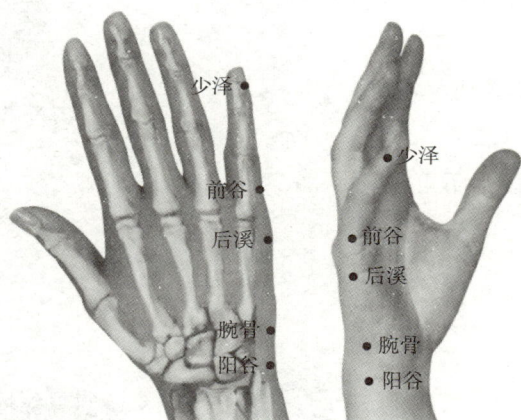

图 7-38

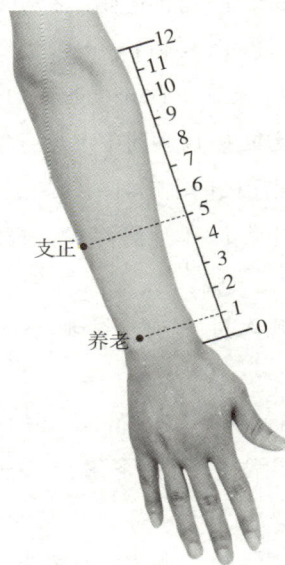

图 7-39

【主治】 ①肘臂酸痛；②目视不明、面痛、头痛项强等头面五官病证；③癫狂。

【操作】 直刺或斜刺 0.5 ～ 0.8 寸。

（5）小海（Xiǎohǎi，SI 8） 合穴

【定位】 尺骨鹰嘴与肱骨内上髁之间凹陷中（图 7-40）。

【主治】 ①肘臂疼痛；②癫痫。

【操作】 直刺 0.3 ～ 0.5 寸。

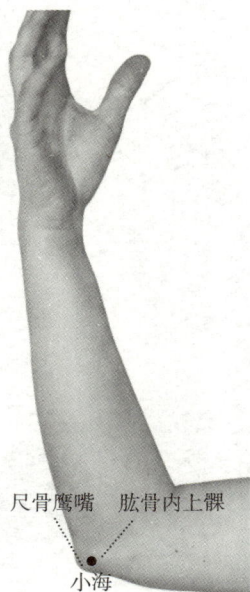

图 7-40

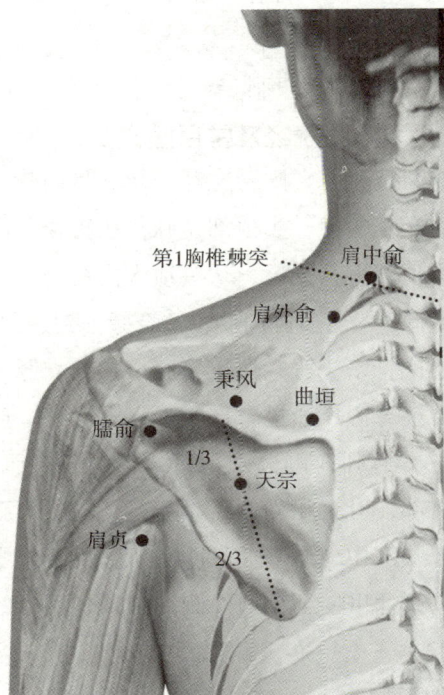

图 7-41

（6）肩贞（Jiānzhēn，SI 9）

【定位】　肩关节后下方，腋后纹头直上1寸（图7-41）。

【主治】　肩臂疼痛，上肢不遂；②瘰疬。

【操作】　直刺1～1.5寸。不宜向胸侧深刺。

（7）天宗（Tiānzōng，SI 11）

【定位】　肩胛冈中点与肩胛骨下角连线上1/3与下2/3交点凹陷中（图7-41）。

【主治】　①肩胛疼痛，肩背部损伤；②乳痈，乳癖；③咳嗽，气喘。

【操作】　直刺或斜刺0.5～1寸。遇到阻力不可强行进针。

（8）颧髎（Quánliáo，SI 18）

【定位】　颧骨下缘，目外眦直下凹陷中（图7-42）。

【主治】　口眼㖞斜，齿痛，面痛。

【操作】　直刺0.3～0.5寸；斜刺或平刺0.5～1寸。

（9）听宫（Tīnggōng，SI 19）

【定位】　耳屏正中与下颌骨髁突之间的凹陷中（图7-42）。

【主治】　①耳鸣、耳聋、聤耳等耳疾；②齿痛，面痛。

【操作】　微张口，直刺1～1.5寸。

（七）足太阳膀胱经及常用腧穴

1. 经脉循行　足太阳膀胱经，起于目内眦，上行额部，交会于头顶。头顶部支脉，从头顶分出至耳上角。头顶部直行支脉，从头顶入内络脑，再浅出沿枕部下行，沿着肩胛内侧，挟脊旁，到达腰部，进入脊旁肌肉，络于肾，属于膀胱。腰部支脉，从腰部分出，挟脊旁，通过臀部，进入腘窝中。后项支脉，从左右肩胛内侧分别下行，穿过脊旁肌肉，经过髋关节部，沿大腿外侧后缘下行，与腰部下行支脉会合于腘窝中，向下通过腓肠肌，出于外踝后方，沿第5跖骨粗隆至小趾外侧，与足少阴肾经相接（图7-43）。

2. 主治概要

（1）脏腑病证　十二脏腑及其相关组织器官病证。

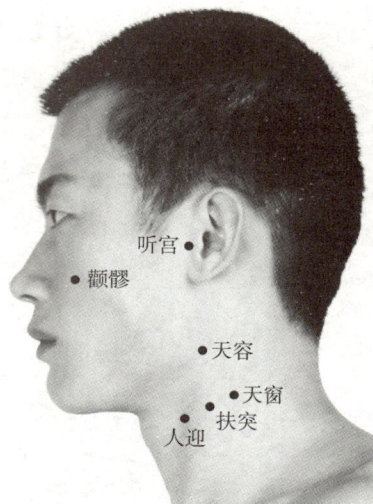

图 7-42

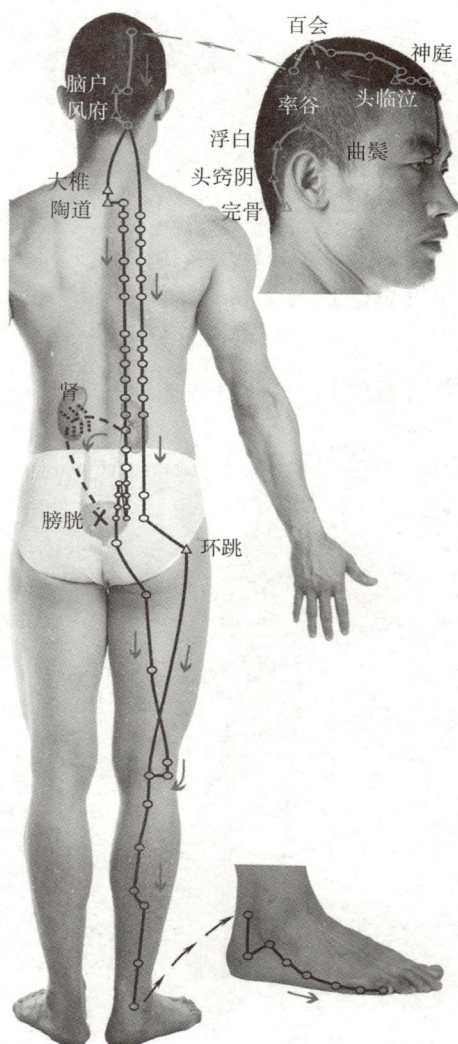

图 7-43　足太阳膀胱经循行示意图

（2）神志病　癫、狂、痫等。

（3）头面五官病　头痛、鼻塞、鼻衄等。

（4）经脉循行部位的其他病证　项、背、腰、下肢病证等。

3. 本经腧穴　睛明、攒竹、眉冲、曲差、五处、承光、通天、络却、玉枕、天柱、大杼、风门、肺俞、厥阴俞、心俞、督俞、膈俞、肝俞、胆俞、脾俞、胃俞、三焦俞、肾俞、气海俞、大肠俞、关元俞、小肠俞、膀胱俞、中膂俞、白环俞、上髎、次髎、中髎、下髎、会阳、承扶、殷门、浮郄、委阳、委中、附分、魄户、膏肓、神堂、譩譆、膈关、魂门、阳纲、意舍、胃仓、肓门、志室、胞肓、秩边、合阳、承筋、承山、飞扬、跗阳、昆仑、仆参、申脉、金门、京骨、束骨、足通谷、至阴。

4. 常用腧穴

（1）睛明（Jīngmíng，BL 1）

【定位】目内眦内上方眶内侧壁凹陷中（图 7-44）。

【主治】①目赤肿痛、流泪、视物模糊、近视、夜盲等目疾；②急性腰痛。

【操作】嘱患者闭目，医者左手轻推眼球向外侧固定，右手缓慢进针，紧靠眶缘直刺0.5～1寸；不宜提插、捻转；出针后按压针孔片刻，以防出血；禁灸。

（2）攒竹（Cuánzhú，BL 2）

【定位】眉头凹陷中，额切迹处（图 7-44）。

【主治】①眼睑下垂、目赤肿痛、迎风流泪等目疾；②头痛，眉棱骨痛；③呃逆。

【操作】可向眉中或向眼眶内缘平刺或斜刺 0.5～0.8寸；禁灸。

（3）天柱（Tiānzhù，BL 10）

【定位】横平第 2 颈椎棘突上际，斜方肌外缘凹陷中（图 7-45）。

【主治】①后头痛，项强，肩背腰痛；②鼻塞；③癫狂痫。

【操作】直刺或斜刺 0.5～0.8寸；不可向内上方深刺，以免伤及延髓。

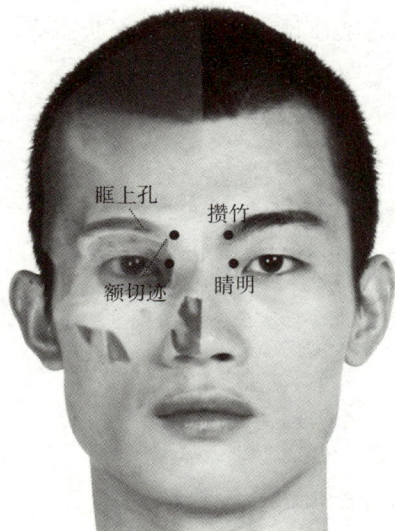

图 7-44

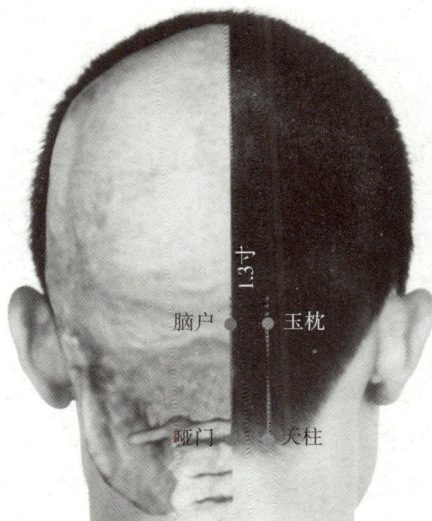

图 7-45

（4）大杼（Dàzhù，BL 11）　八会穴之骨会

NOTE

【定位】　第1胸椎棘突下，后正中线旁开1.5寸（图7-46）。

【主治】　①颈项强痛，肩背痛；②咳嗽，发热；③骨病，如小儿五迟五软等。

【操作】　斜刺0.5～0.8寸；本经背部诸穴，不宜深刺，以免伤及内部重要脏器。

（5）风门（Fēngmén，BL 12）

【定位】　第2胸椎棘突下，后正中线旁开1.5寸（图7-46）。

【主治】　①颈项强痛，肩背痛；②感冒、咳嗽、发热、头痛等外感病证。

【操作】　斜刺0.5～0.8寸。

（6）肺俞（Fèishū，BL 13）　肺之背俞穴

【定位】　第3胸椎棘突下，后正中线旁开1.5寸（图7-46）。

【主治】　①咳嗽、气喘、咯血等肺疾；②瘾疹、瘙痒等皮肤病；③骨蒸潮热，盗汗。

【操作】　斜刺0.5～0.8寸。

（7）心俞（Xīnshū，BL 15）　心之背俞穴

【定位】　第5胸椎棘突下，后正中线旁开1.5寸（图7-46）。

【主治】　①心痛、心悸、失眠、健忘、癫痫等心与神志病证；②咳嗽、咯血等肺疾。

【操作】　斜刺0.5～0.8寸。

（8）膈俞（Géshū，BL 17）　八会穴之血会

【定位】　第7胸椎棘突下，后正中线旁开1.5寸（图7-46）。

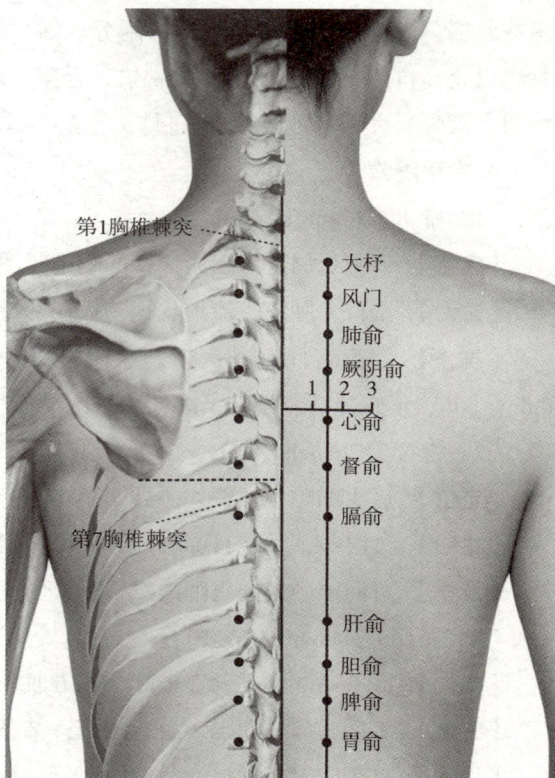

图 7-46

【主治】　①呕吐、呃逆、气喘、吐血等上逆之证；②血证；③瘾疹，皮肤瘙痒；④阴虚证。

【操作】　斜刺0.5～0.8寸。

（9）肝俞（Gānshū，BL 18）　肝之背俞穴

【定位】　第9胸椎棘突下，后正中线旁开1.5寸（图7-46）。

【主治】　①脊背痛；②胁痛、黄疸等肝胆病证；③目赤肿痛、视物模糊、迎风流泪、夜盲等目疾；④癫狂痫。

【操作】　斜刺0.5～0.8寸。

（10）胆俞（Dǎnshū，BL 19）　胆之背俞穴

【定位】　第10胸椎棘突下，后正中线旁开1.5寸（图7-46）。

【主治】　①脊背痛；②黄疸、口苦、胁痛等肝胆病证；③肺痨，潮热。

【操作】　斜刺0.5～0.8寸。

（11）脾俞（Píshū，BL 20）　脾之背俞穴

【定位】　第11胸椎棘突下，后正中线旁开1.5寸（图7-46）。

【主治】　①背痛；②腹胀、纳呆、呕吐、腹泻、痢疾等脾胃肠腑病证；③水肿，黄疸。

【操作】　斜刺 0.5 ～ 0.8 寸。

（12）胃俞（Wèishū，BL 21）　胃之背俞穴

【定位】　第 12 胸椎棘突下，后正中线旁开 1.5 寸（图 7-46）。

【主治】　①背痛；②胃脘痛、呕吐、腹胀、肠鸣等胃肠病证。

【操作】　斜刺 0.5 ～ 0.8 寸。

（13）三焦俞（Sānjiāoshū，BL 22）　三焦背俞穴

【定位】　第 1 腰椎棘突下，后正中线旁开 1.5 寸（图 7-47）。

【主治】　①腰背强痛；②水肿、小便不利等三焦气化不利病证；③腹胀、肠鸣、呕吐、腹泻、痢疾等脾胃肠腑病证。

【操作】　直刺 0.5 ～ 1 寸。

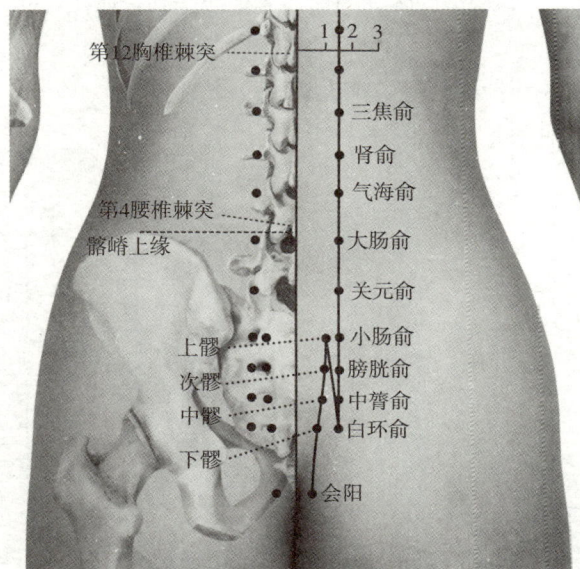

图 7-47

（14）肾俞（Shènshū，BL 23）　肾之背俞穴

【定位】　第 2 腰椎棘突下，后正中线旁开 1.5 寸（图 7-47）。

【主治】　①头晕、耳鸣、耳聋、腰酸背痛等肾虚病证；②遗尿、遗精、阳痿、早泄、不育等泌尿生殖疾患；③月经不调、带下、不孕等妇科病证；④消渴。

【操作】　直刺 0.5 ～ 1 寸。

（15）大肠俞（Dàchángshū，BL 25）　大肠背俞穴

【定位】　第 4 腰椎棘突下，后正中线旁开 1.5 寸（图 7-47）。

【主治】　①腰腿痛；②腹胀、腹泻、便秘等肠腑病证。

【操作】　直刺 0.8 ～ 1.2 寸。

（16）次髎（Cìliáo，BL 32）

【定位】　第 2 骶后孔中（图 7-47）。

【主治】　①腰骶痛，下肢痿痹；②痛经、月经不调、带下等妇科病证；③遗精、阳痿等男科病证；④小便不利；⑤疝气。

【操作】　直刺 1～1.5 寸。

（17）承扶（Chéngfú，BL 36）

【定位】　臀横纹的中点（图 7-48）。

【主治】　①腰、骶、臀、股部疼痛；②痔疾。

【操作】　直刺 1～2 寸。

（18）委阳（Wěiyáng，BL 39）　三焦下合穴

【定位】　腘横纹上，股二头肌腱的内侧缘（图 7-48）。

【主治】　①腰脊强痛，下肢挛痛；②腹满，水肿，小便不利。

【操作】　直刺 1～1.5 寸。

（19）委中（Wěizhōng，BL 40）　合穴；膀胱下合穴

【定位】　腘横纹中点（图 7-48）。

【主治】　①腰背痛、下肢痿痹等腰腿病证；②小便不利，遗尿；③腹痛，急性吐泻；④瘾疹，丹毒。

【操作】　直刺 1～1.5 寸；或点刺腘静脉出血。

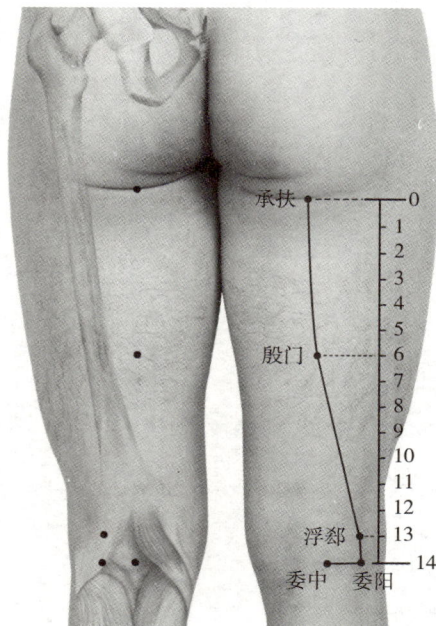

图 7-48

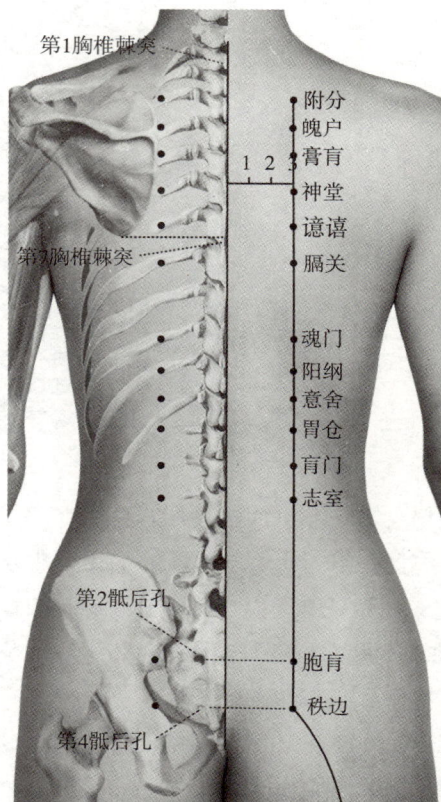

图 7-49

（20）膏肓（Gāohuāng，BL 43）

【定位】　第 4 胸椎棘突下，后正中线旁开 3 寸（图 7-49）。

【主治】　①肩背痛；②咳嗽、气喘、肺痨等肺系虚损病证；③健忘、遗精、盗汗、羸瘦等虚劳诸证。

【操作】　斜刺 0.5～0.8 寸；此穴多用灸法。

（21）志室（Zhìshì，BL 52）

【定位】　第 2 腰椎棘突下，后正中线旁开 3 寸（图 7-49）。

【主治】　①腰脊强痛；②遗精，阳痿等肾虚病证；③小便不利，水肿。

【操作】　斜刺 0.5 ～ 0.8 寸。

（22）秩边（Zhìbiān，BL 54）

【定位】　横平第 4 骶后孔，骶正中嵴旁开 3 寸（图 7-49）。

【主治】　①腰骶痛、下肢痿痹等腰腿病证；②便秘，痔疾，阴痛；③小便不利，癃闭。

【操作】　直刺 1.5 ～ 2 寸。

（23）承山（Chéngshān，BL 57）

【定位】　腓肠肌两肌腹与肌腱的交角处，当伸直小腿或足跟上提时，腓肠肌肌腹下出现尖角凹陷处（图 7-50）。

【主治】　①腰腿拘急，足跟痛；②痔疾，便秘。

【操作】　直刺 1 ～ 2 寸。

（24）飞扬（Fēiyáng，BL 58）　络穴

【定位】　昆仑直上 7 寸，腓肠肌外下缘与跟腱移行处，承山穴下方 1 寸（图 7-50）。

【主治】　①腰腿疼痛；②头痛，目眩；③痔疾。

【操作】　直刺 1 ～ 1.5 寸。

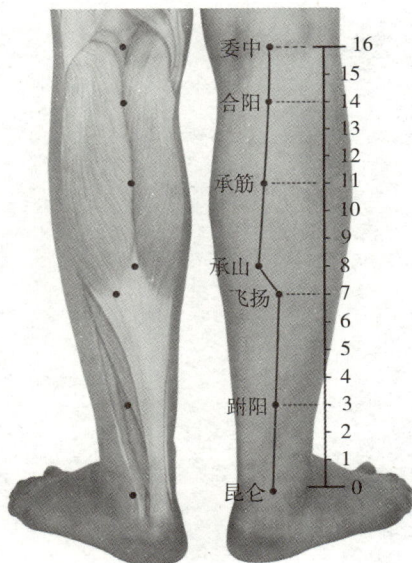

图 7-50

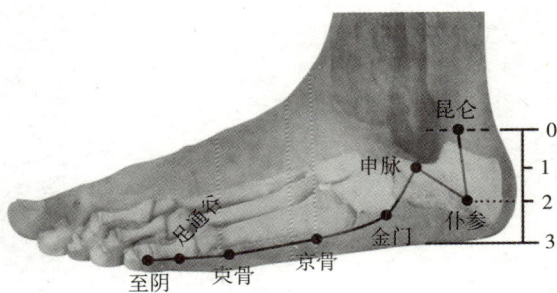

图 7-51

（25）昆仑（Kūnlún，BL 60）　经穴

【定位】　外踝尖与跟腱之间的凹陷中（图 7-51）。

【主治】　①足跟痛，腰痛；②头痛、项强、目眩、鼻衄；③癫痫；④难产。

【操作】　直刺 0.5 ～ 0.8 寸；孕妇禁用，经期慎用。

（26）申脉（Shēnmài，BL 62）　八脉交会穴（通于阳跷脉）

【定位】　外踝尖直下，外踝下缘与跟骨之间的凹陷中（图 7-51）。

【主治】　①足外翻，腰腿痛；②头痛，眩晕，目赤痛；③癫痫；④失眠。

【操作】 直刺 0.3 ～ 0.5 寸。

（27）至阴（Zhiyīn，BL 67） 井穴

【定位】 足小趾末节外侧，趾甲根角侧后方 0.1 寸（图 7-51）。

【主治】 ①头痛，目痛，鼻塞，鼻衄；②胎位不正，滞产。

【操作】 浅刺 0.1 寸；胎位不正用灸法。

（八）足少阴肾经及常用腧穴

1.经脉循行 足少阴肾经，起于足小趾下，斜行足心，经舟骨粗隆下，沿内踝后分出，进入足跟，再向上行于小腿内侧，经腘窝内侧，沿大腿内侧后缘上行，穿过脊柱，属于肾，络膀胱（腧穴通路：还出于前，从横骨穴处向上行于腹部前正中线旁 0.5 寸，胸部前正中线旁 2 寸，止于锁骨下缘俞府穴处）。肾脏部直行支脉，从肾上行，穿过肝和横膈，进入肺中，沿着喉咙上行，止于舌根两旁。肺部支脉，从肺分出，络于心，流注于胸中，与手厥阴心包经相接（图 7-52）。

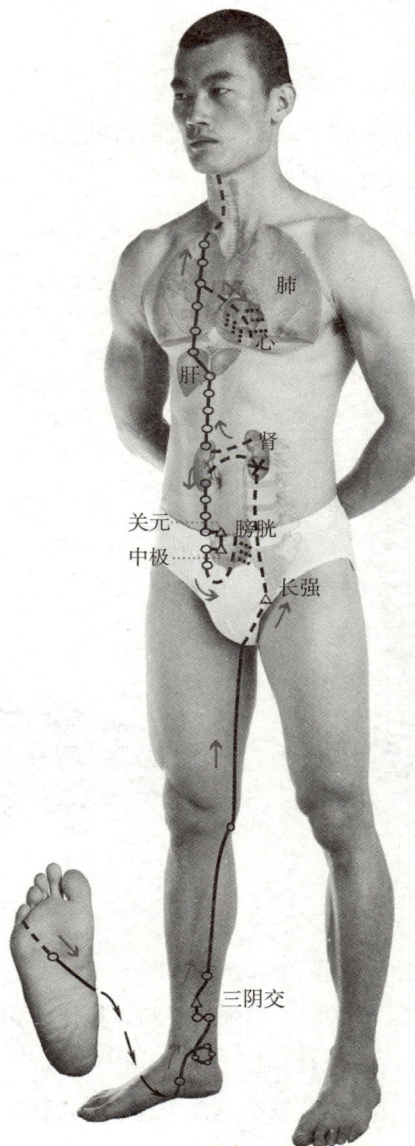

图 7-52 足少阴肾经循行示意图

2. 主治概要

（1）头面五官病证　头痛、目眩、咽喉肿痛、齿痛、耳聋、耳鸣等。

（2）妇科病、前阴病　月经不调、遗精、阳痿、小便频数等。

（3）经脉循行部位的其他病证　下肢厥冷、内踝肿痛等。

3. 本经腧穴　涌泉、然谷、太溪、大钟、水泉、照海、复溜、交信、筑宾、阴谷、横骨、大赫、气穴、四满、中注、肓俞、商曲、石关、阴都、腹通谷、幽门、步廊、神封、灵墟、神藏、或中、俞府。

4. 常用腧穴

（1）涌泉（Yǒngquán，KI 1）　井穴

【定位】　屈足卷趾时足心最凹陷中；约当足底第 2、3 跖蹼缘与足跟连线的前 1/3 与后 2/3 交点凹陷中（图 7-53）。

【主治】　①足心热；②咽喉肿痛，舌干，失音；③便秘，小便不利；④昏厥、中暑、小儿惊风、癫狂痫等急症及神志病证；⑤头痛，眩晕，失眠。

【操作】　直刺 0.5 ～ 1 寸；针刺时防止刺伤足底动脉弓；临床上常用灸法或药物贴敷。

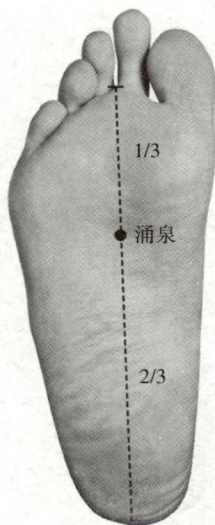

图 7-53

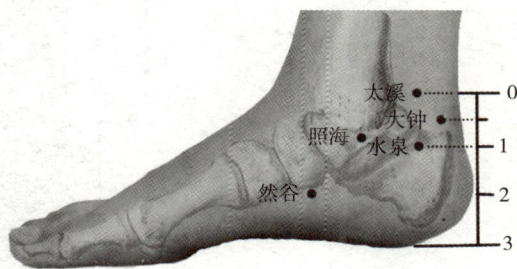

图 7-54

（2）然谷（Rángǔ，KI 2）　荥穴

【定位】　足舟骨粗隆下方，赤白肉际处（图 7-54）。

【主治】　①下肢痿痹，足跗痛；②月经不调，阴挺，阴痒；③小便不利，遗精，阳痿；④咯血，咽喉肿痛；⑤小儿脐风；⑥消渴。

【操作】　直刺 0.5 ～ 1 寸。

（3）太溪（Tàixī，KI 3）　输穴；原穴

【定位】　内踝尖与跟腱之间的凹陷中（图 7-54）。

【主治】　①内踝肿痛，下肢厥冷；②腰脊痛；③月经不调，遗精，阳痿；④头痛，目眩，失眠，健忘，咽喉肿痛，齿痛，耳鸣，耳聋；⑤小便频数，便秘；⑥咳嗽、气喘；⑦消渴。

【操作】　直刺 0.5 ～ 1 寸。

（4）大钟（Dàzhōng，KI 4）　络穴

【定位】　内踝后下方，跟骨上缘，跟腱附着部前缘凹陷中（图 7-54）。

【主治】　①足跟痛，腰脊痛；②月经不调，癃闭，遗尿；③咯血，气喘；④痴呆。

【操作】　直刺 0.3～0.5 寸。

（5）照海（Zhàohǎi，KI 6）　八脉交会穴（通于阴跷脉）

【定位】　内踝尖下 1 寸，内踝下缘边际凹陷中（图 7-54）。

【主治】　①月经不调、痛经、带下、阴挺等妇科病证；②小便频数，癃闭；③失眠，癫痫；④咽喉干痛，目赤肿痛。

【操作】　直刺 0.5～0.8 寸。

（6）复溜（Fùliū，KI 7）　经穴

【定位】　内踝尖上 2 寸，跟腱的前缘（图 7-55）。

【主治】　①下肢痿痹；②腹胀，腹泻；③水肿，汗证。

【操作】　直刺 0.5～1 寸。

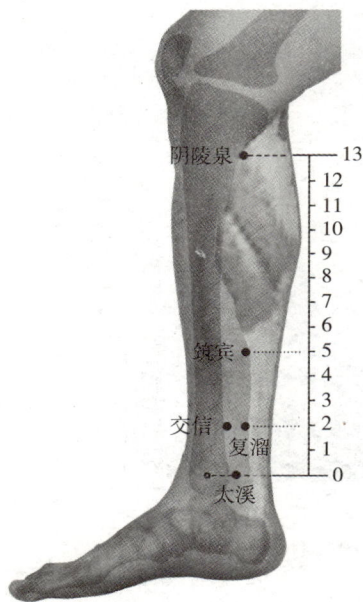

图 7-55

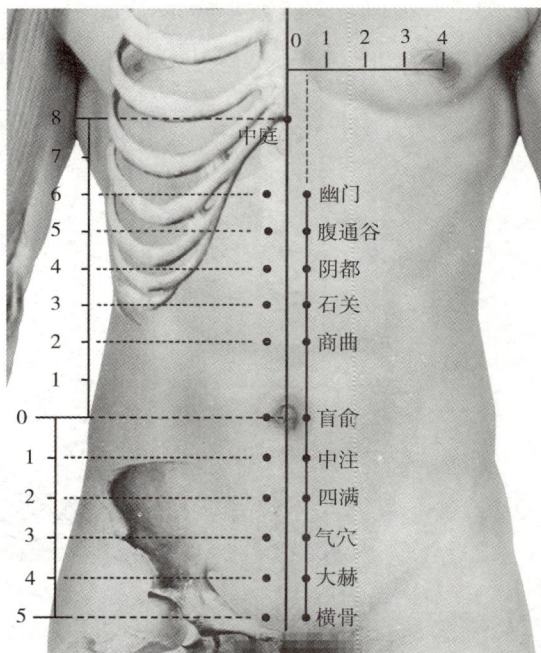

图 7-56

（7）肓俞（Huāngshū，KI 16）

【定位】　脐中旁开 0.5 寸（图 7-56）。

【主治】　①腹痛、腹胀、腹泻、便秘等肠腑病证；②月经不调；③疝气。

【操作】　直刺 1～1.5 寸。

（8）俞府（Shūfǔ，KI 27）

【定位】　锁骨下缘，前正中线旁开 2 寸（图 7-57）。

【主治】　咳嗽、气喘、胸痛等胸肺疾患。

【操作】　斜刺或平刺 0.5～0.8 寸；不可深刺，以免伤及心、肺。

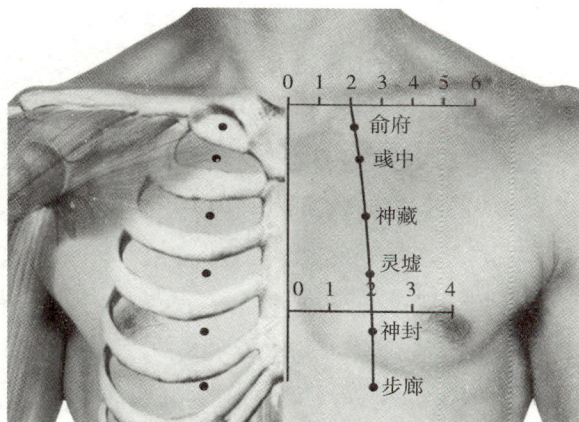

图 7-57

（九）手厥阴心包经及常用腧穴

1.经脉循行　手厥阴心包经，起于胸中，属于心包，向下穿过横膈，从胸至腹依次联络上、中、下三焦。胸部支脉，从胸部向外侧循行，至腋下 3 寸处，向上抵腋窝，沿上臂内侧，行于手太阴经和手少阴经之间，进入肘窝中，再向下行于前臂桡侧腕屈肌腱与掌长肌腱之间，进入掌中，循行至中指末端。掌中支脉，从掌中分出，沿着无名指尺侧至末端，与手少阳三焦经相接（图 7-58）。

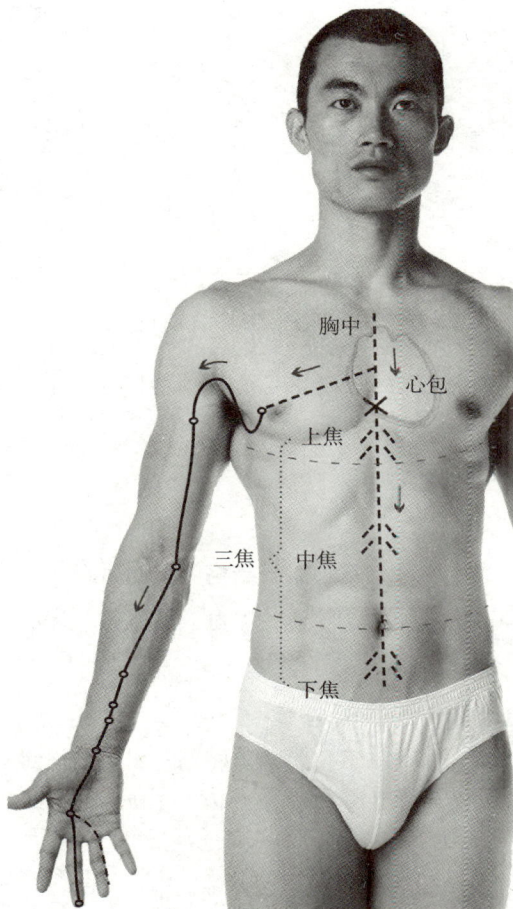

图 7-58　手厥阴心包经循行示意图

2. 主治概要

（1）心胸、神志病　心痛、心悸、心烦、胸闷、癫狂等。

（2）胃腑病证　胃痛、呕吐等。

（3）经脉循行部位的其他病证　上臂内侧痛、肘臂挛麻、腕痛、掌中热等。

3. 本经腧穴　天池、天泉、曲泽、郄门、间使、内关、大陵、劳宫、中冲。

4. 常用腧穴

（1）天池（Tiānchí，PC 1）

【定位】　第4肋间隙，前正中线旁开5寸（图7-59）。

【主治】　①胸闷、胸痛、咳嗽、气喘等胸肺病证；②乳痛；③瘰疬。

【操作】　斜刺或平刺0.3～0.5寸；不可深刺，以免伤及心、肺。

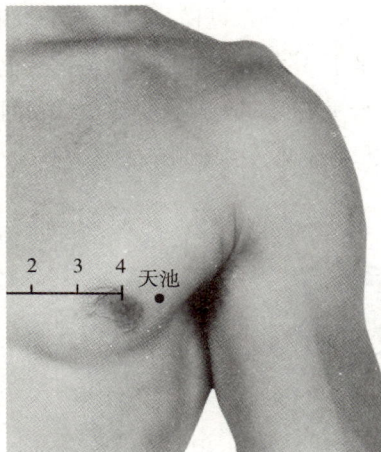

图7-59

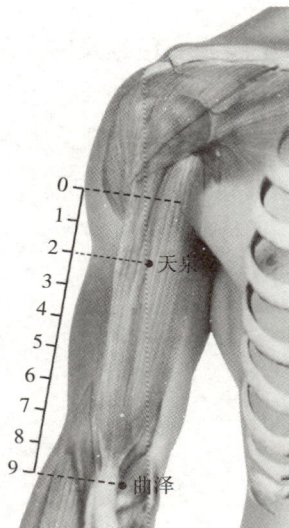

图7-60

（2）曲泽（Qūzé，PC 3）　合穴

【定位】　肘横纹上，肱二头肌腱的尺侧缘凹陷中（图7-60）。

【主治】　①肘臂挛痛，上肢颤动；②心痛、心悸、善惊等心系病证；③胃痛、呕血、呕吐等胃腑热性病证；④中暑，热病。

【操作】　直刺1～1.5寸；或点刺出血。

（3）郄门（Xìmén，PC 4）　郄穴

【定位】　腕掌侧远端横纹上5寸，掌长肌腱与桡侧腕屈肌腱之间（图7-61）。

【主治】　①心痛，心悸，癫狂痫；②咳血，呕血，衄血；③疔疮。

【操作】　直刺0.5～1寸。

（4）间使（Jiānshǐ，PC 5）　经穴

【定位】　腕掌侧远端横纹上3寸，掌长肌腱与桡侧腕屈肌腱之间（图7-61）。

【主治】　①心痛，心悸，癫狂痫；②胃痛，呕吐；③热病，疟疾。

【操作】　直刺0.5～1寸。

（5）内关（Nèiguān，PC 6）　络穴；八脉交会穴（通于阴维脉）

【定位】　腕掌侧远端横纹上2寸，掌长肌腱与桡侧腕屈肌腱之间（图7-61）。

【主治】①肘臂挛痛；②心痛、心悸等心系病证；③失眠、郁证、癫狂痫等神志病证；④胃痛、呕吐、呃逆等胃腑病证。

【操作】直刺 0.5～1 寸。

（6）大陵（Dàlíng，PC 7） 输穴；原穴

【定位】腕掌侧远端横纹中，掌长肌腱与桡侧腕屈肌腱之间（图 7-61）。

【主治】①肘臂挛痛；②心痛，心悸，癫狂痫；③胃痛，呕吐。

【操作】直刺 0.3～0.5 寸。

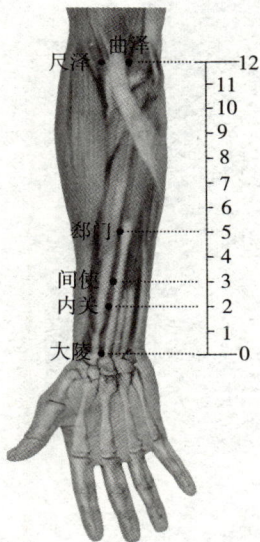

图 7-61

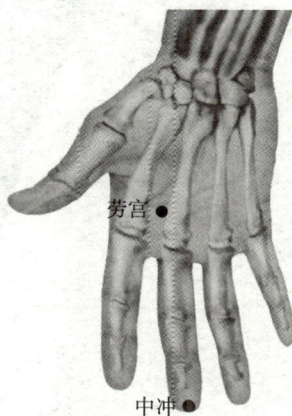

图 7-62

（7）劳宫（Láogōng，PC 8） 荥穴

【定位】横平第 3 掌指关节近端，第 2、3 掌骨之间，偏于第 3 掌骨（图 7-62）。简便取穴法：握拳，中指尖下是穴。

【主治】①鹅掌风；②心痛、心烦、癫狂痫等心与神志疾患；③口疮，口臭；④中风昏迷、中暑等急症。

【操作】直刺 0.3～0.5 寸。

（8）中冲（Zhōngchōng，PC 9） 井穴

【定位】中指末端最高点（图 7-62）。

【主治】①中风昏迷、舌强不语、中暑、昏厥、小儿惊风等急症；②热病。

【操作】浅刺 0.1 寸；或点刺出血。

（十）手少阳三焦经及常用腧穴

1. 经脉循行 手少阳三焦经，起于无名指尺侧端，向上出于第 4、5 掌骨间，沿着腕背，出于前臂外侧尺骨和桡骨之间，向上通过肘尖，沿上臂外侧上达肩部，交出足少阳经之后，向前进入缺盆部，分布于胸中，络于心包，向下通过横膈，从胸至腹，依次属于上、中、下三焦。胸中支脉，从胸中分出，上行出于缺盆部，上行至项部，沿耳后直上，出于耳上方，上行额角，再下行经面颊部至眼眶下。耳部支脉，从耳后入耳中，浅出至耳前，经上关穴，在面颊部与前条支脉相交，至目外眦，与足少阳胆经相接（图 7-63）。

NOTE

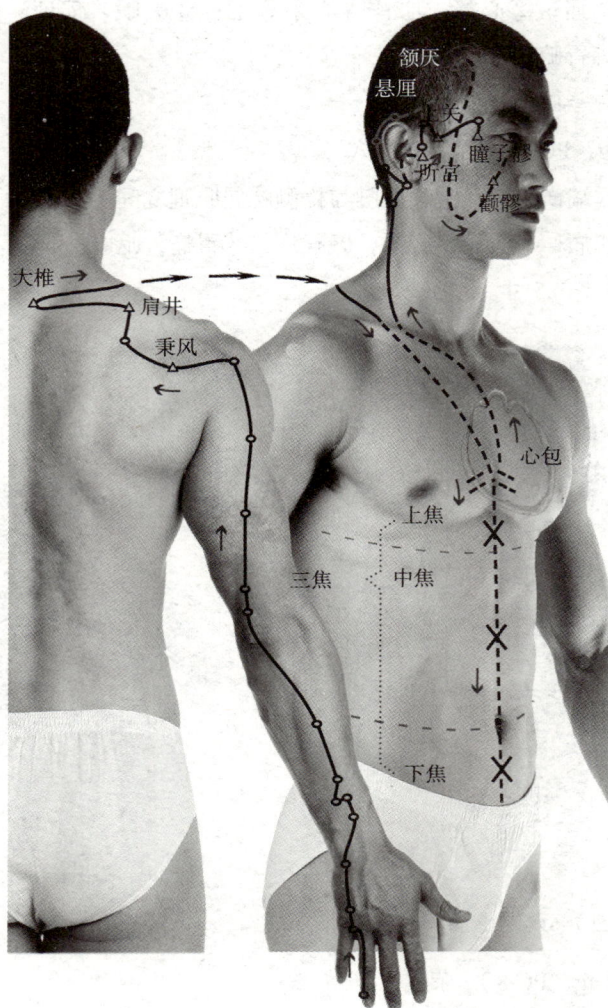

图 7-63　手少阳三焦经循行示意图

2. 主治概要

（1）头面五官病：头、目、耳、颊、咽喉病等。

（2）热病。

（3）经脉循行部位的其他病证：胸胁痛、肩臂外侧痛、上肢挛急、麻木等。

3. 本经腧穴　关冲、液门、中渚、阳池、外关、支沟、会宗、三阳络、四渎、天井、清泠渊、消泺、臑会、肩髎、天髎、天牖、翳风、瘈脉、颅息、角孙、耳门、耳和髎、丝竹空。

4. 常用腧穴

（1）关冲（Guānchōng，SJ 1）　井穴

【定位】　第 4 指末节尺侧，指甲根角侧上方 0.1 寸（图 7-64）。

【主治】　①头痛、目赤肿痛、耳鸣、耳聋等头面五官病证；②热病，中暑，昏迷。

【操作】　浅刺 0.1 寸；或点刺出血。

（2）中渚（Zhōngzhǔ，SJ 3）　输穴

【定位】　第 4、5 掌骨间，第 4 掌指关节近端凹陷中（图 7-64）。

【主治】　①肩背肘臂酸痛，手指不能屈伸；②头痛、目赤肿痛、耳鸣、耳聋等头面五官病

证；③热病。

【操作】　直刺 0.3 ～ 0.5 寸。

（3）阳池（Yángchí，SJ 4）　原穴

【定位】　腕背侧远端横纹上，指伸肌腱的尺侧缘凹陷中（图 7-64）。

【主治】　①腕痛，肩臂痛；②目赤肿痛，耳聋，喉痹；③消渴，口干。

【操作】　直刺 0.3 ～ 0.5 寸。

（4）外关（Wàiguān，SJ 5）　络穴；八脉交会穴（通于阳维脉）

【定位】　腕背侧远端横纹上 2 寸，尺骨与桡骨正中间（图 7-64）。

【主治】　①上肢痿痹不遂；②头痛、目赤肿痛、耳鸣、耳聋等头面五官病证；③热病；④瘰疬。

【操作】　直刺 0.5 ～ 1 寸。

（5）支沟（Zhīgōu，SJ 6）　经穴

【定位】　腕背侧远端横纹上 3 寸，尺骨与桡骨间隙中点（图 7-64）。

【主治】　①上肢痿痹不遂；②头痛、目赤肿痛、耳鸣、耳聋等头面五官病证；③热病；④瘰疬；⑤便秘。

【操作】　直刺 0.5 ～ 1 寸。

（6）肩髎（Jiānliáo，SJ 14）

【定位】　肩峰角与肱骨大结节两骨间的凹陷中（图 7-65）。

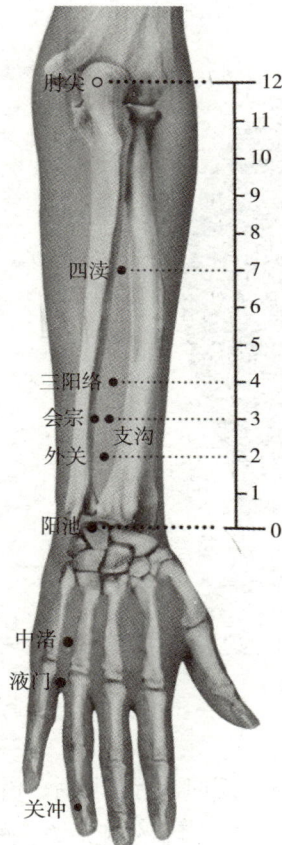

图 7-64

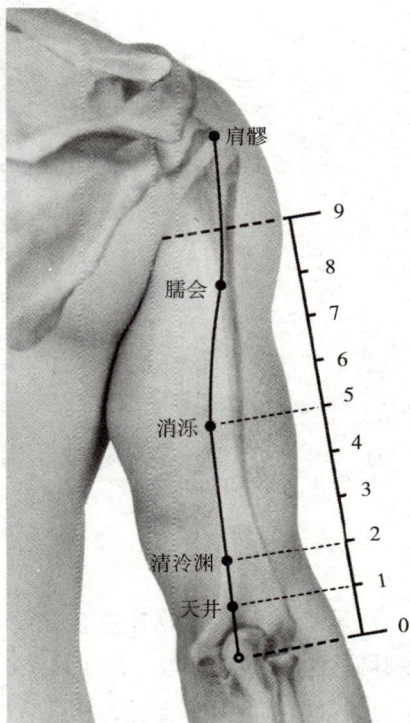

图 7-65

NOTE

【主治】 臂痛，肩重不能举。

【操作】 直刺 1 ～ 1.5 寸。

（7）翳风（Yìfēng，SJ 17）

【定位】 耳垂后方，乳突下端前方凹陷中（图 7-66）。

【主治】 ①耳鸣、耳聋等耳疾；②颊肿、口眼㖞斜、齿痛、牙关紧闭等面、口病证；③瘰疬。

【操作】 直刺 0.5 ～ 1 寸。

（8）角孙（Jiǎosūn，SJ 20）

【定位】 耳尖正对发际处（图 7-66）。

【主治】 ①头痛，项强；②目赤肿痛，目翳；③齿痛，颊肿。

【操作】 平刺 0.3 ～ 0.5 寸。

（9）耳门（Ěrmén，SJ 21）

【定位】 耳屏上切迹与下颌骨髁状突之间的凹陷中（图 7-66）。

【主治】 ①耳鸣、耳聋、聤耳等耳疾；②齿痛。

【操作】 微张口，直刺 0.5 ～ 1 寸。

（10）丝竹空（Sīzhúkōng，SJ 23）

【定位】 眉梢的凹陷处（图 7-66）。

【主治】 ①头痛、眩晕、目赤肿痛、眼睑瞤动等头目病证；②癫痫。

【操作】 平刺 0.3 ～ 0.5 寸。

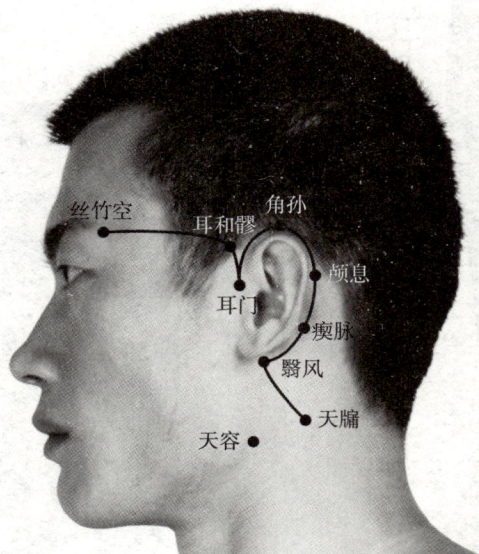

图 7-66

（十一）足少阳胆经及常用腧穴

1. 经脉循行　足少阳胆经，起于目外眦，向上达额角部，返回下行至耳后，沿颈项部至肩上，向下进入缺盆部。耳部支脉，从耳后进入耳中，出走耳前，至目外眦后方。外眦部支脉，从目外眦分出，下行至大迎穴，同手少阳经会合于目眶下，下经颊车，由颈部向下会合前脉于缺盆，然后向下进入胸中，穿过横膈，络于肝，属于胆，经胁肋内，下行至腹股沟动脉部，经外阴部毛际，横行入髋关节部。缺盆部直行支脉，自缺盆下行至腋，沿着侧胸，经过季胁，与前脉会合于髋关节部，再向下沿大腿外侧、膝外缘下行经腓骨前，至外踝前，沿足背部，止于第4趾外侧端。足跗部支脉，从足背上分出，沿第1、2跖骨间，出于足大趾末端，穿过趾甲，至趾背毫毛部，与足厥阴肝经相接（图7-67）。

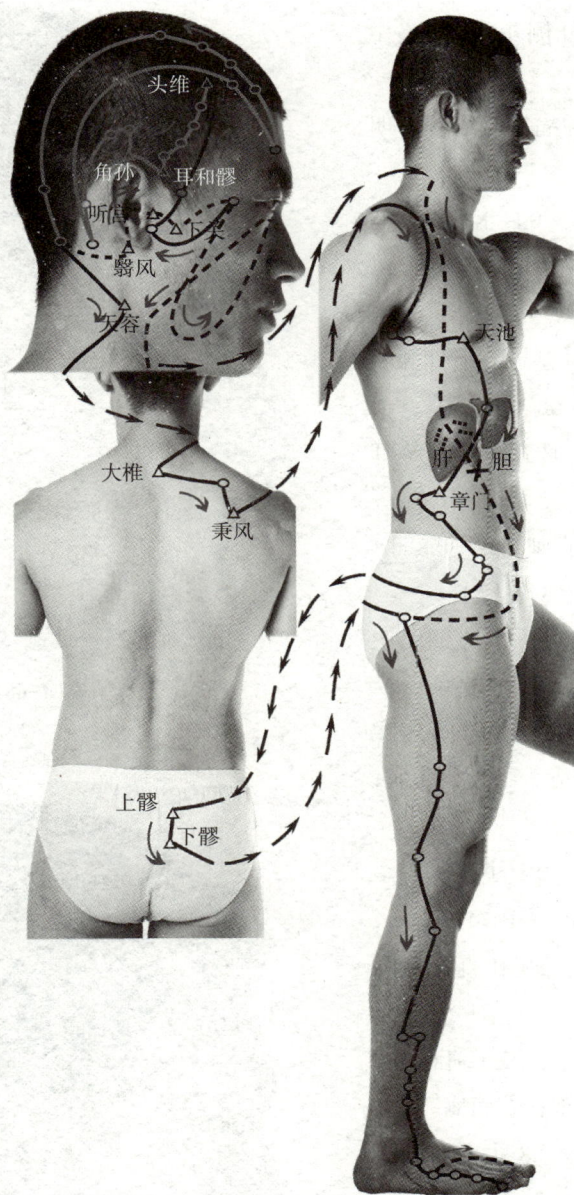

图7-67 足少阳胆经循行示意图

2. 主治概要

（1）头面五官病 侧头、目、耳、咽喉病等。

（2）肝胆病 黄疸、口苦、胁痛等。

（3）热病、神志病 发热、癫狂等。

（4）经脉循行部位的其他病证 下肢痹痛、麻木、不遂等。

3. 本经腧穴　瞳子髎、听会、上关、颔厌、悬颅、悬厘、曲鬓、率谷、天冲、浮白、头窍阴、完骨、本神、阳白、头临泣、目窗、正营、承灵、脑空、风池、肩井、渊腋、辄筋、日月、京门、带脉、五枢、维道、居髎、环跳、风市、中渎、膝阳关、阳陵泉、阳交、外丘、光明、阳辅、悬钟、丘墟、足临泣、地五会、侠溪、足窍阴。

4. 常用腧穴

（1）瞳子髎（Tóngzǐliáo，GB 1）

【定位】目外眦外侧 0.5 寸凹陷中（图 7-68）。

【主治】①目赤肿痛、目翳、羞明流泪等目疾；②头痛。

【操作】平刺 0.3 ～ 0.5 寸；或三棱针点刺出血。

（2）听会（Tīnghuì，GB 2）

【定位】耳屏间切迹与下颌骨髁状突之间的凹陷中（图 7-68）。

【主治】①耳鸣、耳聋、聤耳等耳疾；②齿痛，口眼㖞斜。

【操作】微张口，直刺 0.5 ～ 0.8 寸。

（3）完骨（Wángǔ，GB 12）

【定位】耳后乳突的后下方凹陷中（图 7-68）。

【主治】①头痛、颈项强痛、喉痹、颊肿、齿痛、口歪等头项五官疾病；②癫痫。

【操作】平刺 0.5 ～ 0.8 寸。

（4）阳白（Yángbái，GB 14）

【定位】眉上 1 寸，瞳孔直上（图 7-69）。

【主治】①头痛，眩晕；②目赤肿痛，视物模糊，眼睑下垂；③面瘫。

【操作】平刺 0.5 ～ 0.8 寸。

（5）头临泣（Tóulínqì，GB 15）

【定位】前发际上 0.5 寸，瞳孔直上（图 7-69）。

【主治】①头痛、目眩、目翳、鼻塞、鼻渊等头面五官病证；②小儿惊风，癫痫。

【操作】平刺 0.5 ～ 0.8 寸。

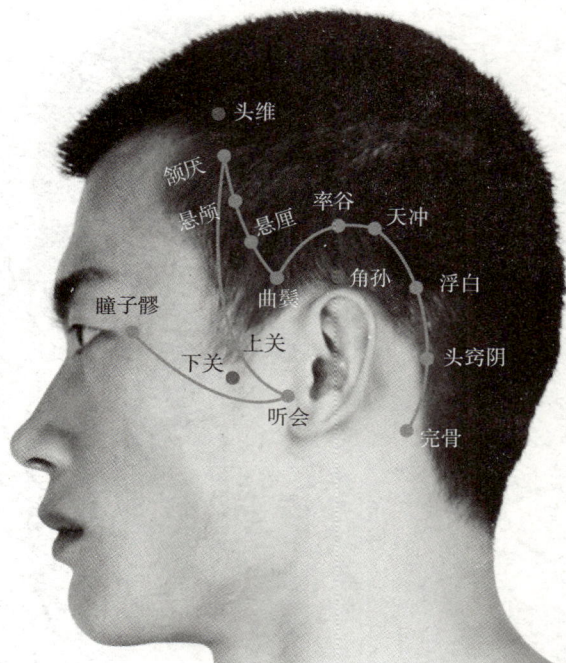

图 7-68

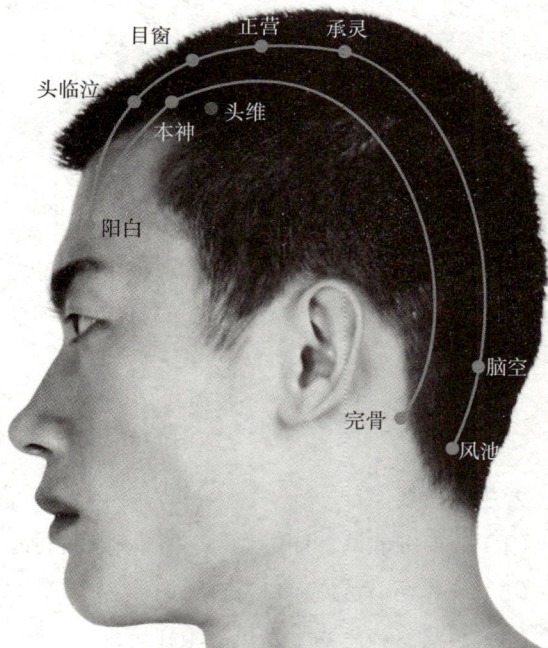

图 7-69

（6）风池（Fēngchí，GB 20）

【定位】　胸锁乳突肌与斜方肌上端之间的凹陷中（图 7-69）。

【主治】　①颈项强痛；②中风、癫痫、头痛、眩晕、耳鸣等内风所致的病证；③感冒、鼻塞、鼽衄、目赤肿痛、口眼㖞斜等外风所致的病证。

【操作】　针尖微下，向鼻尖斜刺 0.8 ～ 1.2 寸；或平刺透风府穴；深部中间为延髓，必须严格掌握针刺的角度与深度。

（7）肩井（Jiānjǐng，GB 21）

【定位】　第 7 颈椎棘突与肩峰最外侧点连线的中点（图 7-70）。

【主治】　①颈项强痛，肩背疼痛，上肢不遂；②难产、乳痈、乳癖等妇产科及乳房疾患；③瘰疬。

【操作】　直刺 0.5 ～ 0.8 寸；内有肺尖，慎不可深刺；孕妇禁针。

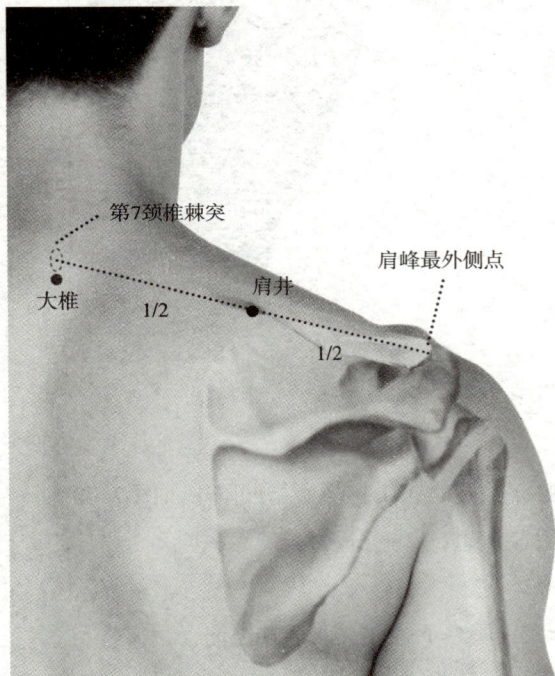

图 7-70

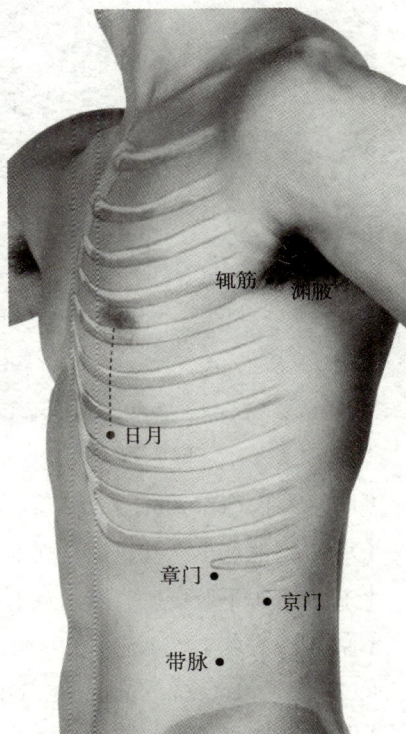

图 7-71

（8）日月（Rìyuè，GB 24）　胆之募穴

【定位】　第 7 肋间隙中，前正中线旁开 4 寸（图 7-71）。

【主治】　①胁痛、黄疸等肝胆病证；②胃痛、呕吐、吞酸、呃逆等肝胆犯胃病证。

【操作】　斜刺或平刺 0.5 ～ 0.8 寸；不可深刺，以免伤及脏器。

（9）带脉（Dàimài，GB 26）

【定位】　侧腹，第 11 肋骨游离端垂线与脐水平线的交点上（图 7-71）。

【主治】　①月经不调，闭经，赤白带下；②疝气；③腰痛，胁痛。

【操作】　直刺 1 ～ 1.5 寸。

（10）环跳（Huántiào，GB 30）

NOTE

【定位】 股骨大转子最凸点与骶管裂孔连线的外 1/3 与内 2/3 交点处（图 7-72）。

【主治】 ①腰胯疼痛、下肢痿痹、半身不遂等腰腿疾患；②风疹。

【操作】 直刺 2～3 寸。

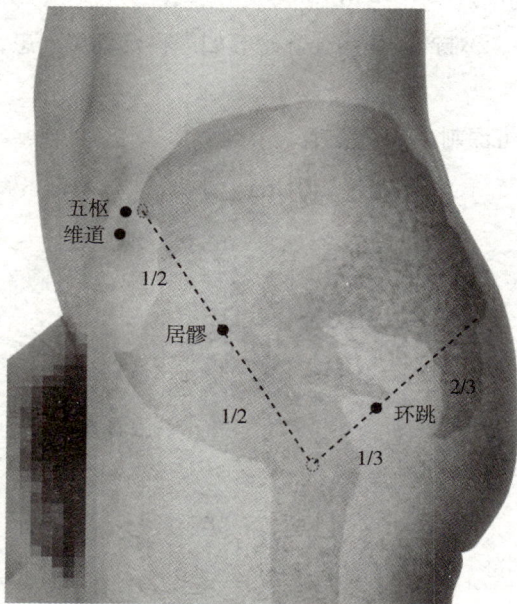

图 7-72

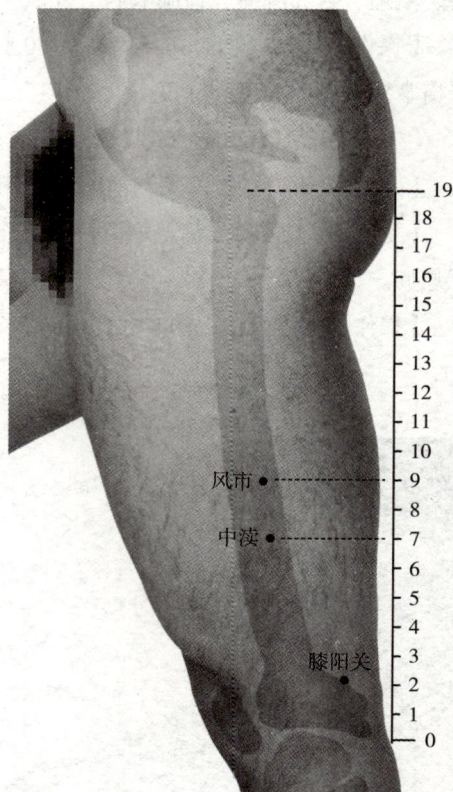

图 7-73

（11）风市（Fēngshì，GB 31）

【定位】 髌底上 7 寸；或直立垂手，掌心贴于大腿时，中指尖所指凹陷中（图 7-73）。

【主治】 ①下肢痿痹、麻木及半身不遂等下肢疾患；②遍身瘙痒。

【操作】 直刺 1～1.5 寸。

（12）阳陵泉（Yánglíngquán，GB 34） 合穴；胆之下合穴；八会穴之筋会

【定位】 腓骨小头前下方凹陷中（图 7-74）。

【主治】 ①膝肿痛、下肢痿痹、麻木等下肢、膝关节疾患；②黄疸、胁痛、口苦、呕吐、吞酸等肝胆犯胃病证；③小儿惊风。

【操作】 直刺 1～1.5 寸。

（13）光明（Guāngmíng，GB 37） 络穴

【定位】 外踝尖上 5 寸，腓骨前缘（图 7-74）。

【主治】 ①下肢痿痹；②目痛，夜盲，目视不明；③胸乳胀痛，乳汁少。

【操作】 直刺 0.5～0.8 寸。

（14）悬钟（Xuánzhōng，GB 39） 八会穴之髓会

【定位】 外踝尖上 3 寸，腓骨前缘（图 7-74）。

【主治】 ①下肢痿痹；②胸胁满痛，颈项强痛；③痴呆、中风等髓海不足疾患。

【操作】　直刺 0.5 ～ 0.8 寸。

（15）丘墟（Qiūxū，GB 40）　原穴

【定位】　外踝前下方，趾长伸肌腱的外侧凹陷中（图 7-74）。

【主治】　①下肢痿痹，外踝肿痛；②胸胁痛，腋下肿，颈项痛；③目赤肿痛，目翳。

【操作】　直刺 0.5 ～ 0.8 寸。

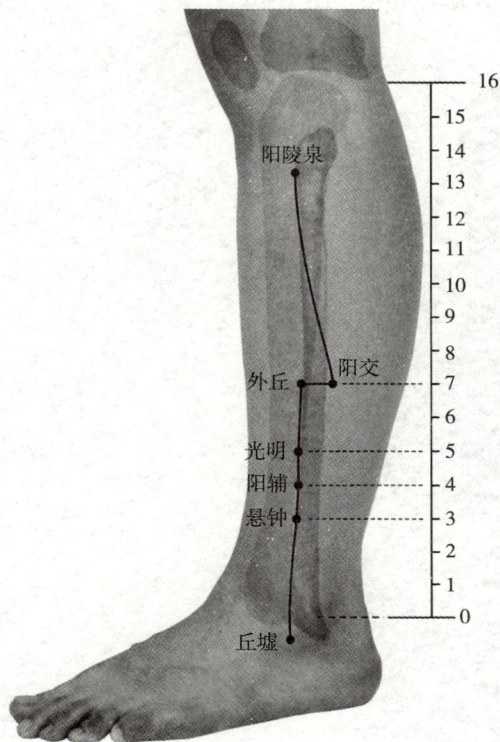

图 7-74

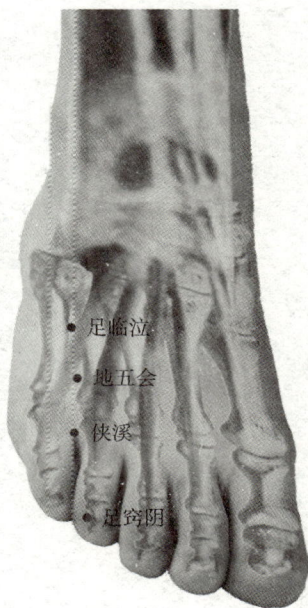

图 7-75

（16）足临泣（Zúlínqì，GB 41）　输穴；八脉交会穴（通于带脉）

【定位】　第 4、5 跖骨底结合部的前方，第 5 趾长伸肌腱外侧凹陷中（图 7-75）。

【主治】　①足跗肿痛；②胁肋疼痛，偏头痛，目赤肿痛；③乳痈，乳胀，月经不调；④瘰疬。

【操作】　直刺 0.5 ～ 0.8 寸。

（17）侠溪（Xiáxī，GB 43）　荥穴

【定位】　第 4、5 趾间，趾蹼缘后方赤白肉际处（图 7-75）。

【主治】　①足跗肿痛；②膝股痛，胁肋疼痛；③头痛、眩晕、耳鸣、耳聋、目赤肿痛等头面五官病证；④乳痈；⑤热病。

【操作】　直刺 0.3 ～ 0.5 寸。

（18）足窍阴（Zúqiàoyīn，GB 44）　井穴

【定位】　第 4 趾末节外侧，趾甲根角侧后方 0.1 寸（图 7-75）。

【主治】　①足跗肿痛；②胸胁痛；③头痛、目赤肿痛、耳鸣、耳聋、咽喉肿痛等头面五官病证；④热病。

【操作】　浅刺 0.1 寸；或点刺出血。

NOTE

（十二）足厥阴肝经及常用腧穴

1.经脉循行　足厥阴肝经，起于足大趾外侧，沿足背经内踝前上行，至内踝上 8 寸交于足太阴经之后，上经腘窝内缘，沿大腿内侧，上入阴毛中，环绕阴器，上达小腹，挟胃两旁，属于肝，络于胆，再向上穿过横膈，分布于胁肋，沿着喉咙的后面，上入鼻咽部，连于目系，从额部浅出，与督脉交会于颠顶部。目系支脉，从目系分出，下循面颊，环绕唇内。肝部支脉，从肝分出，穿过横膈，向上流注于肺，与手太阴肺经相接（图 7–76）。

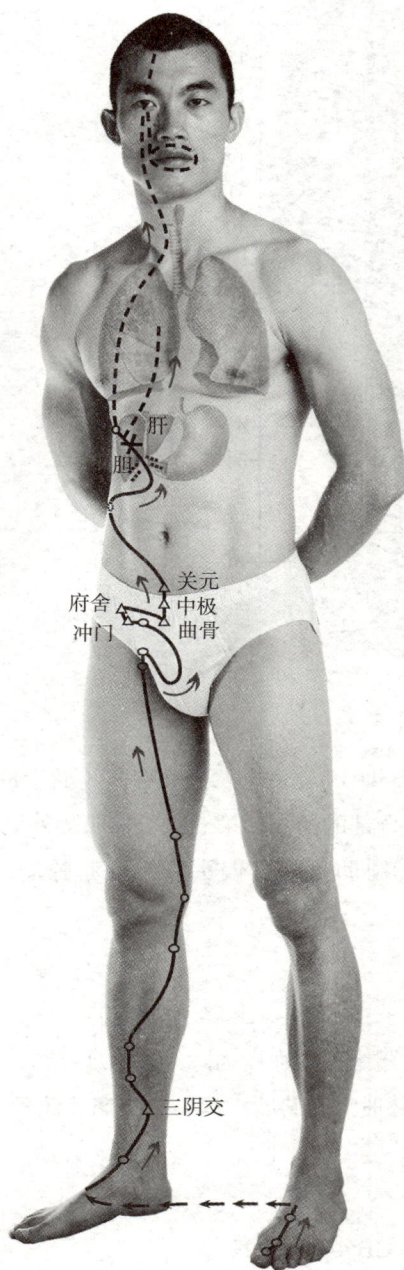

图 7–76　足厥阴肝经循行示意图

2. 主治概要

（1）肝胆病　黄疸，胸胁胀痛，呃逆及肝风内动所致的中风、头痛、眩晕、惊风等。

（2）妇科病、前阴病　月经不调、痛经、崩漏、带下、遗尿、小便不利等。

（3）经脉循行部位的其他病证　下肢痹痛、麻木、不遂等。

3. 本经腧穴　大敦、行间、太冲、中封、蠡沟、中都、膝关、曲泉、阴包、足五里、阴廉、急脉、章门、期门。

4. 常用腧穴

（1）大敦（Dàdūn，LR 1）　井穴

【定位】　足大趾末节外侧，趾甲根角侧后方0.1寸（图7-77）。

【主治】　①疝气，少腹痛；②遗尿，癃闭，五淋，尿血；③月经不调，崩漏，缩阴，阴中痛，阴挺；④癫痫，善寐。

【操作】　浅刺0.1～0.2寸；或点刺出血。

（2）行间（Xíngjiān，LR 2）　荥穴

【定位】　足第1、2趾间，趾蹼缘后方赤白肉际处（图7-77）。

【主治】　①足跗肿痛，下肢痿痹；②胸胁满痛；③中风、癫痫、头痛、目眩、目赤肿痛、口歪等肝经风热病证；④月经不调、痛经、闭经、崩漏、带下等妇科病证；⑤阴中痛，疝气；⑥遗尿，癃闭。

【操作】　直刺0.5～0.8寸。

（3）太冲（Tàichōng，LR 3）　输穴；原穴

【定位】　足第1、2跖骨间，跖骨底结合部前方凹陷中，或触及动脉搏动（图7-77）。

【主治】　①足跗肿痛，下肢痿痹；②胸胁满痛；③中风、癫痫、头痛、目眩、目赤肿痛、口歪等肝经风热病证；④月经不调、痛经、闭经、崩漏、带下等妇科病证；⑤阴中痛，疝气；⑥遗尿，癃闭；⑦黄疸、胁痛、腹胀、呃逆等肝胃病证。

【操作】　直刺0.5～0.8寸。

（4）蠡沟（Lígōu，LR 5）　络穴

【定位】　内踝尖上5寸，胫骨内侧面的中央（图7-78）。

【主治】　①月经不调，赤白带下，阴挺，阴痒；②小便不利，疝气，睾丸肿痛。

【操作】　平刺0.5～0.8寸。

（5）曲泉（Qūquán，LR 8）　合穴

【定位】　腘横纹内侧端，半腱肌肌腱内缘凹陷中（图7-78）。

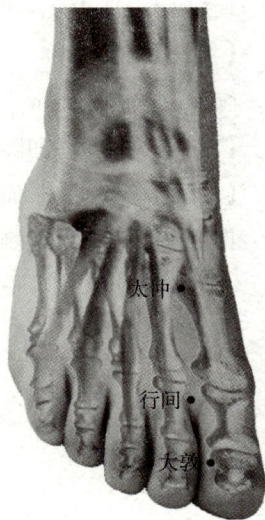

图 7-77

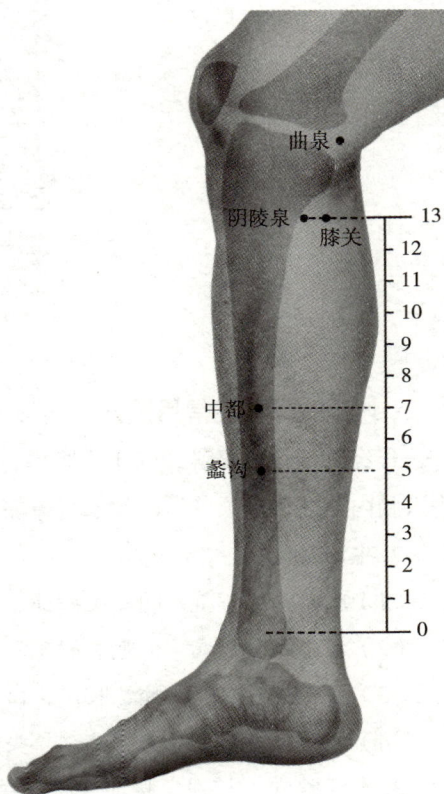

图 7-78

NOTE

【主治】 ①膝髌肿痛，下肢痿痹；②月经不调，痛经，带下，阴挺，阴痒，产后腹痛；③遗精，阳痿，疝气，小便不利。

【操作】 直刺 1～1.5 寸。

（6）章门（Zhāngmén，LR 13） 脾之募穴；八会穴之脏会

【定位】 第 11 肋游离端下际（图 7-79）。

【主治】 ①腹痛、腹胀、腹泻、呕吐等肠胃病证；②胁痛、黄疸、痞块等肝脾病证。

【操作】 直刺 0.8～1 寸。

（7）期门（Qīmén，LR 14） 肝之募穴

【定位】 第 6 肋间隙，前正中线旁开 4 寸（图 7-79）。

【主治】 ①胸胁胀痛，乳痈；②呕吐，吞酸，呃逆，腹胀，腹泻；③奔豚气。

【操作】 斜刺或平刺 0.5～0.8 寸；不可深刺，以免伤及内脏。

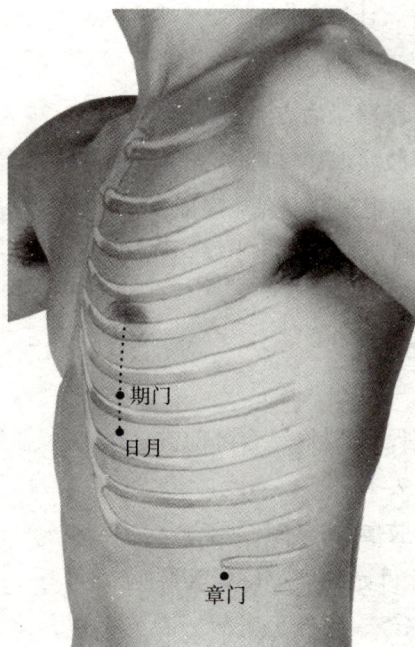

图 7-79

（十三）督脉及常用腧穴

1. 经脉循行 督脉，起于小腹内，下出于会阴部，向后行于脊柱的内部，上达项后风府，进入脑内，上行颠顶，沿前额下行鼻柱，止于上唇内龈交穴。（图 7-80）

2. 主治概要

（1）脏腑病 五脏六腑相关病证。

（2）神志病、热病 失眠、健忘、昏迷、发热、中暑、惊厥等。

（3）头面五官病 头痛，眩晕，口、齿、鼻、目等疾患。

（4）经脉循行部位的其他病证 头项、脊背、腰骶疼痛，下肢痿痹等。

3. 本经腧穴 长强、腰俞、腰阳关、命门、悬枢、脊中、中枢、筋缩、至阳、灵台、神道、身柱、陶道、大椎、哑门、风府、脑户、强间、后顶、百会、前顶、囟会、上星、神庭、

素髎、水沟、兑端、龈交、印堂。

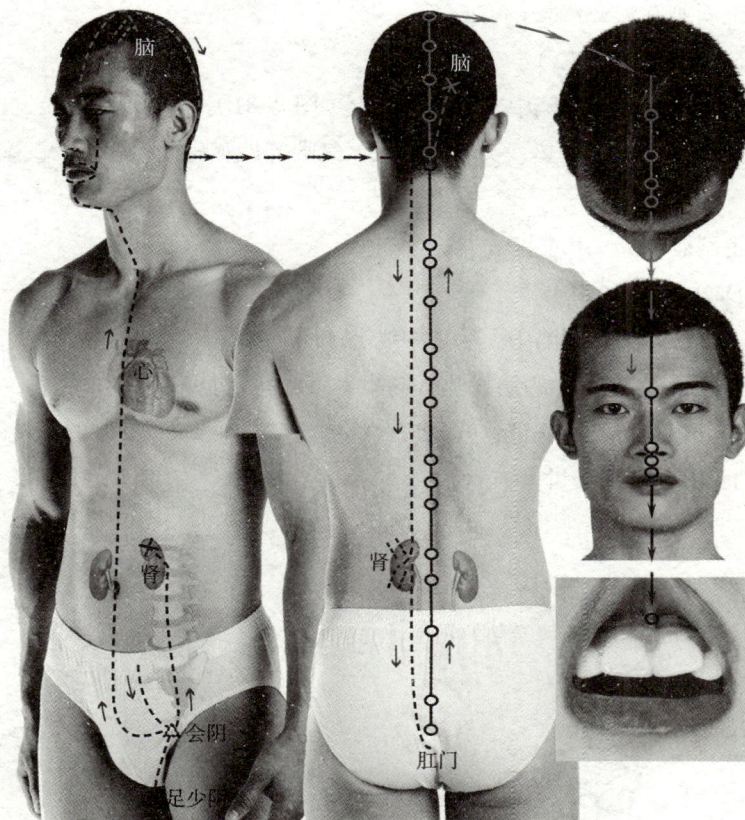

图 7-80　督脉循行示意图

4. 常用腧穴

（1）长强（Chángqiáng，DU 1）　督脉络穴

【定位】　尾骨端与肛门连线的中点处（图 7-81）。

【主治】　①腰痛，尾骶部痛；②痔疾、脱肛、泄泻、痢疾、便秘等肛肠疾患；③癫狂痫。

【操作】　紧靠尾骨前面斜刺 0.8 ～ 1 寸；不宜直刺，以免伤及直肠。

（2）腰阳关（Yāoyángguān，DU 3）

【定位】　第 4 腰椎棘突下凹陷中，后正中线上（图 7-81）。

【主治】　①腰骶疼痛，下肢痿痹；②月经不调、赤白带下、痛经、经闭、不孕等妇科病证；③遗精、阳痿等男科病证。

【操作】　向上斜刺 0.5 ～ 1 寸。

（3）命门（Mingmén，DU 4）

【定位】　第 2 腰椎棘突下凹陷中，后正中线上（图 7-81）。

【主治】　①腰脊强痛，下肢痿痹；②月经不调、赤白带下、痛经、经闭、不孕等妇科病证；③遗精、阳痿、精冷不育、小便频数等男性肾阳不足病证；④小腹冷痛，腹泻。

【操作】　向上斜刺 0.5 ～ 1 寸。

（4）至阳（Zhìyáng，DU 9）

NOTE

【定位】 第7胸椎棘突下凹陷中，后正中线上（图7-81）。

【主治】 ①腰背疼痛，脊强；②咳嗽，气喘；③黄疸。

【操作】 向上斜刺0.5～1寸。

（5）身柱（Shēnzhù，DU 12）

【定位】 第3胸椎棘突下凹陷中，后正中线上（图7-81）。

【主治】 ①腰脊强痛；②身热、头痛、咳嗽、气喘等外感病证；③惊厥，癫狂痫；④疔疮发背。

【操作】 向上斜刺0.5～1寸。

（6）大椎（Dàzhuī，DU 14）

【定位】 第7颈椎棘突下凹陷中，后正中线上（图7-81）。

【主治】 ①项强，脊痛；②恶寒发热、咳嗽、气喘等外感病证；③热病，疟疾，骨蒸潮热；④癫狂痫、小儿惊风等神志病证；⑤风疹，痤疮。

【操作】 向上斜刺0.5～1寸。

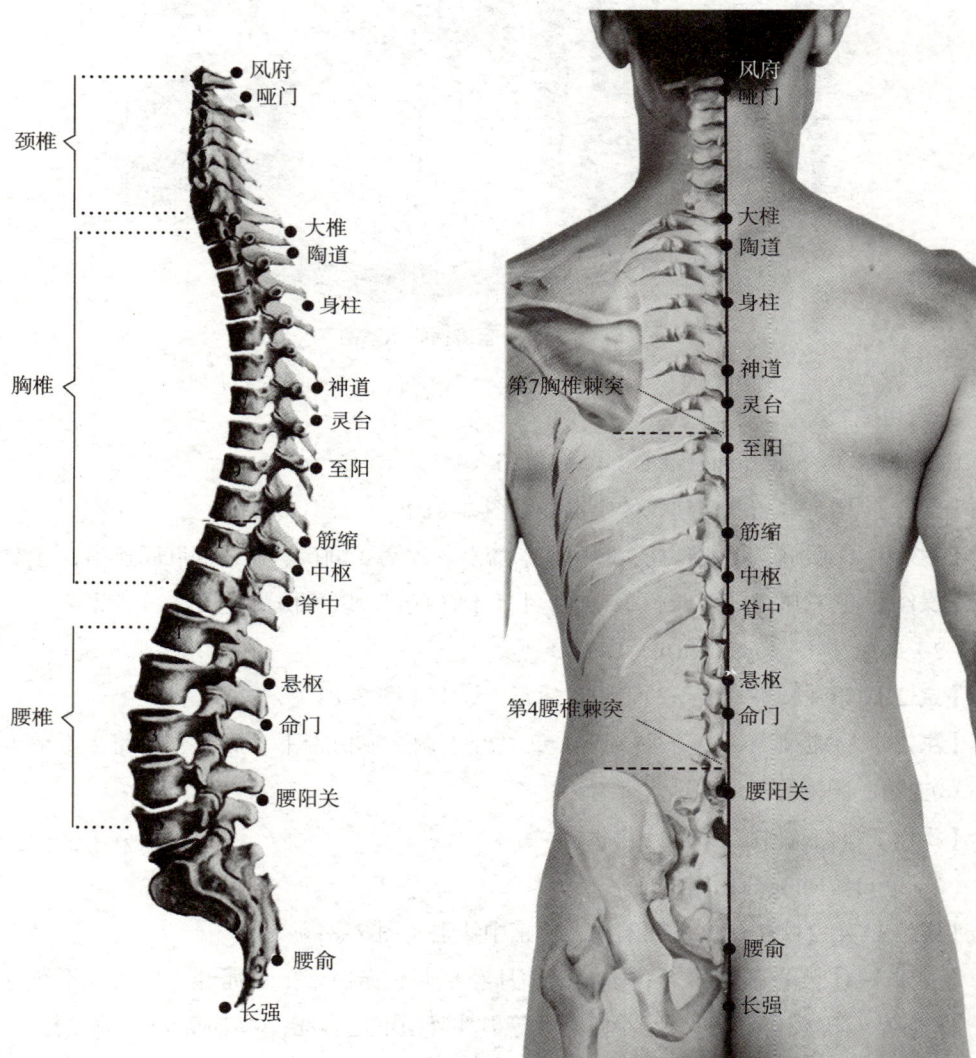

图7-81

（7）哑门（Yǎmén，DU 15）

【定位】 第 2 颈椎棘突上际凹陷中，后正中线上（图 7–82）。

【主治】 ①头痛，颈项强急；②暴喑，舌缓不语；③癫狂痫，癔病。

【操作】 正坐位，头微前倾，项部放松，向下颌方向缓慢刺入 0.5～1 寸；不可向上深刺，以免刺入枕骨大孔，伤及延髓。

（8）风府（Fēngfǔ，DU 16）

【定位】 枕外隆突直下，两侧斜方肌之间凹陷中（图 7–82）。

【主治】 ①中风、癫狂痫、癔病等内风为患的神志病证；②眩晕、头痛、颈项强痛、咽喉肿痛、失音、目痛、鼻衄等内、外风为患的病证。

【操作】 正坐位，头微前倾，项部放松，向下颌方向缓慢刺入 0.5～1 寸；不可向上深刺，以免刺入枕骨大孔，伤及延髓。

（9）百会（Bǎihuì，DU 20）

【定位】 前发际正中直上 5 寸（图 7–82）。

【主治】 ①痴呆、中风、失眠、健忘、癫狂痫、癔病等神志病证；②头痛、眩晕、耳鸣等头面病证；③脱肛、阴挺、胃下垂等气失固摄而致的下陷怔病证。

【操作】 平刺 0.5～0.8 寸；升阳举陷可用灸法。

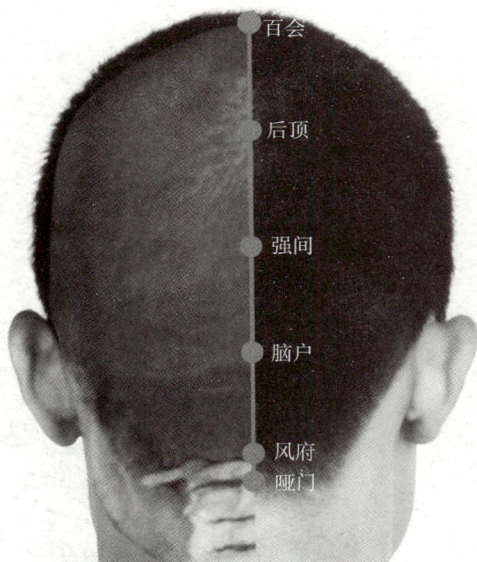

图 7–82

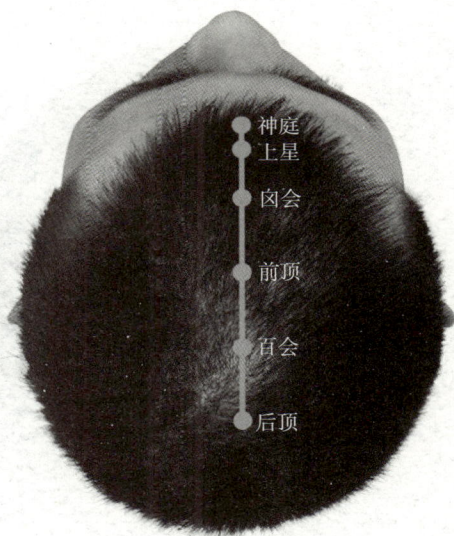

图 7–83

（10）上星（Shàngxīng，DU 23）

【定位】 前发际正中直上 1 寸（图 7–83）。

【主治】 ①头痛、目痛、鼻渊、鼻衄等头面部病证；②热病，疟疾；③癫狂。

【操作】 平刺 0.5～0.8 寸。

（11）神庭（Shéntíng，DU 24）

【定位】 前发际正中直上 0.5 寸（图 7–83）。

【主治】 ①头痛、目眩、目赤、鼻渊、鼻衄等头面五官病证；②癫狂痫、失眠等神志病证。

【操作】　平刺 0.5 ～ 0.8 寸。

（12）印堂（Yintáng，DU 29）

【定位】　两眉毛内侧端中间的凹陷中（图 7-84）。

【主治】　①头痛、眩晕、鼻衄、鼻渊、眉棱骨痛、目痛等头目病证；②失眠、健忘、痴呆等神志病证；③小儿惊风，产后血晕，子痫。

【操作】　提捏局部皮肤，平刺 0.3 ～ 0.5 寸；或用三棱针点刺出血。

（13）素髎（Sùliáo，DU 25）

【定位】　鼻尖正中（图 7-84）。

【主治】　①鼻渊、鼻衄等鼻病；②昏迷、惊厥、新生儿窒息等急症。

【操作】　向上斜刺 0.3 ～ 0.5 寸；或点刺出血。

（14）水沟（Shuǐgōu，DU 26）（人中 Rénzhōng）

【定位】　人中沟的上 1/3 与下 2/3 交界处（图 7-84）。

【主治】　①鼻塞、鼻衄、面肿、口歪、齿痛、牙关紧闭等面鼻口部病证；②昏迷、晕厥、中风、中暑、休克、呼吸衰竭等急危重症，为急救要穴之一；③癫狂痫、癔病、急慢惊风等神志病证；④闪挫腰痛。

【操作】　向上斜刺 0.3 ～ 0.5 寸，强刺激；或指甲掐按。

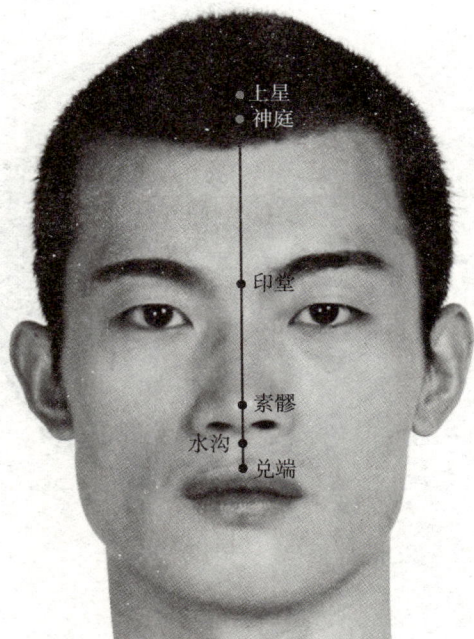

图 7-84

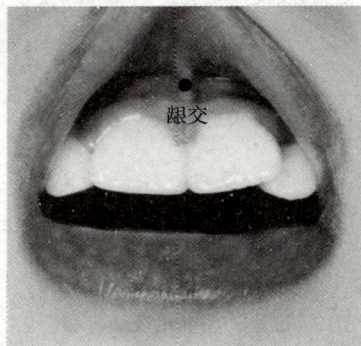

图 7-85

（15）龈交（Yínjiāo，DU 28）

【定位】　上唇系带与上牙龈的交点（图 7-85）。

【主治】　①口歪、口噤、齿衄、齿痛、鼻衄、面赤颊肿等面口病证；②癫狂。

【操作】　向上斜刺 0.2 ～ 0.3 寸；或点刺出血。

（十四）任脉及常用腧穴

1. 经脉循行 任脉，起于小腹内，下出会阴部，向上行于阴毛部，沿着腹内，向上经过关元等穴，到达咽喉部，再上行环绕口唇，经过面部，进入眼眶下，联系于目（图7-86）。

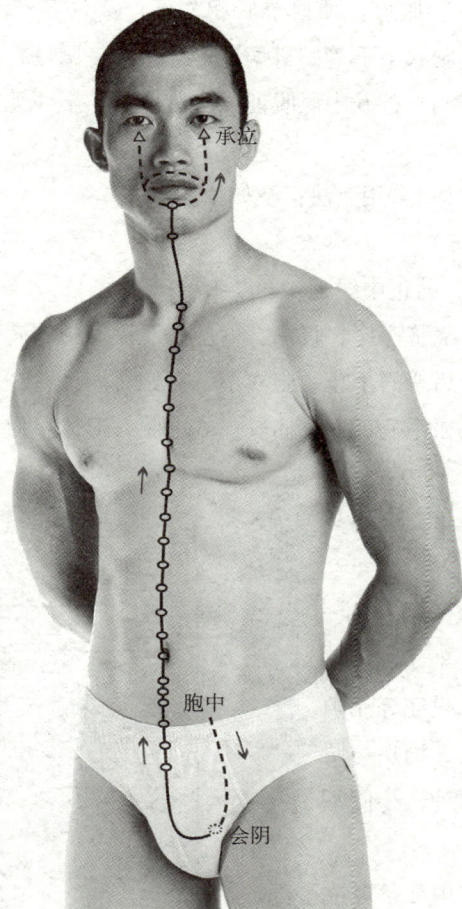

图 7-86 任脉循行示意图

2. 主治概要

（1）脏腑病 腹部、胸部相关内脏病。

（2）妇科病、前阴病 月经不调、痛经、崩漏、带下、遗精、阳痿、小便不利、遗尿等。

（3）颈及面口病 瘿气、梅核气、咽喉肿痛、暴喑、口歪、齿痛等。

（4）神志病 癫痫、失眠等。

（5）虚证 部分腧穴有强壮作用，主治虚劳、虚脱等证。

3. 本经腧穴 会阴、曲骨、中极、关元、石门、气海、阴交、神阙、水分、下脘、建里、中脘、上脘、巨阙、鸠尾、中庭、膻中、玉堂、紫宫、华盖、璇玑、天突、廉泉、承浆。

4. 常用腧穴

（1）中极（Zhōngjí，RN 3） 膀胱之募穴

【定位】 脐中下4寸，前正中线上（图7-87）。

【主治】 ①遗尿、小便不利、癃闭等泌尿系病证；②遗精、阳痿、不育等男科病证；③月

NOTE

经不调、崩漏、阴挺、阴痒、不孕、产后恶露不止、带下等妇科病证。

【操作】　直刺 1 ～ 1.5 寸；孕妇慎用。

（2）关元（Guānyuán，RN 4）　小肠之募穴

【定位】　脐中下 3 寸，前正中线上（图 7-87）。

【主治】　①腹泻、痢疾、脱肛、便血等肠腑病证；②月经不调、痛经、经闭、崩漏、带下、阴挺、产后恶露不尽、胞衣不下等妇科病证；③遗精、阳痿、早泄等男科病证；④小便不利、遗尿等泌尿系病证；⑤疝气；⑥中风脱证、虚劳冷惫、羸瘦无力等元阳虚损病证；⑦保健灸常用穴。

【操作】　直刺 1 ～ 1.5 寸；多用灸法；孕妇慎用。

（3）气海（Qìhǎi，RN 6）

【定位】　脐中下 1.5 寸，前正中线上（图 7-87）。

【主治】　①水谷不化、绕脐疼痛、腹泻、痢疾、便秘等肠腑病证；②月经不调、痛经、经闭、崩漏、带下、阴挺、产后恶露不止、胞衣不下等妇科病证；③遗精、阳痿、早泄等男科病证；④小便不利、遗尿等泌尿系病证；⑤疝气；⑥虚脱、形体羸瘦、脏气衰惫、乏力等元气虚损病证；⑦保健灸常用穴。

【操作】　直刺 1 ～ 1.5 寸；多用灸法；孕妇慎用。

（4）神阙（Shénquè，RN 8）

【定位】　脐中央（图 7-87）。

【主治】　①虚脱、中风脱证等元阳暴脱；②腹痛、腹胀、腹泻、痢疾、便秘、脱肛等肠腑病证；③水肿，小便不利；④保健灸常用穴。

【操作】　一般不针，多用艾条灸或艾炷隔盐灸法。

（5）下脘（Xiàwǎn，RN 10）

【定位】　脐中上 2 寸，前正中线上（图 7-87）。

【主治】　①腹痛、腹胀、腹泻、呕吐、完谷不化、小儿疳积等脾胃病证；②痞块。

【操作】　直刺 1 ～ 1.5 寸。

（6）建里（Jiànlǐ，RN 11）

【定位】　脐中上 3 寸，前正中线上（图 7-87）。

【主治】　①胃痛、呕吐、食欲不振、腹痛、腹胀等脾胃病证；②水肿。

【操作】　直刺 1 ～ 1.5 寸。

（7）中脘（Zhōngwǎn，RN 12）　胃之募穴；八会穴之腑会

【定位】　脐中上 4 寸，前正中线上（图 7-87）。

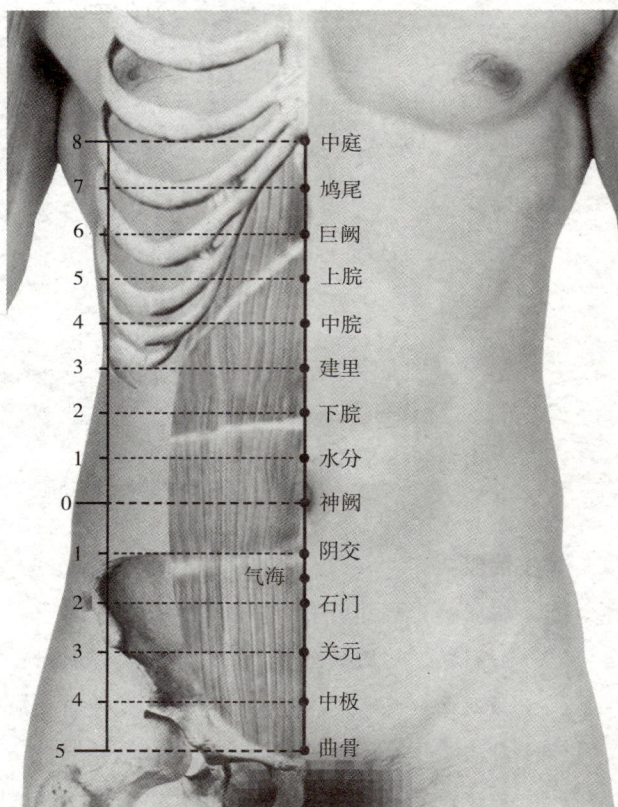

图 7-87

【主治】 ①胃痛、纳呆、呕吐、吞酸、呃逆、小儿疳积等脾胃病证；②黄疸；③癫狂，脏躁。

【操作】 直刺 1 ～ 1.5 寸。

（8）上脘（Shàngwǎn，RN 13）

【定位】 脐中上 5 寸，前正中线上（图 7-87）。

【主治】 ①胃痛、纳呆、呕吐、呃逆等胃腑病证；②癫痫。

【操作】 直刺 1 ～ 1.5 寸。

（9）膻中（Dànzhōng，RN 17） 心包之募穴；八会穴之气会

【定位】 横平第 4 肋间隙，前正中线上（图 7-88）。

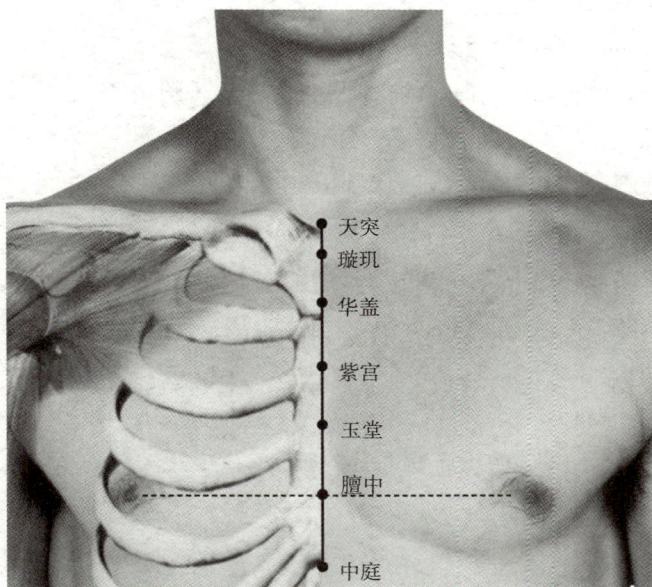

天突
璇玑
华盖
紫宫
玉堂
膻中
中庭

图 7-88

【主治】 ①产后乳少、乳痈、乳癖等胸乳病证；②咳嗽、气喘、胸闷、心痛、噎膈、呃逆等胸中气机不畅病证。

【操作】 平刺 0.3 ～ 0.5 寸。

（10）天突（Tiāntū，RN 22）

【定位】 胸骨上窝正中，前正中线上（图 7-88）。

【主治】 ①咳嗽、哮喘、胸痛、咽喉肿痛、暴喑等肺系病证；②瘿气、梅核气、噎膈等气机不畅病证。

【操作】 先直刺 0.2 ～ 0.3 寸，然后将针尖向下，紧靠胸骨柄后方刺入 1 ～ 1.5 寸；必须严格掌握针刺的角度和深度，以防刺伤肺和有关动、静脉。

（11）承浆（Chéngjiāng，RN 24）

【定位】 颏唇沟的正中凹陷处（图 7-89）。

【主治】 ①口歪，齿龈肿痛，流涎；②暴喑；

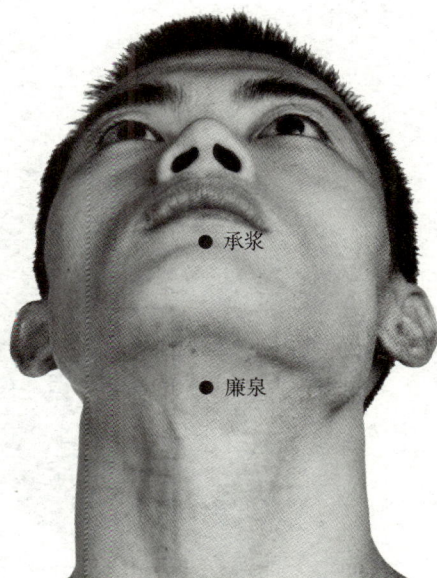

承浆
廉泉

图 7-89

NOTE

③癫狂。

【操作】　斜刺 0.3 ～ 0.5 寸。

二、经外奇穴

（一）头颈部穴

（1）四神聪（Sìshéncōng, EX-HN 1）

【定位】　百会前后左右各 1 寸，共 4 穴（图 7-90）。

【主治】　①头痛、头晕、目疾等头目病证；②失眠、健忘、癫痫等神志病证。

【操作】　平刺 0.5 ～ 0.8 寸。

（2）太阳（Tàiyáng, EX-HN 5）

【定位】　眉梢与目外眦之间，向后约一横指的凹陷处（图 7-91）。

【主治】　①头痛；②目疾；③面瘫。

【操作】　直刺或斜刺 0.3 ～ 0.5 寸；或点刺出血。

（3）耳尖（Erjiān, EX-HN 6）

【定位】　外耳轮的最高点（图 7-91）。

【主治】　①目疾；②头痛；③咽喉肿痛。

【操作】　直刺 0.1 ～ 0.2 寸。

（4）牵正（Qiānzhèng）

【定位】　耳垂前 0.5 ～ 1 寸的压痛处（图 7-91）。

【主治】　口喎、口疮。

【操作】　向前斜刺 0.5 ～ 0.8 寸。

（5）安眠（Anmián）

【定位】　翳风穴与风池穴连线的中点（图 7-91）。

【主治】　①失眠，头痛，眩晕；②心悸；③癫狂。

【操作】　直刺 0.8 ～ 1.2 寸。

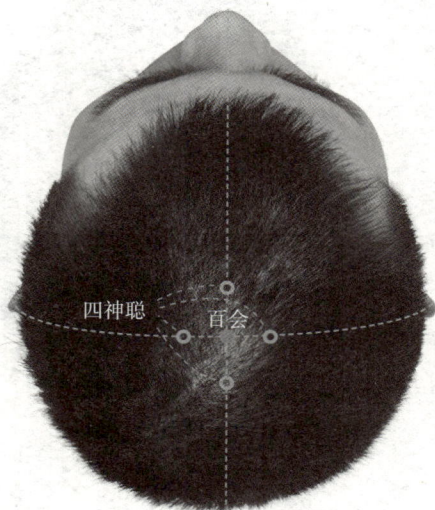

图 7-90

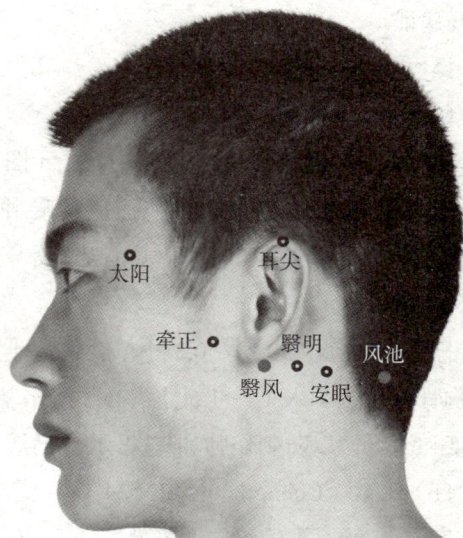

图 7-91

（二）胸腹部穴

（1）子宫（Zǐgōng，EX-CA 1）

【定位】　脐中下 4 寸，前正中线旁开 3 寸（图 7-92）。

【主治】　阴挺、月经不调、痛经、崩漏、不孕等妇科病证。

【操作】　直刺 0.8～1.2 寸。

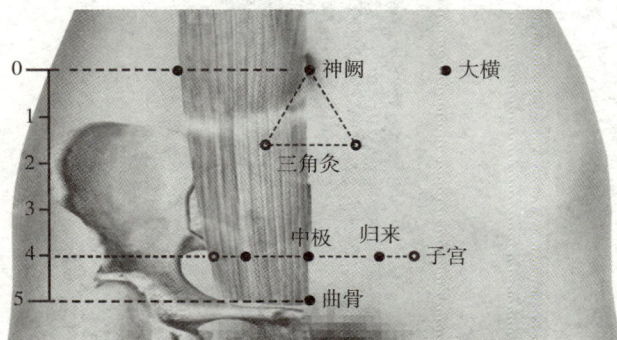

图 7-92

（2）三角灸（Sānjiǎojiǔ）

【定位】　以患者两口角之间的长度为一边，做等边三角形，将顶角置于患者脐心，底边呈水平线，两底角处取穴（图 7-92）。

【主治】　疝气，腹痛。

【操作】　艾炷灸 5～7 壮。

（三）背部穴

（1）定喘（Dìngchuǎn，EX-B 1）

【定位】　横平第 7 颈椎棘突下，后正中线旁开 0.5 寸（图 7-93）。

【主治】　①哮喘，咳嗽；②肩背痛，落枕。

【操作】　直刺 0.5～0.8 寸。

（2）夹脊（Jiájǐ，EX-B 2）

【定位】　第 1 胸椎至第 5 腰椎棘突下两侧，后正中线旁开 0.5 寸；一侧 17 穴，左右共 34 穴（图 7-93）。

【主治】　①上胸部的穴位治疗心肺、上肢疾病；②下胸部的穴位治疗胃肠疾病；③腰部的穴位治疗腰腹及下肢疾病。

【操作】　直刺 0.3～0.5 寸；或用梅花针叩刺。

（3）胃脘下俞（Wèiwǎnxiàshū，EX-B 3）

【定位】　横平第 8 胸椎棘突下，后正中线旁开 1.5 寸（图 7-93）。

【主治】　①胃痛，腹痛，胸胁痛；②消渴。

【操作】　斜刺 0.3～0.5 寸。

（4）腰眼（Yāoyǎn，EX-B 7）

【定位】　横平第 4 腰椎棘突下，后正中线旁开约 3.5 寸凹陷中（图 7-93）。

【主治】　①腰痛；②月经不调、带下；③虚劳。

【操作】 直刺 1 ~ 1.5 寸。

（5）十七椎（Shíqīzhuī，EX-B 8）

【定位】 第 5 腰椎棘突下凹陷中（图 7-93）。

【主治】 ①腰腿痛，下肢瘫痪；②痛经，月经不调，崩漏，带下；③小便不利，遗尿。

【操作】 直刺 0.5 ~ 1 寸；可灸。

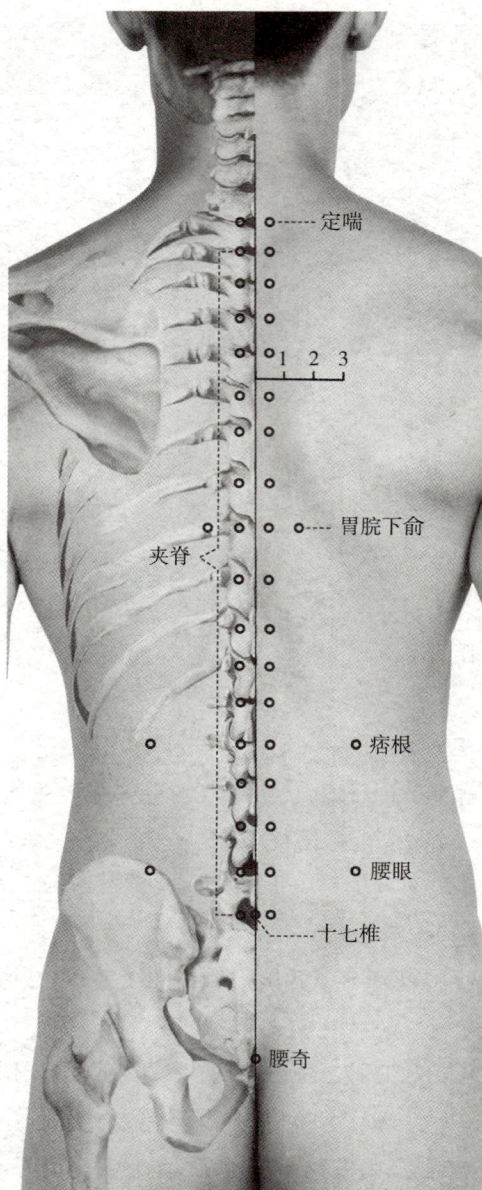

图 7-93

（四）上肢部穴

（1）腰痛点（Yāotòngdiǎn，EX-UE 7）

【定位】 第 2、3 掌骨及第 4、5 掌骨之间，腕背侧远端横纹与掌指关节的中点处，一手 2 穴，左右共 4 穴（图 7-94）。

【主治】 急性腰扭伤。

【操作】 由两侧向掌中斜刺 0.5 ～ 0.8 寸。

（2）外劳宫（Wàiláogōng，EX-UE 8）

【定位】 第 2、3 掌骨间，掌指关节后 0.5 寸凹陷中（图 7-94）。

【主治】 ①落枕；②手臂肿痛；③脐风；④小儿急、慢惊风。

【操作】 直刺 0.5 ～ 0.8 寸。

（3）八邪（Bāxié，EX-UE 9）

【定位】 第 1 ～ 5 指间，指蹼缘后方赤白肉际处，一手 4 穴，左右共 8 穴（图 7-94）。

【主治】 ①手背肿痛，手指麻木；②烦热；③目痛；④毒蛇咬伤。

【操作】 斜刺 0.5 ～ 0.8 寸，或点刺出血。

（4）四缝（Sìfèng，EX-UE 10）

【定位】 在第 2 ～ 5 指掌面的近侧指间关节横纹的中央，一手 4 穴，左右共 8 穴（图 7-95）。

【主治】 ①小儿疳积；②百日咳。

【操作】 点刺出血或挤出少许黄色透明黏液。

（5）十宣（Shíxuān，EX-UE 11）

【定位】 十指尖端，距指甲游离缘 0.1 寸，一手 5 穴，左右共 10 穴（图 7-95）。

【主治】 ①昏迷；②癫痫；③高热、咽喉肿痛；④手指麻木。

【操作】 浅刺 0.1 ～ 0.2 寸；或点刺出血。

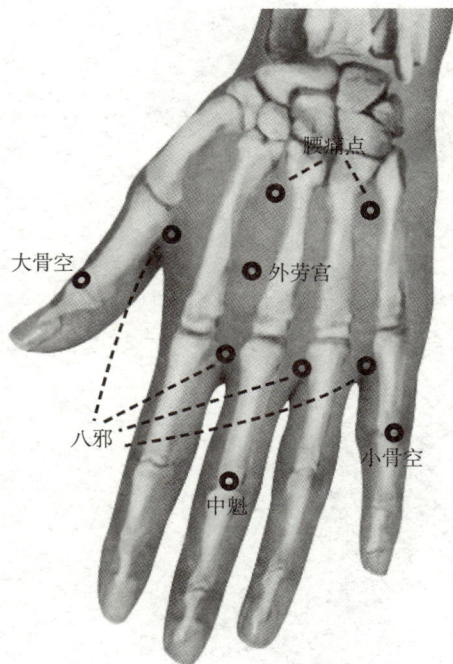

图 7-94

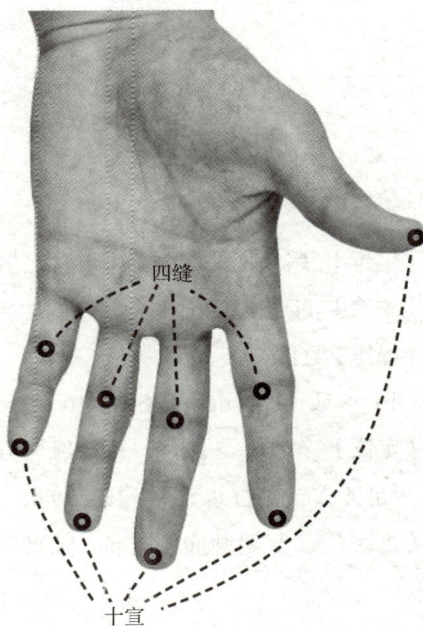

图 7-95

（五）下肢部穴

（1）内膝眼（Nèixīyǎn，EX-LE 5）

【定位】 髌韧带内侧凹陷处的中央（图 7-96）。

【主治】　①膝痛，腿痛；②脚气。

【操作】　向膝中斜刺 0.5～1 寸；或透刺对侧膝眼。

（2）胆囊（Dǎnnáng，EX–LE 6）

【定位】　腓骨小头直下 2 寸（图 7–97）。

【主治】　①急慢性胆囊炎、胆石症、胆道蛔虫症等胆腑病证；②下肢痿痹。

【操作】　直刺 1～2 寸。

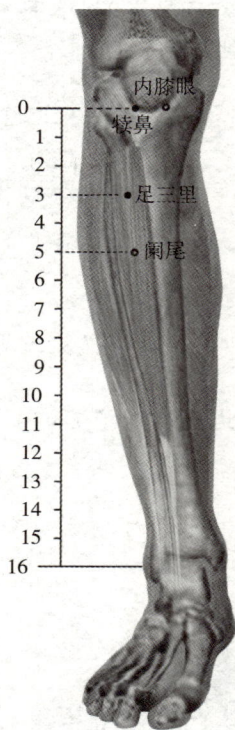

图 7–96

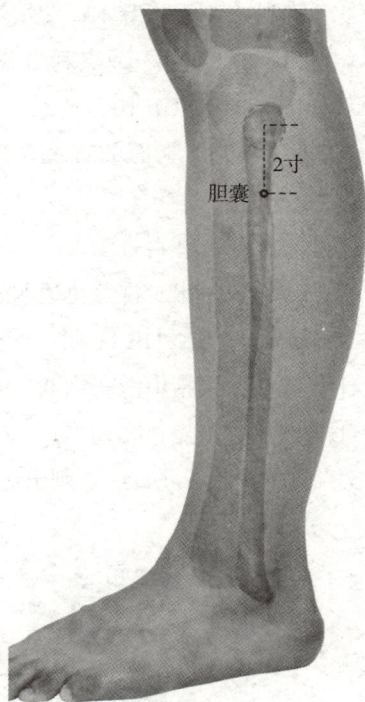

图 7–97

（3）阑尾（Lánwěi，EX–LE 7）

【定位】　髌韧带外侧凹陷下 5 寸，胫骨前嵴外一横指（图 7–96）。

【主治】　①急慢性阑尾炎，急慢性肠炎，消化不良；②下肢痿痹。

【操作】　直刺 1.5～2 寸。

（4）八风（Bāfēng，EX–LE 10）

【定位】　第 1～5 趾间，趾蹼缘后方赤白肉际处，一足 4 穴，左右共 8 穴（图 7–98）。

【主治】　①足跗肿痛，趾痛；②脚气；③毒蛇咬伤。

【操作】　斜刺 0.5～0.8 寸，或点刺出血。

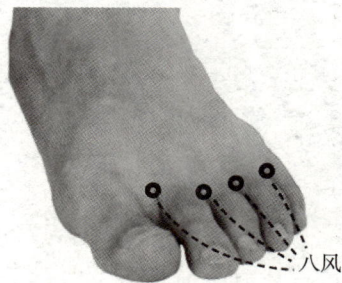

图 7–98

第四节 治疗概论

针灸治疗，是根据阴阳、五行、藏象、经络学说，运用四诊诊察疾病，从而获取病情资料进行辨证，明确疾病的病因病机、病位、病证性质和疾病的标本缓急，在此基础上进行配穴处方，依方施术，通经脉调气血，使阴阳归于相对平衡，从而达到治疗疾病，使患者恢复健康的目的。

一、治疗原则

针灸治疗原则是运用针灸治疗疾病所遵循的基本法则，也是确立治疗方法的基础。它对于针灸选穴处方及操作方法的运用具有重要的指导意义。根据中医传统理论及针灸临床实践，可将针灸治疗的原则概括为补虚泻实、清热温寒、标本缓急和三因制宜等。

（一）补虚泻实

补虚泻实就是扶助正气，祛除邪气。"虚"指正气不足，"实"指邪气有余。虚者宜补，实者宜泻。《灵枢·经脉》说："盛则泻之，虚则补之……陷下则灸之，不盛不虚以经取之。"《灵枢·九针十二原》说："虚则实之，满则泄之，菀陈则除之，邪盛则虚之。"因此，针对虚证、实证，补虚泻实是针灸治疗的基本原则之一。

1.补虚 "虚则补之""虚则实之"是指虚证采用补法治疗。适用于正虚、邪不盛的虚性病证，如气虚、阳虚、血虚、阴虚者。"补虚"主要是通过针刺手法的补法和穴位的选择、配伍等实现。如在有关脏腑经脉的背俞穴、募穴、原穴等施行补法，以改善脏腑功能，补益气血阴阳；另外，常取偏补性功能的腧穴如关元、气海、命门、膏肓、足三里、太溪、肾俞等，起到补益正气的作用。"陷下则灸之"，亦属于虚则补之的范畴，即气虚下陷而引起的病证，其治疗原则以灸治为主补气举陷，如子宫脱垂灸百会、气海、关元等。

2.泻实 "盛则泻之""满则泄之""邪盛则虚之"都是指实证宜采用泻法来治疗。适用于邪实、正未衰的实性病证，如表邪亢盛、痰涎壅塞、食物中毒、食积胀满等。"泻实"主要通过针刺手法的泻法和穴位的选择、配伍等实现。常取偏泻功能的腧穴如十宣、水沟、丰隆、血海、大椎、合谷、委中等穴，在穴位上施行提插、捻转、开阖等泻法，只针不灸或点刺出血，以达到祛除人体病邪的目的。"菀陈则除之"，亦属于实者泻之的范畴，"菀"同"瘀"，有瘀结、瘀滞之意。"陈"即"陈旧"，引申为时间长久。"菀陈"泛指脉络瘀阻之类的病证。"除"即清除。"菀陈则除之"泛指脉络瘀阻而引起的病证，以刺血为主来清除瘀血。

3.补泻兼施 补泻兼施，即扶正与祛邪兼用。疾病的临床证候常表现为虚实夹杂，治疗上应根据虚实的主次关系，决定补泻的先后与轻重缓急，扶正与祛邪合并使用或先后使用。扶正兼祛邪，适用于正虚为主的虚实夹杂证；祛邪兼扶正，适用于邪盛为主的虚实夹杂证。注意扶正与祛邪之间的作用关系，做到扶正不留邪，祛邪不伤正。

（二）清热温寒

热性病证用"清"法，即以寒治热；寒性病证用"温"法，即以热治寒，均属于正治法。《灵枢·经脉》说："热则疾之，寒则留之。"就是针对热性病证和寒性病证制订的清热温寒的治疗原则。

1. 清热　"清热"即清法，是用针法疏风散热、清热解毒、泻热开窍的一种治法。《灵枢·经脉》说："热则疾之。"《灵枢·九针十二原》说："刺诸热者，如以手探汤。"热性病证的治疗原则为浅刺疾出或点刺出血，手法宜轻而快，可以不留针，或针用泻法。如表热证者，常取大椎、曲池、合谷、外关等穴浅刺疾出，以清热解表。若伴咽喉肿痛者，可用三棱针在少商穴点刺出血，以加强泻热、消肿、止痛的作用。

2. 温寒　"温寒"即温法，是用针灸温经通络、温养阳气、回阳救逆的一种治法。《灵枢·经脉》说："寒则留之。"《灵枢·九针十二原》说："刺寒清者，如人不欲行。"寒性病证的治疗原则为深刺久留针，以达到温经散寒的目的。因寒性凝滞而主收引，针刺时不易得气，故应留针候气，加艾灸更能助阳散寒。如寒邪在表，留于经络者，艾灸施治最为相宜；若寒邪在里，凝滞脏腑，则针刺应深而久留，或配合使用复式针刺手法"烧山火"，或加用艾灸，以温针法扶阳祛寒。

（三）标本缓急

标与本是一个相对的概念，用以说明疾病的本质与现象，以及疾病过程中各种矛盾的主次、先后关系。标与本在中医学中有丰富的内涵，从邪正关系来看，正气是本，邪气是标；从病因和症状来看，病因是本，症状是标；从发病先后来看，旧病、原发病是本，新病、继发病是标。疾病有标本缓急的不同，治疗有先后主次之分。标本缓急的运用原则有如下几个方面：

1. 急则治标　急则治标，即标病紧急，首先要治疗标病，这是在特殊情况下采取的一种权宜之法。目的在于抢救患者或缓解患者的急迫症状，为治疗本病创造有利条件。例如，任何原因引起的高热抽搐，都应首先针刺大椎、曲池、水沟、合谷、内关、太冲等穴，以泻热、开窍、息风止痉；任何原因引起的昏迷，都应先针刺水沟以醒脑开窍；当患者出现小便潴留时，应首先针刺中极、水道、秩边，急利小便，然后再根据疾病发生的原因从本论治。

2. 缓则治本　缓则治本，即在标病不急时，针对疾病本质进行治疗的一种治疗原则。《素问·阴阳应象大论》中说："治病必求于本。"在大多数情况下，尤其对于慢性病及急性病恢复期，治疗疾病都要坚持"治病求本。"治愈了本病，由其所引发的病变也会随之消失。如心悸患者因痰火内郁者，常见口干苦、便秘等，此时治疗应着重于清热化痰，宜泻尺泽、丰隆等以治其本，则口干苦、便秘等症即可消失。

3. 标本同治　标本同治，即在标病和本病并重的情况下，所遵循的治疗原则，即兼顾标本进行治疗。如气虚感冒，单纯解表会使正气更虚，单纯扶正可能留邪不去，故当益气治本，解表治标，益气解表并施，标本同治。宜补足三里、关元，泻风池、大椎、合谷等。

（四）三因制宜

三因制宜是指因时、因地、因人制宜，即根据季节（包括时辰）、地理环境和治疗对象的不同情况，制定适宜的治疗方法。

1. 因时制宜　是根据不同的季节和时辰特点，选择适宜的治疗方法。四时气候的变化对人体的生理功能和病理变化有一定的影响。春夏季节，阳气升发，人体气血趋向体表，病邪伤人多在体表；秋冬季节，人体气血潜藏于内，病邪伤人多在深部。故治疗上，春夏宜浅刺，秋冬宜深刺。人体的气血流注盛衰和时辰的变化关系密切，针灸治疗亦强调择时选穴，如子午流注针法、灵龟八法、飞腾八法等。此外，因时制宜还包括针对某些疾病发作或加重的规律而选有效的治疗时机，如不寐的患者宜于下午或睡前针灸，痛经宜在月经来潮前开始治疗等。

2. 因地制宜　是根据不同的地理环境特点，选择适宜的治疗方法。地理环境、气候条件、生活习惯等不同，人体的生理活动和病理特点也有所区别，治疗方式应有差异。如《素问·异法方宜论》中记载："北方者，天地所闭藏之域也，其地高陵居，风寒冰冽，其民乐野处而乳食，脏寒生满病，其治宜灸焫……南方者，天地所长养，阳之所盛处也，其地下，水土弱，雾露之所聚也，其民嗜酸而食胕，故其民皆致理而赤色，其病挛痹，其治宜微针。"

3. 因人制宜　是根据患者的性别、年龄、体质等不同特点，选择适宜的治疗方法。男女具有不同的生理特点，尤其是妇女有经、带、胎、产的情况，在治疗时应予以重视。此外，年龄不同，生理机能及病理特点亦不相同，针刺方法也有差别。如《灵枢·逆顺肥瘦》中记载："年质壮大，血气充盈，肤革坚固，因加以邪，刺此者，深而留之……瘦人者，皮薄色少，肉廉廉然，薄唇轻言，其血清气滑，易脱于气，易损于血，刺此者，浅而疾之……婴儿者，其肉脆，血少气弱，刺此者，以毫刺，浅刺而疾发针，日再可也。"

二、治疗作用

（一）疏通经络

疏通经络是针灸最基本和最直接的作用。疏通经络是通过腧穴和针灸手法的作用，使经络疏通，气血畅达，从而达到治疗疾病的目的。经络"内属于脏腑，外络于肢节"，经络功能正常，则气血运行通畅，肌肤、脏腑、四肢百骸得以濡润滋养，从而发挥其正常的生理功能。若经络功能失常，气血运行受阻，或气血瘀滞，阻遏经络，出现病理变化，则导致疾病的发生。因此，各种内外因素引起的经络瘀阻不通是疾病发生的重要病机之一，在临床上常表现为疼痛、麻木、肿胀、青紫等症状，尤其在体表络脉出现瘀斑、充血、结节、条索状等阳性反应物等。针灸通过对腧穴施行相应的手法或配合点刺出血、拔罐等方法，来纠正经络功能失常的状态，从而解除由此产生的病理反应，使机体恢复健康。

（二）调和阴阳

调和阴阳是指通过经络、腧穴和针灸手法的作用，纠正机体阴阳的偏盛偏衰，恢复阴平阳秘的和谐状态。疾病发生的机制错综复杂，但总体而言可以归纳为阴阳失调。若因六淫、七情等因素导致人体阴阳失去相对平衡的状态，就会使脏腑经络功能失常，从而导致疾病的发生。《素问·阴阳应象大论》中说："阴胜则阳病，阳胜则阴病。"针对人体疾病发生发展的这一主要病理变化，运用针灸方法调节阴阳盛衰，恢复阴阳平衡，达到治愈疾病的目的。针灸调和阴阳的作用，主要是通过经络阴阳属性、经穴配伍和针刺手法来完成。如黄疸阳黄者，阳盛热重，湿郁热蒸，宜清化湿热，疏泄肝胆，取足少阳胆经穴阳陵泉、足厥阴肝经穴太冲、胆的背俞穴胆俞，针用泻法。慢性泄泻因脾虚湿盛而致者，治宜健脾止泻，取足阳明胃经穴足三里、天枢，足太阴脾经穴公孙、太白及脾的背俞穴脾俞，针用补法，以此来使阴阳平衡。

（三）扶正祛邪

扶正祛邪是指针灸具有扶助正气及祛除病邪的作用。疾病的发生、发展及其转归的过程是人体正气与邪气斗争的结果。正胜邪退则病情缓解，邪胜正虚则病情加重。因此，通过针灸的方法来扶助正气，祛除邪气，使疾病转归趋于良好。在临床上，扶正祛邪是通过补虚泻实来实现的。根据病情，选择一定的穴位施行补法，起到扶正的作用；或选择一定的穴位施行泻法，达到祛邪的目的。

三、治疗穴位的选择

在应用针灸治疗某种疾病时，一般通过针刺或艾灸若干个腧穴来完成，因此正确配穴是获得临床疗效的重要保证。

（一）选穴原则

选穴原则即临证选取穴位应当遵循的法则，包括近部取穴、远部取穴、辨证取穴和对症取穴。

1. 近部选穴　是指在病症的局部或邻近部位选取穴位的方法，又称局部取穴。"腧穴所在，主治所在"是腧穴近治作用的体现。如肩痛取肩三针；胃痛取中脘、梁门；颠顶头痛取百会；耳病选耳门、听宫、听会等。

2. 远部选穴　是指在病变部位所属经络及相关经络上，距离病位较远处选取穴位的方法，"经络所过，主治所及"是腧穴远治作用的体现。如心痛取手厥阴心包经的内关、大陵；胃痛取足阳明胃经的足三里、内庭等。

3. 辨证选穴　是指根据疾病的证候特点，分析病因病机而选取穴位的方法。临床上有很多疾病，如发热、不寐、自汗、盗汗、虚脱、抽搐、晕厥等，无明显的局限的病变部位，而以全身症状为主，可按照辨证的方法选择穴位。如不寐之心脾两虚者取心俞、脾俞；心肾不交取心俞、肾俞、太溪；心胆虚怯取心俞、胆俞、大陵、丘墟；肝阳上扰取肝俞、太冲；脾胃不和取胃俞、足三里等。

4. 对症选穴　是根据疾病的特殊症状而选取穴位的原则，是腧穴特殊治疗作用及临床经验在针灸中的具体运用。如腰痛选腰痛点；落枕选外劳宫；哮喘选定喘穴等。

（二）配穴方法

配穴方法是在选穴原则的指导下，根据疾病的病因、病机、病位等，选取主治作用相同或相近，或对于治疗疾病有协同作用的腧穴进行配伍应用的方法。历代医家总结出了很多种行之有效的配穴方法，总体归纳为两大类，即按经脉配穴法和按部位配穴法。

1. 按经脉配穴法　是以经脉或经脉相互联系为基础而进行穴位配伍的方法，主要包括本经配穴法、表里经配穴法、同名经配穴法。

（1）本经配穴法　即某一脏腑、经脉发生病变时，即选取该脏腑、经脉的腧穴来治疾病。如实证哮喘，可取手太阴肺经的列缺、尺泽；牙痛，可取足阳明胃经的颊车、下关等。

（2）表里经配穴法　即以脏腑、经络的阴阳表里关系为配穴依据的方法。即某一脏腑、经脉发生病变时，选取该经的腧穴及相表里的经脉腧穴来治疗疾病。如胁痛可取足厥阴肝经的太冲、期门配与其相表里的足少阳胆经的阳陵泉；外感风热咳嗽可取手太阴肺经的列缺、尺泽配与其相表里的手阳明大肠经的合谷、曲池。《灵枢·五邪》中也记载了表里经配合运用的条文："邪在肾，则病骨痛，阴痹取之涌泉、昆仑。"此外，特定穴中的原络配穴法也属于本法在临床中的应用。

（3）同名经配穴法　是基于同名经"同气相求"的理论，将手足同名经的腧穴相互配合应用的方法。如湿热痢取手阳明大肠经的合谷、曲池配足阳明胃经的天枢、上巨虚；落枕取手太阳小肠经的后溪配足太阳膀胱经的昆仑等。

2. 按部位配穴法 是结合身体上腧穴分布的部位进行穴位配伍的方法，主要包括上下配穴法、前后配穴法、左右配穴法。

（1）上下配穴法 是指腰以上或上肢腧穴与腰以下或下肢腧穴配合应用的方法。此法临证应用较为广泛。如肾精亏虚之眩晕，可上取风池、百会，下取悬钟、三阴交；脾虚下陷之痔疮，可上取百会，下取次髎、长强、承山等。此外，八脉交会穴的配对应用也属于此法。

（2）前后配穴法 是指将人体前部与后部的腧穴配合应用的方法，又称"腹背阴阳配穴法"。如脾阳不振之腹痛，前取下脘、关元，后取肾俞、脾俞；心脉瘀阻之心悸，前取膻中，后取心俞、膈俞等。此外，《灵枢·官针》中所指的"偶刺法"及特定穴应用中的俞募配穴法均属于本法在临床中的应用。

（3）左右配穴法 是指将人体左侧和右侧的腧穴配合应用的方法。本法基于人体十二经脉左右对称分布和部分经脉左右交叉的特点总结而成。临证时常选用左右同一腧穴配合运用，如胃痛取双侧足三里。也可以取左右的非同一腧穴，如右侧头痛，可取同侧太阳、头维和对侧的外关、足临泣。或左病右取，右病左取，如左侧面瘫可取对侧的合谷，右侧面瘫可取左侧的合谷等。

四、刺灸法的选择

刺灸法的选择是针灸处方的第二组成要素，包括治疗方法、操作方法和治疗时机的选择。刺灸法是针灸疗法的技术范畴，是影响针灸疗效的关键环节之一，相同的选穴可因刺灸法的不同而出现不同的治疗效果。因此，在针灸处方中必须重视刺灸法的说明和标识。

（一）治疗方法的选择

要针对患者病情和具体情况而确立针灸治疗方法，如用毫针刺法、灸法、火针法、拔罐法、皮肤针法等。

（二）操作方法的选择

当治疗方法确立后，要对其具体操作进行说明，如毫针刺法用补法还是泻法，艾灸用温和灸还是瘢痕灸等。对于处方中的部分穴位，当针刺操作的深度、方向等不同于常规的方法时，尤其是某些穴位要求特殊的针感或经气传导方向均要特别强调。

（三）治疗时机的选择

治疗时机是提高针灸疗效的重要方面。一般来说，针灸治疗疾病没有特殊严格的时间要求。但是，当某些疾病的发作或加重呈现明显的时间规律性时，临床上治疗时机的选择在这类疾病的治疗上有极其重要的意义，在发作或加重前进行针灸治疗可提高疗效。如痛经在月经来潮前几天开始针灸，直到月经结束为止；女性不孕症，在排卵期前后几天连续针灸等。

第五节 常见病证的治疗取穴

一、内科常见病证的治疗取穴

内科常见病证的治疗取穴见表 7-14。

表 7-14　内科常见病证的治疗取穴

症状	治法	主穴	配穴		操作
高热	清泻热邪	大椎、曲池、合谷、少商	风热袭表	鱼际、外关	毫针泻法；大椎刺络拔罐放血；十宣、十二井穴刺血；可配合脊柱两侧刮痧
			风寒袭表	风门、肺俞	
			热灼气分	十宣或十二井穴	
			热入营血	内关、血海	
			兼神昏者	水沟、十宣	
			兼烦躁者	印堂、神门	
晕厥	苏厥醒神	水沟、中冲、涌泉、足三里	虚证	百会、气海、关元	水沟、中冲用泻法；涌泉用平补平泻法；足三里用补法；虚证配穴用灸法；实证配穴用泻法
			实证	合谷、太冲	
虚脱	回阳固脱，回厥救逆	素髎、百会、神阙、关元、内关	兼神昏者	中冲、涌泉	素髎用泻法；百会、神阙、关元用灸法；内关用补法；配穴用点刺法
眩晕	定眩止晕	风池、百会、内关、太冲	肝阳上亢	行间、侠溪、太溪	毫针泻法
			痰湿中阻	中脘、丰隆、阴陵泉	
			气血两虚	气海、脾俞、胃俞	毫针补法，风池
			肾精亏虚	足三里、肾俞、三阴交	平补平泻
头痛	通络止痛	风池、百会、阿是穴	后枕痛	天柱、后顶、后溪、申脉	虚补实泻；风池平补平泻
			侧头痛	太阳、率谷、悬颅、外关	
			前额痛	上星、印堂、合谷、内庭	
			颠顶痛	前顶、通天、内关、太冲	
			风寒	风门、合谷	
			风热	大椎、鱼际	
			风湿	偏历、阴陵泉	
			肝阳上亢	太冲、太溪、侠溪	
			痰浊上蒙	中脘、丰隆、阴陵泉	
			瘀血阻络	内关、血海	
			肾阴不足	太溪、肾俞、悬钟	
			气血虚弱	气海、血海、足三里	

续表

症状	治法	主穴	配穴		操作
口眼㖞斜	祛风通络，疏调经筋	攒竹、阳白、四白、颧髎、颊车、地仓、合谷	风寒	风池、外关	面部腧穴均平补平泻
			风热	曲池	
			痰瘀	丰隆	
			鼻唇沟平坦	迎香、禾髎	
			鼻中沟歪斜	水沟	
			颏唇沟歪斜	承浆	
			目不能合	鱼腰、申脉	
落枕	疏经通络，活血止痛	阿是穴、肩井、外劳宫、后溪、悬钟	风寒袭络	风池、风府	毫针泻法；先刺远端穴，再刺疼痛局部穴位。可配合患侧背部闪罐法
			气血瘀滞	内关、太冲	
			兼肩痛	肩髎、外关	
			兼背痛	天宗、秉风	
漏肩风	通经活络，祛风止痛	肩髃、肩髎、肩贞、肩前、阿是穴	肩后部痛	后溪、昆仑	足三里、气海用补法，其余用泻法；先刺远端穴，再刺肩部穴位；可用三棱针于阿是穴点刺出血，加拔火罐
			肩前部痛	合谷、条口	
			肩外侧痛	外关、阳陵泉	
			外邪侵袭	合谷、风池	
			气滞血瘀	内关、合谷	
			气血虚弱	足三里、气海	
不寐	调理跷脉安神，利眠	印堂、四神聪、安眠、神门、照海、申脉	肝火扰心	行间、侠溪	神门、印堂、四神聪平补平泻；照海用补法；申脉用泻法；配穴按虚补实泻法；可配合自项至腰部足太阳经背部侧线走罐
			痰热内扰	丰隆、内庭	
			心脾两虚	心俞、脾俞	
			心肾不交	心俞、肾俞	
			心胆气虚	心俞、胆俞	
			脾胃不和	公孙、足三里	
多寐	养心醒神	百会、四神聪、神门、内关、三阴交	湿邪困脾	阴陵泉、公孙	虚补实泻法
			脾气不足	足三里、脾俞、胃俞	
			阳气虚衰	肾俞、太溪、关元、气海	
抑郁	疏肝解郁	水沟、百会、内关、神门、太冲	肝气郁结	膻中、期门	水沟用雀啄法；神门平补平泻；百会、内关、太冲用泻法；配穴按虚补实泻法
			气郁化火	行间、侠溪	
			痰气郁结	丰隆、廉泉	
			心神惑乱	通里、心俞	
			心脾两虚	心俞、脾俞	
			肝肾亏虚	肝俞、肾俞	
			咽部异物感	天突、照海	

NOTE

续表

症状		治法	主穴	配穴		操作
痴呆		调神益智，补肾通络	印堂、百会、四神聪、神庭、风池、足三里、太溪、悬钟	肝肾不足	肝俞、肾俞	足三里、太溪、悬钟用补法；余穴平补平泻；配穴按虚补实泻法
				痰浊上扰	丰隆、中脘	
				瘀血阻络	内关、膈俞	
咳嗽	新咳	疏风解表，宣肺止咳	天突、中府、肺俞、列缺、合谷	风寒	风池、风门	天突直刺0.2寸，后针尖转向下，紧靠胸骨后方刺入1～1.5寸，小幅提插，得针感后即出针；余以泻法
				风热	大椎、曲池	
				兼咽喉痛	少商放血	
	久咳	肃肺理气，止咳化痰	天突、肺俞、太渊、三阴交	痰湿侵肺	阴陵泉、丰隆	天突同上法；余主穴平补平泻，或加灸法；配穴按虚补实泻法
				肝火灼肺	行间、鱼际	
				肺阴亏虚	膏肓、太溪	
				兼咯血	孔最	
哮喘		止哮平喘	肺俞、中府、天突、膻中、孔最、定喘	风寒	风门、风池	定喘刺络拔罐；余穴用泻法
				风热	大椎、曲池	
				痰热	曲池、丰隆	
				肺气虚	气海、膏肓、太渊	定喘同上法；余穴用补法，可酌用灸法或拔火罐
				肾气虚	肾俞、太溪、阴谷、关元	
心悸		调理心气，安神定悸	厥阴俞、膻中、内关、郄门、神门	心胆虚怯	心俞、胆俞	平补平泻
				心脾两虚	心俞、脾俞	
				阴虚火旺	肾俞、太溪	
				水气凌心	三焦俞、水分	
				心脉瘀阻	心俞、膈俞	
呕吐		和胃降逆，理气止呕	中脘、胃俞、内关、足三里	寒邪客胃	上脘、公孙	足三里平补平泻；内关、中脘用泻法；配穴按虚补实泻法
				热邪内蕴	合谷、金津、玉液	
				积食不消	梁门、天枢	
				痰饮停蓄	膻中、丰隆	
				肝气犯胃	肝俞、太冲	
				脾胃虚寒	脾俞、神阙	
呃逆		理气和胃，降气平呃	天突、膻中、中脘、膈俞、内关、足三里	胃寒积滞	胃俞、建里	平补平泻；诸穴可加用艾条灸或隔姜灸；中脘、胃俞、内关、足三里可用温针灸，并可加拔火罐
				胃阴不足	胃俞、三阴交	
				脾胃阳虚	脾俞、胃俞	
				胃火冲逆	胃俞、内庭	常规刺法
				肝气郁滞	期门、太冲	常规刺法，可配合麝香粉0.5g于神阙或吴茱萸粉10g于涌泉穴位敷贴

续表

症状	治法	主穴	配穴		操作
胃痛	和胃止痛	中脘、内关、足三里	寒邪犯胃	胃俞、神阙	足三里平补平泻，疼痛发作时，持续强刺激1～3分钟；内关、中脘用泻法；配穴按虚补实泻法；寒象明显者配合灸法
			饮食停滞	梁门、天枢	
			肝气犯胃	胃俞、太冲	
			气滞血瘀	膻中、膈俞	
			脾胃虚寒	神阙、气海、脾俞	
			胃阴不足	胃俞、三阴交、太溪	
腹痛	通腑调气	下脘、关元、天枢、足三里、太冲	寒邪内积	神阙、公孙	按虚补实泻法；寒象明显者配合灸法；腹痛发作时，足三里持续强刺激1～3分钟
			湿热壅滞	阴陵泉、内庭	
			气滞血瘀	膻中、血海	
			脾阳不振	脾俞、肾俞	
胁痛	疏肝理气，通络止痛	期门、支沟、阳陵泉、足三里	肝气郁结	内关、太冲	按虚补实泻法；针期门用1～1.5寸毫针平刺或斜刺0.5～0.8寸
			气滞血瘀	膈俞、太冲	
			肝胆湿热	丰隆、侠溪	
			肝阴不足	肝俞、三阴交	
腹泻	急性　除湿导滞，通调腑气	天枢、水分、上巨虚、阴陵泉	寒湿	神阙	泻法；神阙用隔姜灸法
			湿热	内庭	
			食滞	中脘	
	慢性　健脾温肾，固本止泻	神阙、天枢、足三里、公孙	脾虚	脾俞、太白	神阙用灸法；天枢平补平泻；足三里、公孙用补法；配穴虚补实泻
			肝郁	肝俞、太冲	
			肾虚	肾俞、命门	
便秘	调理胃肠，行滞通便	大肠俞、天枢、归来、支沟、上巨虚	热邪壅盛	合谷、内庭	主穴泻法；配穴按虚补实泻法；神阙、关元用灸法
			气机郁滞	中脘、太冲	
			气虚	脾俞、气海	
			血虚	足三里、血海	
			阳虚	神阙、关元	
癃闭	行气启闭	关元、三阴交、阴陵泉、膀胱俞、秩边	湿热下注	中极、行间	秩边用芒针深刺2.5～3寸，以针感向会阴部放射为度；余穴虚补实泻
			肝郁气滞	太冲、支沟	
			瘀血阻塞	血海、膈俞	
			中气不足	气海、足三里	
			肾气亏虚	肾俞、太溪	

续表

症状	治法	主穴	配穴		操作
阳痿	补益肾气	关元、肾俞、三阴交	肾阳不足	命门、腰阳关	主穴用毫针补法，可用灸；配穴按虚补实泻法；针刺关元时针尖略向下斜刺，使针感向前阴放散
			肾阴亏虚	膏肓、太溪	
			心脾两虚	心俞、脾俞、足三里	
			惊恐伤肾	志室、胆俞	
			湿热下注	中极、阴陵泉	
			气滞血瘀	膈俞、血海、太冲	
			兼失眠、多梦	内关、神门、心俞	
			兼食欲不振	中脘、足三里	
			兼腰膝酸软	志室、阳陵泉	
遗精	益肾固摄	关元、志室、三阴交	心肾不交	心俞、肾俞、神门	主穴补法；配穴按虚补实泻法
			湿热下注	中极、阴陵泉	
			肾精亏损	肾俞、太溪	
			兼头昏	百会、风池	
			兼自汗	阴郄、足三里	

二、妇儿科常见病证的治疗取穴

妇儿科常见病证的治疗取穴见表 7–15。

表 7–15　妇儿科常见病证的治疗取穴

症状	治法	主穴	配穴		操作
月经先期	清热和血，益气调经	关元、气海、血海、三阴交	实热	曲池、行间	关元、三阴交平补平泻；气海用补法；血海用泻法；配穴按虚补实泻法；气虚者加灸或温针灸
			虚热	太溪	
			气虚	脾俞、足三里	
月经后期	温经散寒，和血调经	气海、归来、血海、三阴交	实寒	神阙、子宫	气海、三阴交用补法；归来用泻法；配穴按虚补实泻法；可加灸或温针灸
			虚寒	命门、腰阳关	
月经先后无定期	疏肝益肾，调理冲任	关元、肝俞、三阴交、交信	肝郁	期门、太冲	肝俞用泻法，其余主穴用补法；配穴按虚补实泻法
			肾虚	肾俞、太溪	
痛经	调经止痛	血海、足三里、三阴交、百会、太冲	寒凝胞宫	归来、地机	按虚补实泻法，可加用灸法
			气滞血瘀	中极、肝俞	
			气血亏虚	脾俞、胃俞、气海	
			肝肾不足	肝俞、肾俞	

续表

症状	治法	主穴	配穴		操作
崩漏	调理冲任	关元、三阴交、隐白	血热	中极、血海	按虚补实泻法
			湿热	中极、阴陵泉	
			气郁	膻中、太冲	
			血瘀	膈俞、血海	
			脾气虚	脾俞、足三里、气海	
			肾阳虚	肾俞、命门	
			肾阴虚	肾俞、太溪	
缺乳	调理气血，疏通乳络	乳根、膻中、少泽	气血不足	脾俞、胃俞	少泽点刺出血，余主穴平补平泻；配穴虚补实泻
			肝气郁结	肝俞、太冲	
小儿遗尿	健脾益气，温肾固摄	关元、中极、膀胱俞、三阴交	肾阳虚	肾俞、命门	毫针补法，配合灸法
			脾肺气虚	脾俞、肺俞、足三里	
小儿急惊风	开窍醒神，息风镇惊	水沟、印堂、合谷、太冲	外感惊风	风池、外关、曲池	毫针泻法；大椎、十宣点刺出血
			痰热惊风	大椎、丰隆、十宣	
			惊恐惊风	神门、四神聪	
小儿五迟五软	健脑益聪	百会、四神聪、悬钟、足三里、合谷	肝肾不足	肝俞、肾俞	毫针补法，或平补平泻；配合穴位推拿疗法
			心脾两虚	心俞、脾俞	
			痰瘀阻络	膈俞、血海、丰隆	
小儿积滞	消食化积，理气行滞	足三里、中脘、梁门	乳食内积	内庭、天枢	泻法为主，兼以补法；可配合捏脊法等推拿疗法
			积滞化热	曲池、大椎	
			脾虚夹积	四缝、脾俞、胃俞、气海	补法为主，兼以泻法；可配合捏脊法等推拿疗法

三、皮肤科、外科常见病证的治疗取穴

皮肤科、外科常见病证的治疗取穴见表 7-16。

表 7-16　皮肤科、外科常见病证的治疗取穴

症状	治法	主穴	配穴		操作
风疹	疏风和营	膈俞、曲池、合谷、血海、委中	风邪外袭	外关、风池	主穴毫针泻法，配穴按虚补实泻法；可配合神阙拔火罐
			胃肠积热	内庭、天枢	
			湿邪为患	阴陵泉、三阴交	
			血虚风燥	足三里、三阴交	
蛇串疮	泻火解毒，清热利湿	局部阿是穴、夹脊	肝经郁火	行间、侠溪	毫针泻法；局部阿是穴用围针法，或用三棱针点刺患处，拔罐出血
			脾经湿热	阴陵泉、内庭	

NOTE

续表

症状	治法	主穴	配穴		操作
丹毒	清热解毒，凉血祛瘀	大椎、曲池、合谷、委中、阿是穴	发于头面	百会、头维、太阳	诸针泻法，可配合三棱针于患处阿是穴散刺出血、拔罐
			发于下肢	血海、阴陵泉、内庭	
			热毒甚者	十宣或十二井穴	
乳痈	疏肝和胃，清热散结	肩井、膻中、乳根、期门、内关、少泽、内庭	肝郁甚者	太冲	诸针泻法；少泽、厉兑、大敦点刺出血
			胃热甚者	内庭	
			火毒甚者	厉兑、大敦	
脱肛	升提固脱	百会、大肠俞、长强、承山	中气下陷	脾俞、气海、足三里	百会用补法或灸法；余主穴平补平泻；配穴按虚补实泻法
			肺气不足	肺俞、气海	
			肾气不足	肾俞、三阴交	
			湿热下注	阴陵泉、飞扬	
痔疮	清热利湿，化瘀止血	次髎、长强、承山、二白	湿热下注	中极、阴陵泉	按虚补实泻法
			脾虚下陷	脾俞、百会	
斑秃	养血祛风，活血化瘀	阿是穴、百会、风池、肝俞、肾俞、膈俞	血虚风燥	足三里、血海	肝俞、肾俞用补法；余按虚补实泻法；阿是穴用梅花针叩刺或用艾条灸
			肝肾不足	三阴交、太溪、关元	
			气滞血瘀	太冲、血海、内关	

四、五官科常见病证的治疗取穴

五官科常见病证的治疗取穴见表 7-17。

表 7-17　五官科常见病证的治疗取穴

症状		治法	主穴	配穴		操作
目赤肿痛		清泻风热，消肿定痛	睛明、太阳、风池、合谷、太冲	风热外袭	少商、上星	毫针泻法；少商、上星、太阳点刺出血
				肝胆火盛	行间、侠溪	
近视		通络活血，养肝明目	承泣、睛明、风池、翳明、养老、光明	肝肾不足	肝俞、肾俞	毫针补法，或平补平泻
				心脾两虚	心俞、脾俞、足三里	
耳鸣耳聋	暴病	疏通耳窍	听宫、听会、翳风、中渚、侠溪	肝胆火盛	太冲、丘墟	毫针泻法
				外感风邪	外关、合谷	
	久病	益肾养窍	耳门、听宫、太溪、照海	肾气不足	肾俞、气海	毫针补法
				肝肾亏虚	肝俞、肾俞	
鼻流涕		清热宣肺，通利鼻窍	迎香、印堂、列缺、合谷	风热外感	尺泽、少商	毫针泻法；少商点刺出血
				湿热阻窍	曲池、阴陵泉	

续表

症状	治法	主穴	配穴		操作
牙痛	祛风泻火，通络止痛	颊车、下关、合谷	风火牙痛	外关、风池	主穴泻法；循经远取可左右交叉取穴；太溪补法，余穴泻法
			胃火牙痛	内庭、二间	
			阴虚牙痛	太溪、行间	
咽痛	清热利咽，消肿止痛	廉泉、尺泽、少商、关冲、内庭	外感风热	风池、外关	毫针泻法
			肺胃实热	厉兑、鱼际	

第八章　推拿概要

推拿又称按摩，属于中医外治法范畴，是以手法作用于人体体表的特定部位或穴位，通过调节机体自身的功能活动，而达到防病治病的目的。推拿治疗方法历史悠久，早在先秦时期，按摩就是主要的治疗和养生保健手段。目前，随着医学模式的转变及疾病谱的变化，治疗疾病的方法正在从偏重于手术和使用药物，逐渐向自然疗法和非药物治疗转变。推拿治疗方法具有简便、舒适、有效、安全的特性，特别是对运动系统、神经系统、消化系统为主的疾病，在治疗和保健方面具有其独特的优势。

第一节　推拿的作用原理

推拿是以手法作用于人体体表的特定部位或穴位，通过调节机体自身的功能活动，对机体生理、病理产生影响。概括起来，推拿具有以下三方面的作用：

一、调整阴阳，补虚泻实

阴阳失调是疾病的内在根本，贯穿于一切疾病发生、发展的始终。所以《景岳全书·传忠录》曰："医道虽繁，可一言以蔽之，阴阳而已。"在疾病的发生发展过程中，会出现各种各样的病理变化。无论外感病或内伤病，其病理变化的基本规律不外乎阴阳的偏盛或偏衰。推拿可以根据证候的属性来调节阴阳的偏盛偏衰，使机体转归于"阴平阳秘"，恢复其正常的生理功能，从而达到治愈疾病的目的。

在推拿治疗中，手法的轻重、频率和方向对补虚泻实起着重要的作用。如一般频率的一指禅推法，仅具有疏通经络、调和营卫的作用，但高频率的一指禅推法则具有活血消肿、托脓排毒的作用，临床常用来治疗痈、疖等疾病。手法的运动方向，在特定的治疗部位有着不同的补泻作用。如在摩腹时，以患者自身为准，自左摩、揉能健脾止泻，起到补的作用；自右摩、揉则有明显的泻下作用。

二、疏通经络，活血化瘀

推拿以经络学说为治疗的理论基础。经络遍布全身，是人体气、血、津液运行的主要通道，是联系全身上下内外的主要网络，是外邪入侵、进入脏腑的途径之一。经络发生病变的主要机制是经络阻滞、气血不通，不通则痛，经常通过痛、肿、瘀、麻的症状表现出来。推拿具有显著的疏通经络作用，经络通畅，气血流通，津液得以运行，才能起到"营阴阳，濡筋骨，利关节"的作用。

推拿治疗时，以操作者手法作用于人体体表的特定部位或穴位，可以疏经通络，活血化瘀，散寒止痛，是解除肌肉紧张、痉挛的有效方法。疏通的作用，其一是通过手法对人体体表的直接刺激，促进气血的运行。正如《素问·血气行志》中说："形数惊恐，经络不通，病生于不仁，治之以按摩醪药。"《素问·举痛论》中说："寒气客于肠胃之间，膜原之下，血不得散，小络急引故痛，按之则血气散，故按之痛止。"其二是通过手法对机体体表做功，产生热效应，加速气血的运行。如《素问·举痛论》中说："寒气客于背俞之脉则脉泣，脉泣则血虚，血虚则痛，其俞注于心，故相引而痛，按之则热气至，热气至则痛止矣。"再者，推拿可以通过提高机体痛阈和减低刺激量而达到止痛作用。

三、理筋整复，滑利关节

《灵枢·本脏》中指出："是故血和则经脉流利，营复阴阳，筋骨劲强，关节清利也。"说明气血调和、阴阳平衡，可以保证筋骨强健、关节滑利，从而维持正常的生活起居和活动功能。

《医宗金鉴·正骨心法要旨》中指出："因跌仆闪失，以致骨缝开错，气血郁滞，为肿为痛，宜用按摩法。按其经络，以通郁闭之气，摩其壅聚，以散瘀结之肿，其患可愈。"说明推拿具有理筋整复、滑利关节的作用。其作用表现在三方面：一是手法作用于损伤局部，可以促进气血运行，消肿祛瘀，理气止痛；二是推拿的整复手法可以通过力学的直接作用纠正筋出槽、骨错缝，消除局部肌肉痉挛和疼痛的病理状态，达到理筋整复的目的；三是运用被动运动手法，如弹拨手法、拔伸手法等，可以达到松解粘连、滑利关节的作用。

第二节　推拿介质

推拿时，为了减少对皮肤的摩擦损伤，或为了借助某些药物的辅助作用，可在推拿部位的皮肤上涂些液体、膏剂或洒些粉末。这种液体、膏剂或粉末统称为推拿介质，也称推拿递质。推拿时应用介质，在我国有悠久的历史，如《圣济总录》曰："若疗伤寒以白膏摩体，手当千遍，药力乃行，则摩之用药，又不可不知也。"《景岳全书》曰："治发热便见腰痛者，以热麻油按痛处揉之可止。"

一、介质的种类及作用

临床中运用的推拿介质种类颇多，既有单方，也有复方，还有药膏、药散、药酒、药汁等多种剂型。

（一）常用单方

1. 滑石粉　即医用滑石粉。可润滑皮肤，减少皮肤摩擦，保护皮肤。一年四季均可使用，是临床上小儿推拿最常用的一种介质。

2. 爽身粉　即市售爽身粉。有润滑皮肤和吸水性强的特点，质量较好的爽身粉可代替滑石粉。

3. 生姜汁　取鲜生姜适量，切碎、捣烂，取汁应用。可用于风寒感冒，或胃寒呕吐及腹痛、腹泻等。

NOTE

4. 葱白汁　取葱白适量，切碎、捣烂，取汁应用。可用于风寒感冒。

5. 葱姜汁　取葱白和生姜适量，切碎、捣碎，取汁使用。亦可将葱白和生姜切片，浸泡于75%乙醇中使用，能加强温热散寒的作用，常用于冬春季及小儿虚寒证。

6. 白酒　普通白酒或药酒均可。适用于成人推拿时使用（皮肤过敏者禁用）。有活血祛风、散寒除湿、通经活络的作用。一般用于急性扭挫伤，并常用于治疗风寒湿痹和慢性劳损。

7. 蛋清　蛋清具有清凉祛热、化积消食的作用。常用于小儿外感发热、消化不良等。

8. 薄荷水　取新鲜薄荷叶或干薄荷叶，浸泡于适量的开水中，容器加盖存放8个小时，去渣取汁应用。或取5%薄荷脑5g，浸入75%乙醇100mL内配制而成，具有清凉解表、清利头目和透疹的作用。常用于风热感冒或风热上犯所致的头痛、目赤、咽痛等，或痘疹初期隐隐不透，或麻疹将出之际。

9. 木香水　取少许木香，用开水浸泡，待凉后去渣使用。具有行气、活血、止痛的作用。常用于急性扭伤及肝气郁结导致的两胁疼痛等。

10. 麻油　即食用麻油。在使用擦法时局部涂抹少许麻油，可以加强手法的透热作用而提高疗效，常用于刮痧疗法中。

11. 凉水　即洁净的自来水或凉开水。有清凉肌肤和退热的作用，常用于外感发热证。

（二）常用复方

1. 红花油　由冬青油、红花、薄荷脑配制而成，有消肿止痛等作用。常用于急性或慢性软组织损伤。

2. 冬青膏　由冬青油、薄荷脑、凡士林和少许麝香配制而成，具有温经散寒和润滑的作用。常用于治疗小儿虚寒性腹泻及软组织损伤。

3. 传导油　由玉树油、甘油、松节油、酒精、蒸馏水等配制而成。用时摇匀，具有消肿止痛、祛风散寒的作用。适用于各种软组织损伤和痹证。

4. 按摩乳　由多种药物组成，主要作用为舒筋通络、活血化瘀、消肿止痛等。

5. 外用药酒　根据病情需要，选用不同中药浸泡于高度白酒数日后使用。如当归尾30g，乳香20g，没药20g，血竭10g，马钱子20g，广木香10g，生地黄10g，桂枝30g，川乌20g，草乌20g，冰片1g，浸泡于1.5kg高浓度白酒中，2周后使用。具有行气活血、化瘀通络的功效。常用于各种慢性软组织损伤、骨和软骨退行性病证。

二、介质的选择

（一）辨证选择

推拿治疗时依据证型的不同选择不同的介质。总体分为两大类，即辨寒热和辨虚实。寒证，选用具有温热散寒作用的介质，如葱姜水，冬青膏、白酒等；热证，选用具有清凉退热作用的介质，如薄荷水、凉水等；虚证，选用具有滋补作用的介质，如药酒、冬青膏等；实证，选用具有清泻作用的介质，如蛋清、红花油、木香水等。其他证型可用中性介质，如滑石粉、爽身粉等。

（二）辨病选择

根据病情的不同，选择不同的介质。关节扭伤、腱鞘炎等软组织损伤，可选用具有活血化瘀、消肿止痛、透热性强的介质，如红花油、冬青膏等；小儿肌性斜颈，可选用润滑性能较强的介质，如滑石粉、爽身粉等；小儿发热，可选用清热性能较强的介质，如凉水、薄荷水等。

（三）根据年龄选择

一般而言，对于成年人，不论水剂、油剂、粉剂均可应用；老年人可选用的介质有油剂和酒剂等；儿童可选用的介质有滑石粉、爽身粉、凉水、薄荷水、葱姜汁、蛋清等。

第三节　推拿宜忌及注意事项

推拿疗法在我国历史悠久，它不但用于治疗疾病，还广泛用于预防保健。推拿疗法具有简便易行、行之有效、安全易学等优点。本节主要介绍推拿疗法在临床应用的适应证和禁忌证及使用推拿疗法的注意事项。

一、适应证

推拿疗法适用范围相当广泛，涉及临床各科疾病的治疗和护理，同时也可以运用于保健、美容、运动等方面。

1.骨伤科疾病　颈椎病、落枕、肩周炎、急性腰扭伤、腰肌劳损、腰椎间盘突出症、软组织扭伤、退行性膝关节炎、各型骨折及关节脱位的恢复治疗等。

2.外科疾病　肠粘连、慢性前列腺炎、慢性阑尾炎、下肢静脉曲张、乳痈等。

3.内科疾病　头痛、感冒、哮喘、胃脘痛、失眠、泄泻、便秘、中风后遗症、尿潴留等。

4.妇科疾病　产后缺乳、痛经、闭经、月经失调、子宫脱垂、慢性盆腔炎等。

5.儿科疾病　发热、咳嗽、泄泻、呕吐、疳积、惊风、痛证、便秘、脱肛、肠套叠、遗尿、夜啼、小儿麻痹后遗症、小儿肌性斜颈等。

6.五官科疾病　近视、麻痹性斜视、鼻炎、耳聋、耳鸣等。

二、禁忌证

1. 各种急性传染病，如结核病、肝炎等。
2. 感染性疾病，如丹毒、脓肿、骨髓炎、化脓性关节炎、脓毒血症等。
3. 皮肤病变部位，如皮肤破损、烧伤、烫伤、溃疡性皮炎、湿疹等。
4. 各种血证、血液病或有出血倾向者，如便血、尿血、外伤出血、软组织损伤早期瘀血肿胀及较重要部位骨折早期、截瘫初期、急性胃十二指肠穿孔等。
5. 严重心、脑、肺、肾等器质性疾病及年老体弱的危重病患者。
6. 妇女月经期或妊娠期，腹部和腰骶部。
7. 年老体衰、久病体虚、剧烈运动后，过饱、过饥、极度疲劳、醉酒等状态。

三、注意事项

1. 操作环境保持通风换气，避免对流风，注意保暖。寒冷季节要注意施术者手的温度。
2. 操作前医护人员应修剪指甲，洗净双手，避免损伤患者皮肤。
3. 操作手法柔和、均匀、有力、持久，运力能达到组织深部。禁用暴力、相反力，以防组

NOTE

织受损。

4. 根据患者的年龄、性别、病情、病位及耐受性，准确取穴，采取合适的体位并应用适宜的手法及刺激强度。

5. 操作顺序一般为自上而下、从前到后，由浅入深，循序渐进，并可依据病情适当调整。手法强度应遵循先轻后重、由重转轻进而结束的原则。局部治疗，按手法的主次进行。

6. 除少数直接接触皮肤的手法（如推法）外，其他手法治疗时应将治疗巾覆盖于施术部位。若天气炎热，可在施术部位涂适量滑石粉，以免推拿时损伤皮肤。小儿推拿一般要使用按摩乳等推拿介质。

7. 操作过程中随时观察患者对手法的反应和感觉，若有不适，应及时调整手法和刺激强度。如出现头昏目眩、恶心、自汗等反应，立即停止推拿，并做好相应的处理。

8. 每次操作 10～40 分钟，每日或隔日 1 次，10～15 次为 1 个疗程，疗程间隔 2～3 日。

第四节　常用推拿手法

手法，是指按特定技巧和规范化动作在受治者体表操作，以达到治疗疾病和保健强身目的的一种临床技能。手法的基本要求是持久、有力、均匀、柔和与渗透。所谓"持久"是指手法能按要求持续运用一定时间，以达到相应的疗效；"有力"是指手法必须具有一定的力量，要根据患者的体质、病证和部位而加减，既要达到效果，又要避免使用蛮力和暴力；"均匀"是指手法动作要有一定的节律性，速度不能时快时慢，幅度不可时大时小，用力不能时轻时重；"柔和"是指手法要轻柔灵活，用力轻而不浮，重而不滞，变换动作自然，尽量减少对皮肤的刺激，又要不失治疗所需的力度；"渗透"是指手法具备了持久、有力、均匀、柔和这四项要求，从而具有透入皮内，深达组织深层及脏腑的渗透力。临床常用的基本推拿手法主要包括一指禅推法、滚法、揉法等十几种手法。

一、一指禅推法

以拇指指端或螺纹面着力，通过腕部的往返摆动带动拇指做屈伸往返运动，使所产生的功力通过拇指持续不断地作用于施术部位，称为一指禅推法。

【操作要领】　拇指自然伸直，余指的掌指关节和指间关节自然屈曲，以拇指指端或螺纹面着力于体表施术部位或穴位上。沉肩，即肩关节放松，肩胛骨自然下沉，不要耸肩用力，以腋下空松能容一拳为宜；垂肘，即肘关节自然下垂，略低于腕部，肘部不要向外支起，亦不宜过度夹紧内收；悬腕，即手掌自然垂屈，在保持腕关节放松的基础上，尽可能屈腕至 90°，腕部在外摆时，尺侧要低于桡侧，回摆到最大时，尺侧、桡侧持平；掌虚指实，即握虚拳，拇指端自然着实吸定于一点，切忌拙力下压，其余四指及掌部要放松；紧推慢移，即前臂主动运动，带动腕关节有节律地快速左右摆动，每分钟 120～160 次，但拇指端或螺纹面在施术部位或穴位上移动却较慢（图 8-1）。

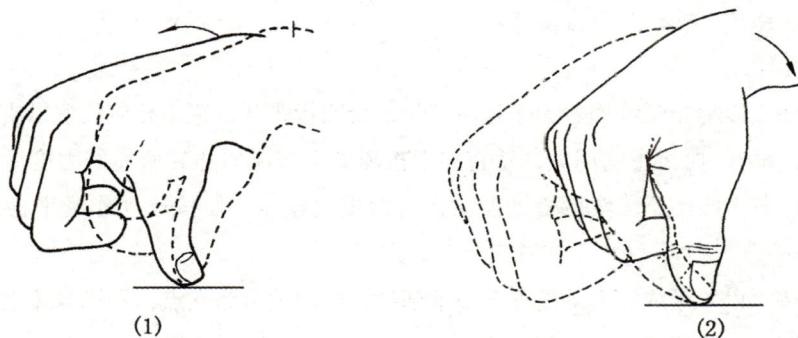

图 8-1　一指禅推法

【适用部位】　用于全身各经络、穴位等线状与点状的刺激部位，多用于颜面部、颈项部及关节骨缝处。

【适应证】　主要适用于头痛、失眠、面瘫、近视、颈椎病、关节炎等。

【注意事项】　拇指的治疗部位要相对固定；指尖关节的屈伸和腕关节的摆动要协调一致。

二、滚法

以小鱼际及手背尺侧为着力面，通过腕关节的屈伸运动和前臂的旋转运动，使小鱼际与手背在施术部位上做持续不断地滚动，称为滚法。

【操作要领】　手掌微握，以第五掌指关节背侧为吸定点，用小鱼际掌背侧至第 3 掌指关节部着力（占掌背的 1/3 ～ 1/2），前臂做主动的推旋运动，带动腕关节做较大幅度的屈伸和一定的旋转运动（图 8-2）。

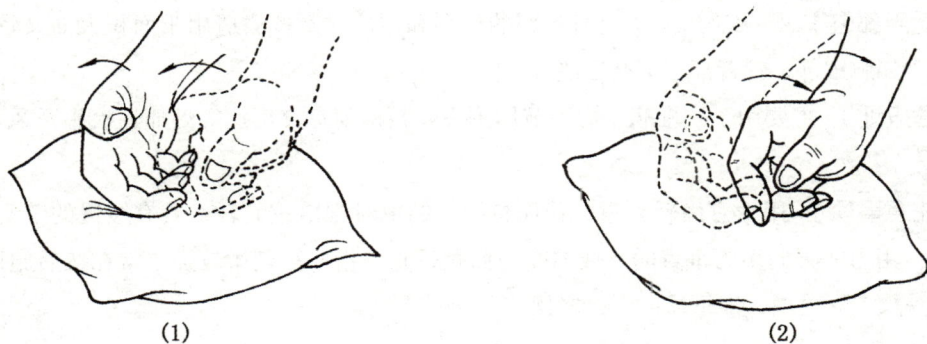

图 8-2　滚法

【适用部位】　颈项、肩背、腰臀、四肢等肌肉丰厚处。

【适应证】　用于颈椎病、肩关节周围炎、腰椎间盘突出症、各种运动损伤、运动后疲劳、半身不遂等。

【注意事项】　术者着力部位要始终"吸定"于施术部位，不得在皮肤表面拖擦或滑移；并注意腕关节的屈伸和前臂的旋转要协调一致。

三、按法

以指、掌着力，有节律地按压施术部位，称为按法。分为指按法和掌按法两种。按法又常

NOTE

与揉法相结合，组成"按揉"复合手法。

【操作要领】

（1）指按法　以拇指螺纹面着力于施术部位，余四指张开，置于相应位置以支撑助力，腕关节屈曲 40°～ 60°。拇指主动用力，垂直向下按压。当按压力达到所需的力度后，要稍停片刻，即所谓的"按而留之"，然后松劲撤力，再做重复按压，使按压动作既平稳又有节奏性（图 8-3）。

（2）掌按法　以单手或双手掌面置于施术部位，以肩关节为支点，利用身体上半部的重量通过上臂、前臂及腕关节传至手掌部，垂直向下按压，施力原则同指按法（图 8-4）。

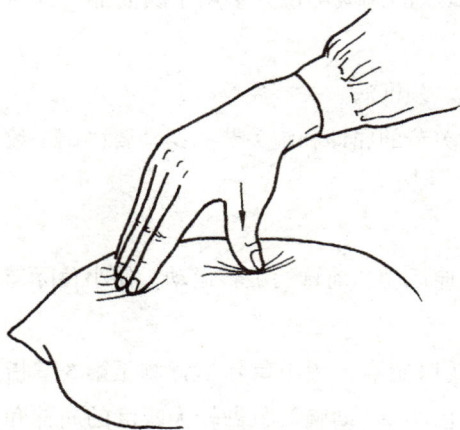
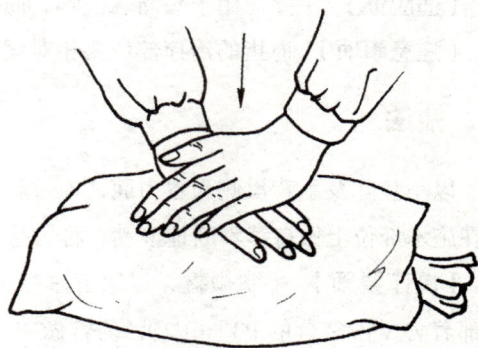

图 8-3　指按法　　　　　　　　　　　　　　　　图 8-4　掌按法

【适用部位】　指按法适用于全身各部的经络和穴位。掌按法适用于面积大而又较为平坦的部位，如胸腹部、腰背部、下肢后侧等。

【适应证】　主要用于颈椎病、肩关节周围炎、腰椎间盘突出症等疼痛性疾患及风寒感冒、偏瘫等。

【注意事项】　用力宜由轻到重，稳而持续，结束时则由重而轻，具有缓慢的节奏性，切忌暴力；用力的方向多为垂直向下或与受力面相垂直；指按法刺激较强，常在按后施以揉法，有"按一揉三"之说，即重按一下，轻揉三下。

四、摩法

以指或掌着力于施术部位，以腕关节连同前臂做有规律的环形或直线往返摩动，称为摩法。分为指摩法和掌摩法。

【操作要领】

（1）指摩法　指掌部自然伸直，食指、中指、无名指和小指并拢，腕关节略屈。以食指、中指、无名指和小指指面附着于施术部位，以肘关节为支点，前臂主动运动，使指面随同腕关节做环形或直线往返摩动（图 8-5）。

（2）掌摩法　手掌自然伸直，腕关节略背伸，将手掌平放于体表施术部位上。其操作过程同指摩法（图 8-6）。

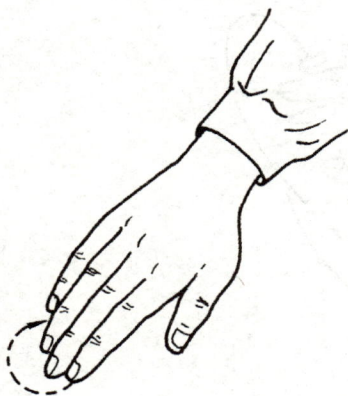

图 8-5　指摩法

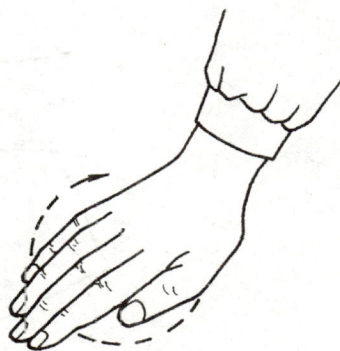

图 8-6　掌摩法

【适用部位】　全身各部位，以腹部应用较多。

【适应证】　多用于腹胀腹痛、便秘、久泻、疳积、痛经、遗精、咳喘等。

【注意事项】　指摩法腕关节要保持一定的紧张度，而掌摩法腕部则要放松；指摩法宜轻快，掌摩法宜重缓并带动皮下组织；指摩法若用于颜面或眼周部需配合使用磨砂膏或按摩乳。

五、揉法

以手掌的大小鱼际、掌根部或指端螺纹面吸定施术部位，做回旋揉动，称揉法。分为大鱼际揉法、掌根揉法和指揉法。

【操作要领】

（1）大鱼际揉法　沉肩、垂肘，腕关节放松，呈微屈或水平状。以肘关节为支点，前臂做主动运动，带动腕关节摆动，使大鱼际在治疗部位上做轻缓柔和的上下、左右或轻度的环旋揉动，并带动该处的皮下组织一起运动（图 8-7）。

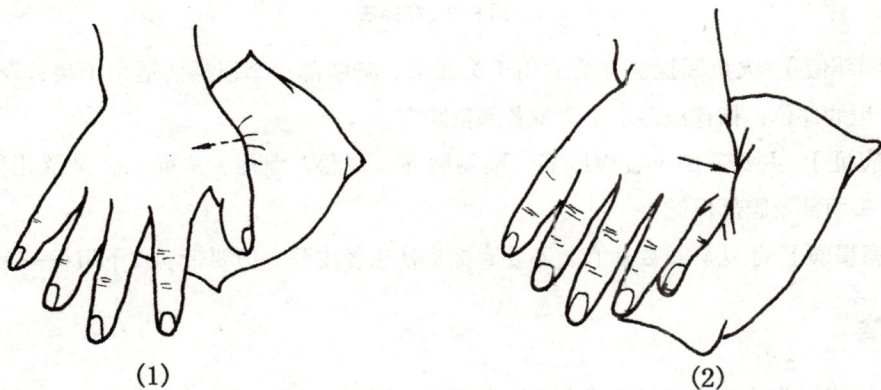

（1）　　　　　　　　　　　　　（2）

图 8-7　大鱼际揉法

（2）掌根揉法　肘关节微屈，腕关节放松并略背伸，手指自然弯曲，以掌根部附着于施术部位。以肘关节为支点，前臂做主动运动，带动腕及手掌连同前臂做小幅度的回旋揉动，并带动该处的皮下组织一起运动。（全）掌揉法是以整个手掌面着力，操作术式与掌根揉法相同（图 8-8）。

NOTE

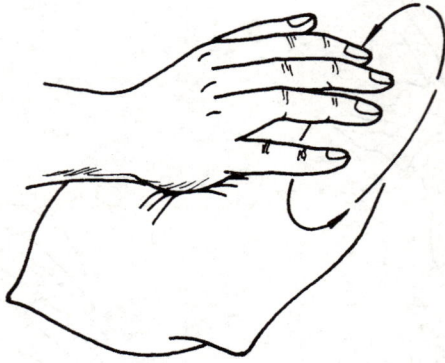

图 8-8　掌根揉法

（3）指揉法　以指端螺纹面置于施术部位上，其余手指置于其相对或合适的位置以助力，腕关节微屈，以腕关节为支点，使手指螺纹面在施术部位上做连续不断的旋转揉动（图 8-9）。

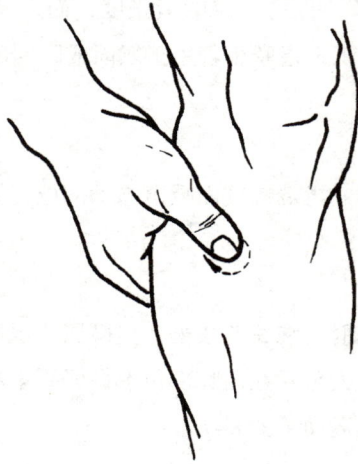

图 8-9　指揉法

【适用部位】　大鱼际揉法主要适用于头面部、胸胁部；掌根揉法适用于腰背及四肢等面积大且平坦的部位；指揉法适用于全身各部位腧穴。

【适应证】　主要适用于脘腹胀痛、胸闷胁痛、便秘、泄泻、头痛、眩晕及儿科病证等，亦可用于头面部及腹部保健。

【注意事项】　手法轻重要适宜，不要摩擦损伤患者皮肤，但要带动皮下组织一起运动。

六、点法

以指端或屈曲的关节突起处着力于施术部位，持续地进行点压，称为点法。主要包括拇指端点法、屈拇指点法、屈食指点法和肘点法，亦可借助器械（如点穴棒）进行操作。

【操作要领】

（1）拇指端点法　手握空拳，拇指伸直并紧靠于食指中节，以拇指端着力于施术部位，前臂与拇指主动发力，进行持续点压。亦可采用拇指按法的手法形态，用拇指端进行持续点压（图 8-10）。

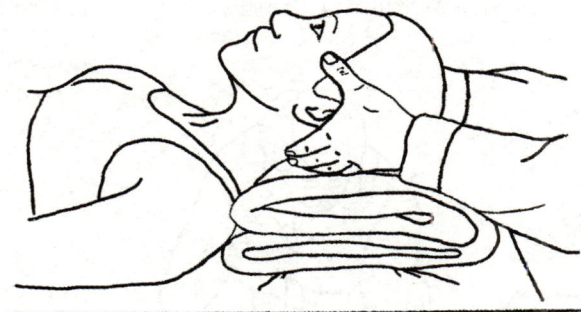

图 8-10　拇指端点法

（2）屈拇指点法　屈拇指，以拇指指间关节桡侧着力于施术部位，拇指端抵于食指中节桡侧缘以助力，前臂与拇指主动施力，进行持续点压（图 8-11）。

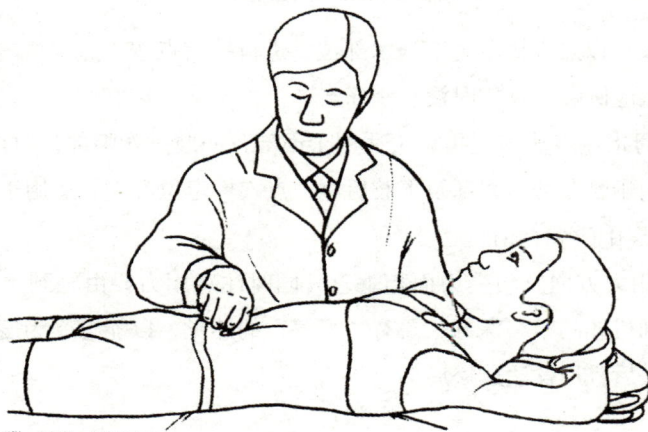

图 8-11　屈拇指点法

（3）屈食指点法　屈食指，其他手指相握，以食指第一指间关节突起部着力于施术部位，拇指末节尺侧缘紧压食指指甲部以助力，前臂与食指主动施力，进行持续点压（图 8-12）。

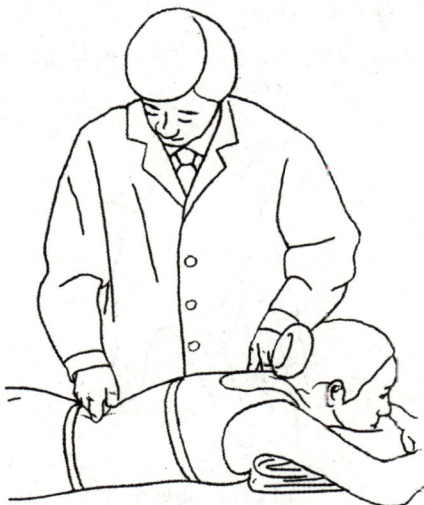

图 8-12　屈食指点法

NOTE

（4）肘点法　屈肘，以尺骨鹰嘴突起部着力于施术部位，进行持续点压（图8-13）。

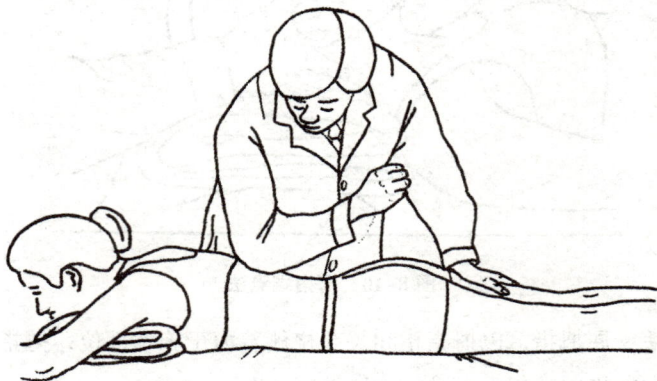

图8-13　肘点法

（5）点穴棒点法　以点穴棒着力于施术部位，进行持续点按。点穴棒的材料可为木质、牛角、金属等，着力点应圆钝，点按时没有刺痛。

【适用部位】　拇指端点法与屈指点法适用于面部、四肢、胸腹部；肘点法力量沉稳厚重，易于施力，主要适用于腰背部、臀部及下肢后侧；点穴棒定位准确，适用于全身各个部位。

【适应证】　主要用于各种痛证。

【注意事项】　用力方向宜与受力面相垂直，同时注意用力要由轻到重，平稳而持续地施力，使刺激充分达到机体的组织深部，要有"得气"的感觉，以能忍受为度，并保护施术者的关节不受损伤；点法后宜用揉法放松局部。

七、推法

以指、掌或肘部着力于施术部位，做单方向的直线推动，称为推法。分为指推法、掌推法、肘推法。

【操作要领】

（1）指推法　以拇指指端着力于施术部位，其余四指置于对侧或相应的位置以固定助力，腕关节略屈并偏向尺侧，拇指及腕臂部主动施力，向其食指方向呈短距离、单向直线推进（图8-14）。

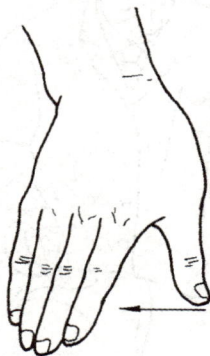

图8-14　指推法

（2）掌推法　以掌根部着力于施术部位，腕关节略背伸，肘关节伸直。以肩关节为支点，上臂部主动施力，通过肘、前臂、腕，使掌根部向前方做单方向直线推进（图8-15）。

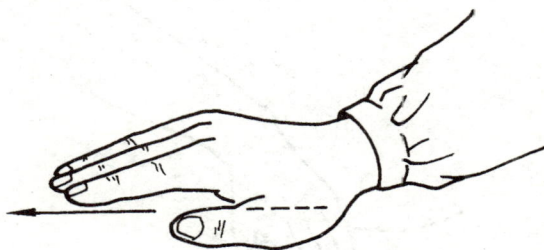

图8-15 掌推法

（3）肘推法 屈肘，以肘关节尺骨鹰嘴突起部着力于施术部位，另一侧手臂抬起，以掌部扶握施术手握拳之拳面，以固定助力。以肩关节为支点，上臂部主动施力，做较缓慢的单方向直线推进（图8-16）。

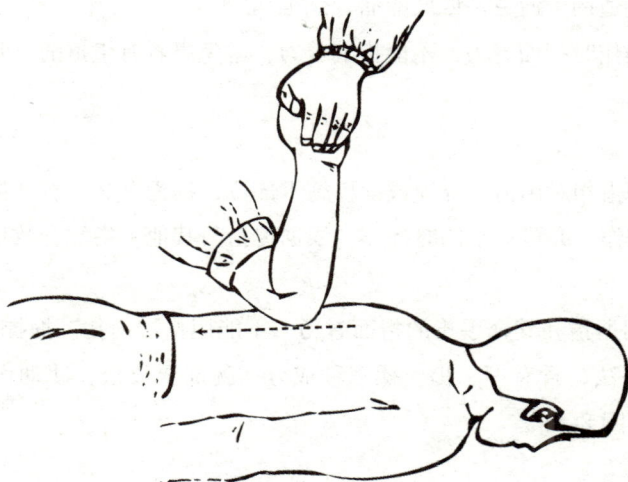

图8-16 肘推法

【适用部位】 全身各部位。指推法适于头面部、颈项部、手部和足部，尤以足部推拿为常用；掌推法适于胸腹部、背腰部和四肢部；肘推法适于背、腰部脊柱两侧。

【适应证】 主要用于高血压、头痛、头晕、失眠、腰腿痛、腰背部僵硬、胸闷胁胀、腹胀、便秘、局部肿痛等。

【注意事项】 操作时着力部位要紧贴体表，用力要均匀，不可左右滑动，不能损伤皮肤，可使用相应介质。

八、捏法

用拇指和其他手指在施术部位做对称性的挤压，称为捏法。可单手操作，亦可双手操作。因拇指与其他手指配合的多寡而有三指捏法、五指捏法等名称。

【操作要领】 用拇指和食指、中指指面，或用拇指和其余四指指面夹住肢体或肌肤，相对用力挤压，随即放松，再用力挤压、放松，重复以上挤压、放松动作，并循序移动。拇指与其余手指要以指面着力，施力时双方力量要对称，动作要连贯而有节奏性，用力要均匀而柔和

NOTE

（图 8-17）。

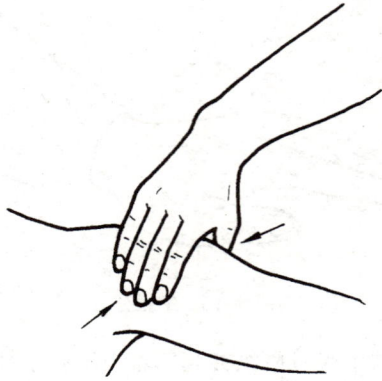

图 8-17 捏法

【适用部位】 四肢部、颈项部和头部。

【适应证】 主要适用于疲劳性四肢酸痛、颈椎病等。

【注意事项】 操作时指面着力，不能指端着力，避免患者有生抠的感觉。

九、拿法

用拇指和其余手指相对用力，提捏或揉捏施术部位，称为拿法。有"捏而提起谓之拿"的说法。拿法可单手操作，亦可双手同时操作。根据拇指与其他手指配合数量的多寡，而有三指拿法、五指拿法等。

【操作要领】 用拇指和其余手指的指面着力，不能用指端内扣。捏提中宜含有揉动之力，实则拿法为一复合手法，含有捏、提、揉三种成分。腕部要放松，使动作柔和灵活，连绵不断，且富有节奏感（图 8-18）。

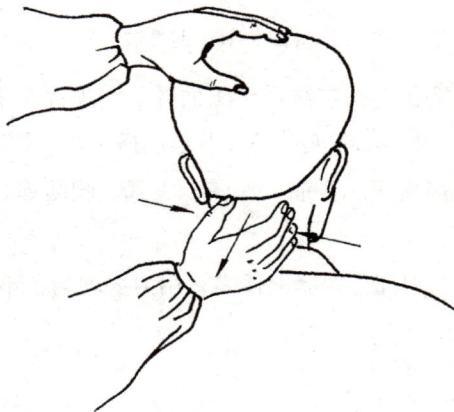

图 8-18 拿法

【适用部位】 颈项部、肩部、四肢部和头部等。

【适应证】 主要用于颈椎病、肩关节周围炎、四肢酸痛、头痛恶寒等。

【注意事项】 操作时指面着力而不是指端着力，提拿时不要仅夹持表皮，更不能用指甲着力抠掐施术部位，以免引起疼痛等不适感，拿后常继以揉摩，以缓和刺激。

十、弹拨法

用手指指端面或者指面沿与筋腱等条索状组织相垂直的方向来回揉拨，状如弹拨琴弦的手法，称为弹拨法，又称拨法、拨络法、指拨法。

【操作要领】　拇指伸直，以指端着力于施术部位，其余四指置于相应的位置以助力，拇指下压到一定的深度，待患者有酸胀感时，再做与肌纤维或肌腱、韧带呈垂直方向的单向或来回拨动（图 8-19）。

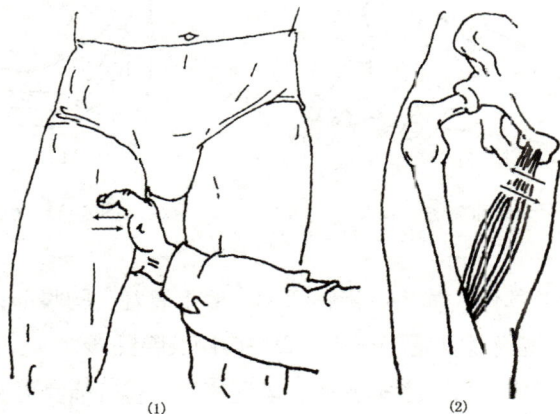

(1)　　　　　　　　(2)

图 8-19　弹拨法

【适用部位】　华佗夹脊穴、肩胛骨内侧缘、肱二头肌长头肌腱及短头肌腱、腋后的肩贞穴、第三腰椎横突、腰肌侧缘、环跳、曲池等穴位或部位。

【适应证】　主要适用于颈椎病、肩关节周围炎、腰背筋膜炎、第三腰椎横突综合征、腰椎间盘突出症、梨状肌损伤综合征等。

【注意事项】　用力要由轻而重，实而不浮，拨动方向与拨动组织垂直；拨动时拇指不能在皮肤表面有摩擦移动，应带动肌纤维、韧带或肌腱一起拨动。

十一、擦法

以手掌掌面、大鱼际或者小鱼际为着力面，在施术部位做较快速的往返运动，称擦法。分为掌擦法、大鱼际擦法和小鱼际擦法。

【操作要领】　以掌面、大鱼际或者小鱼际置于体表施术部位。腕关节伸直，使前臂与手掌相平。以肩关节为支点，前臂或上臂做主动运动，使手的着力部分在体表做连续的上下或左右直线往返摩擦并产生一定的热量（图 8-20、图 8-21、图 8-22）。

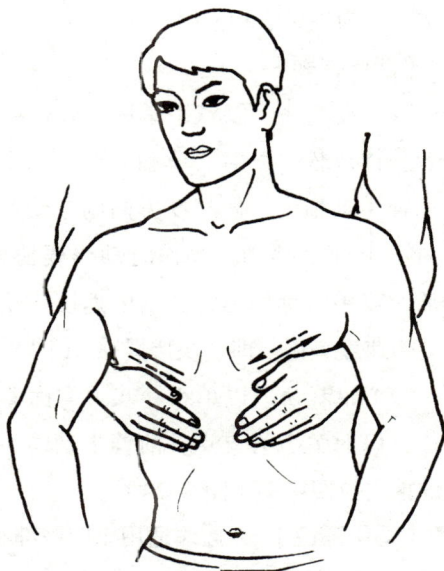

图 8-20　掌擦法

NOTE

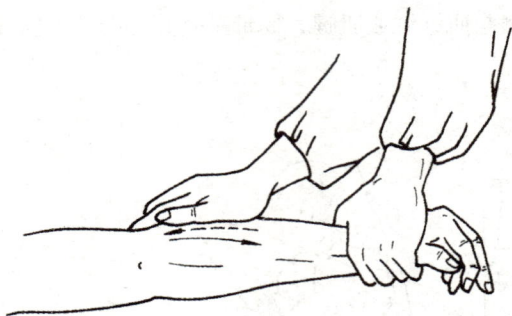

图 8-21   大鱼际擦法

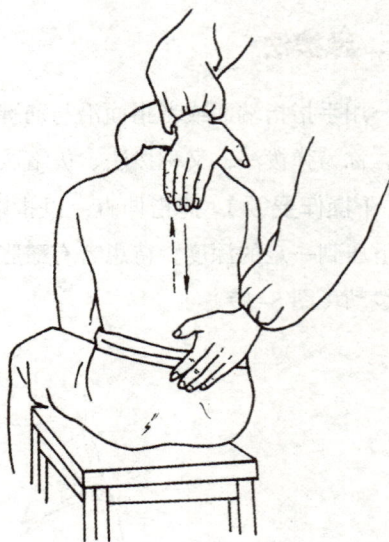

图 8-22   小鱼际擦法

【适用部位】   全身各部位。掌擦法接触面大，适于肩背、胸腹部；大鱼际擦法适于四肢部，尤以上肢为常用；小鱼际擦法适于肩背、脊柱两侧及腰骶部。

【适应证】   适用于风寒外感、发热恶寒、风湿痹痛、胃脘痛喜温喜按者及肾阳虚所致的腰腿痛、小腹冷痛、月经不调，以及外伤肿痛等。

【注意事项】   操作时，可使用介质，着力部分要紧贴体表，压力要适度，须直线往返运行，操作时速度先慢后均匀加快，以局部深层得热为度，勿擦破皮肤。

十二、搓法

用两手掌面夹住肢体或以单手、双手掌面着力于施术部位，做快速的交替或往返搓动，称为搓法。分为夹搓法和推搓法。

【操作要领】

（1）夹搓法   以双手掌面夹住施术部位，令患者肢体放松。以肘关节和肩关节为支点，前臂与上臂主动施力，做相反方向的较快速搓动，并同时由上而下移动。操作时动作要协调、连贯、灵活，双手对称用力，搓动的速度应快，而上下移动的速度宜慢，即"快搓慢移"（图 8-23）。

（2）推搓法   以单手、双手掌面着力于施术部位，以肘关节为支点，前臂主动施力，做较快速的推去拉回搓动（图 8-24）。

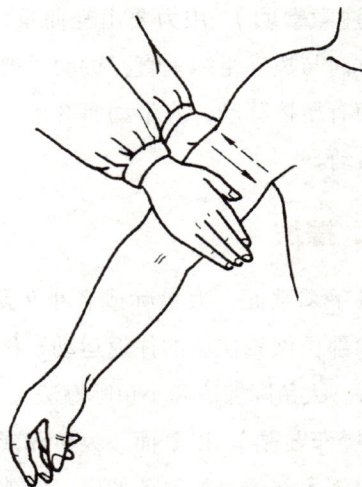

图 8-23   夹搓法

【适用部位】   夹搓法适用于四肢部和胁肋部；推搓法适用于腰背部及下肢后侧。

【适应证】   多用于肢体酸痛、关节活动不利及胸胁胀痛满闷等。

【注意事项】   施力不可过重，夹搓不宜过紧，从上到下移动，不可逆向移动。

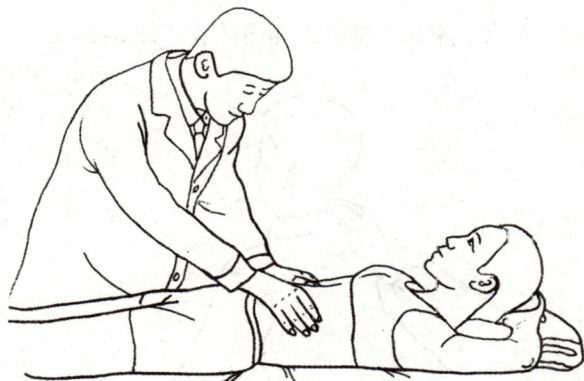

图 8-24 推搓法

十三、拍法

用虚掌拍打施术部位，称拍法。拍法可单手操作，亦可双手同时操作。

【操作要领】 五指并拢，掌指关节微屈，使掌心空虚。腕关节放松，前臂主动运动，带动腕关节平稳而有节奏地拍击施术部位，指先落，腕后落，腕先抬，指后抬。用双掌拍打时，宜双掌交替操作（图 8-25）。

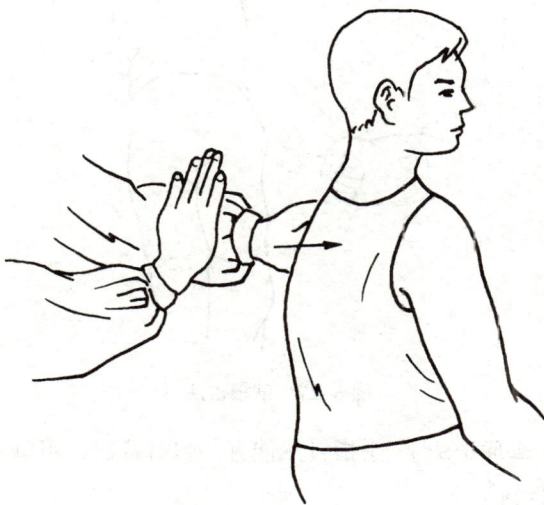

图 8-25 拍法

【适用部位】 多用于肩背部、脊柱及两下肢后侧。

【适应证】 用于颈椎病、肩周炎、腰椎间盘突出症、风湿痹痛、关节麻木等。

【注意事项】 直接拍打皮肤时，以皮肤轻度充血发红为度；对严重的骨质疏松、骨结核、骨肿瘤、冠心病等患者，禁用拍法。

十四、击法

用拳背、掌根、掌侧小鱼际、指尖或桑枝棒叩击施术部位，称为击法。包括拳击法、掌根击法、侧击法、指尖击法和棒击法。

【操作要领】

（1）拳击法　以拳心、拳背、拳底有弹性地叩击体表（图8-26）。

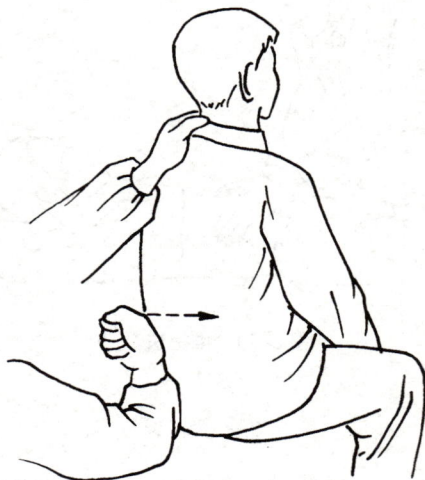

图 8-26　拳击法

（2）掌根击法　手指微屈，腕略背伸，以掌根着力，有弹性、有节律地击打体表（图8-27）。

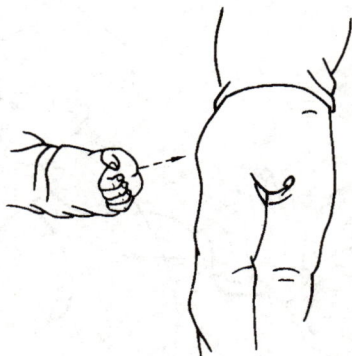

图 8-27　掌根击法

（3）侧击法（又称小鱼际击法）　手指自然伸直，腕略背屈，用单手或双手小鱼际有弹性、有节律地击打体表（图8-28）。

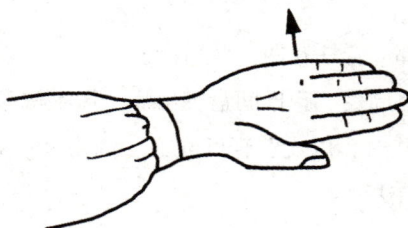

图 8-28　侧击法

（4）指尖击法　两手五指屈曲，以指尖着力，用指端轻轻打击体表，如雨点下落（图8-29）。

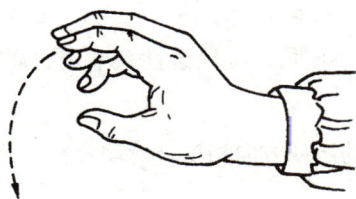

图 8-29　指尖击法

（5）棒击法　手握桑枝棒一端。前臂主动运动，用棒体节律性击打施术部位（图 8-30）。

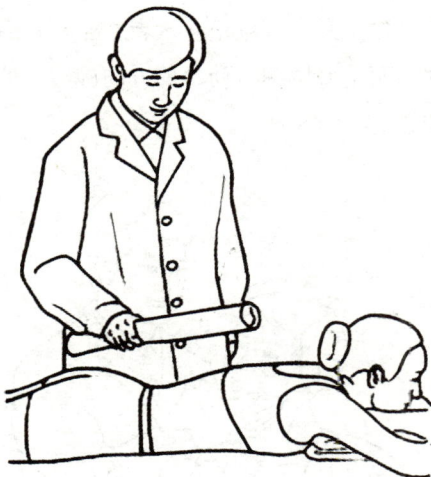

图 8-30　棒击法

【适用部位】　拳击法常用于腰背部、臀部；掌根击法常用于头顶、腰臀及四肢部；侧击法常用于腰背及四肢后侧；指尖击法常用于头面部、胸腹部；棒击法常用于腰背、下肢后侧和小腿外侧。

【适应证】　多用于风湿、局部感觉迟钝或肌肉痉挛、头痛等。

【注意事项】　击打时用力要稳，含力蓄劲，收发自如，并有反弹感，当一触及受术部位后即迅速弹起，不要停顿或拖拉。动作要连续而有节奏，用力、快慢要适中。

十五、捻法

用拇指、食指夹住施术部位，进行往返有节律地搓揉捻动，称为捻法。

【操作要领】　用拇指螺纹面与食指桡侧缘或螺纹面相对捏住施术部位，拇指、食指主动运动，稍用力做对称性的快速搓揉动作，如捻线状（图 8-31）。

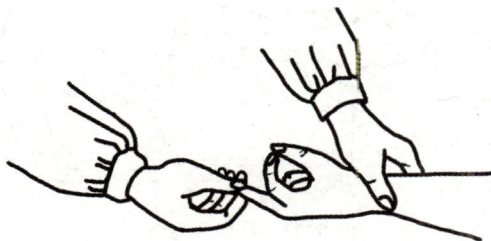

图 8-31　捻法

NOTE

【适用部位】 适用于四肢小关节及耳部。

【适应证】 多用于指间关节扭伤、类风湿性关节炎、屈指肌腱腱鞘炎等，用于耳部可起到保健作用。

【注意事项】 拇指与食指的运动方向相反，捻动要快，移动要慢。

十六、摇法

使关节做被动的环转运动，称摇法。包括颈项部、腰部和四肢关节摇法。

【操作要领】

（1）颈项部摇法　患者取坐位，颈项部放松。术者立于其背后或侧后方，以一手扶按其头顶后部，另一手托扶于下颌部，两手臂协调运动，反方向施力，使头颈部按顺时针或逆时针方向进行环形摇转，可反复摇转数次（图8-32）。

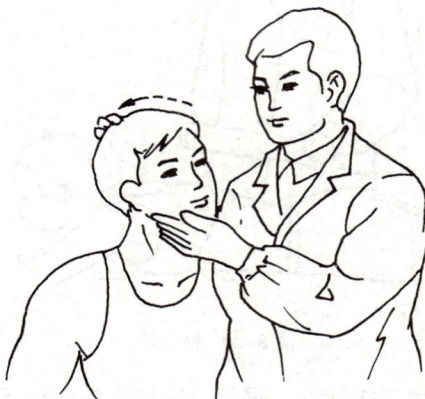

图 8-32　颈项部摇法

（2）肩关节摇法　肩关节摇法种类较多，可分为托肘摇肩法、握腕摇肩法等。

1）托肘摇肩法：患者取坐位，肩部放松，被施术侧肘关节屈曲。术者站于其侧，两腿呈弓步式，身体上半部略为前俯。以一手扶按住肩关节上部，另一手托于其肘部，使其前臂放在术者前臂上。然后手臂部协同用力，使肩关节做顺时针或逆时针方向中等幅度的环转摇动（图8-33）。

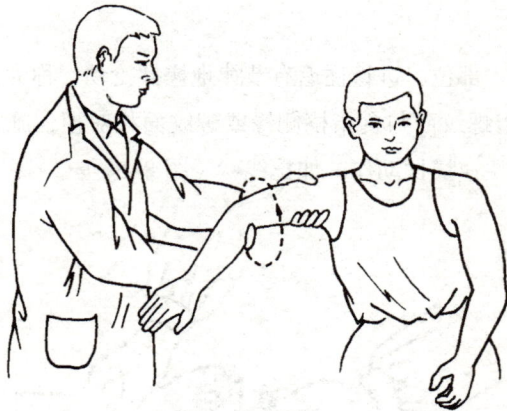

图 8-33　托肘摇肩法

2）握腕摇肩法：患者取坐位，两肩部放松。术者立于其侧，以一手扶按被施术侧肩部，另一手握住其腕部，稍用力将其手臂牵伸，待拉直后手臂部协同施力，做肩关节顺时针或逆时针方向的小幅度环转摇动（图8-34）。

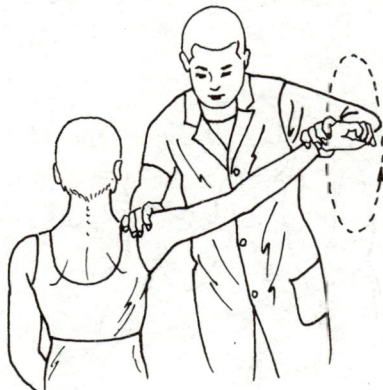

图8-34 握腕摇肩法

（3）肘关节摇法 患者取坐位，屈肘45°左右。术者以一手托握住其肘后部，另一手握住其腕部，使肘关节做顺时针或逆时针方向环转摇动（图8-35）。

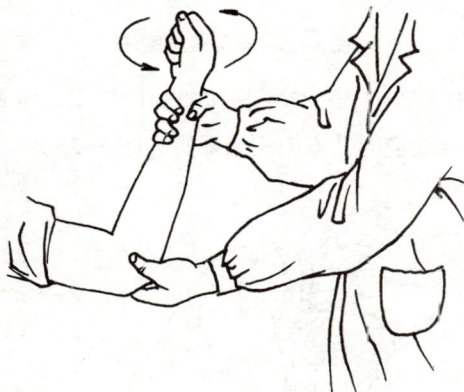

图8-35 肘关节摇法

（4）腕关节摇法 术者一手握住患肢前臂下端，另一手握其指掌部，在稍牵引的情况下环旋摇动腕关节，充分做腕关节的背伸、尺偏、屈曲、桡偏动作（图8-36）。

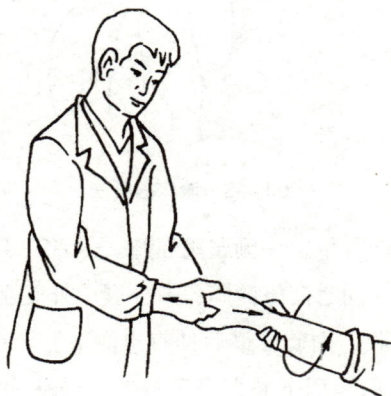

图8-36 腕关节摇法

NOTE

（5）腰部摇法　包括站立位摇腰法和滚床摇腰法。

1）站立位摇腰法：患者站立，弯腰扶住床边。术者站在患者的侧后方，一手扶住患者的腹部，另一手扶住患者的腰部，两手相对用力，环旋摇动患者的腰部（图 8-37）。

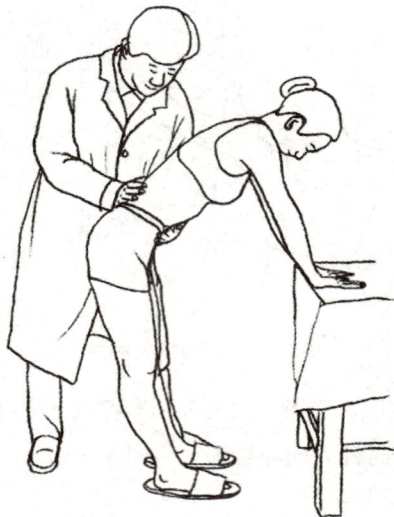

图 8-37　站立位摇腰法

2）滚床摇腰法：患者坐于床上，一助手扶按双膝以固定，术者立于其后方，以双手臂环抱胸部并两手锁定，按顺时针或逆时针方向缓慢摇转（图 8-38）。

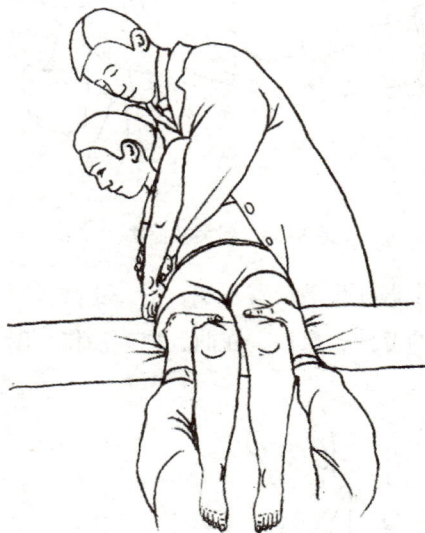

图 8-38　滚床摇腰法

（6）髋关节摇法　患者取仰卧位，一侧屈髋屈膝。术者一手扶按其膝部，另一手握其足踝部或足跟部，先使膝关节屈曲，同时使患侧髋关节外展、外旋至最大限度，再使髋、膝关节极度屈曲，然后使髋关节极度内收、内旋，最后伸直患侧下肢。在摇动时，尽量使患肢在床上，并用推的力量使患肢运动，最后运用下肢自身重量使下肢从内收、内旋伸直并回置床上（图 8-39）。

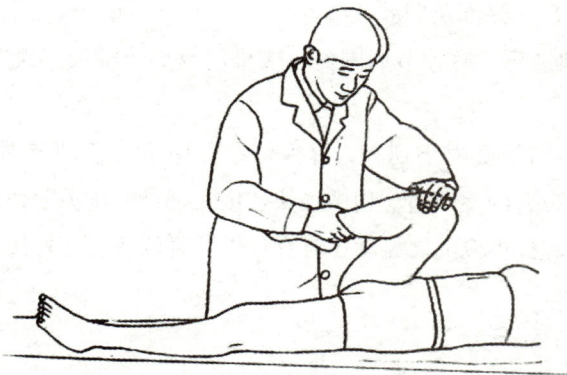

图 8-39 髋关节摇法

（7）膝关节摇法 患者取仰卧位，一侧下肢伸直放松，另一侧下肢屈髋屈膝。术者以一手扶膝，另一手握其足踝部或足跟部，按顺时针或逆时针方向环转摇动；或者患者取俯卧位，术者站在其侧方，一手按住患者大腿后侧，另一手握其足跟部或小腿下段环旋摇动患者的膝关节（图 8-40）。

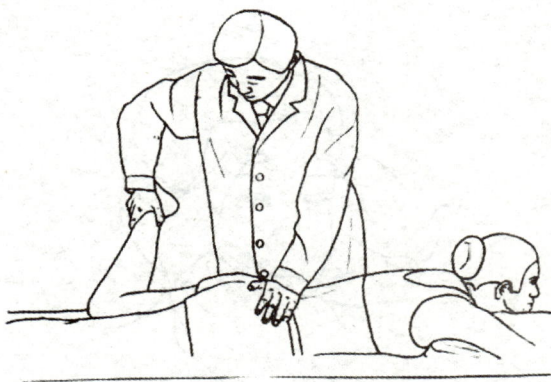

图 8-40 膝关节摇法

（8）踝关节摇法 患者取仰卧位，下肢自然伸直。术者坐于其足端，用一手托握起足跟以固定，另一手握住其足背前部，在稍用力拔伸的情况下做顺时针或逆时针方向的环转摇动（图 8-41）。

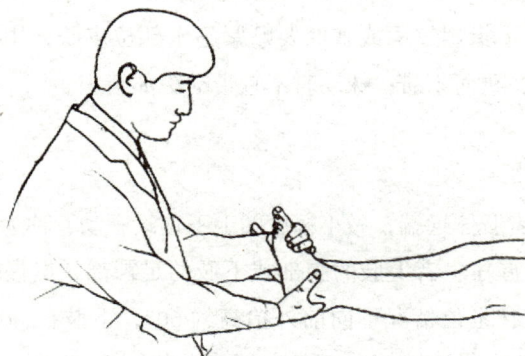

图 8-41 踝关节摇法

【适用部位】　颈项部、腰部及四肢关节。

【适应证】　用于颈椎病、肩关节周围炎、腰椎间盘突出症及各关节酸痛、外伤术后关节功能障碍等。

【注意事项】　摇转的幅度由小到大，并保持在人体生理活动范围内；摇转的速度宜慢，可随摇转次数的增加及患者的逐渐适应稍微加快速度；摇动时施力要协调、稳定，除被摇的关节、肢体运动外，其他部位不应随之晃动；对有骨折、脱位及颈部外伤者禁用患处关节摇法。

十七、抹法

用拇指螺纹面或掌面在施术部位做上下或左右直线或弧形曲线的抹动，称为抹法。主要分为指抹法与掌抹法两种。

【操作要领】

（1）指抹法　以单手或双手拇指螺纹面置于一定的施术部位上，余指置于相应的位置以固定助力。以拇指的掌指关节为支点，拇指主动施力，做上下或左右、直线及弧形曲线的抹动。即或做拇指平推然后拉回，或做分推、旋推及合推，可根据施术部位的不同而灵活运用（图8-42）。

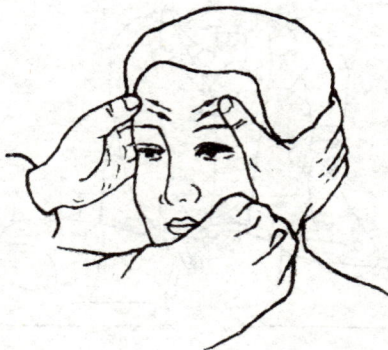

图 8-42　指抹法

（2）掌抹法　以单手或双手掌面置于一定的施术部位。以肘关节和肩关节为双重支点，前臂与上臂协调用力，腕关节放松，做上下或左右、直线及弧形曲线的抹动。

【适用部位】　指抹法适用于面部、手足部；掌抹法适用于背腰部、四肢部。

【适应证】　主要用于感冒、头痛、面瘫及肢体酸痛等。

【注意事项】　操作时手指螺纹面或掌面要贴紧施术部位皮肤；用力要均匀适中，动作要和缓灵活，达到轻而不浮、重而不滞；抹动时不宜带动深部组织。

十八、抖法

用双手或单手握住患者肢体远端，做小幅度的上下连续颤动，称为抖法。

【操作要领】　用双手握住患者上肢的腕部或下肢的足踝部，慢慢将被抖动的肢体向前外方抬高一定的角度（上肢在坐位情况下向前外抬高约60°，下肢在仰卧位情况下抬离床面约30°），然后两前臂同时施力，做连续的小幅度的上下抖动，使抖动所产生的抖动波似波浪般地传递到肩部及腰部（图8-43）。

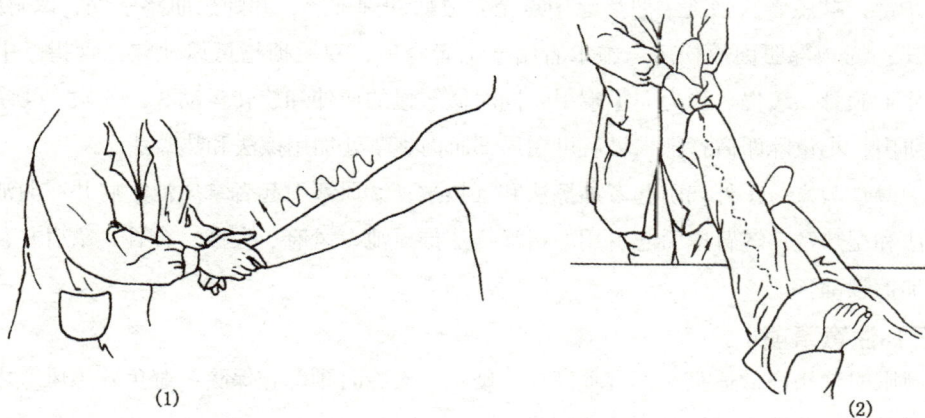

图 8-43　抖法

【适用部位】　上、下肢。

【适应证】　主要适用于颈椎病、肩关节周围炎、髋部伤筋及疲劳性四肢酸痛等。

【注意事项】　抖动幅度要小，频率要快；有习惯性肩、肘、腕关节脱位者禁用。

第五节　常见病证推拿

应用推拿手法治疗各科病证已有数千年的历史，传统"经络学说"在指导推拿手法治疗各种病证方面仍发挥着重要作用，而新的理论假说如"生物全息律学说""反射区学说"丰富了推拿治疗的理论基础，使更多的人了解到推拿治疗疾病的科学性。推拿治疗常见病证具有简便、经济、有效的特点，本节重点介绍推拿治疗落枕、头痛、失眠、便秘、胃脘痛、呃逆等病证。

一、落枕

（一）概述

落枕是指颈项部肌肉因劳累、扭闪、受寒等原因引起的以颈项强痛为主的病证。落枕又称"失枕"，是颈部软组织常见损伤之一。发病轻者 2 ～ 3 天自愈，重者疼痛、活动明显受限，可延至数周不愈。

（二）治疗

1.治疗原则　舒筋活血，温经通络，理筋整复。

2.推拿治疗

（1）手法　滚法、按法、拿法、揉法、弹拨法、擦法等。

（2）取穴　阿是穴、风池、风府、颈夹脊穴、天宗、肩井、落枕穴、承山。

（3）基本操作　①患者采取坐位，术者用轻柔的拿捏法和揉法施于患侧颈部 2 ～ 3 分钟，然后滚颈项及肩背部 2 ～ 3 分钟，以缓解肌肉的紧张痉挛，接着做颈部轻微的屈伸和侧屈运动。再拿颈项及肩臂部肌肉使之放松；②拇指按揉阿是穴及风府、天宗等穴，每穴 1 分钟；拿风池、颈夹脊穴、肩井等穴 3 ～ 5 分钟；随后双手拇指可点按落枕、承山穴，边点按边嘱患者活动头颈部；揉患者胸锁乳突肌后缘中点至斜方肌的副神经，并弹拨肌痉挛处，以解痉止痛，松解粘连；③颈部肌肉放松后，施术者站于患者身后，双手拇指抵风池穴，食指、中指略分开，托住下颌骨，缓慢、稳力向上端提，同时做缓慢的屈伸和旋转运动 3～5 次；④拿揉患侧颈项部肌肉，小鱼际叩肩背部，最后可在局部肌肉痉挛处加用擦法和热敷法。

（4）辨证加减　①外伤引起者加擦法和湿热敷；②风寒引起者拿风池、肩井、曲池穴，痛甚加擦法和湿热敷；③肾虚引起者用一指禅推法推风池、风府、大椎、合谷，拿肩井，按揉肾俞穴，加擦腰部。

（三）注意事项

1. 睡眠时枕头高低适宜，不宜睡高枕、硬枕；天冷时颈部宜保暖，避免外感风寒之邪；平时加强颈部功能锻炼，避免肌肉过度疲劳。

2. 疼痛甚者（颈项不敢转动者），可先按揉患侧天宗、手三里、后溪等穴 2～3 分钟，并嘱患者轻缓转动颈部，当疼痛稍减后，再用上述方法治疗。

3. 推拿治疗该病手法要轻快柔和，颈部被动运动幅度要由小到大，缓慢进行。

二、头痛

（一）概述

头痛通常是指局限于头的上半部分，包括眉弓、耳轮上缘和枕外隆突连线以上部位的疼痛，为临床常见的症状。头痛可单独出现，也可兼见于各种急、慢性疾病中。其中，外感头痛、颈源性头痛、偏头痛、内伤头痛等适合推拿手法治疗。

（二）治疗

1. 治疗原则　舒筋通络，活血化瘀，解痉止痛。

2. 推拿治疗

（1）手法　一指禅推法、按法、拿法、击法等。

（2）取穴　印堂、头维、太阳、百会、四神聪、风池、风府、天柱、肩井、大椎。

（3）基本操作　①患者采取仰卧位，术者用一指禅推法从印堂开始向上沿前额发际至头维、太阳穴，往返 3～4 遍，配合点按印堂、太阳、百会、四神聪等穴；然后患者采取坐位，术者用五指拿法从头顶至风池穴，改用三指拿法，拿颈项至大椎穴，往返 4～5 次；最后用指尖击前额部至头顶部，反复 3～6 遍；②患者采取俯卧位，术者用一指禅推法沿项部两侧膀胱经上下往返治疗 3～4 分钟，配合按风池、风府、天柱等穴；再拿两侧风池，沿颈项两侧膀胱经自上而下操作 4～5 遍；③患者正坐，术者立其后，双手提拿肩井穴及周围大筋，反复5～10 次。

（4）辨证加减　①颈源性头痛可在颈项、肩及上背部的阿是穴处施以指揉、指拨、指推法3～5 分钟；②偏头痛除在太阳、头维穴区行一指禅推法外，可以较重力量按揉风池穴 3～5分钟；③外感头痛可重点按揉肺俞、风门，拿肩井 30 次，风寒头痛可用小鱼际擦法直擦背部两侧膀胱经，以透热为度；风热头痛可按拿曲池、合谷穴，以酸胀为度，拍击两侧膀胱经，以皮肤微红为度；暑湿头痛除用治疗风热头痛的方法外，可提捏印堂及项部皮肤，以皮肤微红为度；④肝阳头痛可按揉肝俞、阳陵泉、太冲、行间，每穴约 1 分钟；推桥弓 30 次左右，两侧交替进行；⑤血虚头痛按揉中脘、气海、关元、足三里、三阴交、膈俞，每穴约 1 分钟；擦背部督脉，以透热为度；⑥痰浊头痛用一指禅推法推中脘、天枢穴，每穴约 2 分钟；按揉脾俞、胃俞、足三里、丰隆，每穴约 1 分钟；⑦肾虚头痛按揉肾俞、命门、腰阳关、气海、关元、太溪，每穴 1 ～ 2 分钟；擦背部督脉、腰骶部，以透热为度；⑧瘀血头痛分抹前额 1 ～ 2 分钟；按揉攒竹、太阳，每穴 1 ～ 2 分钟；指按揉合谷、血海、太冲，每穴约 1 分钟；擦前额部，以透热为度。

（三）注意事项

1. 头痛原因较为复杂，在做推拿治疗前需审证求因，辨证论治，积极治疗原发病，避免延误病情。

2. 头部推拿时手法应轻柔，避免使用暴力和蛮力，以免造成医源性损伤。

3. 头痛患者需避免过度劳累，饮食宜清淡并保持心情舒畅。

三、失眠

（一）概述

失眠是指以经常不能获得正常睡眠为特征的一种病证，又称不寐。轻者难以入眠，或睡中易醒，醒后不能再寐，或时寐时醒；重者彻夜不能入眠。本病可以单独出现，也可以头痛、健忘、眩晕、心悸等同时出现。

（二）治疗

1. 治疗原则　宁心安神，虚证辅以滋阴养血，实证辅以清热和胃。

2. 推拿治疗

（1）手法　一指禅推法、按法、拿法、揉法、抹法、擦法、击法等。

（2）取穴　印堂、神庭、攒竹、睛明、太阳、百会、四神聪、风池、安眠穴、迎香、神门、三阴交、心俞、肝俞、脾俞、胃俞、肾俞、命门、华佗夹脊穴等。

（3）基本操作　①患者采取仰卧位，术者以一指禅推法或鱼际揉法，从印堂向上至神庭，往返 5 ～ 6 次；再从印堂沿两侧眉弓至太阳穴往返 5 ～ 6 次；再从印堂沿鼻两侧向下经迎香沿颧骨，至两耳前，往返 2 ～ 3 次；治疗时可重点点按印堂、神庭、攒竹、睛明、太阳穴；②分抹前额 3 ～ 5 次；③患者采取坐位，术者以五指拿法从头顶开始，拿到枕骨下部改用三指拿法，并配合拿风池 2 ～ 3 分钟，拿后对按风池 1 分钟；④点按百会、四神聪、安眠、三阴交、神门穴，用指尖击前额部至头顶部，反复 3 ～ 6 遍；⑤患者采取俯卧位，术者用擦法沿脊柱两侧华佗夹脊穴操作，并配合揉、点按心俞、肝俞、脾俞、胃俞、肾俞、命门等穴 5 分钟。

（4）辨证加减　①阴虚火旺者分别推两侧桥弓穴 20 ～ 30 次；掌擦法先擦肾俞、命门穴，再擦两侧涌泉穴，以透热为度；②心脾两虚者按揉神门、天枢、足三里，每穴 1 ～ 2 分钟；擦背部督脉，以透热为度；③肝郁化火者按揉肝俞、胆俞、太冲、章门，每穴 1 ～ 2 分钟，搓两胁，由上而下，1 ～ 2 分钟；④痰热内扰者按揉神门、内关、丰隆、足三里，每穴 1 ～ 2 分钟。

（三）注意事项

1. 养成良好的生活习惯，多参加体育锻炼。

2. 消除思想顾虑，避免情绪激动。

3. 若可能，推拿治疗时间尽量选择晚上睡前，效果更佳。

NOTE

四、便秘

（一）概述

便秘是指大便秘结不通，排便间隔时间延长，或虽有便意但粪便干燥、艰涩难解的一种病证。可单独出现，也可见于多种病证中。

（二）治疗

1. 治疗原则 和肠通便为总则，胃肠燥热者宜佐以清热降浊；气血亏虚者宜佐以补益气血；气机郁滞者宜佐以疏肝理气；阴寒凝结者宜佐以温中散寒。

2. 推拿治疗

（1）手法 一指禅推法、㨰法、按法、揉法、摩法等。

（2）取穴 中脘、天枢、关元、肺俞、脾俞、胃俞、三焦俞、肾俞、八髎、长强、足三里。

（3）基本操作 ①患者采取仰卧位，术者以一指禅推法在患者中脘、天枢、关元穴治疗，每穴1～2分钟；②顺着肠蠕动的方向用掌摩法摩腹，约5分钟；③患者采取俯卧位，术者用一指禅推法或㨰法沿脊柱两侧从肺俞开始向下，沿脾俞、胃俞、三焦俞、肾俞直到八髎穴，往返治疗，时间约为5分钟，并按揉上述穴位及长强、足三里。

（4）辨证加减 ①胃肠燥热者可直擦八髎穴，以透热为度，按揉合谷、曲池、支沟、足三里、大肠俞，以酸胀为度；②气血亏虚者宜横擦胸上部，直擦背部及腰骶部，均以透热为度，接着按揉足三里、三阴交、曲池、支沟，搓涌泉穴各1分钟；③气机郁滞者宜按揉胸腹部的膻中、章门、中府等穴，以及背部的肺俞、肝俞，指按太冲、行间各1分钟；横擦胸上部，斜擦两胁，均以透热为度；④阴寒凝结者宜横擦脘腹部和腰骶部，直擦背部督脉，均以透热为度。

（三）注意事项

1. 养成定时排便的习惯。

2. 晨起可空腹饮用一杯淡盐水，并保证每天有足够的饮水量。

3. 平时多吃水果、蔬菜，适当增加运动。

五、胃脘痛

（一）概述

胃脘痛是指以上腹胃脘部近心窝处疼痛为主的一种脾胃系病证，简称胃痛，古代称"心下痛"。本病证易反复发作，病情缠绵。

（二）治疗

1. 治疗原则 理气止痛为总则，脾胃虚寒者宜佐以温中健脾；寒邪客胃者宜佐以温胃散寒；饮食停滞者宜佐以消食导滞；肝气郁滞者宜佐以疏肝理气。

2. 推拿治疗

（1）手法 一指禅推法、按法、揉法、㨰法、摩法、搓法等。

（2）取穴 中脘、天枢、气海、肝俞、脾俞、胃俞、三焦俞、足三里、内关、合谷。

（3）基本操作 ①患者采取仰卧位，术者以一指禅推法作用于中脘、天枢、气海，然后以中指揉上述穴位，每穴每次1～2分钟；②掌摩胃脘部5分钟左右，使热量深透于胃腑；③按揉内关、合谷、足三里，每穴1分钟；④患者采取俯卧位，术者用㨰法作用于背部脊柱两侧的膀胱经，从肝俞到三焦俞，往返 3 遍，再按揉肝俞、脾俞、胃俞、三焦俞，每穴 1 分钟；⑤患者采取坐位，术者由上至下搓两胁肋 3 遍。

（4）辨证加减　①脾胃虚寒者宜以一指禅推法作用于气海、关元穴，每穴 2 分钟，直擦背部督脉，横擦左侧背部（第 7～12 胸椎）及腰部肾俞、命门穴，均以透热为度；②寒邪客胃者宜点按脾俞、胃俞，每穴 1～2 分钟；直擦左侧背部（第 7～12 胸椎），以透热为度；③饮食停滞者宜顺着肠蠕动的方向摩腹，重点按揉中脘、天枢穴，每穴 1～2 分钟；④肝气郁滞者宜以一指禅推法作用于天突至中脘穴，3～5 分钟，重点在膻中和中脘穴；揉章门、期门，背部的肝俞、胆俞，膈俞穴，每穴 1～2 分钟。

（三）注意事项

1. 胃痛剧烈者可先在背部的脾俞、胃俞穴附近的压痛点用较重的点、按手法连续刺激 2 分钟左右，待疼痛缓解后再辨证施治。

2. 生活要有规律，心情开朗，避免过度劳累。

3. 避免辛辣食物、浓茶、咖啡，并戒烟酒。

4. 及时治疗原发病。

六、呃逆

（一）概述

呃逆是指气逆上冲，喉间呃呃连声，声短而频，不能自制的一种临床病证。呃逆有偶然和持续发作的不同，偶然发作大多可以不治而愈，若持续不断则大多发生于疾病过程中，其预后与原发病密切相关。

（二）治疗

1. 治疗原则　和胃降逆止呃为总则，胃寒者宜佐以温中祛寒；胃热者宜佐以泄热通腑；气郁痰阻者宜佐以降气化痰；正气亏虚者宜温阳补气。

2. 推拿治疗

（1）手法　一指禅推法、按法、揉法、摩法、搓法等。

（2）取穴　缺盆、膻中、中脘、膈俞、胃俞。

（3）基本操作　①患者采取仰卧位，术者以按揉法作用于缺盆、膻中穴，每穴 1～2 分钟；②顺着肠蠕动的方向掌摩腹部，重点按摩中脘穴，5～6 分钟；③患者采取俯卧位，术者以一指禅推法在背部膀胱经治疗 3～4 遍，重点在膈俞、胃俞穴，共计 5～6 分钟；按揉膈俞、胃俞穴，以酸胀为度；④患者采取坐位，术者以搓法作用于背部及两胁，2～3 分钟。

（4）辨证加减　①胃寒者宜加摩气海穴 2 分钟，直擦背部督脉、横擦背部两侧膀胱经（第 7～12 胸椎），均以透热为度；②胃热者宜加按天枢、足三里、大肠俞及八髎穴，每穴 1～2 分钟，以酸胀为度；③气郁痰阻者宜按揉膻中、期门、章门、肺俞、肝俞、膈俞、胃俞、足三里、丰隆穴，均以酸胀为度；横擦胸上部，以透热为度；斜擦两胁，以微有热感为度；④正气亏虚者宜直擦背部膀胱经及督脉，以透热为度；按揉足三里、内关穴，以酸胀为度。

（三）注意事项

1. 患者应注意保暖，避免寒冷刺激，并保持情绪稳定。

2. 呃逆若出现在某些急、慢性疾病中，则常为疾病发生转变的预兆，应引起重视。

NOTE

第六节　小儿推拿

一、概述

小儿推拿是根据小儿的生理病理特点，研究在其体表特定的穴位或部位施以手法，以防治疾病、助长益智的一种外治疗法，是一门独具特色的中医临床学科。

小儿推拿学具有自身系统的理论体系和临床宝贵经验，是千百年来我国历代医家长期临床实践中不断积累和总结的结果，它对我国小儿的健康做出了突出的贡献。

（一）概念

小儿推拿是以中医理论为指导，应用手法作用于小儿机体的部位与穴位，以调整脏腑、经络、气血功能，从而达到防病治病目的的一种外治方法。

（二）特点

小儿推拿疗法属于中医传统疗法，具有疗效显著、无副作用的特点。由于小儿发病以外感病和饮食内伤居多，临证以阳证、实证、热证为多，因此在推拿治疗上常以解表（推攒竹、推坎宫、推太阳、拿风池等）、清热（清天河水、推脊等）、消导（推脾经、揉板门、揉中脘、揉天枢等）为多。小儿推拿的穴位除常用的少数经穴、奇穴外，多数穴位为小儿特定穴位，除点状穴位外，还有线状和面状之不同。

（三）操作顺序

小儿推拿操作顺序一般有三种方法，可根据临床情况灵活应用。一是先推头面部穴位，依次推上肢、胸腹、腰背、下肢部穴位。二是先推主穴，后推配穴。三是先推配穴，后推主穴（如捏脊等）。不论采取哪种方法，无论主穴、配穴，应该先运用轻柔手法（如揉、摩、运、推等），而如掐、拿、捏等强刺激手法，应最后操作，以免引起患儿哭闹，影响操作进行和治疗效果。

（四）注意事项

1. 小儿脏腑娇嫩，形气未充，肌肤柔弱，手法要求轻柔深透，适达病所而止，因此要很好地进行手法的练习。

2. 治疗时应配合推拿介质，如滑石粉等，其目的是润滑皮肤、防止擦破皮肤，又可提高治疗效果。

3. 小儿推拿手法常和具体穴位结合在一起，如补脾经、捏脊、运内八卦、推三关等。

4. 上肢部穴位习惯只推一侧，无男女之分。其他部位的双侧穴位，两侧均可治疗。

5. 最佳的小儿推拿时间宜在饭后 1 小时进行。应根据患儿年龄大小、病情轻重、体质强弱及手法的特性而定，一般不超过 20 分钟，亦可根据病情灵活掌握，通常每日治疗 1 次，高热等急性病可每日治疗 2 次。

6. 推拿时应注意小儿体位，以使小儿舒适为宜，既能消除小儿恐惧感，又要便于临床操作。

7. 对于惊厥的患儿，经治疗施术后，如症状仍不减轻，应注意保持其侧卧位，保持呼吸道通畅，防止窒息，并及时请有关科室会诊，以免贻误病情。

（五）手法补泻

"虚者补之，实者泻之"是推拿治疗的基本法则。小儿推拿更需注重手法补泻。

1. 轻重补泻法　轻重是指操作者在患儿体表穴位操作时用力的大小而言。轻手法操作为补法，重手法操作为泻法。临床实践表明，推拿对调节脏腑机体功能确实有很大的作用。轻手法作用于特定的部位与穴位，有促进胃肠蠕动、健脾和胃、疏通经络、促进气血运行等作用；重手法作用于机体穴位，具有一定抑制机体亢进的作用。

2. 快慢补泻法　快慢是指操作者运用手法在患儿体表穴位上操作的速度，即频率。一般而言，手法操作频率快为泻法，反之为补法。现代研究表明，速度快的手法作用于局部穴位，能加快血液、淋巴液的循环，起到活血化瘀的作用，使瘀血、水肿迅速消散，是为泻法；慢而柔和的手法，有激发正气、强壮身体的作用，是为补法。

3. 方向补泻法　此种补泻主要用于小儿手部穴位与腹部穴位。

（1）手部特定穴位补泻　一般而言，在手部穴位上做向心性方向直推为补；离心性方向直推为泻。如心经、肝经、脾经、肺经、大肠、小肠等，向指根（向心性）方向直推为补法；向指尖（离心性）方向为泻法，唯肾经相反。

（2）腹部穴位补泻　在小儿或成人腹部操作时，如摩腹，揉脐，以患者自身为准，自左摩、揉为补法，自右摩、揉为泻法。

4. 经络补泻法　又称迎随补泻法或顺逆补泻法，是指随（顺）其经络走行方向操作为补法；迎（逆）其经络走行方向为泻法。如脊柱位于督脉经，大椎至尾椎连线即是。用捏法由尾椎捏至大椎顺其经络施术为补法，主治先后天不足的一切虚弱病证；逆其经络由上而下推之为泻法，主治发热等实证。

5. 次数补泻法　是指操作者运用手法在穴位上操作次数的多少，它是衡量手法补泻的有效治疗量。一般而言，次数多、时间长而轻柔的手法为补法；次数少、时间短而较重的手法为泻法。一般1岁左右的患儿，推法、揉法在一个穴位推拿300次左右，根据年龄和病情而酌情增减。

6. 平补平泻法　是指患儿虚实不明显或平素小儿保健时常用的一种方法。常用于手部和腹部穴位。手部穴位平补平泻法，是指操作者用推法在患儿手部穴位来回推之。腹部穴位平补平泻法，是指用摩法于患儿腹、脐穴顺时针及逆时针各揉、摩半数的一种操作。

二、常用手法

小儿推拿手法与成人手法有所不同，如有的手法名称虽与成人推拿一样，在具体操作要求上却完全不同（如推法、捏法等），有些手法只用于小儿，而不用于成人（如运法等）。小儿推拿疗法的对象一般是6岁以下的小儿，尤其适用于3岁以下的婴幼儿。一般1岁左右的患儿，在一个穴位推拿300次左右，根据年龄和病情而酌情增减。需上百次的推拿手法一般是就推法、揉法、抹法、运法而言，而只需3～5次的推拿手法多指刺激性较重的掐、捏、拿法等。

（一）推法

以拇指或食指、中指的螺纹面着力，附着在患儿体表一定的穴位或部位上，做单方向的直线或环旋移动，称为推法。临床上根据操作方向的不同，可分为直推法、旋推法、分推法、合推法。

【操作要领】

（1）直推法　以一手握持患儿肢体，使被操作的部位或穴位向上；另一手拇指自然伸直，

NOTE

以螺纹面或其桡侧缘着力，或食指、中指伸直，以螺纹面着力，用腕部发力，带动着力部分做单方向的直线推动。操作时宜做直线推动，不宜歪斜，同时配用适当介质。频率为每分钟250次左右（图8-44）。

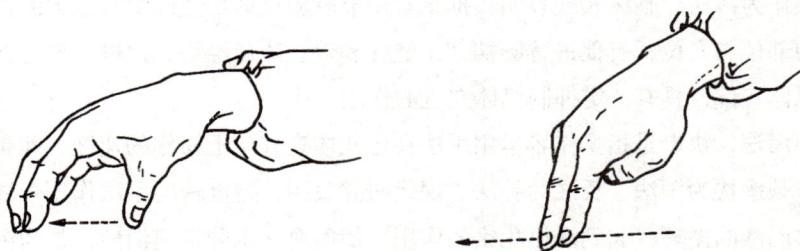

图 8-44　直推法

（2）旋推法　以拇指螺纹面着力于一定的穴位上，拇指主动运动，带动着力部分做顺时针方向的环旋移动，仅在皮肤表面推动，不得带动皮下组织。要求动作协调，均匀柔和，速度较直推法稍缓慢。频率为每分钟200次左右（图8-45）。

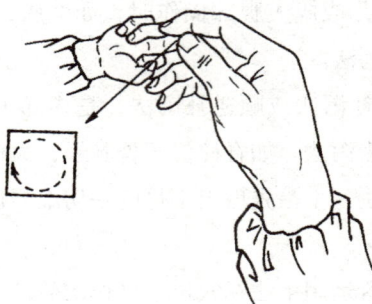

图 8-45　旋推法

（3）分推法　以双手拇指螺纹面或其桡侧缘，或用双掌着力，稍用力附着在患儿所需治疗的穴位或部位上，用腕部或前臂发力，带动着力部分自穴位或部位的中间向两旁做直线或弧线推动。两手用力要均匀一致，用力切勿忽大忽小。一般可连续分推20～50次（图8-46）。

（4）合推法　合推法是与分推法相对而言。以双手拇指螺纹面或双掌着力，稍用力附着在患儿所需治疗的穴位或部位的两旁，用腕部或前臂发力，带动着力部分自两旁向中间做相对方向的直线或弧线推动。动作幅度宜较小，不要使皮肤向中间起皱，本法又称合法或和法（图8-47）。

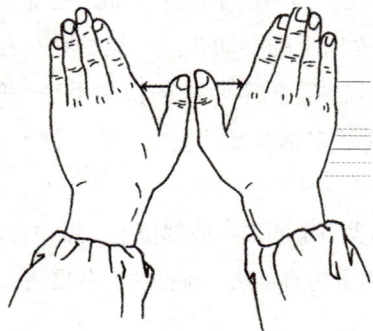

图 8-46　分推法

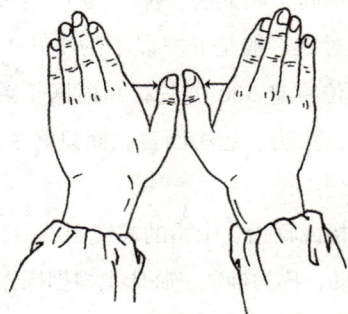

图 8-47　合推法

【适用部位】　直推法适用于小儿推拿特定穴中的线状穴位和五经穴，多用于头面部、四肢部、脊柱部；旋推法主要用于手部五经穴；分推法适用于头面部、胸腹部、腕掌部及肩胛部等；合推法适用于头面部、胸腹部、腕掌部。

（二）揉法

以手指的指端或螺纹面、手掌大鱼际、掌根着力，吸定于一定的治疗部位或穴位上，做轻柔和缓的顺时针或逆时针方向的环旋运动，并带动该处的皮下组织一起揉动，称为揉法。揉法是小儿推拿的常用手法之一，根据着力部分的不同，可分为指揉法（图8-48）、鱼际揉法、掌根揉法三种。

【操作要领】　同成人推拿手法的揉法要领，腕部放松，紧贴体表，带动皮下肌肉组织，但动作宜轻柔。

【适用部位】　拇指与中指揉法适用于全身各部位或穴位；食指、中指揉法适用于肺俞、脾俞、胃俞、肾俞等穴位；三指揉法适用于胸锁乳突肌及脐、双侧天枢穴处。鱼际揉法适用于头面部、胸腹部、胁肋部、四肢部。掌根揉法适用于腰背部、腹部及四肢部。

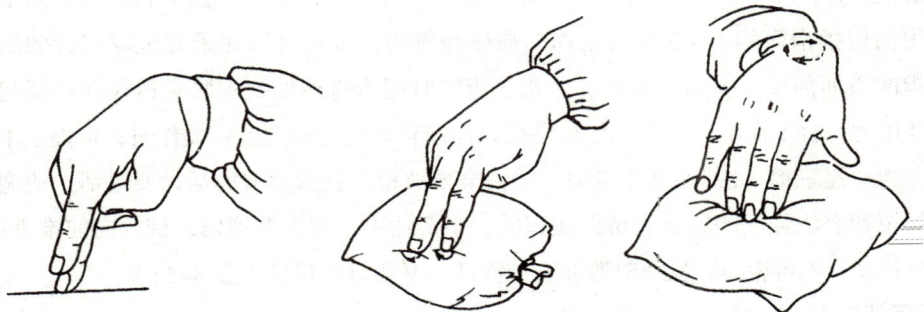

图 8-48　指揉法

（三）按法

以拇指或中指的指端或螺纹面，或掌面（掌跟）着力，附着在一定的穴位或部位上，逐渐用力向下按压，按而留之或一压一放地持续进行，称为按法。根据着力部位不同分为指按法和掌按法。

【操作要领】　同成人推拿手法的按法，但力度应稍小。

【适用部位】　指按法适用于全身各部的经络和穴位。掌按法适用于面积大而又较为平坦的部位，如胸腹部、腰背部等。

（四）摩法

以食指、中指、无名指、小指的指面或掌面着力，附着在患儿体表一定的部位或穴位上，做环形而有节奏的抚摩运动，称为摩法。分为指摩法和掌摩法。

【操作要领】　同成人推拿手法的摩法，动作要和缓协调，用力轻柔、均匀。（图8-49）。

【适用部位】　主要适用于头面部、胸腹部的面状穴位。

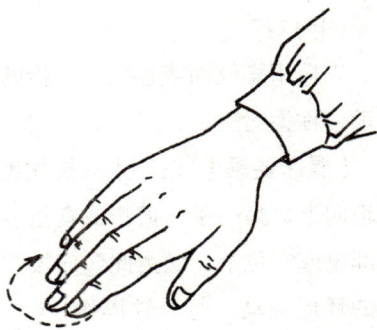

图 8-49　指摩法

NOTE

（五）掐法

以拇指指甲着力于患儿的一定穴位或部位向下按压，称为掐法，又称"切法""爪法""指针法"。

【操作要领】 操作者手握空拳，拇指伸直，指腹紧贴在食指中节桡侧缘，以拇指指甲着力，吸定在患儿需要治疗的穴位或部位上，逐渐用力进行切掐。操作时，应垂直用力切掐，可持续用力，也可间歇性用力以增强刺激，取穴宜准。掐法是强刺激手法之一，不宜反复长时间应用，更不能掐破皮肤（图 8-50）。掐后常继用揉法，以缓和刺激，减轻局部的疼痛或不适感。

【适用部位】 适用于头面部和手足部的点状穴位。

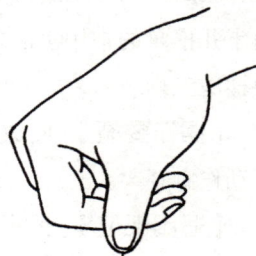

图 8-50　掐法

（六）捏法（捏脊法）

以单手或双手的拇指与食、中两指或拇指与 4 指的指面做对称性着力，夹持住患儿的肌肤或肢体，相对用力挤压并一紧一松逐渐移动，称为捏法。在小儿推拿中主要用于脊柱，故又称捏脊法。

【操作要领】 患儿取俯卧位，被捏部位裸露，操作者双手呈半握拳状，拳心向下，拳眼相对，用两拇指指面的前 1/3 处或指面的桡侧缘着力，吸定并顶住患儿龟尾穴旁的肌肤，食指、中指的指面前按，拇指、食指、中指 3 指同时用力将该处的皮肤夹持住并稍提起，然后双手交替用力，自下而上，一紧一松地挤压，向前移动至大椎穴处。操作时，可捏三下提拿一下，称之为"捏三提一法"。操作者肩、肘关节要放松，腕指关节的活动要灵活、协调；操作时间的长短和手法强度的轻重及挤捏面积的大小要适中，用力要均匀；挤压向前推进移动时，需做直线移动，不可歪斜；操作时既要有节律性，又要有连贯性（图 8-51）。

【适用部位】 脊柱两侧（沿膀胱经）。

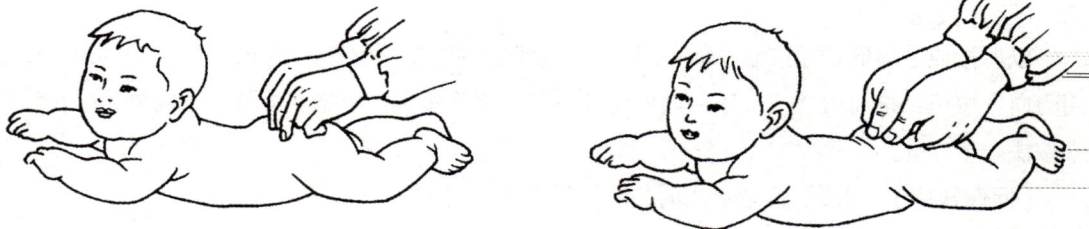

图 8-51　捏脊法

（七）运法

以拇指螺纹面或食指、中指的螺纹面在患儿体表做环形或弧形推动，称为运法。

【操作要领】 以一手托握住患儿手臂，使被操作的部位或穴位平坦向上，另一手以拇指或食指、中指的螺纹面着力，轻附着在治疗部位或穴位上，做由此穴向彼穴的弧形运动；或在穴周做周而复始的环形运动。每分钟操作 60 ～ 120 次。手法宜轻不宜重，宜缓不宜急，要在体表旋绕摩擦推动，不带动深层肌肉组织。为小儿推拿手法中最轻的一种（图 8-52）。

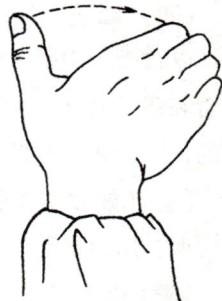

图 8-52　运法

【适用部位】 多用于弧线形穴位或圆形面状穴位。

（八）捣法

以中指指端，或食指、中指屈曲的指间关节着力，做有节奏的叩击穴位的方法，称为捣法，实为"指击法"或"叩点法"。

【操作要领】 操作者一手的中指指端或食指、中指屈曲后的第一指间关节突起部着力，其他手指屈握，前臂主动运动，通过腕关节的屈伸运动，带动着力部分做有节奏的叩击穴位 5～20 次。捣击时取穴要准确，发力要稳，而且要有弹性（图 8-53）。

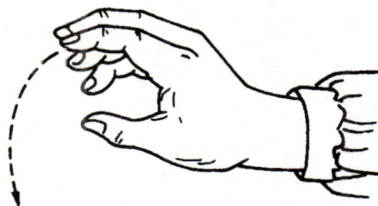

图 8-53 捣法

【适用部位】 适用于点状穴位，尤其是手部小天心及承浆穴。

三、常用的特定穴

小儿推拿穴位除了包含十四经穴、经外奇穴、经验穴、阿是穴之外，还有相当部分穴位是小儿特有的，称为小儿推拿特定穴。小儿推拿特定穴不同于经络理论中的特定穴位，具有以下特点：形态上不仅具有点状，还有线状和面状之分；大多数分布在头面和四肢部位，尤其以两手分布最多，正所谓"小儿百脉汇于两掌"。小儿推拿穴位呈面状分布为多，操作特点是直接作用于皮肤，因此与十二皮部的关系密切。下面介绍 32 个小儿推拿常用的特定穴（图 8-54、图 8-55、图 8-56）。

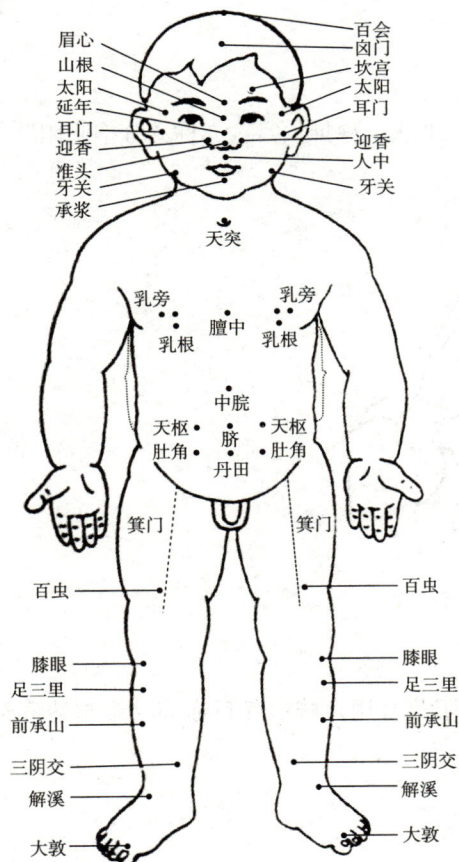

图 8-54 正面穴位图

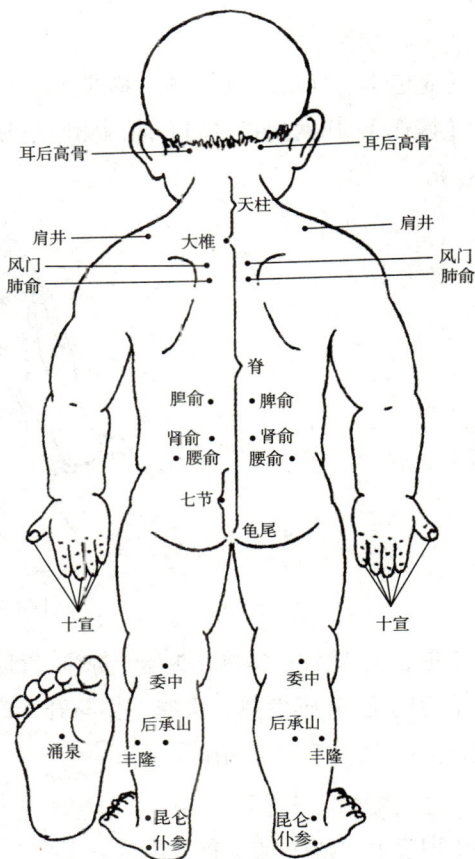

图 8-55 背面穴位图

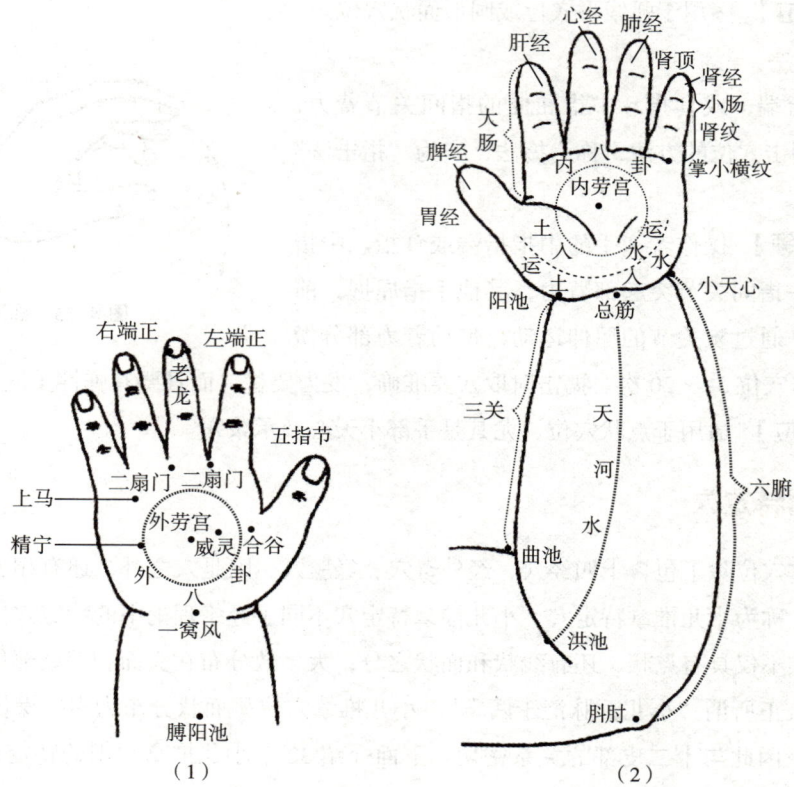

图 8-56　上肢背面、掌面穴位图

（一）坎宫

【定位】　自眉心至眉梢成一横线。

【操作】　用两拇指自眉心向两侧眉梢分推 30 ～ 50 次，称推坎宫，亦称"分推阴阳"（图 8-57）。

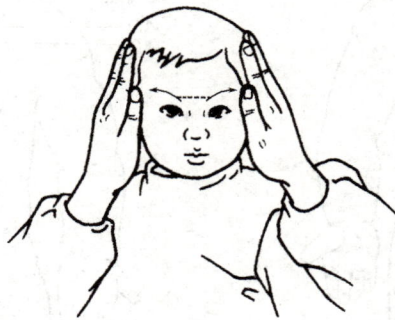

图 8-57　推坎宫

【主治】　感冒、发热、头痛、惊风、目赤痛等。

【应用】　外感发热、头痛，多与开天门，揉太阳等合用；若治疗目赤痛，多与清肝经、揉小天心、清天河水等同用。

（二）攒竹（天门）

【定位】　两眉中点至前发际成一直线。

【操作】　用两拇指自下而上交替直推 30 ～ 50 次，称推攒竹，又称开天门（图 8-58）。

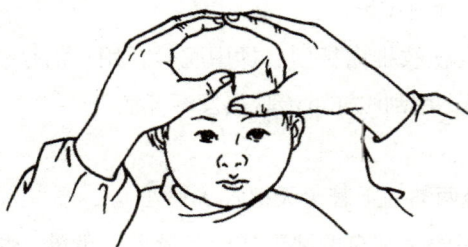

图 8-58 推攒竹

【主治】 感冒发热、头痛、精神萎靡、惊惕不安等。

【应用】 外感发热、头痛等症，多与推太阳、推坎宫等合用；若惊惕不安、烦躁不宁，多与清肝经、按揉百会等配伍应用。

（三）耳后高骨

【定位】 耳后入发际，乳突后缘高骨下凹陷中。

【操作】 用两拇指或中指端按揉 30 ~ 50 次，称揉耳后高骨；或用两拇指运推，运 30 ~ 50 次，称运高骨（图 8-59）。

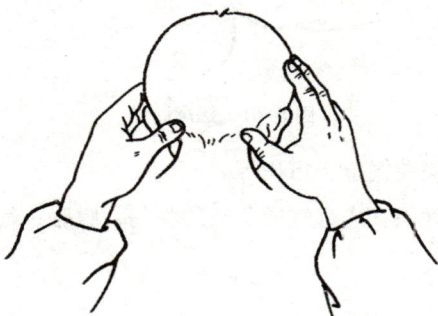

图 8-59 揉耳后高骨

【主治】 感冒、头痛、惊风、烦躁不安等。

【应用】 用于治疗感冒，多与推攒竹、推坎宫、揉太阳等合用。

（四）天柱骨

【定位】 颈后发际正中至大椎穴成一直线。

【操作】 用拇指或食、中两指指面，自上向下直推 100 ~ 300 次，称推天柱骨（图 8-60）。亦可用汤匙边蘸水自上向下刮，刮至皮下轻度瘀血即可，称刮天柱骨。

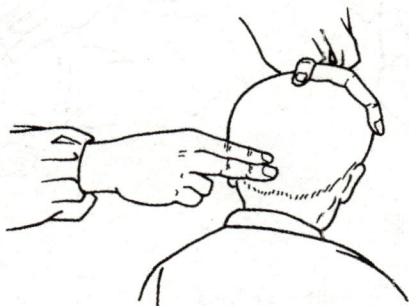

图 8-60 推天柱骨

NOTE

【主治】 发热、呕吐、颈项痛等。

【应用】 治疗呕吐多与横纹推向板门、揉中脘等合用；治疗外感发热、颈项强痛等多与拿风池、掐揉二扇门等同用；用刮法亦可治暑热发痧等症。

（五）胁肋

【定位】 从腋下两胁至两髂前上棘（天枢穴水平处）。

【操作】 小儿正坐，用两手掌自两胁下搓摩至髂前上棘处，称搓摩胁肋，又称按弦走搓摩。搓摩50～100次（图8-61）。

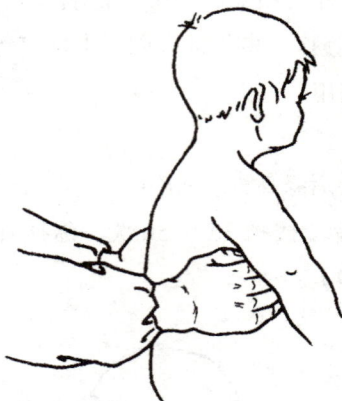

图8-61 搓摩胁肋

【主治】 胸闷、胁痛、痰喘气急、疳积等。

【应用】 用于治疗小儿食积、痰壅气逆所致的胸闷、腹胀、气喘等。

（六）腹

【定位】 腹部。

【操作】 有摩腹与分推腹阴阳之分。用两拇指指端沿肋弓角边缘或自中脘至脐，向两旁分推100～200次，称分推腹阴阳（图8-62）。用掌面或4指摩腹5分钟，称摩腹（图8-63），逆时针摩为补，顺时针摩为泻，往返摩之为平补平泻。

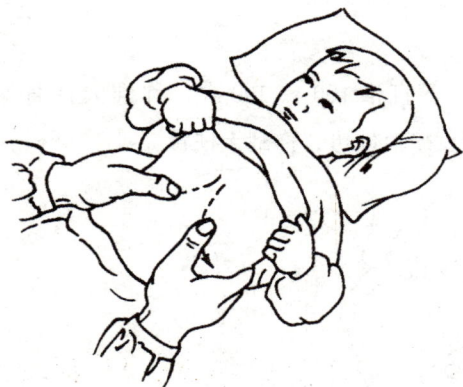

图8-62 分推腹阴阳

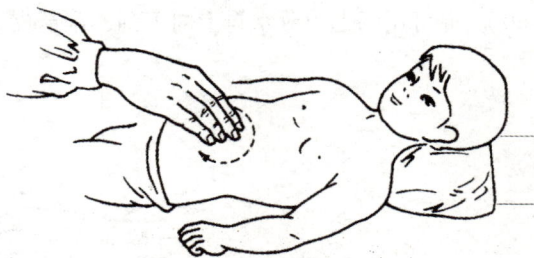

图8-63 摩腹

【主治】 腹胀、腹痛、疳积、呕吐、便秘等。

【应用】 多与推脾经、运内八卦、按揉足三里等相配合。

（七）丹田

【定位】　小腹部，脐下 2.5 寸。

【操作】　有摩丹田与揉丹田之分。用掌摩该穴 2 ～ 3 分钟，称摩丹田；用拇指或中指端揉 100 ～ 300 次，称揉丹田。

【主治】　腹泻、遗尿、脱肛、尿潴留等。

【应用】　用于治疗小儿先天不足、寒凝少腹及腹痛、疝气、遗尿、脱肛等，常与补肾经、推三关、揉外劳宫等合用；治疗尿潴留常与推箕门、清小肠等同用。

（八）肚角

【定位】　脐下 2 寸（石门）旁开 2 寸之大筋。

【操作】　有拿肚角与按肚角之分。患儿仰卧，操作者用拇、食、中 3 指深拿 3 ～ 5 次，称拿肚角（图 8-64）；用中指端按穴处 3 ～ 5 次，称按肚角。

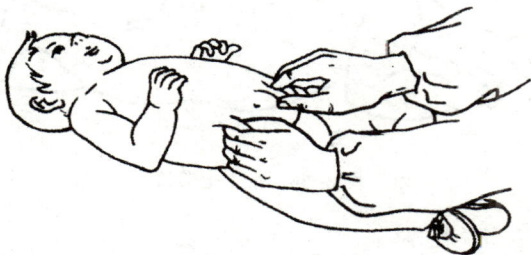

图 8-64　拿肚角

【主治】　腹痛、腹泻、便秘等。

【应用】　拿肚角是治疗腹痛的要法。可用于治疗各种原因引起的腹痛，以寒痛、伤食痛效果更佳。

（九）脊柱

【定位】　在后正中线，自第一胸椎至尾椎端成一直线。穴呈线状。

【操作】　有推脊、捏脊、按脊之分。以食、中两指螺纹面着力，自上而下在脊柱穴上做直推法 100 ～ 300 次，称推脊（图 8-65）；以拇指与食、中两指呈对称着力，自龟尾开始，双手一紧一松交替向上挤捏推进至第一胸椎处，反复 3 ～ 7 遍，称捏脊；以拇指螺纹面着力，自第一胸椎向下依次按揉脊柱骨至尾椎端 3 ～ 5 遍，称按脊。

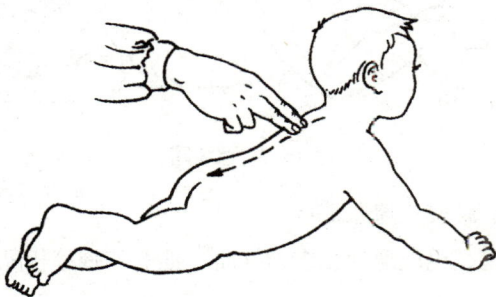

图 8-65　推脊

【主治】　发热、惊风、疳积、腹泻等。

【应用】 捏脊多与补脾经、补肾经、推三关、摩腹、按揉足三里等配合应用，治疗先天和后天不足的一些慢性病证均有一定的效果。推脊柱多与清天河水、退六腑、推涌泉等相配合，用于治疗发热、惊风等。按脊法多与揉肾俞、按揉腰俞、拿委中、拿承山等相配合，用于治疗腰背强痛、角弓反张、下焦阳气虚弱等。

（十）七节骨

【定位】 第四腰椎至尾椎骨端（长强穴）成一直线。

【操作】 用拇指桡侧面或食、中两指螺纹面着力，自下而上或自上而下做直推法100～300次，分别称推上七节骨和推下七节骨（图8-66）。

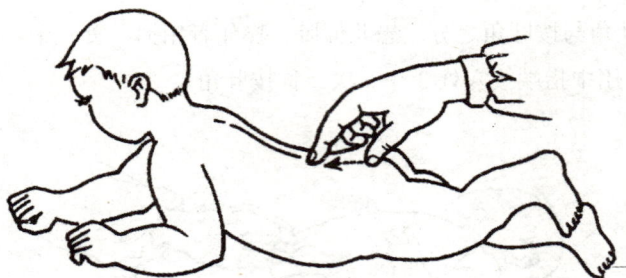

图8-66 推上七节骨

【主治】 泄泻、便秘、脱肛等。

【应用】 推上七节骨能温阳止泻，多用于虚寒腹泻、久痢等，临床上常与按揉百会、揉丹田等合用治疗气虚下陷引起的遗尿，脱肛等；推下七节骨能泻热通便，多用于治疗肠热便秘或痢疾等。

（十一）龟尾（长强）

【定位】 尾椎骨端。

【操作】 以拇指端或中指端着力，在龟尾穴上揉动100～300次，称揉龟尾（图8-67）。

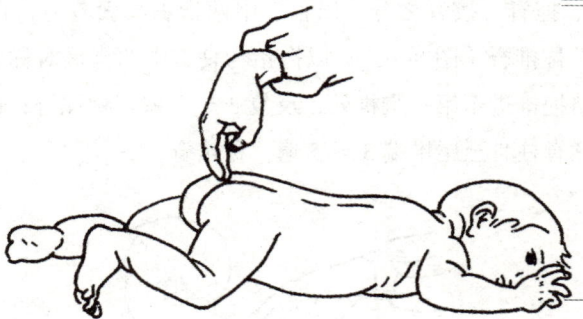

图8-67 揉龟尾

【主治】 泄泻、便秘、脱肛、遗尿等。

【应用】 揉龟尾能止泻，也能通便，多与揉脐、推七节骨等相配合，治疗泄泻、便秘等。

（十二）脾经

【定位】 拇指桡侧缘或拇指末节螺纹面，由指尖至指根成一直线。

【操作】 补脾经：将患儿拇指屈曲，操作者循小儿拇指桡侧缘由指尖向指根方向直推

100～500次；或以拇指螺纹面旋推小儿拇指螺纹面（图8-68）。清脾经：操作者将患儿拇指伸直，自拇指指尖向指根方向直推小儿拇指螺纹面；或以拇指指端自小儿拇指桡侧缘由指根向指尖方向直推100～500次（图8-69）。若来回直推为平补平泻，称清补脾经。

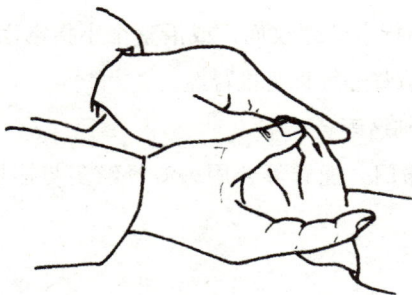

图 8-68　补脾经

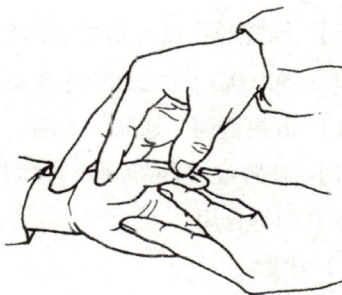

图 8-69　清脾经

【主治】腹泻、便秘、食欲不振、痢疾、咳嗽等。

【应用】补脾经常用于脾胃虚弱、气血不足引起的食欲不振、肌肉消瘦、消化不良等，常与补胃经、揉中脘、摩腹、按揉足三里等合用；清脾经常用于湿热熏蒸、皮肤发黄、恶心呕吐、痢疾等实，多与清胃经、揉板门、清大肠、揉中脘、揉天枢等合用；清补脾经常用于治疗饮食停滞、脾胃不和而引起的胃脘痞闷、吞酸纳呆、腹泻、呕吐等，多与运内八卦、揉板门、分推腹阴阳等相配合。

（十三）肝经

【定位】食指末节螺纹面或食指掌面，由指尖至指根成一直线。

【操作】清肝经：以拇指指端自食指指尖向指根方向直推食指螺纹面，或沿整个食指掌面自指根推向指尖100～500次；反之为补肝经。补肝经和清肝经统称为推肝经。

【主治】惊风、目赤、烦躁不安、五心烦热、口苦咽干等。

【应用】清肝经常用于惊风、抽搐、烦躁不安、五心烦热等，多与掐人中、掐老龙、掐十宣、掐揉小天心等合用。肝经宜清不宜补，若肝虚应补时，则补后加清，或以补肾经代之，为滋肾养肝法。

（十四）心经

【定位】中指末节螺纹面或中指掌面，由指尖至指根成一直线。

【操作】清心经：以拇指指端自中指指尖向指根方向直推小儿中指螺纹面，或沿整个中指掌面自指根推向指尖100～500次，反之为补心经。补心经和清心经统称为推心经。

【主治】五心烦热、口舌生疮、小便短赤、惊惕不安、心血不足等。

【应用】清心经多与清天河水、清小肠、退六腑等配合使用。本穴宜清不宜补，恐动心火，若需用补法时，可补后加清，或以补脾经代之。

（十五）肺经

【定位】无名指末节螺纹面或无名指掌面，由指尖至指根成一直线。

【操作】补肺经：以拇指螺纹面旋推小儿无名指末节螺纹面，或沿整个无名指掌面自指尖推向指根100～500次；反之为清肺经。补肺经和清肺经统称为推肺经。

【主治】感冒、咳嗽、气喘痰鸣、自汗、盗汗、遗尿、脱肛等。

NOTE

【应用】　清肺经多与清天河水、退六腑、运内八卦等合用；补肺经多与补脾经、推三关等合用。

（十六）肾经

【定位】　小指末节螺纹面或小指掌面稍偏尺侧，由指尖至指根成一直线。

【操作】　补肾经：以拇指螺纹面旋推小儿小指末节螺纹面，或沿整个小指掌面自指根推向指尖 100 ～ 500 次；反之为清肾经。补肾经和清肾经统称为推肾经。

【主治】　五更泄泻、遗尿、虚喘、小便淋沥刺痛等。

【应用】　补肾经多与补脾经、揉肾俞、揉命门、捏脊等合用；清肾经多与掐揉小天心、清小肠、推箕门等合用。

（十七）小肠

【定位】　小指尺侧缘，由指尖至指根成一直线。

【操作】　补小肠：以拇指螺纹面由小儿指尖向指根直推 100 ～ 500 次（图 8-70）；反之为清小肠。补小肠和清小肠统称为推小肠。

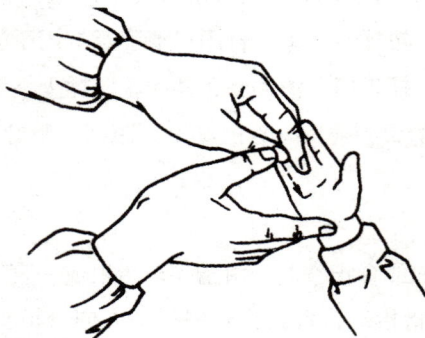

图 8-70　补小肠

【主治】　小便赤涩、水泻、口舌糜烂等。

【应用】　本穴多用清法，若心经有热，移热于小肠，可配合清天河水，加强清热利尿作用；若下焦虚寒、多尿、遗尿等则可用补法。

（十八）大肠

【定位】　食指桡侧缘，由指尖至虎口成一直线。

【操作】　补大肠：以拇指螺纹面由小儿食指尖推向虎口 100 ～ 500 次（图 8-71）；反之为清大肠。补大肠和清大肠统称为推大肠。

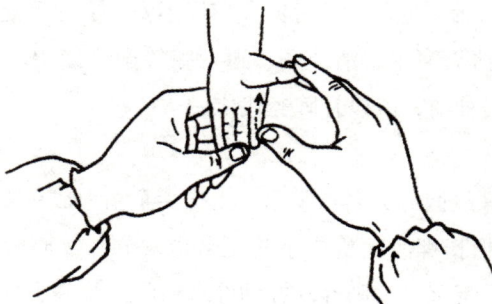

图 8-71　补大肠

【主治】 泄泻、便秘、痢疾、脱肛等。

【应用】 补大肠多与补脾经、推三关、补肾经、揉脐等合用；清大肠常与清天河水、退六腑、分推腹阴阳等合用。

（十九）四横纹

【定位】 手掌面，第2至第5指间关节横纹处。

【操作】 用拇指指甲掐揉3～5次，称掐四横纹；患儿四指并拢，操作者用拇指指面从患儿食指横纹处推向小指横纹处，推100～300次，称推四横纹。

【主治】 气血不畅、消化不良、疳积、腹痛、气喘、口唇破裂等。

【应用】 掐四横纹常用于治疗疳积、腹胀、气血不和等证，常与补脾经、揉中脘等合用。

（二十）板门

【定位】 手掌大鱼际平面。

【操作】 用拇指揉大鱼际平面，称揉板门（图8-72）；用拇指桡侧从拇指根推向腕横纹，称板门推向横纹，反之称横纹推向板门。

【主治】 食积、腹胀、食欲不振、呕吐、腹泻、气喘、嗳气等。

【应用】 揉板门多与推脾经、运内八卦等合用；板门推向横纹，专攻止泻；横纹推向板门，专攻止呕。

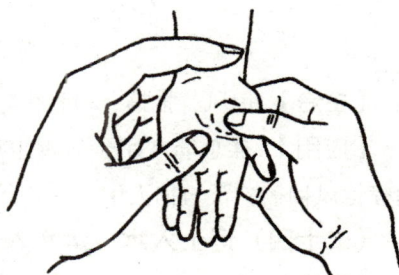

图8-72 揉板门

（二十一）内劳宫

【定位】 掌心中，屈指握拳时中指和无名指之间中点。

【操作】 揉内劳宫：以拇指端或用中指端揉100～300次，称揉内劳宫。运内劳宫：用拇指指腹自小指根运推，经掌小横纹、小天心至内劳宫，运10～30次，称运内劳宫（水底捞明月）。

【主治】 发热、烦渴、口疮等。

【应用】 揉内劳宫多与清天河水、清心经、清小肠等合用，对心、肾两经湿热最为适宜。

（二十二）小天心

【定位】 大小鱼际交接处凹陷中。

【操作】 用中指端揉100～150次，称揉小天心（图8-73）；用拇指指甲掐3～5次，称掐小天心；用中指尖或屈曲的指间关节捣10～30次，称捣小天心。

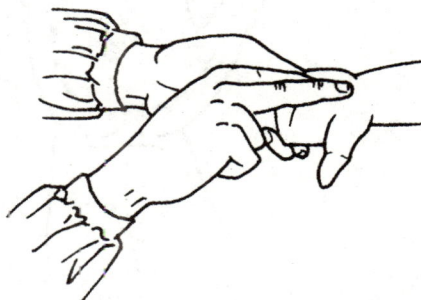

图8-73 揉小天心

【主治】 惊风、抽搐、烦躁不安、夜啼、小便短赤、目赤肿痛等。

【应用】 掐揉小天心常用于心经有热而致的目赤肿痛、口舌生疮、惊惕不安、小便短赤等，多与清肝经、清天河水等合用；掐、捣小天心常用于惊风抽搐、夜啼、惊惕不安等，可配合掐老龙、掐人中、清肝经等。

（二十三）总筋

【定位】 掌后腕横纹中点。

【操作】 用拇指或中指按揉100～300次，称揉总筋（图8-74）；用拇指指甲掐3～5次，

NOTE

称掐总筋。

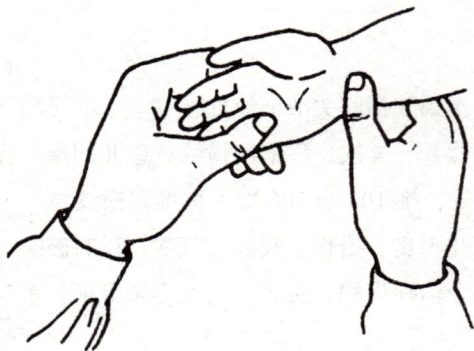

图 8-74　揉总筋

【主治】　惊风、抽搐、口舌生疮、潮热、牙痛等。

【应用】　揉总筋常用于口舌生疮、潮热等，多与清心经、清天河水合用；掐总筋多用于治疗惊风抽搐，常与掐人中、拿合谷、掐老龙等同用。

（二十四）运土入水、运水入土

【定位】　手掌面，大指根至小指根，沿手掌边缘一条弧形曲线。

【操作】　自患儿脾土穴推起，沿手掌边缘，经小天心、掌小横纹，推运至小指端肾水穴止，呈单方向反复推运 100 ～ 300 次，称运土入水（图 8-75）；反之称运水入土（图 8-76）。

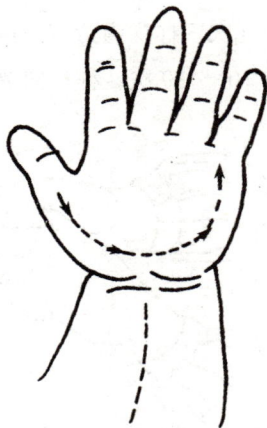

图 8-75　运土入水

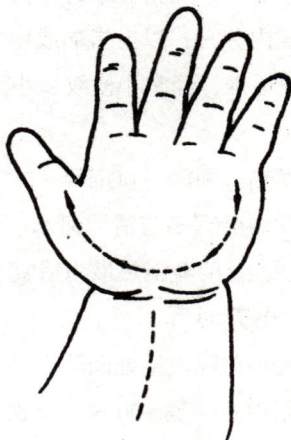

图 8-76　运水入土

【主治】　小便赤涩、小便频数、腹泻、便秘、痢疾等。

【应用】　运土入水常用于新病、实证，如因湿热内蕴而见少腹胀满、小便赤涩、泄泻、痢疾等；运水入土常用于脾胃虚弱而致的完谷不化、腹泻、疳积、便秘等。

（二十五）大横纹

【定位】　仰掌，掌后横纹，近拇指端为阳池，近小指端为阴池。

【操作】　两拇指自掌后横纹中点向两旁分推，称分推大横纹，又称分阴阳（图 8-77）；自两旁（阳池、阴池）向横纹中点推，称合阴阳。

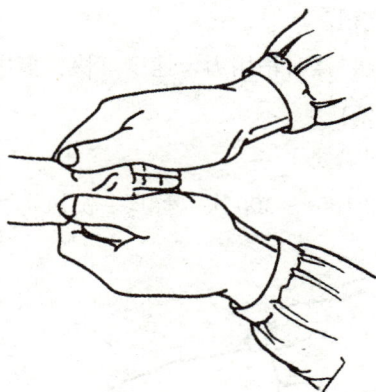

图 8-77 分推大横纹

【主治】 寒热往来、腹泻、腹胀、呕吐、食积、烦躁不安等。

【应用】 分阴阳常用于阴阳不调、气血不和所导致的寒热往来、烦躁不安等。操作时，实热证阴池重分，虚寒证阳池重分；合阴阳多配合清天河水以加强化痰散结的作用。

（二十六）老龙

【定位】 中指甲根后 0.1 寸处。

【操作】 用拇指指甲掐 3 ～ 5 次，称掐老龙（图 8-78）。

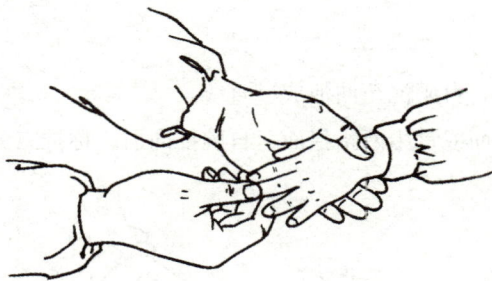

图 8-78 掐老龙

【主治】 急惊风。

【应用】 用于急救。主治急惊风，高热抽搐，不省人事。

（二十七）二扇门

【定位】 手背中指根两旁凹陷中。

【操作】 用两手拇指掐揉，称掐揉二扇门（图 8-79）。

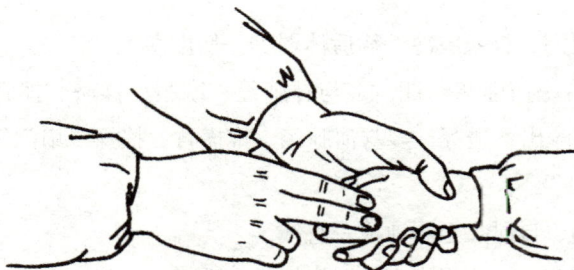

图 8-79 揉二扇门

【主治】　身热无汗，痰喘气粗。

【应用】　二扇门是发汗效穴，揉时稍用力，速度宜快，多用于外感风寒，身热无汗。

（二十八）一窝风（乙窝风）

【定位】　手背腕横纹中央凹陷处。

【操作】　用中指端按揉，揉 100 ～ 300 次，称揉一窝风（图 8-80）。

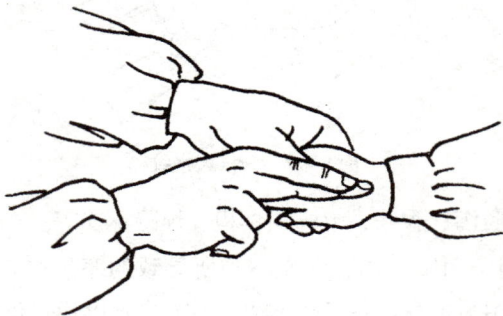

图 8-80　揉一窝风

【主治】　感冒、腹痛、关节痛等。

【应用】　常用于受寒、食积等原因引起的腹痛等症，多与拿肚角、推三关、揉中脘等合用。

（二十九）三关

【定位】　前臂桡侧缘，自阳池至曲池成一直线。

【操作】　用拇指桡侧面或食中两指指面，自腕推向肘，称推三关（图 8-81）。

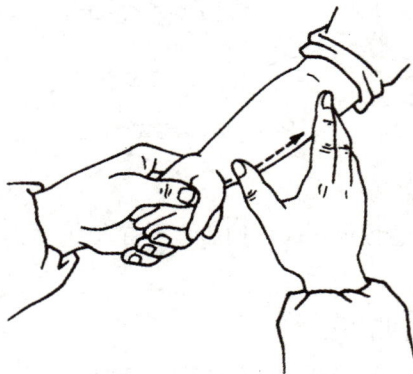

图 8-81　推三关

【主治】　腹痛、腹泻、畏寒肢冷、病后体弱等一切虚寒证。

【应用】　本穴主治一切虚寒病证，多与补脾经、摩腹、揉脐、捏脊等合用；推三关用于治疗感冒、畏寒肢冷或疹出不透等，多与清肺经、推攒竹、掐揉二扇门等合用。

（三十）六腑

【定位】　前臂尺侧，自肘尖至阴池成一直线。

【操作】　用拇指或食、中两指指面自肘横纹推向腕横纹，推 100 ～ 500 次，称退六腑或推六腑（图 8-82）。

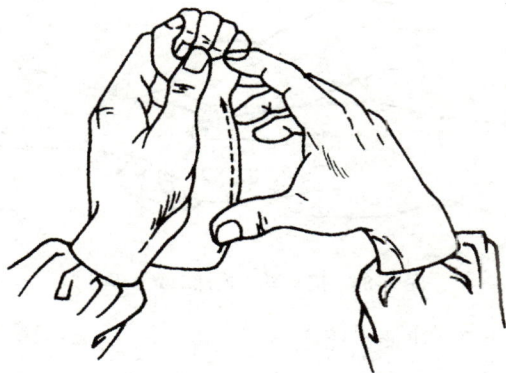

图 8-82　退六腑

【主治】　高热、烦躁、口渴、惊风、鹅口疮、咽痛、便秘等一切实热证。

【应用】　推六腑性寒凉，适用于一切实热病证。常与推三关同用，能平衡阴阳，防止大凉大热，清热而不伤正气。

（三十一）天河水

【定位】　前臂正中，腕横纹中点（总筋）至洪池（曲泽）成一直线。

【操作】　用食、中两指指腹自腕横纹推向肘横纹 100 ～ 500 次，称清（推）天河水（图 8-83）；用食指蘸水，自总筋处一起一落弹打如弹琴状，直至洪池，同时轻轻自下而上吹气，称打马过天河。

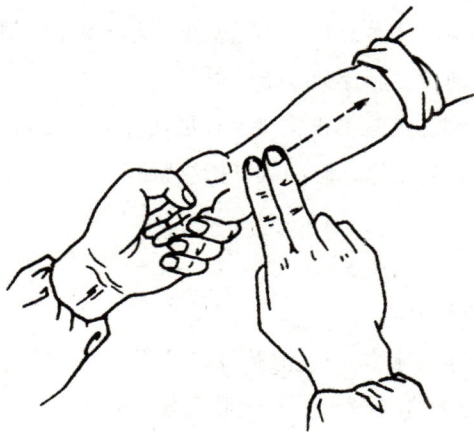

图 8-83　清天河水

【主治】　外感发热、潮热、烦躁不安、口渴、弄舌等一切热证。

【应用】　本法性微凉，清热力平和，清热而不伤阴，治疗一切热证。多用于五心烦热、口燥咽干、唇舌生疮等症；常与清心经、退六腑同用。若用于外感风热所致感冒发热、头痛、恶风、咽痛等，则多与推坎宫、推攒竹、揉太阳配合使用。

（三十二）上马（二人上马）

【定位】　手背无名指与小指掌指关节后陷中。

【操作】　用拇指指甲掐穴处，掐 3 ～ 5 次，称掐上马（图 8-84）；用拇指端揉之，揉 100 ～ 500 次，称揉上马。

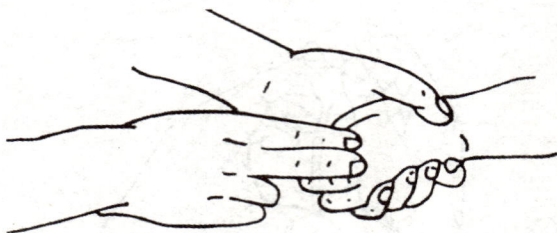

图 8-84　掐上马（掐揉二人上马）

【主治】　潮热烦躁、牙痛、小便赤涩等。

【应用】　临床上用揉上马为多，常与揉小横纹合用。揉上马为补肾滋阴的要法。

四、小儿常见病证推拿

（一）咳嗽

1. 概述　咳嗽是肺脏疾病的主要证候之一。有声无痰谓之咳，有痰无声谓之嗽，二者常同时并见，故统称为咳嗽。临床上多种疾病均可引起咳嗽，如感冒、肺炎等。本病一年四季都可发生，尤以冬春季节多发。多数患儿预后良好，有少部分患儿反复发作，日久不愈。本病相当于西医学的急、慢性支气管炎等疾病。

2. 临床表现

（1）风寒咳嗽　咳嗽有痰，声重紧闷不爽，鼻塞，流涕，恶寒，发热，头痛，舌淡红，苔薄白，脉浮紧，指纹浮红。

（2）风热咳嗽　咳嗽不爽，痰黄黏稠，不易咳出，鼻流浊涕，咽喉肿痛，发热汗出，大便秘结，小便黄数，舌红，苔薄黄，脉浮数，指纹浮紫。

（3）内伤咳嗽　干咳少痰，久咳不止，伴手心足热，午后潮热，口渴咽干，食欲不振，形体消瘦，倦怠乏力，舌红，苔少乏津，脉细数，指纹紫滞。

3. 治疗

（1）风寒咳嗽

①治则：疏风散寒，宣肺止咳。

②处方：推攒竹、推坎宫、揉太阳、清肺经、开天门各 200 次，运内八卦、推揉膻中各 100 次，推三关、揉外劳宫、揉掌小横纹、揉擦肺俞各 100 次。

③方义：推攒竹、推坎宫、揉太阳、清肺经、开天门疏风解表；推揉膻中、运内八卦宽胸理气，化痰止咳；揉擦肺俞、推三关、揉外劳宫、揉掌小横纹，能温阳散寒，宣肺止咳。

（2）风热咳嗽

①治则：疏风清热，化痰止咳。

②处方：推攒竹、推坎宫、揉太阳、开天门各 200 次，揉耳后高骨、退六腑、清肺经、清天河水各 200 次，推膻中、揉掌小横纹、揉肺俞各 100 次。

③方义：推攒竹、开天门、推坎宫、揉太阳疏风解表；揉耳后高骨、清天河水、清肺经、退六腑清热宣肺；推膻中、揉掌小横纹、揉肺俞止咳化痰，宽胸理气。

（3）内伤咳嗽

①治则：养阴清肺，润肺止咳，健脾化痰。

②处方：补脾经、补肺经各 200 次，运内八卦、推揉膻中、揉乳旁、揉乳根、揉中脘、揉肺俞、按揉足三里各 100 次。

③方义：补脾经、补肺经健脾养肺；推揉膻中、运内八卦宽胸理气，化痰止咳；揉乳旁、揉乳根、揉肺俞宣肺止咳；揉中脘、按揉足三里健脾胃，助运化。

④加减：久咳体虚喘促者，加补肾经、推三关各 200 次，以止咳平喘；阴虚咳嗽加揉上马 200 次；痰吐不利加揉丰隆、揉天突各 200 次，以滋阴止咳化痰。

4. 预防与护理

（1）保持病室安静，注意休息，保证充足睡眠。

（2）饮食给予富含营养易消化之品。

（3）经常变换体位及拍打背部，以促进痰液的排出。

（4）注意气候变化，防止外邪侵袭。

（5）加强锻炼，经常到户外活动，增加小儿抗病能力。

（二）积滞

1. 概述　积滞是指小儿内伤乳食，停聚不化，气滞不畅所形成的一种胃肠疾患，以不思乳食、食而不化、脘腹胀满、大便酸臭不调等为特征。积滞可单独出现，亦可夹杂于感冒、肺炎、疳证等其他疾病之中，预后大多良好，但个别积滞日久，迁延失治，导致脾胃功能严重受损、气血生化乏源者，可转化为疳证。本病相当于西医学功能性消化不良症。

2. 临床表现

（1）乳食内积　不思乳食，脘腹胀满，疼痛拒按，食欲不振，或呕吐酸馊乳食，面黄肌瘦，烦躁多啼，夜卧不安，小便短黄或如米泔，大便酸臭，舌质红，苔白腻或黄厚腻，脉滑数，指纹紫红。

（2）脾虚夹积　面色萎黄，困倦无力，夜睡不安，不思乳食，食则饱胀，腹满喜按，呕吐酸馊乳食，形体消瘦，大便溏泻酸腥，夹有乳片或不消化食物残渣，舌质淡，苔白腻，脉细弱或细滑，指纹淡滞。

3. 治疗

（1）乳食内积

①治则：消食导滞，调理脾胃。

②处方：补脾经、揉板门、清大肠、推四横纹、运内八卦、分推腹阴阳、揉天枢。

③方义：补脾经以健脾助运；揉板门、运内八卦以理气和中；清大肠、推四横纹以消食导滞；分推腹阴阳、揉天枢以调和气血。

④加减：呕吐酸馊乳食、腹部胀实者，去补脾经，加清脾经、清胃经、按弦搓摩；腹痛明显者加揉天枢、拿肚角、按揉足三里；低热烦躁者加清心经、清肝经、清天河水、清大肠；大便秘结臭秽者加清大肠、推下七节骨。

（2）脾虚夹积

①治则：健脾助运，消补兼施。

②处方：补脾经、运内八卦、揉四横纹、清大肠、揉外劳宫、摩中脘。

③方义：补脾经以健脾助运；运内八卦以理气消食；揉四横纹、清大肠以消食化积；揉外劳宫以温阳益气；摩中脘以理气和中，调和气血。

NOTE

④加减：呕吐频繁者加推天柱骨、横纹推向板门；大便溏薄酸臭者，加清补大肠经；腹胀痛，腹冷喜按者加摩腹、揉膊阳池。

4. 预防与护理

（1）合理喂养，掌握小儿辅食添加的原则。注意饮食规律，定时定量，忌暴饮暴食。饮食种类丰富且易于消化吸收，避免肥甘厚味、生冷油腻。

（2）患儿应暂时控制饮食入量，待病愈后逐渐增加饮食量和食物种类。

（3）注意观察病情变化，呕吐者应暂禁食物，给予生姜汁数滴加少许糖水口服；腹胀者可轻轻按摩腹部；大便不通者可外用开塞露 5 ～ 10mL；脾虚者可灸足三里穴。

（三）泄泻

1. 概述　泄泻是指小儿大便次数增多，粪质稀薄或完谷不化，甚至泻出如水样。一年四季均可发生，尤以夏、秋两季发病为多。发病年龄以婴幼儿为主，其中以 6 个月至 2 岁以下的小儿发病率高。本病轻者如治疗得当，预后良好；重者下泄过度，易见气阴两伤，甚至阴竭阳脱；久泻迁延不愈者，则可影响小儿的营养和发育；重症患儿还可能出现脱水、酸中毒等严重症状，甚至危及生命，故临诊务必注意。本病相当于西医学的小儿腹泻病。

2. 临床表现

（1）寒湿泻　泻下清稀，甚至如水样，色淡不臭，腹痛肠鸣，脘闷食少，或兼有恶寒发热，鼻塞头痛，面色淡白，口不渴，小便清长，苔薄白或白腻，脉濡缓，指纹色红。

（2）湿热泻　大便如水样，色黄褐，或如蛋花汤样，秽臭量多，腹痛即泻，急迫暴注，身有微热，口渴，小便短赤，舌红，苔黄腻，脉滑数，指纹色紫。

（3）伤食泻　大便稀溏，夹有乳凝块或食物残渣，气味酸臭，或臭如败卵，脘腹痞满，腹痛肠鸣，泻后痛减，嗳气酸馊，或有呕吐，不思乳食，夜卧不安，舌苔垢浊或厚腻，或微黄，脉滑实，指纹滞。

（4）脾虚泻　久泻不愈，或时作时止，多于食后作泻，大便稀溏，夹有未消化食物残渣，色淡不臭，面色萎黄，形体消瘦，饮食减少，肢倦乏力，舌淡苔薄，脉弱，指纹淡。若腹泻日久不愈，损及肾阳，症见大便水样，完谷不化，次数频多，形寒肢冷，舌淡苔白，脉弱无力。

3. 治疗

（1）寒湿泻

①治则：散寒化湿，温中止泻。

②处方：补脾经、推三关、揉外劳宫、摩腹、补大肠、揉龟尾、按揉足三里。

③方义：推三关、揉外劳宫温中散寒；补脾经、补大肠与摩腹能健脾化湿；揉龟尾和足三里能理肠止泻。全方共奏散寒化湿、温中止泻之功。

④加减：腹痛、肠鸣重者，加揉一窝风、摩腹、拿肚角；体虚加捏脊；惊惕不安加开天门、清肝经、掐揉五指节；恶寒发热者加开天门、推坎宫、揉太阳、拿风池。

（2）湿热泻

①治则：清热利湿，调中止泻。

②处方：清大肠、退六腑各 300 次，清补脾经、清胃经各 200 次，推下七节骨、揉龟尾各 100 次。

③方义：清大肠、退六腑能清泻肠道湿热；清胃经及清补脾经能泻脾胃湿热；推下七节骨

能泻热通便；揉龟尾能理肠止泻。全方共奏清热利湿、分利止泻之功。

④加减：发热加清天河水；高热、烦渴引饮、小便短黄者加揉小天心、揉二马、清天河水；呕吐较频者加推天柱骨；腹痛明显者，加分推腹阴阳；腹胀纳差者加运内八卦、揉板门、揉按足三里。

（3）伤食泻

①治则：消食导滞，助运止泻。

②处方：补脾经、运内八卦、摩腹各300次，清胃、清大肠、退六腑各200次，揉龟尾100次。

③方义：补脾经能健脾消食；运内八卦能消宿食、降胃逆；摩腹善消宿食；清胃、清大肠及退六腑能清胃热、消食导滞；揉龟尾能理肠止泻。全方共奏消食导滞、助运止泻之功。

④加减：脘腹胀满甚者加揉脾俞、揉胃俞；腹痛甚者加拿肚角；呕吐较频者加推天柱骨；平素体虚者，改清脾胃经为补脾经。

（4）脾虚泻

①治则：健脾益气，温阳止泻。

②处方：补脾经、补大肠、摩腹各300次，揉外劳宫200次，推上七节骨、揉龟尾各100次，捏脊20次。

③方义：补脾经与补大肠能健脾益气；揉外劳宫温中健脾；摩腹、捏脊能温阳消食；推上七节骨、揉龟尾能理肠止泻。

④加减：神疲乏力、食少腹胀者，加揉脾俞、揉胃俞、运内八卦、按揉足三里；久泻不止者，加按揉百会；伴粪质清稀、完谷不化、形寒肢冷等肾阳亏虚症状者，加补肾经、揉外劳宫。

4. 预防与护理

（1）保持居室清洁，环境安静，空气流畅。

（2）注意饮食卫生。适当控制饮食，减轻脾胃负担。对吐泻严重及伤食泄泻患儿暂时禁食，随病情好转，逐渐增加饮食量。忌食油腻、生冷及不易消化的食物。

（3）提倡母乳喂养，不宜在夏季及小儿有病时断奶，遵守添加辅食的原则，注意科学喂养。

（4）加强户外活动，注意气候变化，防止感受外邪，尤其要避免腹部受凉。

（5）保持皮肤清洁干燥，勤换尿布。每次大便后，要用温水清洗臀部，并扑上爽身粉，防止发生红臀。

（6）密切观察病情变化，及早发现腹泻变证，一旦出现高热等变证应及时采用中西药物治疗。

（四）便秘

1. 概述　便秘是指大便秘结不通，排便时间延长，或欲大便而排时不爽，艰涩难于排出。便秘本身不是一个独立的疾病，是某种疾病的一个症状，既可单独出现，又可继发于其他疾病过程之中。单独出现的便秘，多为习惯性便秘，与体质、饮食习惯及生活无规律有关；亦可因突然改变生活环境，或过食辛辣香燥，或饮食过于精细，而发生一时性便秘。还可在某些疾病过程中出现便秘，如先天性巨结肠等。本病相当于西医学中的功能性便秘。

2. 临床表现

（1）实秘　大便干结，面红身热，心烦不安，多汗，食少，腹胀腹痛，口干口臭，时欲饮冷，小便短赤，苔黄厚，指纹色紫，为肠胃积热；大便干涩，难以排出，腹中攻满，喜温恶寒，四肢不温，或呃逆呕吐，苔白，指纹色淡，为阴寒积滞。

（2）虚秘　虽有便意，但临厕努挣难下，面白神疲，肢倦懒言，汗出，气短乏力，苔薄白，指纹色淡，为气虚便秘；大便干结，努挣难下，面白无华，口干心烦，潮热盗汗，为血虚津亏之便秘。

3. 治疗

（1）实秘

①治则：调理脾胃，消积导滞。

②处方：清大肠、摩腹各 300 次，清补脾经（清后加补）、退六腑、运内八卦各 200 次，按揉膊阳池、推下七节骨各 100 次，按揉足三里、搓摩胁肋、捏脊各 20 次。

③方义：清补脾经、摩腹、捏脊、按揉足三里具有健脾助运之功；运内八卦、搓摩胁肋能疏肝理气、调理脾胃；清大肠、退六腑、按揉膊阳池及推下七节骨能消积导滞。

④加减：面赤身热者，加清脾胃经、清天河水；脘腹胀满者加推四横纹、揉中脘；呕吐者，加横纹推向板门。

（2）虚秘

①治则：健脾益气，养血滋阴。

②处方：补脾经、推三关、摩腹各 300 次，补肾经、清大肠各 200 次，按揉膊阳池、揉上马、按揉足三里、捏脊各 20 次。

③方义：补脾经、推三关、摩腹、捏脊、按揉足三里，能健脾调中，益气养血；补肾经、清大肠、按揉膊阳池及揉上马，能滋阴润燥。

④加减：神疲、纳差、腹胀者，加揉板门、揉中脘、摩腹、揉脐、揉脾俞、揉胃俞；腹痛者，加揉外劳宫。

4. 预防与护理

（1）以奶粉喂养为主的婴幼儿，奶粉宜调稀一些，并加适量果汁或蔬菜汁。断奶后的小儿，主食不宜过于精细，鼓励多吃富含纤维素的蔬菜及香蕉、梨、苹果等水果，少食辛辣香燥等易于上火之品。

（2）积极锻炼身体，每天保证有足够的运动量。

（3）养成定时排便习惯，改掉不良习惯。

（4）及时治疗原发疾病，如先天性巨结肠、过敏性结肠炎等。

第七节　足部推拿

人体每个组织器官在双足都有相应的神经末梢终点并固定在一定部位，这些部位即是足部的反射区。足部推拿又称足部按摩，是操作者运用适当的手法或者借助适当的工具，刺激人体双足的反射区，从而达到预防保健、诊病治病目的的一种外治方法。足部推拿的历史源远流长，早在《黄帝内经》一书的足心篇中就介绍了许多足部穴位，五千年前称为"观趾法"；东汉名医华佗在《华佗秘籍》中有研究足部按摩的"足心道"，认为"五禽戏"的主要功效是"除疾兼利蹄足"和"逐客邪于关节"。这充分说明，我们祖先早已认识到足部的相应部位与人体的内脏有着密切的关系，为足部推拿的发展奠定了理论基础。由于实用、有效，自唐朝开始，足部推拿就流传至海外，西方各国有关足部按摩疗法的专著也纷纷面世，有德国的《足反射疗法》、美国的《脚反射区按摩疗法》、瑞士的《脚反射区病理按摩法》等，这些专著的问世，与传统的中医认识相得益彰，使足部推拿有效地被推广。数十年来，足部按摩在国内外有了长足的发展，必将在增强人类体质和防治疾病方面起到积极的作用。

一、足部推拿基本手法

（一）单食指扣拳法

【基本手法】 操作者的中指、无名指、小指第 1、2 指关节各屈曲 90°紧扣掌心；食指第 1、2 指关节屈曲 90°平行放在其他弯曲的 3 指之上，并使屈由的食指与第 2 掌指关节保持呈直线状态；拇指指关节屈曲后放于食指末节指骨的下方（图 8-85）。

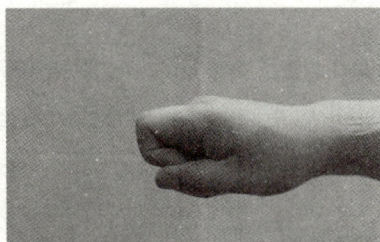
（1）基本手法

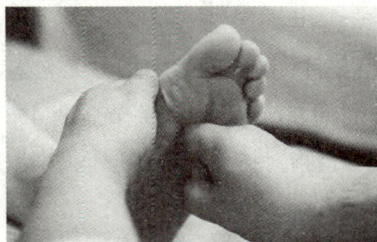
（2）具体应用

图 8-85 单食指扣拳法

【发力点】 食指第 1 指关节的顶点。

【适用范围】 足底反射区。

（二）扣指法

【基本手法】 操作者的食指、中指、无名指、小指的第 1 指关节屈曲 45°左右，拇指指腹与屈曲 4 指相对，虎口略大（图 8-86）。

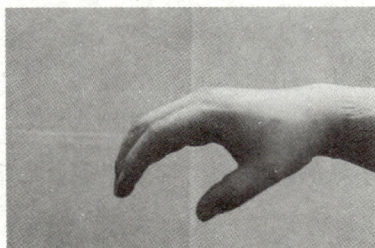
（1）基本手法

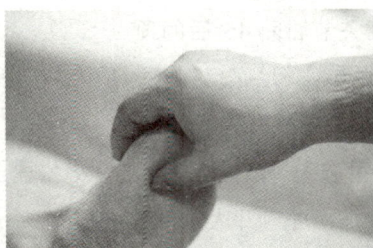
（2）具体应用

图 8-86 扣指法

【发力点】 拇指指腹的桡侧，借前臂旋内旋外，拇指指关节屈伸时发力。

【适用范围】 足底反射区。

（三）双指钳法

【基本手法】 操作者的无名指、小指第 1、2 指关节稍屈，中指微屈曲后插入到被按摩足趾与另一足趾之间作为衬托，食指第 1 指关节屈曲 90°，第 2 指关节的尺侧面（靠小指侧）放在要准备按摩的反射区上，拇指指腹紧按在食指第 2 指关节的桡侧面上，借拇指指关节的屈伸动作按压食指第 2 指关节刺激反射区（图 8-87）。

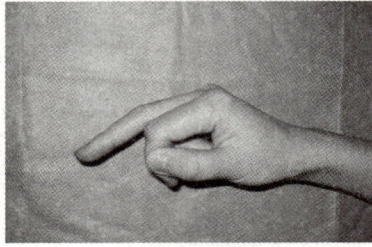　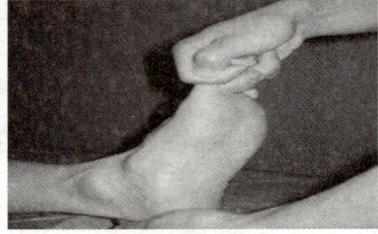

（1）基本手法　　　　　　　　　　（2）具体应用

图 8-87　双指钳法

【发力点】　靠拇指指关节的屈伸动作带动食指对反射区发力。中指不发力只起辅助衬托的作用。

【适用范围】　颈椎反射区、甲状旁腺反射区。

（四）单食指钩掌法

【基本手法】　操作者的中指、无名指、小指的第 1、2 指关节屈曲 90°紧扣于掌心，食指第 1 指关节屈曲 90°，第 2 指关节屈曲 45°，食指末节指腹指向掌心，拇指指关节微曲，虎口开大，形成与食指对持的架势，形似于镰刀状（图 8-88）。

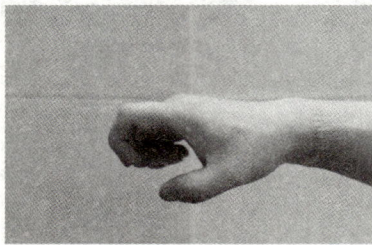　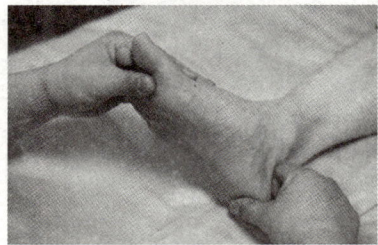

（1）基本手法　　　　　　　　　　（2）具体应用

图 8-88　单食指钩掌法

【发力点】　食指第 1 指关节屈曲 90°后顶点的桡侧（靠拇指侧）或食指末节指腹的桡侧或食指第 2 指关节屈曲 45°后的顶点。

【适用范围】　足底反射区、足内侧反射区、足外侧反射区。

（五）拇指推掌法

【基本手法】　操作者的食指、中指、无名指、小指的第 1、2 指关节微屈，拇指指腹与其他的 4 指对掌，虎口开大（图 8-89）。

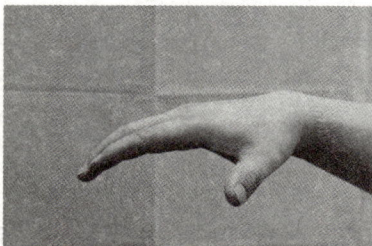　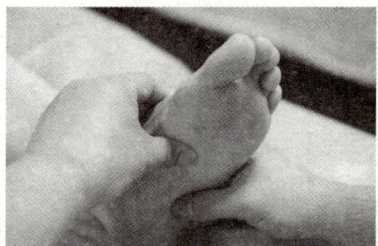

（1）基本手法　　　　　　　　　　（2）具体应用

图 8-89　拇指推掌法

【发力点】　拇指指腹的桡侧。

【适用范围】　足内侧反射区、足外侧反射区、足背反射区。

（六）捏指法

【基本手法】　操作者的食指、中指、无名指、小指的指关节微曲，拇指指腹与其他的4指指腹相对，虎口略开（图8-90）。

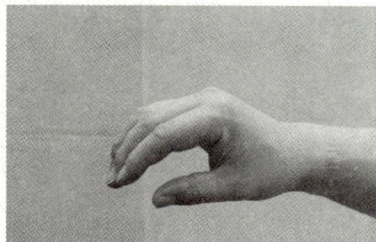
（1）基本手法

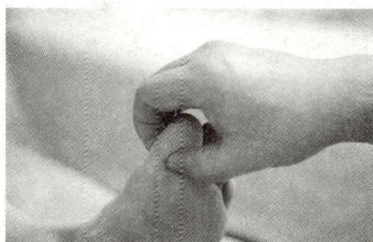
（2）具体应用

图8-90　捏指法

【发力点】　拇指指腹的桡侧。

【适用范围】　足底反射区、足内侧反射区、足外侧反射区。

（七）双指上推法

【基本手法】　操作者的食指、中指、无名指、小指的第1、2指关节微曲，拇指指腹朝向前方，虎口略开大（图8-91）。

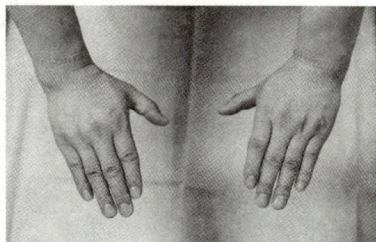
（1）基本手法

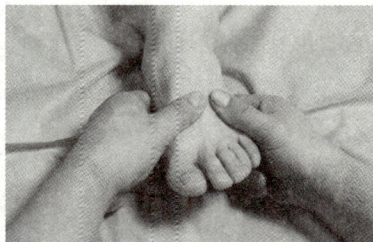
（2）具体应用

图8-91　双指上推法

【发力点】　双手拇指指腹的桡侧。

【适用范围】　足背反射区。

（八）扣单拇指法

【基本手法】　操作者的食指、中指、无名指、小指的第1指关节屈曲45°，放在按摩足的适宜部位，拇指指关节屈曲90°，虎口开大（图8-92）。

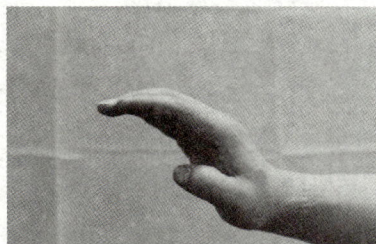
（1）基本手法

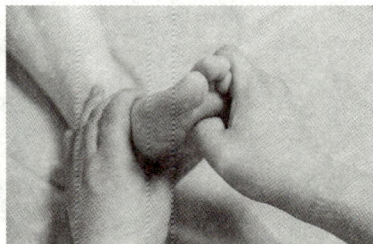
（2）具体应用

图8-92　扣单拇指法

NOTE

【发力点】　拇指指关节的顶点。要使拇指掌指关节固定，借前臂的力带动拇指发力。

【适用范围】　足底反射区。

（九）拇食指扣拳法

【基本手法】　操作者为双手，其中指、无名指、小指的第1、2指关节各屈曲90°于掌心，食指第1指关节屈曲90°，第2指关节屈曲15°左右，各呈一镰刀状，拇指指关节微曲，拇指指腹朝前（图8-93）。

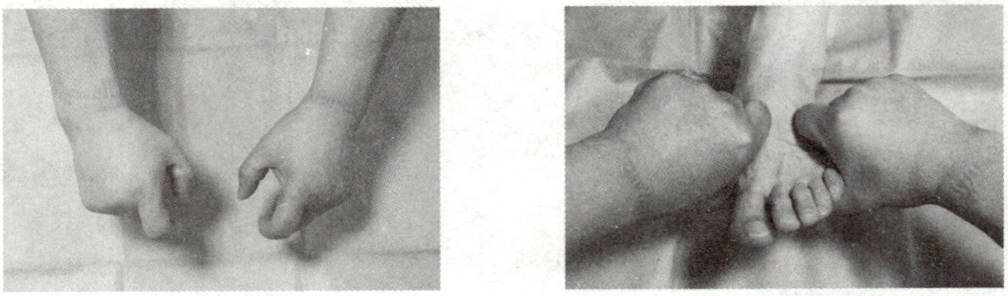

（1）基本手法　　　　　　　（2）具体应用

图8-93　拇食指扣拳法

【发力点】　双手食指第一指关节顶点的桡侧。

【适用范围】　足背反射区。

二、足部反射区

（一）足部反射区分布

人体组织器官在足部的反射区分布情况如图8-94、图8-95、图8-96所示。

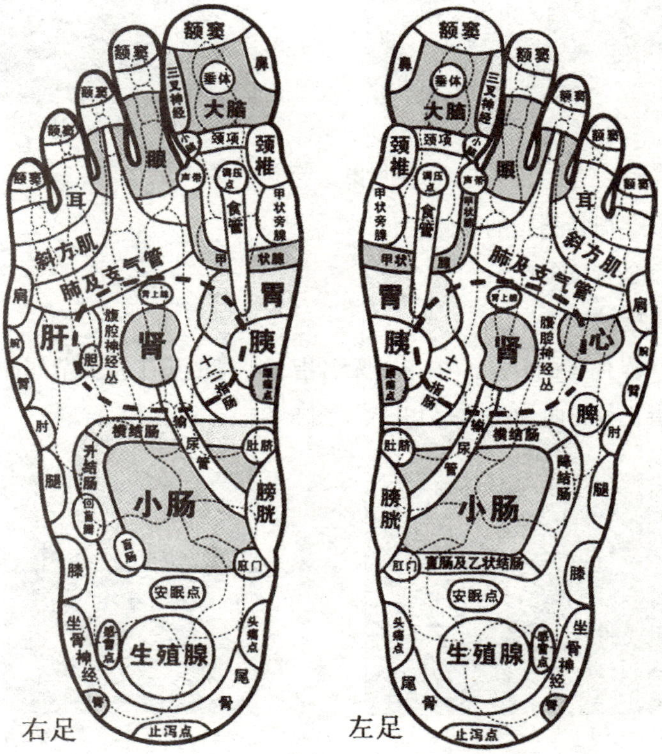

右足　　　　　　　　　左足

图8-94　足底反射区

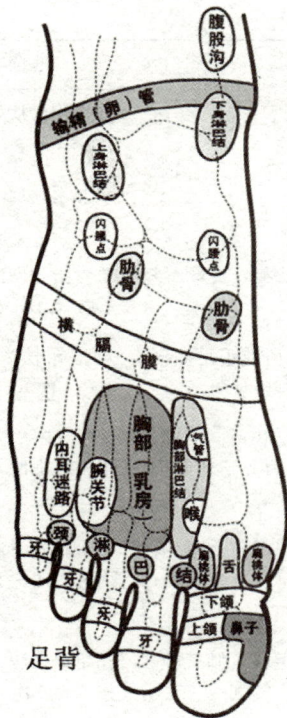

图 8-95　足背反射区

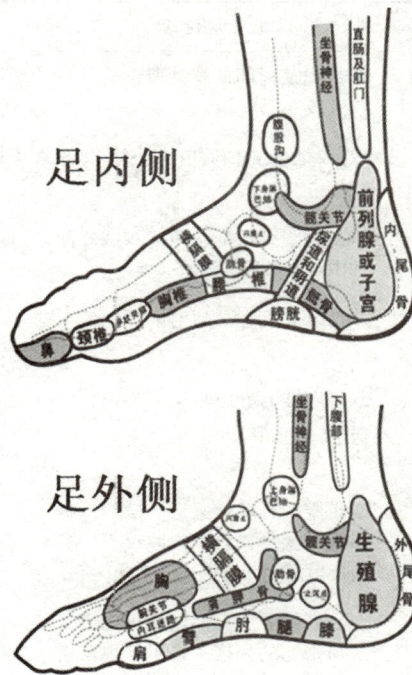

图 8-96　足内、外侧反射区

（二）组织器官在足部反射区的位置、主治及推拿手法

具体见表 8-1。

表 8-1　人体组织器官在足部的反射区位置、主治及推拿手法

组织器官名	反射区位置	主治	推拿手法
额窦	双足 10 个脚趾的趾端肉球部分	脑血栓，脑出血后遗症，鼻窦炎，头痛，头晕，神经衰弱，眼、耳、鼻、口腔疾患等	单食指钩掌法从内向外刮按 4～5 次（蹈趾），扣单拇指法向心性刮按 4～5 次（其余八趾）
眼	双足底第 2、3 足趾额窦反射区的近心端至趾根部，以及双足足背第 2、3 足趾趾蹼连接处，靠第 3 足趾所形成的区域	眼屈光不正（近视、远视、老花眼、散光等）及各种眼部疾病（结膜炎、白内障、麦粒肿等）	单食指扣拳法和拇指推掌法，先点后推 4～5 次
耳	双足底第 4、5 足趾额窦反射区的近心端至第 4、5 足趾根部，以及双足背第 4、5 足趾趾蹼连接处所形成的区域	眩晕症、耳鸣、耳部的炎症及其他耳病	单食指扣拳法和拇指推掌法，先点后推 4～5 次
鼻	双足蹈趾第一节趾骨的内侧及转向蹈趾趾甲近心端延伸的部位	急慢性鼻炎、鼻出血及其他各种鼻部病变	单食指钩掌法，离心性刮按 4～5 次
垂体	双蹈趾趾腹中央隆起稍偏内侧部位	内分泌失调、小儿发育不良、遗尿、更年期综合任	单食指扣拳法，定点按压 4～5 次
大脑	双脚蹈趾全部的趾腹	脑血管意外后遗症、高血压、头痛、失眠、神经衰弱	扣单拇指法，向心性刮按 4～5 次
三叉神经	位于双足蹈趾肉球外侧缘处	偏头痛、神经衰弱、失眠、面瘫、牙痛	扣指法，定点按压 4～5 次
小脑	双蹈趾根部外侧靠近第 2 节趾骨处	脑血管病变、低血压、高血压、眩晕症、失眠、平衡失调	扣指法，定点按压 4～5 次

NOTE

续表

组织器官名	反射区位置	主治	推拿手法
颈项	双足踇趾根部横纹处所形成的带状区域	落枕、头痛、头晕、失眠、颈椎病、颈部软组织损伤	捏指法，从外向内旋转按揉 4～5 次
颈椎	双足踇趾根部内侧横纹尽头	同颈项	双指钳法，定点按揉 4～5 次
调压点	双足底踇趾根部两条横纹线之间的中点所形成的区域	高血压、低血压、头痛、头晕	单食指扣拳法，定点向心按揉 4～5 次
甲状旁腺	双足第 1 跖趾关节内侧	甲状旁腺分泌不足所致手足搐搦症，过敏、失眠、神经衰弱	双指钳法，定点按揉 4～5 次
甲状腺	双足底第 1 跖趾关节近侧和外侧，呈一"L"形	失眠、神经衰弱、甲亢、甲减、月经不调、痤疮、内分泌功能失调等	拇指推掌法，沿"L"形离心推按 4～5 次
斜方肌	双足眼、耳反射区近心端约一拇指宽的幅度，自甲状腺反射区到肩反射区之间所形成的带状区域	落枕，颈、肩、背部软组织损伤，上肢麻木，无力等	单食指扣拳法，从外向内推按 4～5 次
肺、支气管	双足底斜方肌反射区的近心端约一拇指宽的幅度，自甲状腺反射区至肩反射区之间的带状区域。支气管反射区是肺反射区向第 3 足趾的延伸所形成的带状区域	肺炎、急慢性支气管炎、肺气肿、支气管哮喘、胸闷、气急	扣单拇指法，离心性推按 4～5 次
肾上腺	双足底部，第 2、3 跖骨体之间，距离跖骨头约一拇指宽处	晕厥、心律不齐、哮喘、风湿、关节炎	单食指扣拳法 45°向上点按
胃	双足底第 1 跖趾关节近心端约一拇指宽的幅度，在甲状腺反射区的近心端所形成的区域	急慢性胃肠炎、胃溃疡、恶心、呕吐、厌食、消化不良等	单食指扣拳法，向心性按揉 4～5 次
胰	双足底胃反射区与十二指肠反射区之间，在第 1 跖关节的远心端所形成的区域	糖尿病、胰腺炎、胰腺囊肿、消化不良、厌食症等	单食指扣拳法，向心性按揉 4～5 次
十二指肠	胃反射区的近心端，在第 1 跖关节处所形成的区域	十二指肠溃疡、消化不良、厌食症、腹胀、糖尿病等	单食指扣拳法，向心性按揉 4～5 次
肾	双足底部，第 2、3 跖骨体之间，距跖骨底约一拇指宽处（向脚趾方向），蜷足时中央凹陷处	泌尿系炎症、结石、肾积水、水肿、高血压、风湿病、关节炎	单食指扣拳法，向心性按摩 4～5 次
输尿管	双足底自肾脏反射区斜向内后方至足舟状骨内下方，呈弧形带状区	输尿管炎症、结石、高血压、风湿病、关节炎	单食指扣拳法，向心性划按 4～5 次
膀胱	双足内踝前下方脚掌内侧舟状骨下缘	肾、输尿管、膀胱的炎症、结石、尿潴留，高血压，风湿病，关节炎	单食指扣拳法，定点按压 4～5 次
腹腔神经丛	双足底第 2 至 4 跖骨体的中下部，呈一椭圆区域，在胃和肾反射区的附近	神经性胃肠疾病、失眠、神经衰弱、高血压、头痛及用于各种病证的镇静镇痛	单食指扣拳法，向心性按摩 4～5 次
肝	右足底第 4、5 跖骨体之间，距离第 4、5 跖骨头一拇指宽幅度的近心端所形成的区域	肝炎、肝功能异常、厌食症、消化不良、眼部疾病	扣单拇指法，离心性按揉 4～5 次

续表

组织器官名	反射区位置	主治	推拿手法
胆囊	右足底第3、4跖骨体之间，距离第3、4跖骨底部一拇指宽幅度的远心端所形成的区域	胆囊炎、胆石症、厌食症、消化不良、高脂血症、胃肠功能紊乱、黄疸病	单食指扣拳法，向心性按摩4～5次
心	左足底第4、5跖骨体之间，距离第4、5跖骨头一拇指宽近心端所形成的区域	心律不齐、冠心病、心绞痛恢复期、失眠、神经衰弱	扣单拇指法，离心性按揉4～5次
脾	左足底第4、5跖骨体之间，离第4、5跖骨底部向远心端约一拇指宽的幅度所形成的区域	贫血、食欲不振、发热、炎症、免疫功能低下，对皮肤科病证有特殊疗效	单食指扣拳法，向心性按摩4～5次
升结肠	右足底小肠反射区外侧至第5跖骨底部所形成的带状区域	便秘、腹痛、腹胀	单食指扣拳法，离心性推按4～5次
横结肠	双足底第1～5跖骨底部与第1～3楔骨、骰骨交界处所形成的带状区域	便秘、腹胀、腹痛	单食指扣拳法，右足按摩方向：从外向内刮按4～5次；左足按摩方向：从内向外刮按4～5次
降结肠	左足底部第5跖骨底部，经骰骨外侧至跟骨前缘所形成的带状区域	便秘、腹胀、腹痛	单食指扣拳法，向心性按摩4～5次
小肠	双足底部第1～3楔骨、骰骨至跟骨前缘所形成的凹陷性区域，为升结肠、横结肠、降结肠、直肠反射区所包围	急慢性肠炎、腹胀、腹痛、胃肠功能紊乱、心血管疾病等	双指扣拳法，向心性刮按4～5次
盲肠	右足跟骨结节的前方，足底的外侧，第4、5足趾之间的垂直线所形成的区域	腹胀、腹痛、便秘、消化不良、阑尾炎等	单食指扣拳法，定点按揉4～5次
直肠	左足底跟骨前缘所形成的带状区域，其中含乙状结肠反射区	直肠炎症、痔疮、便秘	单食指扣拳法，从外向内刮按4～5次
肛门	左足底跟骨前缘直肠反射区的末端，在右足相对称的位置，也是肛门反射区	直肠炎症、肛裂、痔疮、便秘、肛周湿疹	单食指扣拳法，定点按揉4～5次
安眠点	双足底跟骨前缘第2、3足趾之间的垂直线上，在生殖腺反射区的远心端所形成的区域	失眠、神经衰弱、神经官能症、心脑血管病变	单食指扣拳法，定点向心按揉4～5次
生殖腺（卵巢、睾丸）	位置一：双足底跟骨正中央部位所形成的区域；位置二：双足的外侧，外踝的后下方，跟骨的前方，近似三角形区域	痛经、月经不调、经前期紧张综合征、性功能减退、不孕症、更年期综合征、睾丸炎、附睾炎	位置一：单食指扣拳法，定点按压4～5次；位置二：推按或刮按4～5次
肩	双足的外侧弓上，第5跖趾关节后方的凹陷处所形成的区域	肩周炎、肩部软组织损伤、颈肩综合征、上肢酸痛、麻木无力	单食指扣拳法，向心性刮按4～5次
臂（上肢）	双足底第5跖骨的外侧，肩与肘反射区之间所形成的区域	上肢麻木、无力，肩、肘关节软组织损伤	扣单拇指法，向心性刮按4～5次
肘	双足的外侧弓上，第5跖骨粗隆前后的凹陷处所形成的区域	肘关节病变	单食指扣拳法，定点按揉4～5次

NOTE

续表

组织器官名	反射区位置	主治	推拿手法
腿（下肢）	双足底升结肠、降结肠反射区的外侧带，肘与膝关节反射区之间形成的带状区域	下肢麻木、酸痛、无力、下肢软组织损伤、坐骨神经痛	扣单拇指法，向心性刮按4～5次
膝	双足的外侧弓上，跟骨结节的前方与骰骨、距骨下方形成的半月形的区域	膝关节病变、风湿性关节炎、骨性关节炎等	单食指扣拳法，向心性按摩4～5次
坐骨神经	双足底跟骨的外侧缘向后侧缘延伸而形成的半月形区域	坐骨神经痛、慢性腰腿痛	单食指扣拳法，向心性刮按4～5次
上颌、下颌	双足背蹬趾第2节跖骨上横纹线的近心端和远心端形成的两条带状区域，分别为下颌、上颌	口腔溃疡、牙痛、打鼾，上、下颌关节炎	扣单拇指法，从外向内刮按4～5次
扁桃腺	双足背第1足趾第1跖骨蹬趾长伸肌腱两侧形成的区域	扁桃体炎、发热、免疫功能低下	双指上推法，向心性推揉4～5次
喉头	双足背第1跖趾关节的远心端，靠近蹬趾根部	急性喉炎、急慢性咽炎、声音嘶哑、上呼吸道感染、气管炎	单食指钩掌法，离心性刮按4～5次
气管	双足背第1跖趾关节的近心端，靠近第1跖骨体部	急慢性支气管炎、上呼吸道感染、胸闷、气喘	单食指钩掌法，离心性刮按4～5次
胸部淋巴腺	双足背第1、2跖骨之间，起自第1、2跖骨底部的远心端，止于第1、2跖趾关节的远心端形成的带状区域	各种炎症、发热、肌瘤、乳房肿块	单食指钩掌法，离心性刮按4～5次
胸部	双足背第2～4跖骨之间，起自第2～4足趾趾蹼，向后延伸到第2～4跖骨底部所形成的区域	乳腺炎、乳腺肿块、胸闷、哮喘、经前乳房疼痛、胸部软组织损伤	双指上推法，向心性推揉4～5次
内耳迷路	双足背第4、5跖趾关节的远心端所形成的区域	眩晕症、高血压、低血压、平衡失调、晕车、晕船	单食指钩掌法，离心性刮按4～5次
肋骨	内肋骨：位于双足背第1、2楔骨与舟骨之间形成的区域；外肋骨：位于双足背第3楔骨、骰骨与舟骨、距骨之间形成的区域	胸闷、胸痛、肋骨病变、胸膜炎、胸部软组织损伤	拇指推掌法，向心性推揉4～5次
化痰点（解溪）	双足背内外踝连线的中点	痰多、气喘	拇指推掌法，向心性按揉4～5次
腹股沟	双足内踝尖向上两横指的幅度，在胫骨的内侧面上所形成的区域	生殖系统疾患、性功能减退等	拇指推掌法，向心性推揉4～5次
上身淋巴腺、下身淋巴腺	上身淋巴腺：双足背外侧脚踝骨前，由距骨、外踝构成的凹陷部位；下身淋巴腺：双足背内侧脚踝骨前，由距骨、内踝构成的凹陷部位	各种炎症、发烧、囊肿、肌瘤、免疫功能低下症	拇食指扣拳法，定点按压4～5次
胸椎	双足弓的内侧缘，起自第1跖骨头，止于第1楔骨的前方，相当于第1跖骨的长度所形成的带状区域	颈椎病变，颈、肩、背软组织病变，呼吸系统疾病	拇指推掌法，向心性推按4～5次

续表

组织器官名	反射区位置	主治	推拿手法
腰椎	双足弓的内侧缘，起自第1楔骨，止于舟骨形成的带状区域，相当于第1楔骨与舟骨的长度	腰椎病变、急性腰扭伤、腰部软组织病变	拇指推掌法，向心性推按4～5次
骶椎	双足弓内侧缘，起自舟骨经距骨下方至跟骨前缘所形成的带状区域	骶椎病变、骶尾部软组织损伤、坐骨神经痛	拇指推掌法，向心性推按4～5次
内尾骨	双足跟骨的内侧缘，沿跟骨结节向前延伸所形成的"L"形带状区域	坐骨神经痛、头痛、失眠、骶尾部软组织损伤	单食指钩掌法，先刮后点再推，慢慢抬起4～5次
子宫、前列腺	双足内侧，内踝的后下方，跟骨的前方，呈三角形区域	月经不调、闭经、经前期紧张综合征、宫颈炎、子宫肌瘤、前列腺炎、前列腺肥大、更年期综合征	拇指推掌法或单食指钩掌法，推按或刮按4～5次
直肠、肛门（痔疾）	双足内侧踝后沟内，从内踝尖沿沟向上四横指以上的区域	痔疮、肛裂、便秘、直肠炎	拇指推掌法，向心性推按4～5次
内侧坐骨神经（糖尿病点）	小腿胫骨内侧缘的后方，从内踝后上方沿胫骨内侧缘至胫骨内侧髁下所形成的带状区域	坐骨神经痛、糖尿病	拇指推掌法，向心性推按4～5次
髋关节	双足内外踝的下方，呈一弧形区域	髋关节病变、髋关节软组织损伤、坐骨神经痛、腰背痛	拇指推掌法，从前下方向后下方，沿弧度推按4～5次
尿道、阴道	双足内侧，起自膀胱反射区向后延伸，经距骨至内踝后下方所形成的带状区域	尿道炎、尿路感染、阴道炎	拇指推掌法或单食指钩掌法，推按或刮按4～5次
横膈膜	双足背第1～5跖骨底部的近心端，横跨足背形成的带状区域	恶心、呕吐、胸闷、气喘、咳嗽、打嗝等	拇食指扣拳法，向内、外两侧刮按4～5次
肩胛骨	双足足背沿第4跖骨与第5跖骨之间延伸到骰骨的带状区域	落枕、肩周炎、颈、肩、背部软组织损伤	双指上推法，向心性推揉4～5次
外尾骨	双足跟骨外侧缘，沿跟骨结节向前延伸呈"L"形的带状区域	坐骨神经痛、头痛、失眠、骶尾部损伤	单食指钩掌法，先刮后点再推4～5次
腹部	双足外侧的踝后沟内，从外踝上四横指以上的延伸带状区域	痛经、月经不调、闭经、经前期紧张综合征、腹痛	拇指推掌法，向心性推揉4～5次
外侧坐骨神经	双小腿的外前方，从外踝前上方至腓骨小头之间形成的带状区域	坐骨神经痛	拇指推掌法，向心性推揉4～5次

三、足部推拿注意事项

（一）操作前

1. 危重患者，有出血倾向、足部骨折或急性期损伤的患者，妇女妊娠期及月经期禁止做足部推拿。饱餐后1小时内，尽量不要做足部推拿。

2. 足部推拿前后半小时内，患者须饮用温开水500mL左右，以利排出体内的有毒物质。

3. 足部推拿前应修剪指（趾）甲，以防刺伤皮肤，并涂上按摩膏。

NOTE

（二）操作中

1. 治疗室温度要适中、通风，足部推拿时空调和电扇的风不可直吹患者双脚。

2. 对老人和小孩足部推拿时要用指腹施力。

3. 足部推拿时应避开骨隆突处，以免挤伤骨膜。用力要均匀、柔和、有节奏，找准敏感点，使患者有酸、麻、重、胀感，以提高疗效，缩短病程。

4. 在推拿过程中，应细心观察患者反应，与患者及时沟通，调整治疗强度与节奏，注重心理治疗。

（三）操作后

1. 有些患者在治疗数日后，尿色变深，气味加重，这是因为排毒所致，嘱患者不必紧张，可继续治疗。

2. 有些患者长期接受足部推拿，双脚会有痛觉迟钝现象，可用盐水浸泡双脚半小时，痛觉敏感度会增高，治疗效果也会增强。

四、常见病证的足部推拿取穴

（一）呼吸系统常见病证

1. 感冒

A 区（重点反射区，下同）：肺、支气管、鼻、喉头、额窦、扁桃腺、胸部淋巴腺。

B 区（辅助反射区，下同）：脾、上身淋巴腺、下身淋巴腺、肾、输尿管、膀胱。

2. 支气管炎

A 区：肺、支气管、喉、扁桃腺、上颌、下颌。

B 区：甲状腺、甲状旁腺、肾上腺、肾、输尿管、膀胱、上身淋巴腺、下身淋巴腺。

3. 肺炎

A 区：肺、气管、喉头、肾上腺、胸部淋巴腺、上身淋巴腺、下身淋巴腺、甲状腺。

B 区：胸部、肾、输尿管、膀胱。

4. 哮喘

A 区：肺、支气管、气管、喉、甲状腺、甲状旁腺、肾上腺、胸部淋巴腺。

B 区：肾、输尿管、膀胱、脾。

5. 鼻炎

A 区：肺、支气管、喉头、胸部、甲状腺、肾上腺、胸部淋巴腺。

B 区：肾、输尿管、膀胱、上身淋巴腺、下身淋巴腺。

（二）消化系统常见病证

1. 食欲不振

A 区：胃、十二指肠、小肠、大肠、大脑、肝、胆、腹腔神经丛。

B 区：肾上腺、脾、肾、输尿管、膀胱、甲状腺、胸部淋巴腺。

2. 功能性便秘

A 区：胃、十二指肠、升结肠、横结肠、降结肠、乙状结肠、直肠。

B 区：脾、小肠、肛门、甲状腺、腹腔神经丛。

3. 胆囊炎、胆结石

A 区：肝、胆、胃、胰、肾上腺。

B 区：肾、输尿管、膀胱、上身淋巴腺、下身淋巴腺、十二指肠、腹腔神经丛。

4. 慢性胃炎

A 区：胃、胰、十二指肠、胸椎、腹腔神经丛。

B 区：脑干、脾、肾、肾上腺、输尿管、膀胱、上身淋巴腺、下身淋巴腺。

5. 慢性腹泻

A 区：腹腔神经丛、升结肠、横结肠、降结肠、乙状结肠、内庭穴。

B 区：胸部淋巴腺、上身淋巴腺、甲状旁腺、腹股沟。

（三）循环系统常见病证

1. 高血压

A 区：调压点、肾、输尿管、膀胱、头部、心。

B 区：肾上腺、甲状腺、颈部、内耳迷路。

2. 低血压

A 区：脾、甲状腺、心、肾上腺、大脑、内耳迷路。

B 区：肾、颈椎、输尿管、膀胱。

3. 冠心病

A 区：心、小肠、肾上腺、肾、输尿管、膀胱、尿道。

B 区：肝、脾、胃、胸部、脑干、十二指肠。

4. 贫血

A 区：脾、生殖腺（卵巢或睾丸）、甲状旁腺、甲状腺。

B 区：心、肝、胃、胸部淋巴腺。

（四）神经系统常见病证

1. 神经衰弱

A 区：大脑、垂体、肾上腺、甲状腺、颈项、额窦、腹腔神经丛。

B 区：心、肝、脾、肾、输尿管、膀胱。

2. 头痛

A 区：大脑、额窦、垂体、脑干、三叉神经、鼻、至阴穴。

B 区：肾上腺、肾、输尿管、膀胱，足临泣穴。

3. 失眠

A 区：大脑、额窦、垂体、失眠点、腹腔神经丛。

B 区：甲状腺、内分泌、胃肠、心、肝、肾、输尿管、膀胱。

4. 中风后遗症

A 区：肾上腺、肾、输尿管、膀胱、心、大脑、小脑、脑干。

B 区：肩关节、肘、膝、腕、脊椎、上下颌。

（五）内分泌系统常见病证

1. 甲状腺功能亢进

A 区：大脑、垂体、甲状腺、肾上腺、心、肝、脾、胃。

B 区：腹腔神经丛、上身淋巴腺、下身淋巴腺、肾、输尿管、膀胱、尿道。

2. 糖尿病

A区：糖尿病点、胰、垂体、甲状腺、甲状旁腺、肾上腺、胃、十二指肠。

B区：上身淋巴腺、下身淋巴腺、胸部淋巴腺、心、肝、脾、胆、眼。

3. 更年期综合征

A区：大脑、垂体、生殖腺、颈项、脊椎。

B区：肝、肾、心、腹腔神经丛、肾上腺、甲状腺、甲状旁腺。

（六）生殖系统常见病证

1. 痛经

A区：子宫、生殖腺（卵巢）、下腹部、上身淋巴腺、下身淋巴腺、腹腔神经丛、腹股沟。

B区：垂体、甲状腺、甲状旁腺、肾上腺、肾、输尿管、膀胱。

2. 不孕症

A区：垂体、子宫、生殖腺、腹股沟、腹部、脊柱、输卵管、胸部淋巴腺。

B区：肾、肾上腺、输尿管、膀胱。

3. 前列腺炎

A区：前列腺、肾上腺、垂体、肾、输尿管、膀胱、尿道。

B区：生殖腺、甲状旁腺、上身淋巴腺、下身淋巴腺。

（七）运动系统常见病证

1. 颈椎病

A区：颈项、颈椎、斜方肌、肩胛骨。

B区：大脑、脊柱、甲状腺、甲状旁腺。

2. 落枕

A区：颈椎、颈项、脊柱、肩。

B区：斜方肌。

3. 肩周炎

A区：肩胛骨、肩、颈项、颈椎、脊柱。

B区：肋骨、甲状旁腺、上身淋巴腺。

4. 类风湿性关节炎

A区：肾、输尿管、膀胱、肾上腺、甲状旁腺。

B区：颈椎、胸椎、腰椎、骶骨、上身淋巴腺、下身淋巴腺。

5. 腰椎间盘突出症

A区：颈椎、腰椎、胸椎、骶骨、内外尾骨。

B区：甲状旁腺、肝、胆、肾、输尿管、膀胱。

6. 急性腰扭伤

A区：腰椎。

B区：颈椎、胸椎、骶骨、尾骨、肾、肾上腺、输尿管、膀胱。

（八）皮肤科常见病证

1. 痤疮

A区：肾上腺、肾、输尿管、膀胱、肝、胆、垂体、内分泌。

B 区：前列腺（子宫）、上身淋巴腺、腹股沟，足窍阴穴。

2. 湿疹

A 区：肾上腺、甲状旁腺、脾、胸部淋巴腺、上身淋巴腺、下身淋巴腺、腹股沟。

B 区：腹腔神经丛、肝、肾、输尿管、膀胱。

（九）五官科病证

1. 耳鸣

A 区：耳、内耳迷路、胸部淋巴腺、大脑、三叉神经。

B 区：肾上腺、肾、输尿管、膀胱、上身淋巴腺、下身淋巴腺。

2. 近视

A 区：眼、肝。

B 区：大脑、小脑、脑干、三叉神经、甲状腺、肾上腺、额窦、肾、输尿管、膀胱。

3. 牙痛

A 区：牙、上颌、下颌。

B 区：大脑、三叉神经、肝、上身淋巴腺、下身淋巴腺、肾上腺、胃、肾、输尿管、膀胱。

第九章　常用中医护理技术

中医护理技术，是以中医基础理论为指导，将中医传统治疗方法应用于护理工作中，具有独特疗效的护理技能操作。它是中医护理学的重要组成部分，并在临床护理工作中发挥着较大的作用。本章介绍 18 种常用中医护理技术，这些技术具有使用器械简单、操作方便、适应范围广泛、见效快、费用低廉、容易掌握、易于普及和推广等优点。

第一节　毫针刺法

一、概述

（一）概念

针刺法，又名针法、刺法，是在中医经络学说理论指导下，利用金属制成的各种不同形状、型号的针具，采用一定的手法，刺激人体腧穴的一种操作方法。此法可通过刺激腧穴，激发经络之气，调整脏腑机能，以调和阴阳，疏通经络，行气活血，扶正祛邪，而达到防病治病的目的。临床常用于止痛、镇静、降低高热、调理脾胃等。

毫针为针灸临床使用最多的一种针具。毫针刺法指毫针的持针、进针、行针、补泻、留针及出针等针刺方法的总称。

（二）毫针的构造与规格

1. 毫针的构造　目前临床所用的毫针多由不锈钢制成，也有用金、银或合金制成。其结构分为针尖、针身、针根、针柄、针尾五部分（图 9-1）。针尖是针身的尖端锋锐部分，亦称针芒；针身是针尖与针柄之间的主体部分，亦称针体；针根是针身与针柄连接的部分；针柄是针体与针根之后执针着力的部分；针尾是柄的末梢部分。

2. 毫针的长短　原来以"寸"计算，现在按法定单位"mm"表示，临床上以 25 ～ 75mm 的毫针较为常用（表9-1）。

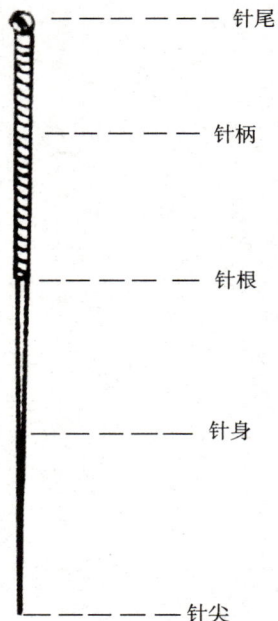

图 9-1　毫针结构

表 9-1 毫针长短规格表

规格/寸	0.5	1.0	1.5	2.0	2.5	3.0	4.0	5.0
长度/mm	15	25	40	50	60	75	100	125

3. 毫针的粗细 原来用"号数"表示，现在按法定单位"mm"表示，临床上以 0.32 ~ 0.38mm 的毫针最为常用（表 9-2）。

表 9-2 毫针的粗细规格表

规格/号数	26	27	28	29	30	31	32	33
直径/mm	0.45	0.42	0.38	0.34	0.32	0.30	0.28	0.26

（三）毫针的选择

根据患者的性别、年龄、胖瘦、体质强弱、病情虚实、病变部位深浅及腧穴所在部位，选择长短、粗细适宜的毫针。

1. 男性、体壮、形胖、病变部位较深者，可选较粗、稍长的毫针；反之，女性、体弱、形瘦、病变部位比较浅者，应选较细、稍短的毫针。

2. 腧穴所在的部位皮薄肉少，宜选用针身短而细的毫针；腧穴处于皮厚肉多的部位，则宜选用针身稍长、稍粗的毫针。

3. 所选毫针的针身应稍长于腧穴针刺的深度，针身部分露于皮肤之外。如刺入 1 寸时，可选用 1.5 ~ 2 寸的毫针。

（四）毫针刺法的常用进针法

1. 单手进针 指仅运用刺手将针刺入穴位的方法，多用于较短毫针的进针。用刺手拇指、食指持针，中指指端紧靠穴位，指腹抵住针身中部，当拇指、食指向下用力时，中指也随之屈曲，将针刺入，直至所需的深度（图 9-2）。此外，还有用拇指、食指夹持针身，中指指端抵触穴位，拇指、食指所夹持的毫针沿中指指尖端迅速刺入。

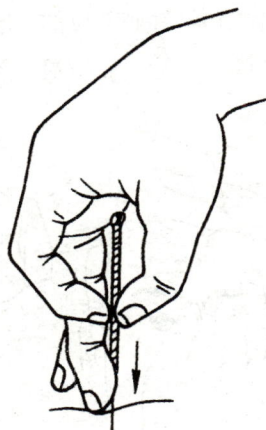

图 9-2 单手进针法

2. 双手进针法 指刺手与押手相互配合，将针刺入穴位的方法。常用的双手进针法有以下几种：

（1）指切进针法　又称爪切进针法，以押手拇指或食指的指端切按腧穴皮肤，刺手持针，针尖紧靠押手指甲缘迅速刺入腧穴（图9-3）。此法适用于短针进针。如针刺迎香、睛明穴。

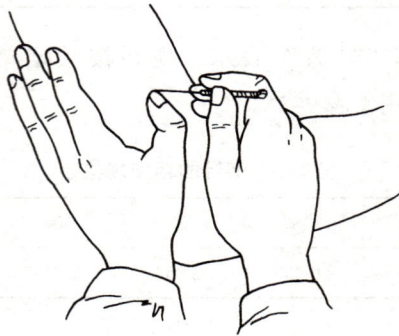

图9-3　指切进针法

（2）夹持进针法　或称骈指进针法，用押手拇、食二指捏消毒干棉球夹住针身下端，露出针尖1～2mm，将针尖固定于针刺穴位的皮肤表面，刺手持针柄，使针身垂直，在刺手指力下压时，押手拇、食指同时用力，两手协同将针刺入皮肤。此法适用于肌肉丰满部位及长针的进针，如环跳穴（图9-4）。

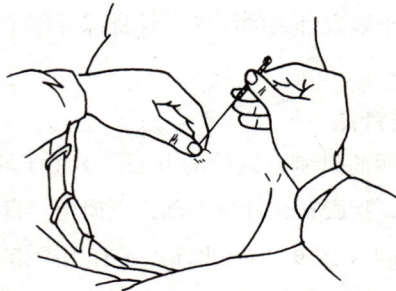

图9-4　夹持进针法

（3）提捏进针法　以押手拇、食二指将针刺部位的皮肤捏起，刺手持针，从捏起的上端将针刺入。此法适用于皮肉浅薄部位的腧穴进针，如印堂、丝竹空等穴（图9-5）。

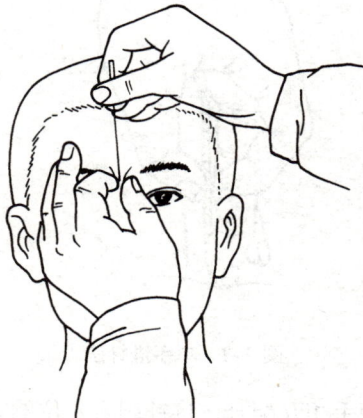

图9-5　提捏进针法

（4）舒张进针法　用押手拇、食二指将所刺腧穴部位的皮肤向两侧撑开绷紧，刺手持针，使针从押手拇、食二指的中间刺入。此法适用于皮肤松软或有褶皱部位腧穴的进针，如腹部的穴位（图9-6）。

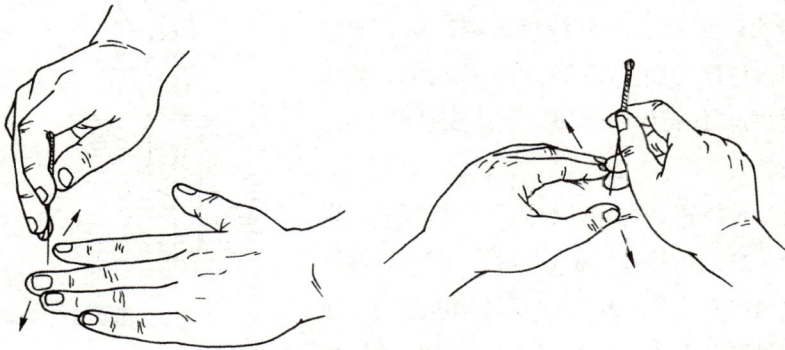

图9-6　舒张进针法

（五）进针的角度、深度

1. 进针角度　是指进针时针身与皮肤表面形成的夹角。一般分直刺、斜刺和平刺三种（图9-7）。

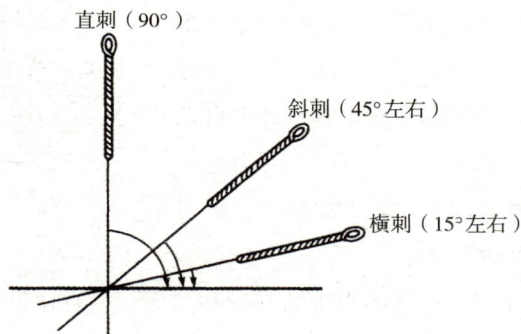

图9-7　进针的角度

（1）直刺法　针身与皮肤表面呈90°左右，垂直刺入皮肤。适用于人体大部分腧穴，尤其是肌肉丰厚部位的腧穴，如四肢、腹部、腰部穴位。

（2）斜刺法　将针身与皮肤表面呈45°左右倾斜刺入。适用于肌肉较浅薄处或内有重要脏器或不宜直刺、深刺的腧穴，如胸背部、关节部穴位。

（3）平刺法　又称沿皮刺、横刺。将针身与皮肤表面呈15°左右沿皮刺入。适用于头面部、胸背及肌肉浅薄处腧穴。

2. 进针深度　是指针身刺入腧穴皮肉的深度。一般根据患者的体质、年龄、病情及针刺部位而定。

（1）体质　体弱形瘦者宜浅刺；体壮肥胖者宜深刺。

（2）年龄　小儿及年老体弱者宜浅刺；中青年身强体壮者宜深刺。

（3）病情　阳证、表证、虚证、新病宜浅刺；阴证、里证、实证、久病宜深刺。

（4）部位　头面和胸背及皮薄肉少处的腧穴宜浅刺；四肢、臀、腹及肌肉丰满处的腧穴宜

NOTE

深刺。

（六）常用的行针手法

1. 提插法　是指将毫针刺入腧穴一定深度后，将针身提到浅层，再由浅层插到深层的操作方法（图9-8）。将针身由深层向上退到浅层为提，反之使针从浅层向下刺入深层为插。提插时指力要均匀，频率每分钟60次左右，保持针身垂直，不改变针刺方向、角度。

2. 捻转法　是指将毫针刺入腧穴一定深度后，以右手拇指和中、食二指持住针柄，进行一前一后地来回旋转捻动的操作方法（图9-9）。捻转幅度愈大，频率愈快，刺激量也就愈大，反之刺激量就小。捻转角度一般在180°～360°，不能单向捻转，以免针体被肌纤维缠绕，引起局部疼痛或滞针。因此，捻转的角度、频率及操作时间，应根据患者的体质、病情和腧穴的特征而定。

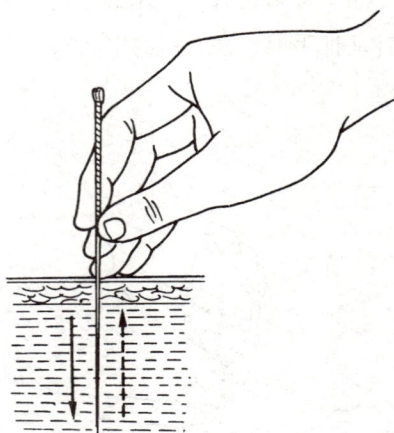

图9-8　提插法

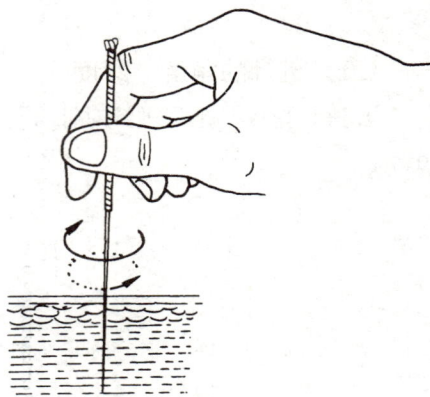

图9-9　捻转法

（七）得气

1. 得气的概念　得气，亦称针感，是指将毫针刺入腧穴一定深度后，施以一定的行针手法，使针刺部位获得经气感应。当这种经气感应产生时，患者自觉针刺部位有酸、麻、重、胀等反应，有时出现沿着一定方向和部位传导、扩散等现象。术者的刺手会感到针下沉紧、涩滞或针体颤动等感觉。

2. 得气的意义　得气是施行补泻手法的基础和前提。只有在得气的基础上，施行补泻手法，才可能取得预期的效果。得气与否及得气迟速，可协助判断病情轻重和预后。除去人体禀赋因素，一般来说，得气速者，病情较轻，预后较佳；得气慢甚至久久不能得气者，病情较重，预后欠佳。因此，得气与否及得气迟速，是能否获得针刺疗效的关键。

3. 影响得气的因素　主要包括术者、患者和环境3个方面。腧穴定位不准，针刺角度有误、深浅失度，或手法运用不当等，均可影响得气的产生。患者体质虚弱、病久体虚、正气虚惫，以致经气不足，或因其他病因，感觉迟钝、丧失，则不易得气。气候寒冷、阴雨潮湿，不易得气；气候温暖、天气晴朗，较易得气。

（八）毫针补泻手法

针刺补泻是通过针刺腧穴，运用一定的手法激发经气以鼓舞正气、疏泄病邪而防治疾病的方法。针刺补法，鼓舞人体正气，使低下的机能恢复旺盛；针刺泻法可疏泄病邪，使亢进的机能恢复正常。毫针补泻手法是实现针刺补泻最主要的手段和方法，可分为单式补泻手法和复式补泻手法。

1. 单式补泻手法

（1）捻转补泻　针下得气后，拇指向前用力重，向后用力轻为补法；拇指向后用力重，向前用力轻为泻法。

（2）提插补泻　针下得气后，先浅后深，重插轻提，以下插用力为主者为补法；先深后浅，轻插重提，以上提用力为主者为泻法。

（3）徐疾补泻　进针时徐徐刺入，疾速出针者为补法；进针时疾速刺入，徐徐出针者为泻法。

（4）迎随补泻　进针时针尖随着经脉循行去的方向刺入为补法；进针时针尖迎着经脉循行来的方向刺入为泻法。

（5）呼吸补泻　在患者呼气时进针、吸气时出针为补法；在患者吸气时进针、呼气时出针为泻法。

（6）开阖补泻　出针后迅速按闭针孔为补法；出针时摇大针孔而不按为泻法。

（7）平补平泻　进针得气后均匀地提插、捻转，即为平补平泻。

2.复式补泻手法

（1）烧山火　将穴位的可刺深度分为浅、中、深三层（天、人、地三部），先浅后深，每层各做紧按慢提（或用捻转补法）九数，然后退回至浅层，称为一度。如此反复操作数度，再将针按至深层留针。在操作过程中，可配合呼吸补泻中的补法，出针时按压针孔。

（2）透天凉　针刺入后直插深层，按深、中、浅的顺序，在每一层中紧提慢按（或捻转泻法）六数，称为一度。如此反复操作数度，再将针紧提至浅层留针。在操作过程中，可配合呼吸补泻法中的泻法，出针时摇大针孔而不按压。

（九）留针与出针

1.留针　毫针刺入腧穴并施行手法后，将针留置于腧穴内，称为留针。留针的目的是加强针刺的作用和便于继续行针施术。一般留针时间15～30分钟；对一些慢性、顽固性、疼痛性、痉挛性等疾病，可延长留针时间。

2.出针　又称起针、退针。在施行针刺手法或留针达到针刺治疗目的后，即可出针。出针的方法，一般是一手持无菌干棉球轻轻按压于针刺部位，另一手持针做小幅度捻转，先将针退至皮下，静留片刻，然后迅速将针起出。出针后，除特殊需要外，都要用无菌干棉球轻压针孔片刻，以防出血。最后检查针数，防止漏针。

（十）适应证

1.中风、头痛、眩晕、胃痛、腹痛、呃逆、尿潴留等。

2.颈椎病、肩周炎、腰椎间盘突出、风湿性关节炎等。

3.痛经、月经不调、小儿麻痹、慢性鼻炎、耳鸣、耳聋、牙痛等。

（十一）禁忌证

1.凝血机制障碍者。

2.皮肤有感染、溃疡、瘢痕或肿瘤者，除必要的特殊治疗外，不宜在患处针刺。

3.孕妇下腹部、腰骶部及三阴交、合谷、至阴等对孕胎反应敏感的腧穴不宜针刺。

4.小儿囟门未闭时，囟门附近腧穴不宜针刺。

5.过饥、过饱、大怒、大惊、过度疲劳、精神紧张者。

二、评估

1.病情　包括现病史、既往史、过敏史、家族史。根据患者病情，选择合适的针刺法、针刺部位及穴位。

2.局部皮肤　根据患者针刺局部皮肤情况，选择合适的针刺部位。

3.心理状态　患者对疾病和此项操作的认识，对疼痛的耐受度。

4.病室环境　温度是否适宜，注意保护隐私。

三、用物准备

治疗卡，治疗盘，弯盘，一次性毫针，皮肤消毒液，无菌干棉球，棉签，必要时备毛毯、屏风等。

四、操作步骤

1.评估　操作者着装整洁。核对医嘱，床边评估患者，并做好解释工作，以取得患者合作。

2.准备　洗手，备齐用物，携至床旁，再次核对。

3.体位　协助患者取舒适体位，暴露针刺部位，注意保暖和遮挡。

4.定位　根据病情或遵医嘱明确针刺部位，并正确取穴。

5.针刺　术者消毒手指后对患者进针部位消毒。针刺前检查毫针针柄是否松动、针尖是否有钩等。再次核对，根据针刺部位，选择相应的进针方法，正确进针。得气后调节针感，查点针数，一般留针 10 ~ 20 分钟。

6.观察　在针刺及留针过程中，询问患者有无不适，密切观察患者有无晕针、滞针等异常情况，如出现意外，应紧急处理。

7.起针　一手持针柄，根据针刺补泻手法需要捻转提针至皮下并拔针，随即另一手用干棉球轻按针孔片刻以防止出血，最后再次核对，并核查针数，防止遗漏。

8.结束　操作完毕，协助患者整理衣着，安排舒适体位，整理床单位，健康宣教。清理用物，洗手，记录签名。

五、评价

1.取穴是否正确；进针方法是否恰当，有无针刺意外情况发生；是否沟通到位、做到人文关怀。

2.患者感觉是否舒适，症状是否改善。

六、注意事项

1.治疗室内要经常保持清洁、安静，空气流通，温度适宜，定期进行空气消毒或通风换气。

2.针刺前做好患者的思想工作，以解除其顾虑。为其安排舒适的体位，以利于治疗。

3.体质虚弱者不宜针刺过强。

4.选择恰当针具。

5.采用正确的进针方法，并注意进针角度和深度。在行针、留针期间，不宜将针身全部刺入皮内。进针、行针的手法不宜过猛过速，以免弯针、断针。

6.针刺过程中应密切观察患者的反应，如有针刺意外情况发生，应及时处理。

7. 留针时应记录针数，出针时再进行核对，以防将针遗留在患者身上。

8. 使用过的针具，集中放入锐器盒，统一销毁处理。

9. 嘱患者针刺后勿马上洗澡，以防感染。

七、针刺意外的处理及预防

（一）晕针

晕针是指针刺过程中患者突然出现精神倦怠、头晕目眩、面色苍白、恶心欲吐、多汗、心慌、四肢发冷、血压下降等现象，重者神志不清，唇甲青紫，二便失禁，脉微欲绝，甚者晕厥。

1. 原因

（1）初诊患者精神紧张。

（2）素体虚弱，或大汗、大泻、大出血之后，或疲劳、饥饿等。

（3）体位选择不当，操作者手法过重，刺激量过大。

（4）治疗室空气不流通，闷热，或室温太低、寒冷。

2. 处理

（1）立即停止针刺，或停止留针，将已刺毫针全部起出，让患者平卧，头部放低，松开衣带，注意保暖。

（2）轻者给饮温开水或糖水后，静卧片刻即可恢复；重者在上述处理的基础上，指掐或针刺水沟、合谷、内关、足三里等穴，或灸百会、气海、关元等穴；必要时，应配合医生采取相应急救措施。

3. 预防

（1）对初次接受针刺、体弱及精神过度紧张者，应先做好解释，消除其对针刺的顾虑，同时选择舒适的体位，选穴宜少，手法宜轻。

（2）饥饿、大汗、疲劳者，应先进食、饮水、休息后再行针刺。

（3）针刺和留针过程中，应随时观察患者的神色，及时发现晕针先兆并处理。

（4）注意室内通风，保持空气新鲜。

（二）滞针

滞针是指在针刺入腧穴后，操作者感觉针下异常紧涩，捻转、提插、出针均感困难，而患者感觉针刺部位疼痛的现象。

1. 原因

（1）患者精神紧张，针刺入后局部肌肉强烈收缩。

（2）行针时向单一方向捻针太过，导致肌纤维缠绕针身。

（3）留针时间过久。

2. 处理

（1）解除患者紧张情绪使肌肉放松，或在滞针腧穴附近进行循按、弹击针柄，或在附近再刺1～2针，以宣散气血，待肌肉松弛后再起针。

（2）因单向捻针造成的，应反向将针捻回，并用刮柄、弹柄法，使缠绕的肌纤维回解，即可消除滞针。

NOTE

3. 预防

（1）对精神紧张者，针前应做好解释工作，消除顾虑。

（2）操作方法要正确，行针时避免单向连续捻转。

（三）弯针

弯针是指进针后针身在体内形成弯曲的现象，提插、捻转、出针均感困难，患者感到针处疼痛。

1. 原因

（1）术者针刺手法过猛，针尖碰到坚硬组织。

（2）针刺或留针过程中患者移动体位，或针柄受到外力压迫、碰撞。

（3）滞针后未作及时处理。

2. 处理

（1）若针身轻微弯曲，将针缓慢拔出；弯曲角度较大者，应顺着弯曲的方向顺势将针退出。若针身弯曲不止一处，须视针柄扭转倾斜的方向，逐渐分段慢慢拔出。

（2）因体位改变引起者，应协助患者慢慢恢复原来体位，使局部肌肉放松，再行退针，切忌强行拔针，以防折针。

3. 预防

（1）术者手法要熟练，指力要均匀轻巧，避免进针过猛、过快。

（2）患者体位要舒适，不要随意变换体位，注意保护针柄不受外力碰撞。

（3）及时处理滞针。

（四）断针

断针又称折针，是指针刺过程中针身折断在患者体内。

1. 原因

（1）针具质量欠佳，针身或针根有损伤、锈蚀、裂痕，针刺前未检查。

（2）行针时手法过猛过强。

（3）留针时患者体位改变或针柄受到外力碰撞。

（4）滞针、弯针未能及时正确地处理。

2. 处理

（1）发现断针时要镇静，嘱患者不要移动体位，防止断针陷入深层。

（2）断针尚有部分露于皮肤之上，可用止血钳或镊子夹住外露部分拔出。

（3）断端与皮肤相平或稍凹陷于皮内，可用拇、食二指垂直轻压针孔两旁，使断端显露后，用镊子将断针取出。

（4）断针完全陷入肌肉深层时，应配合医生在X线下定位，手术取出。

3. 预防

（1）针刺前认真检查针具，不合要求的针具剔除不用。

（2）针刺手法熟练、轻巧，不可强力猛刺，针刺时勿将针身全部刺入，应留 3 ～ 5mm 于皮肤之外。

（3）留针时嘱患者不要随意变换体位。

（4）及时处理滞针、弯针。

（五）血肿

血肿是指针刺部位出现皮下出血并引起肿痛的现象。表现为出针后，针刺部位肿胀疼痛，继而皮肤呈现青紫色。

1. 原因

（1）针刺时刺伤小血管。

（2）针尖弯曲带钩碰伤血管或刺伤皮下组织。

2. 处理

（1）微量皮下出血而致小块青紫者，一般不必处理，可自行消退。

（2）若局部肿胀疼痛剧烈，青紫面积较大者，可先冷敷止血后，次日再做热敷或在局部轻轻揉按，以促进局部瘀血吸收消散。

3. 预防

（1）熟悉人体解剖部位，避开血管针刺。

（2）仔细检查针具，锈针、带钩的针拒绝使用。

（3）出针时立即用消毒干棉球按压针孔 1 ～ 2 分钟。

毫针刺法操作流程见图 9-10。

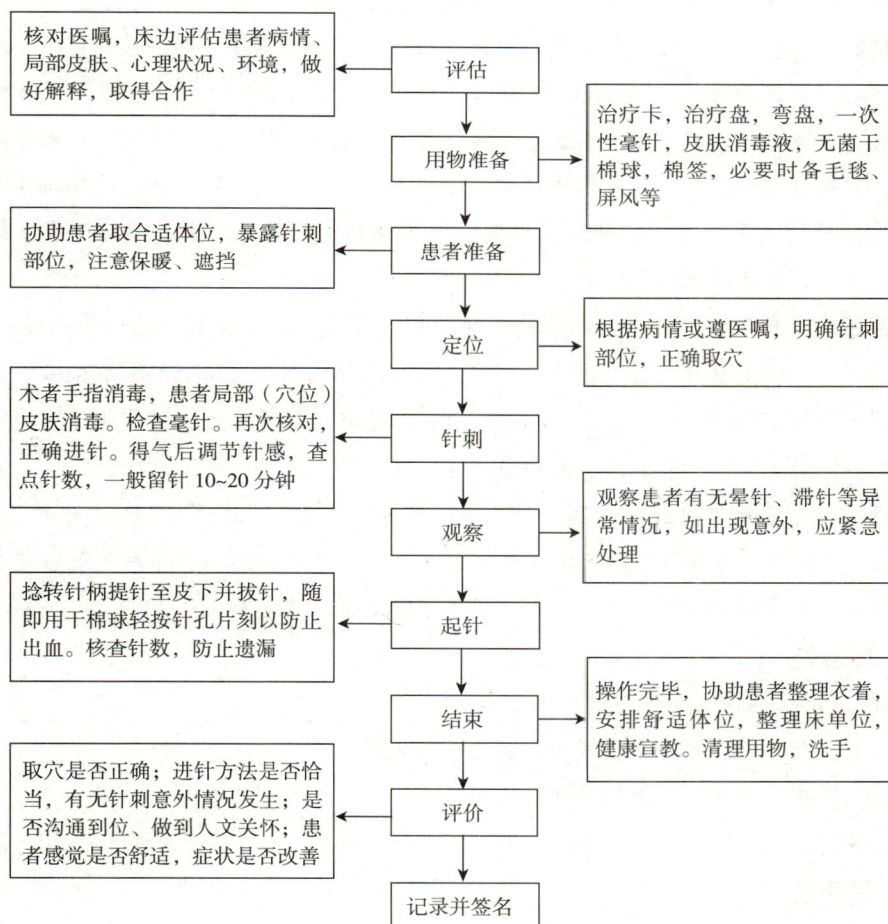

图 9-10　毫针刺法操作流程图

[附] 电针法

一、概述

（一）概念

电针法是在针刺腧穴得气后，在针具上通以接近人体生物电的微量电流，利用针与电两种刺激相结合，以防治疾病的一种方法。

（二）作用机理

人体组织是由水分、无机盐和带电生物胶体组成的复杂的电解质导体。当一种波形、频率不断变换的脉冲电流作用于人体时，组织中的离子会发生定向运动，消除细胞膜极化状态，使离子浓度和分布发生显著变化，从而影响人体组织功能。离子浓度和分布的改变，是脉冲电流治疗作用最基本的电生理基础。低频脉冲电流通过毫针刺激腧穴，具有调整人体生理功能，加强止痛、镇静，促进气血循环，调整肌张力等作用。

（三）波型及作用特点

临床常用的电针输出波型为连续波、疏密波和断续波。

1. 连续波　由基本脉冲波简单重复，中间没有停顿，频率连续可调，每分钟几十次至每秒钟几百次不等。一般频率低于30Hz的叫疏波，频率高于30Hz的叫密波，可用频率旋钮选择疏波或密波。密波易抑制感觉神经和运动神经，常用于止痛、镇静、缓解肌肉和血管痉挛、针刺麻醉等。疏波可兴奋肌肉，提高肌肉韧带的张力，调节血管的收缩功能，改善血液循环，促进神经肌肉功能的恢复，长时间使用则抑制感觉神经和运动神经，常用于治疗痿证和各种肌肉、关节、韧带、肌腱的损伤等。

2. 疏密波　是疏波、密波交替出现的一种波型，疏波、密波交替持续的时间各约1.5秒。该波型能克服单一波型易产生耐受现象的缺点，具有增强代谢，促进血液和淋巴循环，改善组织营养，消除炎性水肿的作用，常用于出血、软组织损伤、关节周围炎、腰背筋膜劳损、坐骨神经痛、面瘫、肌无力、针刺麻醉、局部冻伤等。

3. 断续波　是节律性时断时续的一种波型。断时，在1.5秒时间内无脉冲电输出；续时，密波连续工作1.5秒。该波型不易使机体产生耐受，对神经肌肉的兴奋作用较疏密波和连续波更强，对横纹肌有良好的刺激收缩作用，常用于治疗痿证、瘫痪等。

（四）适应证

1. 痛证、痹证、痿证。

2. 心、胃、肠、胆、膀胱、子宫等器官的功能失调。

3. 癫狂，肌肉、韧带及关节的损伤性疾病。

4. 针刺麻醉。

（五）禁忌证

1. 安装心脏起搏器患者。

2. 皮肤破损处、肿瘤局部、孕妇腰部、心脏附近、颈动脉窦附近。

二、评估

1.病情 包括现病史、既往史、过敏史、家族史。根据患者病情，选择合适的电针输出波型、电针部位及穴位。

2.局部皮肤 根据患者针刺局部皮肤情况，选择合适的针刺部位。

3.心理状态 患者对疾病和此项操作的认识，对疼痛的耐受度。

4.病室环境 温度是否适宜，注意保护隐私。

三、用物准备

1.电针仪准备 检查电源开关，使用干电池的主机要备好电池，并确保电量充足；检查输出电极线，并保证导电性能良好，确保电针仪正常工作。

2.其他物品准备 同毫针刺法。

四、操作步骤

1.评估 操作者着装整洁。核对医嘱，床边评估患者，并做好解释工作，以取得患者合作。

2.准备 洗手，备齐用物，携至床旁，再次核对。

3.体位 根据病情选择针刺部位，协助患者取舒适体位，暴露针刺部位，注意保暖和遮挡。

4.定位 根据病情或遵医嘱明确针刺部位，并正确取穴。

5.针刺 按毫针刺法进针。得气后，将电针仪输出电位器调至"0"，再将电针仪的两根导线分别连接在两根针柄上，然后打开电针仪的电源开关，选择适当波型，慢慢旋转电位器，由小到大逐渐调节输出电流至所需量值（患者有酸麻感，局部肌肉有抽动）。

6.观察 通电过程中应观察导线有否脱落，并注意患者的反应，有无晕针、弯针、折针等情况，通电时间一般为 5～20 分钟。

7.起针 电针完毕，将电位器拨至"0"位，关闭电源，拆除输出导线，将针慢慢提至皮下，迅速拔出，用无菌干棉签按压针孔片刻，最后再次核对，并核查针数，防止遗漏。

8.结束 操作完毕，协助患者整理衣着，安排舒适体位，整理床单位，健康宣教。清理用物，洗手，记录签名。

五、评价

1.取穴是否正确；电针波型、波幅、波宽、频率等是否合适，有无异常情况出现；是否沟通到位、做到人文关怀。

2.患者感觉是否舒适，症状是否改善。

六、注意事项

1.电针仪在首次使用前应仔细阅读该产品使用说明书，掌握电针仪的性能、参数、使用方法、注意事项及禁忌证等内容。

2.使用电针仪前，需检查其性能是否正常。如果电流输出时断时续，需检查导线接触是否良好。干电池使用一段时间后输出电流微弱，应及时更换。

3. 电针仪最大输出电压在 40V 以上者，最大输出电流应控制在 1mA 以内，避免发生触电事故。

4. 调节电流量时，应从小到大，切勿突然增强，防止引起肌肉强烈收缩，造成弯针、断针、晕针等意外。

5. 心脏病患者，应避免电流回路通过心脏；在延髓和脊髓附近使用电针时，电流宜小，以免发生意外；孕妇慎用电针。

6. 毫针的针柄经温针火烧以后，表面氧化不导电，不宜使用，若使用，输出导线应接在针体上。

7. 其他注意事项同毫针刺法。

第二节　皮肤针法

一、概述

（一）概念

皮肤针法为丛针浅刺法，是以多支短针固定在针柄头端浅刺人体一定部位（穴位）的操作方法。以多针浅刺，刺皮不伤肉，如拔毛状为特点。根据针数的不同，有"梅花针""七星针""罗汉针"之分；根据针柄的材质不同，有硬柄皮肤针和软柄皮肤针之分（图 9-11）。

现代皮肤针法由《黄帝内经》中记载的"毛刺""扬刺"等刺法发展而来，主要作用机制在于通过叩刺皮肤或某腧穴，激发并调节脏腑经络功能，疏通气血，从而达到防病治病的目的。

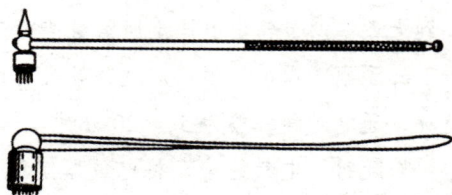

图 9-11　硬柄、软柄皮肤针

（二）叩刺部位

1. 循经叩刺　沿着与疾病有关的经脉循行路线进行叩刺。常用于项、背、腰骶部的督脉和足太阳膀胱经，也用于四肢肘、膝以下的三阴经、三阳经。

2. 穴位叩刺　选取与疾病相关的穴位进行叩刺。主要用于背俞穴、夹脊穴、某些特定穴和阳性反应点。

3. 局部叩刺　在病变局部进行叩刺。主要包括发病部位、压痛点、感觉异常区域等。

（三）刺激强度

1. 弱刺激　用较轻的腕力叩刺，局部皮肤略见潮红，患者稍有疼痛感觉。适用于年老体弱、小儿、虚证患者，以及头面、五官及肌肉浅薄处。

2. 中刺激　叩刺的腕力介于弱、强刺激之间，局部皮肤明显潮红，微渗血，患者有疼痛感。适用于治疗一般疾病，以及除肌肉浅薄处外的多数部位。

3. 强刺激　用较重的腕力叩刺，局部皮肤明显潮红、出血，患者有明显疼痛感觉。多用于年轻体壮和实证患者，以及背、肩、腰、臀部等肌肉丰厚部位。

（四）适应证

1. 头痛、失眠、高血压、冠心病、中风后遗症等。

2. 急性扁桃体炎、感冒、咳嗽、慢性胃肠疾病、便秘等。

3. 近视、视神经萎缩等。

4. 腰痛、肌肉麻木、痛经、牛皮癣、斑秃等。

（五）禁忌证

1. 贫血、低血糖、有血液病或出血倾向者及有肝肾或心脏严重疾患者。

2. 局部皮肤溃疡、破损处不宜使用本法。

3. 孕妇、年老体弱者慎用。

二、评估

1. 病情　包括现病史、既往史、过敏史、家族史。根据患者病情，选择合适的叩刺强度、扣刺部位及穴位。

2. 局部皮肤　根据患者叩刺局部皮肤情况，选择合适的叩刺部位。

3. 心理状态　患者对疾病和此项操作的认识，对疼痛的耐受度。

4. 病室环境　温度是否适宜，注意保护隐私。

三、用物准备

治疗卡，治疗盘，弯盘，皮肤针，皮肤消毒液，无菌干棉签，必要时备毛毯和屏风等。

四、操作步骤

1. 评估　操作者着装整洁。核对医嘱，床边评估患者，并做好解释工作，以取得患者合作。

2. 准备　洗手，备齐用物，携至床旁，再次核对。

3. 体位　根据病情选择叩刺部位，协助患者取舒适体位，暴露叩刺部位，注意保暖和遮挡。

4. 定位　根据病情或遵医嘱明确叩刺部位，并正确取穴。

5. 叩刺　叩刺部位皮肤消毒。叩刺前检查针具，再次核对后，手握针柄后段，用无名指和小指将针柄末端固定于手掌小鱼际处，针柄尾端露出手掌 $1 \sim 1.5cm$，再以中指和拇指夹持针柄，食指按于针柄中段，这样可以充分利用手腕弹力。针尖对准叩刺部位，使用手腕之力，将针尖均匀而有节奏地弹刺在皮肤上，反复进行数 10 次。弹刺时落针要稳、准，针尖与皮肤呈垂直接触；提针要快，发出短促而清脆的"哒"声。根据患者体质、年龄、病情、叩刺部位的不同，选择不同的刺激强度。

6. 观察　在叩刺过程中，注意观察患者表情、皮肤情况，询问患者有无不适。

7. 结束　操作完毕，协助患者整理衣着，安排舒适体位，整理床单位，健康宣教。清理用物，洗手，记录签名。

五、评价

1. 取穴是否正确；叩刺部位及叩刺方法是否正确；是否沟通到位、做到人文关怀。

2. 患者感觉是否舒适，症状是否改善。

NOTE

六、注意事项

1. 仔细检查针具。皮肤针针尖必须平齐、无钩，针柄与针头连接处牢固。

2. 严格遵循无菌操作原则，针刺部位及针具均应消毒。

3. 注意针刺手法。叩刺时针尖须垂直向下，避免斜、钩、挑，以减少患者不适。

4. 叩刺局部皮肤，如有出血者，应进行清洁及消毒，予以无菌纱布包扎，以防感染。

5. 循经叩刺时，每隔 1cm 左右叩刺一下，一般可循经叩刺 8 ～ 16 下。

皮肤针法操作流程见图 9-12。

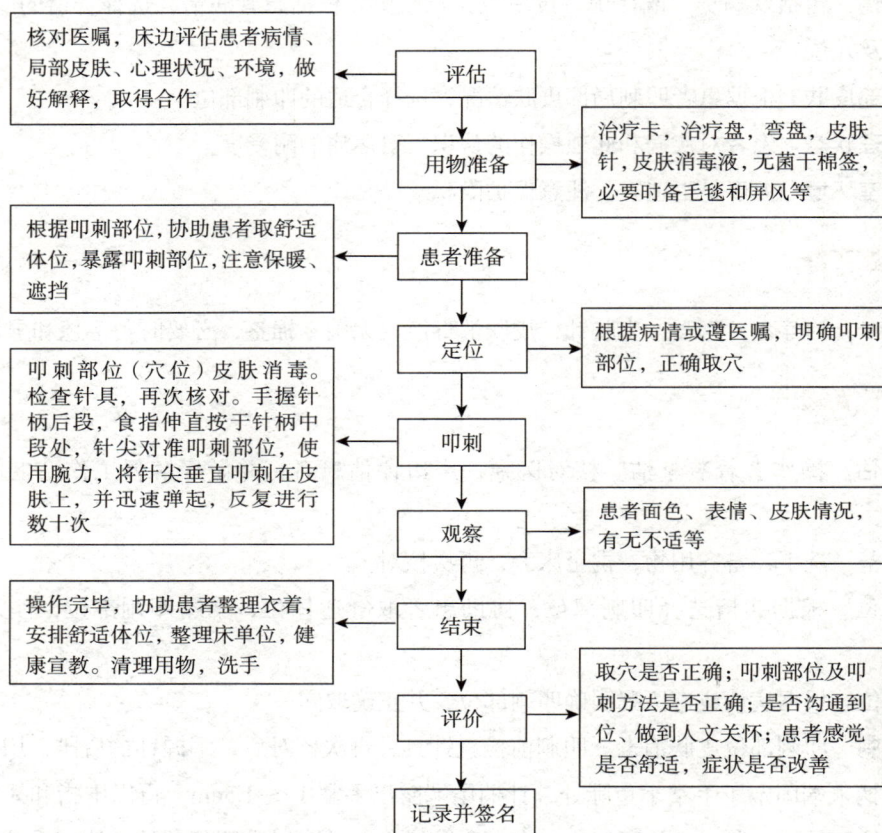

图 9-12　皮肤针法操作流程图

第三节　放血疗法

一、概述

（一）概念

放血疗法是针刺方法的一种，即《黄帝内经》中的刺络法，是指用三棱针、粗毫针或小尖刀等刺破络脉，通过放出少量血液，使里蕴热毒随血外泄，具有清热解毒、消肿止痛、祛风止痒、开窍泄热、通经活络、镇吐止泻等作用，从而达到防病治病目的的一种操作方法。

三棱针，古称"锋针"。一般用不锈钢制成，全长约 6cm，针柄较粗呈圆柱体，针身呈三棱椎体，尖端三面有刃，针尖锋利，常用规格有大号和小号两种（图 9-13）。

（二）刺法

1. 点刺法　是用三棱针快速刺入腧穴放出少量血液或挤出少量黏液的方法（图 9-14）。点刺前，可在拟刺部位或其周围用推、揉、挤、捻等方法，使局部充血，再常规消毒。点刺时，押手固定点刺部位，刺手持针，对准所刺部位快速刺入退出，然后轻轻挤压针孔周围，使出血少许，再以无菌干棉签按压针孔。此法多用于指、趾末端和头面、耳部，如十宣、十二井穴、印堂、攒竹、耳尖等穴。

2. 散刺法　又称豹纹刺或围刺，是用三棱针在病变局部及其周围进行多点点刺的方法（图 9-15）。施术时，根据病变部位大小，常规消毒后，由病变外缘环形向中心点刺 10～20 针。此法多用于局部瘀血、血肿或顽癣等。

3. 刺络法　是用三棱针刺入浅表血络（静脉），放出适量血液的方法（图 9-16）。操作前，先用止血带结扎在拟刺部位上端（近心端），常规消毒后，押手拇指压在被刺部位下端，刺手持三棱针对准被刺部位的静脉向心斜刺，刺入 2～3mm，立即出针，放出适量血液后，松开止血带。此法多用于曲泽、委中等穴，治疗急性吐泻、中暑、发热等。

（三）适应证

1. 内科疾患　肺炎、感冒、哮喘、高热、中暑、头痛、脑血管意外等。

2. 外科疾患　外伤、脉管炎、疖肿、荨麻疹等。

3. 妇科疾患　痛经、更年期综合征等。

4. 儿科疾患　热惊风、小儿腹泻、营养不良等。

5. 眼科疾患　急性结膜炎、角膜炎等。

（四）禁忌证

1. 同毫针法的禁忌证。

2. 静脉曲张、血管瘤、较重的贫血或低血压、伴有出血性疾病的患者。

3. 素体虚弱、气血两亏者，如孕妇、产

图 9-13　三棱针

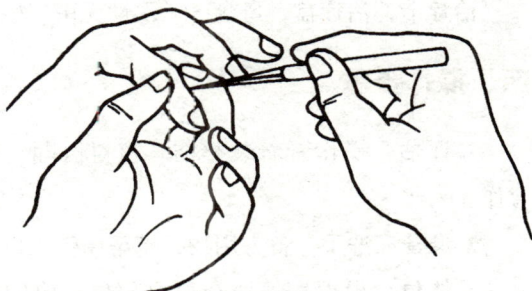

图 9-14　点刺法

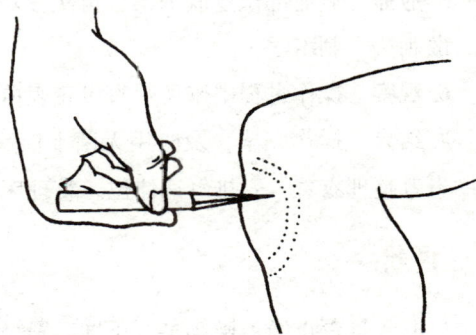

图 9-15　散刺法

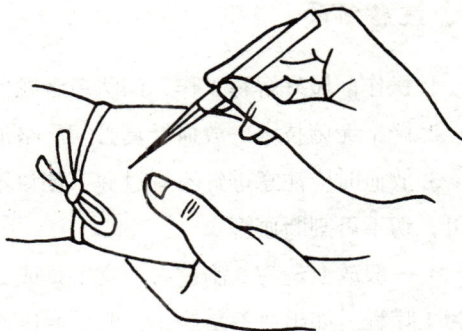

图 9-16　刺络法

NOTE

妇、年老体虚及贫血者应慎用。

二、评估

1. 病情 包括现病史、既往史、过敏史、家族史。根据患者病情，选择合适的刺法、放血部位及穴位。

2. 局部皮肤 根据患者放血部位皮肤情况，选择合适的放血部位。

3. 心理状态 患者对疾病和此项操作的认识，对疼痛的耐受度。

4. 病室环境 温度是否适宜，注意保护隐私。

三、用物准备

治疗卡，治疗盘，弯盘，一次性无菌三棱针，皮肤消毒液，无菌干棉签。

四、操作步骤

1. 评估 操作者着装整洁。核对医嘱，床边评估患者，并做好解释工作，以取得患者合作。

2. 准备 洗手，备齐用物，携至床旁，再次核对。

3. 体位 根据病情选择放血部位，协助患者取舒适体位，暴露放血部位，注意保暖和遮挡。

4. 定位 根据病情或遵医嘱明确放血部位，并正确取穴。

5. 放血 放血部位皮肤消毒，再次核对，根据医嘱和患者病情需要选择不同的刺法（点刺法、散刺法、刺络法）。

6. 观察 操作过程中密切观察患者表情，并询问其有无不适。

7. 结束 操作完毕，及时用无菌干棉签擦去放出的血液，并对局部皮肤消毒，以防感染。协助患者整理衣着，安排舒适体位，整理床单位，健康宣教。清理用物，洗手，记录签名。

五、评价

1. 取穴是否正确；操作是否正确、熟练，是否严格执行无菌操作；是否沟通到位、做到人文关怀。

2. 患者感觉是否舒适，症状是否改善。

六、注意事项

1. 操作前做好解释工作，消除患者顾虑。

2. 严格无菌技术，放血针具必须严格消毒，防止感染。

3. 放血时应注意进针不宜过深，创口不宜过大，以免损伤其他组织。划割血管时，宜划破即可，切不可割断血管。

4. 一般放血量为 5 滴左右，宜 1 日或 2 日 1 次；放血量大者，1 周放血不超过 2 次。1～3 次为 1 疗程。如出血不易停止，要采取压迫止血。放血后局部暂不沾水或接触污物。

5. 如本疗法仅为对症急救应用，待病情缓解后，要全面检查，再进行治疗。切不可滥用放血疗法。

放血疗法（以点刺法为例）操作流程见图 9-17。

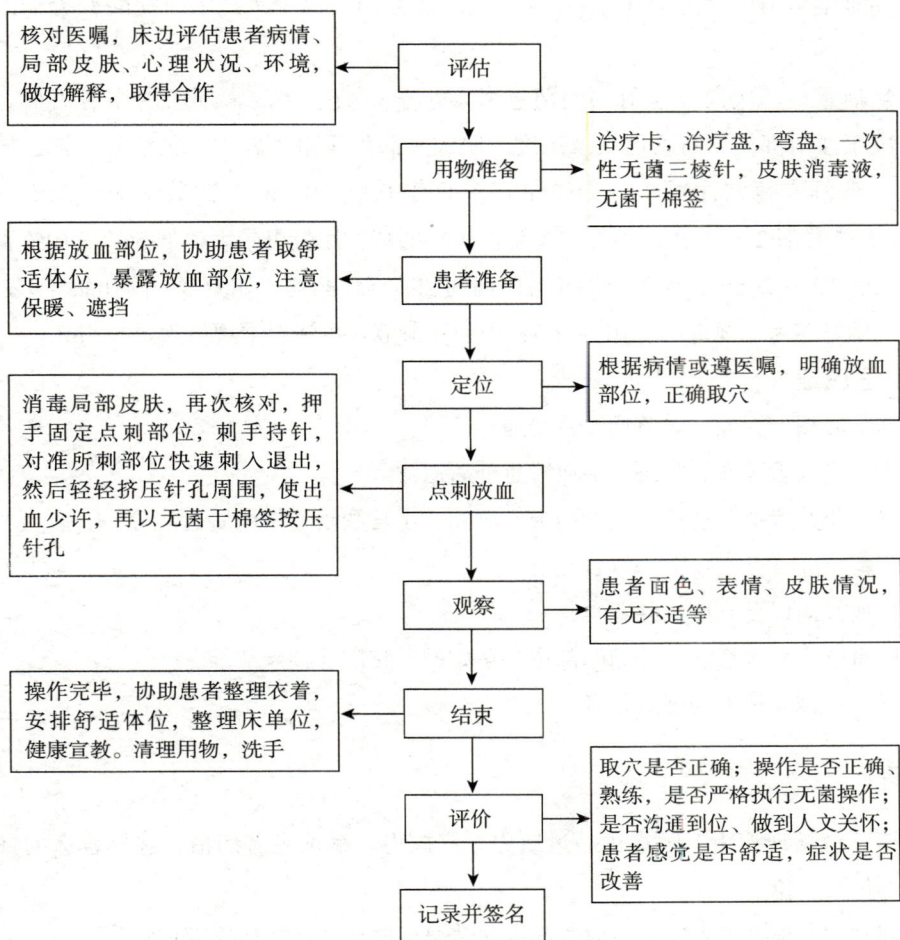

核对医嘱，床边评估患者病情、局部皮肤、心理状况、环境，做好解释，取得合作 → 评估

用物准备 → 治疗卡，治疗盘，弯盘，一次性无菌三棱针，皮肤消毒液，无菌干棉签

根据放血部位，协助患者取舒适体位，暴露放血部位，注意保暖、遮挡 → 患者准备

定位 → 根据病情或遵医嘱，明确放血部位，正确取穴

消毒局部皮肤，再次核对，押手固定点刺部位，刺手持针，对准所刺部位快速刺入退出，然后轻轻挤压针孔周围，使出血少许，再以无菌干棉签按压针孔 → 点刺放血

观察 → 患者面色、表情、皮肤情况，有无不适等

操作完毕，协助患者整理衣着，安排舒适体位，整理床单位，健康宣教。清理用物，洗手 → 结束

评价 → 取穴是否正确；操作是否正确、熟练，是否严格执行无菌操作；是否沟通到位、做到人文关怀；患者感觉是否舒适，症状是否改善

记录并签名

图 9-17　放血疗法（以点刺法为例）操作流程图

第四节　穴位注射法

一、概述

（一）概念

穴位注射法又称水针疗法，是针刺法与肌内注射法相结合的一种操作方法。这种疗法根据病证的不同，将一定剂量的药液注入相应穴位，利用针刺的刺激作用和药物的药理作用对穴位渗透刺激，发挥综合效应，具有改善局部血运、利于组织修复的作用，以达防病治病的目的。

（二）针具与常用药物剂量

1.针具　一般可用 1mL、2mL、5mL 的一次性注射器，若肌肉肥厚部位可使用 10mL、

20mL 注射器。针头可选用 5 ～ 7 号长针头，一般以 5 号长针头最常用。

2. 常用药物 凡可供肌内注射的注射剂均可供穴位注射用。中药注射液，如复方当归注射液、丹参注射液、柴胡注射液、川芎嗪注射液、鱼腥草注射液、清开灵注射液等；西药注射液，如维生素 B_1、维生素 B_{12}、维生素 C、硫酸阿托品、泼尼松、盐酸普鲁卡因、利血平等。

3. 注射剂量 一次穴位注射的用药总量须小于该药一次的常规肌内注射用量。具体注射剂量取决于注射部位、药物性质及浓度。肌肉丰满处用量可较大；关节腔、神经根等处用量宜小。一般耳穴每穴注射 0.1 ～ 0.2mL，头面部 0.1 ～ 0.5mL，四肢部 1 ～ 2mL，胸背部 0.5 ～ 1mL，腰臀部 2 ～ 5mL。另外，刺激性较小的药物用量可较大，如 5% ～ 10% 葡萄糖溶液每次可注射 10 ～ 20mL；而刺激性较大的药物和特异性药物（如激素、阿托品等）一般用量较小，每次用量多为常规量的 1/10 ～ 1/3；中药注射液穴位注射常规量为 1 ～ 4mL。

（三）适应证
1. 头痛、心痛、胃痛、关节痛、腰腿痛等。
2. 咳嗽、支气管哮喘、腹泻、脑血管意外后遗症等。
3. 高热、小儿麻痹后遗症、慢性鼻炎、斑秃、子宫脱垂、中风后遗症等。

（四）禁忌证
1. 有出血倾向以及高度水肿者。
2. 皮肤有感染、瘢痕或有肿瘤的部位，孕妇的下腹部、腰骶部等。
3. 疲乏、饥饿或精神高度紧张者。

二、评估

1. 病情 包括现病史、既往史、过敏史、家族史。根据患者病情，选择合适的针具、药物、注射部位及穴位。

2. 局部皮肤 根据患者穴位注射局部皮肤情况，选择合适的注射部位。

3. 心理状态 患者对疾病和此项操作的认识，对疼痛的耐受度。

4. 病室环境 温度是否适宜，注意保护隐私。

三、用物准备

治疗卡，治疗盘，弯盘，药物，一次性无菌注射器及针头，皮肤消毒液，无菌干棉签，砂轮，锐器盒。

四、操作步骤

1. 评估 操作者着装整洁。核对医嘱，床边评估患者，并做好解释工作，以取得患者合作。

2. 准备 洗手，备齐用物，携至床旁，再次核对。

3. 体位 根据病情选择注射部位，协助患者取舒适体位，暴露注射部位，注意保暖和遮挡。

4. 定位 根据病情或遵医嘱明确注射部位，并正确取穴。

5. 注射 按操作规程抽吸药液。对患者注射部位消毒。再次核对后，一手持注射器（排出空气），另一手绷紧皮肤，迅速将注射针头刺入腧穴或阳性反应点，然后慢慢推进或上下提插，针下得气后回抽，若无回血，即可将药液注入（图9-18）。

6.观察　在操作过程中，询问患者有无不适，密切观察患者有无晕针、滞针等异常情况，如出现意外，应紧急处理。

7.拔针　药液注射完，快速拔针，用棉签轻按针孔，以防出血，再次核对。

8.结束　操作完毕，协助患者整理衣着，安排舒适体位，整理床单位，健康宣教。清理用物，洗手，记录签名。

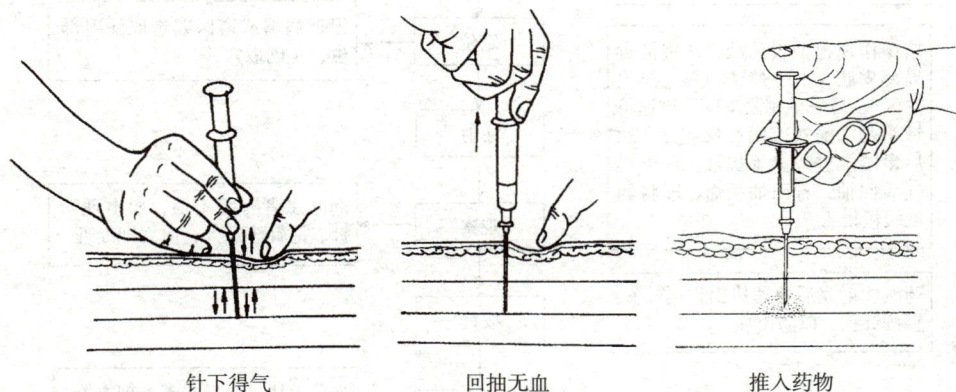

| 针下得气 | 回抽无血 | 推入药物 |

图9-18　穴位注射程序

五、评价

1.取穴是否正确；操作是否正确、熟练；是否沟通到位、做到人文关怀。

2.患者感觉是否舒适，症状是否改善。

六、注意事项

1.严格执行三查七对及无菌操作规程，防止感染。

2.注意药物的性能、药理作用、剂量、配伍禁忌、不良反应，以及药物使用期限，有无沉淀变质等情况。如已过期或变质，则停止使用。凡能引起过敏的药物，如盐酸普鲁卡因等，必须先做皮试，阳性者不可应用。不良反应较严重的药物，不宜采用；刺激性较强的药物，应谨慎使用。

3.选穴要准确，深浅度适宜，注药前应回抽，以免药液注入血管、关节腔和脊髓腔内。

4.主要神经干通过的部位做穴位注射时，应注意避免针尖触及神经干，如患者有触电感应立即退针，改变深度和部位，然后再注入药液，以免损伤神经干。

5.胸背腹部做穴位注射时不宜刺入过深，以免伤及内脏。在脊柱两侧进行穴位注射时，针尖可斜向脊柱，避免直刺，造成气胸。

6.年老体弱者，注射部位不宜过多，且药量应酌情减少，以免晕针；孕妇禁于腹部、腰骶部及合谷、三阴交等穴位注射，以免引起流产或早产。

7.选穴宜少而精，一般以1～2穴为宜，最多不超过4个穴。宜选择肌肉丰满处的穴位或阿是穴。腧穴应交替轮换，同一穴位不宜连续使用。

NOTE

穴位注射操作流程见图 9-19。

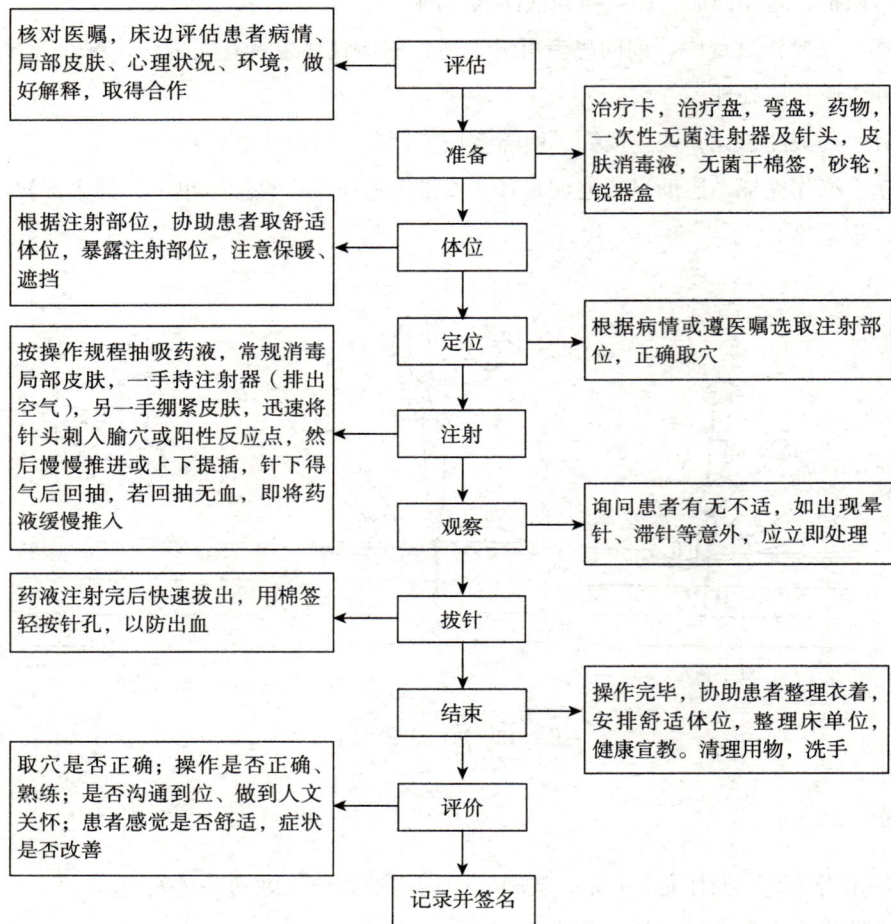

图 9-19　穴位注射操作流程图

[附]　自血疗法

一、概述

（一）概念

自血疗法是抽取患者少量静脉血，再注入其自体穴位的独特疗法。其特点在于通过针刺、自血、穴位的多重作用，达到综合效能，具有取穴少而精、疗效可靠、安全、操作简便等优点，尤其适用于治疗免疫系统疾病与慢性难治性疾病。

（二）适应证

1.内科病证　感冒、头痛、三叉神经痛、胃病、类风湿性关节炎、慢性支气管炎、过敏性哮喘、糖尿病、过敏性结肠炎、肝胆疾病等。

2.外科病证　颈椎病、腰痛、软组织损伤等。

3.皮肤科病证　银屑病、白癜风、慢性荨麻疹、全身皮肤瘙痒症、泛发性湿疹和皮炎、过敏性紫癜、青年性毛囊炎、某些大疱性疾病等。

（三）禁忌证

1. 大面积皮肤损伤者。
2. 极度疲劳、饥饿状态者。

二、评估

1. 病情　包括现病史、既往史、过敏史、家族史。根据患者病情，选择合适的针具。

2. 局部皮肤　根据患者注射局部皮肤情况，选择合适的注射部位。

3. 心理状态　患者对疾病和此项操作的认识，对疼痛的耐受度。

4. 病室环境　温度是否适宜，注意保护隐私。

三、用物准备

治疗卡，治疗盘，弯盘，一次性无菌注射器及针头，无菌手套，皮肤消毒液，无菌干棉签，止血带，锐器盒。

四、操作步骤

1. 评估　操作者着装整洁。核对医嘱，床边评估患者，并做好解释工作，以取得患者合作。

2. 准备　洗手，备齐用物，携至床旁，再次核对。

3. 体位　根据病情选择注射部位，协助患者，取舒适体位，暴露注射部位，注意保暖和遮挡。

4. 定位　根据病情或遵医嘱明确注射部位，并正确取穴。

5. 注射　戴无菌手套，根据所选穴位及所需抽血量，选择合适的注射器和针头（耳穴一般用 1mL 注射器，肌肉薄浅部位一般用 2mL 注射器，四肢及肌肉丰满处一般用 5mL 注射器）。再次核对，用止血带系在患者肘正中静脉近心端处，常规消毒皮肤后，注射器抽取静脉新鲜血液 2～4mL，拔出针头，局部按压止血。根据针刺角度及注射深浅要求，迅速注入所选穴位中，每穴 0.5～1mL，每次取 3～6 穴。

6. 观察　在操作过程中，询问患者有无不适，密切观察患者有无晕针等异常情况，如出现意外，应紧急处理。

7. 拔针　注射完毕，迅速拔出针头，用棉签压迫止血。再次核对。

8. 结束　操作完毕，协助患者整理衣着，安排舒适体位，整理床单位，健康宣教。清理用物，洗手，记录签名。

五、评价

1. 取穴是否正确；操作是否熟练，是否严格执行无菌操作规程；是否沟通到位、做到人关怀。
2. 患者感觉是否舒适，症状是否改善。

六、注意事项

1. 严格执行无菌操作，严防感染。
2. 尽量让患者采取舒适体位，做好心理准备，防止晕针晕血。
3. 每周 1 次，连用 4～6 次为 1 个疗程，休息半月后可行下一疗程。

NOTE

第五节 灸 法

一、概述

（一）概念

灸法是指以艾绒或其他物质为灸材，通过烧灼、温熨或熏烤人体体表的一定部位，借用灸火的热力和（或）药物的作用，达到防治疾病和保健目的的一种操作方法。

（二）灸法的种类

施灸的材料很多，如灯心草、桑枝等，但因艾叶气味芳香，辛温味苦，容易燃烧，火力温和，所以以艾叶制成的艾绒为首选的施灸材料，临床应用也最为广泛，现主要介绍艾灸法。根据艾灸法的施灸用物不同，分为艾炷灸、艾条灸、温针灸、温灸器灸（图9-20）。

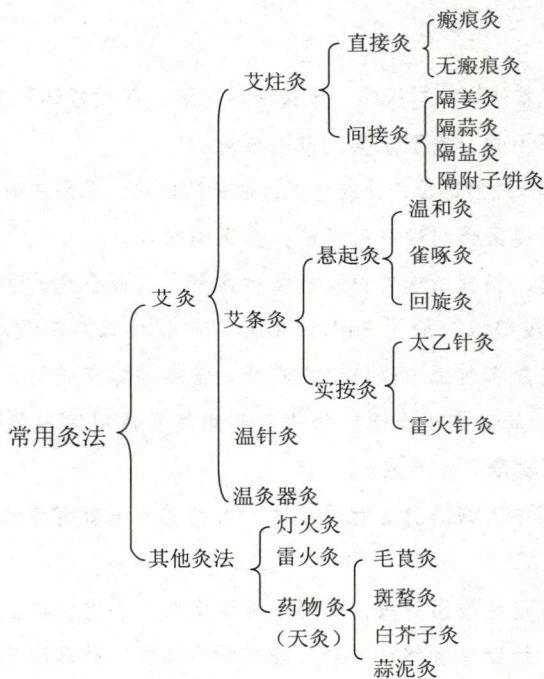

图 9-20 灸法的种类

1. 艾炷灸 用手工或器具将艾绒制作成小圆锥形，称作艾炷（图9-21）。每燃1个艾炷，称灸1壮。将艾炷放在穴位上施灸称艾炷灸。艾炷灸可分为直接灸和间接灸。

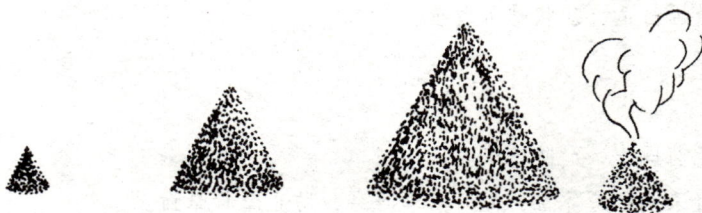

图 9-21 艾炷

（1）**直接灸**　又称明灸、着肤灸，即将艾炷直接放在支肤上施灸的一种方法（图 9-22）。根据对皮肤刺激程度不同，分为无瘢痕灸（非化脓灸）和瘢痕灸（化脓灸）两种。

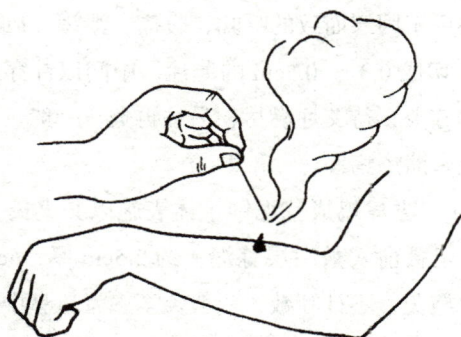

图 9-22　直接灸

①无瘢痕灸：又称非化脓灸。施灸前，在施术部位涂以少量的凡士林或大蒜汁，以增加黏附性，然后将艾炷放上，从上端点燃，当燃至 2/5～1/2，患者感到烫时，用镊子将艾炷夹去，换炷再灸。一般灸 3～7 壮，以局部皮肤充血、红晕为度。施灸后皮肤不致起疱，不留瘢痕。此法适用于慢性虚寒性疾病，如哮喘、慢性腹泻、风寒湿痹和皮肤疣等。

②瘢痕灸：又称化脓灸，施灸后皮肤留瘢痕且刺激强，所以在施灸前，必须征得患者的同意及合作。施灸前先在施术部位上涂以少量大蒜汁，以增加黏附性和刺激作用，然后放置艾炷，从上端点燃，烧近皮肤或过半时患者有灼痛感，可用手在施术部位四周拍打以减轻疼痛。应用此法一般每壮艾炷须燃尽后，除去灰烬，方可换炷。按前法再灸，可灸 7～9 壮。灸毕，在施灸穴位上贴敷消炎药膏，大约 1 周可化脓（脓液色白清稀），形成灸疮。灸疮 5～6 周愈合，留有瘢痕。在灸疮化脓期间，需注意局部清洁，每天换药 1 次，以避免继发感染。常用于治疗哮喘、慢性胃肠病、瘰疬等。

（2）**间接灸**　又称隔物灸、间隔灸。将选备好的间隔物置灸处，再把艾炷放于其上，自艾炷尖端点燃。即在艾炷与皮肤之间隔垫上某种物品而施灸的一种方法（图 9-23）。

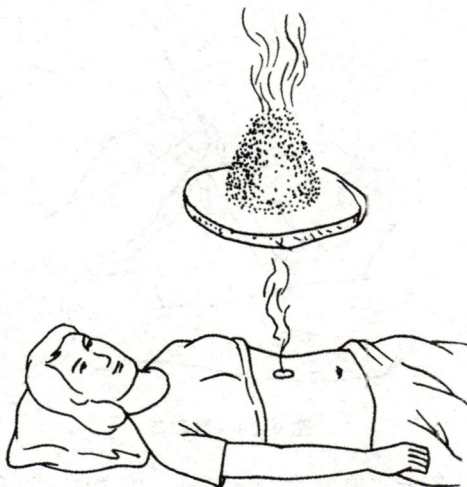

图 9-23　间接灸

NOTE

①隔姜灸：用鲜生姜切成直径 2～3cm、厚 0.2～0.3cm 薄片，中间以针穿刺数孔，上置艾炷，放在应灸的部位，点燃施灸，当艾炷燃尽后，可易炷再灸。一般灸 5～10 壮，以皮肤红晕不起疱为度。在施灸过程中，若患者感觉灼热不可忍受时，可将姜片向上提起，或缓慢移动姜片。此法应用很广，多用于因寒而致的呕吐、腹痛、泄泻、风寒湿痹和外感表证等。

②隔蒜灸：用鲜大蒜头切成 0.3～0.5cm 的薄片，中间以针穿刺数孔，上置艾炷，放在应灸的腧穴或患处，然后点燃施灸，待艾炷燃尽，易炷再灸。一般灸 5～7 壮。此法多用于治疗瘰疬、肺结核、腹中积块及未溃疮疡等。

此外，还可取大蒜 500g，去皮捣成蒜泥铺于体表施以艾火灸，即隔蒜泥灸。在人体背部正中线（督脉），自大椎穴至腰俞穴敷一层蒜泥，约 2.5cm 厚，6cm 宽，周围用棉皮纸封固，然后放上中等大小艾炷点火施灸，不计壮数，一般灸至患者口鼻中有蒜味为止。多用于治疗强直性脊柱炎、虚痨及顽疾。也可在涌泉穴采用隔蒜泥灸，用以治疗咯血、鼻衄等。

③隔盐灸：因本法只用于脐部，故又称神阙灸。用纯净干燥的精制食盐填敷脐部，使其与脐平，上置艾炷施灸，如患者稍感灼痛，即更换艾炷。也可于盐上放置姜片后再施灸。此法有回阳、救逆、固脱之功，一般可灸 3～7 壮，如是急性病证需连续施灸，不拘壮数，以待脉起、肢温、症状改善。临床上常用于治疗急性寒性腹痛、吐泻、痢疾、小便不利、中风脱证等。

④隔附子饼灸：以附子片或附子药饼作间隔物。将附子研成细末，以黄酒调和，制成直径约 3cm、厚约 0.8cm 的附子饼，中间以针穿刺数孔，上置艾炷，放在应灸腧穴或患处，点燃施灸。一般可灸 5～10 壮。由于附子辛温大热，有温肾补阳的作用，故多于用治疗命门火衰而致的阳痿、早泄、遗精、宫寒不孕和疮疡久溃不敛等。

2. 艾条灸　以艾绒为主要成分卷成的圆柱形长条即为艾条。根据内含药物的有无，分为药艾条和清艾条。按操作方法不同，分为悬灸、实按灸两种。

（1）悬灸　术者手持艾条，将艾条一端点燃，直接悬于施灸部位之上，与之保持一定距离，使热力较温和地作用于施灸部位。悬灸又分为温和灸、雀啄灸和回旋灸。

①温和灸：将艾条的一端点燃，对准应灸的腧穴或患处，距离皮肤 2～3cm 处进行熏烤（图 9-24），使患者局部有温热感而无灼痛为宜。一般每穴灸 10～15 分钟，以皮肤红晕为度。

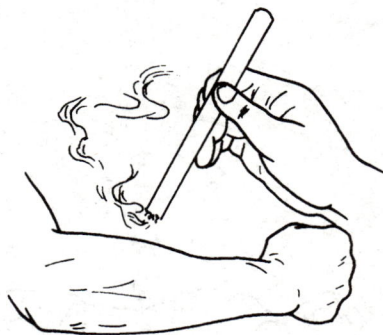

图 9-24　温和灸

②雀啄灸：置点燃的艾条于穴位上约 3cm 高处，施灸时，艾条点燃的一端与施灸部位的皮肤并不固定在一定的距离，而是像鸟雀啄食一样，一上一下施灸，以给施灸局部一个变量的

刺激。一般每穴灸 5 分钟（图 9-25）。

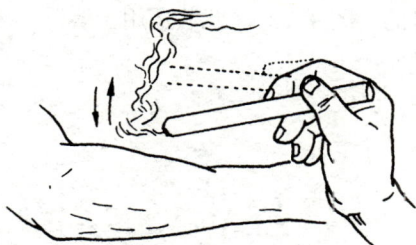

图 9-25　雀啄灸

③回旋灸：施灸时，艾条点燃的一端与施灸部位的皮肤虽保持一定的距离，但位置不固定，而是向左右方向移动或反复旋转地施灸，移动范围 3cm 左右，一般每穴灸 10 ～ 15 分钟（图 9-26）。

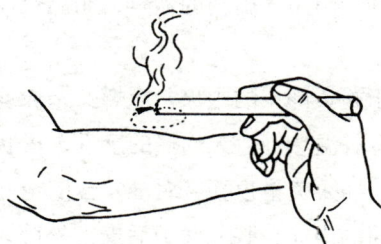

图 9-26　回旋灸

一般病证均可使用悬灸，其中温和灸、回旋灸多用于治疗慢性病，雀啄灸多用于治疗急性病。

（2）实按灸　将艾条（通常用药艾条）燃着一端，隔布或棉纸数层，紧按在穴位上施灸，使热气透入皮肉，待火灭热减后，再重新点火按灸，每穴可按灸几次至十几次。根据临床需要不同，艾条中掺进的药品亦不同，最常用的是太乙神针、雷火神针。适用于风寒湿痹、痿证和虚寒证等（图 9-27）。

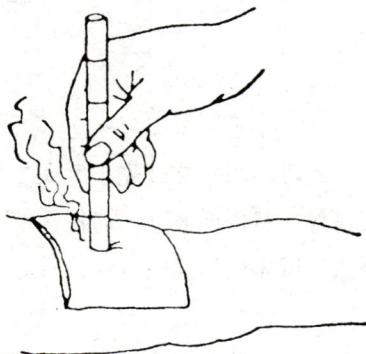

图 9-27　实按灸

3. 温针灸　是针刺与艾灸相结合的一种方法，适用于既需要针刺留针，又需施灸的疾病。针刺得气后，将针留在适当的深度，在针柄上穿置一段长 1 ～ 3cm 的艾条施灸，或在针尾上

NOTE

搓捏少许艾绒点燃施灸，直待燃尽，除去灰烬。每穴每次可施灸 3～5 壮，施灸完毕再将针取出。此法是一种简而易行的针灸并用的方法，艾绒燃烧的热力可通过针身传入体内，使其发挥针和灸的作用，达到治疗的目的（图 9-28）。此法适用于痹证、痿证等。

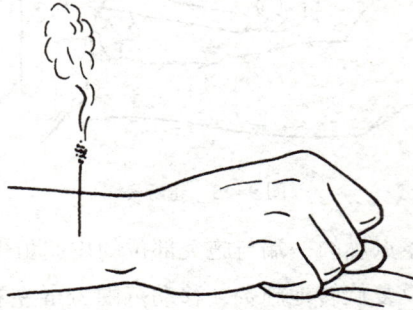

图 9-28　温针灸

4. 温灸器灸　温灸器是一种专门用于施灸的器具，用温灸器施灸的方法称温灸器灸。临床常用的有以下几种。

（1）灸盒灸　将灸盒安放于施灸部位的中央，点燃艾条段或艾绒后，置于灸盒内中下部的铁纱网上，盖上盒盖。灸至患者有温热舒适无灼痛的感觉，皮肤稍有红晕为度（图 9-29）。

（2）灸架灸　将艾条点燃后插入灸架顶孔，对准穴位固定好灸架；

（3）灸筒灸　首先取出灸筒的内筒，装入艾绒后安上外筒，点燃内筒中央部的艾绒，待灸筒外面热烫而艾烟较少时，盖上顶盖。术者在施灸部位上隔 8～10 层棉布或纱布，将灸筒放置其上，以患者感到舒适、热力足而不烫伤皮肤为宜（图 9-30）。

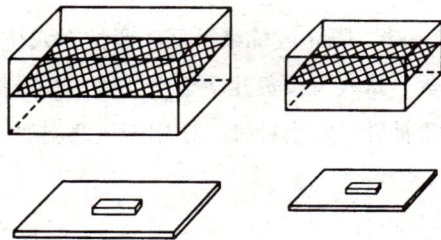

图 9-29　温灸盒

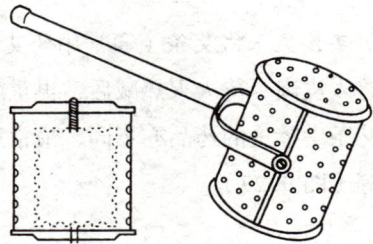

图 9-30　温灸筒

（三）施灸的先后顺序

施灸的顺序一般是先上后下，先阳后阴，艾炷先小后大，壮数先少后多。先灸上部、背腰部，后灸下部、胸腹部；先灸头身部，后灸四肢。如遇特殊情况也应灵活变通，应因人因证而宜，不可拘执不变。如脱肛的灸治，可先灸长强以收肛，后灸百会以举陷。

（四）施灸补泻方法

灸法在治疗过程中产生补泻效应，因此必须根据患者病情辨证施治，合理选穴，按照治疗需要选择适宜的施灸材料，并通过补泻操作来保证补泻效应的产生。一般而言，虚证可以用灸的补法，实证可用灸的泻法。

1. 选用不同的腧穴灸治　如气海穴为补气穴，对于气虚患者行气海穴处灸法，则补益之效倍增；肺俞穴为解表散寒穴，对于风寒表证者可在肺俞穴处行化脓灸或一般灸泻法，则可疏风解表，宣肺散寒；温和灸百会，可治胃下垂、子宫脱垂及脱肛等病，起到补气升提之功效。

2. 选择适宜的施灸材料　选择相应功效的药物加入艾绒中（药艾），或隔物灸，可产生不同的补泻效应。如隔蒜灸解毒杀虫，隔附子饼灸可回阳固脱，隔姜灸可祛寒温中。此三种隔物灸就寓有补泻之意。

3. 选择不同的施灸手法　艾灸的补泻关键在于操作上的徐疾和艾火的大小。补法，即点燃后不吹艾火，待其徐燃自灭，火力微而温和，且时间宜长，灸治完毕后用手按压施灸穴位，谓之真气聚而不散，可使火力徐之缓进，发挥温通经脉、驱散寒邪、扶阳益气、行气活血、强壮机能的温补作用。泻法，即点燃艾灸后，速吹旺其火，火力较猛，快燃快灭，或当患者感觉局部烧灼发烫时，迅速更换艾炷再灸，灸治时间较短，施灸完毕后不按其穴，谓开其穴而邪气可散，可使火毒邪热由肌表而散，从而达到以热引热的目的。

（五）施灸剂量

灸量是指施灸治疗对机体刺激的程度，取决于灸炷的大小、壮数的多少及施灸疗程等因素。施灸的剂量与疗程应根据患者的体质、年龄、性别、施灸部位、病情等多方面决定。一般每次施灸时间 10～40 分钟，5～15 次为 1 个疗程，瘢痕灸一次间隔 6～10 天。凡体质强壮者，肌肉丰满处，灸量可大；久病、体弱、年老和小儿患者，皮薄或多筋骨处，灸量宜小。急性病疗程较短，有时只需灸治 1～2 次；慢性病疗程长，可灸数月至 1 年以上。

（六）适应证（表 9-3）

表 9-3　灸法的主治作用、适应证

主治作用	适应证
温经散寒	治疗风寒湿痹和寒邪所致胃脘痛、腹痛、泄泻、痢疾等
消瘀散结	常用于气血凝滞所致的乳痈初起、瘰疬、瘿瘤等
扶阳固脱	常用于虚寒证、寒厥证、虚脱证和中气不足、阳气下陷而引起的遗尿、脱肛、阴挺、崩漏、带下等
引热外行	常用于某些热性病，如疖肿、带状疱疹、丹毒、甲沟炎等
防病保健	无病时施灸有防病保健

（七）禁忌证

1. 实热证、阴虚发热、邪热内炽者禁灸或慎用。

2. 中暑、高血压危象、肺结核晚期大量咯血者等。

3. 颜面部、心前区、五官、大血管、关节、肌腱处等部位不可瘢痕灸；乳头、外生殖器及孕妇的小腹部、腰骶部不宜施灸。

4. 一般空腹、过饱、过饥、醉酒、大渴、大惊、大恐、大怒、极度疲劳、对灸法恐惧者，应慎灸。

二、评估

1. 病情　包括现病史、既往史、过敏史、家族史，是否对烟雾的刺激敏感。根据患者的具体情况选择合适的灸法、灸器。

2. 局部皮肤　根据患者的局部皮肤情况，选择合适的施灸部位。

3. 心理状态　患者对本病与此项操作的认识，对热感、痛感的耐受性。

4. 病室环境　有无易燃易爆品，温度适宜，空气流通，注意保护隐私等。

三、用物准备

治疗盘，治疗卡，艾炷或艾条，火柴（或打火机），小口瓶，凡士林，棉签，镊子，弯盘，酌情备浴巾、屏风等。间接灸按需要备姜片、蒜片或少许盐等。

四、操作步骤

1. 评估　操作者着装整洁。核对医嘱，床边评估患者，并做好解释工作，以取得患者合作。

2. 准备　洗手，备齐用物，携至床旁，再次核对。

3. 体位　根据病情选择好的施术部位（穴位），协助患者取合理舒适体位，暴露施灸部位，注意遮挡和保暖。

4. 定位　根据病情或遵医嘱明确施灸部位或穴位，并正确取穴。

5. 施灸　根据不同施灸方法进行操作，及时将艾灰弹入弯盘中或取掉残留的艾炷，防止灼伤皮肤和烧坏衣物。

6. 观察　施灸过程中，密切观察病情变化，随时询问患者有无灼痛感，及时调整距离，防止烧伤。对于呼吸道疾患的患者，还应注意呼吸情况，了解患者生理、心理感受。

7. 结束　施灸完毕，立即熄灭艾火。用纱布清洁局部皮肤，协助患者整理衣着，安置舒适体位，整理床单位，健康宣教。清理用物，酌情通风。洗手、记录签名。

五、评价

1. 体位是否合理，取穴及施灸方法是否正确、手法熟练，患者是否安全，有无皮肤灼伤、烧伤。是否沟通到位、做到人文关怀。

2. 施灸后局部皮肤是否潮红；患者是否觉得温热、舒适，症状缓解，取得预期效果。

六、注意事项

1. 施灸前，安置好患者体位，确保舒适，不能摆动，防止燃烧的艾炷或燃尽的热灰滚落燃损皮肤和衣物。

2. 施灸前，取穴要准，灸穴不宜过多，火力要均匀。

3. 施灸过程中要密切观察患者的病情及对施灸的反应。若发生晕灸应立即停止艾灸，使患者头低位平卧，注意保暖，轻者一般休息片刻，或饮温开水后即可恢复；重者可掐按水沟、内关、足三里即可恢复；严重时按晕厥处理。

4. 施灸过程中应注意艾条或艾炷燃烧的情况，应随时弹艾灰或取掉艾炷，如为温针灸，应用纸片隔开，防止灰火脱落烧伤皮肤。

5. 施灸的患者如是皮肤感觉迟钝或小儿等，施术者可将拇、示二指或示、中二指，置于施灸部位两侧，通过施术者的手指来感知患者局部的受热程度，以便及时调节施灸距离，防止烫伤皮肤。

6. 施灸后，局部皮肤出现灼热微红，属正常现象。如果灸后局部起小疱（瘢痕灸除外），注意勿擦破，可自行吸收。大者可按烫伤处理，经局部消毒后，用灭菌针头刺破水疱下沿，将其液体挤干，外涂烫伤膏，并盖上消毒纱布。

7.灸毕，及时熄灭艾火，以防复燃，注意安全。

8.瘢痕灸者，在灸疮化脓期间，应避免重体力劳动，戒食辛辣食物，疮面局部勿用手搔抓，以保护痂皮，注意保持局部清洁，防止感染。

艾灸法操作流程见图9-31。

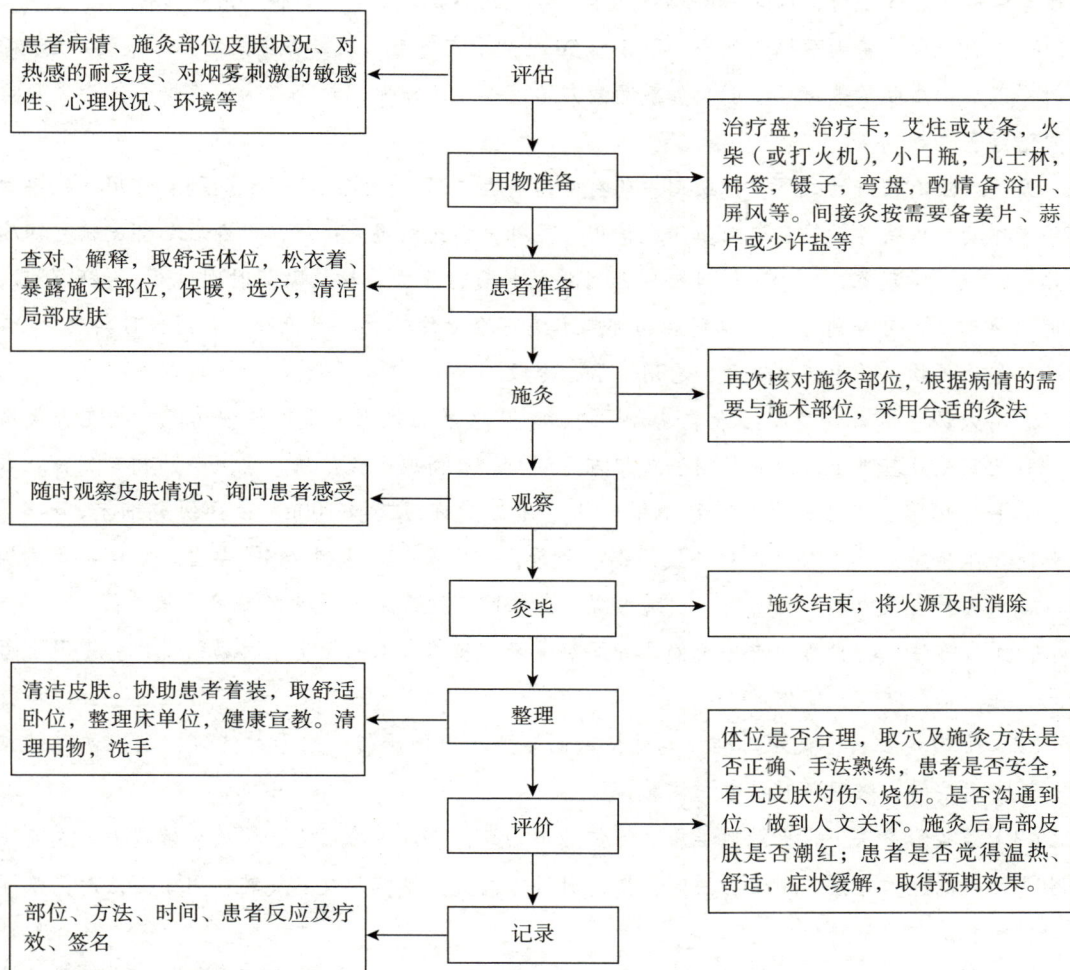

图9-31 艾灸法操作流程图

[附] 其他灸法

常用的有以下几种：

1.天灸 天灸疗法是以中医基本理论为指导，经络腧穴为核心，通过特殊调配的药物贴敷于特定的穴位，借助药物对穴位的刺激，使局部皮肤发红充血，甚至起疱，以激发经络、调整气血而防治疾病的一种灸疗法。本法是灸法治疗中的非火热灸法，又称发疱疗法、冷灸、自灸等。常常根据中医学的"冬病夏治，冬病夏养"理论，进行"三伏天灸，三九天灸"。所用药物多是单味中药，也有用复方者，常用的有白芥子灸、细辛灸、天南星灸、蒜泥灸等数十种。

（1）白芥子灸　取将白芥子适量，研成细末，用水调和成糊状，敷贴于腧穴或患处，以麝香膏固定。敷贴1～3小时，以局部皮肤灼热疼痛为度。一般可用于治疗咳喘、关节痹痛、口眼㖞斜等。

（2）细辛灸　取细辛适量，研为细末，加醋少许调和成糊状，敷于穴位上，以麝香膏固定。敷贴1～3小时，以局部皮肤灼热疼痛为度。如敷涌泉或神阙穴治小儿口腔炎等。

（3）天南星灸　取天南星适量，研为细末，用生姜汁调和成糊状，敷于穴位上，以麝香膏固定。敷贴1～3小时，以局部皮肤灼热疼痛为度。如敷于颊车、颧髎穴治疗面神经麻痹等。

（4）蒜泥灸　将大蒜捣烂如泥，取3～5g贴敷于穴位上，以麝香膏固定。每次敷贴1～3小时，以局部皮肤灼热疼痛为度。如敷涌泉穴治疗咯血、衄血，敷合谷穴治疗扁桃体炎，敷鱼际穴治疗喉痹等。

天灸疗法有较好的效果，但所用中药有些为有毒之品，对皮肤有强烈的刺激作用，故孕妇及年老体弱、皮肤过敏等患者应慎用或禁用。另外，贴药处避免挤压，贴药后局部皮肤有轻度灼热感，属正常现象，一般3～4小时后可将药物自行除去，切忌贴药时间过长。如贴药后，局部灼热难受，可提前除去。贴药后局部起水疱可涂烫伤软膏、万花油。贴药当日禁食生冷、寒凉、辛辣之物，并用温水洗澡，忌用冷水、冷敷。

2. 雷火灸　雷火灸是以经络学说为原理，现代医学为依据，采用纯中药配方，在古代雷火神针的实按灸基础上，改变其用法与配方后创新发展而成的灸疗法。雷火灸药物有沉香、木香、乳香、茵陈、羌活、干姜、穿山甲各9g，麝香少许，艾绒100g。上药研成细末，和匀。施灸时产生独特的热力与远近红外线的辐射能量，温度最高可达到240℃左右。与传统灸法相比，雷火灸具有火力猛、药力峻、渗透力强、灸疗面广的特点。雷火灸施灸方法有：

（1）雀啄法　将火源对准施灸处，如同鸡啄米、雀啄食似的做上下移动的动作。多用于泻邪气，在患部和腧穴上使用。

（2）小回旋法　将火源对准施灸处，做固定的小范围旋转。用于补法时，采用逆时针方向；用于泻法时，采用顺时针方向旋转。

（3）螺旋形灸法　将火源对准施灸部位的中心点，逐渐由小而大，可旋至碗口大，反复使用由小而大的操作方法。用于补法时，按逆时针方向进行螺旋形反复旋转；用于泻法时，采用顺时针螺旋形方法旋转。

（4）横行灸法　跨越病灶部位，灸时移动方向，左右摆动。用于补法时，距离皮肤3～5cm；用于泻法时，距离皮肤1～2cm。

（5）纵行灸法　跨越病灶部位，灸时上下移动火头。用于补法时，距离皮肤3～5cm；用于泻法时，距离皮肤1～2cm。

（6）斜向灸法　跨越病灶部位，灸条火头斜形移动。用于补法时，距离皮肤3～5cm；用于泻法时，距离皮肤1～2cm。在治疗多种疾病时常用，如印堂穴移至鼻翼的两侧迎香穴，必须采用斜向灸法。

（7）拉辣式灸法　操作者左手三指平压躯干软组织，向中心线外侧移动，雷火灸距离皮肤2cm，保持红火，跟随医者的手在患者皮肤上熏烤。每个方位每次拉动距离不少于10cm，拉动次数为3～5遍为佳。

（8）泻法 以上的补法超过半小时，药量增大，渗透加深，就会起到泻法的作用，尤其是超过 1 小时的温灸法就会变成泻法。

（9）摆阵法 借用温灸斗器具，根据病情可以摆横阵、竖阵、斜阵、平行阵、丁字阵等。

3. 灯火灸 又称灯草灸、灯草焠、打灯火、油捻灸，是民间沿用已久的简便灸法。即取 10 ～ 15cm 长的灯芯草或纸绳，蘸麻油或其他植物油，浸渍长 3 ～ 4cm，点燃起火后用快速动作对准穴位，猛一接触听到"叭"的一声迅速离开，如无爆焠之声可重复 1 次。灸后皮肤有一点发黄，偶尔也会起小水疱。此法主要用于小儿疳腮、喉蛾、吐泻、麻疹、惊风等。

第六节　拔罐法

一、概述

（一）概念

拔罐疗法是以罐为工具，利用燃烧、抽吸、蒸汽等方法以排去罐内空气形成负压，使罐吸附于腧穴或体表的一定部位，使局部皮肤充血、瘀血，达到防治疾病目的的一种疗法，又称角法、吸筒法。

（二）拔罐法的基本知识

1. 常用罐的介绍（表 9-4，图 9-32）

表 9-4　常用罐的简介表

罐的种类	制作材料	排气方法	优点	缺点	主要应用
竹罐（竹筒）	竹子制成	火力	取材容易，经济轻巧，不易破碎	易爆裂、漏气，不便观察皮肤变化情况	水罐、药罐
陶土罐	陶土烧制	火力	罐口光滑，口小肚圆而大，吸附力强	较重易破碎，不便观察皮肤变化情况	火罐
玻璃罐	玻璃制成	水蒸气热力	质地光滑透明，可观察局部皮肤变化情况	易破碎或过热破裂	火罐、针罐、刺络拔罐
抽气罐	透明塑料制成	抽气筒抽出空气	不易破碎，易操作，避免烫伤	不具有热力作用的温热效应	负压吸附、针罐、刺络拔罐

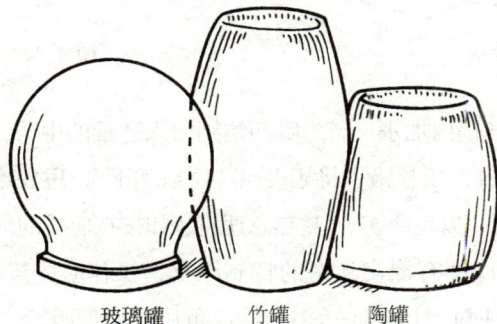

玻璃罐　竹罐　陶罐

图 9-32　常用罐

2. 罐的吸附方法 罐的吸附方法有火吸法、水吸法、抽气吸法等，其中火吸法最为常用（表9-5）。

（1）火吸法 是利用点火燃烧的方法驱除罐内空气，形成负压，以吸附于体表的方法。常用的有投火法（图9-33）、贴棉法（图9-34）、滴酒法、闪火法（图9-35）和架火法（图9-36）。临床护理中应根据病情和吸拔部位选择吸附方法。

表9-5 火吸法

种类	部位	操作方法	注意事项
投火法	多用于侧面横拔位	操作时用止血钳夹住酒精棉球或用软质纸稍折叠，点燃后投入罐内，迅速将罐扣在应拔的部位	注意用火安全
贴棉法	适用于侧面横拔位	操作时先用 0.5～1cm² 的脱脂棉球片，四周拉薄后略吸酒精，贴于罐内上中段，点燃后迅速扣在应拔部位	注意棉片不宜太厚，吸取酒精不宜太多，否则，易造成贴棉脱落及酒精流溢烫伤患者
闪火法	适用于各种体位	操作时用止血钳或镊子夹住酒精棉球，或用一根长约10cm的粗铁丝，将一端用脱脂棉和纱布包裹成一小鼓槌状，吸取酒精，点燃后伸入罐内中段旋转1～2周，迅速抽出，将罐扣在应拔的部位	棉球不宜吸取酒精太多，否则易流溢烧伤皮肤
架火法	适用俯卧、仰卧的大面积部位及四肢肌肉丰厚的平坦部位	不受燃烧时间的限制。操作时用不易燃、不传热、直径2～3cm的物品，如胶木瓶盖、木片、橘皮等，置吸拔部位中心，再放一酒精棉球于其上，点燃后立即将罐扣上	此法吸着力强，适用于重力吸拔刺激
滴酒法	多用于侧面横拔位，也可用其他体位	用95%的酒精或白酒，滴入罐内1～3滴，沿罐内壁摇匀，用火点燃后，迅速将罐扣在应拔部位	切勿滴酒过多，以免拔罐时流出，烧伤皮肤

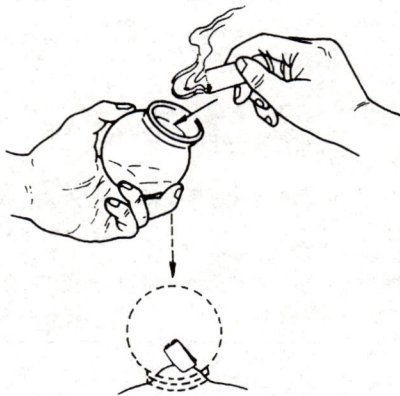

图9-33 投火法

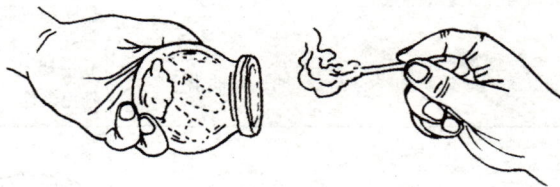

图9-34 贴棉法

（2）吸水（药）法 煮锅内加水，若为吸药法则放入适量的中药，煮沸后将完好无损的竹罐数个投入锅内煮5～10分钟，用长镊子将罐夹出（罐口朝下），甩去罐中水珠，迅速将折叠的湿冷毛巾紧扣罐口（降低温度，以免烫伤），趁热急速将罐扣按在应拔的部位上，留罐10～20分钟。

（3）抽气吸法 使用底部有橡皮活塞的特制罐具，操作时先以罐口贴附于治疗部位（穴位）皮肤，再用吸引器或注射器从罐底活塞处抽成负压，使罐吸着。该法吸附力较强，并可随时调节负压大小。

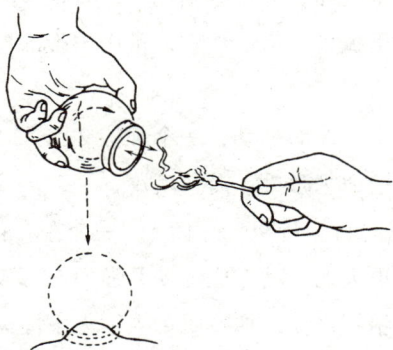

图 9-35　闪火法

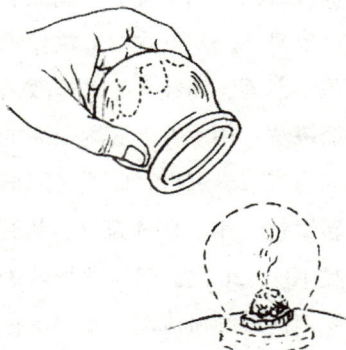

图 9-36　架火法

3.各种拔罐法的应用

（1）单纯罐手法　是指单独使用拔罐进行操作的方法。常用的有闪罐法、留罐法和走罐法等。

①闪罐法：将罐吸拔在应拔部位后随即取下，反复操作至皮肤潮红为止。多用于痿弱、皮肤麻木、疼痛、病位游走不定或功能减退的虚弱病证、中风后遗症等。

②留罐法：将罐吸拔在应拔部位后留置一段时间（10～15分钟）的拔罐方法，一般疾病均可应用。留罐法可分为单罐法和多罐法，单罐法即只使用一个罐具，应用于病变范围较小或压痛点明显处，使用过程中根据病变或压痛部位的范围大小，选用适当口径的罐具；多罐法是按病变部位、解剖形态等情况，酌情吸拔多个罐具，应用于病变范围比较广泛的疾病。当多个罐体吸附于某条经络或特定部位上（如某一条肌束），又称为排罐法。留罐使用过程中应注意，在拔多个罐时，宜按照由上往下的顺序，先拔上面部位，后拔下面部位，同时罐具型号也应当上面小，下面大；罐大、吸拔力强的应适当减少留罐的时间；肌肤薄处，留罐时间不宜过长，以免损伤皮肤。

③走罐法：又称拉罐、推罐、行罐、移罐，是指在罐被吸住后，用手握住罐体在皮肤上反复推拉移位，以扩大施术面积的拔罐方法（图9-37），用于面积较大、肌肉丰厚的部位，如腰背、大腿等。使用过程中应注意，在所吸拔部位的皮肤或罐口上应先涂凡士林或按摩乳，罐口必须十分光滑，以免拉伤皮肤，故以玻璃罐最好。

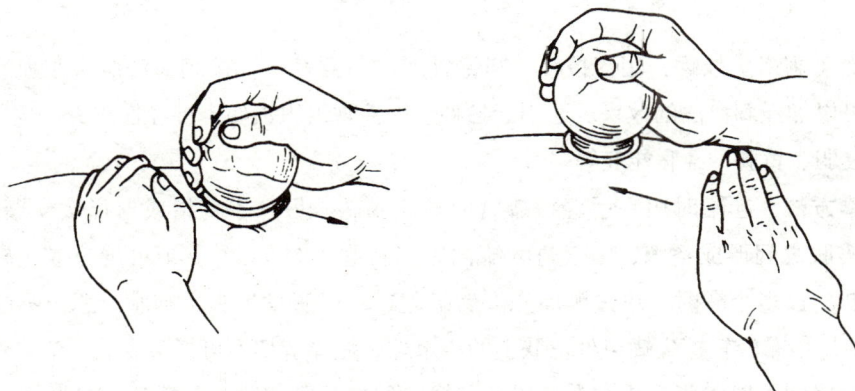

图 9-37　走罐

④提按罐法：用手提起吸附肌表的罐体，随即按下复原，力量逐渐加大，以罐体不脱离肌表为度，反复 20～30 次。此法使罐体内吸附肌肤上下振动，增加功效，常用于腹部，胃肠不适、疳积、泄泻、痛经等有较好效果。

⑤摇罐法：用手握着吸附肌表的留置罐体进行上下、左右摇动，一个部位 20～30 次，其动作均匀、有节奏进行。此法对局部的反复牵拉，可增加刺激量，提高疗效。

⑥转罐法：用手握住罐体，慢慢地使罐体向左或向右旋转 90º～180º，一个左右转动为 1 次，反复 10～20 次。转罐法扭转矩力较大，可造成更大的牵动，比摇动要强烈，可放松局部肌肉组织，促进气血流动，增强治疗效果。多用于软组织操作，如腰肌劳损等无菌性炎症所致的局部疼痛。

⑦发疱罐法：是指使拔罐吸附部位出现水疱现象的一种手法。吸附部位出现水疱，一方面可通过增加罐内负压、延长吸附时间来实现；另一方面，湿盛或感冒等患者拔罐时亦可自行出现水疱。此法的水疱患者并无明显痛苦，一般不必挑破，1～2 天后可自行吸收。

（2）结合拔罐方法　是指拔罐疗法与其他治疗方法配合使用，以达到增加疗效的一种复合治疗方法。常用的结合拔罐法有针刺拔罐、刺血（刺络）拔罐、刮痧拔罐、按摩拔罐等。

①针刺拔罐：又称留针罐、出针罐，在拔罐前后配合针刺疗法。留针罐是先在一定部位施行针刺，得气后留针，再以针刺为中心，拔上火罐，留罐 5～10 分钟（图 9-38）。出针罐是针刺得气后，再持续快速行针（强刺激）10～20 秒，然后出针，不按压针刺点，立即拔罐于其上。如果与药罐结合，则称为"针药罐"。针刺拔罐对于重症及病情复杂的患者尤为适用，具有针刺与拔罐的双重作用。

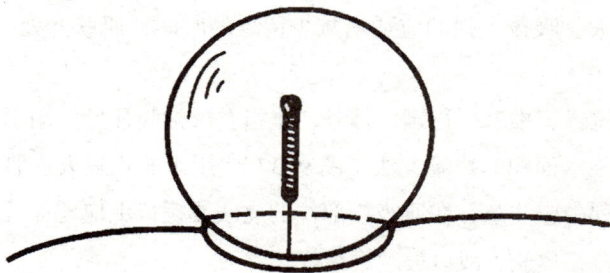

图 9-38　留针拔罐

②刺血（刺络）拔罐：用三棱针、粗毫针或注射器针头，按刺血法刺破小血管，然后拔上火罐，可以加强刺血法的效果。适用于各种急慢性软组织损伤、神经性皮炎、皮肤瘙痒、丹毒、神经衰弱、胃肠神经官能症等。

4. 起罐方法　起罐时用一手轻按罐具向一侧倾斜，另一手食指或拇指按住罐口的皮肤，使罐口与皮肤之间形成空隙，空气进入罐内则罐自起（图 9-39）。不可硬拉或旋转罐具，以免损伤皮肤。拔多个罐时，应按顺序先上后下起罐，以防发生头晕脑胀、恶心呕吐等不良反应。起罐后用纱布轻轻擦去罐斑处皮肤上的小水珠，瘙痒者切不可抓破皮肤。治疗疮疡时，应预先在罐口周围填以脱脂棉或纱布，以免起罐时脓血污染衣物，起罐后擦净脓血，适当处理伤口。

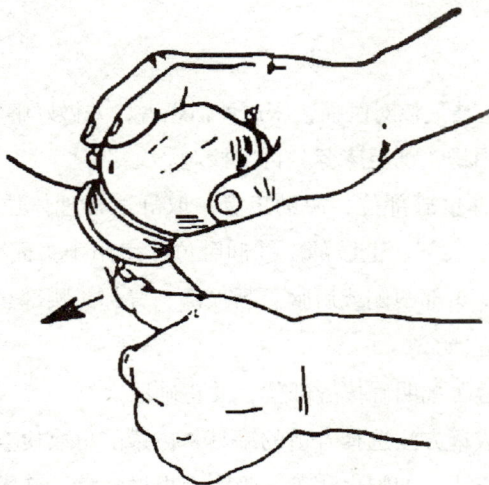

图 9-39 起罐

（三）适应证

1. 伤风感冒、头痛、面瘫、咳嗽、哮喘、消化不良、泄泻、月经不调、痛经等。

2. 颈肩腰腿痛、关节痛、软组织闪挫伤、目赤肿痛、麦粒肿、丹毒、疮疡初起未溃等外科病。

（四）禁忌证

1. 心衰、呼吸衰竭、肾衰、肺结核活动期等病情严重者不宜拔罐。

2. 凝血机制障碍、有自发性出血倾向或损伤后出血不止者，不宜拔罐，如血友病、过敏性紫癜、白血病等。

3. 重度神经质、全身抽搐痉挛、狂躁不安、不合作者，不宜拔罐。

4. 皮肤肿瘤（肿块）部、皮肤溃烂部、外伤骨折、静脉曲张、体表大血管处、皮肤丧失弹性处，皮肤严重过敏或皮肤患有疥疮等传染性疾病者，相应病变部位不宜拔罐。

5. 妇女经期，妊娠期妇女的腹部、腰骶部及乳部不宜拔罐。

6. 五官及前后二阴不宜拔罐。

7. 醉酒、过饥、过饱、过渴、过劳者，慎用拔罐。

二、评估

1. **病情** 包括现病史、既往史等，根据患者的具体情况选择合适的拔罐方法、部位。

2. **局部皮肤** 根据患者的局部皮肤情况，选择合适的拔罐部位。

3. **心理状态** 患者对本病与此项操作的认识，对热感、痛感的耐受性。

4. **病室环境** 有无易燃易爆品，温度适宜，空气流通，注意保护隐私等。

三、用物准备

治疗盘，治疗卡，罐具（玻璃罐，或竹罐、陶罐，大、中、小号依所拔部位大小准备，罐体无裂痕、罐口边缘无缺损），止血钳，纱布，95% 的酒精棉球或纸片，火柴或打火机，灭火器具等。必要时备浴巾、垫枕、屏风。

NOTE

四、操作步骤

1. 评估　操作者着装整洁。核对医嘱，床边评估患者，并做好解释工作，以取得患者合作。

2. 准备　洗手，备齐用物，携至床旁，再次核对。

3. 体位　根据病情选择拔罐部位，协助患者，取舒适合理体位。①反骑坐位：适用于颈部、背部。②坐位：适用于头部、上肢部。③仰卧位：适用于头面部、胸部、腹部、下肢内、外前侧。④俯卧位：适用于头部两侧或后脑、颈项部、背部、腰部、下肢后侧。协助患者，暴露拔罐部位，注意保暖和遮挡。

4. 定位　根据病情或遵医嘱明确拔罐部位，并正确取穴。

5. 拔罐　根据部位和拔罐方法选择合适的罐具，拔罐前再次检查罐体、罐口边缘，根据临床应用，采用不同的吸附方法，如闪火法等。吸附后根据病情、施术的部位等灵活选择多种拔罐方法，如闪罐法、提按罐法、走罐法等，以增强刺激，提高疗效。

6. 观察　拔罐过程中询问患者有无不适，随时观察罐口吸附情况、皮肤颜色和患者的全身情况。

7. 起罐　一手扶住罐体，另一手用手指按压罐口皮肤，待空气进入即可起罐，并观察患者皮肤情况，隔着纱布适当按摩，轻轻擦拭皮肤。

8. 结束　操作完毕，协助患者整理衣着，安排舒适体位，整理床单位，健康宣教。清理用物，洗手，记录签名。

五、评价

1. 体位是否合理，取穴及拔罐方法是否正确、手法是否熟练，罐是否吸附紧密，有无脱落。患者是否安全，有无皮肤灼伤、烧伤。是否沟通到位、做到人文关怀。

2. 拔罐后局部皮肤是否发生变化；患者是否觉得舒适，症状缓解，取得预期效果。

六、注意事项

1. 病室保持冷暖适宜，避免直接吹风，防止受凉。

2. 拔罐应选择肌肉丰厚的部位，尽量避开骨骼凹凸不平处、毛发较多处、瘢痕处等，充分暴露应拔部位。

3. 拔罐时应选好体位，嘱患者体位应舒适，局部宜舒展、松弛，勿移动体位，以防罐具脱落。

4. 老年人、儿童、体质虚弱及初次接受拔罐者，拔罐数量宜少，留罐时间宜短，手法宜轻。

5. 拔罐手法要熟练，动作要轻、快、稳、准。

6. 用于燃火的酒精棉球，不可吸含酒精过多，以免拔罐时滴落到患者的皮肤上而造成烫伤。燃火伸入罐内的位置，以罐口与罐底的外 1/3 与内 2/3 处为宜。若不慎出现烫伤，按外科烧烫伤常规处理。

7. 拔罐过程中若出现头晕、胸闷、恶心欲吐、面色苍白、四肢厥冷、呼吸急促、脉细数等症状，甚至瞬间意识丧失等晕罐现象，处理方法是立即起罐，使患者呈头低脚高卧位，必要时可喝温开水或温糖水，或掐水沟穴等。密切注意血压、脉搏、心率变化，严重时按晕厥处理。

若出现拔罐局部疼痛，处理方法有减压放气或立即起罐等。

8.起罐时不可硬拉或旋转罐具，否则会引起疼痛，甚至损伤皮肤。

9.留针拔罐，罐具宜大，毫针针柄宜短，以免吸拔时罐具触碰针柄而造成损伤。刺血拔罐操作则应注意无菌。

拔火罐法操作流程见图9-40。

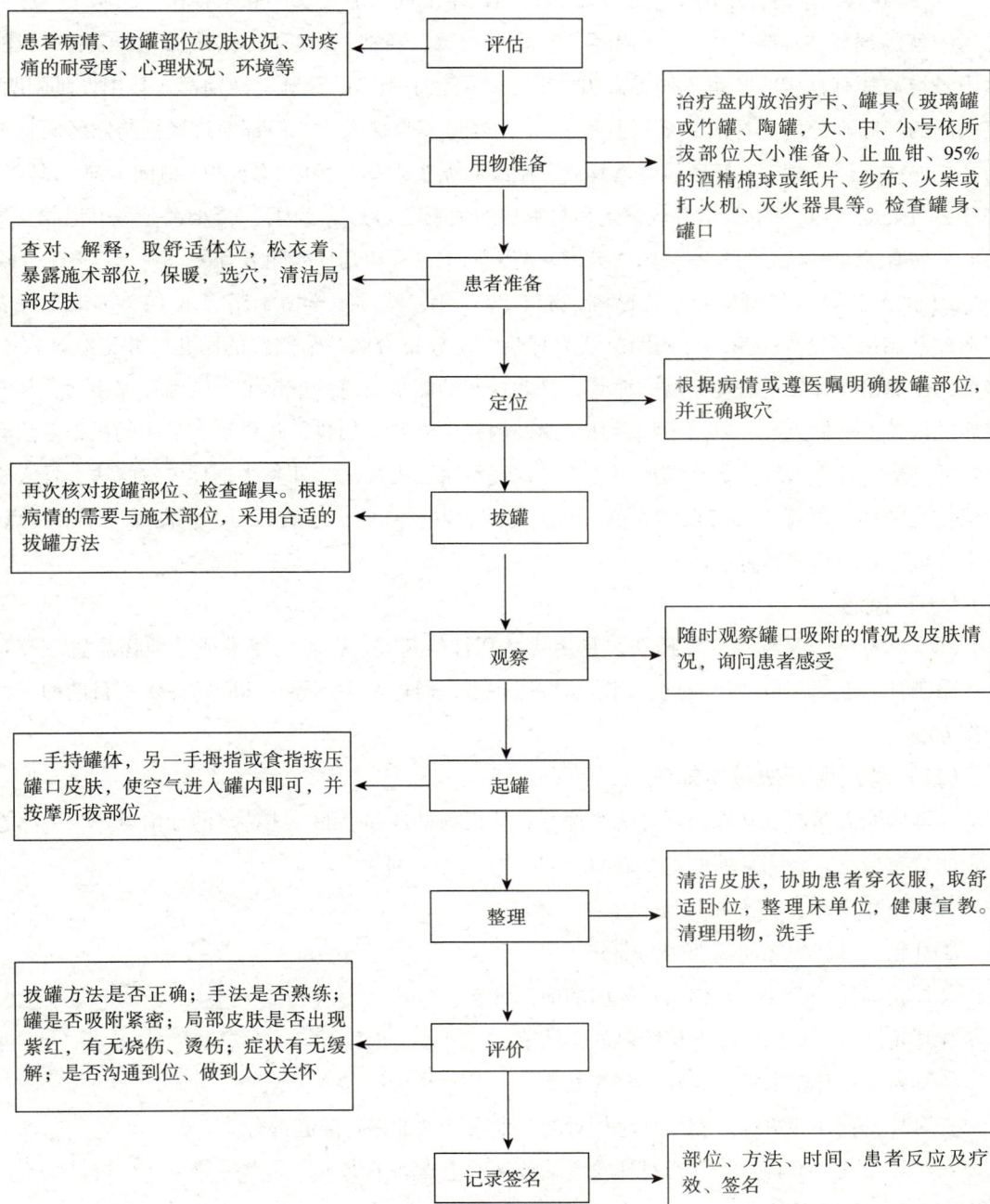

患者病情、拔罐部位皮肤状况、对疼痛的耐受度、心理状况、环境等	← **评估**	
	↓	
	用物准备	→ 治疗盘内放治疗卡、罐具（玻璃罐或竹罐、陶罐，大、中、小号依所拔部位大小准备）、止血钳、95%的酒精棉球或纸片、纱布、火柴或打火机、灭火器具等。检查罐身、罐口
查对、解释，取舒适体位，松衣着、暴露施术部位，保暖，选穴，清洁局部皮肤	← **患者准备**	
	↓	
	定位	→ 根据病情或遵医嘱明确拔罐部位，并正确取穴
再次核对拔罐部位、检查罐具。根据病情的需要与施术部位，采用合适的拔罐方法	← **拔罐**	
	↓	
	观察	→ 随时观察罐口吸附的情况及皮肤情况，询问患者感受
一手持罐体，另一手拇指或食指按压罐口皮肤，使空气进入罐内即可，并按摩所拔部位	← **起罐**	
	↓	
	整理	→ 清洁皮肤，协助患者穿衣服，取舒适卧位，整理床单位，健康宣教。清理用物，洗手
拔罐方法是否正确；手法是否熟练；罐是否吸附紧密；局部皮肤是否出现紫红，有无烧伤、烫伤；症状有无缓解；是否沟通到位、做到人文关怀	← **评价**	
	↓	
	记录签名	→ 部位、方法、时间、患者反应及疗效、签名

图9-40 拔火罐法操作流程图

第七节　耳穴埋籽法

一、概述

早在 2000 多年前，中医学就已认识到耳与经络之间有着密切的联系，在《阴阳十一脉灸经》中就已记载"耳脉"一词。《内经》对耳与经脉、经别、经筋的关系做了较详细的阐述。六阳经均与耳有直接的联系（如手太阳、手足少阳、手阳明的经脉、经别都入耳中，足阳明、足太阳的经脉则分别上耳前、至耳上角），六阴经虽不直接入耳，但都通过经别与阳经间接地与耳相连。奇经八脉中，阳跷脉并入耳后，阳维脉循头入耳。所以，《灵枢·口问》曰："耳者，宗脉之所聚也。"同时中医学还认识到耳与脏腑的关系密切，据《内经》《难经》等书记载，耳与五脏均有生理功能上的联系。如《灵枢·脉度》曰："肾和则耳能闻五音矣。"

20 世纪 50 年代，耳针疗法在欧洲兴起。1957 年，法国医学博士诺吉尔（P.Nogier）发表了形如胚胎倒影较为完整的耳穴图，认为耳朵穴位分布恰像一个倒置的胎儿，并记载耳穴 40 多个，还提出在耳郭上有两条既非血管，又非神经的能量通道。近年来，应用耳郭视诊、耳穴治病取得了空前的进展，其所治病种几乎遍及内科、外科、妇科、儿科等。常用的操作手法有耳穴针刺法、耳穴埋针法、耳穴放血法、耳穴埋籽法、夹耳法、耳灸法、耳穴按摩法、耳穴磁疗法。其中耳穴埋籽法具有操作简单、易于掌握、取材方便、疗效确切、不良反应小等特点，故本节重点介绍耳穴埋籽法。

（一）概念

耳穴埋籽法，又称耳穴贴压法，是用代替耳针的药丸、药籽、谷类或其他物品置于胶布上，贴于耳郭上的穴位或反应点，用手指按压刺激，通过经络传导，达到防治疾病目的的一种操作方法。

（二）耳穴埋籽法基本知识

1.耳郭表面解剖　耳郭是外耳的一部分，耳穴则是耳郭上的一些特定的诊治点，为了熟悉耳穴的分布情况，介绍耳郭的主要表面解剖结构（图 9-41）。

（1）耳郭正面

①耳轮：耳郭边缘向前卷曲的部分。

②耳轮脚：耳轮前上端伸入耳腔内的横行突起。

③耳轮结节：耳轮外上方稍肥厚的小结节。

④耳轮尾：耳轮末端，与耳垂相交处。

⑤对耳轮：耳郭边缘内侧与耳轮相对的、上有分叉的平行隆起部分。

⑥对耳轮上、下脚：分别指对耳轮上端分叉的上支和下支。

⑦三角窝：对耳轮上、下脚构成的三角形凹窝。

⑧耳舟：耳轮与对耳轮之间的凹沟。

⑨耳屏：耳郭外面前缘的瓣状突起。

⑩对耳屏：耳垂上部，与耳屏相对的隆起部。

⑪屏上切迹：耳屏上缘与耳轮脚之间的凹陷。

⑫屏间切迹：耳屏与对耳屏之间的凹陷。

⑬轮屏切迹：对耳轮与对耳屏之间的凹陷。

⑭耳甲：由对耳屏、弧形的对耳轮体部及对耳轮下脚下缘围成的凹窝。其中，耳轮脚以上部分的耳甲称耳甲艇，以下部分称耳甲腔。

⑮耳垂：耳郭最下部的无软骨的皮垂。

⑯外耳道口：耳甲腔内，被耳屏遮盖的孔。

（2）耳郭背面

①耳轮：耳轮背部的平坦部分。

②耳轮尾背面：耳轮尾背部的平坦部分。

③耳垂背面：耳垂背部的平坦部分。

④耳舟隆起：耳舟在耳背呈现的隆起。

⑤三角窝隆起：三角窝在耳背呈现的隆起。

⑥耳甲艇隆起：耳甲艇在耳背呈现的隆起。

⑦耳甲腔隆起：耳甲腔在耳背呈现的隆起。

⑧对耳轮上脚沟：对耳轮上脚在耳背呈现的凹沟。

⑨对耳轮下脚沟：对耳轮下脚在耳背呈现的凹沟。

⑩对耳轮沟：对耳轮体在耳背呈现的凹沟。

⑪耳轮脚沟：耳轮脚在耳背呈现的凹沟。

⑫对耳屏沟：对耳屏在耳背呈现的凹沟。

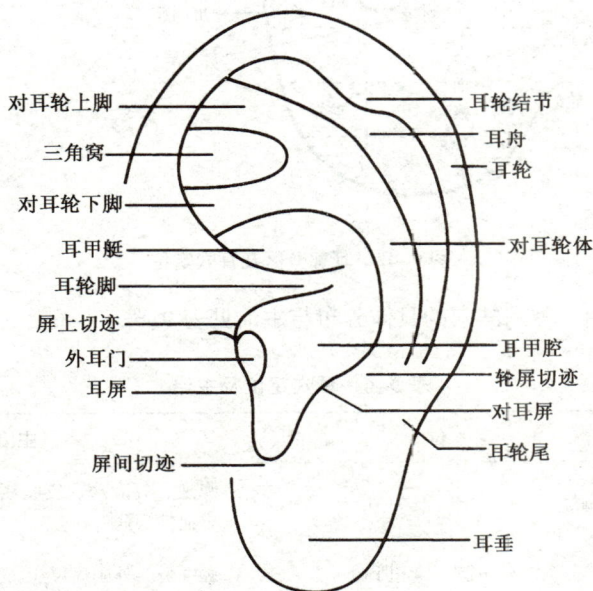

图 9-41　耳郭表面解剖

2. 耳穴的分布规律　耳穴的分布有一定的规律，总体上形如一个倒置的胎儿，与头面相应的穴位分布在耳垂；与上肢相应的穴位分布在耳舟；与躯干相应的穴位分布在对耳轮；与下肢及臀部相应的穴位分布在对耳轮上、下脚；与盆腔相应的穴位分布在三角窝；与消化道相应的穴位分布在耳轮脚周围；与腹腔脏器相应的穴位分布在耳甲艇；与胸腔脏器相应的穴位分布在耳甲腔；与鼻咽部相应的穴位分布在耳屏四周（图 9-42）。

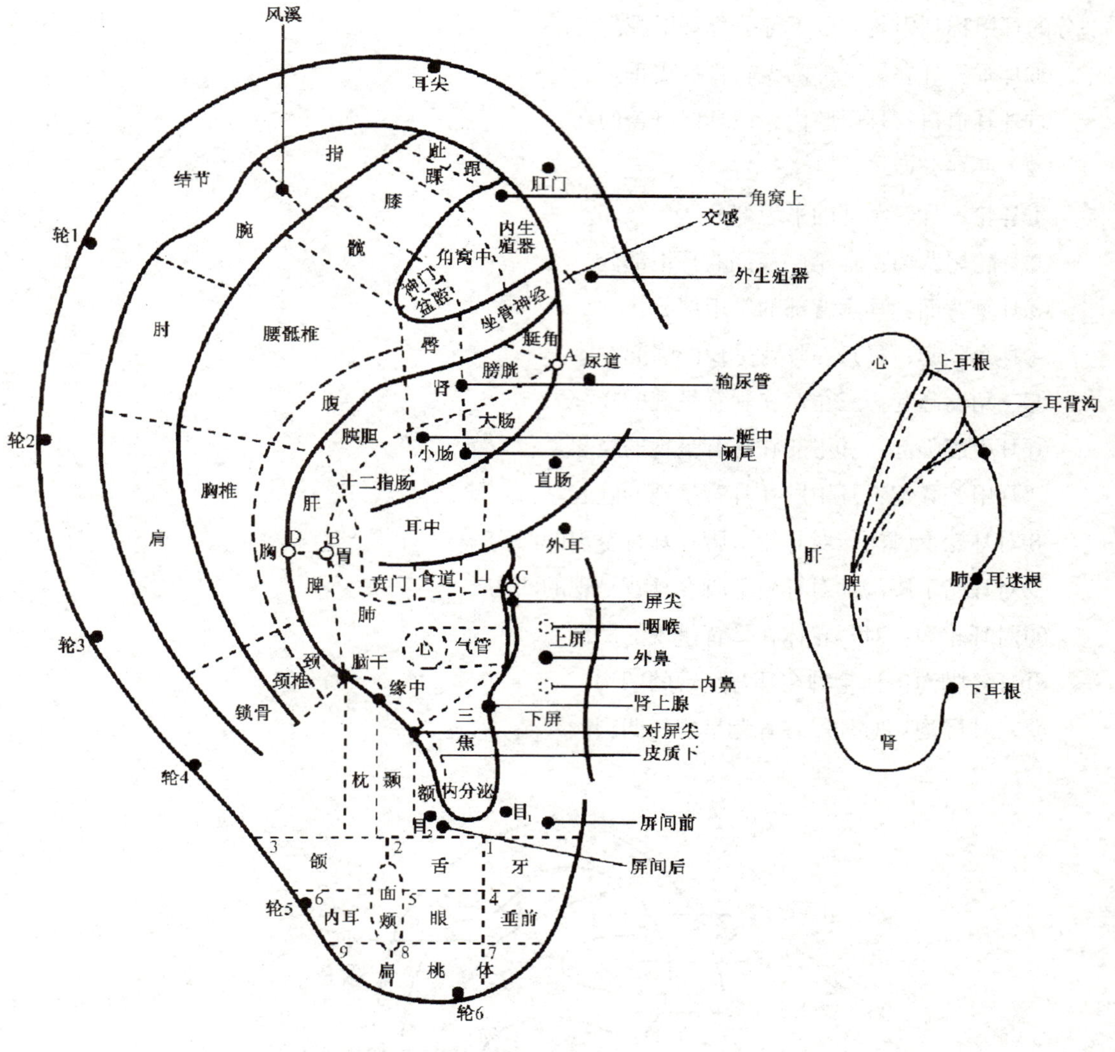

图 9-42　耳郭分区及耳穴定位

3. 常用耳穴及主治　常用耳穴的具体分布与主治见表 9-6。

表 9-6　耳穴定位及主治

耳穴名称	定位	主治疾病
耳中	在耳轮脚处	呃逆、荨麻疹、皮肤瘙痒症、小儿遗尿、咯血、出血性疾病
外生殖器	耳轮上，与对耳轮下脚上缘相平处	睾丸炎、外阴瘙痒症、腰腿痛
交感	在对耳轮下脚末端与耳轮内缘相交处	胃肠痉挛、心绞痛、胆绞痛、输尿管结石、自主神经功能紊乱
耳尖	在耳郭向前对折的上部尖端处	发热、高血压、急性结膜炎、睑腺炎、牙痛、失眠

续表

耳穴名称	定 位	主治疾病
结节	耳轮结节处	头晕、头痛、高血压等
风溪	耳舟上，在耳舟上 1/5 与下 4/5 的交界处，即耳轮结节前方	荨麻疹、过敏性鼻炎、哮喘
坐骨神经	在对耳轮下脚的前 2/3 处	坐骨神经痛、下肢瘫痪
神门	在三角窝后 1/3 的上部	失眠、多梦、痛证、癫痫、高血压
内生殖器	在三角窝前 1/3 的下部	痛经、月经不调、白带过多、功能性子宫出血、阳痿、遗精、早泄
肝	在耳甲艇的后下部	胁痛、眩晕、经前期紧张综合征、月经不调、更年期综合征、高血压、眼病
脾	在耳甲腔的后上部	腹胀、腹泻、便秘、食欲不振、功能性子宫出血、白带过多、内耳眩晕症
肾	在对耳轮下脚下方后部	腰痛、耳鸣、神经衰弱、肾盂肾炎、遗尿、哮喘、月经不调、遗精、阳痿、早泄
胰胆	在耳甲艇的后上部	胆囊炎、胆石症、胆道蛔虫症、急性胰腺炎、偏头痛、中耳炎、带状疱疹
胃	在耳轮脚消失处	胃痉挛、胃炎、胃溃疡、消化不良、恶心呕吐
大肠	在耳轮脚上方前部	腹泻、便秘、咳嗽、痤疮
小肠	在耳轮脚上方中部	消化不良、腹痛、腹胀、心动过速
膀胱	在对耳轮下脚下方中部	膀胱炎、遗尿、尿潴留、腰痛、坐骨神经痛
心	在耳甲腔正中凹陷处	心动过速、心律不齐、心绞痛、神经衰弱、癔症
气管	在心区与外耳门之间	哮喘、支气管炎
肺	在心、气管区周围处	咳嗽、胸闷、声音嘶哑、皮肤瘙痒症、荨麻疹、扁平疣、便秘
三焦	外耳门后下，肺与内分泌之间	便秘、水肿、耳鸣、耳聋、糖尿病、腹胀、上肢外侧疼痛
内分泌	耳甲腔的前下，屏间切迹内	痛经、月经不调、围绝经期综合征、甲状腺功能亢进或减退症、痤疮
屏尖	耳屏上部隆起的尖端	发热、牙痛
肾上腺	耳屏下部隆起的尖端	低血压、风湿性关节炎、腮腺炎、眩晕、哮喘、休克
咽喉	耳屏内侧面上 1/2 处	声音嘶哑、咽炎、扁桃体炎
对屏尖	对耳屏尖端	哮喘、腮腺炎、皮肤瘙痒症
缘中	在对耳屏游离缘上，对屏尖与轮屏切迹的中点	遗尿、内耳眩晕症、尿崩症、功能性子宫出血
皮质下	对耳屏内侧面	神经衰弱、假性近视、高血压病、腹泻、痛证
颞	对耳屏外侧面的中部	偏头痛
眼	耳垂正面中央部	假性近视、目赤肿痛、迎风流泪
面颊	耳垂正面中央部，耳垂 5、6 区交界处	周围性面瘫、三叉神经痛、痤疮、扁平疣

NOTE

续表

耳穴名称	定　位	主治疾病
耳迷根	耳背与乳突交界的根部，耳轮脚对应处，即耳轮脚后沟的耳根处	胆石症、心律失常、腹痛、腹泻
耳背沟（降压沟）	在对耳轮上、下脚，对耳轮主干，耳背面呈"Y"形凹沟部	高血压、皮肤瘙痒症

4. 选穴原则

（1）按相应部位取穴　当机体患病时，在耳郭的相应部位上有一定的敏感点，它便是本病的首选穴位。如胃病取"胃"穴，妇女经带病取"内分泌"穴，眼病取"眼"穴等。

（2）按辨证取穴　根据中医基础理论辨证选用相关的耳穴。如脱发取"肾"，皮肤病取"肺""大肠"穴，牙痛取"大肠"穴等。

（3）按经络学说取穴　根据经络的循行部位取穴。如坐骨神经痛（后支），其部位属足太阳膀胱经的循行部位，即取耳穴的"膀胱"穴治疗；又如臂之外侧痛，其部位属少阳三焦经的循行部位，取耳穴"三焦"穴治疗；再如偏头痛，其部位属足少阳胆经的循行部位，故取"胰胆"穴来治疗。

（4）按现代医学理论取穴　耳穴中一些穴名是根据现代医学理论命名的，如"交感""肾上腺""内分泌"等，这些穴的功能基本上与现代医学理论一致，故在选穴时应考虑到用其功能。如炎性疾病取"肾上腺"穴，是应用它的"四抗"作用之一的抗炎症功能；如糖尿病可取"内分泌"穴。

（5）按临床经验取穴　从临床实践中发现有些耳穴对某些疾病具有特异的治疗作用，如"外生殖器"穴可治疗腰腿痛，"神门"穴可治疗痛证。

对于耳穴的确定，应根据病情的需要和上述五点取穴原则，全面考虑合理组穴，先选定主穴，然后再定配穴。提倡少而精，一般2～5个穴位为宜，主穴2～3个，配穴1～2个。

5. 耳穴探查法　常用的耳穴探查法有3种，分别为观察法、按压法、电阻测定法。

（1）观察法　拇指、示指将耳轮向后上方拉，充分暴露耳郭，在自然光线下，用肉眼或借助放大镜，从上至下，全面观察耳郭有无脱屑、水疱、丘疹、充血、硬结、疣赘、色素沉着等变形、变色点，这些均是阳性反应点，一般出现以上阳性反应点的相应脏腑器官往往患有不同程度的疾病，通常也有较明显压痛、电阻较低。

（2）按压法　先根据患者病情，选取耳穴，然后用前端圆滑的金属探棒或火柴头等进行探压。探压时压力要均匀，从穴区周围向中间按压。当压迫到敏感点时，患者会出现皱眉、眨眼、呼痛或躲闪等反应。少数患者的耳郭上一时测不到压痛点，可先按摩一下该区域，再行测定。

（3）电阻测定法　是以特制的电子仪器测定耳穴皮肤电阻的变化。根据与疾病有关的耳穴电阻较低、与疾病无关的耳穴电阻较高的原理，可用各种耳穴探测仪进行探测，通过指示灯、音响、仪表反映出来。

（三）适应证

1. 疼痛性疾病，如各种扭挫伤、头痛、神经痛等。

2. 炎性疾病及传染病，如急慢性结肠炎、牙周炎、咽喉炎等。

3.功能紊乱性疾病，如胃肠神经官能症、心律不齐、高血压、神经衰弱等。

4.过敏及变态反应性疾病，如哮喘、过敏性鼻炎、荨麻疹等。

5.内分泌代谢紊乱性疾病，如糖尿病、围绝经期综合征等。

6.其他内科、外科、妇科、儿科、五官科等疾病，亦可用于预防感冒、晕车、晕船及预防和处理输血、输液反应。

（四）禁忌证

1.严重器质性疾病者慎用。

2.耳郭如有明显炎症或病变，包括冻疮破溃、感染、溃疡及湿疹等，不宜采用本法。

3.年老体弱者、有习惯性流产史的孕妇不宜采用。妇女妊娠期也应慎用，尤其不宜用于子宫、卵巢、内分泌、肾等穴。

二、评估

1.病情 包括现病史、既往史、过敏史、家族史，如为育龄女性还需评估患者是否处于孕期或月经期，有无流产史，根据患者的具体情况进行选择是否操作及操作部位。

2.局部皮肤 评估耳郭部位的皮肤情况，耳部有无红疹、充血等阳性反应。根据患者的局部皮肤情况，选择合适的施术部位。

3.心理状态 患者对本病与此项操作的认识，对痛感、热感的耐受性。

4.病室环境 光线充足，温度适宜，空气流通等。

三、用物准备

治疗盘，治疗卡，75%酒精，棉签，镊子，探棒，治疗碗，胶布，弯盘，磁珠，王不留行籽或菜籽，耳压板或耳穴贴。

耳压板的制作和使用：耳压板又称耳穴治疗板（图9-43）。用透明有机玻璃制作（厚0.2～0.4cm，大小12cm×14cm，每格0.7cm×0.7cm），采用漏斗型透孔，布珠，不同型号的磁珠及王不留行等种籽均可使用。使用时先将胶布贴在槽口一面（一次贴不平展可揭下重贴），用刀具沿槽将胶布划成小方块。再翻转板面，将磁珠或王不留行等种籽贴压物直接投放在板面，用手搓压使其黏附于胶布，然后倒去多余部分，即可使用。

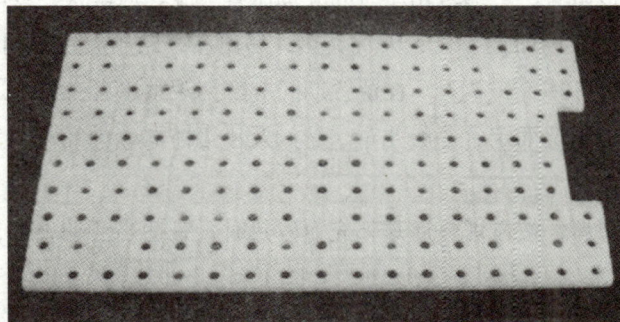

图 9-43 耳压板

常用的贴压物：凡表面光滑，具有一定硬度，大小适宜，无毒无致敏者，均可选用。可因地取材，如王不留行籽、莱菔子、油菜籽、白芥子、绿豆、麦子等，也可选用中成药的丸剂，如六神丸、牛黄消炎丸、喉症丸等。目前多选用磁珠、王不留行籽。

四、操作步骤

1. 评估　操作者着装整洁。核对医嘱，床边评估患者，并做好解释工作，以取得患者合作。检查耳部皮肤有无破损和污垢，必要时擦净双耳，并告知定穴时感觉。

2. 准备　洗手，备齐用物，携至床旁，再次核对。

3. 定穴　取舒适体位，术者一手持耳轮，观察有无阳性反应点，另一手持探棒在选区内找敏感点，正确取穴。清洁消毒相应部位皮肤，待干。

4. 埋籽　用镊子取王不留行籽胶布，按压在耳穴上并给予适当贴压（拇、食二指指腹面相对揉按压）。嘱患者每日自行按压 3 ～ 5 次，每次每穴 1 ～ 2 分钟，每次用一侧耳穴，两耳交替使用。

5. 观察　嘱患者演示按压方法，按压时，询问患者有无痛感、发热感，密切观察有无不适情况。

6. 结束　操作完毕，协助患者取舒适体位，整理床单位，健康宣教，清理用物，洗手，记录并签名。

五、评价

1. 选穴是否准确，操作方法是否正确、熟练，是否沟通到位、做到人文关怀。

2. 患者是否能演示留籽按压的方法。

3. 患者是否有"得气"感、症状缓解。

六、注意事项

1. 严格执行无菌操作，预防感染。若局部红肿，可用皮肤消毒药液消毒，每日 2 ～ 3 次，外用消炎药，防引起软骨膜炎。

2. 埋籽按压法的材料应选用光滑、大小和硬度适宜的种籽，不宜选用有尖角或不光滑的种籽，以免按压时损伤皮肤。如选用质软的种籽，按压作用不大；如种籽发霉亦不能使用。

3. 埋压过程中，按压时压力不可过大，切勿揉搓，以免搓破皮肤，造成感染，并防止胶布潮湿或污染。对胶布过敏者，可缩短贴压时间并加压肾上腺、风溪穴，或改用黏合纸代之。

4. 留籽时间视季节气候而定。夏天天气炎热，易出汗，贴压放置时间不宜过长，宜 1 ～ 3 天，春秋季 3 ～ 5 天，冬季 5 ～ 7 天。在留置期间应密切观察患者有无不适等情况。

5. 刺激强度视患者情况而定，一般儿童、孕妇及年迈体弱、神经衰弱者用轻刺激法；急性疼痛性病证宜用强刺激法。

6. 有运动障碍的患者，按压埋籽后耳郭充血发热时，宜适当活动患部，并在患部按摩、艾灸等，以提高疗效。

耳穴埋籽法操作流程见图9-44。

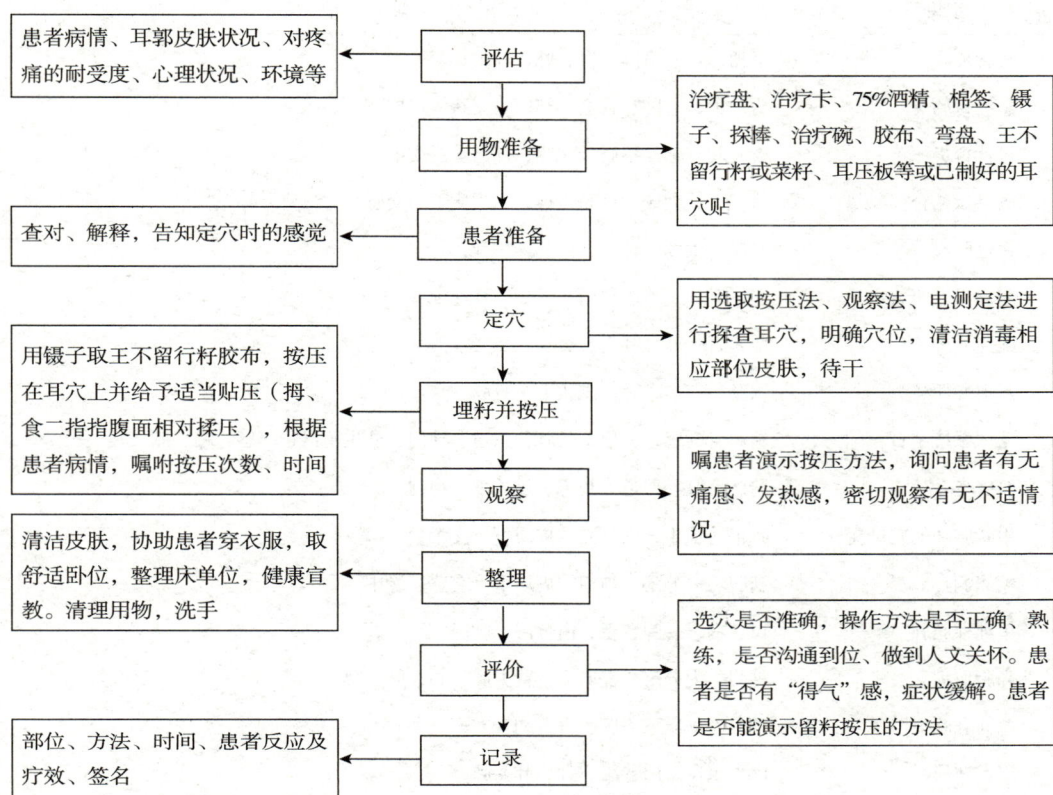

患者病情、耳郭皮肤状况、对疼痛的耐受度、心理状况、环境等	→ 评估	
	↓	
	用物准备 →	治疗盘、治疗卡、75%酒精、棉签、镊子、探棒、治疗碗、胶布、弯盘、王不留行籽或菜籽、耳压板等或已制好的耳穴贴
查对、解释，告知定穴时的感觉 ←	患者准备	
	↓	
	定穴 →	用选取按压法、观察法、电测定法进行探查耳穴，明确穴位，清洁消毒相应部位皮肤，待干
用镊子取王不留行籽胶布，按压在耳穴上并给予适当贴压（拇、食二指指腹面相对揉压），根据患者病情，嘱咐按压次数、时间 ←	埋籽并按压	
	↓	
	观察 →	嘱患者演示按压方法，询问患者有无痛感、发热感，密切观察有无不适情况
清洁皮肤，协助患者穿衣服，取舒适卧位，整理床单位，健康宣教。清理用物，洗手 ←	整理	
	↓	
	评价 →	选穴是否准确，操作方法是否正确、熟练，是否沟通到位、做到人文关怀。患者是否有"得气"感，症状缓解。患者是否能演示留籽按压的方法
部位、方法、时间、患者反应及疗效、签名 ←	记录	

图9-44 耳穴埋籽操作流程图

[附] 常见病耳穴埋籽取穴参考表

常见病	取穴
支气管炎	发作期：气管、肺 缓解期：脾、肾、神门、肾上腺
支气管哮喘	发作期：气管、肾上腺、交感、内分泌、皮质下 缓解期：肺、脾、肾
高血压	神门、降压沟、耳尖、肝、肾、交感、皮质下
冠心病	心、皮质下、交感、神门、肾上腺、胸、肝
心脏神经官能症	心、交感、神门、皮质下、肾上腺
头痛	相应区（枕、颞、额）、神门、皮质下、交感，前额痛加胃，颠顶痛加肝，偏头痛加胰胆，后头痛加膀胱
神经衰弱	皮质下、神门、肾、肝、心、枕、胰胆、脾、胃
癫痫	发作期：耳尖放血 缓解期：皮质下、神门、肾、肝、心、枕、风溪、脾
三叉神经痛	面颊、神门、皮质下、脑干、口、眼、肝
坐骨神经痛	坐骨神经、臀、神门、腰骶椎、肾上腺、内分泌、肾、肝，急性坐骨神经炎加耳尖放血

NOTE

续表

常见病	取穴
食管炎	食道、口、贲门、胃、肝、神门、交感
急性胃肠炎	胃、大肠、脾、食道、神门、交感、皮质下
慢性胃炎	胃、脾、十二指肠、交感、神门、皮质下
肠易激综合征	腹、肝、大肠、小肠、神门、皮质下、交感
慢性肠炎	直肠、大肠、神门、内分泌、脾、肾
胆囊炎、胆石症	胆、肝、交感、神门、耳尖、耳迷根
呃逆	膈、胃、肝、神门、交感
习惯性便秘	大肠、三焦、脾、皮质下、直肠
泌尿系统结石	输尿管、肾、三焦、膀胱、尿道、神门、外生殖器、交感、腰、骶
膀胱炎	膀胱、肾、尿道、交感、皮质下、神门
甲状腺功能亢进症	颈椎、缘中、内分泌、皮质下、交感
糖尿病	胰胆、内分泌、神门、皮质下、交感、缘中
单纯性肥胖	口、食道、脾、胃、内分泌、胰胆
高脂血症	神门、内分泌、皮质下、肾上腺、心、肝、脾
急性乳腺炎	神门、皮质下、肝、胃、胸
原发性痛经	内生殖器、内分泌、肾、肝、脾
围绝经期综合征	内生殖器、内分泌、肾、肝、脾、卵巢、心、神门
过敏性鼻炎	肺、内鼻、肾上腺、内分泌、神门
急慢性扁桃体炎	扁桃体、咽喉、肺、肾、神门、耳尖、耳轮 1~4、肾上腺
戒烟	肺、口、胃、交感、神门、皮质下、肾上腺
戒酒	口、肝、脾、胃、三焦、神门、内分泌

第八节　穴位按摩

一、概述

（一）概念

穴位按摩是在中医基本理论指导下，运用术者的手或肢体的其他部位，抑或借助器具实施一定的手法，作用于人体体表的特定部位，通过局部或穴位刺激，可疏通经络，调动机体抗病能力，从而达到防病治病、保健强身目的的一种操作技术。

（二）穴位按摩基本知识

根据患者的病情，在病变局部和腧穴上采用不同手法进行按摩，手法要求持久、有力、均匀、柔和、深透，频率、压力、摆动幅度均匀，动作灵活。常用手法可参考第八章推拿概要第四节相关内容。常规操作疗程要求一般每日 1 次，每次 10 ～ 30 分钟，7 ～ 10 次为 1 疗程。

每个疗程间隔 3 ～ 5 天。

（三）适应证

内、外、妇、儿、骨伤、五官、康复等各科的多种病证，此外还可用于健康、亚健康状态，亦有减肥、美容及保健作用。

（四）禁忌证

1. 急性脊柱损伤、各种骨折、骨质疏松、骨结核。

2. 严重心、脑、肺、肾疾病，急性传染病，有出血倾向者，出血性疾病。

3. 手法部位有皮肤损伤、皮肤感染性疾病、瘢痕等，妇女月经期，孕妇腰、腹等部位。

4. 精神病、不能合作者；年老体衰、过饥过饱者，剧烈运动后。

二、评估

1. 病情　包括现病史、既往史等，根据患者的具体情况选择合适的按摩方法、部位。

2. 局部皮肤　根据患者的局部皮肤情况，选择合适的按摩部位。

3. 心理状态　患者对本病与此项操作的认识，对按摩时局部可出现酸胀感的耐受性。

4. 病室环境　温度适宜，空气流通，注意保护隐私等。

三、用物准备

按摩床，高低不等的凳子，靠背椅，各种规格的软垫或大小不等的枕头，治疗卡，治疗盘，治疗巾，大毛巾等。按实际情况备按摩介质（如滑石粉、生姜水、冬青膏、冷水、麻油、鸡蛋清等）。

四、操作步骤

1. 评估　操作者着装整洁。核对医嘱，床边评估患者，并做好解释工作，以取得患者合作，如进行腰腹部按摩时，嘱患者先排空膀胱。

2. 准备　洗手，备齐用物，携至床旁，再次核对。

3. 体位　根据施术部位，取舒适体位，多采用卧位。术者卫应取好正确的步态姿势。

4. 定位　根据病情或遵医嘱，明确施术部位，协助患者，暴露好部位，注意保暖和遮挡，并正确取穴。

5. 按摩　根据患者的症状、发病部位、年龄及耐受性，选用适宜的手法和刺激强度，进行按摩。

6. 观察　操作过程中观察患者对手法的反应，若有不适，应及时调整手法或停止操作，以防发生意外。

7. 结束　操作完毕，协助患者整理衣着，安排舒适体位，整理床单位，健康宣教。清理用物，洗手，记录签名。

五、评价

1. 体位是否合理，取穴及按摩方法是否正确，手法是否熟练。是否沟通到位、做到人文关怀。

2. 按摩部位是否出现潮红、皮温微热，并觉酸、麻、胀、痛等。患者是否觉得舒适，症状

NOTE

缓解，取得预期效果。

六、注意事项

1. 病室内空气流通，温度适宜，治疗过程中要注意随时遮盖不需暴露的部位，以免受凉。

2. 根据具体情况（病情、体质等）选用不同的按摩介质。

3. 根据按摩部位和使用手法的不同，选择不同体位，使患者舒适，术者省力，操作时用力要均匀、柔和、持久，禁用暴力。初次接受治疗的患者手法可适当轻些。腰、腹部按揉时，应嘱患者先排尿。

4. 按摩过程中密切观察病情，如患者出现头晕、目眩、恶心等不适，应立即停止操作，做好相应处理。

5. 孕妇禁用拍法、击法、按法等。小儿要有家属或护士陪伴，安置好体位，3 岁以下小儿可由家长抱起放在双大腿上进行按摩。

6. 术者操作前应修剪指甲，以防损伤患者皮肤。用力均匀，禁用暴力，推拿时间合理，同时术者也应根据按摩手法采用灵活的步态，如并步、虚步、马步、弓步等，以利于手法的实施及自身保护，不易劳损。

穴位按摩操作流程图见 9-45。

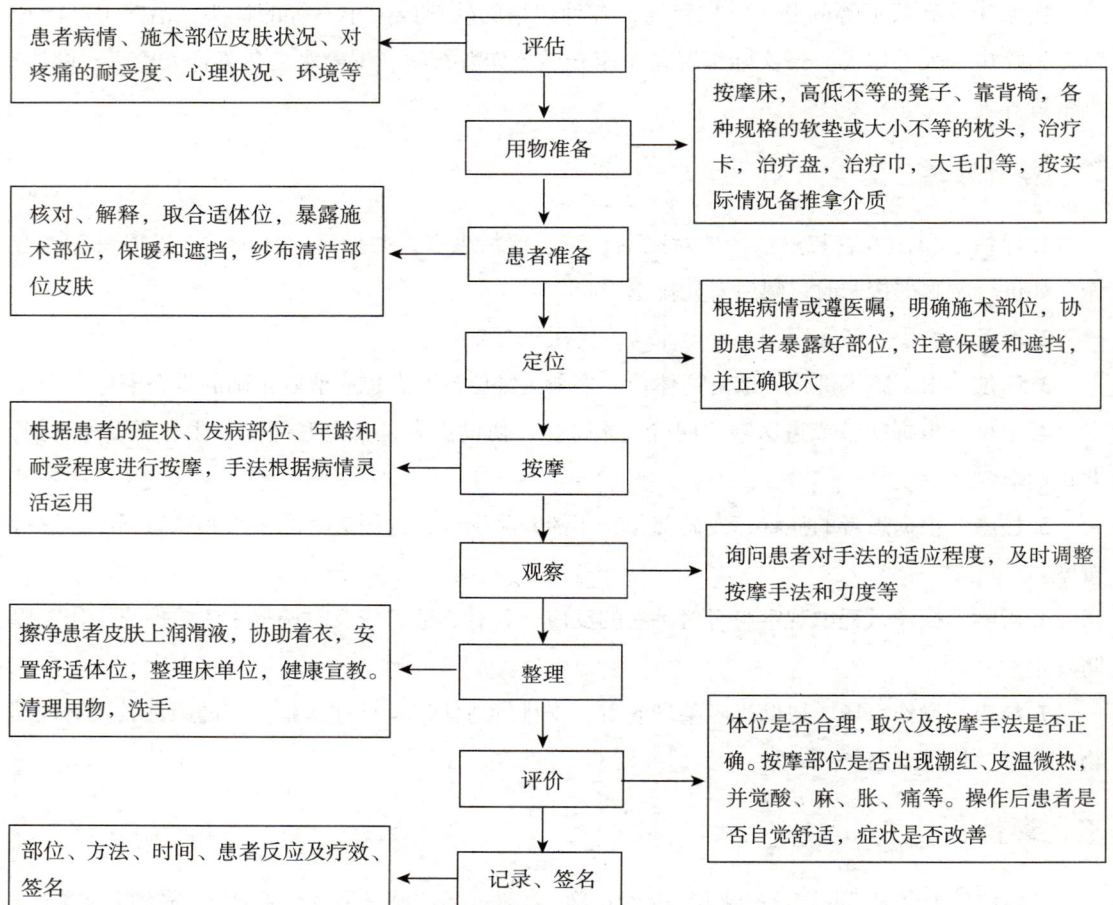

患者病情、施术部位皮肤状况、对疼痛的耐受度、心理状况、环境等	评估
	用物准备 → 按摩床，高低不等的凳子、靠背椅，各种规格的软垫或大小不等的枕头，治疗卡，治疗盘，治疗巾，大毛巾等，按实际情况备推拿介质
核对、解释，取合适体位，暴露施术部位，保暖和遮挡，纱布清洁部位皮肤	患者准备
	定位 → 根据病情或遵医嘱，明确施术部位，协助患者暴露好部位，注意保暖和遮挡，并正确取穴
根据患者的症状、发病部位、年龄和耐受程度进行按摩，手法根据病情灵活运用	按摩
	观察 → 询问患者对手法的适应程度，及时调整按摩手法和力度等
擦净患者皮肤上润滑液，协助着衣，安置舒适体位，整理床单位，健康宣教。清理用物，洗手	整理
	评价 → 体位是否合理，取穴及按摩手法是否正确。按摩部位是否出现潮红、皮温微热，并觉酸、麻、胀、痛等。操作后患者是否自觉舒适，症状是否改善
部位、方法、时间、患者反应及疗效、签名	记录、签名

图 9-45　穴位按摩操作流程图

第九节　刮痧法

一、概述

（一）概念

刮痧法是以中医药学理论为指导，借用边缘钝滑的器具，在人体体表的特定部位实施相应的手法，进行有规律的刮拭，从而达到防治疾病目的的一种外治疗法。

（二）刮痧基本知识

1. 刮痧器具　主要用的是刮痧板，其次是瓷匙、铜钱或分币、圆口杯等。刮痧板根据材质不同，分为牛角刮痧板、玉石刮痧板、砭石刮痧板等，其中最为常用的是牛角刮痧板；根据形状来分，刮痧板有鱼形、长方形、三角形、齿梳形等（图9-46）。通常刮痧板是由厚、薄两侧边及棱角、凹曲面组成（图9-47）。治疗多用薄面，保健多用厚面，关节附近和需要点按用棱角，手指、足趾、脊柱等部位用凹曲面。

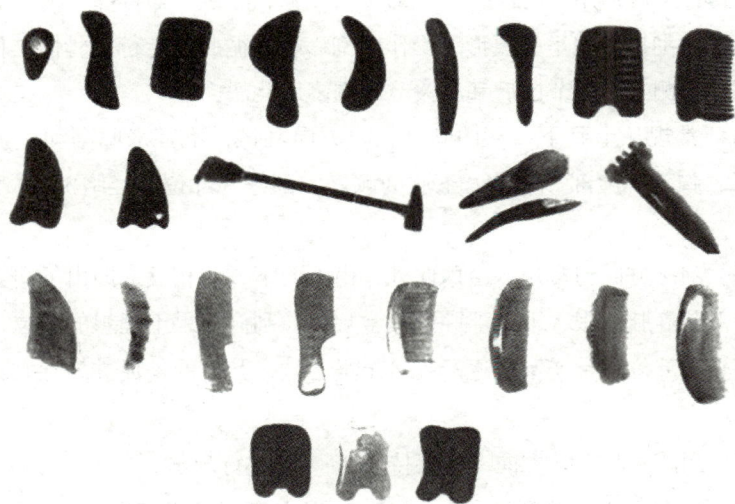

图9-46　各式刮痧板

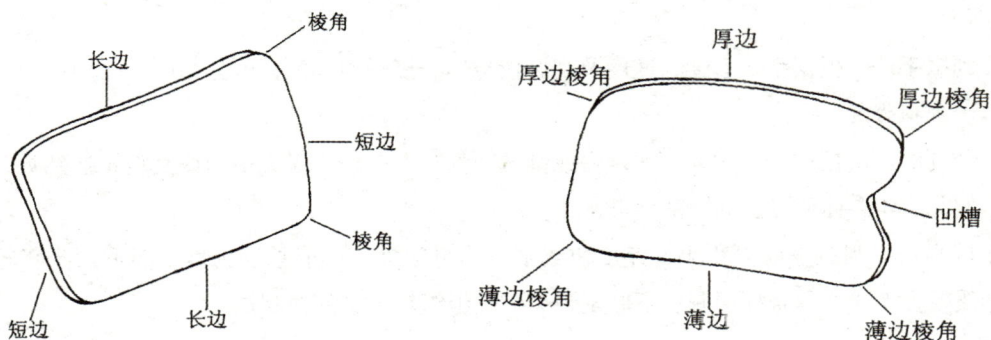

图9-47　刮痧板构造

NOTE

2. 常用介质　为了减少刮痧时的阻力，避免皮肤擦伤和增强疗效，在刮拭时用刮痧器具蘸润滑油或活血剂。如水（凉开水，发热患者宜用温开水）、油（麻油、香油、菜籽油、豆油等）、刮痧活血剂（红花、白芷、麝香、穿山甲、血竭，提炼浓缩成活血润滑剂）、石蜡油等。

3. 握持刮痧板的方法　一般用右手持握刮痧板，拇指放在刮痧板的一侧，食指和中指或其余四指全部放在刮痧板的另一侧（图 9–48）。

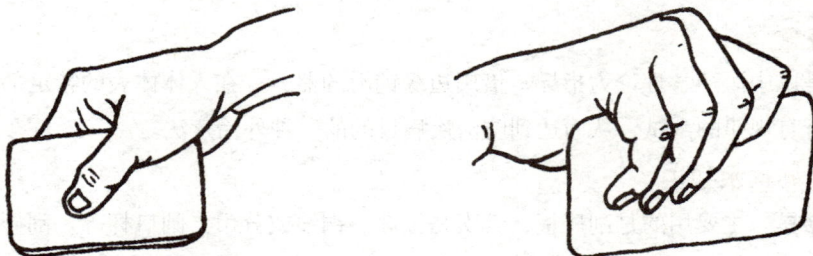

图 9–48　握持刮痧板的方法

4. 刮拭方向

（1）**直线刮法**　应用刮痧板的两侧边缘，利用腕力下压在体表并向同一方向直线刮拭，且要有一定长度。这种手法适用于身体较平坦部位的经脉和穴位，如背部、胸腹部和四肢部。

（2）**弧线刮法**　刮拭方向呈弧线形，操作时刮痧板多循肌肉走行或骨骼结构特点而定，如胸部肋间隙、颈项两侧、肩关节前后和膝关节周围多用此法。

（3）**正刮法**　常规从上到下，从内到外，单方向刮拭，不宜来回刮动。全身刮拭时以头部、颈部、背部、胸部、腹部、上肢、下肢为顺序，刮好一部位（经络），再刮另一部位（经络）。

（4）**逆刮法**　刮痧方向与常规的由内向外、由上向下方向相反，即由下向上或由外向内进行刮拭。多用于下肢静脉曲张、下肢浮肿或按常规方向刮痧效果不理想的部位。逆刮法操作宜轻柔和缓，从近心端部位开始逆刮，逐渐延长至远心端，其目的是促进静脉血液回流、减轻水肿或疼痛。

5. 刮拭角度　刮痧板与刮拭方向一般保持 45°～ 90° 进行刮拭。

6. 刮拭程度　一般每个部位刮拭 20 ～ 30 次，以出痧痕或痧斑为宜，不出痧或出痧少者，不可强求，以患者感到舒适为原则。每次刮拭时间以 20 ～ 25 分钟为宜。痧痕或痧斑 5 ～ 7 天消退后可再次刮拭或在其他部位刮拭。通常连续 4 ～ 5 次为 1 个疗程，间隔 10 ～ 14 天再进行下一疗程。

7. 刮拭手法　根据刮拭力度、速度及刮痧板与体表接触的部位，可分为以下几种：

（1）*刮拭力度*

①轻刮法：刮拭皮肤面积大、速度慢或刮拭力量小。一般患者无疼痛或其他不适感觉，多适用于妇儿、年老体弱者及面部的保健刮拭。

②重刮法：刮拭皮肤面积小、速度快或刮拭力量较大，以能承受为度。多适用于年轻力壮、体质较强者或背部脊柱两侧、下肢及骨关节软组织较丰满处的刮拭。

（2）*刮拭速度*

①快刮法：刮拭的次数每分钟 30 次以上，力量有轻重之别。力量大、快速刮，多用于体

质强壮者，主要刮拭背部、下肢或其他明显疼痛的部位；力量小、快速刮，多用于体质虚弱或全身保健者，主要刮拭胸腹部、腰背部、下肢等部位，以舒适为度。

②慢刮法：刮拭的次数每分钟 30 次以内，力量也有轻重之别。力量大、速度慢，多用于体质强壮的患者，主要刮拭腹部、关节部位和一些明显疼痛的部位；力量小、速度慢，多用于体质虚弱或面部保健者，主要刮拭腰背部正中、胸部、下肢内侧等部位，以不感觉疼痛为度。

（3）刮痧板与体表接触的部位

①摩擦法：将刮板的边、角或面与皮肤直接紧贴或隔衣、布，进行有规律的旋转移动或直线往返移动的刮拭，使皮肤产生热感为度并向深部渗透，其左右移动力量大于垂直向下的压按用力。操作时动作轻柔、移动均匀、可快可慢，多用于麻木、发凉或绵绵隐痛部位，如肩胛内侧、腰部和腹部。

②梳刮法：使用刮痧梳子从前额发际及双侧太阳穴处向后发际做有规律的单方向梳头，力量适中，一般逐渐加力，常用于头痛、疲劳、失眠等。

③点压法：多用于对穴位或痛点的点压，常与腧穴按摩法配合使用。使用该法时，用刮痧板的角与皮肤呈 90°，力量逐渐加重，以耐受为度，保持数秒钟后快速抬起，重复操作 5～10次。操作时将肩、肘、腕的力量集中于刮痧板角，施术既要有弹力又要坚实。此法是一种较强的刺激手法，多用于实证。适用于肌肉丰满、刮痧力量不能深达或不宜直接刮拭的部位及骨骼关节凹陷处，如环跳、委中、犊鼻、水沟穴及背部脊柱棘突之间等。

④按揉法：是用刮痧板在皮肤经络穴位做点压按揉，向下有一定压力，点下后做往复来回或顺逆旋转的手法，操作时刮痧板紧贴皮肤，频率较慢，每分钟 50～100 次。常用于足三里、内关、太冲、涌泉、太阳穴等穴位。

⑤角刮法：使用角形刮痧板或让刮痧板的棱角接触皮肤，与体表成 45°，自上而下或由里向外刮拭。此法适宜于四肢关节、脊柱两侧、骨骼之间的穴位，如风池、内关、合谷、中府等穴位。

⑥边刮法：是最常用的一种刮痧方法。将刮痧板的两侧长条棱边或厚边或薄边与皮肤接触成 45°进行刮拭。该法适宜于面积较大部位，如腹、背和下肢等部位的刮拭。

8. 刮痧的补泻手法　根据辨证结果，正确采用补泻手法，可以提高刮痧的治疗效果。补泻手法取决于刮拭力量的轻重、速度的急缓、时间的长短、循经的顺逆等。

（1）补法　按压力度小，速度慢，刺激时间较长，顺着经脉运行方向刮拭，出痧点数量少，刮痧后加温灸法等为补法。多适用于年老、体弱、久病、重病的虚证患者。

（2）泻法　按压力度大，速度快，刺激时间较短，逆着经脉运行方向刮拭，出痧点数量多，刮痧后加拔罐法等为泻法。多适用于年轻体壮、新病、急病的实证患者。

（3）平补平泻法　平补平泻法介与补法与泻法之间。有 3 种方法：刮拭按压力度大，刮拭速度慢；刮拭按压力度小，刮拭速度快；刮拭按压力度中等，刮拭速度适中。常用于日常保健、虚实不明显，或虚实夹杂患者的治疗。

（三）身体各部位的刮痧方法

1. 头部　头部的刮拭须在头发上，所以不必涂刮痧润滑剂。手法一般采用平补平泻法，不必出痧。操作时宜双手配合，辅助手扶持头部，以保持头部稳定和安全。每个部位刮 30 次左右，刮至头皮发热为宜。若局部有酸、麻、胀、痛感觉，是经络腧穴得气的正常现象。为增强刮拭效果，还可使用刮板角刮相应的穴位。刮拭路线：

（1）头部两侧　从头部两侧太阳穴开始至风池穴，经过穴位为头维、颔厌、率谷、天冲、脑空等（图9-49）。

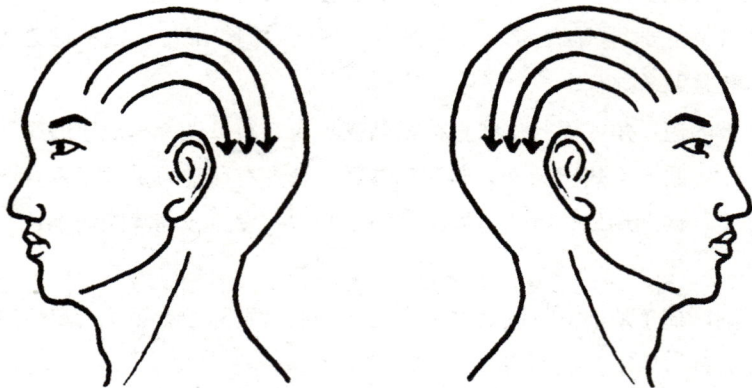

图 9-49　两侧头部刮法

（2）前头部　从百会穴经囟会、前顶、通天、上星、头临泣等穴至前头发际（图9-50）。

（3）后头部　从百会穴经后顶、脑户、风府、哑门等穴至后发际（图9-51）。

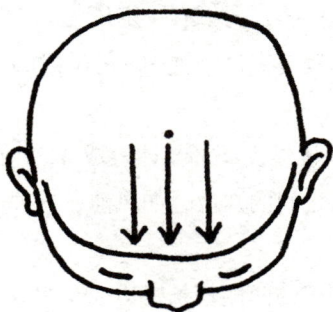

图 9-50　前头部刮法

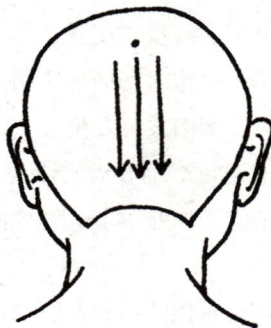

图 9-51　后头部刮法

（4）全头部　以百会穴为中心，呈放射状向四周发际处刮拭。经过全头穴位和运动区、语言区、感觉区等（图9-52）。

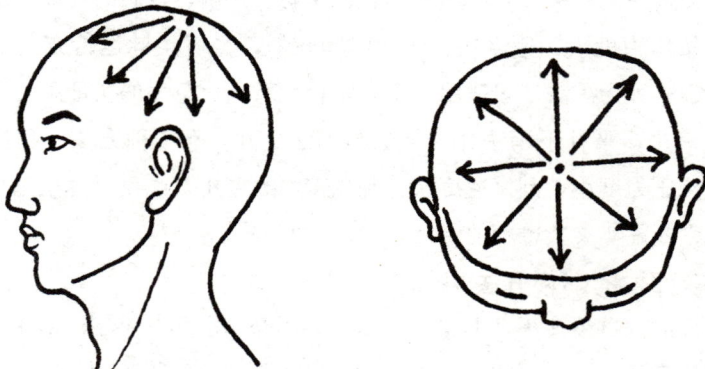

图 9-52　全头部刮法

NOTE

适应病证：有改善头部血液循环、疏通全身阳气的作用。可预防和治疗中风及中风后遗症、神经衰弱、头痛、脱发、失眠、感冒等。

2.面部　面部刮拭不需涂抹活血剂，因出痧影响美观，故手法要轻柔，以不出痧为度，通常用补法，忌用重力大面积刮拭。方向根据面部肌肉的走向，由内向外刮拭（图9-53），每天1次。刮拭路线：

（1）前额部　从前额正中线分开，经鱼腰、丝竹空等穴朝两侧刮拭。上方刮至前发际，下方刮至眉毛。

（2）两颧部　由内侧向外侧刮拭，经承泣、四白、下关、听宫、耳门等穴。

（3）下颌部　以承浆穴为中心，经地仓、大迎、颊车等穴。分别向两侧刮拭。

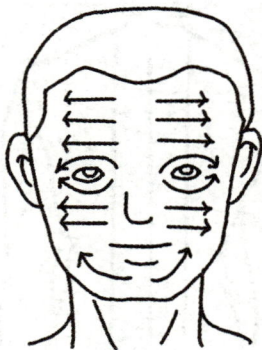

图 9-53　面部刮法

适应病证：有养颜祛斑美容的功效。可预防与治疗颜面五官的病证，如眼病、鼻病、耳病、面瘫、雀斑、痤疮等。

3.颈部　颈项部正中线是督脉循行部位，尤其是大椎穴，用力要轻柔，不可用力过重，可用刮板棱角刮拭，以出痧为度。颈部两侧从风池穴至肩髃穴，应一次到位，中间不要停顿（图9-54）。肩部肌肉丰富，用力宜重些，即按压力重、频率慢的方法。刮拭路线：

（1）颈部正中线　从哑门穴刮到大椎穴。

（2）颈部两侧　从风池穴开始经肩井、巨骨等穴至肩髃穴。

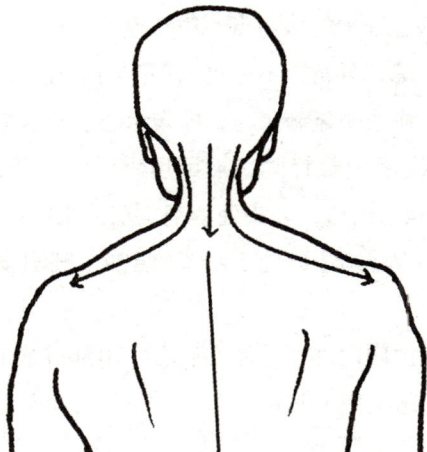

图 9-54　颈部刮法

适应病证：颈部有手、足三阳经及督脉循行，其中精髓直接通过督脉灌输于脑，所以经常刮拭颈部，具有育阴潜阳、补益正气的作用。可预防与治疗颈项病变，如颈椎病、感冒、头痛、近视、咽炎等。

4. 背部　背部正中线刮拭时，手法应轻柔，用补法，不可用力过大，以免伤及脊椎。背部两侧刮拭可视患者体质、病情选用补泻手法，用力要均匀，中间不要停顿（图 9-55）。可用刮板棱角点按棘突之间或夹脊穴。刮拭路线：

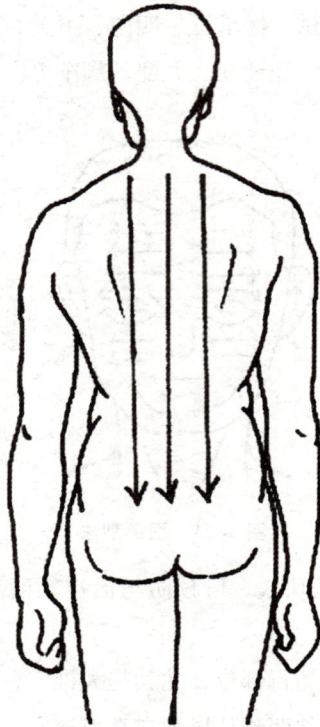

图 9-55　背部刮法

（1）背部正中线　从大椎刮至长强，即督脉背部循行部分，由上向下刮。

（2）背部两侧　分别直线刮拭位于后正中线旁开 0.5 寸夹脊穴及旁开 1.5 寸、3 寸的足太阳膀胱经，或沿肋间隙弧线刮拭。

适应病证：结合背部刮痧过程中的压痛点、敏感点、阳性反应物及出痧的多少、颜色、形态、分布情况，以及四诊进行综合分析，不但可以预防与治疗五脏六腑的病证，还有助于诊断疾病。如刮拭心俞部位出现压痛或明显痧斑时，即表示心脏有病变或预示心脏即将出现问题。

5. 胸部　刮拭胸部正中线用力要轻柔，不可用力过大，用刮板棱角沿肋间隙刮拭（图 9-56），宜用平补平泻法，不强求出痧，乳头处禁刮。刮拭路线：

（1）胸部正中线　从天突穴经膻中穴向下刮至鸠尾穴，即任脉在胸部循行部分。用刮板角部自上而下刮拭。

（2）胸部两侧　从正中线由内向外刮，先左后右，用刮板整个边缘由内向外沿肋间隙走向刮拭。中府穴处宜用刮板角部从上向下刮拭。

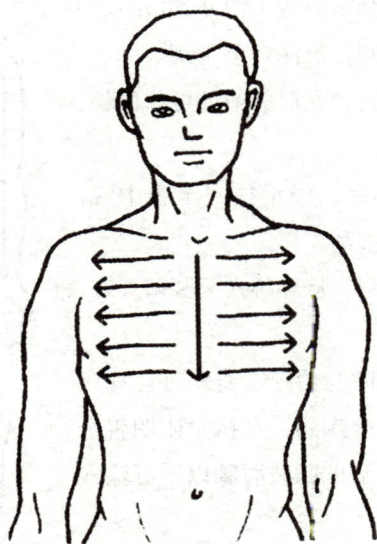

图 9-56 胸部刮法

适应病证：可预防与治疗心、肺疾患。如冠心病、慢性支气管炎、支气管哮喘、肺气肿等。另外可预防和治疗妇女乳腺炎、乳腺癌等。

6. 腹部 空腹或饱餐后禁刮，急腹症忌刮，神阙穴禁刮。不强求出痧。刮拭路线（图9-57）：

（1）腹部正中线 从鸠尾穴经中脘穴、关元穴刮至曲骨穴。

（2）腹部两侧 从幽门穴刮至日月穴。

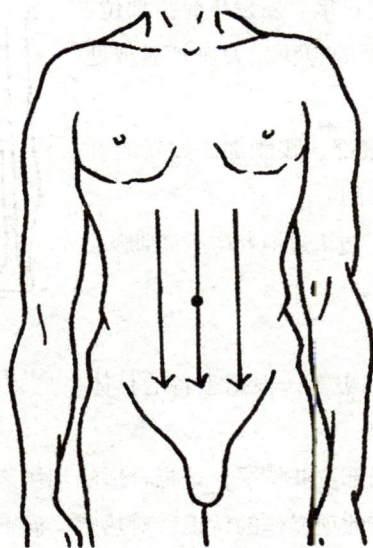

图 9-57 腹部刮法

适应病证：腹部有肝胆、脾胃、膀胱、肾、大肠、小肠等脏腑，故刮拭腹部可预防与治疗脏腑病变，以及妇科疾患，如月经不调、不孕症等。

7. 四肢 刮拭四肢采用长刮法，刮拭距离尽量长。遇关节部位不可强力重刮。下肢静脉曲

NOTE

张、水肿者应从下向上刮拭。刮拭路线（图9-58）：

（1）上肢内侧　由上向下刮，尺泽穴可重刮。

（2）上肢外侧　由上向下刮，在肘关节处可作停顿，或分段刮至外关穴。

（3）下肢内侧　从上向下刮，经承扶穴至委中穴，由委中穴至跗阳穴，委中穴可重刮。

（4）下肢外侧　从上向下刮，从环跳穴至膝阳关穴，由阳陵泉穴至悬钟穴。

适应病证：四肢刮痧可预防与治疗全身病证。如刮拭手少阴心经可预防与治疗心脏疾病，刮拭足阳明胃经可预防与治疗消化系统疾病，刮拭四肢肘膝以下五输穴可预防与治疗全身疾病。

（四）适应证

颈肩痛、腰腿痛、头痛、感冒、咳嗽、失眠、便秘等及夏秋季节发生的各种急性疾病，如中暑、霍乱、痢疾等，同时还具有保健、美容功效。

（五）禁忌证

1.凡危重病证，如急性传染病、严重心脏病、肾功能衰竭、肝硬化腹水、全身重度浮肿等禁刮。

2.有出血倾向的疾病，如白血病、血小板减少症、过敏性紫癜、血友病等禁刮。

3.传染性皮肤病、皮肤高度过敏、新发生骨折部位、外科手术后瘢痕、皮下有不明原因包块、大血管显现处等，这些相应的部位禁刮。

4.女性月经期，孕妇的下腹部、腰骶部，妇女的乳头禁刮；小儿囟门未合者头部禁刮。

5.体形过于消瘦、过度疲劳、过饥过饱者均不宜刮痧。

图9-58　上、下肢刮法

二、评估

1.病情　包括现病史、既往史等，根据患者的具体情况选择合适的刮拭方法、部位。

2.局部皮肤　根据患者的局部皮肤情况，选择合适的刮拭部位。

3.心理状态　患者对本病与此项操作的认识，对热感、痛感的耐受性。

4.病室环境　温度适宜，空气流通，注意保护隐私等。

三、用物准备

治疗盘，治疗卡，刮痧（检查刮痧板边缘是否光滑，有无缺损），刮痧介质，干棉球或棉签，镊子，纱布，弯盘，必要时备大毛巾、屏风。

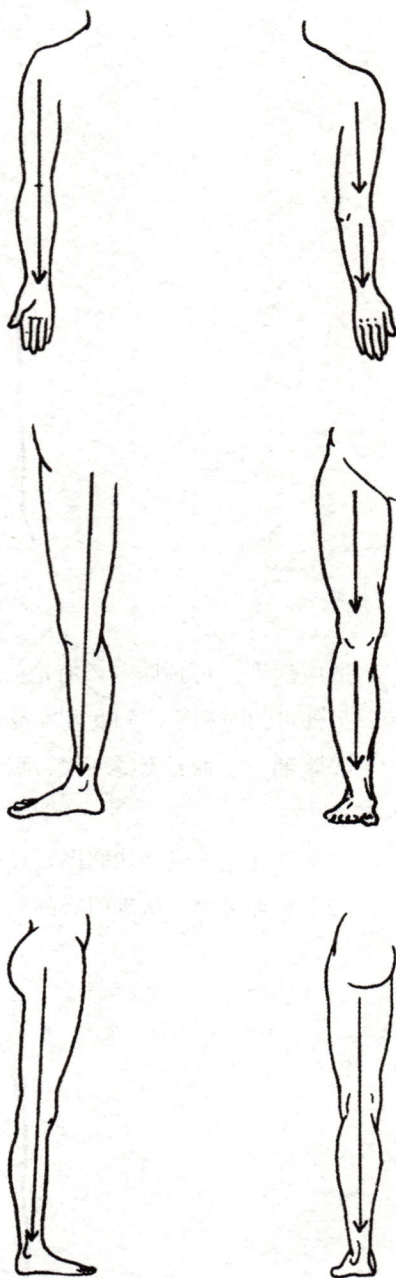

四、操作步骤

1. 评估　操作者着装整洁。核对医嘱，床边评估患者，并做好解释工作，以取得患者合作。

2. 准备　洗手，备齐用物，携至床旁，再次核对。

3. 体位　协助患者取合理体位，暴露部位，注意保暖。①反骑坐位：适用于颈部、背部。②坐位：适用于头部、上肢部。③仰卧位：适用于头面部、胸部、腹部、下肢内外前侧。④俯卧位：适用于头部两侧或后脑、颈项部、背部、腰部、下肢后侧。

4. 定位　根据病情或遵医嘱确定刮痧部位。

5. 检查刮具　再次检查刮具边缘是否光滑、有无缺损，以免划破皮肤。

6. 涂抹介质　用镊子夹取棉球，蘸取介质，涂抹刮痧部位皮肤或用刮痧器具蘸润滑剂。

7. 刮痧　正确握持刮痧板，并根据具体病情、体质、刮拭部位等采用合适的刮拭方法（包括力度、速度、角度、长度、程度及方向等）来进行刮痧。

8. 观察　刮拭过程中询问患者有无不适，观察局部皮肤颜色变化，并调节手法力度。当感到干涩时，要及时蘸取介质。

9. 结束　操作完毕，协助患者整理衣着，安排舒适体位，整理床单位，健康宣教。清理用物，洗手，记录签名。

五、评价

1. 体位是否合理，刮拭方法、部位是否正确，手法是否熟练，患者是否安全，有无皮肤损伤。是否沟通到位、做到人文关怀。

2. 刮痧后局部皮肤是否发生变化；患者是否觉得舒适，症状缓解，取得预期效果。

六、注意事项

1. 室内空气流通，注意保暖，避免直接吹风，以防复感风寒而加重病情。

2. 刮痧器具边缘要光滑，同时操作过程中用力要均匀，勿损伤皮肤。

3. 刮痧过程中不可片面追求出痧而采用重手法或延长刮痧时间。出痧多少与患者病情、体质、服药情况及室内温度等多方面的因素有关。一般情况下，血瘀证、实证、热证出痧多，虚证、寒证出痧少；服药多者特别是服用激素类药物后，不易出痧；肥胖者与肌肉丰厚部位不易出痧；阳经较阴经易出痧；室温较低不易出痧。

4. 刮痧过程中要随时观察病情变化，如出现头晕、面色苍白、心慌、冷汗、恶心呕吐等症状，应立即停刮，报告医师，配合处理。

5. 刮痧后饮用 300 ～ 400mL 温开水（淡糖盐水为佳），15 分钟内不宜外出，30 分钟内忌洗凉水澡，避免受寒。

6. 刮痧后 1 ～ 2 天内在刮痧部位出现疼痛（不是很剧烈），皮肤有热感、痒、虫行感，冒冷、热气，皮肤表面出现风疹样变化等均为正常，忌搔抓。体质弱者会出现短暂性的疲劳反应和低热，经休息后可很快恢复正常。

7. 可根据具体病情在实施刮痧疗法的同时，积极配合针灸、拔罐、穴位按摩等治疗方法，以增强疗效。

NOTE

刮痧操作流程见图9-59。

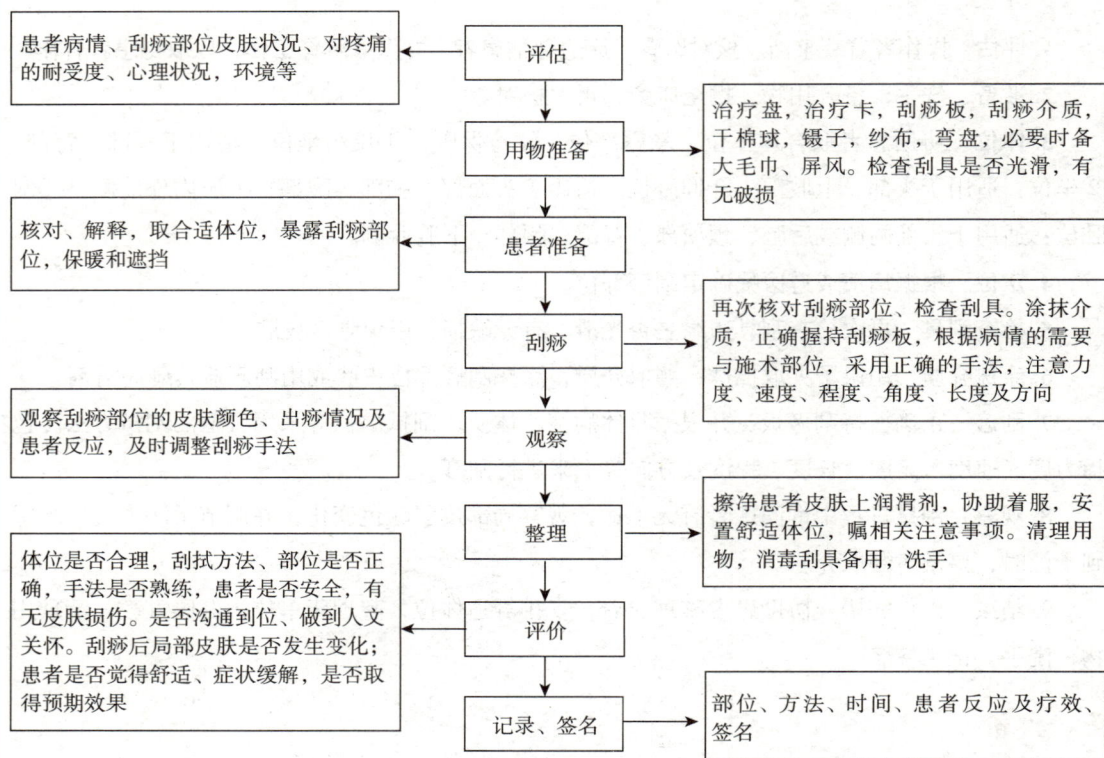

图 9-59 刮痧操作流程图

[附] 其他手法（扯痧、放痧、焠痧、拍痧）

1. 扯痧 是由施术者用手指（食指和中指或拇指和食指）用力提扯患者的表皮，使细小血管（浮络、孙络）破裂，以扯出痕点来达到治疗疾病的方法，包括拧法和挤法两种。

操作前，施术者先把两手洗干净并最好把指甲剪去，预备清水一碗，天热时用冷水，天冷时用温水。①挤法：施术者两手大指及食指相对，着力压挤。此法适宜在患者头额部施术。多用于头痛、脑涨等。一些症状较轻的痧病，只要用此手法在头额部挤出一排方块形的小痧斑，就可治愈。②拧法：由施术者把右手食指及中指钳起，蘸水湿润，边蘸边在患者颈部两侧（喉结处两旁）用力提拧。这个手法的操作，比挤法稍微重点。多用于咽喉疼痛不舒、心胸胀闷等。头痛剧烈的亦可用此手法在印堂和太阳穴处提拧，并可改用大拇指及食指进行提扯。

2. 放痧 是应用三棱针或其他针具针刺静脉或点刺穴位出血，以达到治病的施治方法，相当于针灸学中的刺络法，即放血疗法。包括放血法与点刺法。中医理论认为这种方法具有清泄热毒的作用。《痧胀玉衡》中有专门的论述。①放血法：操作前在大静脉处拍打，使静脉怒张，常规消毒后，用三棱针直刺静脉约5mm深后出针，使其流出少量血液。这一操作方法，大多用于臂弯（曲泽）和腿弯（委中）等处，主要治疗中暑、急性腰扭伤等。②点刺法：操作前双手推按待刺部位，使局部血液积聚，常规消毒，用圆利针（银质最好）在穴位上挑刺，刺入较浅，1～3mm，急速出针，略微挤出一点血液即可，其手法较轻，出血也较少。大多用于头面部（印堂和太阳穴）、大椎、手指或足趾末端穴位，主要治疗发热、咳嗽、中暑、昏厥、咽喉肿痛等。

3.拍痧 是用手蘸上清水、香油、药液等，来拍打人体的某些部位，如脊背、胸腹、腰臀、肘窝、腘窝等处，拍打至人体某一局部部位的皮肤发红充血，呈现紫红色或暗黑色的痧斑、痧点。拍打时，手臂固定不动，靠手腕关节活动，手掌由上向下自然落到需要拍打的地方，呈击打式，用力均匀适中，有弹性、节奏性，拍打多次，直到皮肤上出现紫红色、青紫色的痧斑、痧痕为止。这种手法具有疏经通络、行气活血的作用，可与刮痧法轮流使用，并常配合使用放痧疗法。常用于痛痒、麻胀的部位。

第十节 熏洗法

一、概述

（一）概念

熏洗法是将根据辨证选用的中药煎煮后，先用其蒸汽熏疗，待温后再用其药液淋洗、浸浴全身或局部患处，以达到疏风散寒、温经通络、祛风除湿、清热解毒、杀虫止痒、协调脏腑功能的一种操作方法。熏蒸时温度以50℃～70℃为宜，浸泡时温度以38℃～41℃为宜。

（二）熏洗法的分类及应用

1.肢体熏洗法 主要适用于肢体关节、肌肉的疾病。将药液倒入盆中并置于橡胶单上，将患肢架于盆上，用浴巾围盖住患肢及盆，使药液蒸汽熏蒸患肢。待药液温度适宜时，嘱患者将患肢放入药液中浸泡约10分钟。

2.眼部熏洗法 主要适用于外眼疾患。将煎好的药液倒入治疗碗，盖上带孔的多层纱布，患者取端坐姿势，头部向前倾，将患眼贴至带孔的纱布上熏疗。待药液温度适宜时，用镊子夹取纱布蘸药液淋洗眼部，稍凉即换，每次15～30分钟。

3.坐浴法 主要适用于肛肠疾患、妇科外阴疾患、男性外阴疾患等。将煎好的中药液倒入盆内，放在坐浴架上。患者暴露臀部，坐在坐浴架上熏蒸。待药液温度适宜时，让患者将臀部坐于盆内浸泡，当药液偏凉时，应及时添加热药液。每次熏洗20～30分钟。

4.全身熏洗法 主要适用于内科疾病、广泛性皮肤病、慢性疲劳综合征、亚健康人群等。将煎好的中药液500～1500mL倒入盆内，加适量开水。盆内放活动支架或小木凳，高出水面约10㎝。患者入浴盆，坐在活动架上或小木凳上，用布单或毯子从上面盖住，勿使热气外泄，露出头面部，借药物蒸汽进行熏疗。待药液温度适宜时，让患者将躯体及四肢浸泡于药液中，当药液温度继续下降时，应添加热水，使药液温度始终保持在38℃～41℃，熏洗时间不宜超过40分钟，以免患者疲劳。

（三）适应证

1.内科疾患 感冒、咳嗽、哮喘、肺痈、中风、头痛、腹胀、便秘、淋证等。

2.外科疾患 疮疡、痈疽、乳痈、丹毒、软组织损伤、脱疽、烧伤后遗症等。

3.妇科疾患 闭经、痛经、阴部瘙痒、外阴溃疡、带下病、外阴白斑、阴肿、阴疮、宫颈糜烂、盆腔炎、子宫脱垂、会阴部手术等。

NOTE

4.儿科疾患　湿疹、腹泻、痄腮、麻疹、遗尿、小儿麻痹症等。

5.骨科疾患　筋骨疼痛、跌打损伤、关节肿痛、骨折恢复期等。

6.五官科疾患　睑缘炎、巩膜炎、泪囊炎、鼻衄、鼻窦炎、唇炎、耳疮等。

7.皮肤科疾患　皮肤疮疡、银屑病、湿疹、手足癣、瘙痒症等。

8.肛肠科疾患　痔疮、肛裂、肛周脓肿、痔切除或瘘管手术后等。

9.美肤美容　痤疮、头疮、斑秃、增白悦颜、祛斑等。

10.其他　瘫痪、痿证、痹证、慢性疲劳综合征、亚健康人群等。

（四）禁忌证

1.昏迷、急性传染性疾病、恶性肿瘤、严重心脏病、重症高血压、呼吸困难及有出血倾向者。

2.眼部肿瘤、眼出血、急性结膜炎等不宜用眼部熏洗法。

3.有大范围感染性病灶并已化脓破溃者。

4.妇女月经期和妊娠期。

5.大汗、饥饿、饱食及过度疲劳者。

二、评估

1.病情　包括现病史、既往史、过敏史、家族史。根据患者病情，选择合适的药物、熏洗部位。

2.局部皮肤　熏洗部位皮肤情况。

3.心理状态　患者对疾病和此项操作的认识程度。

4.病室环境　温度是否适宜，注意保护隐私。

三、用物准备

治疗卡，治疗盘，弯盘，药液，容器（根据熏洗部位的不同选用盆、治疗碗、坐浴椅、有孔木盖浴盆等，或中草药熏洗治疗机），水温计，浴巾，小毛巾，必要时备屏风。

四、操作步骤

1.评估　操作者着装整洁。核对医嘱，床边评估患者，并做好解释工作，以取得患者合作。嘱患者清洗熏洗部位，排空二便。

2.准备　洗手，备齐用物，携至床旁，再次核对。

3.体位　根据熏洗部位协助患者取舒适体位，充分暴露熏洗部位，注意保暖，必要时屏风遮挡。

4.熏洗　将药液趁热倒入熏洗容器中，根据不同部位按要求熏洗，一般先熏后洗，注意测量药液温度。药液偏凉时，及时添加或更换。

5.观察　熏洗过程中，随时观察患者的反应，询问其生理和心理感受。若感到不适，应立即停止，协助患者卧床休息。

6.结束　熏洗完毕，清洁并擦干局部皮肤，协助患者整理衣着，安排舒适体位，整理床单位，健康宣教。清理用物，洗手，记录签名。

五、评价

1.操作方法是否正确、手法是否熟练；熏洗部位皮肤是否有烫伤、水疱；是否沟通到位、做到人文关怀。

2. 患者是否感觉舒适，症状有无缓解。

六、注意事项

1. 暴露部位尽量加盖衣被，洗毕应及时擦干。室温宜保持在 20℃～22℃。注意保护患者隐私，必要时进行遮挡。

2. 熏蒸时一般以 50℃～70℃为宜，年老体弱者、儿童及反应较差者不宜超过 50℃；浸泡时一般以 38℃～41℃为宜。

3. 头面部及某些敏感部位，不宜选用刺激性太强的药物。

4. 局部熏蒸时，以温热舒适、不烫伤皮肤为度；颜面部熏蒸 30 分钟后方可外出，以防感冒；局部有伤口者，按无菌操作进行；包扎部位熏洗时，应揭去敷料，熏洗完毕，更换消毒敷料后重新包扎。

5. 全身熏洗前适量饮水以防汗出过度而虚脱，时间不宜超过 40 分钟，如患者出现心慌、气促、面色赤热或苍白、出大汗等情况应立即停止该操作，并做相应的对症处理；用中草药熏蒸机前应先检查机器的性能、有无漏电现象，以防发生意外；下肢熏洗时防止摔倒意外的发生。

6. 患者不宜空腹熏洗，进餐前后半个小时内不宜熏洗。熏洗后宜静卧休息半小时。对儿童、年老体弱和肢体活动不利者，应协助熏洗并严密观察。

7. 所用物品需清洁消毒，用具一人一份一消毒，避免交叉感染。

8. 治疗中如发现患者过敏或治疗无效时，应及时与医生联系，调整治疗方案。

熏洗法操作流程见图 9-60。

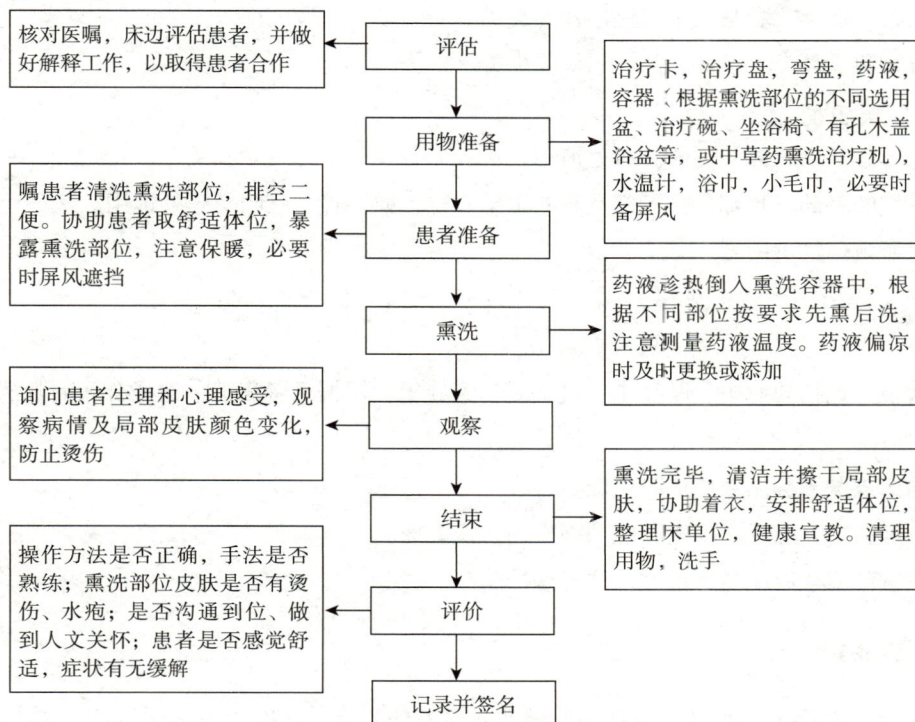

图 9-60 熏洗法操作流程图

第十一节　敷贴法

一、概述

（一）概念

敷贴法又称外敷疗法，是将新鲜中药切碎、捣烂，或将中药研成细末，加适量赋形剂调成糊状后，敷布于患处或经穴部位，通过刺激穴位，激发经气，达到通经活络、清热解毒、活血化瘀、消肿止痛、行气消痞、扶正强身等作用的一种操作方法。

（二）赋形剂的种类及功效

赋形剂可根据病情的性质与阶段的不同，分别采用蜜、饴糖、酒、醋、植物油、凡士林、葱汁、姜汁、蒜汁、菊花汁、银花露、丝瓜汁等。以蜂蜜或饴糖调制者，作用持久，与皮肤有良好的亲和力，能保持敷药的黏性和湿润度；用酒调制者，有助行药力、温经散寒之功；以醋调制者，有散瘀解毒、收敛止痛之功；以植物油或凡士林调制者，有润滑肌肤之功；以葱汁、姜汁、蒜汁调制者，有辛香散邪之功；以菊花汁、银花露、丝瓜汁调制者，有清热解毒之功。

（三）适应证

1. 外科　疖、痈、疽、疔疮、跌打损伤、流注、烫伤、肠痈等。

2. 内科　哮喘、肺痈、高血压、面瘫、头痛等。

3. 儿科　高热、百日咳、咳嗽、腮腺炎等。

4. 妇科　痛经、乳腺增生、慢性盆腔炎等。

5. 五官科　鼻炎、近视、急性扁桃体炎等。

（四）禁忌证

1. 患者眼部、唇部、皮肤破溃处慎用。

2. 孕妇的脐部、腹部、腰骶部及某些敏感穴位，如合谷、三阴交等处慎用。

3. 对所敷药物过敏者。

二、评估

1. 病情　包括现病史、既往史、过敏史、家族史。根据患者病情，选择合适的敷药、敷贴部位或穴位。

2. 局部皮肤　敷贴部位皮肤情况。

3. 心理状态　患者对疾病和此项操作的认识程度。

4. 病室环境　温度是否适宜，注意保护隐私。

三、用物准备

治疗卡，治疗盘，弯盘，摊制好的敷药或研好的草药，0.9% 生理盐水棉球，橡胶单，中单，纱布。必要时备胶布或绷带、屏风等。

捣药或摊药方法：若敷新鲜中草药，则将草药切碎、捣烂，以研钵研成细末。若敷药膏，则根据患处面积，取大小合适的棉纸，用油膏刀或压舌板将药膏均匀地摊在纸上，厚薄适当，将棉纸四周反折。

四、操作步骤

1. 评估　操作者着装整洁，核对医嘱，床边评估患者，并做好解释工作，以取得患者合作。

2. 准备　洗手，备齐用物，携至床旁，再次核对。

3. 体位　协助患者取合适体位，暴露敷药部位，铺橡胶单、中单，注意保暖，必要时屏风遮挡。

4. 敷药　用 0.9% 生理盐水棉球清洁或擦洗局部皮肤。将摊制好的中草药或药膏敷于患处或选定腧穴，加盖敷料或棉垫，以免药物溢出而污染衣被。胶布或绷带固定，松紧适宜，美观而牢固。

5. 观察　随时询问患者有无不适，观察患者局部皮肤情况。

6. 结束　敷药完毕，协助患者整理衣着，安排舒适体位，整理床单位，健康宣教。清理用物，洗手，记录签名。

五、评价

1. 操作方法是否正确、熟练；敷药的范围、厚薄是否合适，包扎是否舒适；是否沟通到位、做到人文关怀。

2. 患者是否感觉舒适，症状有无缓解。

六、注意事项

1. 敷药摊制的厚薄要均匀，一般以 0.2 ~ 0.3cm 为宜，大小适宜，固定，松紧适宜。

2. 对初起有脓头或成脓阶段的肿疡，宜中间留空隙，围敷四周，使邪有出路。

3. 乳痈敷药时，可在敷料上剪孔或剪一缺口，使乳头露出，以免乳汁溢出污染敷料及衣被。

4. 敷药面积应大于患处，超过肿块 1 ~ 2cm，且保持一定的湿度。如药物较干时，应用所需的药汁、酒、醋、水等进行湿润。夏天如以蜂蜜、饴糖作赋形剂时，应加少量 0.1% ~ 0.2% 苯甲酸钠，防止发酵变质，以免影响疗效。

5. 观察局部及全身情况，敷药后，若出现红疹、瘙痒、水疱等过敏现象时，及时停止使用，并报告医师，配合处理。

6. 敷贴选穴不可选的过多，少选关节或其他活动度较大部位的穴位，以免脱落。

敷贴法操作流程见图 9-61。

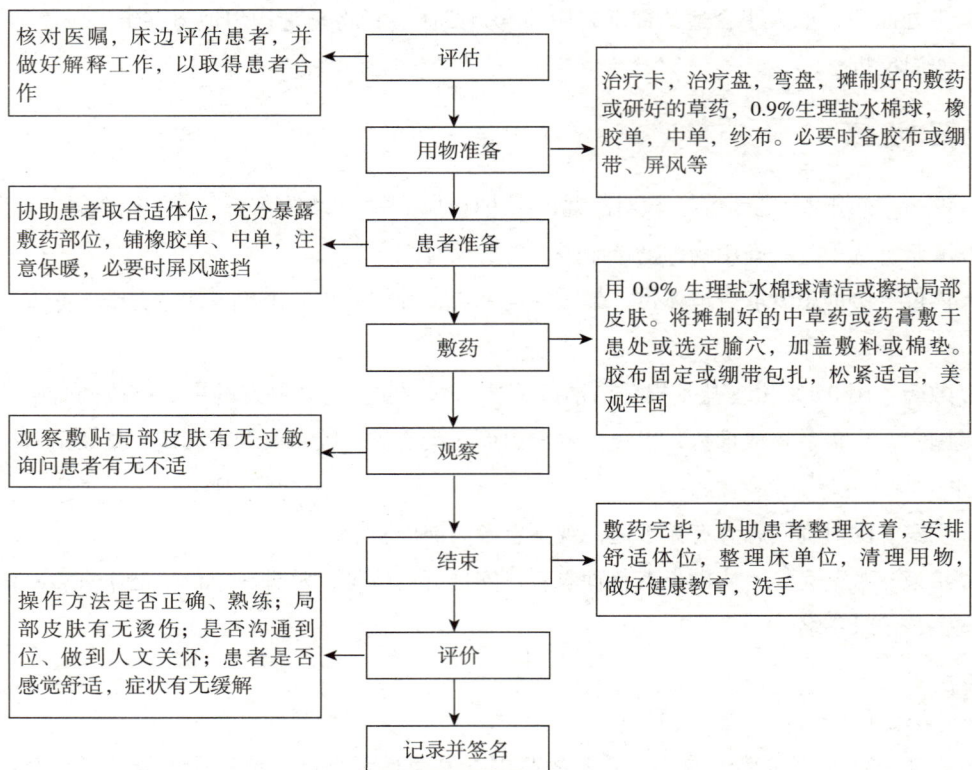

| 核对医嘱，床边评估患者，并做好解释工作，以取得患者合作 | → | 评估 |
| 用物准备 | | 治疗卡，治疗盘，弯盘，摊制好的敷药或研好的草药，0.9%生理盐水棉球，橡胶单，中单，纱布。必要时备胶布或绷带、屏风等 |

协助患者取合适体位，充分暴露敷药部位，铺橡胶单、中单，注意保暖，必要时屏风遮挡 → 患者准备

敷药 → 用 0.9% 生理盐水棉球清洁或擦拭局部皮肤。将摊制好的中草药或药膏敷于患处或选定腧穴，加盖敷料或棉垫。胶布固定或绷带包扎，松紧适宜，美观牢固

观察敷贴局部皮肤有无过敏，询问患者有无不适 → 观察

结束 → 敷药完毕，协助患者整理衣着，安排舒适体位，整理床单位，清理用物，做好健康教育，洗手

操作方法是否正确、熟练；局部皮肤有无烫伤；是否沟通到位、做到人文关怀；患者是否感觉舒适，症状有无缓解 → 评价

记录并签名

图 9-61　敷贴法操作流程图

第十二节　湿敷法（溻渍法）

一、概述

（一）概念

湿敷法（溻渍法）是将敷料用中药煎汤或其他溶媒浸泡，根据治疗需要选择常温或加热，将敷料敷于患处，以达到疏通腠理、清热解毒、消肿止痛等目的的一种操作方法。

（二）适应证

1.软组织损伤、骨折愈合后肢体功能障碍。

2.肩、颈、腰、腿痛，膝关节痛，类风湿性关节炎，强直性脊柱炎等。

3.皮损渗出液较多或脓性分泌物较多的皮肤炎症。

（三）禁忌证

1.大疱性皮肤病，表皮剥脱松懈症。

2.疮疡脓肿迅速扩散者。

3.对温度不敏感者。

二、评估

1.病情　包括现病史、既往史、过敏史、家族史。根据患者病情，选择合适的敷药、湿敷

部位。

  2. 局部皮肤　湿敷部位皮肤情况。

  3. 心理状态　患者对疾病和此项操作的认识程度。

  4. 病室环境　温度是否适宜，注意保护隐私。

三、用物准备

  治疗卡，治疗盘，弯盘，药液及容器，水温计，敷布数块（4～6 层无菌纱布制成），凡士林，0.9% 生理盐水棉球，镊子两把，橡胶单，中单，纱布，绷带，棉签等。

四、操作步骤

  1. 评估　操作者着装整洁，核对医嘱，床边评估患者，并做好解释工作，以取得患者合作。

  2. 准备　洗手，备齐用物，携至床旁，再次核对。

  3. 体位　协助患者取舒适体位，暴露湿敷部位，铺橡胶单、中单，注意保暖和遮挡。

  4. 敷药　用 0.9% 生理盐水棉球清洁局部皮肤，局部涂凡士林，范围应大于渍漬面积，弯盘置于中单上。将遵医嘱配制的药液（温度以 38℃～43℃为宜）倒入容器内，敷布在药液中浸湿后，用镊子取出，稍加拧挤至不滴水为度，手背试温后敷患处，敷布大小宜与患处相当。如患处为四肢远端，则将四肢远端浸泡于药液中。

  5. 淋药　每隔 3～5 分钟用镊子夹取纱布浸湿温热药液淋在敷布上，每 5～10 分钟更换敷布 1 次，以保持湿度及温度。一般每日渍漬 2～3 次，每次 20～40 分钟。

  6. 观察　观察患者局部皮肤反应，随时询问患者感受。

  7. 结束　操作完毕，清洁并擦干局部皮肤，协助患者整理衣着，安排舒适体位，整理床单位，健康宣教。清理用物，洗手，记录签名。

五、评价

  1. 操作方法是否正确、熟练；局部皮肤有无烫伤；是否沟通到位、做到人文关怀。

  2. 患者是否感觉舒适，症状有无缓解。

六、注意事项

  1. 注意保护患者隐私，保暖，防止受凉。

  2. 注意消毒隔离，避免交叉感染。

  3. 药液温度适宜，一般 38℃～43℃。敷药前要辨证：寒证热敷，老人、儿童药液温度不超过 50℃，避免烫伤；热证凉敷，低于体温，以患者可耐受为宜。

  4. 治疗过程中观察局部皮肤反应，如出现苍白、红斑、水疱、痒痛或破溃等症状时，应立即停止治疗，并进行适当处理。

  5. 湿敷药液应现配现用。

  6. 敷布应干湿适宜，勿污染床单位。

  7. 有伤口部位在进行湿敷前应揭去敷料，湿敷完毕后按照换药法重新包扎伤口。

NOTE

湿敷法操作流程见图 9-62。

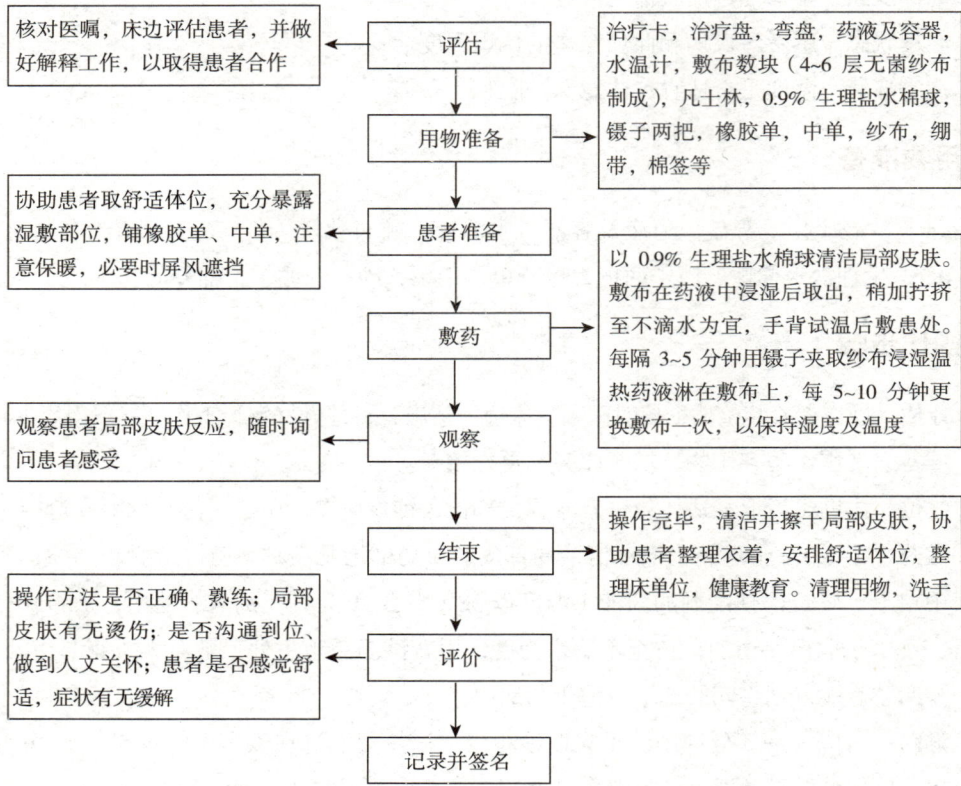

图 9-62 湿敷法操作流程图

[附] 中药冷敷法

一、概述

（一）概念

中药冷敷法是将中药洗剂、散剂、酊剂冷敷于患处，通过中药透皮吸收，同时应用低于皮温的物理因子刺激机体，达到降温、止痛、止血、消肿、减轻炎症渗出的一种操作方法。

（二）适应证

适用于外伤、骨折、脱位、软组织损伤的初期。

（三）禁忌证

1. 循环障碍者、冷过敏者、慢性炎症或深部化脓病灶。

2. 阴寒证及皮肤感觉减退的患者。

3. 枕后、耳郭、阴囊、心前区、足底、腹部等部位。

二、评估

1. 病情 包括现病史、既往史、过敏史、家族史。根据患者病情，选择合适的敷药，冷敷部位或穴位。

2. 局部皮肤 冷敷部位皮肤情况。

3. 心理状态 患者对疾病和此项操作的认识程度。

4. 病室环境 温度是否适宜，注意保护隐私。

三、用物准备

治疗卡，治疗盘，弯盘，中药汤剂（8℃～15℃），敷料，水温计，纱布，治疗巾。必要时备冰敷袋、凉性介质贴膏、屏风等。

四、操作步骤

1. 评估 操作者着装整洁，核对医嘱，床边评估患者，并做好解释工作，以取得患者合作。

2. 准备 洗手，备齐用物，携至床旁，再次核对。

3. 体位 协助患者取舒适体位，暴露冷敷部位，铺橡胶单、中单，注意遮挡。

4. 敷药 测试药液温度，用敷料浸取药液，外敷患处，并及时更换（每隔 5 分钟重新操作 1 次，持续 20～30 分钟），保持患处低温。

5. 观察 观察患者局部皮肤情况，及时询问有无不适感。

6. 结束 操作完毕，清洁并擦干局部皮肤，协助患者整理衣着，安排舒适体位，整理床单位，健康宣教。清理用物，洗手，记录签名。

五、评价

1. 操作方法是否正确、熟练；局部皮肤有无冻伤，局部炎症等是否缓解；是否沟通到位、做到人文关怀。

2. 患者是否感觉舒适，症状有无缓解。

六、注意事项

1. 操作过程中观察皮肤变化，注意患肢末梢血运，定时询问患者局部感受。如发现皮肤苍白、青紫，应停止冷敷。若患者有寒战、脉搏加快、呼吸困难、面色苍白时，应停止冷敷。

2. 冰袋不能与皮肤直接接触，以免发生冻伤。

3. 注意保暖，必要时屏风遮挡，保护患者隐私。

第十三节 热熨法

一、概述

（一）概念

热熨法是将水、药物或其他物品加热后，在人体局部或一定穴位适时来回移动或回旋运转，利用热力、药物和运动手法的综合作用，达到温经通络、活血行气、散热止痛、祛瘀消肿等作用的一种操作方法。

常用热熨法有药熨法、坎离砂法、葱熨法、盐熨法、大豆熨法及热砖熨法等。

（二）适应证

1. 脾胃虚寒引起的胃脘疼痛、腹冷泄泻、寒性呕吐等。

2. 跌打损伤等引起的局部瘀血、肿痛等。

3. 扭伤引起的腰背不适、行动不便等。

4. 风湿痹证引起的关节冷痛、麻木、沉重、酸胀等。

5. 癃闭、痉证、痿证等。

（三）禁忌证

1. 各种实热证或麻醉未清醒者。

2. 疼痛原因不明者。

3. 急性软组织损伤，有恶性肿瘤、金属移植物等部位。

4. 腹部包块性质不明及孕妇腹部。

5. 身体大血管处、皮肤有破损处及病变部位感觉障碍者。

二、评估

1. 病情 包括现病史、既往史、过敏史、家族史。根据患者病情，选择合适的热熨法、热熨部位。

2. 局部皮肤 热熨部位皮肤情况。

3. 心理状态 患者对疾病和此项操作的认识程度。

4. 病室环境 温度是否适宜，注意保护隐私。

三、用物准备

治疗卡，治疗盘，弯盘，药熨袋 2～3 个，凡士林，棉签，大毛巾。必要时备屏风。

药熨袋准备：将药物用少许白酒或食醋搅拌后放入炒锅内，用文火炒，炒时用竹铲或竹筷翻拌，至药物温度达 60℃～70℃时，将其装入双层纱布中，用大毛巾包裹后备用。

四、操作步骤

1. 评估 操作者着装整洁，核对医嘱，床边评估患者，并做好解释工作，以取得患者合作，嘱患者排空二便。

2. 准备 洗手，备齐用物，携至床旁，再次核对。

3. 体位 协助患者取舒适体位，暴露热熨部位，注意保暖，必要时屏风遮挡。

4. 药熨 先于患处涂少量凡士林，将药袋放到患处或相应穴位用力来回推熨。力量要均匀，以患者能耐受为宜。开始时用力要轻，速度可稍快，随着药袋温度的降低，力量可增大，同时速度减慢。药袋温度过低时，可更换药袋。操作过程 15～30 分钟，每日 1～2 次。

5. 观察 热熨过程中随时观察局部皮肤的颜色情况，及时询问患者对温度的感受，防止烫伤。

6. 结束 热熨完毕，清洁局部皮肤，协助患者整理衣着，安排舒适体位，整理床单位，健康宣教。清理用物，洗手，记录签名。

五、评价

1.操作方法是否正确、熟练；热熨部位的皮肤是否温热，有无烫伤；是否沟通到位、做到人文关怀。

2.患者是否感觉舒适，症状有无缓解。

六、注意事项

1.热熨过程中要随时观察皮肤变化，防止烫伤。热熨温度一般在50℃～60℃，不宜超过70℃，老年人、婴幼儿及感觉障碍者，不宜超过50℃。

2.热熨中保持药袋温度，冷却后应及时更换或加热。

3.热熨中若患者感到疼痛或局部皮肤出现红疹、瘙痒、水疱时，立即停止操作，并进行适当处理。

4.布袋用后清洗消毒备用，以免交叉感染。

5.炒药过程中要注意安全，中途加入白酒时要将炒锅离开热源，以免发生危险。

热熨法操作流程见图9-63。

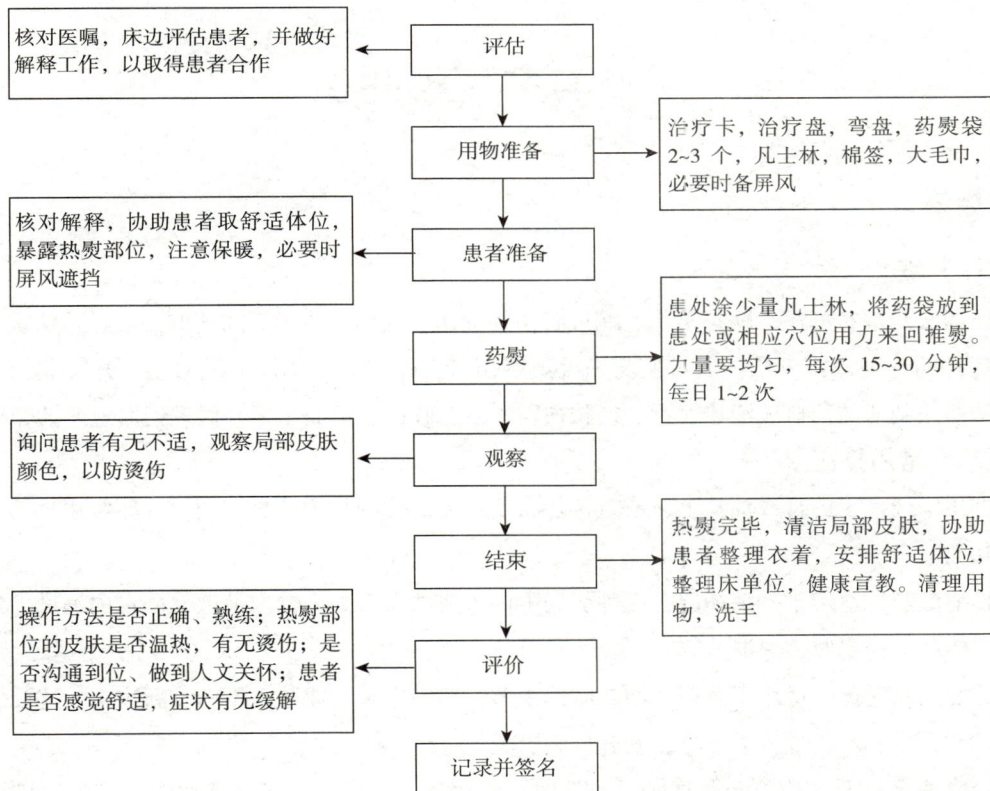

核对医嘱，床边评估患者，并做好解释工作，以取得患者合作	→	评估
用物准备	→	治疗卡，治疗盘，弯盘，药熨袋2~3个，凡士林，棉签，大毛巾，必要时备屏风
核对解释，协助患者取舒适体位，暴露热熨部位，注意保暖，必要时屏风遮挡	→	患者准备
药熨	→	患处涂少量凡士林，将药袋放到患处或相应穴位用力来回推熨。力量要均匀，每次15~30分钟，每日1~2次
询问患者有无不适，观察局部皮肤颜色，以防烫伤	→	观察
结束	→	热熨完毕，清洁局部皮肤，协助患者整理衣着，安排舒适体位，整理床单位，健康宣教。清理用物，洗手
操作方法是否正确、熟练；热熨部位的皮肤是否温热，有无烫伤；是否沟通到位、做到人文关怀；患者是否感觉舒适，症状有无缓解	→	评价
记录并签名

图 9-63 热熨法操作流程图

[附]　坎离砂熨法、葱熨法和盐熨法

1. 坎离砂熨法　是将坎离砂放入治疗碗内加适量陈醋，搅拌均匀，装入布袋内，利用铁和醋酸之化学反应产生的热在患处进行热熨的一种方法。其适用范围、操作程序同药熨法，注意加入陈醋的量以坎离砂湿润为宜。

2. 葱熨法　将新鲜大葱白200～300g（切成2～3cm长）加入白酒30mL炒热，装入布袋中，在患者腹部热熨，达到升清降浊之功效。临床可用于消除腹水、通利小便、解除癃闭及缓解痿证瘫痪等。在患者腹部涂凡士林后，用葱熨袋从脐周右侧向左进行滚熨，以达到右升左降，排出腹内腹水、积气，通利大小便的作用。葱熨袋内温度降低后，可重新加热再用。每次葱熨时间20分钟左右，1日2次。操作结束后，腹部应注意保暖，防止受凉。

3. 盐熨法　将颗粒大小均匀的大青盐或海盐500～1000g，炒热装入纱布袋内，待温度适宜时，在患处或特定部位适时或来回运转的一种方法。慢性虚寒性胃痛、腹泻者可在胃脘部或腹部滚熨；痿证、瘫痪、筋骨疼痛者直接熨患处；头晕耳鸣者可将盐熨袋枕于头下熨；肾阳不足者熨足心。每次熨20～30分钟，每日2次。

第十四节　换药法

一、概述

（一）概念

换药法是指对疮疡、跌打损伤、蛇虫咬伤、烫伤、烧伤、痔瘘等病证的创面进行清洗、掺药、包扎的一种操作方法。通过换药，可观察伤口变化，保持伤口引流通畅，并控制局部感染，从而达到清洁伤口、清热解毒、提脓祛腐、生肌收口、镇痛止痒并促进创面愈合的作用。

（二）常用掺药

外用中药掺于药膏或油膏上，或直接掺布于病变部位的粉剂谓之掺药。临床常用掺药分为以下几类：

1. 消散药　适用于肿疡初起，而肿势局限尚未成脓者。如阳毒内消散、阴毒内消散、红灵丹、丁桂散、桂麝散、黑退消等。

2. 提脓祛腐药　适用于溃疡初期，脓栓未落，腐肉未脱；或脓水不净，新肉未生之际。如升丹、九一丹、八二丹、七三丹、五五丹、黑虎丹等。

3. 腐蚀平胬药　适用于肿疡脓成未溃时；或痔疮、瘰疬、赘疣、息肉等；或疮疡破溃以后，疮口太小；或疮口僵硬；或胬肉突出；或腐肉不脱等妨碍收口时。如白降丹、枯痔散、枯凡粉、平胬丹等。

4. 生肌收口药　适用于腐肉已脱，脓水将尽时。如生肌散、八宝丹、生肌白玉膏、生肌玉红膏等。

5.止血药　适用于溃疡或创伤出血者。如桃花散、圣金刀散、云南白药、三七粉等。

6.清热收涩药　适用于皮肤糜烂、渗液不多的疮面。如青黛散等。

（三）常见伤口及处理要点

1.缝合伤口处理

（1）无感染的缝合切口　应按规定期限拆线，更换敷料。根据患者年龄、切口部位、局部血液循环和张力大小决定拆线时间。头、面和颈部3～5天拆线；下腹部及会阴部为5～7天拆线；上腹部、胸、背部为7～10天拆线；四肢部10～12天拆线；腹部的减张缝线，则需14天拆线；长切口可分批、间隔拆线；年老体弱者、营养不良者、婴幼儿拆线时间可酌情延长。拆线时先用0.5%碘伏棉球由内向外将伤口、线结和周围5～6cm皮肤消毒2次，待干。检查切口是否牢固愈合，再拆线。用无菌镊子夹起缝线结上的线头，使埋入皮肤内的缝线露出少许，以剪刀尖贴近皮肤剪断结头下端的缝线，向切口的方向轻轻抽出线头，勿向反方向拉，以免伤口裂开，再用0.5%碘伏棉球消毒切口，盖好敷料用胶布固定。拆线后如发现切口愈合不良，可用蝶形胶布牵拉，在火焰上消毒后将伤口两侧拉拢、固定。腹部切口宜加腹带包扎，并避免用力增加腹压，以防伤口裂开。

（2）有引流物的缝合切口　如发现外层敷料被渗血、渗液所湿透，应及时更换。引流物一般在手术后24～48小时取出，放置过久易影响伤口愈合。若患者主诉伤口疼痛或3～4天后发热，应考虑伤口是否感染。手术后2～3天，针眼处发现有红肿，是组织对缝线的反应，可用75%酒精湿敷或红外线照射，使炎症消散；若针眼处有小脓疱，应提前拆去此针缝线，通过换药，使之愈合。如局部红肿范围大，压痛明显，出现波动感，应切开伤口引流，按脓腔伤口处理。

2.肉芽组织创面处理

（1）正常伤口　颜色鲜红，坚实，呈颗粒状，分布均匀，分泌物少。换药时用无刺激性油膏或凡士林纱布覆盖。

（2）生长过快　高出边缘，影响愈合。换药时用剪刀修平，或用10%～20%硝酸银溶液烧灼。

（3）水肿　颜色淡红，触之不出血，表面光滑而晶亮。换药时用3%～5%氯化钠溶液湿敷。

（4）坏死　创面脓液较多，有臭味。换药时宜湿敷。

（5）慢性溃疡　创面长期不愈合，质硬，色灰暗，不易出血，创缘新生上皮不明显。先去除病因，切除溃疡后，形成新鲜创面，再植皮。

3.脓腔伤口处理　脓肿切开引流次日可不换药，以免出血。以后根据脓液的多少决定每日换药的次数。揭除脓腔伤口敷料时，如发现敷料干燥，而将脓腔内引流物松动或排除时，即有大量脓液流出，说明引流不畅；如外层敷料潮湿，而且脓腔内积脓较少，日益变浅变小，肉芽生长快，说明引流通畅。如创面较浅，脓液较多，可用0.02%呋喃西林湿敷；如脓腔较深，可用生理盐水、10%黄柏水或0.5%碘伏溶液灌洗，冬天应使用38℃～39℃冲洗液；伤口脓液经久不减，应考虑是否有异物，用刮匙搔刮；如手术切口感染，切口内线结必须去净；如因伤口小、脓腔大而影响引流时，应及时扩大伤口，保持通畅；如已形成瘘管或瘘道，应及时切开或切除；如腹壁伤口长期不愈而脓腔出现粪臭或见粪便样物，应及时报告医师，检查是否发生肠

NOTE

瘘；安放引流物到脓腔，必须将脓液吸净或拭净后放入脓腔底，再往上提少许，如创口较小，可用探针帮助送入，但不可堵塞太紧。

（四）适应证

外科、皮肤、肛肠等各科疾病，如疮疡、乳痈、跌打损伤、蛇虫咬伤、烫伤、烧伤、脓疱疮、痔瘘等。

（五）禁忌证

对药物严重过敏者。

二、评估

1. **病情**　包括现病史、既往史、过敏史、家族史。根据患者病情，选择合适的换药法。
2. **伤口情况**　伤口所在部位、深度、面积，有无出血、异物、分泌物或坏死组织。
3. **心理状态**　患者对疾病和此项操作的认识程度。
4. **病室环境**　温度是否适宜，注意保护隐私。

三、用物准备

治疗卡，治疗盘，弯盘，换药碗，镊子（有齿镊、无齿镊各1把），无菌剪刀，探针，无菌纱布，干棉签，橡胶单，中单，胶布，生理盐水棉球，双氧水，0.5%碘伏棉球，黄连油膏纱布，相应药液或各种散、膏、丹等外用药，必要时备药捻；酌情备绷带、屏风、毛毯等。

四、操作步骤

1. **评估**　操作者着装整洁，戴口罩。核对医嘱，床边评估患者，并做好解释工作，以取得患者合作。
2. **准备**　洗手，备齐用物，携至床旁，再次核对。
3. **体位**　协助患者取舒适体位，暴露换药部位，铺橡胶单、中单，必要时屏风遮挡，注意保暖。
4. **揭取敷料**　弯盘置于中单上，戴手套，取下外层敷料，污面向上放于弯盘内。用镊子沿伤口纵轴方向轻揭内层敷料，并取下引流条。如敷料难揭，可用生理盐水浸湿后再揭下，以免损伤肉芽组织和新生上皮，必要时擦净脓液。
5. **伤口处理**　生理盐水棉球清洗创口，用镊子夹取碘伏棉球消毒创口周围皮肤2次。根据伤口的具体情况，进行对症处理。
6. **上药**　根据疱面情况选择合适的掺药，将掺药薄而均匀地撒于创面，用棉球或棉签擦净正常皮肤处掺药。
7. **固定**　无菌纱布覆盖伤口，以胶布固定，胶布粘贴方向应与肢体或躯干长轴垂直，不能贴成放射状。胶布不易固定时可用绷带包扎。
8. **观察**　换药过程中注意观察患者病情，随时询问患者感受。
9. **结束**　操作完毕，协助患者整理衣着，安排舒适体位，整理床单位，健康宣教。清理用物，洗手，记录签名。

五、评价

1.操作方法是否正确、熟练；是否按无菌操作原则正确换药，伤口处理是否正确；是否沟通到位、做到人文关怀。

2.患者是否感觉舒适，症状有无缓解。

六、注意事项

1.严格无菌操作，凡接触伤口的器械、药品及敷料均应为无菌；用过的换药用品，均视为已污染的用品，未经消毒处理，不能再用于另一伤口，以防止交叉感染。

2.换药室应保持清洁，室内须每日消毒，换药前30分钟清扫完毕，以免尘土飞扬污染伤口。换药人员应洗手，戴好口罩、帽子。对于特异性感染的伤口，应采取严格的隔离与消毒灭菌措施。

3.换药应安排在晨间护理之前，避免在患者进餐、治疗、睡眠、家属探视时进行。

4.换药顺序一般为先换无菌伤口，后换有菌伤口；在有菌伤口中，应先换感染轻的，后换感染重的；如有拆线的，应先拆线后换药。特殊感染的伤口，换药应在最后，指定专人负责。一般清洁伤口术后3天换药1次，感染伤口隔日换药1次，分泌物较多的伤口每日换药1～2次。

5.操作应仔细、认真，动作轻巧，尽量减少患者的痛苦。拆线时不可将结头两端同时剪断，以防皮线遗留皮下；较大、较深的伤口初次换药，以及严重损伤或大面积烧伤患者换药时，可遵医嘱给予镇静止痛剂。

6.掺药需撒布均匀，散剂若调敷应注意干湿适宜，箍围药敷贴应超过肿势范围，但疮疡破溃后余肿未清者，宜敷于患处四周。

7.评估伤口的情况，正确选择不同剂型、不同治疗作用的外用药物。

8.换药时切勿将棉球或其他引流物遗留在脓腔内，以免造成伤口不愈合。脓腔伤口必须保持引流通畅。

9.观察伤口情况，注意肉芽组织、创缘新生上皮组织生长趋势，并注意保护。

10.对汞剂过敏者禁用丹药。

11.痔瘘换药时，每次便后均需清洗肛门，坐浴后方可换药。换药时可用黄连油膏纱布，用镊子将纱布送入肛门覆盖伤口。必要时，油膏纱布可蘸上掺药送入肛门。

换药法操作流程见图 9-64。

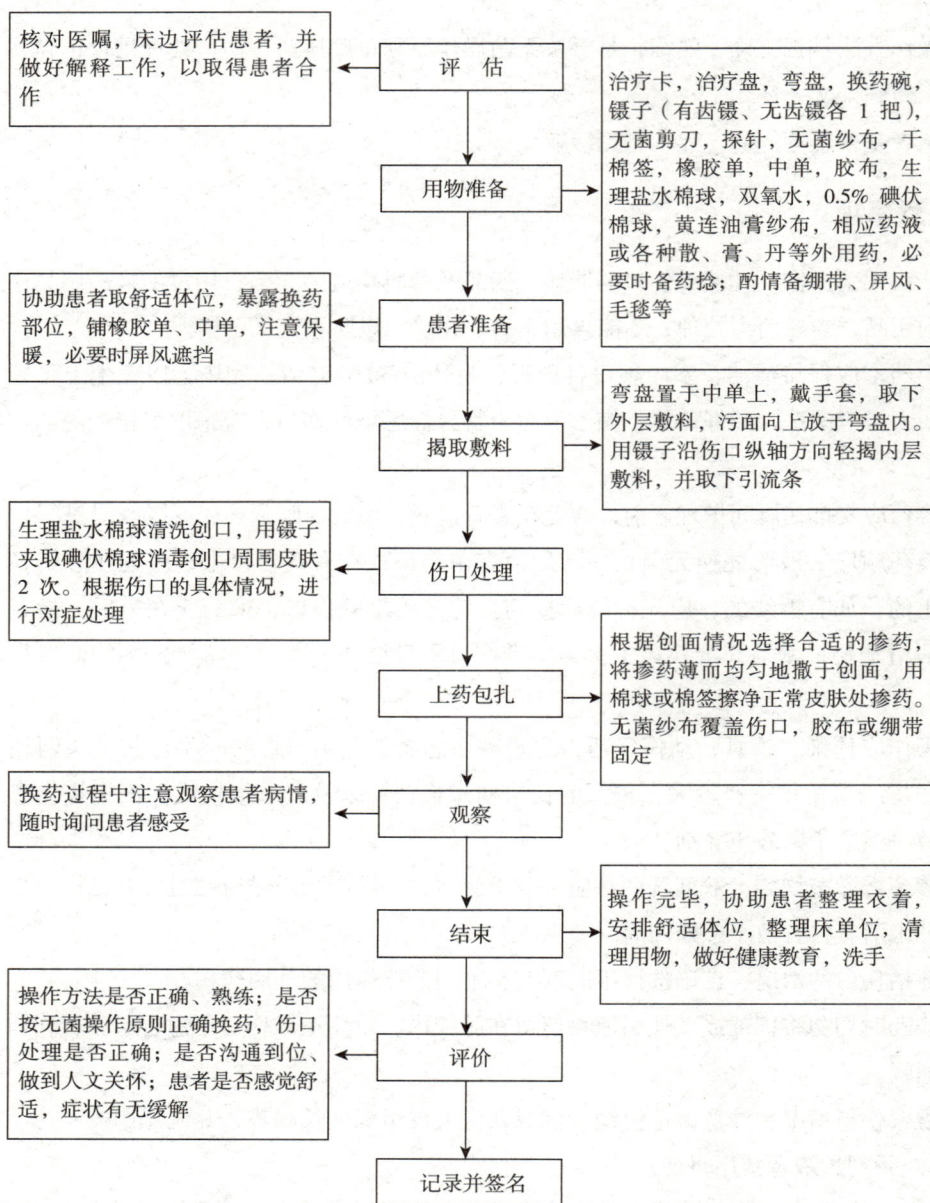

流程	说明
评　估	核对医嘱，床边评估患者，并做好解释工作，以取得患者合作
用物准备	治疗卡，治疗盘，弯盘，换药碗，镊子（有齿镊、无齿镊各 1 把），无菌剪刀，探针，无菌纱布，干棉签，橡胶单，中单，胶布，生理盐水棉球，双氧水，0.5% 碘伏棉球，黄连油膏纱布，相应药液或各种散、膏、丹等外用药，必要时备药捻；酌情备绷带、屏风、毛毯等
患者准备	协助患者取舒适体位，暴露换药部位，铺橡胶单、中单，注意保暖，必要时屏风遮挡
揭取敷料	弯盘置于中单上，戴手套，取下外层敷料，污面向上放于弯盘内。用镊子沿伤口纵轴方向轻揭内层敷料，并取下引流条
伤口处理	生理盐水棉球清洗创口，用镊子夹取碘伏棉球消毒创口周围皮肤 2 次。根据伤口的具体情况，进行对症处理
上药包扎	根据创面情况选择合适的掺药，将掺药薄而均匀地撒于创面，用棉球或棉签擦净正常皮肤处掺药。无菌纱布覆盖伤口，胶布或绷带固定
观察	换药过程中注意观察患者病情，随时询问患者感受
结束	操作完毕，协助患者整理衣着，安排舒适体位，整理床单位，清理用物，做好健康教育，洗手
评价	操作方法是否正确、熟练；是否按无菌操作原则正确换药，伤口处理是否正确；是否沟通到位、做到人文关怀；患者是否感觉舒适，症状有无缓解
记录并签名	

图 9-64　换药法操作流程图

第十五节　中药超声雾化吸入法

一、概述

（一）概念

中药超声雾化吸入法，是利用超声波使中药药液雾化，通过吸入作用，使药物直达呼吸道病灶局部的一种操作方法。其作用原理为超声波在液体中有空化作用，可破坏液体表面张力，使液体雾化。经雾化的药液微粒很小，直径在 5μm 以下，能直接吸入终末细支气管和肺泡。

（二）适应证

1.急慢性支气管炎、咽喉炎、鼻窦炎、肺炎、中风痰涎壅盛等病证。

2.呼吸道分泌物黏稠，胸部手术前后预防呼吸道感染。

3.配合人工呼吸做呼吸道湿化或间歇雾化吸入药物。

（三）禁忌证

严重缺氧、呼吸衰竭患者。

二、评估

1.病情　包括现病史、既往史、药物过敏史。

2.呼吸道通畅情况　如有无支气管痉挛、呼吸道黏膜水肿、痰液等。

3.面部及口腔黏膜状况　如有无感染、溃疡等。

4.心理状态　患者对疾病和此项操作的认识程度。

5.病室环境　温度是否适宜。

三、用物准备

治疗卡，治疗盘，弯盘，超声雾化治疗器，螺纹管，口含嘴（或面罩），纱布，过滤后中药药液 30～50mL，治疗巾，水温计，冷蒸馏水 250mL。

安装超声雾化治疗器：将所有开关调至"关"的位置。向超声雾化治疗器水槽内加冷蒸馏水 250mL，至浮标浮起，水量以浸没雾化罐底部的透声膜为宜。核对后，将所需中药药液 30～50mL 加入雾化罐内，检查无漏水后，将雾化罐放入水槽，盖紧水槽盖，安装螺纹管及口含嘴（或面罩），并试机。

四、操作步骤

1.评估　操作者着装整洁。核对医嘱，床边评估患者，并做好解释工作，以取得患者合作。

2.准备　洗手，备齐用物，携至床旁，再次核对。

3.体位　协助患者取坐位或侧卧位，予叩背排痰、漱口，颌下铺治疗巾。

4.雾化治疗　接通电源，开"预热"开关，预热 3～5 分钟。打开雾化开关，见指示灯亮并有气雾溢出，按需要由小到大调节雾量。将口含嘴放入患者口中（也可将面罩紧密安置在患者口鼻上），指导其紧闭口唇深吸气，用鼻子缓慢呼出。雾化吸入时间一般为 15～20 分钟。

5.观察　雾化过程中，观察患者有无恶心呛咳，如痰液咳出较多，要及时清除；如出现胸闷气促、呛咳严重，应立即停止。

6.雾化完毕　取下口含嘴（或面罩），先关雾化开关，再关电源开关。协助患者再次排痰、漱口，用纱布擦净患者面部。

7.结束　操作完毕，协助患者整理衣着，安排舒适体位，整理床单位，健康宣教。清理用物，洗手，记录签名。

五、评价

1.操作方法是否正确、手法是否熟练、治疗过程是否安全；是否沟通到位、做到人文关怀。

2. 患者是否感觉舒适，症状有无缓解。

六、注意事项

1. 准备用物时应仔细检查机器各部分连接是否完好。雾化罐底部的透声膜薄而脆，易破碎，应轻取轻放。水槽与雾化罐内切忌加温水或热水，无水时不可开机。

2. 治疗前先协助患者咳出或吸出痰液，以免妨碍雾滴吸入。治疗后 1～2 小时内协助患者叩击背部，并指导患者有效咳痰方法。

3. 水槽内水温超过 60℃，应停机调换冷蒸馏水。雾化罐内药液过少，影响正常雾化时，不需关机，从盖上的小孔注入药液即可。

4. 中药雾化后各种管道均有色素沉着，需及时浸泡、清洗、消毒，实行一人一管。口含嘴多为一次性使用，也可一个患者单独使用，每次使用后，将口含嘴消毒保存，待 1 个疗程结束后废弃处理。

5. 治疗过程中注意观察患者有无呛咳，及时调整雾化量；雾化时间不宜过长，若要连续使用，需间歇半小时。

中药超声雾化吸入法操作流程见图 9-65。

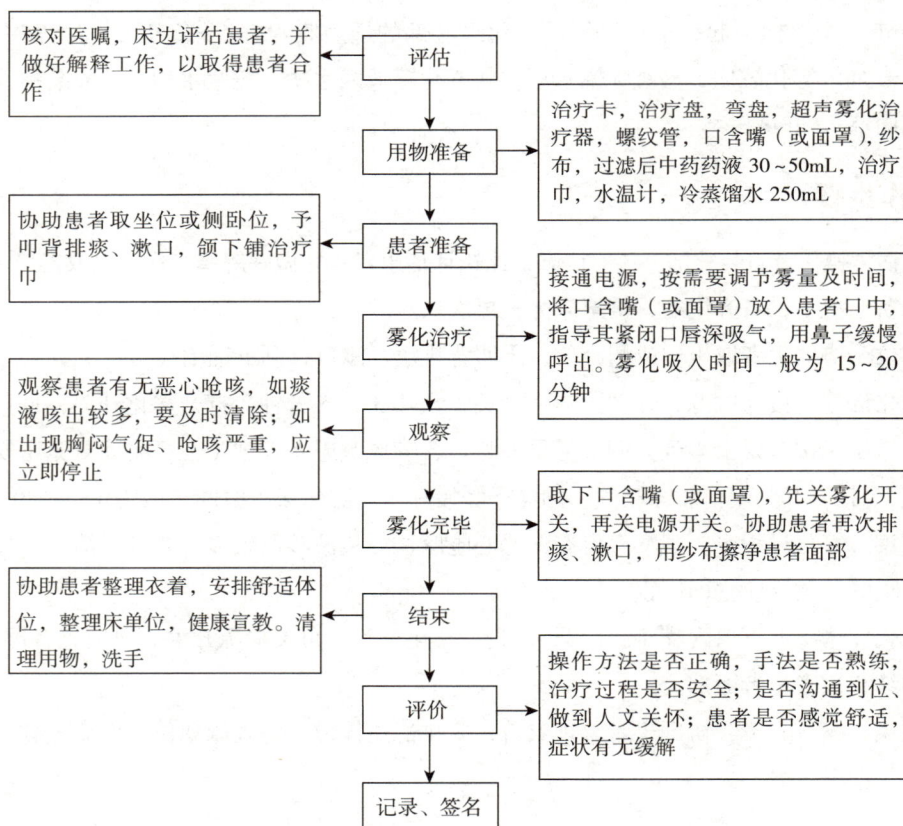

图 9-65　中药超声雾化吸入法操作流程图

第十六节　中药保留灌肠法

一、概述

（一）概念

中药保留灌肠是指将中药药液从肛门灌入直肠至结肠，使药液保留在肠道内，通过肠黏膜吸收达到治疗疾病的一种操作方法。临床上常用的中药保留灌肠法有直肠注入法和直肠滴注法两种，本节重点讲述直肠滴注法。

（二）适应证

1. 慢性结肠炎、慢性痢疾、肠道寄生虫病、便秘、发热、慢性肾功能衰竭等。

2. 带下病、慢性盆腔炎、盆腔包块等。

3. 肠道检查准备、腹部手术后等。

（三）禁忌证

1. 痔疮、肛门疾患、大便失禁、严重腹泻、急腹症、消化道出血患者禁用。

2. 肛门、直肠、结肠等手术患者禁用。

3. 女性经期、孕期、产褥期禁用。

4. 气虚、阴虚、极度衰弱、脱水者禁用。

二、评估

1. **病情**　包括现病史、既往史、中药药物过敏史、排便情况。根据患者病情，选择合适的卧位。

2. **局部皮肤**　肛周皮肤及黏膜情况。

3. **心理状态**　患者对疾病和此项操作的认识，忍便的耐受度。

4. **病室环境**　温度是否适宜，注意保护隐私。

三、用物准备

治疗卡，治疗盘，弯盘，灌肠筒（或一次性灌肠袋），消毒肛管（14～16号），水温计，液状石蜡，止血钳，垫枕，橡胶单，治疗巾，棉签、纸巾若干，便盆，过滤后中药汤剂100～200mL，一次性手套。

四、操作步骤

1. **评估**　操作者着装整洁。核对医嘱，床边评估患者，并做好解释工作，以取得患者合作。

2. **准备**　洗手，备齐用物，携至床旁，再次核对。

3. **体位**　协助患者取合适体位（左侧或右侧卧位）。置垫枕于臀下以抬高臀部10cm，上腿伸直，下腿伸直微弯，垫橡胶单、治疗巾于垫枕上，臀旁放弯盘，充分暴露肛门，注意保暖和遮挡。

4.直肠滴注 测量药液温度（39℃～41℃），倒入灌肠筒或灌肠袋内，挂于输液架上，连接肛管，用液状石蜡润滑肛管前端，排气后夹紧肛管放入弯盘内。嘱患者张口呼吸，左手分开臀部，右手将肛管前端轻轻插入 10 ～ 15cm，松开止血钳，缓慢滴入药液（滴入速度视病情而定），滴注时间宜在 15 ～ 20 分钟。

5.观察 滴入过程中，随时询问患者耐受情况，如有不适或便意，应及时调节滴注速度，必要时终止滴入。

6.滴注完毕 夹紧肛管并拔出，放于弯盘内。协助患者擦净肛周皮肤，取舒适卧位，抬高臀部。嘱患者保留 1 小时以上，使药液充分吸收，观察患者反应。

7.结束 操作完毕（1 小时后），协助患者整理衣着，安排舒适体位，整理床单位，健康宣教。清理用物，洗手，记录签名。

五、评价

1. 操作方法是否正确、手法是否熟练；灌肠中是否做到患者暴露少、无污染；是否沟通到位、做到人文关怀。

2. 患者是否感觉舒适，症状有无缓解。

六、注意事项

1. 操作前先了解患者的病变部位，以便掌握灌肠的卧位和肛管插入的深度。

2. 为减轻肛门刺激，宜选用小号肛管，压力宜低，药量宜小；为促进药液吸收，插管不宜太浅。灌肠前应排空粪便，每次灌肠的药液不应超过 200mL。

3. 当患者出现脉搏细速、面色苍白、出冷汗、剧烈腹痛、心慌等，应立即停止灌肠并报告医生。

4. 肠道疾病患者应在夜间睡前灌入，并减少活动。

5. 清热解毒药温度应偏低，以 10℃～ 20℃为宜；清热利湿药温度则稍低于体温，以20℃～ 30℃为宜；补气温阳、温中散寒之药以 38℃～ 40 ℃为宜。老年人药温宜稍偏高。冬季药温宜偏高，夏季可偏低。

6. 病变在乙状结肠和直肠者宜采用左侧卧位，病变在回盲部者宜采用右侧卧位。

7. 灌肠筒、肛管应做好消毒灭菌处理。

中药保留灌肠法操作流程见图 9-66。

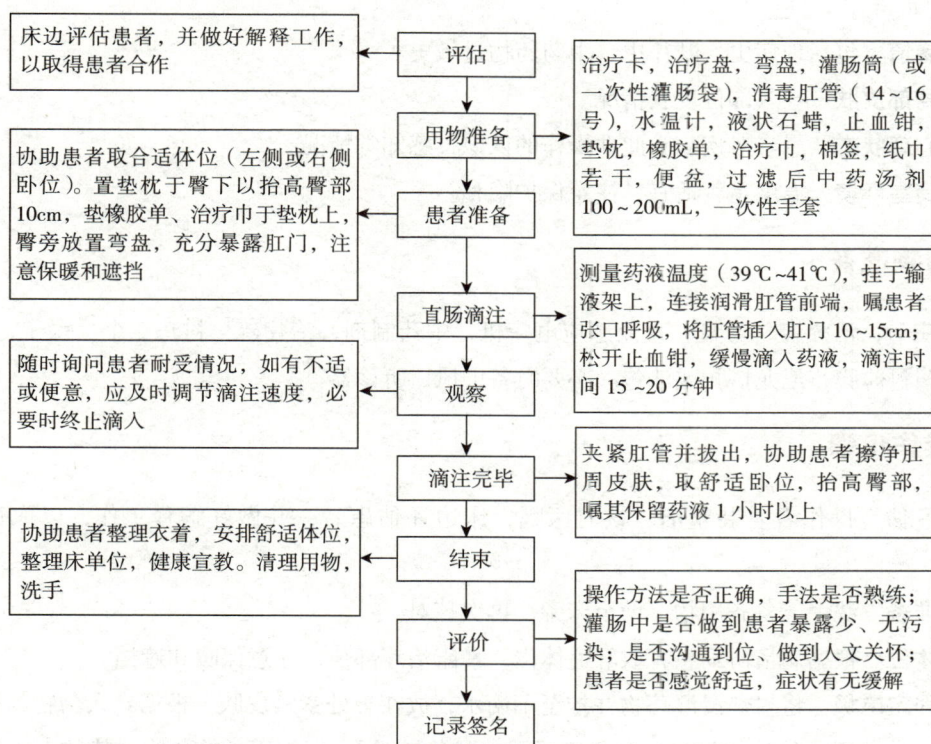

床边评估患者，并做好解释工作，以取得患者合作	评估	治疗卡，治疗盘，弯盘，灌肠筒（或一次性灌肠袋），消毒肛管（14~16号），水温计，液状石蜡，止血钳，垫枕，橡胶单，治疗巾，棉签，纸巾若干，便盆，过滤后中药汤剂100~200mL，一次性手套
协助患者取合适体位（左侧或右侧卧位）。置垫枕于臀下以抬高臀部10cm，垫橡胶单、治疗巾于垫枕上，臀旁放置弯盘，充分暴露肛门，注意保暖和遮挡	用物准备 / 患者准备	
	直肠滴注	测量药液温度（39℃~41℃），挂于输液架上，连接润滑肛管前端，嘱患者张口呼吸，将肛管插入肛门10~15cm；松开止血钳，缓慢滴入药液，滴注时间15~20分钟
随时询问患者耐受情况，如有不适或便意，应及时调节滴注速度，必要时终止滴入	观察	
	滴注完毕	夹紧肛管并拔出，协助患者擦净肛周皮肤，取舒适卧位，抬高臀部，嘱其保留药液1小时以上
协助患者整理衣着，安排舒适体位，整理床单位，健康宣教。清理用物，洗手	结束	
	评价	操作方法是否正确，手法是否熟练；灌肠中是否做到患者暴露少、无污染；是否沟通到位、做到人文关怀；患者是否感觉舒适，症状有无缓解
	记录签名	

图 9-66　中药保留灌肠法操作流程图

第十七节　中药离子导入法

一、概述

（一）概念

中药离子导入法是利用电学原理使中药离子经过皮肤汗腺管而导入人体以达到治疗疾病目的的一种操作方法。

（二）适应证

1. 风寒湿痹、关节肿痛、腰背痛、颈肩痛、骨质增生等。

2. 神经痛、神经麻痹、自主神经功能紊乱等。

3. 功能性子宫出血、盆腔炎等。

4. 中耳炎、角膜混浊、角膜斑翳等。

（三）禁忌证

1. 高热、妊娠、出血疾患、活动性结核、严重心功能不全患者。

2. 治疗部位有金属异物或带有心脏起搏器患者。

3. 对电刺激不能耐受者，皮肤感觉迟钝或障碍者。

NOTE

二、评估

1.病情　包括现病史、既往史、中药药物过敏史。

2.局部皮肤　导入部位皮肤情况。

3.心理状态　患者对疾病和此项操作的认识，感知觉情况。

4.病室环境　温度是否适宜，注意保护隐私。

三、用物准备

治疗卡，治疗盘，弯盘，直流感应电疗机，中药制剂，治疗碗，衬垫2个，镊子，纱布，绷带，塑料薄膜，尼龙搭扣或沙包。必要时备屏风、听诊器。

四、操作步骤

1.评估　操作者着装整洁。核对医嘱，床边评估患者，并做好解释工作，以取得患者合作。

2.准备　洗手，备齐用物，携至床旁，再次核对。

3.体位　根据病情协助患者取舒适体位，暴露治疗部位，注意保暖和遮挡。

4.固定电极　将衬垫浸湿药物并拧至不滴水，放在患处紧贴皮肤，根据导入药物的极性选择电极。带负离子的药物衬垫放在负极板下（黑色导线）；带正离子的药物衬垫放在正极板下（红色导线）。连好后外用塑料薄膜覆盖，用尼龙搭扣或沙包固定。

5.调节电流　检查输出调节器是否至"0"位，再接通电源，根据治疗部位调节电流强度，至患者耐受为宜。一般局部电流量不超过40mA，全身电流量不超过60mA，小部位如指关节电流量不超过10mA，面部电流量不超过5mA。

6.观察　随时询问患者感受，检查电极板有无脱落，如患者主诉疼痛，应立即停止治疗。时间一般每次15～20分钟，每日1次，儿童不超过10～15分钟，10～15次为1个疗程。

7.导入完毕　将输出调节器调至"0"位，再关闭电源开关。拆去衬垫，擦净局部皮肤，观察皮肤情况。

8.结束　操作完毕，协助患者整理衣着，安排舒适体位，整理床单位，健康宣教。清理用物，洗手，记录签名。

五、评价

1.操作方法是否正确、手法是否熟练；患者导入部位皮肤有无灼伤及过敏反应；是否沟通到位、做到人文关怀。

2.患者是否感觉舒适，症状有无缓解。

六、注意事项

1.做好解释工作，告知患者在治疗过程中可能出现的感觉，不可自行调节电流开关，不要随意更换体位，注意遮挡及保暖。

2.操作前检查设备是否完好，各部件连接是否正确，仔细检查各极板和机器极性是否符合。

3.注意检查治疗部位皮肤是否清洁完整，感觉是否正常。如有局部皮肤破损，应加盖小块塑料薄膜。

4.衬垫上药物浓度一般为 1%～10%，眼结膜及体腔内导入浓度宜低些。同时要注意药物的 pH，以减少刺激性。

5.衬垫须有标识，正负极分开，一个衬垫供一种药物使用，用后用清水洗净、消毒，防止残留离子互相污染。

6.治疗中不能离开患者，需随时观察患者的反应，及时调节合适电流量，以防电灼伤。

中药离子导入法操作流程见图 9-67。

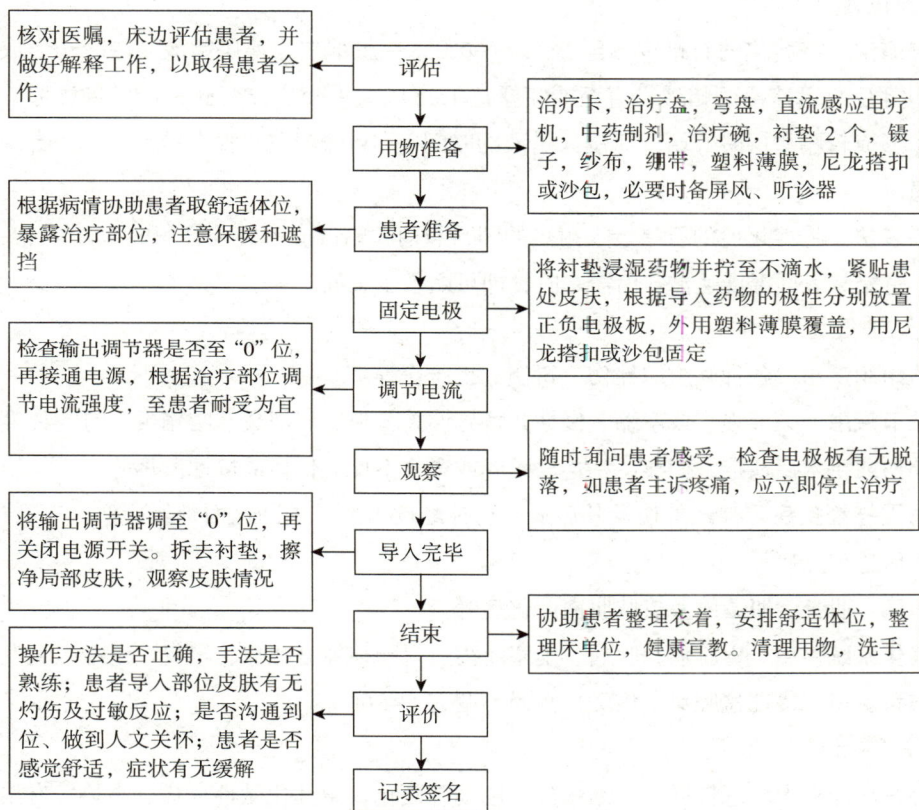

图 9-67 中药离子导入法操作流程图

第十八节 蜡疗法

一、概述

（一）概念

蜡疗法是指将医用蜡加热熔化后涂抹贴敷于患处，或将患部浸入熔化后的蜡液中，利用熔化后的蜡作为热导体，使患处局部组织受热，从而达到活血化瘀、温通经络、祛湿除寒的一种操作方法。蜡疗具有温热作用、机械压迫作用、化学作用及松解润滑作用，可广泛用于内科、外科、神经科和妇科等。

（二）方法

1. 蜡饼法 将适量的石蜡加热熔化后倒入瓷盘，厚度 2～3cm，当蜡层表面温度降至 45℃～50℃，冷却成饼后，用刀分离，切成适当块状放置于患处。询问患者温度是否适宜，能耐受后再用绷带或胶布固定，外包塑料布与棉垫保温，30～60 分钟后取下。

2. 刷蜡法 将熔化的石蜡冷却至 55℃～60℃，用无菌毛刷蘸取蜡液快速、均匀地涂于患处，在涂抹第一层蜡液时，要尽量做到厚薄均匀，面积大些，以形成保护膜。此后再可涂抹温度稍高一些的石蜡液。经过反复涂刷，使治疗部位形成厚度达 1cm 的蜡膜，最后以保温物品（如棉垫）包裹。

3. 浸蜡法 将熔化的石蜡冷却至 55℃～60℃，在患部先涂薄层蜡液，待冷却形成保护膜后再将患部反复迅速浸蘸蜡液，直至蜡膜厚达 1cm 成为手套或袜套样，最后将患部持续浸于蜡液中（形成较厚蜡层时开始计算浸入蜡液的时间），10 分钟左右脱去蜡膜。本法常用于治疗手足疾患。

4. 蜡袋法 将熔化后的石蜡装入耐热的塑料袋内，蜡液应占袋装容积的 1/3 左右，排出空气封口。待蜡袋表面温度达治疗所需之时，即可贴敷于患处。

（三）适应证

1. 软组织疾患 各种软组织挫伤、扭伤、挤压伤等。

2. 关节疾患 关节强直或挛缩、慢性非特异性关节炎、肩周炎、腱鞘炎、滑囊炎等。

3. 外伤或手术后遗症 瘢痕、粘连、浸润或愈合不良的伤口或慢性溃疡等。

4. 周围神经疾病 神经外伤及其后遗症、神经性皮炎、周围性面神经麻痹、三叉神经痛、带状疱疹后遗神经痛等。

5. 肌病 肌炎、肌萎缩及皮肤肌肉硬化症等。

6. 消化系统疾患 胃脘痛、腹痛、虚寒泄泻、胃肠神经官能症、胃炎、慢性胆囊炎等。

7. 妇科疾患 慢性盆腔炎、痛经、月经不调、不孕症等。

（四）禁忌证

1. 心肾功能衰竭、恶性肿瘤、结核病、脑动脉硬化、急性化脓性炎症、高热、有出血倾向及出血性疾病患者禁用。

2. 严重水肿部位、温热感觉障碍、局部皮肤有创面或溃疡者禁用。

3. 体质虚弱者及婴幼儿禁用。

二、评估

1. 病情 包括现病史、既往史及有无蜡疗过敏史。根据患者病情，选择合适的蜡疗方法。

2. 局部皮肤 蜡疗部位皮肤情况。

3. 心理状态 患者对疾病和此项操作的认识，对热的耐受度。

4. 病室环境 温度是否适宜，注意保护隐私。

三、用物准备

治疗盘，备好的蜡，纱布，无菌毛刷，瓷盘或塑料袋，塑料布，棉垫，绷带或胶布，小刀，毛巾，测温装置，治疗卡。必要时备屏风、毛毯。

四、操作步骤

1.评估　操作者着装整洁。核对医嘱，床边评估患者，并做好解释工作，以取得患者合作。

2.准备　洗手，备齐用物，携至床旁，再次核对。

3.体位　根据病情，协助患者取舒适持久的体位，充分暴露治疗部位，注意保暖和遮挡。

4.清洁皮肤　清洁局部皮肤，若采取手足浸蜡法，应协助患者清洗手足。

5.蜡疗　根据患处情况，按医嘱选择合适的蜡疗方法。

6.观察　蜡疗过程中，随时询问患者有无不适，观察局部皮肤情况，如蜡疗部位出现瘙痒、红疹、水疱等，应立即停止治疗，并遵医嘱对症处理。

7.结束　操作完毕，协助患者清洁局部皮肤，整理衣着，安排舒适体位，整理床单位，健康宣教。清理用物，洗手，记录签名。

五、评价

1.操作方法是否正确、手法是否熟练；治疗过程中有无脱落、局部皮肤过敏或烫伤；是否沟通到位、做到人文关怀。

2.患者是否感觉舒适，症状有无缓解。

六、注意事项

1.治疗过程中如患者皮肤发红或出现过敏现象时，应立即报告医生，停止蜡疗。

2.操作加热医用蜡时，要采用隔水加热法，以防烧焦或燃烧。重复使用的蜡性能（可塑性及黏滞性）会降低，再次使用时应加入 15% ～ 25% 的新蜡，重复使用不应超过 5 ～ 7 次。用于创面或体腔部位的蜡不能重复使用。

3.准确掌握蜡温，涂布均匀，不能用力挤压，待蜡充分凝固后方可敷上。蜡疗的温度要因人因病而异，既要防温度过低影响疗效，又要防温度过高烫伤皮肤。

4.蜡疗部位每次不宜超过 3 个。

蜡疗法操作流程见图 9-68。

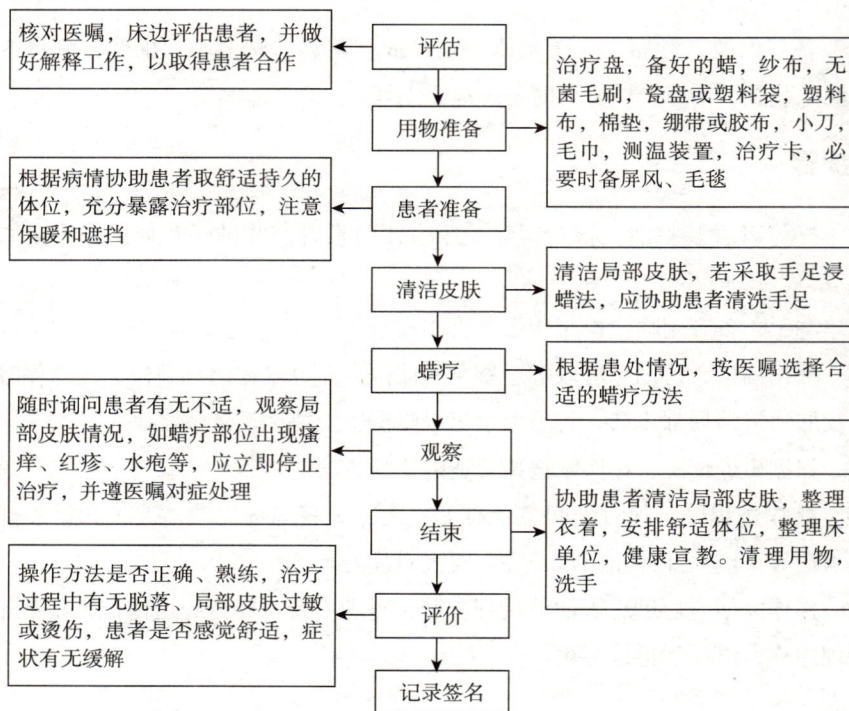

核对医嘱，床边评估患者，并做好解释工作，以取得患者合作 → **评估**

用物准备 → 治疗盘，备好的蜡，纱布，无菌毛刷，瓷盘或塑料袋，塑料布，棉垫，绷带或胶布，小刀，毛巾，测温装置，治疗卡，必要时备屏风、毛毯

根据病情协助患者取舒适持久的体位，充分暴露治疗部位，注意保暖和遮挡 → **患者准备**

清洁皮肤 → 清洁局部皮肤，若采取手足浸蜡法，应协助患者清洗手足

蜡疗 → 根据患处情况，按医嘱选择合适的蜡疗方法

随时询问患者有无不适，观察局部皮肤情况，如蜡疗部位出现瘙痒、红疹、水疱等，应立即停止治疗，并遵医嘱对症处理 → **观察**

结束 → 协助患者清洁局部皮肤，整理衣着，安排舒适体位，整理床单位，健康宣教。清理用物，洗手

操作方法是否正确、熟练，治疗过程中有无脱落、局部皮肤过敏或烫伤，患者是否感觉舒适，症状有无缓解 → **评价**

记录签名

图 9-68　蜡疗法操作流程图

第十章　一般护理

第一节　病情观察

病情观察是指医护人员通过望、闻、问、切等方法及借助医疗仪器设备等，有目的、有计划地全面收集患者病情资料，对病情进行辨证分析并做出判断的动态过程。病情观察是护理人员的基本职责，是护理工作的一项重要内容，是为患者提供及时、有效的治疗和护理的重要前提，它贯穿于整个护理过程。

一、病情观察的目的

（一）为疾病的诊断、治疗和护理提供科学的依据

疾病对机体的损害达到一定程度后，机体便会产生一定的反应，这些反应以一定形式表现于外，即症状和体征。由于病性、病位和病因的不同，疾病所表现出的证候亦不一样。护理人员可以通过这些表现及对其发展过程的观察、综合分析而判断为何病何证，为医生诊断、治疗和护理人员施护提供科学的依据。

（二）判断疾病的发展趋向和转归

对患者的临床表现进行动态观察，可以推测疾病的发展趋向和转归。如原有症状减轻，说明病情好转；病情变化幅度大，或出现新的症状，常为恶化的表现；舌苔脉象由异常趋向正常、患者的精神状态与食欲好转，常表明病情好转，反之则病情加重。

（三）及时发现危重症和并发症

护理人员通过细致入微的观察，可以及时发现病情变化的先兆，预见病情变化，采取有效措施，及时向医生报告，配合救治，为危重症及并发症的抢救及早期诊治赢得时间。如高热患者突然出现体温骤降、面色苍白、大汗淋漓、脉微欲绝的亡阳证候；胃脘痛患者出现呕血、便血等症。如观察细致，发现及时，抢救护理得当，可使患者转危为安。

（四）了解治疗效果和用药反应

药物治疗后，护理人员应密切观察服药后的疗效，有无出现不良反应，包括药物的毒性反应。如疗效不佳或出现不良反应，则应及时反馈，适当调整医护措施。如服用解表药后，应观察患者汗出情况，如周身微微汗出，常为表解之象；如未发汗，则应采取一定措施促其汗出；如大汗不止，则易汗出太过，气随汗脱，应立即通知医师，及时采取措施。

二、病情观察的原则

（一）谨守慎独、慎初、慎微

慎独、慎初、慎微是一种情操、修养和自律，均有谨慎之意。"独"就是一人独处，"初"

就是第一次，"微"就是小事小节。所谓"慎独"，是指一个人在独自活动、无人监督的情况下，也能谨慎自律，按照一定的道德规范行动，而不做任何有违道德信念、做人原则之事。慎初（或曰"慎始"）就是把住第一次，守住第一关。世界上任何事物的发展变化，都有一个由小到大、从量变到质变的演变过程。戒慎于事情发生之初，在思想上筑牢"第一道防线"，重视和正确处置细小的事情，要正确识"小"，管得住"小"，自纠"恶小"。

护理的服务对象是随时有病情变化的患者。服务对象千差万别，有些是不能用言语表达的小儿和昏迷等患者。而护理人员是病情观察的哨兵，单独值班机会也较多，尤其夜班护士常常是独当一面。能否按分级护理的要求巡视病房，及时了解病情变化，很大程度与护理人员的自觉性和责任心有关。护理人员只有具备了慎独、慎初、慎微的修养，才能自觉地严格要求自己，时刻把患者的生命安危放在首位，勤深入病房，勤与患者接触，密切观察病情变化，及时识别可能发生危险的症状变化，及时救治，最大程度减轻患者的痛苦。

（二）运用中医基础理论指导病情观察

护理人员在进行病情观察时，应以中医基础理论为指导，如阴阳学说、五行学说、藏象学说、经络学说、病因学说等，运用整体观念和审证求因的原则，通过望、闻、问、切四诊的方法收集患者的病情资料，准确、及时、细致地进行病情观察，掌握疾病变化规律。发现患者出现异常或危重情况时，要及时通知医生及有关人员。

（三）掌握证候传变规律

1. 了解脏腑的虚实变化　人体各脏腑有一定的生理功能，脏腑与脏腑之间，脏腑与全身组织器官（如筋、脉、肉、皮、骨等）之间都有一定的联系。只有了解脏腑的虚实变化，才能掌握证候变化规律。以肝为例，《素问·玉机真脏论》说："肝受气于心，传之于脾，气舍于肾，至肺而死。"指出了脏腑之间病理变化的关系。"肝受气于心"，因心主血，肝藏血，心血充足，血脉通畅，肝得所养，若心血不足，不能制约肝阳，可见患者有头晕目眩、手足发麻等症状；"传之于脾"，因肝藏血，脾主运化，肝血有赖脾的资生，脾的运化又依赖肝的疏泄，若肝气郁结，不能疏泄，可影响脾运，在病情观察时可见到腹胀、纳呆、恶心、呕吐、腹泻等症状；"气舍于肾"，因肝藏血，肾藏精，肝血与肾精互相资生，若肾精不足，肝不舍肾，而致水不涵木，在病情观察时可见到头晕头痛、目眩耳鸣、腰膝酸软等症状；"至肺而死"，因肝主升发，肺主肃降，在病情观察时可见到胸满喘促，甚则不能卧等危重证候的表现。

2. 观察经络的传导反应　人体是有机的整体，各脏腑在生理活动中保持协调统一，主要靠经络的沟通、联络作用实现。经络不仅是外邪由表入里和脏腑之间病变相互影响的途径，也是脏腑与体表组织之间病变相互影响的途径。通过经络的传导，内脏的病变可以反映于外表。如肝气郁结常见两胁、少腹胀痛，即是因为足厥阴肝经抵小腹、布胁肋；真心痛，不仅表现为心前区疼痛，且常放射至上肢内侧尺侧缘，即是因为手少阴心经行于上肢内侧后缘之故。又如胃火见牙龈肿痛，肝火上炎见目赤等，都是经络在人体器官上传导的反映。由于经络有一定的循行部位和络属脏腑，可以反映所属脏腑的病证。在临床护理工作中，可根据疾病症状出现的部位，结合经络循行及所联系的脏腑，进行病情观察，以明确诊断和确定护理措施。

三、病情观察的方法

（一）运用四诊的方法观察病情

望、闻、问、切是中医收集病情相关资料的基本方法。运用四诊的方法对患者进行有目的的病情观察，收集病情相关的资料，并进行分析整理，为正确进行辨证施护提供依据。护理人员应具备扎实的专业知识、敏锐的观察能力、创造性的思维能力，以及精湛的护理技术、操作能力，及时地发现患者的病情变化，为准确、及时、有效地诊断、治疗和护理打下坚实的基础。

（二）运用辨证的方法分析病情

护理人员应将四诊所获得的病情资料，运用各种辨证方法进行分析，辨明疾病的病因、病位、病性及证候，为辨证施护提供依据。临床常用的辨证方法包括八纲辨证、脏腑辨证、卫气营血辨证、三焦辨证、六经辨证、气血津液辨证、病因辨证等。在进行病情分析时，不同的病证，可采用不同的辨证方法，如外感病中"伤寒"，运用六经辨证方法；外感病中"温病"，运用卫气营血等辨证方法对病情进行辨证分析。

（三）评价护理效果，及时修订护理措施

在进行病情观察时，不仅要收集有关病情变化的资料，还应观察治疗与护理后的效果，及时评价，以便确定所制订的护理计划是否正确，是否需要修改和补充，使实施的护理措施能够符合病情的动态变化。如胁痛患者胁肋部疼痛为主要特征，其痛或发于一侧，或同时发于两胁。当出现身黄目黄、神昏等症，表明病情在加重，护理人员应及时修订护理计划，补充护理措施。

四、病情观察的内容

（一）一般状况

一般状况包括患者的神色、形态、精神、情志、体温、脉搏、呼吸、血压、睡眠、饮食、二便、活动等。一般状况的观察常是判断病情的重要依据。疾病的发生和变化，常可从这些项目的变化中反映出来。在病情观察中，这些项目被列为常规项目。例如神色的改变，常反映机体正气的盛衰，对疾病的治疗和预后有较大的意义。体温、脉搏、呼吸、血压被称为生命体征，也说明在病情观察中的重要性。不论其所患何病，当其证型相同时，总在一般状况的表现上有其相同之处。例如，畏寒喜热是寒证的表现，无论是肾阳虚型之喘证，脾阳虚型之水肿，还是心阳虚型之胸痹，虽然疾病不同，主症不同，但其一般症状中由于阳虚内寒而表现的畏寒喜热症状是相同的。

（二）主要症状

主要症状包括咳喘、疼痛、呕吐等。病证在其发展的一定时期，常会出现一个或一组主要的、最令患者痛苦的症状。而这些症状的好转与恶化，常反映病情的转化。主要症状的转移，又常提示病证在质上的变化。所以，围绕主症的观察，是病情观察的重点。例如腹泻患者的主症为大便次数多而稀溏，观察重点应是大便的次数、性状，以及围绕腹泻而出现的腹痛、发热、里急后重等症状。这些症状一般可随大便次数减少而减轻。但如出现腹泻突然中止，而主症转为高热、四肢厥冷、出冷汗、面色发灰等症状，则是病证转为湿阻热遏、阴阳离绝的

危症。

要详细观察了解患者主要症状及体征发生的时间、部位、性质、诱因及伴随症状等，对症状体征的观察和描述要准确、客观。具体内容可参见四诊部分内容。

（三）舌象

舌象是病情观察的重要内容，尤其在外感热病中甚为重要。它能迅速、客观地反映正气的盛衰、病位的深浅、邪气的性质、病情的进展，是判断病情转归和预后的重要依据。护理人员在病情观察中，一定要仔细而认真地观察和记录舌象的变化。

1. 判断邪正盛衰　观察舌质可知正气盛衰，观察舌苔可知邪之出入。如舌质红润为气血旺盛；舌质淡白为气血虚弱；舌苔薄白而润，为胃气旺盛；舌光无苔为胃气衰败或胃阴枯竭。

2. 辨别病位深浅　如舌苔薄白，多为疾病初期，病邪较浅，病位在表；舌苔厚则病邪入里，病位较深；舌质红绛，为热入营血，病情危重。

3. 区别病邪性质　如黄苔多主热邪，白苔多主寒邪，黄腻苔则为湿热，腐腻苔多为食积痰浊，舌面上有瘀点或瘀斑则多为瘀血。

4. 推断病势进退　舌苔与舌质，往往随正邪的消长和病情的进展有动态的变化，尤其是外感热病中更为显著。如舌苔由薄白转黄，进而变灰黑，说明病邪由表入里，由轻转重，由寒化热；舌苔由润转燥，多为热盛伤津。反之，舌苔由厚转薄，由燥转润，往往是病邪渐退，津液复生，病情好转之象。

5. 估计病情预后　如舌短缩，神昏难言者，多属危症，预后不良。

（四）脉象

通过对脉象的诊查，也可为判断疾病的病位、病性和推断疾病预后提供重要依据。

1. 判断病位深浅　如浮脉，病位多在表；沉脉，病位多在里。

2. 推断疾病性质　如数脉多主热证；迟脉多主寒证；洪脉多主邪实；芤脉多见于失血。

3. 推断疾病预后　如久病脉见缓和，是胃气渐复、病退向愈之兆；久病虚损；亡血失精而反见洪脉，则多属于阴竭阳脱之危象。外感热病，热退脉见缓和；是病向愈之候；若脉急而数，烦躁者，则病进。战汗时，若汗出脉静身凉，为病情好转；若见脉象急疾，患者又烦躁不安，汗出热不退，为正不胜邪之危候。在脉象观察中，要注意病、脉、证合参。在一般情况下，病、脉、证是相符的，但也可出现不相符的特殊情况。因此，在临床运用时需通过四诊合参后再决定是"舍证从脉"还是"舍脉从证"。

第二节　生活起居护理

生活起居护理指护理人员根据患者个体情况，在生活起居方面给予专业的指导和合理照护。其目的在于保养患者机体元气，增强抵御外邪的能力，调整机体内外阴阳的平衡，促进疾病的康复。

《内经》曰："上古之人，其知道者，法于阴阳，和于术数，饮食有节，起居有常，不妄作劳，故能形与神俱，而尽终其天年，度百岁乃去。"反之，"以酒为浆，以妄为常……逆于生乐，起居无节，故半百而衰也"。说明要保持身体健康，必须懂得自然发展规律，适应四时气候，做到饮食有节、起居有常，才能健康长寿，颐养天年。如果饮食不节，起居无常，就会多病早衰。这说明起居与健康有着密切的关系。

一、生活起居护理的原则

（一）顺应四时，平衡阴阳

《素问·四气调神大论》曰："夫四时阴阳者，万物之根本也。所以圣人春夏养阳，秋冬养阴，以从其根，故与万物沉浮于生长之门，逆其根，则伐其本，坏其真矣。故阴阳四时者，万物之终始也，死生之本也。逆之则灾害生，从之则苛疾不起，是谓得道。"说明阴阳四时的变化，是万物生长变化的根本，所以懂得养生的人，春夏保养阳气，秋冬保养阴气，从根本上来保养身体，才能和万物一样，顺应阴阳之性而生活于生长收藏的规律之中。如果违反了四时阴阳变化的根本规律，损害了生命的根本，真气亦随之败损。所以，阴阳四时的变化，是万物成长的终始，是死生的根本，顺应自然界阴阳的变化是健康的法则。

《素问·四气调神大论》又曰："逆春气则少阳不生，肝气内变；逆夏气则太阳不长，心气内洞；逆秋气则太阴不收，肺气焦满；逆冬气则少阴不藏，肾气独沉。"意思是说，若在春天不好好养生，违背了春生之气，体内的少阳之气不能生发，就要发生肝气内郁的病变；若在夏天不注意保养，违逆了夏长之气，太阳之气不能生长，就要发生心气虚的病变；到了秋天，若违逆了秋收之气，太阴之气不能收敛，就要发生肺胀满喘息的病变；到了冬天，不好好养生，违逆了冬藏之气，少阴之气不能闭藏，就要发生肾气不能蓄藏的病变，甚至危及生命。

顺应四时阴阳还应顺应一日中阴阳变化。如平旦之时阳气从阴始生，到日中之时，则阳气最盛，黄昏时分则阳气渐虚而阴气渐长，深夜之时则阴气最为隆盛。《黄帝内经》中提到："夫百病者，多以旦慧昼安，夕加夜甚。"一天中常会出现早晨病情渐轻，中午病情稳定，深夜病情最重的周期性变化。

（二）环境适宜，慎避时邪

环境是指空气、水源、阳光、土壤、植被、住宅、社会人文等因素综合起来所形成的人类生活工作的外部条件。中医学认为，人与自然是一个有机统一的整体，自然环境的优劣，直接影响人寿命的长短。《素问·五常政大论》指出："一州之气，生化寿夭不同……高者其气寿，下者其气夭……"意为居住在空气清新、气候寒冷的高山地区的人多长寿；居住在空气污浊、气候炎热的低洼地区的人常短命。

《素问·上古天真论》云："虚邪贼风，避之有时，恬淡虚无，真气从之，精神内守，病安从来？""虚邪贼风"是指什么呢？自然气候中什么样的情况出现虚邪贼风呢？如何躲避那些虚邪贼风，从而达到"精神内守，病安从来"的理想境地呢？高士宗注："四时不正之气，皆谓之虚邪贼风。"王冰注《内经》云："邪乘虚入，是谓虚邪。"可见《内经》所谓"虚邪贼风"是泛指一切有害人体健康的异常气候。《素问·阴阳应象大论》曰："天有四时五行，以生长收藏，以生寒暑燥湿风。"天地间四时五行，四季更迭形成风、寒、暑、湿、燥、火六种气候，影响了自然界的万物，形成了生、长、化、收、藏的规律。这六种气候是一年四季气候消长进退变化中产生出来的，它们虽然各有特点，但又是互相调节的，因为有了这六种正常的气候变化，才有一年温、热、凉、寒和生长收藏的阴阳变化，以利万物的生长发育，并使整个自然界气候形成一个有机的整体。但当四季气候变化异常，六气发生太过、不及或与季节时间不符，

NOTE

超过人体所能适应的限度时，风、寒、暑、湿、燥、火则成为致病因素，六气即成为六淫。如夏天过分的炎热，冬天特别的寒冷，谓之太过；假若冬天过于温暖，夏天反而寒凉，此为不及。气候的异常变化与疾病有十分密切的关系。如《素问·至真要大论》所说"夫百病之始生也，皆生于风寒暑湿燥火，以之化之变也"。

（三）起居有常，劳逸适度

起居有常指起卧作息和日常生活的各个方面有一定的规律，并合乎自然界和人体的生理规律。劳逸适度，是指在病情允许的情况下，凡能下地活动的患者都要保持适度的休息与活动。唐代医家孙思邈在《备急千金要方·养性》中记有："养性之道，常欲小劳，但莫大疲及强所不能堪耳。"是说应经常参加适当的劳作及运动，不宜过于疲劳，不能勉强做自己所不能及的剧烈运动。中医学认为，过度劳累常常是疾病发生的重要原因之一，日常坐、卧、立、行，若是持续过久，也会损害机体。《素问·宣明五气》指出"久视伤血，久卧伤气，久坐伤肉，久立伤骨，久行伤筋，是谓五劳所伤。"因此在起居上要注意避免久视、久卧、久坐、久立、久行，避免劳神。

适度的活动能促使气血流畅，筋骨坚实，提神爽志，增强体魄及加强抗御外邪能力，尤其脑力劳动者应适当地运动。人体的患病过程，即是正邪相搏的过程，若正盛邪衰，则疾病逐渐痊愈，若邪盛正衰，则疾病继续发展。在护理过程中应注意生活起居要有规律，不可过劳，亦不可过逸，要做到起居有常，动静结合，才能有利于疾病的康复。

二、生活起居护理的方法

（一）环境护理

1. 病室安静整洁　安静的环境有助于患者休养。噪声的刺激常使患者心烦意乱，尤其是心气虚患者常因突然的声响而心悸不已。护理人员应设法消除嘈杂之声（不能超过 40～60 分贝）。

《医药卫生录·病室部》指出："病室切宜收拾清洁，凡患者脱换衣服、饮食器皿及尿器等件须另置别处，勿使室内有一毫污浊腥秽之气。"《老老恒言·书室》中也论述到："每日清晨，室中洞开窗户，扫除一遍，虽室本洁净，勿暂辍，否则渐生故气……"病室环境宜简单、整洁。病室内物品分类放置有序，保持地面和床单位的清洁、干燥，定时消毒。配餐清洁、整齐，餐具按时消毒。厕所无臭味、无污垢、无霉变斑点，定时消毒，严格做好消毒隔离和终末处理。为避免病室内常有各种排泄物等秽浊之气影响患者食欲和休息，要经常通风换气，保持室内空气新鲜。通风要根据四时气候和病证不同而异，但切忌对流风。

2. 病室的温度、湿度、光线要适宜　普通病室温度 18℃～22℃为宜。室温过高，使患者感到燥热难受，又易感暑邪；室温过低，使患者感到寒冷，又易感寒邪。不同的病证要根据具体情况做出相应的调整，如阴虚证、热证患者室温 16℃～20℃为宜，老年病房、新生儿、沐浴者、阳虚证及寒证患者以 20℃～28℃为宜。湿度在 50%～60% 为宜，但应根据气候和不同证型进行调节。如湿盛患者，湿度宜低；燥证患者，湿度可略高些。阴虚者多热而偏燥，湿度宜高；阳虚患者多寒而偏湿，湿度宜低。室内阳光要充足而柔和，使患者感到舒适、愉快。但不宜让日光直射患者面部。患者休息时，光线宜暗，应用窗帘遮挡。不同病证对光线要求也不一样。如热证、阳亢患者，神经衰弱者等光线宜偏暗；痉证、癫狂症者，强光可诱发痉厥，应用黑窗帘遮挡；寒证、风寒湿痹患者，光线要充足。

3. 病床以辨证安置为宜　病床安置应根据病证性质不同而定。如寒证、阳虚证者，多有畏寒怕风，宜安置在向阳温暖的病室内，使患者感到舒适；热证、阴虚证者，多有恶热喜凉之求，可集中在背阴凉爽病室内，使患者感到凉爽、舒适、心静，利于养病。

（二）睡眠护理

1. 顺应四时阴阳调睡眠　《灵枢·惑论》曰："阳气尽则卧，阴气尽则寐。"《灵枢·口问》曰："阳气尽阴气盛则目瞑，阴气尽而阳气盛则寤。"故睡眠也是阴阳消长交替中的必然阶段，是人体为了适应环境，保持阴阳自我调节平衡的表现，所以维持正常睡眠是维护人体健康的保证。醒着的时候阳气在活动，是阳气消耗的过程，长期剥夺睡眠时间，阳气则会过度消耗，人体阴阳失衡，疾病将会发生。根据阴阳变化的规律，采用合理的睡眠护理措施，保证充足而适当的睡眠时间，以利其尽快恢复机体疲劳，保持充沛的精力，从而达到防病健体、延年益寿的目的。

《素问·四气调神大论》中详细记载了适应自然界变化而调整睡眠时间的具体方法："春三月，此谓发陈，天地俱生，万物以荣，夜卧早起，广步于庭……夏三月，此谓蕃秀，天地气交，万物华实，夜卧早起，无厌于日……秋三月，此谓容平，天气以急，地气以明，早卧早起，与鸡俱兴……冬三月，此谓闭藏，水冰地坼，无扰乎阳，早卧晚起，必待日光……"指春天万物复苏，生机活泼，人体阳气生发，宜夜卧早起。春天白昼渐长，夜间缩短，故宜"夜卧早起"。起床后，在病情允许的情况下宜在室外悠然自得，无拘无束地散步，以顺应阳气升发、万物生机蓬勃的自然景象。夏季阳气旺盛，万物生长茂盛，应晚睡早起，以应夏日的阳长之气。夏季白昼最长，黑夜最短，患者宜"夜卧早起"，以受晴明之气，顺应阳气的生长。夜寐之前，应鼓励患者到户外散步，可以祛除一日暑热，消除疲劳，宁心安神。入秋后，白昼渐短，夜来提前，人体阴气渐盛，阳气渐收，万物结实，故应早睡早起，以应秋天收敛之气。冬季昼短而夜最长，阴气盛极，万物闭藏，应顺应人体养精固阳的需要，早睡晚起，以避寒就温，顺应冬天潜藏之气。慢性阴虚精亏者，尤应注意积蓄阴精，以预防春夏阳亢之时对阴精的耗损。

通过这种顺应昼夜节律和四时节律的睡眠养生方法，可以达到养神、促进气化及生精之目的，若逆而不循，就会导致精气神功能紊乱和疾病的发生。

2. 睡眠促进与宜忌　卧室卧具要舒适。床高矮适中，床垫软硬适宜，褥子宜厚而松软，被子宜宽大不重，厚薄适中，柔软干燥，枕头高度以躺卧时头与躯干保持水平为宜。枕头的软硬度适宜，可用荞麦皮装六七分满作枕芯，既冬暖夏凉，又有清热泻火的功效，其松软及弹性程度最有利于睡眠。为防治某些疾病还可特制药枕，根据不同的年龄、体质、疾病和季节，选择不同的药枕来养生保健。如耳鸣耳聋患者选用磁石枕，目暗目花患者可用菊花枕、茶叶枕和决明子枕等作"明目枕"，神经衰弱者可选琥珀枕、柏子仁枕。使用药枕时应注意，枕内容物宜选辛香平和、微凉、清轻之品，忌用大辛大热、大寒、动血、迫血及剧毒之物，如乌头、麝香等。

睡前神宜定，忌七情过极、读书思虑和剧烈运动。可适当静坐、散步、看慢节奏的电视，听低缓的音乐，使身体逐渐入静，静则生阴，阴盛而寐。睡前饮食宜少食多餐，忌过饱过少，忌大量饮水，尤其是老年人，夜尿增多，影响睡眠。适当食用养心阴的食物如冰糖百合莲子羹等有良好的催眠效果。

NOTE

（三）口腔护理

口腔是食物进入消化道的重要通道，也是产生唾液的场所，易滋生疾病，口腔对患者十分重要。明·薛己撰《口齿类要》是我国最早的口腔疾病论著，提出了对口腔疾病的标本兼治法。如唇茧篇所说："《内经》云脾气开于口，又云脾之荣在唇。盖燥则干，热则裂，风则肿，寒则揭。若唇情动火伤血；或因心火传授脾经；或因浓味积热伤脾。大要审本症察兼症，补脾气，生脾血则燥自润，火自除，风自息，肿自消。"提出对于口唇干燥出血等，要补脾气。目前越来越多的中医口腔护理方法应用于临床。

1. 促进口腔健康和预防口腔溃疡 常用清水、金蒲散含漱剂、丁香漱口液、苦丁茶液等含漱。也可用中药口服液，如金银花、甘草泡水茶饮。

2. 减轻口腔异味 用甘草银花液、口疮灵漱口液、生理盐水、益口含漱液等漱口。

3. 消炎止痛 咽喉肿痛者含漱消炎散、口洁净等；口疮部位涂上珠黄散、冰硼散、锡类散等；或以吴茱萸末调醋敷于双足心，也可用王不留行籽耳穴埋豆贴压穴位达到治疗目的。

（四）皮肤护理

久病长期卧床者易生压疮、皮肤溃疡。压疮为中医学"席疮"，因久着席褥生疮而得名。清·顾世澄《疡医大全》三十五卷说压疮亦名为印疮、褥疮，指久着席褥，身体受压处如臀、背等肌肉单薄部位出现的溃疡。因久病气血亏虚，气不能运血以营养肌肤，加之局部受压摩擦染毒而成。多见于截瘫、半身不遂等。症见初起患处呈现紫斑，继而皮肤破损，逐渐坏死溃烂，腐肉脱落，形成溃疡，较难愈合，治宜调补气血，内服十全大补汤之类。外治则重在预防，因此加强卧床患者的皮肤护理非常重要。宜定时翻身，保持衣裤、床单的平整、清洁、干燥，保持皮肤清洁，定时检查受压部位，尤其是骨突处，观察皮肤颜色及血运情况，可用气垫床或在骶尾部或足跟部垫气圈或气垫。

压疮发生后，根据患者不同证型进行护理。气滞血瘀者，应予以行气活血，如勤翻身、局部热敷或用红花油适当按摩受压部位；亦可艾灸局部，每日1～2次，每次20分钟。瘀腐热郁者，可先以蒲公英水洗，再涂白及黄连液；或先以1%矾水清洗创面，清除坏死组织，外敷五五丹，继用生肌玉红膏等。气虚津亏者，先以生理盐水清洁创面，再以蛋黄油外敷。气虚夹湿者，可用生理盐水清洁创面，再以祛腐生肌膏外敷。压疮溃疡部位皮肤在换药后要保持清洁、干燥。

（五）衣着护理

应根据四时阴阳、气候变化做好衣着护理。

1. 春季慎避风寒 春季风气主令，六淫之邪常与风邪合而致病。且春季天气乍暖还寒，气候变化较大，老年人、小儿和身体虚弱的人，易受风邪之侵。因此，春季要随时注意增减衣被，注意保暖，切忌过早地脱衣减被，衣服更不可顿减。此即古人所说的"春捂"。

2. 夏季养阳护阴 夏季人体阳气最盛，阴气相对不足，尤其是素体阴虚者，应以养阳护阴为主。《老老恒言·衣》说："夏虽极热时，必着葛布短半臂，以护其胸背。"即使很热，夏季人们至少要穿着背心短袖衫之类，对体弱和和老年人更为重要。夏季暑湿主令，要注意防暑避湿。外出尽量着浅色单衣，勤洗勤换，勿在烈日或当风处更衣或当风处脱衣。夏季气候炎热，应选用麻纱、丝绸等易散热、透汗、舒适、凉爽的面料。汗出后及时沐浴更衣，以免受凉。

3. 秋季慎寒凉 初秋流火未净，气候冷热多变，稍不留意便易感受外邪，旧病也易复发，应遵循"春捂秋冻"的原则，宜素装薄衣，早晚稍凉则加衣。入秋后，加衣被要适当减慢速度，不宜过早过快，适当进行耐寒锻炼。

4. 冬季防寒保暖 冬季寒气主令。寒为阴邪，冬季阴气盛极，阳气潜伏，易伤阳气，易发生感冒。故要告诫患者注意防寒保暖，衣着要厚、轻、暖，颜色宜深。要随气候变化及时增减衣服。

（六）二便护理

二便是人体新陈代谢、排除代谢废物的主要形式。二便正常与否，直接影响到人体的健康。

1. 大便护理 汉代王充在《论衡》中指出："欲得长生，肠中常清，欲得不死，肠中无滓。"金·朱丹溪《格致余论》中说："五味入口，即入于胃，留毒不散，积聚既久，致伤冲和，诸病生焉。"即肠中的残渣、浊物要及时清理、排出体外，才能保证机体的生理功能。因此，要养成按时大便的习惯，要做到有便不强忍，大便不强挣，以免损伤人体正气，引起痔疮。腹泻者及时倾倒排泄物，宜保持室内清洁、通风，定期消毒。暴泻者宜卧床休息。寒湿泻者腹部宜保暖，可热敷或热熨，或按揉足三里、中脘以散寒祛湿，健脾止泻。湿热泻者病室宜凉爽干燥。脾虚腹泻病室宜温暖干燥。排便频繁者注意肛周皮肤护理，便后以温水清洁，保持干燥，局部涂以凡士林或黄连油膏。便秘炽热内结者可用地骨皮煎水灌肠，或指压大肠俞、天枢、支沟、合谷、曲池穴以泄热通便；阴寒凝滞者可灸神阙、气海穴；老年气虚、运化无力者，应活动适度，避免过度劳累。

2. 小便护理 小便是水液代谢后排除糟粕的主要途径。水代谢以通畅和调为顺，不可滞留，故《素问·经脉别论》中提出了"通调水道"之说。小便道利则人体健康，反之则人有疾患。小便不能通利则为尿潴留。尿潴留如术后发生则多为气虚，以益气温阳利水中药热敷下腹部，可配合指压中极、气海穴，或艾条灸足三里、气海、关元、中极等穴，施灸后注意保暖。膀胱湿热者，病室宜凉爽干燥，伴发热者可采用物理降温；脾肾虚弱者，病室宜温暖向阳，热敷熨脐部，同时配合膀胱区按摩促进排尿，亦可用滴水声等诱导疗法助其排尿。小便通利失控则为尿失禁。尿失禁者注意保持皮肤清洁干燥，注意会阴部护理，通过缩肛运动锻炼盆腔肌肉力量，坚持定时排尿，训练膀胱功能；避免尿失禁诱发动作如咳嗽、弯腰等。长期尿失禁者可采用留置导尿。

（七）活动与休息护理

在生活和疾病康复中，动静结合，适度活动与休息，对人体保健与康复有很好的作用。经常合理的活动有利于活动筋骨，通畅气血，强健体魄，增强体质，能锻炼意志，增强毅力，从而保持生命活动的能力。

1. 避免久视 久视伤血，"目受血而能视"，若用目过度，会耗伤气血。无论年轻人还是老年人，若过于用目，如用电脑、看书、看电视、看戏剧、看电影太久，都有可能造成血虚，引起头晕目眩，两目干涩。因此，在日常生活中用目持续时间不宜过久，若需长时间用目，则必须每隔30～60分钟适当休息，眺望远景或闭目养神。

2. 避免久立 《养生论》说："久立伤骨，损于肾。"站立是人体最基本的体位之一。久站不动，身体的重量全部压在脊椎和下肢骨上，下肢骨骼、肌肉的负担增加，血液回流也不畅，从而出现气滞血瘀，招致疾病，如下肢静脉曲张、痔疮、两足浮肿等。若长期从事久站工作，可在站立时行甩腿动作、扭膝运动或在睡前按摩双腿及温水泡脚。

3. 避免久行　《养生论》指出："久行伤筋，劳于肝。"人的行动是以气血为基础，还须调动肌肉、筋骨等功能作用才能完成。长时间行走奔跑，不仅耗伤气血，还会使肌肉、筋脉处于疲劳状态。适度的步行有益于健康，但若长时间疾步行走，超过了机体的耐受能力，就有可能使无病者积劳成疾，有病者疾病加重。

4. 避免久卧　适当的躺卧可以使人身心放松，有助于消除疲劳，但卧床过久则会"伤气"。久卧可使人的气血运行迟缓，阳气不伸而伤气，导致气血阻滞，脏腑功能受到影响。研究证明，睡眠并非越多越好，睡眠过多和睡眠不足同样可引起机体功能紊乱，只有合适的睡眠才能达到宁神养气、保持健康的目的。

5. 避免久坐　久坐伤肉，由于常时间的坐位，臀部皮肤毛囊易受堵塞而生疖、毛囊炎等。久坐可引起脾胃积滞而使脏腑气机不畅，消化不良，气短乏力。此外，久坐者还易得颈椎病、肩周炎和冠心病等。因此，脑力劳动者和老年人要避免久坐，可每天做数次转胯运动、旋腰转脊及腰部按摩。

6. 避免神劳　神劳即用脑过度，精神过度疲劳。在日常的学习和工作中过于疲劳，不注意适当的休息，是导致神劳的主要原因；对生活中的某些事物或现象缺乏正确的认识，所欲不遂，思虑不解，或对外界各种刺激的适应能力较低，常因此而感到焦虑不安，久之也可导致神劳。中医学认为，心主神而藏血，脾在志为思，故思虑劳神过度，最易耗伤心血，损伤脾运。临床实践也证明，长期的精神紧张，用脑过度，对冠心病、高血压、脑血管意外、癌症、溃疡病的康复极为不利。因此，"思"要有节制，能为者则为之，不能为者即舍之，强求者，常常枉费心神。脑力劳动者要善于用脑，劳而不倦，保持大脑常用不衰。应注意与体力劳动相结合，用脑时间不宜过长，每天都应有一定时间的体力活动，如早操、体育锻炼、庭院劳动等，以解除精神疲劳。此外，要正确对待生活中可能发生的各种不愉快的事情，凡事从长远着想，清心寡欲，不斤斤计较个人得失。

7. 脑力劳动要与体力活动相结合　脑力劳动偏重于静，体力活动偏重于动。动以养形，静以养神，体脑结合，则动静兼修，形神共养。如脑力劳动者，可进行一些体育锻炼，使机体各部位得到充分有效的运动；还可从事美化庭院活动，在庭院内种植一些花草树木，并可结合场景吟诗作画，陶冶情趣，有利于身心健康，延年益寿。

8. 休息保养多样化　要做到劳逸结合，就要注意多样化的休息方式。休息可分为静式休息和动式休息，静式休息主要是指睡眠，动式休息主要是指人体活动，可根据不同爱好自行选择不同形式。如听相声、听音乐、聊天、看戏、下棋、散步、观景、钓鱼、赋诗作画、打太极拳等。总之，动静结合，寓静于动，既达到休息目的，又起到娱乐效果，不仅使人体消除疲劳，精力充沛，而且使生活充满乐趣。

第三节　情志护理

情志护理是指在护理工作中，注意观察和了解患者的情志变化，运用中医护理的方法预防和消除不良情绪，以利于疾病的预防、治疗和康复的方法。七情分属于五脏，即心主喜、肝主怒、脾主思、肺主忧、肾主恐，称为五志。《素问·阴阳应象大论》说："人有五脏化五气，以生喜怒悲忧恐。"

一、情志与健康的关系

情志与人体健康的关系非常密切。在正常情况下，七情活动对机体生理功能起着协调作用，不会致病。七情六欲，人皆有之，情志活动属于人类正常生理现象，是对外界刺激和体内刺激的保护性反应，有益于身心健康。但任何事物的变化，都有两重性，人的情绪、情感的变化，亦有利有弊，正如《养性延命录》所说："喜怒无常，过之为害。"《三因极一病证方论》则将喜、怒、忧、思、悲、恐、惊正式列为致病内因。

（一）情志正常，脏气调和

正常的情志活动是体内脏腑、气血、阴阳调和的反映，同时又能反作用于人体，调达脏气，增强人体的抗病能力，对维护人体的健康起着积极的促进作用。正如《医醇剩义·劳伤》中指出："夫喜、怒、忧、思、悲、恐、惊，人人共有之境。若当喜而喜、当怒而怒、当忧而忧，是即喜怒乐发而皆中节也。"《素问·举痛论》中指出："喜则气和志达，荣卫通利。"喜的心境有益于人的身心健康。而怒一般被认为是一种消极、否定的情绪，但怒作为人的基本情感之一，对人体的健康也有着其积极的一面，怒为肝之志，正常情况下有助于肝气的疏泄条达。由此可见，情志正常，则脏气舒达调畅，从而使脏腑功能活动得到加强。

（二）情志异常，内伤脏腑

1.直接伤及脏腑 不同的情志刺激可直接伤及相应的脏腑，产生不同的病理变化。《灵枢·百病始生》曰："喜怒不节则伤脏。"《素问·阴阳应象大论》曰："怒伤肝、喜伤心、思伤脾、忧伤肺、恐伤肾。"七情致病以心、肝、脾三脏为多见，其中以心为主导。由于心为五脏六腑之大主，精神之所舍，因此七情太过，首先伤及心神，然后影响其他脏腑。正如《灵枢·口问》所曰："悲哀愁忧则心动，心动则五脏六腑皆摇。"

2.影响脏腑气机 《素问·举痛论》曰："怒则气上，喜则气缓，悲则气消，恐则气下，惊则气乱，思则气结。"是说过度愤怒可使肝气上冲，血随气逆，并走于上；过度喜乐使心气涣散，神气不能收持；过度悲伤可耗伤肺气；过度恐惧可使肾气不固，气泄于下；突然受惊导致心气紊乱，气血失和，心神失常；思虑过度导致脾气郁结，运化失常。异常情志变化可以使脏腑气机功能紊乱，令其升、降、出、入不能正常运行，从而导致疾病的发生。

3.影响疾病的转归 疾病的全过程即是人体脏腑阴阳气血失调的过程。情志过度能够损伤脏腑的神和气，神伤则脏腑阴阳气血无所主，气伤则脏腑阴阳气血随之失调。所以在疾病过程中，如果产生过度的情志变化，就会加重脏腑阴阳气血的紊乱，使病情加重。

二、情志护理的原则

（一）诚挚体贴

患者的情志状态和行为不同于正常人，常常会产生各种心理反应。如主观感觉异常，猜疑心重，依赖性增强，产生寂寞、苦闷、忧愁、悲哀等不良情绪，甚至环境、生活的各个方面，都会对情志有影响。《素问·汤液醪醴论》曰："精坏神去，荣卫不可复也。"此时患者迫切需要医护人员给予关怀和温暖，设身处地为患者着想。护理人员对待患者要热情、亲善、和蔼、有礼貌，使患者一踏进医院就感到温暖、亲切。当患者忧愁或痛苦时，护理人员应主动与之分忧；患者悲观时，要热情予以鼓励。诚挚体贴要体现在护理过程的各个环节，处处体谅患者的心情，以仁慈之心爱护患者。

（二）一视同仁

在医护人员面前，患者只有轻重缓急之分，没有贫富贵贱之别。孙思邈《备急千金要方·大医精诚》所说："凡大医治病……如有疾厄求救者，不得问其贵贱贫富，长幼妍媸，怨亲善友，华夷智愚，普同一等，皆如至亲之想。"即要求我们对待患者要一视同仁，不论其地位之高低，家境之贫富，也不论年龄之老幼，貌之美丑，不念恩怨亲疏，不分中外民族，不管聪明愚昧，把他们全都看作自己的亲人。护理人员只有具备了这种高尚的护理美德，才能赢得广大患者的信赖，患者对护理人员的信任，是情志护理成功的关键。

（三）因人施护

由于人的体质有强弱之异，性格有刚柔之别，年龄有长幼之殊，性别有男女之分，疾病的性质和病程的长短各异，其心理状态也各不相同。如《灵枢·寿夭刚柔》所说："人之生也，有刚有柔，有弱有强，有短有长，有阴有阳。"体质强弱不同，对情志刺激的耐受力也有一定差异。体质较强者，对于情志刺激的耐受性较强，一般情况下不易为情志所伤；而体质较弱者，轻微的精神心理变化，就可能引起或诱发疾病的发生。一般而言，性格开朗乐观之人，心胸宽广，遇事心平气和而自安，故不易为病；性格抑郁之人，心胸狭隘，精神脆弱，情绪常激烈，易酿成疾病。在年龄方面，儿童脏腑娇弱，气血未充，多为惊、恐致病；成年人，气血方刚，奋勇向上，又处在各种错综复杂的环境中，易为怒、思所伤；老年人，由于生活阅历丰富，一生中历经坎坷，尤其是离退休者，从工作岗位上下来，感到精神失落，常易产生孤独情感，易为忧郁、悲伤、思虑所致病。性别与情绪也有关系，男多属阳，以气为主，性多刚悍，对外界刺激有两种倾向：一是不易引起强烈变化；二是表现为亢奋形式，多为狂或大怒，因气郁致病相对较少。女多属阴，以血为先，其性多柔弱，一般比男性更易因情志所伤。对于情志的刺激，以忧悲、哀思致病为多见。因此要针对患者个体差异，实施情志护理。

（四）避免刺激

人患病后适应噪声的能力减弱。如体质虚弱或犯心惊、癫狂等病的患者在轻微声响的影响下会坐立不安，心惊胆战，影响睡眠和休息。《素问·痹论》曰："静则神藏，躁则消亡。"说明患者在治疗期间应当安心静养，保持情绪稳定，这样才有利于疾病的康复。因此，要为患者提供一个良好的休养环境，避免给患者造成不良的刺激，使之保持情绪稳定。在工作中要做到四轻：走路轻、关门轻、说话轻、操作轻。严格探视制度，在保持患者得到亲情支持的情况下，尽量减少病室内探视人员，保持病室安静。齐德之《外科精义》中指出："勿令于患人左右，弹指嗟咨，掩泪窃言，感激患者，甚不利便。"即强调要注意实行保护性医疗，患者由于疾病的折磨，精神负担很重，对医护人员的一言一行极为敏感，要避免因处理不当或出言不慎而影响患者的情绪。假如患者病情突然变化时，护理人员要稳重，不要在患者面前表现出惊慌失措的神态，要沉着冷静，积极配合医师抢救，同时做好患者及家属的安慰工作，稳定患者的情绪。

三、情志护理的方法

情志变化可以直接影响人体脏腑的变化，《素问·汤液醪醴论》指出："精神不进，意志不治，故病不可愈。"历代名医一再提倡："善医者，必先医其心，而后医其身。"因此必须加强情志护理。情志护理方法有多种，可根据患者的具体病情选择合适的方法，以取得较好的效果。

（一）说理开导法

说理开导法即指运用正确、恰当的语言，对患者进行劝说开导，使患者能正确地认识疾病及情志与人体健康的关系，以积极的态度和行为配合治疗和护理的方法。《灵枢·师传》中指出："人之情，莫不恶死而乐生，告之以其败，语之以其善，导之以其所便，开之以其所苦，虽有无道之人，恶有不听者乎？"此为说理开导法的起源。根据人患病后的心理特点，进行说理开导。通过向患者指出疾病发生的原因、性质、危害及病情的程度，引起患者对疾病的重视，形成正确的认识和态度；对疾病担忧和失去信心的患者，应耐心告之积极配合，及时治疗是能恢复健康的等。但说理开导，也要因人而异，做到有的放矢，生动活泼，耐心细致，用实事求是的方法为患者分析病情，启发患者自我开导来解除或缓解其心理压力，调整情绪。进行说理开导，护理人员必须要取得患者的信赖，态度要真诚、热情，对患者要有同情心和责任感，对患者的隐私要注意保密，尊重患者的人格，这样，才能达到通过说理开导，动之以情，晓之以理，喻之以例，明之以法，从而起到改变患者精神及身体状况、促进疾病康复的目的。

（二）释疑解惑法

释疑解惑法是指根据患者存在的心理疑虑，通过一定的方法，解除患者对事物的误解、疑惑，从而增强其战胜疾病的信心，促进疾病康复。心存疑惑是患者较普遍的心理现象，特别是性格抑郁、沉默寡言的患者。患者常常产生各种各样的疑惑或猜测，或小病疑大，或轻病疑重，或久病疑死，如听说某某确诊为癌，就怀疑自己患了不治之症，以致精神紧张，忧心忡忡，到处寻求名医，要求做各种各样的检查，对医生的诊断提出各种疑问，最终疑虑成疾。"杯弓蛇影"便是典型的案例，《晋书·乐广传》载："尝有亲客，久阔不复来，广问其故，答曰：'前在坐，蒙赐酒，方欲饮，见杯中有蛇，意甚恶之，既饮而疾。'于时河南听事壁上有角，漆画作蛇，广意杯中蛇即角影也。复置酒于前处，谓客曰：'酒中复有所见不？'答曰：'所见如初。'广乃告其所以，客豁然意解，沈疴顿愈。"对于此类患者，护理人员要耐心向他们介绍病情相关知识，阐明真相，从根本上解除患者的心理负担，使患者从迷惑中解脱出来。对严重的疑心病，甚至可以用假解释的方法，巧妙地让其信以为真。《古今医案按》中曾记载这样一案："一人在姻家过饮，醉甚，夜宿花轩，夜半酒渴，欲水不得。遂口吸石槽水碗许。天明视之，槽中俱是小红虫，心陡然而惊，郁郁不散，心中如有蛆物，胃脘便觉闭塞。日想月疑，渐成痿膈，遍医不愈。吴球往视之，知其病生于疑也，用结线红色者分开，剪断如蛆状，用巴豆二粒，同饭捣乱，入红线丸十数丸，令患者暗室内服之，又于宿盆内放水。须臾欲泻。令患者坐盆，泻出前物，荡漾如蛆。然后开窗令亲视之，其病从此解，调理半月而愈。"正如《王氏医存》中所言："治一切心病，药所不及者，亦宜设法以心治心，弓影蛇杯，解铃系铃，此固在慧心人与物，推移无法之法，可意会而不可言传也。"

（三）宣泄解郁法

宣泄解郁法是让患者把抑郁于胸中的不良情绪宣达、发泄出去，从而尽快恢复正常情志活动，维持愉快平和心境的方法。这种方法对于一些内伤情志之病有一定的效果。李中梓《医宗必读》中曾指出："境缘不偶，营求未遂，深情牵挂，良药难医。"古人云"郁则发之"。这类

NOTE

患者，只有将内心的苦痛倾吐出来，郁闷之气机才得以舒畅，护理人员要善于因势利导，用恰当的语言加以抚慰、开导，使其从精神创伤中解脱出来。《素问·移精变气论》指出："闭户塞牖，系之病者，数问其情，以从其意。"就是要求选择一个安静的环境，详细询问患者，让其倾诉隐讳之情，同时进行耐心的说服开导。要注重情感交流，做一个有效的倾听者，体贴、理解患者。

（四）移情易性法

移情易性法是通过一定的方法、措施转移或改变人的情绪和注意力，以摆脱不良情绪的方法，又称移精变气法。是利用某些方法，转移患者对于疾病的注意力，改变其消极情绪，以促进疾病的恢复。某些人患病后，往往将注意力集中在疾病上，整天围绕疾病胡思乱想，陷入苦闷烦恼和忧愁之中，这不仅严重影响治疗效果，而且还能加重病情，移情就是将注意力转移。在护理工作中，可以采取一定的措施，将患者的注意力从疾病转移到其他方面。常用的移情方法包括运动、音乐欣赏、书法绘画、读书赋诗、种花养鸟、弈棋垂钓及外出旅游等。在诸多方法中，音乐欣赏及书法绘画对陶冶情志最为有益。

（五）以情胜情法

以情胜情法是指有意识地采用一种情志抑制另一种情志，达到淡化，甚至消除不良情志，保持良好精神状态的情志护理方法。以情胜情法起源于《黄帝内经》，《素问·阴阳应象大论》提出："怒伤肝，悲胜怒；喜伤心，恐胜喜；思伤脾，怒胜思；忧伤肺，喜胜忧；恐伤肾，思胜恐。"朱丹溪又进一步发展了《黄帝内经》中所提出的以情胜情疗法，他提出："怒伤，以忧胜之，以恐解之；喜伤，以恐胜之，以怒解之；忧伤，以喜胜之，以思解之；思伤，以怒胜之，以喜解之；恐伤，以思胜之，以忧解之；惊伤，以忧胜之，以恐解之；悲伤，以恐胜之，以怒解之。"上述五行模式的以情胜情法，正是中医学中独特的情志治疗护理方法。中医学认为，人有七情，分属五脏，五脏与情志之间存在阴阳五行生克原理，用相互克制的情志转移和干扰对机体有害的情志，从而达到协调情志的目的。历代医家都广为运用，如历史上文挚疗王侯之疾，华佗治郡守之病，均为激怒疗法之验案。《内经》言："忧则气结，喜则百脉舒和。"金元张子和在《儒门事亲》中指出："悲可以治怒，以怆恻苦楚之言感之；喜可以治悲，以谑浪戏狎之言娱之；恐可以治喜，以恐惧死亡之言怖之；怒可以治思，以污辱期罔之事触之；思可以治恐，以虑彼志此之言夺之。"

1. 恐胜喜 是通过恐惧因素来收敛耗散的心神，克制大喜伤心，恢复心神功能的方法。本法常用于喜笑不休、心气涣散的病证及因过喜而致的情志失调。

2. 怒胜思 是通过忿怒因素来克制思虑太多，恢复心脾功能的方法。本法常用于思虑过多，伤脾耗神所致的郁证、失眠等。

3. 喜胜悲 是通过喜乐因素来消除悲哀太过的方法。本法常利用幽默、诙谐的语言和滑稽可笑的表演，说笑话，听相声，观喜剧等方法促使患者出现好动、好笑、高兴等的欣喜状态，以促进阴阳协调、气血顺畅。适用于性格内向、情绪低落、表情淡漠及悲哭证、脏躁证等。

4. 悲胜怒 是通过悲哀因素来克制忿怒太过的方法。本法常用于其他病证兼有情绪亢奋者，如眩晕、狂证等。

5. 思胜恐 是通过思虑因素来控制惊恐太过的方法。本法常用于惊恐证的康复疗法，以消除患者的惊恐情绪。

以情胜情主要包括采用悲哀、喜乐、惊恐、激怒、思虑等情志刺激，以纠正相应所胜的情志。但应注意根据具体情况具体分析，掌握患者对情志刺激的敏感程度，选择适当的方法，达到情志护理目的。

（六）顺情从欲法

顺情从欲法是指顺从患者的意志、意愿、情绪，满足其心身的需要，以解除患者因情志意愿不遂所致病证的一种情志护理方法。患者在患病过程中，情绪多有反常，对此，先顺其情，从其意，有助于心身健康。所以对于患者心理上的欲望，在护理中注意分析地对待，若是合理的，条件又允许，应尽力满足之所求或所恶，或对其想法表示同情、理解和支持。如满足患者机体的舒适、清洁的环境、合理的营养、有效的诊疗、耐心的解释、适当的信息等。为患者提供支持系统，积极争取患者的家属、亲朋好友、同事、单位及社会相关组织提供对患者的爱护、关怀和帮助，对解决患者的心理问题可起到明显的效果。引导家属在患者面前保持良好的情绪，多理解体贴患者，在生活上给予无微不至的关怀和照顾，共同创造家庭温馨气氛，使患者心境达到最佳状态，促进患者早日康复。对新入院的患者应热情接待，介绍医护人员、环境及有关制度，耐心解答患者的问题，主动对患者进行健康教育，耐心体贴地服务于患者，满足患者的基本需求。

（七）暗示法

暗示法是指医护人员利用语言、动作或其他方式，使患者在不知不觉中受到积极暗示的影响，从而不加主观意志地接受护理人员的某种观点、信念、态度或指令，解除心理上的压力和负担，消除疾病症状或增强某种治疗和护理方法效果的一种情志护理方法。《素问·调经论》说："刺微奈何？岐伯曰：按摩勿释，出针视之，曰我将深之，适人必革，精气自伏，邪气散乱，无所休息，气泄腠理，真气乃相得。"这是暗示疗法的最早记载。医生在实施针刺的过程中，对针刺部位多加按摩，同时示针以患者，佯告深刺，从而使患者注意力集中，达到提高针刺效果的目的。暗示作用在日常生活中随时随处都可见，如"望梅止渴""草木皆兵"，这些成语所说的都是一种暗示作用。暗示可来自别人（他暗示），也可来自自己（自我暗示）。暗示的方法有很多，如言语暗示、药物暗示、手术暗示、情境暗示等。护理工作者对患者的鼓励、安慰、解释、保证等也都有暗示的成分。从暗示内容来分，暗示有积极的暗示和消极的暗示。积极暗示就是积极的、愉快的、对健康有鼓动作用的暗示；消极暗示则相反。因此，护理人员应尽量避免由于言行不慎给患者带来的悲观消极的暗示。此外，患者还可以进行积极的自我暗示，如反复强化"一定能战胜疾病""吃药能治好病""医生能治好我的病""我能睡好觉"等意识，从而诱导脏腑功能向有序的方向发展。

四、预防七情致病的方法

要预防七情致病，就必须做到保持精神乐观，心境平和，随时调和情绪的变化，避免七情过激。

（一）清静养神

清静养神是指采取各种措施使精神保持淡泊宁静的状态，不为七情六欲所干扰。如《素问·上古天真论》所说"恬惔虚无，真气从之，精神内守，病安从来"的境界，在日常生活中，做到精神内守，心平气和，精气才能日见充实，亦可随之健壮。神是生命活动的主宰，它

NOTE

统御精气，是生命存亡的根本和关键。而患病之人对于情志刺激尤为敏感，调摄精神就更为重要。因此，要树立清静为本的思想，不过分劳耗心神，乐观随和，做到静神不用，劳神有度，用神不躁。此外，减少外界对神气的不良刺激，创造清静养神的条件也非常重要。

（二）保持乐观

乐观能促进人体生理功能，有益于健康。情志乐观，心胸宽广，性格开朗，精神愉快，可使营卫流通，气血条畅，生机旺盛，身心健康。唐代医学家孙思邈在《摄生咏》中也说："安神宜悦乐，惜气保和纯。"清代名医叶天士更认为，"心胸常开阔，年岁活一百"。

在生活中通过锻炼、陶冶情操，逐渐培养乐观性格，增进身心健康。人一生中难免要遇到不如意之事，关键在于遇到这类事时，要能正确对待，妥善处理，及时解脱。如能退步思量，则能减轻烦恼。即站在局外人的角度看待某一事物，怀有平常心，从"围城"中解脱出来，这是一种自我安慰的方法，对于减轻烦恼具有积极的作用。或采用吐露交谈，宣泄烦恼的方法。若自己的烦恼通过退步思量还不能减轻时，应及时与人吐露交谈，听取别人的劝慰，这是借助他人疏导将心理的郁闷宣泻吐露出来，达到调畅气机作用。

（三）平和七情

平和七情是指调节情绪，节制感情，防止七情过激，从而达到心理平衡的方法。《黄帝内经》指出"智生养生"要"和喜怒"。《医学心悟》归纳了"保生四要"，"戒嗔怒"为其中一要。说明保健养生与七情调节有关，注意精神修养，节制自己的情感，维持心理平衡能促进健康。因此学会平和各种不良情绪，将有利疾病的预后及健康长寿。

喜、怒为七情之首，喜贵于调和，而怒宜于戒除。然而，过度的喜又会伤神耗气，适度的喜对人体的生理功能具有良好的促进作用。怒是致病的魁首，人藉气以充身，发怒则伤气是以伤身。《素问·举痛论》中说"怒则气逆，甚则哎血及飧泄"。所以古人在养身防病中，总结了戒怒与制怒的基本方法：一是以理制情，即以理性克服情志上的冲动，使怒气不生；二是以"耐"养性，即要有豁达的胸怀，高尚的情操，良好的涵养，遇事能够忍耐而不急躁化怒。但在怒已生而又不可遏之时，应当及时发泄和吐露，以免郁遏而生疾。

忧郁、伤悲是对人体有害的情绪。忧愁太过以致气机失畅，过度悲伤，肺气郁结，甚则耗气伤津。忧郁、伤悲能够损神伤气，削弱机体的抗病能力，从而导致病邪侵入。因此，在日常的生活工作中，注意培养和保持开朗的性格，用乐观战胜忧伤的情绪。

思虑是七情之一。适度的思，能够强心健脑，对人体有益无害；而过度和不当的思虑，则往往对人体造成危害，使心神过耗而不复，脾气留中而不行，产生头昏、心慌、失眠、多梦、纳呆、腹胀等证候。因此，思虑应当适度而不可太过。《类修要诀·养生要诀》提出"少思虑以养其神"，即告诫人们思虑劳心用脑，必须有节，不可过度，以理制思，切实减少一些不必要的思虑。

惊恐对人体也有较大的危害。惊则气乱，恐则气下，惊恐可以导致心神失宁，肾气不固，而出现心慌、易惊、失眠、二便失禁，甚则心神受损，气机逆乱，气血失常，阴阳散败，心惊猝死。由此可见，惊恐是情志致病的重要因素之一，在养生防病中应当注意预防和避免。防惊杜恐的方法，一是有意识地锻炼自己，培养勇敢、坚强的性格，以预防惊恐致病；二是避免接触易导致惊恐的因素和环境，以杜绝惊恐发生。

护理人员应鼓励患者表达自己的想法、观点和感受，同时表示理解、同情和乐于倾听，使患者感到自己是安全的、被人信任的，从而增强其继续交流的信心和兴趣。护理人员还应以真诚、热情、友善的态度对待患者，尊重患者的权利和人格，引导患者发现自己的问题，鼓励患者进行自我指导、自我克服和自我改善，避免七情过激，以预防和治疗七情内伤。

第四节　饮食护理

饮食是维持人体生命活动必不可少的物质基础。合理的饮食是人体五脏六腑、四肢百骸得以濡养的源泉；饮食不当则可使人体正气虚弱，抵抗力下降，导致多种疾病的发生。《黄帝内经》曰："谷盛气盛，谷虚气虚，此其常也。反此者，病。"饮食护理是在中医药理论指导下，根据患者病情需要，给予适宜的饮食，预防或治疗疾病的一种方法。中医学认为，合理的饮食和良好的饮食习惯是维持正常机体功能的关键之一。如《黄帝内经》强调"饮食有节""五味调和"的养生方法，以补精益气，防止早衰。对于患病之人，历代医家在治疗疾病时，除了药物调治外，更重视饮食的调养作用。《千金要方·食治》明确指出："食能排邪而安脏腑，悦神爽志，以资血气。若能用食平疴，释情遣疾者，可谓良工。"因此，必须给予患者正确的饮食护理。

一、食物的性能

（一）四性

1.四性的含义　性是指食物具有的不同属性，包括寒、凉、温、热四性，习称"四气"，加上不寒不热的平性，又可称为"五性"。其中寒与凉，热与温有其共性，只是程度上有所不同，温次于热，凉次于寒。常用的 300 多种食物中，平性食物最多，温热性食物次之，寒凉性食物最少。

2.四性的确定　确定食物"性"的依据和药物是相似的，是从食物进入人体作用于脏腑经络以后所发生的反应按中医药理论概括出来的。一般能够减轻或消除热证的食物，属于寒性或凉性；反之，能够减轻或消除寒证的食物，属于温性或热性；二者均不明显者属于平性。此外寒热温凉尚有阴阳属性之分，寒凉的属阴性，温热的属阳性。

3.四性的作用与适应证　见表 10-1。

表 10-1　四性的作用与适应证

四性	作用	适应证	举例
寒凉性食物	清热、泻火、解毒、润燥、生津	热证	绿豆、西瓜、冬瓜、苦瓜、紫菜、白萝卜、香蕉等
温热性食物	温中、祛寒	寒证	羊肉、辣椒、姜、葱、蒜、酒等

注：平性的食物是指不寒不热、性质比较平和的食物，应用范围广泛。例如胡萝卜、黑豆、玉米、花生、猪肉、牛肉、牛奶、鸡蛋、无花果、白砂糖等。

（二）五味

1.五味的含义　所谓五味，是指辛、甘、酸、苦、咸五种不同的味道。另外还包括淡味和涩味，因而实际上不止五种。但是，五味是最基本的五种滋味，所以仍然称为五味。以常见的

300 多种食物统计数字来看，甘味食物最多，咸味与酸味次之，辛味更次之，苦味较少。

2. 五味的确定　五味主要通过两种方法来确定：一是通过口尝，即用人的感觉器官辨别，它是食物真实味道的反映；二是通过长期的实践观察，不同味道的食物作用于人体，产生不同的反应和疗效来辨别。

3. 五味的作用与适应证　见表 10-2。

表 10-2　五味的作用与适应证

味	特点	作用	适应证	举例
辛	能行、能散	发散、行气、行血	表证、气滞血瘀证	胡椒温里行气，适用于腹部冷痛、腹胀等
甘	能补、能和、能缓	补益、和中、缓急	虚证、痛证	红糖补益脾胃、止痛，用于脾胃虚寒的胃痛
酸（涩）	能收、能涩	收敛、固涩	虚证多汗、泄泻、尿频、遗精	乌梅涩肠止泻，用于久泻者
苦	能泄、能燥、能坚	泻热、燥湿、坚阴	热证、湿证、气逆等	苦瓜泻热，多用来治疗口苦、口臭、大便干燥等胃肠燥热证
咸	能下、能软	软坚、散结、泻下	热结便秘、瘿瘤、瘰疬等	海藻软坚，消散瘿瘤
淡	能渗、能利	渗湿、利水	水肿、小便不利、湿盛等	薏苡仁渗湿利水，用于脾运失常、水湿内盛的病证

注：涩味和酸味虽口感不同，但作用基本相同。一般来说，食物中具有涩味和酸味者亦有生津的特点，如菠萝、番茄等。

（三）归经

1. 归经的含义　食物的归经是指食物对机体某部位选择性作用，即某些食物对某些脏腑经络的病变起着主要或特殊治疗作用。食物归经实际是指明食物治病的适用范围。

2. 归经的确定　食物归经理论的形成是在中医基本理论指导下，以脏腑经络学说为基础，以食物食用后人体的反应为依据，经过长期实践总结出来的理论。如肺经病变常见咳嗽，用荸荠、芥菜能缓解咳嗽，说明它们归肺经。

最后要说明的是，食物既有性、味、归经，也有升降浮沉的作用趋向，但这种趋向不如药物显著，故不专门介绍。此外，极少数食物也有一定的毒性，如生食白果过量，则会中毒。

二、饮食调养的原则

食物作用于人体，需根据一定的原则而应用。饮食调养的原则有三因制宜、辨证施食、辨病施食、调整阴阳、协调脏腑等。本节重点介绍三因制宜、辨证施食和辨病施食。

（一）三因制宜

1. 因时制宜　四时季节气候的变化，对人体生理功能和病理变化均产生不同的影响。因此，应依据春夏秋冬四季阴阳消长的变化来调节人的饮食，以适应自然规律，保持人体阴阳的平衡协调。

（1）春季　春季属肝，万物生发向上，故饮食以疏肝养肝为主，忌酸涩。如芹菜炒猪肝、韭菜、黄豆芽、香菜等之品。

（2）夏季　夏季属心，气候炎热，人体阳气外发，故饮食宜祛暑生津，以清心护心为主。如银花露、苋菜、西瓜、绿豆、绿豆芽、莲藕等。

（3）秋季　秋季属肺，气候由热转凉，自然界的阳气由疏泄趋向收敛，故饮食宜酸润，以润肺养肺为主，忌辛散寒凉之物。如杏仁、银耳、蜂蜜等。

（4）冬季　冬季属肾，气候寒冷，阳气潜藏，阴气极盛，故饮食宜滋补，以补肾为主。如羊肉、狗肉等。

2. 因地制宜　不同地区，由于气候条件及生活习惯不同，人的生理活动和病变特点也不尽相同，所以饮食护理亦应有差异。如云贵川湘居处山区，气候潮湿寒冷，居民易感受寒湿，故喜食辛辣之品；西北高原地区，气候寒冷干燥，居民易受寒伤燥，宜食温阳散寒、生津润燥之品。

3. 因人制宜　由于人的体质、性别、年龄等不同，对病邪的抵抗力、病后恢复能力等均存在差异，故在饮食调护时应因人而异。体质属寒者，宜食热性食物；体质属热者，宜食凉性食物，忌热性食物及辛辣烟酒等；体质过敏之人，不宜吃海鲜腥发之物。女子以血为本，饮食应以补阴补血为主，尽量选择多汁多液食物。小儿脏腑娇嫩，饮食宜高营养，容易消化，性味不宜过偏。成年体质壮实的外感风寒患者，可选用发散作用较强的食疗方，如姜糖饮、姜糖苏叶饮、葱白粥等。老人体衰虚弱，饮食宜清淡、松软、温热，对老年体虚而感风寒者，食疗时宜配补益食品，如人参桂枝粥、木耳粥等。总之，食物的寒热属性和配伍，与患者个体情况相宜才有益于健康，否则容易诱发疾病。

（二）辨证施食

所谓辨证施食，即指根据患者疾病的证候类型指导患者选择不同属性的食物，以达到配合治疗目的。对食物的选择既要考虑患者疾病的病证类型，又要根据食物本身的四气五味和归经等诸多因素实行辨证施食。如泄泻病，属湿热内蕴，宜食马齿苋；证属食积中焦，宜食山楂、萝卜；证属脾胃虚弱，宜食山药、大枣、芡实、薏仁等；证属肾阳虚衰，宜食羊肉、狗肉等血肉有情之品。辨证施食能调节机体的脏腑功能，平衡阴阳，促进内环境趋向平衡、稳定，是饮食调护的重要原则。

（三）辨病施食

不同病证往往具有特定的病因、病机和证候特点，食物所含有的物质成分，往往对某一种或几种疾病具有特异性作用，故饮食调护时也要辨病施食。如消渴病患者，宜多食富含南瓜多糖的南瓜；瘿瘤病患者，宜多食富含碘元素的紫菜、海带。以辨病施食来指导实践，具有非常重要的意义。

在临床实践中，辨证施食与辨病施食是提高饮食调护效果的两个重要原则，即在食物选配时，既要注意证的特殊性，又要重视病的内在实质。在病的诊断确立之后，辨明其证是正确选用食物的前提；掌握每一种食物的性能特点，有针对性地施用，是保证治疗效果的重要基础。辨证施食与辨病施食，两者相辅相成，不可顾此失彼。

三、饮食调养的基本要求

孙思邈在《千金要方·食治》中说："不知食宜者，不足以存生也。"又指出："夫在身所以

NOTE

多疾此皆由……饮食不节故也。"说明恰当的饮食对保持人体健康有十分重要的意义，指出不注意饮食卫生和饮食不节是多种疾病发生的直接原因。要求"食能以时，味不重珍，衣不热"和"凡食，不强厚味，无以烈味重酒"。只有这样才能预防疾病，保持健康。因此，除了掌握饮食原则外，还必须做到以下几个方面。

（一）饮食有节

1. 适量进食　《素问·五常政大论》曰："无使过之，伤其正也。"《灵枢·五味》曰："谷不入，半日则气衰，一日则气少矣。"均指出饮食应以适量为宜，过饥或过饱均可发生疾病。过饥则摄食不足，气血生化之源缺乏，久之则气血衰少而为病，气血不足则正气虚弱，抵抗力降低，也易引发其他病证。反之，过饱则饮食摄入过量，超过脾胃的消化、吸收能力，可致脾胃损伤、消化不良等病证。

2. 按时进食　《尚书》所载"食哉惟时"，指出每餐进食应有较为固定的时间。每日按时进餐，可以保证消化、吸收正常地进行，脾胃活动时能够协调配合、有张有弛。

3. 按需进食　陶弘景指出："不渴强饮则胃胀，不饥强食则脾劳。"意思是说，人若不渴而勉强饮水，会使胃部胀满，若不饿而勉强进食，则会影响脾的消化吸收，使脾胃功能受损。按需进食，指根据工作性质、心情、食欲等情况自行调整饮食。但不是绝对地"随心所欲"，也不是毫无规律地随意进食，而是于外适应变化的环境，于内适应变化的需要，使饮食活动更符合内在规律。

（二）饮食平衡

1. 种类均衡　《素问·脏气法时论》中说："五谷为养，五果为助，五畜为益，五菜为充，气味合而服之，以补精益气。"即强调了饮食合理调配的重要性。食物种类多样化并合理搭配，人体才能摄取各种必需的营养，维持气血阴阳的平衡。因此，全面的饮食，适量的营养，乃是保证生长发育和健康长寿的必要条件。

2. 五味调和　《素问·生气通天论》中说："味过于酸，肝气以津，脾气乃绝；味过于咸，大骨气劳，短肌，心气抑；味过于甘，心气喘满，色黑，肾气不衡；味过于苦，脾气不濡，胃气乃厚；味过于辛，筋脉沮弛，精神乃央。"其指出饮食五味得当，均衡进食，得以补益五脏，五味过之则伤五脏。如偏食辛辣，可使胃肠积热，在上则口腔破溃，牙龈出血，在下则大便干燥或成痔疾；过食甘味可助湿生痰、化热，或生痈疡等病。

3. 寒热适中　《灵枢·邪气脏腑病形》曰："形寒饮冷则伤肺。"说明饮食应冷热适宜，过食生冷不但损伤脾胃，还会影响到肺。饮食的冷热要适宜，做到寒温适中。过热的食物，易烫伤消化道，发生糜破溃疡，日积月累易致癌变；过冷的食物，易损伤脾胃阳气，发生胃痛、腹泻等病证。妇女行经期过食生冷易患月经不调、痛经、闭经等疾患。

（三）饮食须洁

1. 饮食清洁　饮食不洁或食入有毒食物，可引起胃肠道疾病和食物中毒，导致腹痛、吐泻，甚至严重中毒，危及生命，因此，必须注意饮食卫生。张仲景在《金匮要略》中已明确告诫"秽饭、馁肉、臭鱼，食之皆伤人""梅多食，坏人齿""猪肉落水浮者，不可食""肉中有米点者，不可食"等。

2. 饮食新鲜　新鲜的食物可以补充机体所需要的营养，而腐烂变质的食物不可食，否则易出现腹痛、泄泻、呕吐等中毒症状，重者可出现昏迷或死亡。当天的饮食应当天吃完，最好不要过夜，尤其夏令季节更应注意。

此外，食物最好煮熟。煮熟不但能杀灭存在的细菌，而且较易消化。孙思邈在《备急千金要方》中指出"勿食生菜、生米，勿饮浊酒""勿食生肉""一切肉惟须煮烂"。

（四）饮食清淡

1. 饮食宜清　指避免进食过多肉类、油腻或辛辣食物及大量饮酒，以免损伤脾胃、诱发疾病。《素问·生气通天论》说："膏粱之变，足生大疔。"说明肥甘厚味易引起痈疽疮疡等疾病。

2. 饮食宜淡　《千金要方》指出："咸则伤筋，酢则伤骨，故每学淡食。"强调饮食不宜过咸，应少吃盐。西医学证实，经常过食酒肉、油腻、煎炸、辛辣之品及饮食过咸等易导致高血压，并可诱发中风和心脏病。由此看来，我国民间所流传的"粗茶淡饭延年寿"确有一定道理。

（五）合理烹制

1. 谷物类烹制　米类淘洗次数要尽量减少，蒸饭不可去米汤，煮粥不要加碱，面粉不要加工过细、过精，少做油炸食物等。

2. 蔬菜类烹制　一般说来，蔬菜应先洗后切，立即烹制，防止水溶性维生素的流失。蔬菜炒熟后应立即食用，如果烹调后搁置一段时间，营养素的丢失会随之加大。做菜最好的方法是急火快炒，可以减少营养素的破坏。煮菜时间不要太久，煮菜时应加锅盖，防止维生素丢失。由于维生素 C、维生素 B 等易溶于水，煮菜时有部分营养素会转入菜汁中，因此要菜和汤一起吃。炒菜或做汤，可加适量的淀粉，对维生素 C 有保护作用，并能调味。能够生吃的蔬菜在洗净后可以直接食用，如西红柿、黄瓜等。

3. 肉类烹制　肉食类食物，应烧熟煮烂，以利消化吸收。煮肉时，适当放少许食醋，则易于煮烂。炒肉时可先用淀粉或酱油拌一下，这样既保护维生素和蛋白质，而且肉质鲜嫩可口。炊具的使用，以铁锅炒菜效果最好，维生素损失较少，还可以补充铁质。

（六）保持良好进食习惯

1. 进食宜缓　细嚼慢咽，从容和缓，可分泌大量的唾液，其中淀粉酶有助于消化，溶菌酶有助于杀菌及分泌抗癌物质。孙思邈在《备急千金要方·食治》中指出："食当熟嚼，使米脂入腹，勿使酒脂入肠。"

2. 进食宜乐　进食时保持心情舒畅，肝气得舒，脾胃功能正常。《备急千金要方·食治》指出："人之当食，须去烦恼。"所以患者进食时，不谈论病情，以免影响食欲。如遇大病房抢救或有导尿、灌肠等操作时，一定要用屏风遮挡。

3. 进食专注　进食时要专注，不要一边进食一边做其他事情。在患者进食时，护理人员应停止一些操作，如发药、健康宣教等工作。

4. 食后漱口　进食后漱口，令牙龈不败，口中无异味或异味减轻。《饮膳正要》中说："食后漱口，清旦刷牙，不如夜分刷牙，齿疾不生。"

四、饮食禁忌

饮食禁忌，习称忌口、食忌，指在某些情况下食用某些食物会导致人体产生不适，甚至引起病变。饮食禁忌在饮食护理中也是十分重要的。临床上许多疾病难愈，或愈而复发，不少是与不注意饮食禁忌有关。

（一）病中禁忌

《金匮要略》说："所食之味，有与病相宜，有与身为害，若得宜则益体，害则成疾。"因此，根据人的体质特点和疾病证型强调饮食宜忌非常重要，否则可能导致疾病或加重病情。例如，寒证应忌生冷瓜果等凉性食物，宜食温性暖性食物；热证应忌辛辣等热性食物，宜食凉性食物；阳虚者忌寒凉，宜温补类食物；阴虚者忌温热，宜淡薄滋润类食物。又如"肝病忌辛，心病忌咸，脾病忌酸，肾病忌甘，肺病忌苦"。水肿病忌食盐，黄疸泄泻忌油腻，疮疖肿毒、皮肤瘙痒忌鱼虾蟹，经常头晕、失眠、性情急躁忌胡椒、辣椒、韭菜等。

（二）配伍禁忌

1. 食物与食物　由于每种食物的功效不同，因此有些食物不宜在一起配合食用。据文献记载，柿子忌螃蟹，葱忌蜂蜜，蟹鱼忌苋菜等。关于食物之间的配伍禁忌，历代文献中有不少记载，但古人的总结是以经验性为主，应辨证看待，有必要运用现代科学技术做进一步研究。

2. 食物与药物　食物和药物都有四气五味之性，因此，在功效上食物对药物有着重要的影响。有些食物可以提高药物的效力，如赤小豆配鲤鱼可增强利水作用；黄芪加薏米可加强渗湿利水的作用。有些则会降低药效或增强其毒性，如人参忌萝卜；地黄、首乌忌葱蒜；茯苓忌醋；甘草、黄连、桔梗、乌梅忌猪肉；白术忌桃、李、大蒜；蜂蜜忌葱、黄连、桔梗；使君子忌茶等。因此在服药期间应注意饮食之宜忌。一般在服药期间，凡属生冷、油腻、腥臭及不易消化、刺激性食物，均应避免为宜。

（三）胎产禁忌

妇女产前产后因为孕育胎儿、哺乳等特殊生理情况，其饮食应有所禁忌。

1. 产前　妊娠期由于脏腑经络之气皆注于冲脉以养胎，此时全身处于阴血偏虚、阳气偏盛的状态，因此凡辛热温燥之品不宜食用，即所谓"产前宜凉"。因为大辛大热类食物不仅能助生胎热，令子多疾，并可导致孕妇助阳动火，血行旺盛，损伤胎元，甚则迫血堕胎，故孕期应避免或禁止食用。《医学心传全书》载"胎前忌热"。《珍本女科医书辑佚八种》中指出"妊娠多食辛，胎精魂不守"。如肉桂、干姜、花椒、胡椒、辣椒、芥末、胡荽、大蒜等，以及羊肉、雀肉、鳗鲡鱼等均不宜食用。此外，如有妊娠恶阻者，还应忌用油腻、腥臭及不消化之品。

2. 产后　随着胎儿的娩出，产妇气血均有不同程度的损失，出现阴血亏虚，瘀血内停，同时体内的气血还要化生乳汁以喂养婴儿，因此产后饮食应营养丰富，易消化，可食一些活血化瘀之品，如红糖茶，禁食寒凉酸收之品。《饮膳正要》中指出："乳母忌食寒凉发病之物。"

［附一］　常用食物性味、功效、应用简表

一、温性食物

品名	性味	功效	应用宜忌
鸡肉	甘，温	健脾补虚，益气养血	宜：体虚，气血不足，阳虚畏寒，纳呆 忌：实热证，痼疾和疮疡等皮肤病忌公鸡肉

续表

品名	性味	功效	应用宜忌
牛肉	甘，温	补中益气，健脾养胃	宜：脾胃虚弱，气血虚亏 忌：痼疾和疮疡等皮肤病
羊肉	甘、温	益气补虚，温肾助阳	宜：阳虚畏寒，气血不足 忌：外感时邪，阴虚火旺，疮疡疖肿
鲫鱼	甘，温	健脾益气，利尿消肿	宜：水肿，腹水，缺乳 忌：便秘，皮肤瘙痒，痘疹
鲤鱼	甘，微温	健脾开胃，利水消肿	同鲫鱼
海参	甘，咸，温	养血润燥，补肾益精	宜：精血亏损，浮肿，阳痿，遗精 忌：痰湿内盛，便溏腹泻
虾	甘，温	补肾壮阳，通乳，托毒	宜：阳虚，宫寒不孕，寒性脓疡 忌：热证，各种皮肤病，易复发的痼疾
蛇肉	甘，咸，温	祛风，活络，定惊	宜：风湿痹痛，肢体麻木
糯米	甘，温	补中益气，暖脾胃	宜：脾胃气虚，胃寒疼痛，气短多汗 忌：热证及脾不健运者
高粱	甘，温	温中健脾，涩肠止泻	宜：脾胃虚弱，便溏腹泻 忌：湿热中满腹胀者
饴糖	甘，温	益气缓急，润肺止咳	宜：虚寒腹痛，乏力纳少，肺虚咳喘 忌：湿热内郁，中满吐逆，痰热咳嗽
荔枝	甘、酸，微温	养血填精，益气补心	宜：久病体弱，呃逆，腹泻 忌：血证，素体热盛及阴虚火旺者
山楂	酸、甘，微温	消食化积，散瘀行滞	宜：食滞，泻痢，瘀血内积 忌：脾胃虚弱，龋齿
胡桃仁	甘，温	补肾温肺，润肠通便	宜：虚寒喘咳，肾虚腰痛，肠燥便秘 忌：痰热咳嗽，阴虚火旺，便溏
栗子	甘，温	健脾养胃，补肾强筋	宜：肾虚腰膝无力，脾虚泄泻，口腔溃疡 忌：痞满，疳积，食滞
杨梅	甘、酸，温	生津止渴，和胃消食	宜：伤暑口渴，腹胀，吐泻 忌：痰热
桃子	甘、酸，温	生津润肠，活血消积	宜：便秘 忌：痈肿，疮疖
杏子	甘、酸，温	润肺定喘，生津止渴	宜：咳嗽，口渴 忌：痈疖，膈上有热者
大葱	辛，温	散寒解表，通阳	宜：外感风寒，头痛鼻塞，皮肤麻木不仁 忌：狐臭者
韭菜	辛，温	温中行气，温肾	宜：呕吐呃逆，便秘，阳痿 忌：阴虚内热，胃热，目疾，疮疡
南瓜	甘，温	补中益气，除湿解毒	宜：消渴，肺痈，咳喘，腹水 忌：气滞湿阻，腹胀，纳差
生姜	辛，温	发散风寒，温中止呕 解鱼蟹毒	宜：风寒感冒，胃寒腹痛，呕吐 忌：热证，阴虚发热

NOTE

续表

品名	性味	功效	应用宜忌
小茴香	辛，温	祛寒止痛，理气和胃	宜：下腹冷痛，胃寒胀痛，呕吐 忌：阴虚火旺，胃有热者
芫荽	辛，温	发表透疹，芳香开胃	宜：麻疹不透，外感风寒，消化不良 忌：皮肤疾病
食醋		散瘀止血，解毒，消食	宜：胃酸过少，过食鱼腥，瓜果中毒 忌：胃酸过多，外感风寒，筋脉拘急
红糖	甘，温	补血，活血，散瘀	宜：虚寒腹痛，产后恶露不净 忌：糖尿病

二、热性食物

品名	性味	功效	应用宜忌
狗肉	甘、咸，热	补中益气，温肾壮阳	宜：脾肾阳虚，腰膝酸软 忌：热证，阴虚，出血性疾病，妊娠
桂皮	辛、甘	温中补阳，散寒止痛	宜：脘腹寒痛 忌：热证，阴虚内热，咽痛，妊娠
花椒	辛，热	温中散寒，止痛，杀虫	宜：虚寒腹痛，蛔虫腹痛 忌：阴虚火旺，妊娠
胡椒	辛，温	温中下气，消痰，解毒	宜：虚寒胃痛，肺寒痰多 忌：阴虚内热，血证，痔疮，妊娠
辣椒	辛，热	温中散寒，健胃消食	宜：寒凝腹痛吐泻，纳少，风寒湿痹 忌：热证，目疾，疖肿，痔疮，一切血证，妊娠
大蒜	辛，热	温中消食，解毒	宜：外感疫毒，风寒，痢疾，食欲不振 忌：阴虚火旺者慎用
白酒	辛、甘、苦，热	通脉，御寒，行药势	宜：气滞，血瘀，风寒湿痹 忌：热证，阴虚内热，血证

三、凉性食物

品名	性味	功效	应用宜忌
甲鱼	甘，凉	滋阴凉血，养精填髓	宜：阴虚体弱，精气不足 忌：阳虚热证
兔肉	甘，凉	补中益气，滋阴凉血	宜：乏力，消渴，阴虚失眠 忌：素体虚寒
蚌肉	甘，凉	清热滋阴，明目	宜：阴虚目暗，痔疮，崩漏 忌：脾阳虚，妊娠
牛奶	甘，微凉	补虚生津，益肺养胃	宜：气血不足，阴虚劳损，日常进补
大麦	甘、咸，凉	和胃，消积，利水	宜：小便淋沥疼痛，消化不良 忌：哺乳妇女忌麦芽
小麦	甘，凉	养心益肾，健脾和胃	宜：失眠健忘，虚热盗汗

NOTE

续表

品名	性味	功效	应用宜忌
小米	甘，凉	和中益肾，除湿热	宜：脾胃虚热，失眠，产后
柠檬	酸，凉	生津止渴，祛暑，安胎	宜：热病口渴，中暑，妊娠恶阻，高血压 忌：风寒表证，溃疡病
枇杷	甘、酸，凉	润肺，止渴，下气	宜：热病口渴，干咳 忌：脾虚便溏
芒果	甘、酸，凉	止渴生津，消食，止咳	宜：热病口渴，干咳
李子	甘、酸，凉	疏肝解郁，生津止渴	宜：消渴引饮，阴虚发热 忌：脾胃虚弱者
罗汉果	甘，凉	清肺润肠	宜：燥咳，便秘，百日咳 忌：风寒痰湿咳嗽
萝卜	甘、辛，凉	消食下气，清热化痰，解酒	宜：食积气胀，咳嗽痰多，口渴，伤酒 忌：脾胃虚寒。忌与人参等温补药同服
油菜	辛，凉	散血，消肿	宜：劳伤吐血 忌：疮疖，目疾，狐臭，产后
丝瓜	甘，凉	清热解毒，凉血通络	宜：胸胁疼痛，乳痈，筋脉挛急 忌：脾胃虚寒
菠菜	甘，凉	养血止血，润燥止渴	宜：血虚头晕，两目干涩，便秘，痔瘘便血 忌：脾虚泄泻，泌尿系结石
芹菜	甘、苦，凉	清热凉血，平肝息风	宜：肝阳上亢，头痛头晕，烦躁失眠 忌：消化不良
茄子	甘，凉	清热，活血，通络	宜：疮疡肿毒，便秘，风湿痹证 忌：虚寒腹泻
黄花菜	甘，凉	养血平肝，利水消肿	宜：头晕，水肿，各种血证，缺乳 忌：不宜生食
豆腐	甘，凉	益气生津，清热解毒	宜：脾胃虚弱，消渴
茶叶	苦、甘，凉	清热利尿，消食	宜：小便不利，烦渴，暑热，小便短赤 忌：脾胃虚寒，便溏

四、寒性食物

品名	性味	功效	应用宜忌
豇豆	甘，微寒	健脾和胃，补肾	宜：脾胃虚弱，吐泻下痢，遗精带下 忌：气滞便秘
梨	甘、酸，寒	清热生津，止咳消痰，醒酒	宜：肺热咳嗽，醉酒，热病津伤便秘 忌：脾虚便溏，寒咳，胃寒呕吐，产后
柿子	甘、涩，寒	清热润肺，止渴	宜：咯血，溃疡病出血，尿血，痔疮便血 忌：外感咳嗽，痰湿内盛。勿与蟹、酒同食
柑	甘，微寒	生津止渴，醒酒，利尿	宜：热病口渴，咳嗽多痰，便秘，醉酒
柚	甘、酸，寒	健胃消食，生津，解酒	宜：口渴，食滞，消化不良，伤酒 忌：风寒感冒，痰喘，脾胃虚寒

NOTE

续表

品名	性味	功效	应用宜忌
橙	甘、酸，微寒	宽胸止呕，解酒，利水	宜：热病呕吐，二便不利，伤酒 忌：脾阳虚者不可多食
香蕉	甘，寒	清肺润肠，解毒	宜：热病伤津，溃疡病，痔疮，习惯性便秘 忌：便溏，慢性肠炎
桑椹	甘，寒	滋阴补血，生津润肠	宜：阴血虚之眩晕、失眠、须发早白，血虚肠燥便秘 忌：脾虚便溏
甘蔗	甘，微寒	清热和胃，生津润燥，解酒	宜：热病口渴，大便秘结，血证，伤酒，燥咳，呕吐反胃，妊娠恶阻 忌：脾虚便溏
西瓜	甘，寒	清热解暑，生津止渴	宜：中暑，高热烦渴，泌尿系感染，口舌生疮 忌：中寒湿盛者，产后
甜瓜	甘，寒	清热解暑，利尿	宜：发热口渴，燥咳，反胃呕吐 忌：腹胀，脾虚便溏，脚气病
荠菜	甘，寒	清热化痰，消积	宜：高血压，咽喉肿痛，胸腹胀热，便秘，口舌生疮，热咳，月经过多 忌：便溏，血虚
黄瓜	甘，微寒	清热利水，止渴	宜：热病烦渴，水肿 忌：脾胃虚寒
冬瓜	甘，微寒	清热解毒，利水消痰	宜：水肿胀满，小便不利，消渴，暑热 忌：脾肾阳虚，久病滑池
苦瓜	苦，寒	清热解毒，祛暑	宜：伤暑发热，热病口渴，目赤肿痛，热痢 忌：脾胃虚寒
竹笋	甘，寒	利膈下气，清热痰，解油腻，解酒	宜：肥胖，食滞腹胀，伤酒，麻疹初起 忌：病后，产后，易复发疾病
莲藕	甘，寒	清热生津，凉血散瘀	宜：热病烦渴，热淋，出血证，熟食可健脾 忌：寒证。脾胃虚弱者宜熟食
番茄	甘、酸，微寒	生津止渴，健胃消食	宜：热病发热，口干渴，食欲不振 忌：泌尿系结石，脾胃虚寒
海带	咸，寒	软坚散结，利水	宜：瘿瘤，瘰疬结核，水肿 忌：脾胃虚寒者不可多食
紫菜	甘、咸，寒	清热利尿，化痰软坚	宜：淋巴结核，肺脓疡，甲状腺肿大 忌：皮肤病，化脓性炎症

五、平性食物

品名	性味	功效	应用宜忌
猪肉	甘，平	补气养血，益精填髓	宜：体质虚弱，营养不良，肌肤枯燥
鸭肉	甘、咸，平	滋阴养胃，利水消肿	宜：阴虚内热 忌：外感风寒，脾虚泄泻
鸡蛋	甘，平	滋阴养血，安神	宜：气血不足，失眠烦躁

续表

品名	性味	功效	应用宜忌
鹅肉	甘，平	益气补虚，和胃止渴	宜：阴虚发热，胸闷 忌：湿热内蕴，高血压，疮疡
鹌鹑	甘，平	健脾益气	宜：气血不足，营养不良，食欲不振
马肉	甘、酸，平	强腰脊，健筋骨	宜：腰腿酸痛乏力，痹证 忌：腹泻，皮肤病
大豆	甘，平	健脾宽中，润燥消水	宜：诸虚劳损，便秘，消渴 忌：体虚痰盛
赤小豆	甘，平	利水消肿，解毒排脓	宜：水肿，小便不利，热毒痈疮 忌：不宜过食
黑豆	甘，平	益气止汗，利水活血	宜：水肿，多汗，肾虚腰痛，血虚目暗 忌：炒熟性温热，不易消化，不可多食
扁豆	甘，平	健脾和中，消暑化湿	宜：暑天吐泻，水肿
玉米	甘，平	和中开胃，化湿利尿	宜：腹泻，水肿，小便不利，黄疸
粳米	甘，平	健脾益胃，除烦止渴	宜：脾胃虚弱，纳呆，泄泻，乏力
红薯	甘，平	补中和血，益气生津	宜：湿热黄疸，习惯性便秘 忌：中满腹胀，胃酸过多
豆浆	甘，平	补虚润燥	宜：纳呆，阴虚燥热，皮肤粗糙
燕窝	甘，平	养阴润燥，补中益气	宜：气阴两虚，肺虚咳喘，疳积
蜂蜜	甘，平	补脾润肺，润肠通便	宜：脾虚食少，肺虚燥咳，肠燥便秘 忌：湿热痰滞，脘腹痞满，便溏泄泻
白果	甘、苦、涩，平	收敛定喘，止带	宜：喘咳，痰多，白浊带下 忌：有小毒，多食易引起中毒
橘子	甘、酸，平	开胃理气，止咳润肺	宜：食欲不振，恶心呕吐，妊娠恶阻 忌：风寒咳嗽，多食可化火生痰
葡萄	甘、酸，平	补益气血，健胃利尿	宜：痿痹，食欲不振，小便涩痛 忌：多食生内热，不宜过食
苹果	甘、酸，平	补心益气，生津和胃	宜：便秘，慢性腹泻，食欲不振
菠萝	甘、酸，平	清暑解渴，消食利尿	宜：中暑发热烦渴，消化不良 忌：过食可能过敏
芝麻	甘，平	补益肝肾，养血通便	宜：精血亏虚，须发早白，头晕，便秘 忌：脾虚便溏，腹泻
花生	甘，平	补脾润肺，养血和胃	宜：气血亏虚，脾胃失调，体弱便秘 忌：腹泻便溏。炒后性温，多食易生热
莲子	甘、涩，平	补脾固涩，养心益肾	宜：脾虚泄泻，肾虚遗精，带下，崩漏 忌：便秘，中满痞胀
山药	甘，平	健脾益气，补肺益肾	宜：脾虚便溏，肺虚咳喘，肾虚带下，消渴 忌：湿盛中满，肠胃积滞
土豆	甘，平	健脾益气	宜：食欲不振，体弱，便秘 忌：发芽、腐烂发青的有毒，应禁食
蘑菇	甘，平	健脾开胃，透疹	宜：食欲不振，久病体弱，麻疹不透 忌：注意不要误食有毒的蘑菇

续表

品名	性味	功效	应用宜忌
香菇	甘，平	益脾气，托痘疹	宜：脾胃虚弱，神疲乏力，麻疹不透，淋巴结核 忌：食滞胃痛，肠胃湿热
胡萝卜	甘，平	健脾，和胃，下气	宜：脘闷气胀，便秘，小儿痘疹 忌：忌与醋同食
白菜	甘，平	清热除烦，通便利肠	宜：口干渴，大便秘结
香椿	苦、辛，平	燥湿杀虫，健脾涩肠	宜：久泻，遗精，带下，崩漏，痔积 忌：易引起旧病，有宿疾者不宜食用
木耳	甘，平	滋阴养肺，益气和血	宜：气血不调，肢体疼麻，产后崩漏血虚 忌：脾虚便溏腹泻
银耳	甘，平	润肺止咳，养胃生津	宜：气阴虚弱，咳喘，口咽干燥，月经不调 忌：风寒咳嗽

［附二］ 常用食疗方应用举例

1. 生姜粥（《饮食辨食》）

组成：粳米 50g，生姜 5 片，连须葱数茎，米醋适量。

制法用法：将生姜捣烂，与粳米同煮粥；粥熟时加入葱、醋，稍煮即成。趁热服食，覆被取遍身微微汗出。

效用：解表散寒，温胃止呕。适用于风寒感冒，症见发热畏寒、头痛身痛、无汗等，也可用于胃寒呕吐、肺寒咳嗽等。

2. 银花茶（《疾病的食疗与难方》）

组成：金银花 20g，茶叶 6g，白糖 50g。

制法用法：水煎服。每日 1 次，连服 2～3 日。

效用：辛凉解表、解暑。适用于风热感冒，症见发热、微恶风寒、咽干口渴等，夏季热盛亦可饮用。

3. 绿豆粥（《普济方》）

组成：绿豆 25g，粳米 100g，冰糖适量。

制法用法：将绿豆、粳米淘洗干净，放入砂锅内，加水适量，用武火烧沸，再用文火继续煮至豆米烂熟；将冰糖水加入粥内，搅拌均匀即成。分早晚 2 次服用，2～3 日为 1 疗程。

效用：清热解暑、解毒。适用于夏季预防中暑，暑热烦渴、湿热泄泻、疮疡肿毒等证。

4. 苏子麻仁粥（《丹溪心法》）

组成：紫苏子、麻仁各 15g，粳米 50g。

制法用法：先将紫苏子、麻仁洗净，研磨为极细末，加水再研，滤汁去渣，以汁煮粥。每日 1～2 次。早晚服用。

效用：降气润肠，通导大便。适用于肠燥津亏便秘，病后、老人、孕妇便秘或习惯性便秘。

5. 良姜炖鸡块（《饮膳正要》）

组成：高良姜 6g，草果 6g，陈皮 3g，胡椒 3g，公鸡 1 只（约 800g），葱、食盐等调料适量。

制法用法：将高良姜、草果、陈皮、胡椒装入纱布袋内，扎口。将公鸡宰杀，去毛及内脏，洗净切块，剁去头爪，与药袋一起放入砂锅内，加水适量，武火煮沸，撇去污沫，加入食盐、葱等调料，文火炖2小时，最后将药袋拣出装盆即成。每周2～3次，随量饮汤食肉。

效用：温有散寒，益气补虚。适用于脾胃虚寒导致的胃脘痛、呕吐泄泻，亦可用于风寒湿痹、寒疝疼痛、宫寒不孕、虚寒痛经等。

6. 姜附烧狗肉（《大众药膳》）

组成：生姜150g，熟附片30g，狗肉1000g，大蒜、菜油、盐、葱各少许。

制法用法：将狗肉洗净，切成小块；将生姜煨熟切片备用。熟附片入放砂锅内，先熬煎2小时，然后将狗肉、大蒜、生姜、葱放入，加水适量炖煮，烧至狗肉熟烂即成。可佐餐食用，每周1～2次。

效用：温肾壮阳，散寒止痛。适用于肾阳不足所引起的阳痿不举、夜尿频多、头晕耳鸣、精神萎靡、畏寒肢冷、女子宫寒不孕等。

7. 核桃仁炒韭菜（《方脉正宗》）

组成：核桃仁60g，韭菜白250g，麻油30g，食盐1.5g。

制法用法：将核桃仁先用沸水焯约2分钟，捞出后撕去表皮，冲洗干净，滤干水装于碗内，韭菜白择洗后，切成3cm长的段待用。炒锅烧热后，倒入麻油，油热时下入核桃仁翻炒至色黄，再下韭菜白一起翻炒至熟，起锅时撒入食盐，炒匀后装盘即成。佐餐用。

效用：补肾壮阳，温肾固气。用于肾阳不足之阳痿、乏力、腰膝酸痛，肾气不固之遗精、带下、小便频数，以及便秘等。

8. 五加皮酒（《本草纲目》）

组成：南五加皮、当归、牛膝各60g，糯米1000g，甜酒曲适量。

制法用法：将五加皮洗净，刮去骨，与当归、牛膝一起放入砂锅内同煎40分钟，然后去渣取汁，再以药酒汁、米、曲酿酒。每次10～30mL，每日早晚2次服用。

效用：祛风湿，补肝肾，除痹痛。适用于风湿痹证，用于肝肾两亏，或风寒湿邪乘客于腰膝所致之四肢麻木、筋骨酸痛、腰膝无力等。

9. 薏苡仁粥（《本草纲目》）

组成：薏苡仁60g，粳米60g。

制法用法：将薏苡仁洗净捣碎，粳米淘洗，同入煲内，加水适量，共煮为粥。温热食之，日服2次。

效用：利水渗湿，健脾和胃。用于脾虚湿盛所致之水肿、泄泻、小便不利等。

10. 鲤鱼赤小豆汤（《外台秘要》）

组成：鲜鲤鱼1条（约重1000g），赤小豆150g。

制法用法：鲤鱼去鳞及内脏，再去除头、尾及骨，冲洗干净备用。赤小豆洗净，放入锅中，加清水，旺火烧开后改用小火，煮至半熟时，加鲤鱼，煮至熟烂即成。不加调料淡食。

效用：利水消肿。适用于水肿。

11. 乌梅粥（《圣济总录》）

组成：乌梅10～15g，粳米60g，冰糖适量。

制法用法：先将乌梅洗净，拍破，入锅煎取浓汁去渣，再入粳米煮粥，粥熟后加冰糖少许，稍煮即可。空腹温服，早晚各 1 次。

效用：涩肠止泻，敛肺止咳，生津止渴。适用于肠虚不固证、肺虚不固证。

12. 川贝蒸雪梨

组成：大雪梨 1 个，川贝 2g，冰糖 20g。

制法用法：将梨洗净，去皮，挖去核，放入川贝，加冰糖放锅蒸 10 分钟。每次 1 个，每日 2 次。

效用：滋阴润肺。适用于肺热咳嗽、阴虚咳嗽、干咳无痰、肺虚久咳者食用。

13. 橘皮粥（《调疾饮食辨》）

组成：橘皮 50g，粳米 100g。

制法用法：橘皮研细末备用。粳米淘洗干净，放入锅中，加清水，煮至粥将成时，加入橘皮，再煮 10 分钟即成。

效用：理气健脾，和胃止呕，化痰止咳。适用于中焦气滞、脾失健运、脘腹胀满、食欲不振、恶心呕吐、咳嗽多痰等。

14. 甘麦大枣汤（《金匮要略》）

组成：甘草 20g，小麦 100g，大枣 10 枚。

制法用法：将甘草放入砂锅内，加清水 500mL，大火烧开，小火煎至 200mL，过滤取汁留用；将大枣洗净去杂质，与小麦一同入锅，加水慢火煮至麦熟，加入甘草汁，再煮沸后即可食用。空腹温热服。

效用：养心安神，和中缓急。适用于心阴虚证，用于心阴不足，肝气失和所致之脏躁、心神不宁、精神恍惚、心烦失眠等。

15. 猪肝羹（《圣惠方》）

组成：猪肝 1 具，鸡子 3 枚，葱白、豆豉、食盐各适量。

制法用法：猪肝冲洗干净，细切备用。葱白洗净，细切备用。豆豉放入锅中，加清水，煮取豉汁。猪肝、葱白、食盐放入豉汁中，煮至将熟时，打入鸡子，略煮即成。

效用：养肝明目。适用于肝血不足，视物模糊，夜盲。

16. 人参大枣茶（《十药神书》）

组成：人参 3～5g，大枣 10 枚

制法用法：将人参切成薄片，大枣去核，人参、大枣共置保温杯中，以沸水冲泡，闷盖 15 分钟即可。

效用：补虚益气，养血和胃。适用于体质虚弱者。

17. 虫草蒸老鸭（《本草纲目拾遗》）

组成：冬虫夏草 5 枚，老雄鸭 1 只，黄酒、生姜、葱白、食盐各适量。

制法用法：老鸭去肚杂洗净，将鸭头劈开，放入冬虫夏草，用线扎好，放入大钵中，加黄酒、生姜、葱白、食盐、清水适量，鸭熟即可。

效用：补虚损，益肺肾，止咳喘。适用于肺肾亏虚证，如病后虚损、身体羸弱、腰膝酸痛、阳痿遗精及久咳虚喘、劳嗽痰血等。

18. 糯米阿胶粥（《食医心鉴》）

组成：阿胶 30g，糯米 60g，红糖少许。

制法用法：先用糯米煮粥，待粥将熟时，放入捣碎的阿胶，边煮边搅匀，稍煮两三沸即可。晨起空腹食用。

效用：养血补虚，止血安胎。适用于血虚引起的妇女月经过少，胎动不安及虚劳咳嗽，久咳咯血，或吐血、衄血、大便出血。

19. 当归生姜羊肉汤（《金匮要略》）

组成：当归 20g，生姜 30g，羊肉 500g，黄酒、食盐各适量。

制法用法：当归、生姜冲洗干净，用清水浸软，切片备用。羊肉剔去筋膜，放入开水锅中略煮，除去血水后捞出，切片备用。当归、生姜、羊肉放入砂锅中，加清水、黄酒、食盐，旺火烧沸后撇去浮沫，再改用小火炖至羊肉熟烂即成。食用对捡去当归和生姜。

效用：温中补血，祛寒止痛。适用于产后血虚，腹中冷痛，寒疝腹中痛，以及虚劳不足。

20. 花生猪蹄汤（《陆川本草》）

组成：花生米 200g，猪前蹄 1 个，调料适量。

制法用法：猪蹄去毛，刮洗干净，切成两半，放入锅中，加花生米、调料，旺火煮沸，改用小火炖至熟烂。

效用：养血通乳。适用于产后乳少及一般血虚病证。

第五节　用药护理

中药治疗是中医治疗疾病最常用的一种方法。中医用药护理是护理工作的一项重要内容。护理人员掌握中药汤剂的煎煮法、中药内服法及不同剂型中药外用法，才能为患者提供正确的、优质的用药护理。

一、中药汤剂煎煮法

汤剂服用是中药给药最主要的途径，即根据不同药性和治疗需要配伍后，将切细、打碎或炮制过的药物加水煎煮，滤取其药液的方法。古代医家对煎煮法亦很重视，如明代医家李时珍指出："凡服汤药，虽品物专精，修治如法，而煎药者鲁莽造次，水火不良，火候失度，则药亦无功。"清代医家徐大椿《医学源流论》亦云："煎药之法，最宜深讲，药之效不效，全在乎此。"中药在煎煮过程中发生两种变化：一是单味药物有效成分的溶出；二是药物中各种活性成分进行化合反应。中药的合理煎煮可以充分发挥药物的作用，对于防治疾病有重要意义。

（一）煎煮容器

1. 适宜煎煮用具　煎煮容器以砂锅、瓦罐为好，因其材质稳定，不易与药物中所含成分发生化学反应，导热均匀，热力缓和，保温性强，水分蒸发少，且价格低廉，这也是自古沿用至今的原因。此外，也可选用搪瓷锅、不锈钢锅和玻璃容器，此类容器具有抗酸耐碱的性能，但其传热较快，不利于药物有效成分的析出，且散热亦快，一般大量制备时多选用。

2. 禁忌煎煮用具　忌用铜、铁、铝、锡锅等器具煎煮药物。铜、铁质容器传热快，化学性质不稳定，易氧化，在煎煮药物时能与中药中所含的鞣质、有机酸等成分发生化学反应而影响疗效，甚至对人体产生毒副作用。铝锅虽化学性质较稳定，但不耐强酸强碱，不是理想的煎药用具。

NOTE

（二）煎药用水

1. 水质 煎药用水必须以水质洁净、矿物质少为原则。一般来说，除处方有特殊规定外，凡人们在生活上可作为饮用的水均可用来煎煮中药。可选用清澈的泉水、井水、河水及自来水。煎药用水最好采用经过净化和软化的饮用水，以减少杂质混入，防止水中钙、镁等离子与药材成分发生沉淀。忌用开水煎药，因植物药物外层组织细胞受热后会立即紧缩、凝固，在细胞壁上形成一层不可逆的蛋白质变性层，影响药物的析出和有效成分的利用。

2. 水量 煎煮水量应根据药物的性质、药量、吸水程度和煎煮时间而定。一般汤剂经水煎两次，其中70%～80%的有效成分已析出，三煎、四煎中只剩下20%～30%，所以临床多采用两煎法。传统的加水方法是将药物均匀放入药锅内，看准药物表面的位置，第一煎的加水量以水超过药物表面3～4cm为准，第二煎的加水量以水超过药物表面2～3cm为准。另一种加水方法是按平均每1g药加水约10mL，计算出该方总的需水量，一般第一煎将总水量的70%加入，第二煎加入剩余的30%。如果煎煮花、叶、全草类等吸水性好的药物，加水量适当多一些，矿物类、贝壳类加水量应少；煎煮种子类、果实类等吸水性差的药物时，加水量可稍减。煎药时应一次将水加足，避免在煎药过程中频频加水。如确实需要加水时，应加开水，以防药液温度骤降，影响药物有效成分析出。如不慎将药煎煳，应弃去，不可加水再煎后服用。

（三）浸泡

中药煎煮前浸泡既有利于有效成分的充分溶出，又可缩短煎煮时间，避免因煎煮时间过长，导致部分有效成分耗损、破坏过多。煎药前将药物放入砂锅内，加冷水浸泡，以药材浸透为原则。一般情况下，花、叶、草类药物浸泡20～30分钟，根、茎、种子、果实类浸泡60分钟。夏季室温高时，浸泡时间不宜过长，以免腐败变质。另外，煎药前不可用水洗药，因为某些中药成分中含有糖和苷类等易溶于水的物质；还有些中药是经过炮制的，如添加蜜、醋和酒等，若用水洗，会丧失一部分有效成分，降低药效。

（四）煎药火候

火候指火力大小与火势急慢。大火、急火称武火；小火、慢火为文火。一般先用武火煎沸，沸后改用文火保持微沸状态，以免药汁溢出或水分蒸发迅速，有利于有效成分的溶出。如《本草纲目》曰："先武后文，如法服上，未有不效也。"在煎煮过程中，尽量少开锅盖，以免药物成分挥发。

（五）煎药时间

煎药时间主要根据药物和疾病的性质决定。治疗一般疾病的中药煎煮以2次为宜，先用武火煮沸，水沸后计算煎煮时间，一般头煎为20～30分钟，二煎10～20分钟。解表药、芳香药或清热药宜用武火，时间宜短，煮沸时间为10～20分钟即可。用于治疗体虚的滋补中药以3次为宜，头煎为40～50分钟，二煎为20～30分钟，三煎为10～20分钟。有效成分不易煎出的矿物类、骨角类、贝壳类药及补益药，一般宜文火久煎，使有效成分充分溶出。

（六）榨渣取汁

煎煮好的中药要趁热榨渣取汁，以免有效成分沉淀在药渣上。如药渣不经压榨取汁就抛弃，会造成有效成分损失，尤其是一些不宜久煎的药物，药渣中有效成分所占比例更大，榨渣取汁更为必要。一般在最后一次煎煮时，趁热将药液滤出后，将药渣用双层纱布包好，绞取药渣内剩余药液，此法可增加药液成分的15%～25%。中药煎煮后所得药液，成人一般每次

200 ～ 300mL，学龄期儿童 100 ～ 150mL，婴幼儿 50mL 为宜，煎煮 2 ～ 3 遍将几次药液混合后分次服用。

（七）特殊药物的煎法

1. 先煎　有效成分不易煎出的药物，如龟板、鳖甲、龙骨、牡蛎、石膏、磁石、石决明等；或经久煎可以降低毒烈性质的药物，如乌头、附子，先煎 30 分钟或更长时间，舌尝无麻味，再放入其他药物同煎。

2. 后下　有效成分因煎煮易挥发、破坏或不耐煎煮的药物，应当后下。如薄荷、沉香、藿香、佩兰、砂仁等气味芳香、含挥发油的药物，应在汤剂煎好前 5 ～ 10 分钟放入；其他久煎易被破坏有效成分的药物，如钩藤、大黄、鱼腥草等，宜在煎好前 10 ～ 15 分钟放入。

3. 包煎　对易漂浮的花粉、细小种子、粉末类矿石药物及表面有绒毛、药性比较黏的药物，如蒲黄、海金沙、车前子、滑石粉、辛夷、旋覆花、灶心土等，均应将药物装入纱布袋内，与其他药物同煎，可避免药液浑浊及减少对咽喉和消化道的刺激。

4. 另煎　也称另炖，即为保证贵重药有效成分不被其他药物吸附，应当单独煎煮 1 ～ 2 小时以上，其汁液兑入煎好的汤剂中服用。如人参、西洋参、鹿茸、羚羊角等。

5. 烊化　是指将胶类药物加适量开水溶化，或隔水蒸化后，冲入已煎好的药液或入药液中溶化服用的方法。烊化可使胶类药物不黏附于其他药物或药罐上，以免烧焦。如阿胶、鹿角胶、龟板胶、饴糖等胶糖类药。

6. 冲服　入水即溶化的固体药物，汁液性药物及用量较小、不宜水煎的粉末状药物，不必煎煮，用煎好的药汁冲服，如芒硝、竹沥、三七粉、琥珀粉等。

7. 煎汤代水　某些挥发性强、体积大、用量多或与其他药物同煎时容易使药液浑浊难以服用的药物，如玉米须、金钱草等可煎汤代水服用，糯稻根、灶心土等可煎汤后静置取澄清汤液服用。

8. 泡服　又称焗服，含有挥发油且用量又少的药物，可用刚煮沸的开水浸泡 30 分钟，或用煮好的一部分药液趁热浸泡，取汁服用。如藏红花、肉桂、番泻叶、胖大海、金银花、菊花等。

（八）机器煎药

又称"中药代煎"，是目前临床上较为常用的煎药方法。根据处方将药物混合装入以特殊布料制成的煎药袋中，用冷水浸泡 30 ～ 60 分钟，加入适量的水；将水和浸泡好的中药连袋投入煎药机内，当温度和时间达到设定的标准时，中药即煎好，机器则自动停止加温。药汁可直接进入包装机，灌注于密闭塑料袋内。机器煎药在高温和高压的条件下，使有效成分更易煎出，且携带方便，贮存时间较长，每剂药中的浓度、成分分布均匀。

二、中药内服法

内服为中药最常用的给药方法，具有作用直接、见效快、剂量易于控制、给药方便的优点。中药的服药方法是否恰当，对疗效亦有一定影响，在临床应用及护理时应注意以下方面。

（一）给药时间

1. 给药时间与人体时间节律同步协调　即阳药用于阳长之时，阴药用于阴长之时，升药用于升时，降药用于降时。如凡是需要借助人体阳气驱邪、采用扶正祛邪治则的疾病，在选用扶阳益气、温中散寒、行气和血、消肿散结等治法与方药时，药宜在早晨或上午服用，凭天时阳

NOTE

旺、人体阳气随之充盛之势，扶阳抑阴，祛病除邪；同理，凡需借助阴气祛邪的疾病，在选用清热解毒、滋阴补血、收敛固涩、重镇安神、定惊息风等治法与方药时，宜于傍晚或午后服用。

2. 给药时间应按疾病的部位确定 《神农本草经》记载："病在胸膈以上者，先食后服药；病在心腹以下者，先服药而后食；病在四肢血脉者，宜空腹而在旦；病在骨髓者，宜饱食而在夜。"即病在上焦，宜食后服；病在下焦，宜食前服；补益药宜空腹服；峻下逐水药宜晨起空腹服；安神药、缓泻药宜睡前服；对胃肠有刺激的，应食后服；治疟药宜在发作前2小时服；急病、重病则不拘时服；慢性病应按时服。这些服药时间对提高疗效具有重要的临床意义。

（二）给药方法

服用汤剂，一般每日1剂，分早晚各1次服用。对于儿童，可2日1剂，每日分2～3次服用或少量频服。危急重病患者应据病情需要，一次顿服或持续服药以维持药效。有的方剂可煎汤代茶，不拘时服，如胖大海。如遇昏迷患者、吞咽困难者，可用鼻饲法给药。对于呕吐患者，宜加入少量姜汁，或先服姜汁后服药，亦可采取冷服、少量频服的方法。对于作用峻烈之品或有毒性的药物，宜先服少量，逐渐增加，有效则止，慎勿过量。总之，应根据病情的需要和药性特点来决定和调整具体的给药方法。

（三）服药温度

指中药汤剂的温度或服药时开水的温度，分为温服、热服和凉服。

1. 温服 将煎好的汤剂放温后服用，或将中成药用温开水、酒、药汁等液体送服的方法，称为温服。一般中药多采用温服。中医学认为凉者属阴，阴盛损阳，脾胃之气属阳，患者脾胃之气虚弱时再进凉汤，势必更伤阳气，对病情不利。温服亦可减轻某些药物的不良反应，如服用瓜蒌、乳香、没药等对胃肠道产生刺激作用的药物，易出现恶心、呕吐等不良反应，温服后能缓解上述症状。

服用时应注意，汤剂放凉后应先加热煮沸，再放温服用，不应只加热到温热不凉就服用。汤剂冷却后多种有效成分因温度降低、溶解度小而析出沉淀，如加热至沸，则已沉淀的有效成分又可溶解，放温后服用，效果基本上接近刚煎好时。同理，服药不能只服上面澄清部分，应搅拌均匀后服用。

2. 热服 将煎好的汤剂趁热服下或将中成药用热开水送服的方法，称为热服。解表药必须热服以助药力，增强发汗效果；寒证用热药，应热服，属"寒者热之"之法；真热假寒用寒药，应热服，属"寒药热服""治热以寒，温而行之"之法，以减少患者服药格拒。一般理气、活血、化瘀、补益剂均应热服，以提高临床疗效。

3. 凉服 将煎好的汤剂放凉后服用或将中成药用凉开水送服的方法，称为凉服。热证用寒药应凉服，属"热者寒之"之法；真寒假热用热药，应凉服，属"热药凉服""治寒以热药，凉而行之"之法。一般止血、收敛、清热、解毒、祛暑剂均应凉服。

（四）服药后的观察及护理

服药后患者宜休息一段时间，以利于药物更好地吸收；同时要严密观察服药后的反应，尤其是服用有毒副作用的药物和药性峻烈的药物，更应严密观察服药后有无不良反应。

1. 观察服药后的必然反应 患者服用药物后，会产生一定的药理作用，否则，药物就未达到预期的作用。如服解表药后，患者会汗出；服利水渗湿药后，患者排尿次数和尿量增加，这说明药物在体内已发挥应有疗效。

2. 观察服药后的综合反应 药物进入人体之后，会对人体产生一定的综合作用，因此，必须全面观察服药后的全身反应。如服用泻下药后除了要观察大便的次数以外，还要观察大便的性质、颜色、形状、气味，以及是否伴有腹痛，腹痛的性质、发作时间及程度，是否有脱水症状等。

3. 观察服药后的毒副反应 护理人员对中草药的性能及可能发生的不良反应，要有明确的认识，严格掌握常用药物的性能和应用剂量，避免滥用，纠正中草药不会中毒的错误观念。用药前，应向患者说明服用该药的注意事项。中药中毒时常见的症状有：咽干，唇舌发麻，面部及全身发红，伴有皮肤丘疹，头晕，烦躁，呕吐，腹痛，腹泻，中毒严重者可出现语言及肢体运动障碍，呼吸急促，随即出现意识模糊，呼吸暂停。心血管系统表现为心音低、脉细弱、心律不齐、血压下降等。如临床出现上述症状，应立即停止使用中药，并立即报告医生协助进行救治抢救。

患者正确地服用中药，护理人员正确地施以服药前后的护理，不仅可使药物及时发挥效用，并可提高远期疗效，有益于治疗疾病。

三、中药外用法

外用法是指将药物直接作用于患者体表某部位以达到治疗目的的一种治疗方法。外用中药制剂使用方法简便，可根据疾病需要选用合适剂型，敷贴或涂抹局部皮肤，主要通过皮肤、黏膜吸收发挥疗效。常用有药膏、掺药、吹药、酊剂等，现将其用法与护理要点介绍如下：

（一）药膏的用法与护理

药膏为药物细粉与饴糖、蜂蜜、植物油、凡士林、鲜药汁、酒、醋、水等赋型剂调和而成的厚糊状软膏。

1. 适用范围 具有消瘀止痛、舒筋活血、接骨续筋、温经通络、清热解毒、拔毒生肌之功效。用于痈肿疮疡和跌打损伤所致的瘀血、肿胀、疼痛等，如太乙膏、跌打膏、麝香风湿止痛膏等。

2. 操作及护理方法 清洁局部皮肤后，将药膏涂在大小适宜、折叠为 4～6 层的桑皮纸或纱布上，敷于患处后包扎，关节部位采用"8"字形或螺旋形包扎。一般 2～3 天换药 1 次。

（二）油膏的用法与护理

油膏是将药物和油类煎熬或捣匀成膏的制剂，现称软膏。其优点是软、滑润，无板硬黏着不舒的感觉，尤其对病灶折缝处，或大面积的溃疡，使用油膏更为适宜，故现代临床常用油膏替代膏药。

1. 适应范围 适用于肿疡、溃疡、皮肤病的糜烂结痂渗液不多者，肛门疾病等也可应用。如金黄膏、玉露膏、痔疮膏等。

2. 操作及护理方法 将待敷药摊在大小适宜、折叠为 4～6 层的桑皮纸或纱布上。无创口者在患处敷药，上加盖一层极薄的棉纸，这样既可减轻对皮肤的刺激，又可加强药力渗透。敷上油膏后加以包扎，防止脱落。一般 2～3 天更换 1 次。

3. 注意要点 凡皮肤湿烂，疮口腐化已尽，摊贴油膏，应薄且勤更换，以免脓水浸淫皮肤，不易干燥。油膏用于溃疡腐肉已脱、新肉生长之时，也应摊贴薄，若过于厚涂则会影响肉芽生长，减慢疮口愈合。目前调制油膏大多应用凡士林，凡士林系矿物油，可刺激皮肤引起皮炎，如见此等现象应改用植物油或动物油，若对药物过敏者，应改用他药。

（三）掺药的用法与护理

掺药是根据病证特点，按照制方规律，将不同的药粉掺布于膏药或油膏上或直接掺布于病变部位的药物。古时称散剂，现称为粉剂。

1. 适用范围　由于掺药处方不同，具有消肿、散毒、提脓去腐、生肌收口、定痛止血等不同作用，因此适用范围广。用于疮疡创面、皮肤溃烂或湿疹、口腔黏膜炎症或溃疡等。常用的有生肌散、二味拔毒散等。

2. 操作及护理方法　清洁创面后，将药粉均匀撒布于创面上，用消毒纱布或油膏纱布覆盖，一般 1～2 天换药 1 次。也可掺布于油膏，或黏附于药线上，而插入疮内。使用去腐拔毒药物时，有时会刺激创面，引起疼痛，护理人员应告知患者，以便取得合作。

（四）鲜药捣敷法与护理

鲜药换捣敷法是一种简便的外用药物疗法，价格便宜，疗效确切，在民间有很多的治疗经验，用时可直接捣烂外敷患处或煎水洗涤患处。

1. 适用范围　具有清热解毒、消肿止痛、收敛止血等功效，用于局部红肿热痛、创伤表面浅表出血、皮肤瘙痒、虫蛇咬伤等。常用的鲜药有蒲公英、紫花地丁、仙人掌、马齿苋、七叶一枝花、野菊花叶等。

2. 操作及护理方法　将鲜药放入容器内捣碎直接敷于患处，也可给予固定包扎。使用时应注意洗净药物，清洁局部皮肤，防止感染。

（五）吹药法与护理

吹药法是将药物研成极细粉末，用细竹管、鹅翎管或特殊吹药器具，将药物吹入一定部位的给药方法。

1. 适用范围　主要用于掺药法难于达到部位的疾患，如咽喉、口腔、耳、鼻等处的炎症、溃疡等，如锡类散、西瓜霜喷剂等。

2. 操作及护理方法　准备好药末和喷药管。吹口腔、咽喉时，嘱患者洗漱口腔后，端坐于靠背椅上，头向后仰，张口屏气，用压舌板压住舌根，手持吹药器，将适量药物均匀吹入患处。吹药完毕后，让患者闭口，半小时内不要饮水进食，一般每日可进行 2～4 次。向咽喉部吹药时，应注意气流压力不可过大过猛，以防药末直接吹入气管引起呛咳。对于小儿禁用玻璃管作为吹药工具，以防其咬碎损伤口腔。吹耳、鼻时，先拭净鼻腔和耳道，观察好病变部位，用吹药器将药末吹至患处。

（六）酊剂的用法与护理

酊剂是将药材用规定浓度的乙醇提取或溶解而成的澄清液体制剂。

1. 适用范围　用于疮疡未溃及多种皮肤疾病，如消肿止痛酊等。

2. 操作及护理方法　涂抹于患处使用。应注意凡溃疡破溃，或皮肤有糜烂者均为禁用。

四、中药其他用药法

中药用药方法除常用的内服和外用法外，尚有其他一些用药法，这些用法在中医文献中记载十分丰富，且近年来在临床实践中又有诸多新的用药方法不断出现。如超声雾化吸入、离子导入、中药保留灌肠等方法，均在临床广为应用，并取得了较好的疗效。

第十一章　辨证施护

辨证施护的方法有很多，各有其特点，既相互独立，又相互联系、相互补充。如八纲辨证施护、脏腑辨证施护、卫气营血辨证施护、六经辨证施护、气血津液辨证施护和三焦辨证施护。本章主要介绍八纲辨证施护、脏腑辨证施护和卫气营血辨证施护。

第一节　八纲辨证施护

八纲辨证施护是将四诊收集的资料，根据病位的深浅、病邪的性质及盛衰、人体正气的强弱等方面的情况，加以综合分析，将之归纳为表证、里证、寒证、热证、虚证、实证、阴证、阳证八类基本证候，并针对不同的证候制订相应的护理原则，采取具体的护理措施。

一、表里辨证施护

表里是辨别病变部位内外深浅及病势进退的一对纲领。通过辨别证候在表在里，可以明确病变部位的深浅，察知病情的轻重，预测疾病的演变趋势，从而有助于及时采取相应的治疗和护理措施。临床辨别表证与里证，应重点观察患者的寒热、舌象、脉象等表现。其常见证型见表 11-1。

表 11-1　表证、里证常见证型分类表

证候	病因	病位	常见证型	证候特征
表证	外感六淫、疫疠之邪	皮毛、肌腠、经络	表寒证、表热证、表虚证	以新起恶寒发热为主要表现，证候轻浅
里证	外邪由表及里，外邪直中脏腑，情志内伤，饮食劳倦	脏腑、血脉、骨髓	里寒证、里热证	无新起恶寒发热并见，以脏腑症状为主

（一）辨证

表证是病位浅在肌肤的一类证候，是六淫、疫疠、虫毒等邪气经皮毛、口鼻侵入机体，正气（卫气）抗邪所表现轻浅证候的概括。主要见于外感疾病初期阶段，一般具有起病急、病位浅、病情较轻、病程较短、感受外邪等特点。临床常见表寒证、表热证、表虚证。鉴别见表 11-2。

里证是泛指病变部位在里（脏腑、气血、骨髓）的一类证候。多见于内伤疾病及外感病的中、后期。多由表邪不解、内传入里；外邪直接入里，侵犯脏腑；情志内伤、饮食劳逸等因素损伤脏腑，造成脏腑功能气血紊乱而致病。由于里证形成的原因不同，其证候亦各不相同，临床常见里寒证、里热证、里实证、里虚证，护理时应根据具体情况予以处理。

表 11-2　表寒证、表热证、表虚证鉴别表

证候	寒热	汗	舌象	脉象	护治原则
表寒证	恶寒重，发热轻	无汗	苔薄白	脉浮紧	辛温解表
表热证	恶寒轻，发热重	无汗或少汗	苔薄黄	脉浮数	辛凉解表
表虚证	恶寒或恶风	有汗或微汗、自汗	苔薄白，质淡	脉浮细无力	解肌发表

（二）施护

由于里证形成的原因不同，其证候多种多样，应结合脏腑辨证、气血津液辨证等辨证方法来确定具体的证候，其护理措施亦不相同，故在本节仅介绍表证的护理措施。

1. 病情观察　密切观察病情变化，重点监测患者寒热、汗出等情况，定时测量并记录体温、脉搏变化，防止表证内传入里。

2. 生活起居护理

（1）保持病室环境安静，空气新鲜，温湿度适宜。

（2）注意保暖，防止外感。随病情及气候的变化及时增减衣被；汗出后，及时用干毛巾擦干，更换汗湿衣被，并防止吹对流风，避免汗出当风及寒凉闭汗。

（3）注意休息，较重者应卧床休息。待病情好转，应注意锻炼身体，以增强体质，提高抗病能力，抵御外邪入侵。

（4）感受时行病毒及疫疠之邪者，注意呼吸道隔离。

3. 饮食护理　宜食清淡、易消化的半流质或软食为主，不可过饱，忌肥甘厚腻之品，以免恋邪伤正。

（1）表寒证者，饮食宜温热，忌寒凉之品。可适当辅用生姜、葱白、香菜、胡椒等辛味发散之品，或饮生姜茶、生姜红糖水，以助于散寒祛邪。

（2）表热证者，可适饮温开水或饮料，如鲜芦根煎汤代茶饮；亦可多食用新鲜水果蔬菜。

（3）表虚证者，宜少食多餐，适当辅以药膳治疗，如豆豉小排汤、党参红枣粥、姜枣蜜小排等以调理气血。

4. 用药护理

（1）解表药的煎法　解表发汗之剂，属辛散轻扬之品，不宜久煎，将药加水浸透后武火快煎 10～15 分钟即可。

（2）解表药的服法　药宜温服，服药后静卧，温覆取汗，多饮开水。表寒证，趁热服，避风，盖被安卧；表热证，趁温服，盖被适中；表虚证，趁温服，药后可饮热粥，益胃气、养津液，以助药力。同时注意发汗的程度，表实证，汗之宜重；表虚证，汗之宜轻。

（3）药后观察　注意观察药后汗出的情况，以遍身微汗为佳，过汗则伤正。如汗出热退，表解身凉，不必再进药；如汗出不彻，寒热不退，表证未解，药力不济，续服药；如汗出过多，要停服，并根据情况及时处理，如年老体虚发汗太过，易出现虚脱。

5. 对症处理

（1）头痛者，可按揉合谷、太阳、风池等穴；或耳穴压豆，取脑、额、枕、神门等穴。

（2）发热者，在服药同时可按揉曲池、大椎、合谷等穴。

（3）咽喉肿痛者，可用鲜芦根30～60g煎汤代茶饮，或用冰硼散吹喉，亦可用西瓜霜含片等。

6. 注意事项

（1）可采用温水擦浴的方法，忌冷敷和酒精擦浴，以防寒凉闭汗，腠理闭塞，邪遏于内，不得外达。

（2）不可过汗，中病即止，不必尽剂，以防过汗伤阴。阳虚、阴虚者禁单纯发汗。

（三）案例

刘某，男，32岁。3天前外出办事，遇天气突然变化，淋雨后当天夜间出现恶寒，盖冬被仍怕冷，无汗，头痛，全身酸痛，鼻塞声重，时流清涕，打喷嚏，咽痒，第2天感觉稍有发热，咳嗽，自服感冒清热冲剂、板蓝根、双黄连口服液等。今晨起咳嗽加重，咳引胸胁疼痛，痰稀薄色白，遂就诊。现症：恶寒，轻度发热（测体温37.5℃），咳嗽，鼻塞流清涕，咽喉痒痛，头身疼痛，口不渴，纳差。

既往体健，无其他病史。

否认家族病病史，否认药物、食物过敏史。

查体：神清，精神可，心肺正常，腹软，舌淡，苔薄白，脉浮紧。

【提出问题】

（1）该患者目前所患的是何证候类型？并试述辨证思路。

（2）该患者目前存在的护理问题有哪些？如何进行护理？

【证型分析】 患者因突遇天气变化，寒邪客于皮毛肌表，阻遏卫气的正常宣发，故郁而轻微发热；卫气受遏，失于温煦肌表，故恶风寒；邪郁于经络，气血运行不畅，而致头身疼痛；表邪尚未入里，舌象可无明显变化而仅呈薄白苔；正邪相争于表，故脉见浮象；肺主皮毛，鼻为肺之窍，邪气袭肺，肺失宣肃，故出现鼻塞流涕、喷嚏、咽喉痒痛、咳嗽等。故此患者为风寒束表之证。

【护理问题】

（1）恶寒　与外感风寒有关。

（2）头身疼痛　与感受风寒有关。

（3）咳嗽　与风寒束肺有关。

【护理措施】

（1）病情观察　重点观察患者体温变化情况，定时测量并记录。

（2）生活起居护理　保持病室温湿度适宜，空气新鲜，注意保暖。

（3）饮食护理　饮食宜温热，忌食寒凉生冷之品。给予生姜红糖水趁热饮下，可食用热粥、面片汤、鸡蛋羹等。

（4）用药护理　汤药宜武火快煎，趁热服用。服后喝杯热饮，加盖衣被，以助发汗。期间特别注意发汗的程度，以全身微微汗出为宜，不要令其大汗淋漓。服用发汗药时禁开窗通风，以防复感，并及时用干毛巾擦干汗液，更换汗湿衣被。

（5）情志护理　及时予以劝解、鼓励，使其安心养病，配合治疗和护理。

（6）中医护理适宜技术

1）耳穴压豆：患者咳嗽，取支气管、肺、脾、神门、交感、肾上腺等穴。

NOTE

2）穴位按摩：①点按风池、合谷、列缺、大椎、迎香、太阳等穴。②患者鼻塞，用拇指、示指指腹按揉迎香穴 20～30 次；或两手食指分别按压迎香穴上，按揉 1 分钟；或两手中指、无名指在鼻两侧（迎香穴）做快速上下推擦，每分钟 200 次左右，以通鼻窍。③患者头痛，按摩头面部穴位，如印堂、太阳、大椎、百会等穴。或用一指禅推法从印堂向上沿前额发际至头维、太阳穴，往返 3～4 遍，并配合按揉印堂、鱼腰、太阳、百会等穴；再用拿法自头顶至风池，往返 4～5 遍；最后用弹法从前发际至后发际及头两侧，往返 2～3 遍，时间约为 5 分钟。

3）拔罐法：前额部、四肢、背部留罐或走罐，脊柱两侧自上向下及肋间隙走罐，直至局部皮肤出现瘀点或发红，以缓解疼痛。

二、寒热辨证施护

（一）辨证

寒热是辨别疾病性质的一对纲领，也是阴阳偏盛、偏衰的具体体现。临床患者对寒热的喜恶、口渴与否、面色的赤白、四肢的温凉、二便、舌象、脉象等是鉴别寒证与热证的重要依据。常见证型分类见表 11-3。

表 11-3　寒证、热证常见证型分类表

证候	病因	常见证型	证候特征
寒证	感受寒邪，内伤久病，阳虚阴盛	实寒证、虚寒证、表寒证、里寒证	恶寒喜热，口不渴，面色㿠白，四肢冷
热证	感受热邪，脏腑阳气亢盛，阴虚阳亢	实热证、虚热证、表热证、里热证	恶热喜寒，渴喜冷饮，面色红赤，四肢热

（二）施护

1. 寒证的护理措施

（1）病情观察　注意观察患者的体温、面色、神志、肢体、二便、舌苔、脉象等表现与变化。

（2）生活起居护理　病室宜温暖、向阳。平时注意防寒保暖，适当添加衣被。

（3）情志护理　对病程长、病情重的患者，要注意安定其情绪，使其保持心情愉快，气机调畅。

（4）饮食护理　饮食宜温热，冬季多食羊肉、狗肉等温阳之品，可适量进补红参，忌食生冷瓜果及寒凉、油腻之品。因感受寒邪所致的表寒或里寒证，煎煮姜糖水趁热服下，膳食中可酌量加入姜、葱、胡椒等辛散之品，以助驱邪外出；虚寒证患者，可食用温补类药膳，以助阳散寒。

（5）用药护理　汤药宜温热服。寒证多用辛温燥热之品，应中病即止，以免辛热之品过用伤阴，尤其是夏日病寒证，要注意"用热远热"。

（6）对症处理

①风寒痹证患者，关节疼痛时，应适当活动关节，并注意保暖。肢体局部可用灸法、拔罐、热熨等方法护治。

②虚寒性胃脘痛、呕吐、泄泻较甚者，可艾灸中脘、关元、足三里等穴。

2. 热证的护理措施

（1）病情观察　严密观察病情变化，如发热、出汗、神志、食欲、二便、斑疹、出血、舌脉等，并详细记录体温、脉搏、呼吸、血压。

（2）生活起居护理

①病室应保持整洁，空气新鲜，温湿度适宜，夏天要有降温设备，如风扇、空调等。

②对感受时邪疫病患者，要做好消毒隔离工作，严格控制探访人员。

③对高热神昏的危重患者，按危重病护理常规护理。

（3）情志护理　热证患者情绪易于激动，护理人员在护理时应态度和蔼，细心照护，以安定患者情绪，使其安心配合治疗。

（4）饮食护理　饮食宜新鲜清淡，忌食辛辣刺激动火之品。鼓励患者多饮水，如烦热口渴者，多饮清凉饮料或多食瓜果蔬菜以辅助清热生津。

（5）用药护理　宜凉服或微温服。清热药多寒凉，中病即止，不可过服、久服。其煎煮之法视药物的不同而有别，如白虎汤中的生石膏要先煎，然后再加入其他药。

（6）对症处理

①高热者：降温法，可用冰袋冷敷头部和腹股沟等部位；或用中药煎汤擦浴，可选用荆芥水、石膏水等；或用温水擦浴、冰水灌肠等方法。降温过程中要密切观察体温下降情况和病情变化，防止因体温骤降而发生虚脱。针刺大椎、合谷、曲池、风池等穴，或用三棱针点刺十宣穴放血以泄热降温。刮痧法，可在患者两胁部、夹脊部、肘窝、腘窝等部位进行刮痧。药物降温，选用柴胡、金银花、黄芩、大青叶等中药，煎汤饮；或按医嘱肌内注射中药制剂，如柴胡注射液、黄芩注射液等；或服用中成药，如紫雪丹、牛黄清心丸等。中药灌肠法，根据病情亦可给予中药煎汤灌肠通便，以降温退热。

②高热神昏者，可服用安宫牛黄丸或紫雪丹等，以清热开窍。

③热毒内盛，腑气不通者，可服用大黄浸泡口服液，以通腑泻便。

④热邪迫血妄行者，若少量出血症状，可用云南白药、三七粉或白及粉，以温开水冲服。

⑤咽喉肿痛、口腔糜烂者，可用锡类散、冰硼散、养阴生肌散吹喉。

（三）案例

案例一

张某，男，43 岁。几年来胃脘部疼痛反复发作，每于饮食生冷或天气变化引起发病，疼痛发作时以手按痛处或用热水袋热敷均可缓解。一直以来胃口不佳，日渐消瘦，最近更觉全身疲乏无力，睡眠尚可，二便正常。现症：胃脘部疼痛，食欲不振，消瘦，乏力。

既往胃病史，无其他病史。

否认家族病病史，否认药物、食物过敏史。

查体：神清，精神可，面色苍白，体瘦，腹软，舌质淡苔薄白，脉沉细而弦。

【提出问题】

（1）该患者目前所患的是何证候类型？并试述辨证思路。

（2）该患者目前存在的护理问题有哪些？如何进行护理？

【证型分析】　患者数年来反复发作胃脘疼痛，此为病在里，且久病多虚。每因饮食生冷而发作，痛时喜按喜暖，此为虚为寒。胃虚失纳，故胃口不佳。生化无源，故消瘦、疲乏。脉沉主里，细主虚，弦主痛。苔薄白质淡，则为虚寒之象。此患者为虚寒胃痛，为里证、虚证、寒证。

【护理问题】

胃痛　与饮食生冷、受寒有关。

【护理措施】

（1）病情观察　注意观察患者疼痛部位、性质、持续时间，伴随症状及体征，诱发因素等。

（2）生活起居护理

1）保持病室温湿度适宜，叮嘱患者根据季节气候的变化及时增加衣被，注意胃脘部保暖，避免着凉再次发病。

2）急性发作期应卧床休息，待病情恢复，可练习八段锦，并督促其饭后散步，坚持锻炼，增强体质。

（3）饮食护理　饮食宜温热，以软、烂，易消化，富有营养，少食多餐为原则。平素应注意饮食卫生，勿暴饮暴食，勿饥饱无常，忌食生冷寒凉、辛辣、油腻之品。疼痛发作时，宜食清淡且富有营养的流质或半流质，如牛奶、藕粉、红枣米粥、面片汤、鸡蛋羹等；恢复期可进食软饭或发面食物。日常可多饮用桂圆汤、姜糖红茶、红枣茶、良姜粥等温中散寒之品。

（4）用药护理　嘱咐患者汤药宜偏热服用，并坚持按时服药。

（5）中医护理适宜技术

1）热熨法：疼痛发作时，可用热水袋置于胃脘部；或将热熨袋加热后熨痛处；或用小茴香、食盐、葱白炒热后，用布包裹熨痛处。

2）针刺及灸法：可针刺内关、章门、中脘、脾俞、肾俞、胃俞、足三里等穴；或用艾条灸中脘、神阙、内关、足三里等穴。

3）自我按摩法：右手掌放于右下腹，左手掌重叠于右手背上，从右下腹起，顺时针在全腹反复环摩，100～200次，手法要快而轻柔，使局部有较强的温热感。亦可用拇指反复按揉中脘、气海、足三里、内关等穴，每穴各2分钟。

案例二

林某，男，25岁。发热1周，体温39.5℃，咳嗽，头痛，咳痰不利，曾服止咳糖浆、复方甘草合剂、咳必清等，发热咳嗽未见好转。今晨起咳嗽剧烈，咳吐脓血数口，黏稠且臭，继而痰中带血，胸胁作痛，心烦口渴喜冷饮，大便偏干，小便少，色黄。现症：发热，咳嗽，咳吐脓血，头痛。

既往体健，无其他内科疾病史。

否认家族病病史，否认药物、食物过敏史。

查体：神清，精神尚可，面红目赤，咽红。胸片检查结果：肺纹理增粗；舌苔黄腻，舌质干红，脉弦滑而数。

【提出问题】

（1）该患者目前所患的是何证候类型？并试述辨证思路。

（2）该患者目前存在的护理问题有哪些？如何进行护理？

【证型分析】　患者因阳热偏盛而发热，且恶热喜冷；火性炎上，故见面红目赤、咽红；热扰心神，则烦躁不宁；阳热煎熬津液，则痰黏稠；火热之邪灼伤血络，迫血妄行，则咯血、痰中带血；热伤津液，则小便短赤；津伤则引水自解，故口渴喜冷饮；肠热津亏、传导失司，则大便干燥；舌红苔黄、脉滑数为阳热亢盛的表现，苔干燥少津是热盛阴伤的表现。此患者为热证、实证。

【护理问题】

（1）发热　与热邪亢盛有关。

（2）咯血　与热邪灼伤肺络有关。

（3）咳嗽　与热邪袭肺有关。

【护理措施】

（1）病情观察　严密监测患者体温变化，定时测量并记录。同时观察患者咳嗽、咯血情况。

（2）生活起居护理　保持室内凉爽，空气流通，但避免对流风。热势高时，应卧床休息。

（3）饮食护理　饮食宜清淡易消化，忌辛辣刺激之品，如可食米粥、面片汤等。鼓励患者多饮水、清凉饮料或绿豆汤、西瓜汁等。

（4）用药护理　药宜凉服，督促患者按时按量服用。

（5）情志护理　患者年轻气盛，由于高热不退、咯血，影响学业，心烦不宁，致休息不好，护理时给予耐心劝解，讲清药物起效需要时间，让其配合治疗和护理，以尽快康复。

（6）中医护理适宜技术

1）物理降温：给予冰袋冷敷头部和腹股沟等部位；亦采用温水擦浴或温水淋浴。30分钟后复测体温，以观效果，降温过程中密切观察体温下降情况和病情变化，防止因体温骤降而发生虚脱。

2）穴位按摩：按揉大椎、合谷、曲池、风池等穴以泄热降温。

3）刮痧法：在患者两胁部、夹脊部、肘窝、腘窝等部位进行刮痧。

4）药物降温：遵医嘱肌内注射柴胡注射液2mL。

三、虚实辨证施护

（一）辨证

虚实是用以辨别邪正盛衰的一对纲领。实证主要是指邪气盛实；虚证主要是指正气亏虚。实证宜攻其邪，即泻其有余；虚证宜扶其正，即补其不足。虚实辨证准确，才会攻补适宜，而不致犯虚虚实实之误。常见证型见表11-4。

表11-4　虚证、实证常见证型分类表

证型	病因	常见证型
虚证	先天不足；后天饮食失调，劳逸过度，情志内伤，房事不节，产育过多，久病失治等致正气亏虚	气虚证、血虚证、阴虚证、阳虚证
实证	感受外邪，脏腑功能失调，代谢障碍致气机阻滞，水饮内停，瘀血内阻等	广泛

（二）施护

1. 虚证的护理措施

（1）病情观察　观察患者神色、形态、汗出、腹痛喜按与否、二便及舌脉的变化，认真辨别其证候属性，施以护理。

（2）生活起居　静卧修养，避免疲劳；恢复期适当锻炼，增强体质，防止感冒。平素注意起居有常，适应四时气候变化，做到"春夏养阳，秋冬养阴"。

（3）情志护理　患者素体虚弱，病程绵长，情绪难免低落，护理时态度要亲切，鼓励其积极配合治疗，多与人交流，保持开朗乐观的心境，促进疾病康复。

NOTE

（4）饮食护理　加强营养，根据气血阴阳虚损程度不同，给予相应的调护。

①气虚者，宜食用益气之品，如人参、黄芪、党参、大枣、白扁豆等。

②血虚者，宜食用羊肉、猪肝、牛肉等血肉有情之品。

③阴虚者，饮食宜清补，可选甲鱼、乌贼、鸭肉、百合、银耳、枸杞等食品，忌辛辣、油炸、煎炒等温燥动火伤阴之品。

④阳虚者，宜多食温热之品，如狗肉、桂圆、大枣、羊肉等，忌食生冷瓜果。

（5）用药护理　汤药多为补益剂，宜久煎、浓煎温热服用，可少量多次空腹服用，或饭前半小时到 1 小时服用。煎煮时，人参、西洋参应另煎，阿胶宜烊化。同时叮嘱患者坚持服药。

（6）对症处理

①虚寒证腹痛可予热水袋热敷，或灸关元、气海、足三里等穴。

②因脾虚导致的腹胀可用小茴香温熨腹部，或灸中脘、足三里、天枢等穴。虚证发热不宜采用冷敷。

③五更泄泻者，可予吴茱萸 15g、五味子 60g 同炒研末，每日晨服 6g，米汤送下。

2. 实证的护理措施

（1）病情观察　密切观察病情变化，如生命体征、神志、面色、疼痛的性质、汗出、口渴、二便及舌脉等情况。辨其虚实的真假，以防出现危症。

（2）生活起居　病室清洁、安静，通风良好，温湿度适宜，患者宜卧床休息，烦躁者慎防坠床。

（3）情志护理　避免情志刺激，安定情绪，保持心平气和，密切配合治疗。

（4）饮食护理　饮食应有节，宜清淡易消化，可予流食、半流、软食等，忌辛辣刺激之品。腹痛患者，暂缓进食。

（5）用药护理　遵"实则泻之"的理论，采取各种泻下的方法，泻实祛邪，服药应及时，加强服药后观察。攻下药，宜凉服，以助泻热之功；攻下药沉降下行，宜清晨空服，使药达病所，易于奏效。

（6）对症处理

①实寒腹痛者，可行隔姜灸神阙穴，按摩足三里、中脘等穴，亦可用沉香、元胡粉各 1.5g 吞服，还可用热水袋或炒盐热熨腹部。

②便秘患者，应注意让其养成定时排便的习惯，可指导其清晨或睡前按顺时针方向做腹部按摩，以促进肠蠕动。患者宜食富含粗纤维的食物，可于清晨空腹饮淡盐水或蜂蜜水。

（三）案例

林某，女，60 岁，事业单位职工，已退休。主诉咳嗽日久，全身无力，没有精神，容易倦怠，平时不愿与人多交谈，动辄气喘汗出。近半月来，咳痰偶或带血，午后潮热烦躁，夜间醒来有汗出，食欲不振，纳少，小便可，大便干，遂就诊。现症：咳嗽，咳痰偶有带血，午后潮热，自汗盗汗，神疲纳少，五心烦热。

既往体弱，易感冒、咳嗽；无其他内科疾病史。

否认家族病病史，否认药物、食物过敏史。

查体：形体消瘦，神志清醒，面色无华，两颧红赤，气短声低，舌质嫩红少苔，脉细弱而数。

【提出问题】

（1）该患者目前所患的是何证候类型？并试述辨证思路。

（2）该患者目前存在的护理问题有哪些？如何进行护理？

【证型分析】 患者素体虚弱，元气不足，脏腑功能减退，故出现神疲乏力，少气懒言，语声低微；卫气虚弱，不能顾护肌表，故自汗；久病阴液亏损，阴不制阳，失去濡养滋润作用，故颧红，潮热盗汗，五心烦热；阴虚则阳偏亢，故大便干，舌红少苔，脉细数。此为气阴两虚证。

【护理问题】

（1）乏力　与元气不足有关。

（2）咳嗽　与肺阴亏虚有关。

（3）自汗、盗汗　与气虚、阴液亏损有关。

【护理措施】

（1）病情观察　观察患者咳嗽、咳痰及痰中是否带血等情况；观察汗出情况。

（2）生活起居护理　注意休息，起居有规律，劳逸结合，适当散步，随时更换汗湿衣被，防止外感。

（3）饮食护理　宜适量食用益气滋阴之品，如党参、黄芪、大枣、甲鱼、百合、银耳、枸杞等。辅以牛奶、山药、鸡蛋、肉类、海参等以补益精血，忌辛辣、油炸、煎炒等温燥动火伤阴之品。

（4）用药护理　药宜久煎，饭前温服，且长期服用。注意观察用药后效果。

（5）情志护理　多陪伴聊天，看看电视、报纸，听听广播、笑话，消除烦躁情绪，以免气郁化火而伤阴。

（6）中医护理适宜技术

1）耳穴压豆：取肾上腺、内分泌、肾、肺等穴，以扶助正气；咳嗽时，取支气管、肺、脾、神门、交感、肾上腺等穴。

2）体育锻炼：每日根据身体情况选做八段锦。

四、阴阳辨证施护

（一）辨证

阴阳是概括证候类别的一对纲领。表证、热证、实证，属于阳证；里证、寒证、虚证属阴证。由于阴阳可概括其余六纲，故又称阴阳是八纲中的总纲。常见证型见表11-5。

表11-5　阴证、阳证常见证型分类表

证型	特征	病因	辨证要点	代表证型
阴证	凡符合抑制、沉静、衰退、晦暗等"阴"的一般属性的证候	阳气虚衰，或寒邪凝滞	以里、虚、寒等症状为主	虚寒证
阳证	凡符合兴奋、躁动、亢进、明亮等"阳"的一般属性的证候	热邪炽盛，或阳气亢盛	以表、实、热等症状为主	实热证

NOTE

（二）施护

阴证与阳证的护理措施见本节表里、虚实、寒热护理中的相应内容。

（三）案例

齐某，男，50 岁。5 年前冬季曾患风湿性关节炎，近 2 年反复发作，髋膝关节疼痛，且下肢和膝关节特别怕冷，局部穿厚的护膝垫保暖，每逢阴雨天气骤变时，痛更难忍，行走艰难，现不能上班已有 3 月余，口淡不渴，小便清长，大便稀溏。现症：膝关节疼痛，行走困难，怕冷。

既往关节炎（痛痹）病史，无其他内科疾病史。

否认家族病病史，否认药物、食物过敏史。

查体：神清，精神可，面色苍白。心肺正常，腹软无异常，关节局部皮色不变，亦未见变形。舌质淡红，苔薄白，脉弦细而紧。

实验室检查：红细胞沉降率 30mm/h。

【提出问题】

（1）该患者目前所患的是何证候类型？并试述辨证思路。

（2）该患者目前存在的护理问题有哪些？如何进行护理？

【证型分析】　患者因感受寒湿之邪，阴盛阳虚不能温煦周身，故恶寒喜暖，肢冷，面色苍白；寒邪凝滞关节经络，不通则痛，变天加剧；久病阳虚不能温化水液，而致小便清长；阴寒内盛，津液未伤，故口淡不渴；寒邪伤及脾阳则运化失职见大便稀溏；阳虚气化失司，寒湿内生，则舌淡苔白而润滑；寒主收引，受寒则脉道收缩，故见脉紧。此患者为阴证、寒证。

【护理问题】

关节疼痛　与寒湿邪气凝滞关节经络有关。

【护理措施】

（1）病情观察　注意观察患者关节疼痛部位、性质、持续时间及伴随症状，并做好记录。

（2）生活起居护理　病室宜温暖干燥，光线充足。嘱咐患者平时注意保暖，适时加衣，以防旧疾复发。急性期置关节于功能体位并减少运动，恢复期活动应循序渐进，不可剧烈运动。

（3）饮食护理　告诫患者平素饮食宜温热，冬季多进食羊肉、狗肉、桂圆等温阳之品，可适量进补红参，忌食生冷瓜果及寒凉、油腻之品。

（4）用药护理　汤药宜温热服用，遵医嘱按时按量用药。

（5）情志护理　由于行走困难，关节疼痛，患者情绪暴躁易激惹，平时多给予关心照护，适时宣讲该病的注意事项和护理常识。

（6）中医护理适宜技术

1）灸法：选取膝关节周围常用的穴位 2～3 个，如曲泉、梁丘穴，用艾条进行熏灸。一般每日 1 次，每次可灸 20 分钟。

2）自我按摩法：①点穴，用手指点按血海、梁丘、委中、膝眼、阳陵泉、阴陵泉、足三里，每穴半分钟。②坐于床上，双下肢平放，在膝关节的前后左右等部位进行按摩，每穴位 3 分钟。或双手搓热，在髌骨周围使用擦法，使热透于膝关节。最后活动双侧下肢，做屈伸、下蹲各 9 次。

3）熏洗法：按医嘱煎煮外用汤液，水温在 50℃～70℃，可用热蒸汽熏局部，待水温降至 40℃～ 45℃时，浸泡患肢，每日 1 ～ 2 次，每次 20 ～ 30 分钟；亦可采用熏蒸机、湿敷法、中药离子导入法等；或采用温水浴、温泉浴进行治疗。期间调节好水温，防止烫伤；同时注意保暖，防止受凉。

4）热熨法：可用寒痛乐局部热熨；或用食盐 500g、葱白数段炒热后，用布包裹熨痛处。

5）贴敷法：可局部贴伤湿止痛膏、麝香止痛膏或狗皮膏等。

第二节　脏腑辨证施护

脏腑辨证是中医辨证体系中的重要内容，也是中医临床各科辨证的必备基础。因此，脏腑辨证施护是整个辨证施护体系中最重要的组成部分之一。

一、心与小肠病辨证施护

（一）辨证

心病的证候有虚实之分（表 11-6）。小肠的常见证候有小肠实热证。

表 11-6　心病常见证型的分类表

	病因	常见证型
虚证	先天不足，脏气虚弱，思虑劳神太过或久病伤心	心血虚、心阴虚、心气虚、心阳虚、心阳暴脱
实证	痰阻、火扰、气郁、瘀血等	心火亢盛、心脉痹阻、痰迷心神、痰火扰神

（二）施护

1. 病情观察

（1）观察心率、心律、脉搏的变化情况，必要时予 24 小时心电监护。

（2）胸痛者，观察胸痛的部位、性质、程度、持续时间及有无胸闷憋气等变化。

（3）注意观察神志、面色、睡眠、二便、舌苔、脉象等，及时发现异常情况，尽早处理。

2. 生活起居护理

（1）保持环境安静，避免噪音或突发巨响，以免诱发心悸等。

（2）避免过度劳累。重者应卧床休息，以减少气血耗伤，待病情稳定，可适当活动，如散步、打太极拳、做保健操等，以增强体质。

（3）避免外邪侵袭。根据天气变化，做好防护。如春秋季节，阴阳转换之时，冷暖无常，早晚应注意增加衣物，冬季则注意保暖，夏季要注意防暑等，避免由于感受外邪而诱发疾病。

（4）养成按时起卧的习惯，不宜过劳，不宜过逸。

（5）保持大便通畅，避免大便努责，以防诱发胸痛等。

3. 饮食护理　心系患者饮食宜清淡，易消化，富营养，忌肥甘、辛辣、煎炸、咖啡、浓茶等刺激性食物。饮食应定时定量，避免过饱过饥。

（1）心阴或心血不足者，宜食补益心脾之品，如山药、红枣、桂圆等，忌食动火劫阴

NOTE

之品。

（2）心气不足者，宜食补益心气之品，如人参、党参、桂圆等。亦可长期饮用三花茶（人参花、三七花、代代花各 5g，代茶饮用），以益气生津，活血通络。

（3）心阳不足者，宜食温热助阳之品，如羊肉、狗肉、胡桃肉等。可适当食用当归生姜羊肉汤（生姜 10g，当归 6g，羊肉 100g，黄酒 12g，葱 6g，盐 3g；洗净切片，加水 1000mL，用武火煮沸，文火炖 50 分钟即可，喝汤食肉，每日 1 次），以滋补气血，温阳宣痹。

（4）痰火内盛者，宜食清热化痰之品，如枇杷、荸荠等。

（5）心火炽盛者，宜食清热泻火之品，如苦瓜、苦菜、莲子心、绿豆等。

4. 用药护理　嘱患者按时服药，注意观察用药后的效果及毒副作用。心悸、失眠者若用安神药，宜睡前 30 分钟服用。

5. 情志护理　心系疾病与情志关系密切。应注意调摄患者情志，避免情绪过激和外界不良刺激，及时解除紧张、恐惧、焦虑等情绪状态。

6. 对症护理

（1）心痛者，可针刺或指压内关、神门、心俞、合谷等穴，或耳穴埋籽，取心、神门、肾上腺等穴位。寒凝血脉或虚证者，可灸内关、膻中、心俞及厥阴俞等穴。

（2）失眠者，可耳穴埋籽，取神门、心、皮质下、交感、肝、脾等穴。亦可按摩头部，并重点按揉百会、太阳、神庭、内关、神门等穴。

（3）口舌生疮者，可用银花甘草液或黄柏水漱口，局部用冰硼散或养阴生肌散喷涂。牙龈出血、红肿者，可用黄芩，或五倍子，或地骨皮等煎水清洁口腔。

（三）案例

何某，女，41 岁，已婚，公司职员。患者 6 年前由于工作繁忙，思虑较多，睡眠渐差，入睡困难，每夜睡眠仅 4～5 小时。多次就医，皆不能恢复常态。近 1 个月来，由于工作事务骤然增多，工作常至深夜，失眠加剧，合眼即醒，甚至彻夜不眠，每日需服用安定方能勉强入睡，睡眠时间不足 3 小时，日间精神恍惚，遂来就诊。现症：失眠，多梦，心悸，头晕健忘，神疲乏力，面色萎黄，二便正常，月经色淡、质稀、量少。

既往体健，无其他内科疾病史。

否认家族病病史，否认药物、食物过敏史。

查体：神清，精神疲倦，心肺正常，腹部平软，无压痛和反跳痛，舌淡苔薄白，脉细弱。实验室检查：未提供既往临床检查资料。

【提出问题】

（1）本例患者目前所患的是何证候类型？并试述辨证思路。

（2）本例患者目前存在的护理问题有哪些？如何进行护理？

【证型分析】　患者平素工作繁忙，起居失常，其后睡眠渐差，困倦疲乏，此由劳神过度耗血，血液亏虚，心失濡养，心动失常，故见心悸。血虚心神失养，神不守舍，故见失眠、多梦。血虚不能上荣头面，则见头晕健忘，面色萎黄，舌色淡。血少脉道失充，故脉细弱。本病病位在心，病性属血虚，辨证属于心血虚证。

【护理问题】

（1）失眠　与血虚心神失养有关。

（2）心悸　与血虚心动失常有关。

【护理措施】

（1）病情观察　重点观察睡眠的状况，包括入睡的难易程度、睡眠持续的时间、是否伴随做梦、日间的精神状况等。

（2）生活起居护理　卧室的光线要柔和。生活要有规律，不要熬夜，睡前不宜过分用脑，不宜剧烈运动，不宜看刺激性小说或电影。

（3）饮食护理　饮食要清淡、易消化，多食益气生血的食物，如猪肝、阿胶糕、莲子、山药、红枣、黄芪山药粥、人参大枣茶等。忌辛辣、肥甘厚腻、浓茶、咖啡等辛辣刺激之品。

（4）用药护理　中药汤剂宜温服，睡前服用，并注意观察用药后睡眠的情况。

（5）情志护理　减轻或转移工作压力，避免过度紧张、焦虑、抑郁等不良情绪的发生，保持心情舒畅。

（6）中医护理适宜技术

1）耳穴埋籽：耳穴埋籽的穴位主要有神门、心、皮质下、交感、内分泌、脾、肝等。每次每穴各按压1～2分钟，每天按3～5次。

2）艾灸疗法：艾灸的穴位主要有心俞、脾俞、足三里、三阴交等。先灸心俞、脾俞，后灸足三里、三阴交，以皮肤发红、温热舒适为度。每次每穴各灸20分钟，每天1次。

3）推拿治疗：具体步骤如下：①头部：按揉印堂1分钟，再由印堂以两拇指交替直推至神庭5～10遍，拇指由前庭沿头正中线（督脉）点按至百会穴，指振百会穴约1分钟；双手拇指分推前额、眉弓至穴太阳5～10遍，指振太阳穴约1分钟；侧击头部，掌振两颞、头顶，约2分钟。②腹部：掌摩腹部6分钟左右，逆时针方向操作，顺时针方向移动；按揉或一指禅推法施于神阙、气海、关元穴各1分钟，指振各穴；双掌自肋下至耻骨联合，从中间向两边平推3～5次；掌振腹部约1分钟。③背部：患者取俯卧位。由内下向外上，提拿两肩井约1分钟；直推背部督脉及两侧太阳经，每侧推10次左右，力度、速度均匀和缓；双手拇指分置于胸椎两侧的华佗夹脊穴，由上到下，逐个点按，以局部酸胀为度；按揉背部太阳经，按揉心俞、脾俞、胃俞、肾俞，每穴约1分钟，以酸沉为度；双掌交替轻轻叩击背部两侧太阳经。每天1次。

二、肺与大肠病辨证施护

（一）辨证

肺的病证有虚、实两类（表11-7）。大肠病证则多以传导功能失常为主，常见症状为便秘、泄泻、腹胀、腹痛、里急后重、痢下脓血等；多见大肠实热、肠燥津亏及大肠湿热等证。

表11-7　肺病常见证型的分类表

	病因	常见证型
虚证	久咳伤肺、他脏病变	肺气虚、肺阴虚
实证	感受外邪（风、寒、燥、热等）、饮食不节、情志失调	风寒犯肺、风热犯肺、燥邪犯肺、肺热炽盛、痰热壅肺、寒痰阻肺

（二）施护

1. 病情观察

（1）注意观察咳嗽、气喘发作的时间、节律、性质、声音及诱发加重因素和缓解方法。

（2）注意观察痰的颜色、性质、量、气味，必要时正确留取标本，及时送检。

（3）注意观察咯血的色、量、质及有无先兆。量多者应注意观察面色、神志、呼吸、脉象等情况变化。

（4）注意观察有无发热、胸闷、胸痛等情况发生。

（5）注意观察大便的次数、色、量、质及气味。

2. 生活起居护理

（1）起居有常，慎避风寒。随季节气候变化，及时增减衣物。汗出过多者，及时用干毛巾擦干，及时更换潮湿衣被，并避风寒，以防复感外邪。

（2）空气新鲜，环境适宜。正确通风换气，保持室内空气新鲜。调整温湿度，温度保持在18℃～22℃，湿度保持在50%～60%。阳虚或感受寒邪者，室内温度宜偏高；阴虚或感受热邪者，室内温度宜偏低；感受燥邪者，室内湿度宜偏高；感受湿邪者，室内湿度宜偏低。

（3）加强锻炼，增强体质。根据病情，选择适宜的运动方式，以增强肺卫的御邪能力。

（4）大肠湿热泻下黄臭粪水者，应及时清除排泄物，保持环境洁净，并注意肛周皮肤护理。

（5）肺痨（肺结核）有传染性者，应做好呼吸道隔离工作。

3. 饮食护理

（1）肺病者，以清淡、易消化饮食为宜，如新鲜蔬菜、水果、米面等，禁食辛辣、油腻、煎炸之品，禁烟戒酒。

①肺气虚者，宜食补养肺气之品，如牛奶、禽蛋、瘦肉、猪肺等，亦可常食大枣、花生、山药、扁豆等以健脾益胃，培土生金。

②肺阴虚者，宜食滋阴之品如梨、枇杷、麦冬、银耳、百合、甲鱼等，亦可食用冰糖黄精汤（黄精 30g，冰糖 50g；将黄精洗净，冷水泡发 3～4 小时，捞起黄精放入锅内，再加入适量冰糖和清水，武火煮沸后改用文火煨炖，至黄精熟烂即可；吃黄精喝汤，日服 2 次）。

③风寒犯肺者，宜食疏风散寒止咳之品，如生姜、橘皮等，亦可食用生姜粥或紫苏粥（粳米 100g，紫苏叶 10～15g；如常法煮粥，粥成时加紫苏叶，再煮 2～3 分钟即可，趁热食用）。忌食生冷水果及冰冷饮料。

④风热犯肺者，宜食清热化痰生津之品，如梨、西瓜、枇杷等，亦可饮用无花果茶（无花果 30g，绿茶 15g；放入茶杯内，用沸水冲泡，温浸 10～15 分钟，加入冰糖调味，代茶饮用）。忌食辛辣、滋腻及刺激性食物。

⑤燥邪犯肺者，宜食润燥止咳之品，如梨、蜂蜜、荸荠、藕或藕粉等，亦可饮用秋梨膏或五汁饮。忌食辛辣等刺激性食物，禁烟戒酒。

⑥痰湿阻肺者，宜食燥湿化痰之品，如橘、薏苡仁、山药、陈皮等。忌食辛辣、烟酒、油腻、糯甜等助湿生痰之物。

⑦肺热炽盛者，多饮水、果汁及清凉饮料，宜清肺生津之品，如竹沥水或用鲜芦根煎水代茶饮用，忌食辛辣温热之品。

（2）肠病者，饮食宜清淡、易消化、富于营养，忌生冷、辛辣、油腻之品。

①肠燥津亏者，多饮水，宜食生津润肠通便之品，如菠菜、芝麻、果仁等。

②大肠湿热者，多饮水，宜食清热利湿之品，如马齿苋、芹菜、生大蒜、绿豆等。

4. 用药护理

（1）肺病患者服用中药汤液后不宜立即饮水。

（2）风寒犯肺者中药汤液宜热服，服后应加盖衣被取汗，汗后及时擦干，并更换汗湿的衣被，避风寒，以免汗出当风。风热犯肺者中药汤液一般可温服。

5. 情志护理　注意调摄情志，避免刺激，情绪宜保持愉快平和。对于病程日久，缠绵难愈，或咳喘、胸闷所致痛苦焦虑患者，宜采取安慰、暗示、转移注意力等方法，以减轻其病痛。

6. 对症护理

（1）鼻塞不通者，可用拇指和食指指腹按摩迎香穴2～3分钟，以宣通鼻窍。

（2）咽喉肿痛者，可耳穴埋籽，取扁桃体、咽喉、气管等穴位埋籽。急性者耳尖放血。

（3）咳嗽者，可用刮痧法先刮背部督脉及足太阳膀胱经，从肺俞刮至脾俞，每侧刮20～30次；其次刮前臂肺经循行区域，从尺泽刮至太渊穴，刮20～30次。刮痧完毕后，在大椎、风门、肺俞、天突、膻中等穴位留罐5～10分钟。

（4）胸痛者，可采取患侧卧位，或按摩胸痛部位，或遵医嘱给予元胡粉、郁金粉各1.5g温水调服。

（三）案例

丁某，男，35岁，工人。患者1周前因劳动后汗出而感受风寒，出现恶寒发热、鼻塞流清涕、轻微咳嗽等症状，自服"新康泰克"治疗，病情无明显好转。昨夜起咳嗽加重伴高热，遂于今日来就诊。刻下：咳嗽剧烈，痰多、色黄稠，胸痛，壮热汗出，渴喜冷饮，小便短黄，大便干结，食欲欠佳。

既往体健，无其他内科疾病史。

否认家族病病史，否认药物、食物过敏史。

查体：T 39.3℃，P 103次/分，R 21次/分，BP 125/75mmHg。神清，面赤，咽红，局部充血，双侧扁桃体Ⅰ度肿大，两肺呼吸音粗，舌质红，苔黄腻，脉滑数。

实验室检查：未提供既往临床检查资料。

【提出问题】

（1）本例患者目前所患的是何证候类型？并试述辨证思路。

（2）本例患者目前存在的护理问题有哪些？如何进行护理？

【证型分析】　患者1周前因劳动后汗出感受风寒，出现恶寒发热、鼻塞流清涕、轻微咳嗽等症状，此为风寒表证。后因风寒之邪不解，入里化热，形成里实热证。邪热炽盛，炼液为痰，痰热壅阻于肺，肺失清肃，肺气上逆，故咳嗽胸痛，痰多黄稠，舌红苔黄腻，脉滑数。里热炽盛，蒸达于外，故壮热。热盛伤津则口渴、尿黄、便干。本病病位在肺，病性属于痰热证，辨证属于痰热内盛证。

【护理问题】

咳嗽咳痰　与邪气犯肺、炼液为痰、肺气上逆有关。

【护理措施】

（1）病情观察　观察咳嗽的时间、节律、性质、声音及诱发加重因素。观察痰的颜色、性质、量、气味；观察大便的情况。观察体温、呼吸等生命体征的变化。

（2）生活起居护理　保持病室洁净，空气新鲜，定时开窗通风，病室温度偏低。注意休息。

（3）饮食护理　饮食要清淡、易消化，忌辛辣、肥甘厚腻等辛辣刺激之品。鼓励患者多饮水。宜食清热化痰的食物，如丝瓜、冬瓜、竹沥水、枇杷叶粥等。

（4）用药护理　中药汤剂宜温或凉服，可用鲜芦根、竹茹煎水代茶以清热化痰，并注意观察用药后的效果。

（5）情志护理　避免过度紧张、焦虑、抑郁等不良情绪的发生，保持心情舒畅。

（6）中医护理适宜技术

1）耳穴埋籽：耳穴埋籽的穴位主要有气管、肺、交感、咽喉、脾等。每次每穴各按压1～2分钟，每天按3～5次。

2）拔罐：拔罐的穴位主要有大椎、风门、肺俞、脾俞、曲池、尺泽、中府、天突等。发热者先用梅花针刺大椎、肺俞、尺泽微出血，留罐5～10分钟，再用闪罐法将玻璃罐迅速扣在其余穴位上，并立即起罐，然后再扣，反复3～5次，至穴位皮肤潮红充血为度，最后留罐5～10分钟。

3）刮痧：刮痧先刮背部督脉及足太阳膀胱经，从肺俞刮至脾俞，每侧刮20～30次，其次刮前臂肺经循行区域，从尺泽刮至太渊穴，刮20～30次，再用刮痧板的一个角刮拭大椎、风门、肺俞、膻中等穴，最后用手揪咽喉部以出痧。

三、肝与胆病辨证施护

（一）辨证

肝病证候有虚、实两类，但以实证为多见（表11-8）。胆病以胆汁排泄失常为主，常见症状有黄疸、口苦等，常见肝胆湿热证。

表11-8　肝病常见证型的分类表

	病因	常见证型
虚证	久病失养、他脏病变、失血	肝血虚、肝阴虚
实证	情志所伤、邪气外侵	肝郁气滞、肝火炽盛、肝阳上亢、肝风内动、寒滞肝脉

（二）施护

1. 病情观察

（1）观察患者眩晕、头痛、抽搐等的诱发因素、持续时间、程度、性质及伴随症状等。

（2）观察患者有无头晕、肢体麻木、语言不利、口角㖞斜等中风先兆症状。

（3）严密观察神志、面色等变化，定期监测血压，如出现异常，及时报告医生。

（4）黄疸患者，还应观察其色泽变化，注意区别阴黄和阳黄，正确判断病情进退。

2. 生活起居护理

（1）环境应安静整洁，室内光线柔和，温湿度适宜。寒滞肝脉患者多喜暖，室内温度宜偏高；肝阳上亢、肝火上炎及肝阴虚患者多喜凉爽，故室内温度宜适当偏低。

（2）保证患者充足的休息和睡眠。眩晕患者应卧床休息，必须变换体位时，动作宜缓慢，病情缓解后，指导其做适当的运动。

（3）肝胆湿热有传染性者，需做好肠道、血液及体液隔离工作。

3. 饮食护理　肝胆病患者饮食宜清淡易消化，慎食油腻食物，忌辛辣刺激及动火之品，戒烟酒。郁怒之时不宜进食，以免气食交阻。同时注意养护脾胃，饮食宜定时定量，软烂适度，多食红枣、山药、莲子、薏苡仁等健脾益气之品。

（1）肝血虚者，宜多食补血之品，如动物肝脏、红枣及血肉有情之品。

（2）肝气郁结者，宜多食疏肝理气之品，如佛手、金橘等，常饮玫瑰花茶等。

（3）肝火炽盛者，宜多食清泻肝火之品，如芹菜、茶叶、绿豆等。要防止木火刑金，多食百合、梨等滋养肺阴之品。亦可用决明子煎汤代茶饮，以清肝明目。忌食羊肉、狗肉等生热动火之品。

（4）肝阳上亢者，宜食清肝之品，如芹菜、紫菜等，亦可饮用栀子茶（茶叶30g，栀子30g；加水适量，煎汤取汁，每日1剂，上下午分服），以清肝。忌烟酒、油腻、辛辣之品，少食鱼腥等发物。

（5）肝风内动者，宜多食平肝潜阳息风之品，如菊花茶、牡蛎等。热极生风者，可多食清热息风之品，如蚌肉、绿豆等；血虚生风及阴虚动风者，宜多食滋阴养血息风之品，如甲鱼、鸡蛋、红枣莲子粥、枸杞菊花粥等。忌食肥甘滋腻、辛辣之品。

（6）寒凝肝脉者，宜多食温经散寒之品，如小茴香、茴香菜、荔枝核等。忌食生冷寒凉之品。

（7）肝胆湿热者，多饮水，宜多食清热利湿之品，如绿豆、绿豆芽、冬瓜等。

4. 用药护理

（1）滋阴养血补肝的汤剂宜文火久煎，空腹时服用。

（2）注意正确煎煮中药，如重镇息风方药中常用龙骨、牡蛎、羚羊角等质地坚硬之药物，应采取先煎的方法。

（3）皮肤或外阴瘙痒，阴囊湿疹者，可用苦参、马齿苋等煎汤外洗，或龙胆泻肝汤内服、外洗。

5. 情志护理

（1）肝为刚脏，性喜舒畅条达，忌抑郁恼怒，故情志护理尤为重要。应尽量避免外界不良刺激，保持心情舒畅，精神愉快，少生气动怒，以免诱发或加重病情。

（2）肝阳上亢者，应注意调摄情志，谨防暴怒而诱发中风。

6. 对症护理

（1）情志抑郁者，可用拇指指腹按揉太冲、行间、期门、章门、肝俞等穴位，每穴按揉1～2分钟，每日1次；可以敲打下肢两侧的肝经和胆经，以加强疏肝解郁的作用；亦可用刮痧板在下肢肝经和胆经循行区域刮拭。

（2）头晕胀痛者，可进行头部按摩，按揉睛明、印堂、百会、率谷、风池、太阳等穴。

（3）寒凝肝脉者，可艾灸神阙穴或隔姜灸3～5壮，或局部用热水袋热敷，或用粗盐500～1000g加2～3片附子炒热装入布袋，腹部热熨30～60分钟。

NOTE

（三）案例

刘某，女，30岁，已婚，居家主妇。患者平素性格内向，婚后婆媳关系不和，情绪抑郁，无人倾诉1年余。曾在家附近的诊所就诊，口服"地西泮、谷维素"等，效果不明显。半月前因春节过节事宜婆媳意见分歧，患者情绪低落更加明显，遂来就诊。刻下：情志抑郁，胸胁胀痛，走窜不定，胃脘嗳气，善太息，不思饮食，大便不调，舌暗红，苔薄腻，脉弦。

既往体健，无其他内科疾病史。

否认家族病病史，否认药物、食物过敏史。

查体：神清，消瘦，目光呆滞，情绪低沉，面色青白晦滞，心肺及腹部等一般体检无异常，舌黯红，苔薄腻，脉弦。

实验室检查：未提供既往临床检查资料。

【提出问题】

（1）本例患者目前所患的是何证候类型？并试述辨证思路。

（2）本例患者目前存在的护理问题有哪些？如何进行护理？

【证型分析】　患者平素性格内向，情绪抑郁，无人倾诉，属于情志不遂致病。情志不舒，肝失疏泄，气机郁滞，则见肝经循行部位的胸胁部胀满疼痛，走窜不定，善太息。肝气犯胃，胃失和降，则见胃脘嗳气，不思饮食。肝气乘脾，则大便不调。本病病位在肝，病性属气滞证，辨证属于肝气郁结证。

【护理问题】

（1）抑郁　与肝郁气滞、疏泄不畅有关。

（2）胸胁胀闷　与气机不畅、肝络失和有关。

【护理措施】

（1）病情观察　观察情绪的变化；观察胸胁胀痛的时间、性质、程度、诱发因素、缓解方式等。

（2）生活起居护理　环境要清洁、安静、通风，温湿度适宜，设法消除噪声的干扰。患者生活要有规律，适当运动。

（3）饮食护理　饮食要清淡、易消化，多食疏肝理气解郁的食物，如白萝卜、柑橘、茯苓饼、玫瑰花茶等。

（4）用药护理　中药汤剂宜温服，并注意观察用药后的效果。可用木香粉、郁金粉各1.5g调服，以疏肝理气，或服用越鞠丸5g，每日3次。

（5）情志护理　可用发泄解郁法，让患者宣泄自己的不良情绪。亦可用移情易性法，转移患者的注意力，稳定患者情绪，避免不良情绪的再次发生，保持心情舒畅。此外，可以结合中医的五行音乐，让患者多听一些让人舒缓、松弛的角调音乐。

（6）中医护理适宜技术

1）耳穴埋籽：耳穴埋籽的穴位主要有肝、脾、胃、胆、神门、心、内分泌等。每次每穴各按压1～2分钟，每天按3～5次。

2）穴位按摩：按摩的穴位主要有太冲、行间、期门、章门、肝俞等。每穴每次按揉1～2分钟，每日1次。可以敲打下肢两侧的肝经和胆经，以加强疏肝解郁的作用。

3）刮痧：具体步骤如下：①刮头部：用梳刮法刮整个头部，并用刮痧板的一个角刮百会、太阳、风池穴；②刮颈背部：先自风府穴刮至大椎穴，后刮背部膀胱经的第一侧线，从大杼刮至腰骶段；③刮下肢：刮下肢肝经和胆经循行区域，并角刮太冲、行间穴。

四、脾与胃病辨证施护

（一）辨证

脾病证候有虚、实之分（表 11–9）。胃病则以受纳腐熟功能障碍，胃气上逆为主要病变，临床多见脘痛、呕吐、嗳气、呃逆等症状。临床常见证候有胃气虚、胃阳虚、胃阴虚、食滞胃脘、寒滞胃脘、胃热炽盛及胃肠气滞等证。

表 11–9　脾病常见证型的分类表

	病因	常见证型
虚证	饮食、劳倦、思虑过度或病后失调	脾气虚、脾虚气陷、脾阳虚、脾不统血
实证	饮食不节、外感湿热、情志失调	寒湿困脾、湿热蕴脾

（二）施护

1. 病情观察

（1）注意观察患者进食、呕吐、腹胀、腹痛、二便及舌苔、脉象等情况。

（2）对于脾不统血所致的各种出血，要注意观察出血的部位、色、量、质，患者神志、面色、舌脉变化及出血先兆等。

（3）对于胃痛患者，应注意观察疼痛发生的部位、性质、诱因、持续时间、缓解方式等。同时注意观察其进食、呕吐及二便情况。

（4）对于胃出血患者，应着重观察出血的量、色、质等，关注面色、神志、汗出及脉搏的变化。同时注意观察出血先兆。

2. 生活起居护理

（1）病室环境安静整洁，温湿度适宜，起居有节，劳逸适度。

（2）脾气虚、脾虚气陷患者应注意休息，避免劳累，以免耗气而加重病情。

（3）脾阳虚怕冷者，应尽量安排在阳面温暖房间；湿热蕴脾者，病室环境宜干燥凉爽；寒湿困脾者。环境宜干燥温暖，并注意保暖，可用热水袋等取暖。

（4）寒滞胃脘者，应注意胃部保暖，可穿背心以护胃。

3. 饮食护理　合理的饮食调护对本病康复极为重要。脾胃病者饮食宜清淡、软、烂、温、易消化，宜少食多餐，定时定量，避免暴饮暴食。根据病情注意营养搭配及饮食宜忌，辨证施食。

（1）脾气虚者，宜多食健脾益气之品，如瘦肉、鸡蛋、牛奶、山药、红枣等。忌食油腻、生冷、硬固等食物。

（2）湿热蕴脾者，宜进食清热化湿之品，如赤小豆、冬瓜、薏苡仁等。忌食辛辣、肥甘厚腻之品及酒类，以免助湿生热。

（3）寒湿困脾者，宜食用健脾化湿之品，如扁豆、山药、薏苡仁等；亦可食用薏苡仁粳米粥、赤小豆山药饮等健脾除湿。饮食宜温热，平素菜肴中可适当加入生姜、生大蒜、胡椒、花椒等温热之品，忌食油腻及生冷瓜果。泄泻严重者，应适当增加饮水量，可饮热果汁或姜糖水。

（4）因脾不统血而致血虚者，宜食用养血生血之品，如红枣、肉类、鱼类、动物肝脏和骨

NOTE

髓等。忌烟酒、辛辣、煎炸之品，以免伤阴耗血。

（5）胃阴虚者，宜食滋阴生津润燥之物，如甲鱼、银耳、梨、甘蔗等，可多食新鲜水果蔬菜，宜用麦冬煎汤代茶饮。忌辛辣、煎炸等伤阴耗津之品。

（6）食滞胃脘者，应严格控制饮食入量，少食多餐，必要时暂禁食，待症状缓解后，可进食清淡易消化的流食、半流食，逐渐过渡到普食；可适当食用山楂、萝卜、荞麦等理气消食之物。忌食壅滞气机，难于消化之品。

（7）寒滞胃脘者宜饮食温热汤液，可多食温热性质食物，如桂圆、红糖、大枣等。忌食生冷寒凉之品，平素菜肴中可适量多加生姜、胡椒等辛温调味之品。

（8）胃热炽盛者宜食清热泻火之物，如苦瓜、西瓜、芹菜、豆腐等，饮食温度宜偏凉。忌烟酒及辛辣刺激之品。

4. 用药护理

（1）中药汤液宜温服，服后静养。呕吐轻者汤药可浓煎，采取少量多次频服的方法。腹痛、吐血、呕吐严重者应暂停服用汤液，待呕血已止，须服药者，药液温度不宜过高，以免引起再次出血。

（2）注意服药的时间和方法。一般健胃药宜饭前服用；消导药宜饭后服用；止酸药宜饭前服用；通便药宜空腹或半空腹服用。

5. 情志护理　中医学认为"思伤脾"，要及时了解患者的心理状态，对于思虑过度者，应告诫患者注意培养开朗的性格，以减轻情志因素对疾病的影响。

6. 对症护理

（1）呕吐者，可用耳穴埋籽法，取胃、交感、神门、贲门、食道等穴埋籽。肝气犯胃者配肝穴，外邪犯胃者配肺穴，饮食停滞者配脾穴。

（2）虚证泄泻者，可选中脘、足三里、关元、神阙、脾俞等穴行艾灸疗法。

（3）久痢气虚致脱肛者，可选百会、长强、大肠俞等穴行艾灸治疗。每日1次，每次20～30分钟。

（三）案例

丁某，男，36岁，已婚，外企职员。患者因工作经常加班，饮食不规律，最近两年来总是食欲不振，腹胀便溏，大便每日2～3次，稍进油腻食物或劳累后，则大便次数明显增多。昨日中午聚餐时喝了冰镇啤酒，并吃了很多海鲜之品后，出现脘腹冷痛，疼痛并逐渐加重，遂来就诊。刻下：脘腹冷痛隐隐，喜温喜按，纳呆腹胀，四末不温，大便清稀，小便短少，肢体微肿。

否认家族病病史，否认药物、食物过敏史。

查体：神清，面色无华，心肺正常，腹部平软，腹部有压痛，无反跳痛，莫菲征（-），肝脾肋下未及，未触及包块。舌淡胖，边有齿痕，苔白滑，脉沉迟无力。

实验室检查：大便常规正常；大便隐血实验阴性；血常规正常。

【提出问题】

（1）本例患者目前所患的是何证候类型？并试述辨证思路。

（2）本例患者目前存在的护理问题有哪些？如何进行护理？

【证型分析】　患者既往饮食不规律，伤及脾胃，脾失健运，日久致脾气亏虚，出现食欲不振、腹胀便溏等症状。此次发病由于进食大量寒凉之品，损伤脾阳，脾之运化失职，故纳呆腹胀，大便清稀。阳虚则阴盛，寒从中生，寒凝气滞，故脘腹冷痛隐隐，喜温喜按。脾阳虚损，不能温煦四肢，故四肢不温。阳虚气血不能上荣，故面白无华。脾阳虚弱，水湿内停，泛溢肌肤，故肢体微肿。舌淡胖，边有齿痕，苔白滑，脉沉迟无力皆是阳虚失运之象。本病病位在脾，病性属阳虚证，辨证属于脾阳虚证。

【护理问题】

（1）腹痛腹胀　与寒凝壅滞肠腑有关。

（2）泄泻　与脾失健运、大肠传导失司有关。

【护理措施】

（1）病情观察　观察腹痛腹胀的部位、性质、程度、规律、发作和持续时间。观察排便的次数、性状、颜色、气味等。

（2）生活起居护理　病室环境宜温暖、舒适、安静，阳光充足，空气清新。患者应注意休息，防寒保暖，慎避风寒。

（3）饮食护理　饮食要清淡、易消化，多食温阳健脾之品，如山药、莲子、大枣、生姜红糖茶等，忌食生冷之品。

（4）用药护理　中药汤剂宜热服，并注意观察用药后腹痛腹胀的情况。

（5）情志护理　告知患者其引起腹痛腹泻的原因，让患者认识到饮食调护对本病的重要性。同时，告知患者调养疾病的方法，以树立战胜疾病的信心。

（6）中医护理适宜技术

1）耳穴埋籽：耳穴埋籽的穴位主要有脾、胃、肝、大肠、神门等。每次每穴各按压 1～2 分钟，每天按 3～5 次。

2）艾灸疗法：艾灸疗法的穴位有中脘、天枢、关元、内关、脾俞、胃俞、足三里等，灸至皮肤发红、温热舒适。每次每穴各灸 20 分钟，每天 1 次。

五、肾与膀胱病辨证施护

（一）辨证

肾病多虚证，其证多因禀赋不足，或幼年精气未充，或老年精气亏损，或房事不节等导致肾的阴、阳、精、气亏损为常见，临床多见肾阳虚、肾虚水泛、肾阴虚、肾精不足及肾气不固等证。膀胱病多见湿热证，至于膀胱虚证多责之于肾虚。

（二）施护

1. 病情观察

（1）注意观察患者耳鸣耳聋、腰痛、水肿、二便等情况变化。

（2）注意观察患者面色、体温、脉搏、呼吸、血压及舌苔、脉象等情况的变化。

（3）膀胱湿热者，尤应注意观察小便的次数、量、色、质等情况。

2. 生活起居护理

（1）肾病者，正气多亏虚且易感外邪，故环境应温度适宜，整洁安静。肾阳虚者，室内温度宜偏高，随季节气候变化增减衣物，以防外感；肾阴虚者，室内温度宜偏低，湿度宜偏高。

（2）注意休息，避免劳累，节制房事。

NOTE

（3）水肿者，注意皮肤的护理，谨防皮肤破损，预防压疮发生。

（4）膀胱湿热者，注意个人卫生，保持会阴部清洁。如发热者应卧床休息，避免劳累，并每天用温开水清洗局部；不宜穿紧身衣裤，内裤应以宽松、棉质为佳，并勤更换。

3. 饮食护理

（1）肾病多虚，应做好饮食调护。平素饮食以清淡易消化、低盐富于营养为原则，忌腥膻发物及酸辣刺激之品。

①肾阳虚者，宜多食温补肾阳之品，如狗肉、虾、韭菜、核桃等，亦可食用狗肉粥、芡实煮老鸭、羊肉虾米汤等温补肾阳。忌食生冷寒凉之品。

②肾虚水泛者，宜多食温阳化水之品，如生姜、大蒜、川椒等。忌恣食寒凉之品。

③肾阴虚者，宜食滋阴益肾之品，如甲鱼、鸭肉、枸杞、山药等，亦可食用核桃粥、淮山药枸杞粥、枸杞炖兔肉等填补肾精。忌辛燥之物。

④肾精不足者，宜多食益精填髓之品，如乌骨鸡、动物肾脏及芝麻等。

（2）膀胱湿热者，饮食宜清淡、富有营养，多饮水或绿茶，多食新鲜水果及蔬菜。忌烟酒及辛辣之物。

4. 用药护理

（1）补肾药宜文火久煎，饭前空腹温服。

（2）服用清热利尿汤剂时，药液量亦偏大，需频频服用，以加强利尿通淋之效，且宜偏凉服用，服后卧床休息，以助药效。

5. 情志护理

肾病患者病程长，多有焦虑、抑郁等不良情绪，应多关心开导患者，做好心理疏导，及时解除忧虑，避免焦虑、惊恐等不良情志刺激。耐心解释病情，帮助其树立战胜疾病的信心，积极配合治疗，尽快恢复健康。

6. 对症护理

腰痛　实证者，可用刮痧法先刮背部督脉和膀胱经循行区域，再刮华佗夹脊穴，最后刮下肢膀胱经和胆经的循行区域。也可用拔罐法治疗，主要的穴位有肾俞、命门、膀胱俞、环跳、委中、承山等。虚证者，可用艾灸疗法，主要穴位有肾俞、命门、脾俞、足三里等。

（三）案例

刘某，女，26岁，工人。2015年8月20日初诊。患者2天前值夜班时突发尿频、尿急、尿痛，伴有烧灼感，小腹痛，腰痛，无肉眼血尿，当时未做任何检查，第2天早晨发热伴恶寒，体温37.8℃，咽痛，自行服用"氟哌酸"无缓解，遂于今晨来就诊。刻下：尿频、尿急、尿痛，伴有烧灼感，小腹痛，腰痛，恶寒发热，咽痛。

既往体健，无其他内科疾病史。

否认家族病病史，否认药物、食物过敏史。

查体：T 37.9℃，P 90次/分，R 19次/分，BP 125/70mmHg。神清，精神尚可，心肺正常，双肾区叩击痛（－），双下肢无浮肿。舌质红，苔黄腻，脉滑数。

实验室检查：尿常规：蛋白（+），镜检白细胞72个/HP，红细胞40个/HP。血常规：白细胞 $11.2×10^9$/L，中性粒细胞89%，血红蛋白124g/L。

【提出问题】

（1）本例患者目前所患的是何证候类型？并试述辨证思路。

（2）本例患者目前存在的护理问题有哪些？如何进行护理？

【证型分析】　患者起病急骤，发病正值暑热季节，湿热蕴结下焦，膀胱气化失司，故见小便频数伴有烧灼感。腰为肾之府，湿热之邪侵犯于肾，则腰痛拒按。湿热内蕴，邪正相争，见寒热起伏。舌质红、苔黄腻、脉滑数均是湿热之象。本病病位在膀胱，病性属湿热证，辨证属于膀胱湿热证。

【护理问题】

尿频、尿急、尿痛　与湿热蕴结下焦，膀胱气化不利有关。

【护理措施】

（1）病情观察　观察小便的色、质、量及次数的变化。观察尿常规、血常规的变化情况。观察伴随症状和生命体征的变化，尤其是体温的变化。

（2）生活起居护理　病室环境宜凉爽、安静、整洁。勤排尿，保持会阴部清洁卫生，每天用温水或外用清洗剂清洗会阴部，局部保持清洁干燥。可用马齿苋 60～120g，加水3000～6000mL，煎煮 20～30分钟，过滤后，待温度适宜，采用湿敷或外洗，每天 2 次，每次 15～20分钟。注意卧床休息，不可过劳。

（3）饮食护理　饮食要清淡、易消化，多饮水，宜食清热利湿之品，如马齿苋、芹菜、苦瓜、黄瓜、空心菜、西瓜等。可取赤小豆 50g，粳米 100g，煮粥服食；亦可用竹叶、芦根、车前草煎汤代茶饮。忌辛辣、肥甘厚腻、煎炸动火之品。

（4）用药护理　中药汤剂宜温服或凉服，注意观察服药后的排尿情况。

（5）情志护理　向患者做好解释、安慰工作，使其对本病的发生及预后转归等有正确的认识，能配合治疗和护理。

（6）中医护理适宜技术

1）穴位按摩：按摩的主要穴位有中极、膀胱俞、三阴交、肾俞等。每穴按揉 1～2 分钟，每日 1 次，以止痛。

2）耳穴埋籽法：耳穴埋籽的穴位主要有交感、神门、肾、膀胱等。每次每穴各按压 1～2 分钟，每天按 3～5 次。

第三节　卫气营血辨证施护

卫气营血辨证，是将外感温热病发展过程中不同病证所反映的证候分为卫分证、气分证、营分证、血分证四类证候，表示着温热病证病变发展过程中深浅轻重的四个阶段。用以说明病位的深浅、病情的轻重和传变的规律，并指导临床治疗和护理。其证型分类见表 11-10。

表 11-10　卫分证、气分证、营分证、血分证常见证型分类表

证型	病因	病位	常见证型	病程阶段
卫分证	温热病邪侵袭肌表，卫气功能失常	肺、皮毛	风热卫分证、暑热卫分证、湿热卫分证、燥热卫分证	温热病初期阶段
气分证	卫分证不解，邪热内传于里；温热之邪直入气分而成	胸膈、肺、胃、肠、胆	热壅于肺、热扰胸膈、热盛阳明、热郁于胆、热迫大肠	正邪剧烈交争，疾病好转与恶化的重要阶段

证型	病因	病位	常见证型	病程阶段
营分证	气分不解内传；卫气逆传直入营分；直伤营分	心与心包络	邪热伤营、暑灼心营	极期、后期或极盛期；邪热内陷
血分证	热邪入血，血热亢盛、动血耗血	心、肝、肾	血分实热证、血分虚热证	卫气营血传变最后阶段

一、卫分证辨证施护

（一）辨证

卫分证是温热病邪侵袭肌表，卫气功能失常所表现的证候。常见于外感温热病的初期，病变部位多在皮毛、肌腠、四肢、头面、鼻喉及肺，属八纲辨证之表证范畴。由于温热病邪有风热、暑热、湿热、燥热等不同类型，故临床多见风热卫分证、暑热卫分证、湿热卫分证、燥热卫分证四类证型。

（二）施护

1. 病情观察

（1）密切观察和记录患者体温变化情况。

（2）观察患者服药后汗出的情况，若无汗或少汗，热不退，应继续服药，并稍加衣被，啜热饮料，以助汗出。

（3）观察患者咳嗽的性质，咳痰的色、质、量。

2. 生活起居护理

（1）保持病室整洁、安静、温湿度适宜。

（2）随季节气候变化增减衣被，以防受寒。发热时，衣被不宜过厚。

3. 饮食护理

（1）饮食宜清淡，以半流质饮食、软饭为宜。可食新鲜蔬菜、水果。忌食辛辣油腻硬固之品，忌烟酒。

（2）服发汗解表药后，禁食生冷、酸涩之物。

4. 用药护理

（1）解表发汗汤剂宜热服，药后多饮热开水，卧床盖被以助汗出，避免直接吹风，以防复感外邪。

（2）服药后观察用药效果和反应，并做好记录。

5. 情志护理

（1）避免情志刺激，可采取安慰、诱导等方法，使其保持情绪稳定平和，积极配合治疗。

（2）耐心为患者解释病情，使其树立信心，消除顾虑，配合治疗。

6. 对症护理

（1）高热者，可用刮痧法降温，亦可配合针刺法退热，常用的穴位有大椎、曲池、合谷等。患者虽见高热也不宜采用冷敷。

（2）头痛时，可进行穴位按摩，如按揉百会、四神聪、印堂、鱼腰、太阳穴等。局部外搽清凉油。

（三）案例

吴某，男，30 岁。因天气炎热，昨日感全身不适，微恶风。因工作紧张，仍坚持上班。今晨起自觉发热，周身关节酸痛，口干微渴，小便稍黄，伴有咳嗽咽痛，食欲不振，大便稍干，遂就诊。现症：发热，微恶风，周身酸痛。

既往体健，无其他病史。

否认家族病病史，否认药物、食物过敏史。

查体：神清，精神可，心肺听诊正常，腹软，咽部红肿，舌边尖红，苔薄微黄，脉浮数，体温 39.1℃。

【提出问题】

（1）该患者目前所患的是何证候类型？并试述辨证思路。

（2）该患者目前存在的护理问题有哪些？如何进行护理？

【证型分析】 温热病邪，侵犯肌表，卫为邪郁，故发热，微恶风；患病仅两天，病属初起，热势不甚，故仅见舌边尖红而苔薄微黄；温热在表，故脉来浮数；阳邪必伤阳络，是以周身酸痛；邪郁肌表，卫受其侵，肺失宣降，故咳嗽；温热伤津，故口干微渴；咽喉为肺之门户，温热上灼，故咽喉红肿疼痛。此患者为风热卫分证。

【护理问题】

发热　与风热之邪袭表有关。

【护理措施】

（1）病情观察

1）重点监测患者体温变化情况，每天测 4 次体温并记录。

2）密切观察患者服药后汗出的情况，注意补充水分。

（2）生活起居护理

1）保持病室清洁、安静；调节适宜温湿度，空气新鲜，避免汗后吹风。

2）根据气温变化适量增减衣被，发热时，衣被不宜过厚。避免长时间使用空调，以防受寒。

（3）饮食护理

1）饮食宜清淡，以半流质饮食、软饭为宜。叮嘱其多饮水，食新鲜蔬菜、水果；忌食辛辣油腻硬固之品，忌烟酒。

2）服发汗解表药后，禁食生冷、酸涩之物。

（4）用药护理

1）因病在卫表，汤液为解表透汗之剂，叮嘱其趁热服用，并适当饮用热开水以助汗出，宜全身微微汗出即可，不要大汗淋漓，及时用干毛巾擦干，更换汗湿的衣物，避免直接吹风，以防复感外邪。

2）服药后观察用药效果和反应，30 分钟后复测体温，并做好记录。

（5）情志护理　叮嘱患者不要着急，因病程短，就医及时，若按时服药，积极配合治疗和护理，很快就能痊愈。

（6）中医护理适宜技术

1）刮痧法：患者发热，采用刮痧法进行降温，刮拭颈肩部、脊柱两侧、肋间隙及四肢；咽喉部采用揪痧法；刮过之处可见紫红色痧点，忌洗凉水澡。

2）点刺放血法：点刺大椎、曲池、合谷等穴以退热，并在大椎穴点刺放血。

3）穴位按摩：患者全身酸痛，按揉阿是穴；并在刮痧后局部辅以按摩，以缓解疼痛。

二、气分证辨证施护

（一）辨证

气分证是指温热病邪内入脏腑，正盛邪实，正邪剧争，阳热亢盛的里热证。多由于卫分证不解，邪热内传于里，或温热之邪直入气分而形成。以发热不恶寒、舌红苔黄、脉数为特征。由于邪入气分所犯脏腑部位不同，故临床所反映的证候类型亦很多。常见的有热壅于肺、热扰胸膈、热盛阳明、热郁于胆和热迫大肠等5种证型。

（二）施护

1. 病情观察

（1）注意观察患者的体温变化，每2～4小时测体温1次，并观察寒热、咳嗽、咳痰、痰色、舌苔、脉象的变化。

（2）观察患者的神志、汗出、口渴、面色、二便等变化。

（3）使用物理或药物降温后，应观察降温效果，防止降温过快而导致虚脱。

（4）持续高热并咳出腥臭脓血浊痰者，要注意有无并发肺痈、悬饮等的可能，及时报告医生。

2. 生活起居护理

（1）病室应温湿度适宜，空气清新，但患者不宜直接吹风。病室内光线柔和，避免强光刺激。保持病室及周围环境安静，避免噪音干扰而影响患者休息。

（2）患者发热期间要卧床休息，待热退神清、体力恢复后，可适当进行锻炼，以促进康复。

（3）咳嗽严重者应卧床休息；痰多者取侧卧位，且经常变换体位，易于将痰排出，必要时协助翻身拍背。

（4）哮喘发作时应卧床休息，取半卧位或端坐位，哮喘缓解后可适当下床活动。

（5）汗多者应及时擦干，勤换衣服，保持皮肤清洁。

（6）保持口腔清洁，常用淡盐水或银花甘草液漱口。

3. 饮食护理

（1）饮食以清淡、细软、易消化为宜，宜食高热量、高蛋白、高维生素食物，多吃蔬菜、水果。忌食煎炸、油腻、辛辣之品及烟酒。

（2）因风热、燥邪犯肺而咳嗽者宜食清咽润肺化痰之品。

（3）外感高热者，多饮温开水，以助汗出。忌生冷。

（4）鼓励患者多饮水及果汁饮料，亦可选用芦根汤、淡盐水等以养阴增液。

4. 用药护理

（1）壮热、病情危重患者，中药汤剂应大量顿服。

（2）汤剂一般宜凉服，高热伴有汗出烦渴者可凉服。

5. 情志护理

（1）高热患者极易出现烦躁情绪，若体温多日不降又会产生悲观等情绪，故应加强情志疏导，避免患者受到不良情绪的影响。应鼓励患者倾诉不适感，消除患者紧张、恐惧情绪，保持精神愉快。

NOTE

（2）对久咳不愈或肝火犯肺咳嗽的患者，应做好情志护理，避免精神刺激。

6. 对症护理

（1）高热者，可适当运用冷敷、中药煎汤灌肠或中药液擦浴等方法降温；或针刺大椎、曲池、合谷、风池等穴降温；或取十宣穴点刺放血；或刮拭背部、夹脊穴、两胁、肘窝、腘窝等处。

（2）高热、烦渴甚、喜饮者，可给予凉开水、梨汁、萝卜汁、甘蔗汁、西瓜汁、绿豆汤及新鲜水果等。

（3）咳痰困难者，轻拍背部，助痰排出，也可同时用川贝粉 1.5g 或蛇胆陈皮散 0.3 ～ 0.6g，加竹沥水 20mL 调服。喉间痰鸣无力咳出者，必要时可用吸痰器及时吸出，以防窒息。

（4）胸痛、肺部病灶难以吸收者，可在局部外贴红宝膏、拔火罐或理疗，有助于病灶较快吸收。

（5）大便秘结者，可遵医嘱给服大黄粉导泻，或番泻叶代茶饮。

（三）案例

张某，男，38 岁。患者 1 周前于工地干完活以后，自觉身热头痛，全身不适，夜间尤甚，次日到某医院就诊，按感冒医治，服中药 2 剂，虽经反复汗出佴高热如蒸，持续不退。昨日下午，感觉双下肢痿软无力，难以行走，今日被人抬来就诊。现症：身热汗多，不恶寒反恶热，口苦咽干烦躁，渴饮冷水，不欲饮食，面赤气粗，小便黄赤，大便已解。

既往体健，无其他病史。

否认家族病病史，否认药物、食物过敏史。

查体：体温 39.3℃，神清，精神可，心肺正常，腹软，舌质鲜红少津，无苔，脉洪大而数。

【提出问题】

（1）该患者目前所患的是何证候类型？并试述辨证思路。

（2）该患者目前存在的护理问题有哪些？如何进行护理？

【证型分析】 病邪进入气分，邪不在表，故不恶寒；热甚伤津故口渴；热扰神明则烦躁；热盛阳明，胃热亢盛，逼津于外，所以汗多；热盛津伤则烦渴喜冷饮，舌少津无苔，小便短赤；阴液大耗，筋脉肌肉失其濡养，致使筋弛不收，痿软失用；热郁于胆，胆热内灼，故口苦咽干；内热蒸腾，气盛血涌，故面赤气粗，脉来洪大而数。此患者为热入气分证。

【护理问题】

（1）高热 与热邪滞留气分有关。

（2）烦躁 与热邪扰乱神明有关。

【护理措施】

（1）病情观察

1）密切观察患者体温、舌苔、脉象的变化情况，每 2 ～ 4 小时测体温 1 次，并记录。

2）观察患者的神志、汗出、口渴、面色、二便等变化，出现异常及时报告医生，以防病情加重。

（2）生活起居护理

1）室内温湿度适宜，空气清新。光线柔和，避免强光刺激。保持病室环境安静，避免噪音干扰而影响患者休息。

2）叮嘱患者发热期间要卧床休息，待热退、体力恢复后，再适当进行锻炼，以促进康复。

3）由于汗多，用干毛巾及时擦干，勤换衣服，保持皮肤清洁。

4）保持口腔清洁，每天用淡盐水漱口，以防口腔溃疡发生。

（3）饮食护理

1）饮食以清淡、细软、易消化为宜，叮嘱患者可食高热量、高蛋白、高维生素食物，多吃蔬菜、水果。告诫其忌食煎炸、油腻、辛辣之品及烟酒。

2）患者高热、烦渴甚、喜冷饮，可给予凉开水、梨汁、萝卜汁、甘蔗汁、西瓜汁、绿豆汤等。亦可选用芦根汤、淡盐水等以养阴增液。

（4）用药护理　患者高热伴有汗出且烦渴，中药汤剂大量顿服、凉服。

（5）情志护理　由于体温多日不降，患者情绪烦躁，护理时应加强情志疏导、劝解，消除患者紧张、恐惧情绪，保持精神愉快。

（6）中医护理适宜技术

1）物理降温：患者高热，可选用冰袋冷敷、温水擦浴、酒精擦浴或中药液擦浴等方法降温，30分钟后复测体温。

2）针刺法：可针刺大椎、曲池、合谷、风池等穴降温。

3）放血法：大椎穴或取十宣穴点刺放血。

4）刮痧法：刮拭两胁、夹脊穴、肘窝、腘窝等处。

三、营分证辨证施护

（一）辨证

营分证是温热病邪犯于营分，以邪热灼伤营阴为主要病理改变的一类证候类型，属于外感病里证范畴，是温热病邪气内陷的重要阶段。其病变部位在心与心包。营是血中之气，为血之前身，行于脉中，内通于心，故营分证以营阴受损、心神被扰为主要病变特点。营分证多由气分不解而内传，或由卫气逆传而直入营分，亦有发病而即见营分证者。营分介于气分和血分之间，病变由营转气，表示病情好转，而由营入血，则表示病情加重。

（二）施护

1.病情观察

（1）观察神志、瞳孔及汗出的变化，如神昏躁动者，及时使用床档，以免发生坠床。

（2）密切观察生命体征的变化，如呼吸深大或浅数，或体温骤升骤降，或血压过高过低，均为危重症状，应高度重视。

（3）密切观察呕吐、痰涎、抽搐等症状的变化，以判断是否出现危象。

（4）观察皮肤斑疹出现的情况，疹出的部位、色泽、大小等，如斑疹现而突隐或转紫黑色，则提示病情转入危重。

（5）观察二便情况，注意尿量和大便的色、质、量，如有可疑，及时留取大便标本做潜血试验。

（6）观察其他不适反应，如下腹骤发剧痛，拒按，腹壁紧张，提示有肠穿孔的可能，应立即报告医生，并做好输血准备。

2.生活起居护理

（1）病室温湿度适宜，空气清新，光线柔和。保持病室及周围环境安静，避免噪音干扰，从而影响患者休息。备齐抢救药品和器械，以备急用。

（2）神昏患者应取平卧位，头偏向一侧，保持呼吸道通畅，对呕吐或痰多者，应及时清除呕吐物或痰液，以防阻塞呼吸道而引起窒息。

（3）对神昏躁动有义齿者，取下义齿，必要时实施保护性约束。

（4）具有传染性者，应做好消毒、隔离措施。

（5）做好口腔和皮肤护理。

3. 饮食护理

（1）一般适宜高营养、易消化的食物，可大量喂服新鲜果汁，以西瓜汁、橘汁为宜。

（2）神昏、吞咽困难者应给予鼻饲，以保证足够的营养和水分。

4. 用药护理

（1）中药汤剂宜少量多次频服。

（2）神昏者可遵医嘱鼻饲给药。

5. 情志护理

（1）向患者讲解与疾病有关的知识，消除患者顾虑，以增强其信心，使其安心养病。

（2）鼓励患者表达自己的感受，认真倾听患者的诉说，对其紧张、恐惧情绪表示理解，并设法减少或消除导致其紧张、恐惧的因素。

（3）创造轻松和谐的气氛，操作时应从容、镇定、细致、耐心，给患者安全感。

（4）指导患者使用放松技术，如缓慢的深呼吸、全身肌肉放松、听音乐等。

（5）对高热心烦焦虑者，做好家属工作，多关心患者，使其配合治疗和护理。

6. 对症护理

（1）抽搐　患者抽搐发作时，应将其平卧，头偏向一侧，松解颈扣，保持呼吸道通畅，遵医嘱给予吸氧。神昏者，应加床档以防患者坠床，将用纱布包裹的压舌板自患者臼齿处放入口腔内，防止咬伤舌体。

（2）痰黏难咳　可给予雾化吸入，促使痰液排出，必要时吸痰；出现气道阻塞时，应做好气管插管或气管切开准备工作，及时协助医师进行抢救。

（三）案例

李某，女，5岁。5天前突发高热，当时测体温39.2℃，患儿精神萎靡，疲乏欲寐，偶有咳嗽，血常规检查白细胞增加，尿常规、便常规正常，胸透大致正常，急诊室以"高热待查""上呼吸道感染"留观。经注射青霉素，输液治疗5天未见好转，体温仍高。现症：体温39.6℃，身热烫手，面红气促，时有神昏谵语，不寐，躁扰不宁，夜间尤甚，大便3日未解，小便短赤，口干但不甚渴。

既往体健，无其他病史。

否认家族病病史，否认药物、食物过敏史。

查体：精神萎靡，心肺正常，腹软，舌质红绛，舌苔黄燥，脉细数。

实验室检查：白细胞数升高。

【提出问题】

（1）该患儿目前所患的是何证候类型？并试述辨证思路。

（2）该患儿目前存在的护理问题有哪些？如何进行护理？

【证型分析】　热入营分，灼伤营阴，真阴被劫，夜间阴盛，故身热灼手，入夜尤甚；营阴蒸腾津液于上，故口干反不甚渴；营气通于心，营分有热，心神被扰，故心烦不寐，躁扰不宁，甚则神昏谵语；营热蒸腾，故面红气促，舌质红绛，舌苔黄燥；营热伤阴，故小便短赤，脉细而数。此患儿为热入营分证。

【护理问题】

（1）高热　与温热病邪灼伤营阴有关。

（2）神昏　与营分热邪扰乱心神有关。

（3）躁扰不宁　与营分热邪扰乱心神有关。

【护理措施】

（1）病情观察

1）观察神志、瞳孔及汗出的变化，患儿神昏躁动不宁，及时使用床档，以免发生坠床。

2）密切观察生命体征的变化，按医嘱要求进行检测，同时注意有无呼吸深大或浅数，或体温骤升骤降等变化。

3）密切观察患儿抽搐等症状的变化，以判断是否出现危象。

4）观察患儿二便情况，注意尿量和大便的色、质、量。

（2）生活起居护理

1）病室温湿度适宜，空气清新，光线柔和。保持病室及周围环境安静，避免噪音干扰，从而影响患儿休息。备齐抢救药品和器械，以备急用。

2）协助患儿取平卧位时，头偏向一侧，保持呼吸道通畅。

3）做好口腔和皮肤护理。

（3）饮食护理　给予高营养、易消化的流质饮食，大量喂服西瓜汁、橘汁等新鲜果汁，以保证足够的营养和水分。

（4）用药护理　中药汤剂宜少量多次喂服。

（5）情志护理　与患儿讲话时温言软语，多陪伴拥抱，给予关心爱护。

（6）中医护理适宜技术

1）物理降温：患儿高热，可选用冰袋冷敷、温水浴、酒精擦浴或中药液擦浴等方法降温。

2）刮痧法：刮拭两胁、夹脊穴、肘窝、腘窝等处。

3）放血法：大椎穴点刺放血或刺血拔罐法以解高热。

四、血分证辨证施护

（一）辨证

血分证是邪热发展到血分，引起以血热亢盛、动血耗血为主要病理变化的一类证候类型。血分证是卫气营血传变的最后阶段，也是温热病发展过程中最为深重的阶段，属外感热病的里证范畴。病变主要累及心、肝、肾三脏。心主血而肝藏血，故邪热入于血分，势必影响心、肝二脏；而邪热久羁，亦耗伤真阴，病及肾脏。故血分证的临床表现以耗血、动血、阴伤、动风为主要特征。临床可分为血分实热和血分虚热。

（二）施护

1.病情观察

（1）注意观察患者神志、斑疹、面色、肢体、舌脉等情况。必要时，记录液体出入量，填写危重症护理记录单。

（2）密切监测体温、脉搏、呼吸、血压及心电图的变化，并做好记录。如出现面色苍白、大汗淋漓、血压下降，应及时报告医生并配合抢救。

（3）观察出血的部位、色、量、质及出血的诱因和时间。

（4）观察患者咯血情况，如患者自觉有血液阻塞喉部时，应鼓励患者轻轻咳出，防止窒息。

2. 生活起居护理

（1）室内温湿度适宜，环境安静，空气清新，避免噪音和烟尘的刺激，减少陪客和探视者。

（2）注意口腔清洁，晨起、饭后、睡前用生理盐水漱口，或遵医嘱给予中药液漱口。

（3）大出血患者应卧床休息，避免活动；咯血或吐血患者应取头低脚高位，头偏向一侧，保持呼吸道通畅；便血患者，保持大便通畅，做好肛周护理。

（4）神昏躁动者，床边应设护栏，以防坠床。

3. 饮食护理

（1）饮食宜清淡、富有营养且易于消化。忌食辛辣、烟酒、煎炸之品。

（2）大量吐血患者应暂时禁食，血止后酌情给予流质或无渣半流质饮食。

（3）实热之迫血妄行者，宜予以清热、凉血、止血之品。

4. 用药护理　汤液宜偏凉服，以防助热动血。吐血患者给药要耐心，可少量多次喂服。

5. 情志护理

（1）安慰患者，消除其紧张、恐惧心理，保持平静心态，配合治疗。

（2）避免情志刺激，以防加重病情。

6. 对症护理

（1）鼻衄　协助患者取坐位，头部仰起，额部及鼻部用冷毛巾或冰袋冷敷。或遵医嘱用干棉球蘸云南白药或明胶海绵或三七粉纱条等填塞出血鼻腔，压迫止血。

（2）咯血　大量咯血，突然中断，自觉胸闷，呼吸急促，唇甲青紫，为窒息现象，应立即将患者置头低脚高位，叩击后背，使血块咳出，必要时用吸痰器吸出，以保持呼吸道通畅。

（3）吐血　对于吐血患者，应将其头偏向一侧，取头低脚高位，防止血液流入呼吸道引起窒息，吐后给予淡盐水漱口。

（4）热厥　神昏热厥患者，遵医嘱鼻饲灌注醒脑急救中药或予以针刺治疗。

（5）抽搐　惊厥抽搐患者，上下臼齿之间需塞入以纱布包裹的压舌板，以防舌体被咬伤。

（三）案例

于某，女，4岁。患儿突发高热2天不解，最高体温达39.5℃，家长曾喂其服用百服宁等多种退烧药均无效，今天早晨开始出现烦躁不安，继而神志不清，时有谵语，四肢抽搐，脖子发硬，两眼上翻。现症：身热灼手，神志不清，时有谵语，四肢抽搐，颈项强直，双睛上视，胸腹及四肢可见少量散在出血点。

既往体健，无其他疾病史。

否认家族病病史，否认药物、食物过敏史。

查体：体温38.6℃，神志不清，心肺听诊正常，胸腹及四肢可见少量散在出血点，舌绛，苔焦，脉弦细数。

【提出问题】

（1）该患儿目前所患的是何证候类型？并试述辨证思路。

（2）该患儿目前存在的护理问题有哪些？如何进行护理？

【证型分析】 热邪入血，故身热灼手；血热扰心，故烦躁谵语；血分热极，迫血妄行，故胸腹及四肢可见少量散在出血点；血中热炽，故舌绛；血分耗血伤阴，故见脉细数；肝藏血主风，血热内灼肝经，肝风内动，则见四肢抽搐、颈项强直、双睛上视、脉弦数等表现。此患儿为热入血分之证。

【护理问题】

（1）发热 与温热之邪深入血分有关。

（2）谵语 与血热扰心有关。

（3）抽搐 与血热内灼肝经有关。

【护理措施】

（1）病情观察

1）注意观察患者神志、斑疹、面色、肢体、舌脉等情况。

2）密切监测体温、血压、脉搏、呼吸及心电图的变化，并做好记录。如出现面色苍白、大汗淋漓、血压下降，应及时报告医生并配合抢救。

3）观察皮肤出血点的色、量、质及出血的时间。

（2）生活起居护理

1）室内温湿度适宜，环境安静，空气清新，避免噪音和烟尘的刺激。

2）患儿神昏躁动时，床边设护栏，以防坠床。

3）患儿抽搐时，将其平卧，头偏向一侧，松解颈扣，给氧，保持呼吸道通畅；在上下臼齿之间填入纱布包裹的压舌板，以防止舌体被咬伤。

（3）饮食护理

1）宜清淡、富有营养、易于消化的半流质饮食。忌食辛辣、煎炸之品。

2）患儿有散在出血点，属迫血妄行，予以清热、凉血、止血之品，如黑木耳、荠菜、菠菜、苦瓜等。

（4）用药护理 汤液宜偏凉服，以防助热动血。给患儿喂药要耐心，少量多次喂服。

（5）情志护理 安慰患儿及家属，消除其紧张、恐惧心理，保持平静心态，配合治疗。

（6）中医护理适宜技术

1）物理降温：患儿高热，可选用冰袋冷敷、温水浴、酒精擦浴或中药液擦浴等方法降温。

2）中药急救：患儿出现神昏，遵医嘱灌服醒脑急救中药。

3）中药液漱口：注意口腔清洁，每日晨起、饭后、睡前用生理盐水漱口，或遵医嘱给予中药液漱口或特殊口腔护理。

4）点按法：抽搐时，点按水沟、合谷、涌泉、十宣等穴。

主要参考书目

1. 徐桂华，刘虹 . 中医护理学基础 . 北京：中国中医药出版社，2012.

2. 徐桂华，李佃贵 . 中医护理学 . 北京：人民卫生出版社，2009.

3. 徐桂华，于睿 . 中医食疗学 . 北京：人民卫生出版社，2015.

4. 王琦，樊巧玲 . 中医学基础 . 北京：人民卫生出版社，2012.

5. 孙广仁，郑洪新 . 中医基础理论 . 北京：中国中医药出版社，2012.

6. 高鹏翔 . 中医学 . 第 8 版 . 北京：人民卫生出版社，2013.

7. 谢宁 . 中医学基础 . 北京：中国中医药出版社，2011.

8. 王新华 . 中医学基础 . 上海：上海科学技术出版社，2011.

9. 郭霞珍 . 中医基础理论 . 上海：上海科学技术出版社，2006.

10. 周学胜 . 中医基础理论图表解 . 第 2 版 . 北京：人民卫生出版社，2004.

11. 李灿东，吴承玉 . 中医诊断学 . 北京：中国中医药出版社，2012.

12. 朱文锋 . 中医诊断学 . 北京：中国中医药出版社，2007.

13. 陈家旭，邹小娟 . 中医诊断学 . 北京：人民卫生出版社，2012.

14. 季绍良，成肇智 . 中医诊断学 . 北京：人民卫生出版社，2011.

15. 邓铁涛 . 中医诊断学 . 上海：上海科学技术出版社，2006.

16. 吴承玉 . 中医诊断学 . 上海：上海科学技术出版社，2011.

17. 陈家旭 . 中医诊断学 . 北京：中国中医药出版社，2008.

18. 陈家旭 . 中医诊断学研究 . 北京：高等教育出版社，2008.

19. 李晶 . 中医诊断学 . 北京：科学出版社，2004.

20. 黄英志 . 明清名医全书大成——叶天士医学全书 . 北京：中国中医药出版社，2001.

21. 王琦 . 中医体质学 2008. 北京：人民卫生出版社，2009.

22. 钟赣生 . 中药学 . 北京：中国中医药出版社，2012.

23. 李冀 . 方剂学 . 北京：中国中医药出版社，2012.

24. 王华，杜元灏 . 针灸学 . 北京：中国中医药出版社，2012.

25. 刘清国，胡玲 . 经络腧穴学 . 北京：中国中医药出版社，2012.

26. 王之虹 . 推拿学 . 北京：高等教育出版社，2007.

27. 俞大方 . 推拿学 . 上海：上海科学技术出版社，1985.

28. 王之虹，于天源 . 推拿学 . 第 9 版 . 北京：中国中医药出版社，2012.

29. 赵毅，季远 . 推拿手法学 . 第 9 版 . 北京：中国中医药出版社，2013.

30. 严隽陶 . 推拿学 . 第 2 版 . 北京：中国中医药出版社，2009.

31. 严隽陶 . 推拿学 . 北京：中国中医药出版社，2003.

32. 王国才 . 推拿手法学 . 第 2 版 . 北京：中国中医药出版社，2007.

33. 王之虹 . 推拿手法学 . 北京：人民卫生出版社，2001.

34. 范士生 . 足部反射区按摩疗法 . 北京：北京体育大学出版社，2005.

35. 季冰天 . 赵焰 . 足间道 . 武汉：湖北科学技术出版社，2005.

36. 苏扬，苏荣德，陆军 . 足部反射区按摩保健法 . 南京：江苏科学技术出版社，2003.

37. 刘明军，王金贵 . 小儿推拿学 . 北京：中国中医药出版社，2012.

38. 陈建章，顾红卫 . 中医护理 . 北京：人民卫生出版社，2010.

39. 刘兴山，池建淮 . 中医护理学 . 西安：第四军医大学出版社，2012.

40. 闫力，郭宝云 . 中医护理学 . 北京：军事医学科学出版社，2013.

41. 孙秋华，孟繁洁 . 中医护理学 . 北京：人民卫生出版社，2012.

42. 陈佩仪 . 中医护理学基础 . 北京：人民卫生出版社，2012.

43. 池建淮 . 中医护理学基础 . 北京：人民卫生出版社，2014.

44. 刘革新 . 中医护理学 . 第 2 版 . 北京：人民卫生出版社，2006.

45. 郝玉芳，陈峰 . 中医护理学基础 . 北京：人民卫生出版社，2009.

46. 韩丽莎 . 中医护理学基础 . 北京：中国中医药出版社，2008.

47. 杨永良，张正浩 . 中医食疗学 . 北京：中国医药科技出版社，2010.

48. 谢梦洲 . 中医药膳学 . 北京：中国中医药出版社，2013.

49. 陈岩 . 中医养生与食疗 . 北京：人民卫生出版社，2012.

50. 倪世美 . 中医食疗学 . 北京：中医中医药出版社，2009.

51. 刘俊，邹光翼 . 中医辨证入门与病案全解 . 北京：人民军医出版社，2015.

52. 陈湘君，张伯礼 . 中医内科学案例版 . 北京：科学出版社，2007.